1 MONTH OF
FREE
READING

at

www.ForgottenBooks.com

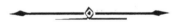

ISBN 978-0-364-31945-1
PIBN 11002692

Virchows Archiv

für

pathologische Anatomie und Physiologie

und für

klinische Medizin.

Herausgegeben

von

Johannes Orth.

Band 194.

Folge XIX.   Band IV.

Mit 13 Tafeln und 47 Textfiguren.

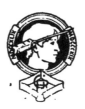

Berlin

Druck und Verlag von Georg Reimer

1908.

QM1
v5
v.197

Inhalt des 194. Bandes.

Drittes Heft (4. Dezember).

I.
Über die Zwischenzellen des Hodens.

(Aus dem Pathologischen Institut München.)

Von

Dr. K. Kasai,

Kaiserl. jap. Oberstabsarzt.

Hierzu Tafel I. II.

Die vielfach diskutierte Frage über die Bedeutung der Zwischenzellen des Hodens, welche von L e y d i g 1850 zuerst beschrieben wurden und deshalb auch den Namen ,, L e y d i g sche Zwischensubstanzzellen" führen, ist bis jetzt immer noch wenig geklärt. Auf Veranlassung des Herrn Prof. Dr. D ü r c k habe ich mich mit diesem Thema beschäftigt und eine Reihe von Hoden, sowohl von Menschen als auch von Tieren, untersucht.

Ich suchte dabei folgende Punkte festzustellen:

1. Ob irgendeine Veränderung der Zwischenzellen und welche Veränderung derselben bei verschiedenen Lebensaltern eine besondere Rolle spielt, oder eine solche überhaupt nicht in Frage kommt.

2. Welche Veränderungen die Zwischenzellen bei Allgemeinerkrankungen erleiden.

3. Ob ein Unterschied der Zwischenzellen bei den verschiedenen Tierarten zu finden ist.

Zu diesem Zwecke habe ich 130 menschliche Hoden zu meinen Untersuchungen herangezogen. Die Objekte waren aus den verschiedensten Lebensaltern (vom viermonatigen Fötus an bis zum 84. Lebensjahr) entnommen, und außerdem verarbeitete ich noch vergleichend histologisch die Hoden von verschiedenen Tieren.

Alle Hoden wurden in Paraffin eingebettet und mit Hämatoxylin-Eosin nach v a n G i e s o n und nach H e i d e n h a i n gefärbt.

A)· Die Altersveränderung der Zwischenzellen des menschlichen Hodens.

1. Hoden des menschlichen Fötus und des Neugeborenen. Über die Hoden des Fötus und Neugeborenen liegen bis jetzt von Merkel, La Valette, Nagel, Mihalcovics, Hofmeister, Plato, Spangaro, Engelmann und Thaler Untersuchungen vor. Nach diesen zeigen sich in der Intrauterinzeit die Zwischenzellen bis in sehr frühe Stadien am stärksten entwickelt. Hofmeister z. B. schreibt, daß die interstitielle Substanz des Hodens im viermonatigen Fötus zwei Drittel des ganzen Hodens einnimmt, welche nach Größe und Reaktion nichts anderes als Zwischenzellen sein kann. Kölliker konnte die Ansicht Hofmeisters bestätigen. Nach ihm nehmen dieselben später an Zahl beträchtlich ab. Sie werden erst wieder zahlreicher im geschlechtlich tätigen Hoden. Das erste Auftreten der Zellen soll Nagel schon bei einem 10 cm langen menschlichen Embryo beobachtet haben.

Meine Untersuchungen führen mich zu dem gleichen Endergebnis, wie ich dies bereits in der Literatur vorfand. Ich formuliere deshalb die Resultate meiner Untersuchungen in nachstehenden Sätzen:

Die Zwischenzellen sind beim menschlichen Fötus im vierten bis fünften Monat am meisten entwickelt und machen in dieser Zeit den größten Teil des gesamten Hodens aus. Sie nehmen im späteren Lebensalter dann allmählich ab.

Den Beweis dafür sollen meine nachstehenden Untersuchungsbefunde ergeben.

Im Hoden des viermonatlichen Fötus sehen wir schon die von den einreihigen, zarten Spindelzellen umgebenen Hodenkanälchen, welche jedoch noch nicht dicht nebeneinander liegen. Zwischen diesen Hodenkanälchen sind die interstitiellen Zellen ziemlich reichlich vorhanden und machen an Volumen den größten Teil des Hodens aus. Sie sind meist polygonal oder länglich gestaltet. Die Größe der Zellen beträgt durchschnittlich 14 bis 26 μ. Der Zelleib ist ziemlich protoplasmareich und läßt sich mit Eosin sehr gut färben. Die Zellen besitzen einen großen, rundlichen, schwach granulierten, bläschenförmigen Kern, dessen Größe durchschnittlich 5 bis 10 μ beträgt. Die Kerne liegen nicht ganz in der Mitte, sondern sind meist etwas seitlich gelagert. Außerdem finden wir solche Zellen, deren Kerne viel größer und länglich-oval sind oder die Form einer Ellipse zeigen. Bei diesen Zellen kann der Zelleib und der Kern mit den üblichen Farbstoffen nur viel schwächer dargestellt werden, als dies bei den anderen Zellen der Fall ist. Bei diesen sich schwach färbenden Zellen sieht man zuweilen die Kerne in feinerer Granulierung, aber ohne scharfe Konturen. Zwischen den massenhaften Zwischenzellen verlaufen ganz feine Spindelzellen und ziemlich reichliche Blutkapillaren, die mit Blutzellen gefüllt sind.

Beim fünfmonatlichen Fötus nehmen die Zellen sowie die Kerne an Umfang zu. Das Protoplasma färbt sich nur wenig, weshalb die Zellkonturen nur unscharf hervortreten und die Zelle ein blasses Aussehen bekommt. In diesen vergrößerten, schwach gefärbten Zellen lassen sich auch die Kerne mit den gewöhnlichen Farbenreagentien nur schwer zur Darstellung bringen. Einzelne Zellen nehmen anscheinend keinen Farbstoff auf. Die Kerne können in denselben daher nicht sichtbar gemacht werden. In anderen Fällen aber findet man bei den Zwischenzellen folgendes Bild: Der Zelleib kann fast nicht mehr zur Darstellung gebracht werden, die elliptischen, großen Kerne aber tingieren sich außerordentlich stark.

Schon im siebenten Monat des fötalen Lebens ist es auffallend, daß die Hodenkanälchen in der Zahl zunehmen und im Gegensatz dazu sich die Zwischenzellen vermindern. Die Kerne sind hier im allgemeinen länglich-oval oder elliptisch; außerdem ist noch bemerkenswert, daß die schwach gefärbten Zwischenzellen entweder die Kerne verloren haben oder nur noch wenige Trümmer der Kerne sehen lassen, ferner daß die großen elliptischen Kerne nur noch einen kleinen oder gar keinen Protoplasmasaum mehr zeigen.

Im neunten bis zehnten Monat besteht dieser Zustand ohne besondere Veränderung der morphologischen Struktur der Zwischenzellen fort. Man sieht die freiliegenden, großen elliptischen Kerne ohne protoplasmatischen Leib nur etwas mehr. Die Anzahl der Zwischenzellen hat wieder bedeutend abgenommen.

Beim Neugeborenen sieht der Hoden bereits im allgemeinen ausgebildet aus. Die Hodenkanälchen liegen läppchenartig und dicht nebeneinander. Zwischen den Hodenkanälchen sieht man lockeres Bindegewebe mit jungen spindelförmigen Zellen und wenige Zwischenzellen. Der Zelleib ist häufig deutlich verkleinert. Nicht selten nimmt derselbe nur schwer Farben an. Der Kern selbst bleibt länglich-oval oder elliptisch und färbt sich blaß-bläulich. Ich konnte weder mitotische Teilungsfiguren, noch Pigment oder kristallinische Gebilde im Zelleib feststellen.

2. Hoden des Kindesalters.

Im dritten bis neunten Lebensmonat reihen sich die von einer deutlichen, sichtbaren, dünnen Schicht der Tunica propria umgebenen Hodenkanälchen ziemlich dicht nebeneinander. Im allgemeinen sieht man das läppchenartige Bild der Hodenkanälchen. Die Zwischenzellen sind in der Zahl wenig reduziert. Ihr Zelleib ist sehr protoplasmaarm, wie dies an dem sich fast nie färbenden

Zelleib erkannt werden kann. Die Kerne bleiben immer noch unverändert und sind bläschenförmig, schwach granuliert.

Bei einem einjährigen Kinde bleibt das Bild dem vorherbeschriebenen Befund fast gleich; man sieht nur den Interstitialraum etwas vergrößert und die Zwischenzellen entweder gruppenweise in der Mitte des interstitiellen Raumes oder dicht an der zarten Wandung der Hodenkanälchen liegen.

Mit der Zeit werden die Hodenkanälchen immer größer und die Zwischenräume immer breiter, d. h. das Organ ist im ganzen bedeutend größer geworden. Bis zum 14. Lebensjahre besteht dieser Zustand ohne besondere Veränderung nicht nur im numerischen Verhältnis, sondern auch in der morphologischen Struktur der Zwischenzellen fort. Es sieht auf den ersten Blick aus, als ob die Zwischenzellen in der Zahl abgenommen hätten, in der Wirklichkeit aber ist es nicht so; die Täuschung beruht nur darauf, daß der oben erwähnte Zwischenraum zwischen den Hodenkanälchen größer geworden ist.

Was das numerische Verhältnis der Zwischenzellen im Kindesalter betrifft, so schreibt T h a l e r , daß sich die typischen Zellen in dem spärlichen Zwischengewebe nur selten mit Deutlichkeit nachweisen lassen. Nach v. H a n s e - m a n n treten die Zellen in den ersten Lebensjahren sogar stärker hervor durch ihren Protoplasmareichtum, welche aber im 14. und 15. Lebensjahre mehr und mehr im umgekehrten Verhältnisse zur Entwicklung der Kanälchen verschwinden und im ausgebildeten Hoden kaum noch aufzufinden sind. Nach H o f - m e i s t e r enthielt der Hoden im embryonalen Zustande sehr viele dieser Elemente — zwei Drittel des ganzen Parenchyms bei einem viermonatigen Menschenfötus —. Ihre Zahl nimmt dann allmählich ab, so daß sie bei einem 8jährigen Kinde nur mehr ein Zehntel des Volumens betragen. In der Periode der Geschlechtsreife aber nimmt ihre Zahl wieder zu.

Nach meinen Untersuchungen ist die Zahl der Zwischenzellen im Kindesalter zwar geringer geworden, doch kann man sie auch mit Leichtigkeit erkennen. Es ist nur auffallend, daß man in diesem Lebensalter (bis ungefähr zum 14. Lebensjahre) fast nur solche Zwischenzellen findet, welche keinen deutlichen Protoplasmaleib zeigen und nur große, längliche, ovale oder elliptische, blaß gefärbte Kerne besitzen. Daß T h a l e r in diesem Lebensalter die typischen Zellen nur selten mit Deutlichkeit nachweisen konnte, stimmt also mit meiner Beobachtung überein. Nach v. H a n s e m a n n treten die Zellen in dem ersten Lebensjahre durch ihren Protoplasmareichtum stärker hervor, ein Befund, dem ich mich nicht anschließen kann. Im Gegenteil fand ich, daß man hier den protoplasmatischen Zelleib sehr selten zu sehen bekommt. Wie H o f m e i s t e r sagt, vermehren sich die Zwischenzellen gegen den Pubertätseintritt bedeutend, wobei erst die typischen, polygonalen, großen Zellen mit großen, rundlichen,

bläschenförmigen Kernen zum Vorschein kommen. Infolgedessen
werden die Zellen mit länglich-ovalen oder elliptischen großen
Kernen auf wenige reduziert. Auf diesen Punkt will ich im nächsten
Kapitel noch einmal näher zurückkommen, und ich will zunächst
nur so viel erwähnen, daß ich z. B. bei einem 14jährigen Kinde
einmal die Phagozytose der Zwischenzellen beobachtet habe, was
nicht ohne Interesse für meine folgenden Ausführungen über
Zwischenzellen sein dürfte.

3. Der Hoden vom Pubertätseintritt bis zum 25. Lebensjahre.

In diesem Zeitraum können wir schon ziemlich große, mit allen Arten von
Zellen angefüllte Hodenkanälchen, welche mit ziemlich dicker, fester Tunica
propria umgeben sind, feststellen. In den Hodenkanälchen zeigen sich reichliche ausgebildete Spermatozoen, viele Tochterzellen und viele zum Teil den
Vorgang der Karyokinesis zeigende Mutterzellen. Das Interstitium ist ziemlich breit und mit lockerem Bindegewebe angefüllt, worin die Zwischenzellen
zerstreut oder hier und da gruppenweise angeordnet liegen. Ihre Zahl ist ziemlich schwankend. Im allgemeinen kann man aber von ihnen sagen, daß sie
ziemlich spärlich vorhanden sind. Beim Pubertätseintritt sieht man nun in
den meisten Fällen eine bedeutende Vermehrung der Zwischenzellen, welche
in ihrer morphologischen Beschaffenheit ganz typisch, wie im fötalen Hoden,
gebaut sind. Die Zellen mit größeren elliptischen Kernen ohne gefärbten protoplasmatischen Leib treten in diesem Lebensalter nunmehr in den Hintergrund.

Nach dem Pubertätseintritt sieht man wieder eine Abnahme der Zahl
der Zwischenzellen. Sie zeigen an sich keine besonderen Veränderungen. Im
21. Lebensjahr konnte ich zum erstenmal die Pigmentkörner im Zelleib wahrnehmen.

Nach T h a l e r bildet das Verhalten des Zwischengewebes gegenüber
dem einfachen Hoden in diesem Alter einen wesentlichen Unterschied. Eine
der hauptsächlichsten Veränderungen der Pubertät ist nach diesem Autor in
einer deutlichen Vermehrung der Zwischenzellen zu suchen. Ihr Verhalten war
jedoch in den einzelnen Fällen durchaus nicht gleichartig, so daß er bald sehr
zahlreiche Zwischenzellen, in Form größerer Aggregate angeordnet, bald eine
geringe Anzahl, immer nur einzeln liegend, fand. S p a n g a r o glaubte feststellen zu können, daß beim Erwachsenen sich mehr Zwischenzellen fänden
als in den früheren Lebensperioden, in denen die Zellen noch nicht das charakteristische morphologische Aussehen angenommen hätten. Nach ihm zeigen
sie die Neigung, sich einander zu nähern und sich gruppenweise zu vereinigen.
v. H a n s e m a n n gibt an, daß die Zwischenzellen im ausgebildeten Hoden
kaum noch aufzufinden seien. D ü r c k dagegen kann auf Grund seiner eigenen
Beobachtung den Anschauungen v. H a n s e m a n n s nicht beipflichten, weil
er in dem normalen Hoden von durch Unfall zugrunde gegangenen Männern
ziemlich reichlich die Zwischenzellen vorfand.

Nach meinen Untersuchungen kann ich mit ziemlicher Sicherheit eine gewisse Vermehrung und Wucherung der Zwischenzellen gegen den Pubertätseintritt hin bestätigen. Dieser Zustand bleibt aber nicht lange bestehen und neigt allmählich wieder einer gewissen Abnahme zu. Im ausgebildeten Hoden kann freilich auch ein Häufchen von typischen Zwischenzellen mit Deutlichkeit festgestellt werden, wie dies schon D u r c k ausgesprochen hat. S p a n g a r o meint, daß die Zwischenzellen erst nach der Pubertät ihr charakteristisches morphologisches Aussehen annehmen. S p a n g a r o, der jedoch damals keine Hoden menschlicher Föten untersucht hatte, konnte natürlich auch nicht die typischen Zellen im fötalen Leben konstatieren, welche aber genau, gleich wie im ausgebildeten Hoden, beobachtet werden können.

4. H o d e n v o m 26. b i s z u m 55. L e b e n s j a h r e.

Die von allen Arten Zellen voll ausgefüllten großen Hodenkanälchen liegen ziemlich weit entfernt voneinander. Sie sind fast rundlich und prall angeschwollen. In ihnen kann man stets lebhafte Spermiogenese finden. Das Zwischengewebe besteht aus ganz lockerem, zellarmem Bindegewebe, zwischen dessen Fasern die Zwischenzellen zerstreut oder in kleinen Häufchen beisammenliegend vorgefunden werden. Die Zahl derselben ist verschieden, manchmal sieht man ziemlich viel, manchmal sehr wenig beisammen gruppiert. Wo sie in größerer Zahl auftreten, zeigen sie sich als typische Zellen mit runden, bläschenförmigen Kernen, und zwar ordnen sie sich zumeist in einzelnen Häufchen zusammen. Ihr Zelleib ist granuliert und bräunlich gelb pigmentiert. Die Zellen mit elliptischen größeren Kernen sind hier sehr selten. Wo ihr Auftreten jedoch ein relativ spärliches ist, sind die Zellen typischen Baues sehr wenig, dagegen finden sich solche Zellen, welche fast keinen Protoplasmaleib zeigen und nur länglich-ovale oder elliptische Kerne besitzen, in gehäufter Zahl.

5. H o d e n i m G r e i s e n a l t e r.

Die Hodenkanälchen zeigen eine bedeutende Verdickung der Wandung und eine Abnahme des Kalibers, ein Befund, den schon S p a n g a r o beschrieben hat. Zwischen diesen atrophischen Hodenkanälchen sind die Zwischenzellen zumeist vermehrt zu sehen. Manchmal zeigen sie sich in ziemlich großen Häufchen und in der Umgebung der Kanälchen angesammelt. Das morphologische Aussehen derselben bleibt zwar fast unverändert, doch läßt sich zweifellos feststellen, daß die Pigmentkörner im Zelleib zugenommen haben. Bei den in Haufen geordneten Zwischenzellen, die wie im Zustand der Proliferation sich darstellen, sieht man solche Zellen, welche intensiv blau gefärbte rundlichbläschenförmige Kerne enthalten und nicht mit Pigment gekennzeichnet sind. Was Ort und Stelle der Vermehrung der Zellen anbelangt, stimmen die Anschauungen S p a n g a r o s und T h a l e r s nicht überein, wie ich nachstehend genauer zeigen will.

S p a n g a r o beschäftigte sich sehr eingehend mit dem Studium des Hodens im Greisenalter. Er trennte den normalen senilen Hoden von dem senil atrophischen Hoden. Als Merkmal des normalen senilen Hodens führt er die Zunahme der Wanddicke der Kanälchen, die Abnahme ihres Kalibers, die zumeist stattfindende Vermehrung der Zwischenzellen und das stellenweise Vorkommen einzelner gänzlich atrophischer Kanälchen in der Nähe der Septula oder an der Innenfläche der Tunica albuginea an. Überhaupt fand er Zwischenzellen in allen Fällen seniler Hoden in größerer Zahl als bei jüngeren Individuen, so daß er mit unbewaffneten Augen bereits die Häufchen der Zwischenzellen nach seinen Angaben sehen konnte. Wo er sie gleichmäßig verteilt fand, waren die Hodenkanälchen sehr oft überall von Zwischenzellen umgeben. Die Vermehrung dieser Zellen fand nach seiner Meinung besonders dort statt, wo im normalen Hoden auch die Atrophie der Samenkanälchen am meisten ausgebildet war, z. B. an der Innenfläche der Albuginea, des H i g h m o r i schen Körpers und zunächst den Septula. Selbst sogar bei vollständiger Atrophie des Hodens hatte er die Zwischenzellen zwischen den atrophischen Kanälchen in größerer Menge meistens enge beisammen liegend vorfinden können. T h a l e r sah ebenfalls die Vermehrung der Zellen im normalen senilen Hoden in ziemlich großer Anzahl. Die Beobachtung S p a n g a r o s konnte T h a l e r nicht bestätigen, denn nach seinen Forschungen war das numerische Verhalten der Zwischenzellen in entgegengesetztem Sinne S p a n g a r o s aufzufassen. T h a l e r fand nämlich die Vermehrung der Zwischenzellen nur in jenen Partien des Hodens, die wenig verändert waren und bis zu einem gewissen Grad noch funktionsfähige Hodenkanälchen umfaßten. Dagegen fehlten ihm die Zwischenzellen in jenen Gebieten mit vollständig atrophischen Tubuli gänzlich.

Auf Grund meiner Studien glaube ich annehmen zu müssen, daß es eine nicht zu bestreitende Tatsache ist, die Zwischenzellen im hohen Alter mehr oder weniger zunehmen zu sehen. Diese Vermehrung zeigt aber keine bestimmte Lokalisation, wie dies die beiden oben genannten Autoren annehmen. Ich habe z. B. einen Fall von gänzlich atrophischen Hodenkanälchen beobachten können, bei welchem sich die Zwischenzellen in so großen Haufen vorfanden, wie ich dies in keinem anderen meiner Präparate wahrnehmen konnte. Die Pigmentierung der Zwischenzellen nimmt mit dem Alter an Grad zu, was übrigens schon vielfach bestätigt worden ist. Ob dieser Pigmenthäufung atrophische Vorgänge zugrunde liegen, oder ob dies eine Pigmentfiltration im Sinne der Hämochromatosis ist, ist eine schon häufig erörterte Frage. v. H a n s e m a n n nimmt an, daß es sich hier nicht um eine Pigmentatrophie handelt, sondern daß dieser Befund als Pigmentinfiltration anzunehmen sei, denn die Zellen sind gerade, wenn sie pigmentiert sind, am allergrößten. Nach meiner Untersuchung sind die pigmentierten Zwischenzellen weder besonders größer noch viel kleiner als die gewöhnlichen Zellen, sowohl in Hinsicht auf ihren Zelleib, als auch in Beziehung auf ihren Kern. Daß die Pigmentierung mit dem Alter zunimmt und neue proliferierte Zellen selbst im Greisenalter nicht pigmentiert sind, wie ich schon erwähnt habe, spricht meiner Ansicht nach auch mehr für die Pigmentatrophie als die Pigmentinfiltration. Von der Form- und Gestaltveränderung nimmt v. B a r d e l e b e n , welcher hauptsächlich die Hoden Hingerichteter untersucht hat, an, daß die Zwischenzellen im Laufe des Lebens, konform den physiologischen Phasen, ihre innere Struktur sowohl wie ihre äußeren Verhältnisse, Größe, Form und Lage verändern. v. H a n s e m a n n aber hält es als unwahrscheinlich, daß die Zellen ihre Gestalt wechseln können. Obgleich ich die Anschauung v. B a r d e l e b e n s nicht ganz teilen kann, glaube ich doch auf Grund meiner eigenen Beobachtung annehmen zu müssen, daß die Zwischenzellen im Kindesalter und im gewissen Zustand der Allgemeinerkrankung ihre Form und Gestalt total verändern. Diese Veränderung macht sich hauptsächlich im Kern bemerkbar, welcher im Fötalleben ganz rundlich bläschenförmig ist, bereits beim Neugeborenen aber elliptisch oder länglich-oval zu werden beginnt. Außerdem wird der Protoplasmaleib sehr schmal und ist häufig sehr schwer zur Darstellung zu bringen. Es bestehen also einerseits sowohl im Kern, als auch anderseits im protoplasmatischen Leib Unterschiede. Ich möchte für diesen vorwiegend im Kindesalter vorherrschenden und im gewissen Zustand der Allgemeinerkrankung vorherrschenden Typus der Zwischenzellen den Namen der „r u h e n d e n Z w i s c h e n z e l l e n" in Vorschlag bringen.

Was mir als Altersveränderung der Zwischenzellen aufgefallen ist, möchte ich hier noch einmal kurz als Ergebnisse meiner Untersuchung zusammenfassen.

1. Zwischenzellen sind im vierten oder fünften Monat des Fötallebens am meisten entwickelt.

2. Die Zwischenzellen sind große Zellen, sie sind polygonal oder länglich. Die Kerne sind meistens rundlich, bläschenförmig.

3. Die Zwischenzellen verändern ihre Gestalt gegen Ende des fötalen Lebens. Die runden Kerne werden hier größer, länglich-oval oder elliptisch und färben sich mit den gebräuchlichen Farbstoffen schwach blau. Bei diesen Zellen kann man den Zelleib entweder nur schwach wahrnehmen oder nur noch als einen ganz feinen schmalen, oft nur angedeuteten, protoplasmatischen Saum erkennen.

4. Bei Neugeborenen finden wir bereits fast immer veränderte Zellen, welche ungefähr bis zum 14. Lebensjahre bestehen bleiben.

5. Erst beim Pubertätseintritt kehren die Zwischenzellen wieder zu ihrer früheren Gestalt zurück, welche sie von da ab durch das ganze Leben hindurch beibehalten.

6. Sie zeigen sich beim Pubertätseintritt bedeutend vermehrt und nehmen wieder nach dem Pubertätseintritt ab. Die wiederholte Vermehrung tritt dann von neuem bei hohem Alter ein.

7. Die Pigmentkörner treten erst nach dem 20. Lebensjahre auf und nehmen immer mehr und mehr zu.

8. Wo man das Bild der Proliferation der Zwischenzellen findet, findet man bei neugebildeten Zellen kein Pigment, selbst wenn dieser Vorgang auch im hohen Alter angetroffen wird.

9. Phagozytose kann auch bei Zwischenzellen vorkommen.

B. Einfluß der Krankheit auf die Zwischenzellen.

1. Akute Erkrankungen.

Über den Einfluß der akuten Erkrankungen auf den Hoden haben vor mir v. Hansemann, Cordes, Thaler u. a. bereits Untersuchungen angestellt. Hierbei hat sich gefunden, daß die Spermiogenese durch akute Krankheiten mehr oder minder beeinträchtigt wird. Über die Zwischenzellen selbst berichtet Thaler, daß bei akuten Erkrankungen allgemeiner Natur bei einer großen Anzahl von Hoden die Zwischenzellen ziemlich reichlich vorgefunden werden konnten, daß dagegen aber wieder in andern Fällen nur wenige Vertreter dieser Zellart sich in den schmalen Zwischenräumen nachweisen ließen.

Nach meinen Untersuchungen verursachen Pneumonie und Miliartuberkulose keine besonderen Veränderungen sowohl in der Spermiogenese als auch bei den Zwischenzellen. Bei Septikämie und eitrigen Peritonitiden habe ich ein variables Verhalten gefunden; nämlich entweder keine Zunahme oder deutliche Vermehrung der Zwischenzellen, dabei einigemal mit mitotischen Erscheinungen verbunden. Die Spermiogenese wurde meist geschädigt, jedenfalls fand sich eine starke Reduktion der mobilen Elemente der Samenkanälchen.

2. Chronische Erkrankungen.

Die Spermiogenese konnte nach T h a l e r in der Mehrzahl der Fälle von chronischen Erkrankungen, wie Phthisis pulm., Carcinoma ventr., Leukämie, Anämia perniciosa, Pemphigus vegetans usw. noch festgestellt werden. In einem Fall sah er sogar floride Spermiogenese. Die chronischen Leiden, selbst solche, welche den Hoden als solchen ergreifen, wie z. B. die Tuberkulose, stören nach v. H a n s e m a n n häufig die Spermiogenese in den intakten Partien nicht. Was aber die Zwischenzellen anbelangt, so sah v. H a n s e m a n n eine deutliche Vermehrung dieser Zellen bei chronischen kachektischen Zuständen, und zwar ziemlich regelmäßig bei chronischer Phthisis, Krebskachexie und syphilitischer Kachexie mit Amyloiddegeneration ohne sonstige Beteiligung der Hoden. Dazu fand er ausgesprochene Vermehrung in einem Fall von perniziöser Anämie bei einem 44jährigen Mann. F r ä n k e l und T h a l e r wollen die Vermehrung bei kachektischen Krankheiten nicht als konstante Befunde annehmen. C o r d e s fand in zwölf Fällen tuberkulöser Leiden eine deutliche Vermehrung der Zellen in sieben Fällen.

Nach den von mir festgestellten Befunden komme ich zu folgendem Resultate:

a) Chronische Erkrankungen der Zirkulationsorgane.

Zu diesen Fällen rechne ich solche Leute, welche z. B. an Herzfehler, Hypertrophie und Dilatation des Herzens, Aneurysma aortae usw. gestorben sind. Dabei fand ich in den zelligen Elementen der Kanälchen selbst keine besonderen Veränderungen, dagegen waren in den Kanälchen deutliche Veränderungen wahrzunehmen. Dieselben waren hier und da sklerotisch, oder ihre Kaliber waren kleiner geworden, als dies in normalen Grenzen der Fall ist, ihre Wandungen fand ich auch immer etwas verdickt. Solche Erscheinungen könnte man aber auch zu den Altersveränderungen rechnen, weil alle meine Fälle von Personen genommen werden mußten, die in einem ziemlich hohen Alter gestorben waren. Die Zwischenzellen selbst zeigten in einigen Fällen etwas Vermehrung, welche aber ebenfalls schließlich auf Alterserscheinungen zurückgeführt werden könnte. Keine Abnahme und keine sonstigen Veränderungen in morphologischer Beziehung waren weiterhin zu konstatieren.

b) Chronische Erkrankung der Bronchien.

Die Zwischenzellen boten hier keine besonderen Erscheinungen dar. Nur in einem Fall, bei einem 35jährigen Manne, der an chronischer, eitriger Bronchitis gestorben war, war eine deutliche Vermehrung der Zwischenzellen auffallend. In diesem Präparate fand ich die Samenkanälchen teils sklerotisiert atrophisch, teils stark beschädigt, so daß die mobilen Elemente sehr reduziert waren.

c) Karzinom.

Hier waren die Spermiogenesen entweder geschädigt oder sie blieben in normalem Verhältnis. Die Hodenkanälchen waren teils atrophisch, die Wandungen derselben zeigten sich mehr oder minder verdickt. Die Zwischenzellen selbst blieben fast normal, sowohl in morphologischer Beziehung als auch in ihrem numerischen Verhalten.

d) Tuberkulose.

Ich habe 22 Menschenhoden, die von an Tuberkulose Gestorbenen genommen waren, untersucht. Als typische Veränderung des Hodens bei Tuberkulose fiel mir auf, daß die Wandung der Hodenkanälchen mehr oder weniger verdickt war, die Kanälchen selbst einer gewissen Atrophie verfallen waren, die Samenzellen, in welchen die Spermiogenese meist fehlte (unter 22 Fällen war die Spermiogenese nur viermal zu konstatieren), stark reduziert sich vorfanden. Was die Zwischenzellen selbst anbelangt, so sieht man sie im allgemeinen teils stärker, teils in weniger auffallender Weise vermehrt, ja sogar hervorragend starke Vermehrung fand ich vor. So konnte ich von den 22 Fällen 17 Fälle mit Vermehrung der Zwischenzellen feststellen. Mitotische Erscheinungen waren in vier Fällen bei vermehrten Zwischenzellen zu sehen. In jenen Fällen aber, in welchen die Hodensubstanz im allgemeinen stark affiziert und nicht nur die Hodenkanälchen, sondern auch das Interstitium im Zustande der Degeneration begriffen waren, sah man entweder keine Vermehrung oder nur solche Zwischenzellen (sog. „ruhende Form"), deren Kerne elliptische Formen hatten und deren Zelleib äußerst protoplasmaarm war.

Den Einfluß einer Allgemeinerkrankung auf die Zwischenzellen des Hodens möchte ich hier kurz wie folgt zusammenfassen:

1. Akute Erkrankungen, wie Pneumonie und Miliartuberkulose, üben keinen besondern Einfluß auf die Zwischenzellen aus. Bei eitrigen Prozessen ist das Bild variabel, die Spermiogenese ist jedoch zumeist geschädigt.

2. Bei chronischen Erkrankungen der Zirkulationsorgane finden sich keine besonderen Veränderungen.

3. Bei chronischen Erkrankungen der Bronchien konnte nur einmal starke Vermehrung der Zwischenzellen festgestellt werden.

4. Bei karzinomatösen Leiden tritt keine Vermehrung ein.

5. Tuberkulöse Leiden ziehen eine Schädigung der Samenkanälchen und eine Vermehrung der Zwischenzellen nach sich.

6. Wird dabei die Schädigung des ganzen Organs zu stark, so findet keine Vermehrung der Zwischenzellen statt, und sieht man hier sehr oft die sog. „ruhende Form" der Zwischenzellen.

7. Mitotische Kernteilung der Zwischenzellen findet sich mehrfach in Übereinstimmung mit den Beobachtungen F i n o t t i s und P l a t o s (nur einmal festgestellt), im Gegensatz jedoch zu den Beobachtungen von v. H a n s e m a n n , v. B a r d e l e b e n und P i c k , von welchen mitotische Kernteilung in Abrede gestellt wird.

C. Hoden der Tiere.

Je nach der Art des Tieres sind auch die Zwischenzellen des Hodens verschieden.

Beim Kater, Eber und Maulwurf zum Beispiel konnte v. H a n s e m a n n besonders schön ausgebildete Zwischenzellen konstatieren, dagegen waren sie bei Ratten und Kaninchen physiologisch kaum zu erkennen. Nach E n g e l - m a n n sollen die Zwischenzellen beim Eber und Hengst am stärksten, schwach beim Hunde und am schwächsten beim Schaf und Ziegenbock entwickelt gewesen sein. Nach den Beobachtungen M i h a l c o v i c s ist das Zwischengewebe des Hodens bei der Ratte, der Katze, beim Eber und dem Pferde fast ausschließlich mit Zwischenzellen ausgefüllt, während das fasrige Bindegewebe beim Menschen und beim Hunde im Raume zwischen den Hodenkanälchen vorherrschend ist. D ü r c k hat bei anthropoiden Affen (Hylobates) neben reichlicher Spermatogenese in den Interstitien ziemlich gleichmäßig eingestreut kleine und größere Gruppen von Zwischenzellen gefunden. H o f m e i s t e r konnte bei alten Hunden keine Pigmentanhäufung finden.

Von mir wurden die Hoden folgender Tierarten untersucht:
1. Schwein, 2. Pferd, 3. Kater, 4. Rind, 5. Maus, 6. Hund,
7. Kaninchen, 8. Edelhirsch, 9. Dambock, 10. Hase.

Davon fand ich, daß in den Hoden vom Schwein, Pferd und
Kater am stärksten die Zwischenzellen sich vorfanden. Außerdem
ist noch bemerkbar, daß die Morphologie der Zwischenzellen eine
individuelle Verschiedenheit untereinander zeigte.

Über meine Befunde will ich nachstehend noch folgendes
anführen.

R i n d. In allen Hoden kann man stets Spermiogenese konstatieren.
Im schmalen Zwischengewebe sieht man ziemlich· viele Zwischenzellen, welche
zwar klein sind, doch ihre typische Gestalt besitzen.

S c h w e i n. Im Hoden des Schweines ist die Spermiogenese ebenfalls
immer zu sehen. Die Zwischenzellen sind hier viel auffallender. Sie sind sehr
groß, polygonal, der Zelleib kann intensiv rot gefärbt werden. Sie haben einen
rundlichen, bläschenförmigen Kern. Der Zelleib ist ganz fein granuliert, der
Kern zeigt ein reiches, fein verästeltes Chromatingerüst.

P f e r d. Spermiogenese wurde stets konstatiert. Der schmale Zwischenraum ist von Zwischenzellen vollgestopft. Letztere sind polygonal, ihr Kern
ist rundlich. Im Zelleib tritt das Pigment stärker hervor und nimmt mit dem
Alter zu.

K a t e r. Spermiogenese ist lebhaft. Die Zwischenzellen sind reichlich
zu finden. Sie sind groß, polygonal und ziemlich stark eosinophil. Der Kern
ist rundlich und bläschenförmig, das Kernkörperchen ist deutlich zu sehen
und läßt sich besonders schön mit rötlichem Farbenton darstellen. Der Zelleib
ist meistens stark mit Fetttröpfchen infiltriert.

W e i ß e M a u s. Spermiogenese ist lebhaft. Der Zwischenraum besteht
aus einigen Blutkapillaren und spärlichen Zwischenzellen. Die Zwischenzellen
behalten typische Gestalt mit rundlichen Kernen.

H u n d. Konstante Spermiogenese. Zwischenzellen sind sehr wenig zu
finden. Ihr Zelleib ist fettreich, der Kern (mit Kernkörperchen) ist rundlich
und bläschenförmig, mit deutlichem feinem Chromatingerüste.

K a n i n c h e n. Spermiogenese ist immer vorhanden. Zwischenzellen
sind sehr wenig zu sehen. Der Kern derselben ist bloßgelegt, ohne einen zur
Darstellung zu bringenden Zelleib.

Von den wildlebenden Tieren habe ich den Edelhirsch, den Dambock
und den Hasen als Objekte meiner Studien zur Untersuchung herangezogen.
Bei dem Edelhirsch konnte ich stets eine lebhafte Spermiogenese konstatieren.
Sind bei dem einjährigen Edelhirsch die Zwischenzellen noch sehr wenig, so
vermehren sich dieselben aber bei vier- bis fünfjährigen Tieren bereits bedeutend.
Der Zelleib ist hier granuliert, der Kern ist rundlich und chromatinreich. Bei
dem Dambock war stets Spermiogenese zu finden und waren die Zwischenzellen
ziemlich reichlich in jedem Präparate vorhanden. Bei dem Hasen dagegen ist
die Entwicklung der Zwischenzellen eine nur geringe.

Die Untersuchung der Hoden der Tiere ergibt also:

1. Die Spermiogenese ist stets vorhanden.

2. Die Zwischenzellen sind ganz verschieden, sowohl in ihrem numerischen Verhalten als auch in ihren morphologischen Eigenschaften.

3. Die Zwischenzellen sind beim Schwein, beim Pferde und beim Kater am besten entwickelt.

———————

Über die Bedeutung der Zwischenzellen sind die Meinungen der Autoren sehr geteilt.

Waldeyer hält sie für Plasmazellen, welche aber nicht mit den Mastzellen Ehrlichs oder den Plasmazellen Unnas identisch sind. Die Anschauung von Ludwig und Thoma, daß die Lymphbahnen in den Zwischenräumen der Zwischenzellen bestehen, wird von Mihalcovics in gleicher Weise vertreten. Nach Boll sind die Blutkapillaren von Zwischenzellen begrenzt. Harvey hält sie für nervöse Elemente. Ein Gegner dieser Anschauung erwuchs ihm in Jacobson, der sehr bald die Ansicht Harveys widerlegte. Nußbaum vermutet, daß die Zwischensubstanz des Hodens und die homologe Substanz im Eierstock aus Pflügerschen Schläuchen entstehen, die auf einem niederen Entwicklungszustande stehen bleiben. v. Hansemann glaubt, die Zwischenzellen gehören nicht einfach zum Stützgewebe des Hodens, sondern sie selbst stellen ein bestimmtes Organ dar, d. h. sie besitzen eine veränderliche physiologische Funktion. v. Bardeleben hat beobachtet, daß die Zwischenzellen durch Lücken in der Wand der Hodenkanälchen in das Innere der Tubuli hindurchwandern, und er vermutet dabei, daß die Zwischenzellen zu Sertolischen Zellen werden können. Nach den Untersuchungen von La Valette entstehen aber die sog. Sertolischen Zellen ganz gewiß in den Samenkanälchen selbst. Plato nimmt an, daß das Fett zuerst in Zwischenzellen gebildet und aufgespeichert, sodann durch präformierte Lücken in die Hodenkanälchen geführt wird. Dieser Anschauung tritt Beissner entgegen. Pick, welcher in den atrophischen Hoden eines 38jährigen männlichen Scheinzwitters eine enorme Vermehrung der Zwischenzellen sah, schreibt: „Daß diese starke Vermehrung der Zwischenzellen, die im nämlichen Maße steigt, nicht gerade sehr für die physiologische Rolle derselben als trophisches Hilfsorgan der Spermatogenese spricht, liegt auf der Hand." Finotti endlich will die Wucherung der Zwischenzellen in den Leistenhoden durch die Hypothese erklären, daß diese Zellen im atrophischen Organ durch den physiologischen Reiz in Tätigkeit zusammen mit den spezifischen Elementen getroffen werden, infolge der Gleichgewichtsstörung aber durch eine lebhaftere Proliferation antworten als diese. Er meint außerdem, daß der virile Habitus der Träger trotz der mangelhaften Spermiogenese bei Leistenhoden voll ausgebildet ist, was dagegen bei denjenigen Individuen nicht der Fall ist, die in der Kindheit kastriert wurden. Daraus schließt er, daß eine innere Sekretion auch dem Hoden zu eigen sein muß.

Aus meiner eigenen Beobachtung kann ich behaupten, daß die Zwischenzellen ihre Gestalt verändern, und zwar beginnt diese Form- bzw. Gestaltveränderung erst gegen Ende des fötalen Lebens. Bei Neugeborenen sieht man˙fast nur veränderte Zellen, die ich, wie bereits gesagt, „die ruhenden Zwischenzellen" benennen möchte. Diese ruhenden Zellen bleiben durch das ganze Kindesleben hindurch bestehen. Erst beim Pubertätseintritt nehmen sie wieder die eigentliche typische Zellform an, die man im fötalen Hoden gewöhnlich zu sehen bekommt. Dabei nehmen sie an Zahl bedeutend zu. Sobald aber in den Hodenkanälchen die funktionierenden Samenzellen zum Vorschein kommen, nehmen die Zwischenzellen von neuem ab. Die Zunahme ihrer Zahl beginnt dann wieder im Greisenalter. Außerdem habe ich beobachtet, daß die Zwischenzellen in solchen Hoden eine Vermehrung erfahren, welche durch chronische Allgemeinerkrankungen in Samenzellen˙ eine gewisse Schädigung erlitten haben.

Die gemachten Beobachtungen:

1. Formveränderung der Zwischenzellen im Kindesalter,

2. Zu- bzw. Abnahme der Zellen in verschiedenen Altersstufen,

3. Vermehrung und Wucherung derselben bei gewissen chronischen Allgemeinerkrankungen,

beweisen uns, daß die Zwischenzellen nicht ganz ohne Bedeutung für die Spermiogenese bzw. die Sekretion des Hodens sein können.

Wie F i n o t t i möchte auch ich mich der von diesem Autor ausgesprochenen Ansicht von der „ i n n e r e n   S e k r e t i o n " auf Grund meiner Erfahrungen und Beobachtungen nunmehr anschließen.

Literatur.

1. M e r k e l , Die Stützzellen des menschlichen Hodens. Reicherts Archiv f. Anat., 1871.

2. E n g e l m a n n , Über das Vorkommen von Fett im kryptorchidischen und normalen Hoden. Inaug.-Diss. Bern 1902.

3. S p a n g a r o , Über die histologischen Veränderungen des Hodens, Nebenhodens und Samenleiters von Geburt an bis zum Greisenalter. Anat. Hefte, herausgegeben von Fr. Merkel und R. Bonnet, Heft 60.

4. v. L e n h o s s é k , Untersuchungen über Spermatogenese. Arch. f. mikr. Anat. Bd. 51.

5. D e r s e l b e , Beiträge zur Kenntnis der Zwischenzellen des Hodens. Arch. f. Anat. u. Phys., anat. Abt., 1897.

6. C o r d e s , Untersuchungen über den Einfluß akuter und chronischer Allgemeinerkrankungen auf die Testikel. speziell auf die Spermatogenese, sowie Beobachtungen über das Auftreten von Fett im Hoden. Dieses Arch. Bd. 151.

7. v. H a n s e m a n n . Über die sog. Zwischenzellen des Hodens und deren Bedeutung bei pathologischen Veränderungen. Dieses Arch. Bd. 142.

8. T h a l e r , Über das Vorkommen von Fett und Kristallen in menschlichen Testikeln unter normalen und pathologischen Verhältnissen. Zieglers Beitr. Bd. 36, Heft 3, 1904.

9. N u s s b a u m , Zur Differenzierung des Geschlechts im Tierreiche. Arch. f. mikr. Anat. Bd. 18.

10. W a l d e y e r , Über Bindegewebszellen. Arch. f. mikr. Anta. Bd. 11.

11. F i n o t t i , Über Pathologie und Therapie des Leistenhodens, nebst einigen Bemerkungen über die großen Zwischenzellen des Hodens. Langenbecks Arch. Bd. 55, 1897.

12. H o f m e i s t e r , Untersuchungen über die Zwischensubstanz im Hoden der Säugetiere. Sitzungsbericht der math.-naturw. Klasse der Kgl. Akad. d. Wissensch. Bd. 65, Abt. III. Wien 1872.

13. P l a t o , Die interstitiellen Zellen des Hodens und ihre physiologische Bedeutung. Arch. f. mikr. Anat. Bd. 48.

14. H a r v e y , Über die Zwischensubstanz des Hodens. Zentralbl. f. d. med. Wissensch. Nr. 30, 1875.

15. v. M i h a l c o v i c s , Beiträge zur Anatomie und Histologie des Hodens. Arbeiten aus der physiol. Anstalt zu Leipzig, 1873.

16. v. L e y d i g , Zur Anatomie der männlichen Geschlechtsorgane und Analdrüsen der Säugetiere. Zeitschr. f. wiss. Zoologie Bd. 2, 1850.

17. K ö l l i k e r , Handbuch der Gewebslehre des Menschen. 6. Aufl., Bd. 3.

18. L u d w i g , C., und T h o m s a , W., Die Lymphwege des Hodens. Sitzungsbericht d. math.-naturw. Klasse der Kgl. Akad. d. Wissensch. Bd. 46, Abt. II. Wien 1862.

19. B o l l , Untersuchungen über den Bau und die Entwicklung der Gewebe. Arch. f. mikr. Anat. von Max Schultze, Bd. 7, Heft 4, 1871.

20. J a c o b s o n , Zur Histologie der traumatischen Hodenentzündung. Dieses Arch. Bd. 75.

21. B e i s s n e r , die Zwischensubstanz des Hodens und ihre Bedeutung. Arch. f. mikr. Anat. Bd. 51.

22. v. B a r d e l e b e n , Die Zwischenzellen des Säugetierhodens. Fünfter Beitr. zur Spermatologie. Anat. Anz. Bd. 13.

23. D e r s e l b e , Beiträge zur Histologie des Hodens und zur Spermatogenese beim Menschen. Siebenter Beitrag zur Spermatologie. Arch. f. Anat. u. Phys., anat. Abt. Suppl. 1897.

24. P i c k , Über Neubildungen am Genitale beim Zwitter, nebst Beiträgen
    zur Lehre von den Adenomen des Hodens und Eierstocks. Arch.
    f. Gyn. Bd. 76, 1905.
25. N a g e l , Über die Entwicklung des Urogenitalsystems des Menschen.
    Arch. f. mikr. Anat. Bd. 34, 1889.
26. D ü r c k , Über die Zwischenzellenhypertrophie des Hodens. Verhdlgn.
    der Deutsch. Path. Ges., 10. Tagung in Dresden, 1907.

II.
Eine Nebennierengeschwulst der Vulva als einzige Metastase eines malignen Nebennierentumors der linken Seite.

(Aus der Univ.-Frauenklinik zu Kiel.)

Von

Dr. E r n s t G r ä f e n b e r g ,

Assistenzarzt.

Hierzu Taf. III.

Die Kasuistik der p r i m ä r e n Geschwülste der äußeren Genitalien des Weibes ist eine recht große. Sie besitzen den gleichen histologischen Bau wie an allen übrigen Lokalisationen der äußeren Haut.

Weit seltener wird eine m e t a s t a t i s c h e Geschwulstentwicklung an den äußeren Genitalien der Frau beobachtet. Das Gewebe der Kutis und Subkutis ist als wenig günstiger Nährboden für die Entstehung der Metastasen bekannt. Deshalb findet man nicht nur an der Vulva, sondern im ganzen Bereich der äußeren Haut selten einen sekundären Geschwulstknoten. Nur die Melanome der Haut (Chromatophorome) haben eine bemerkenswerte Tendenz, ihre pigmentierten Metastasen über die Haut zu verstreuen. Daß bei einer allgemeinen Propagation solcher Geschwulstkeime auch Metastasen in der Nachbarschaft der äußeren Genitalien lokalisiert sein können, lehrt eine jüngst beschriebene Beobachtung A u b u r g e r s , der Melanommetastasen wohl an der ganzen Körperoberfläche in seinem Falle allgemeiner Melanosarkomatose sah.

Auch Sarkome anderer Organe machen zuweilen Metastasen in der Haut. So fanden wir kürzlich bei einer 68jährigen Frau am

Rücken und am Oberschenkel walnußgroße Metastasen eines Rundzellensarkoms des Uterus.

Die Entwicklung von Metastasen auf der Körperoberfläche ist sehr erschwert, weil die Metastasierung auf der Lymph- und Blutbahn erfolgt und mit Vorliebe deshalb jene Körperabschnitte heimsucht, die besonders dicht von Blut- und Lymphgefäßen durchzogen werden. Deshalb sind alle Organe, in die der Blutstrom große Blutmengen hineintreibt, Leber, Lungen, Milz usw. häufiger von Metastasen durchsetzt wie jene Organe, die gleich der Haut nur ein relativ armseliges Gefäßnetz besitzen. Trotz ihres Reichtumes an Blut- und Lymphgefäßen, der sicherlich erheblich das Gefäßsystem der übrigen Haut übertrifft, teilt die Vulva mit dieser die Eigentümlichkeit der seltenen Entwicklung von Metastasen.

Das Gros der metastatischen Vulvatumoren ist durch kontinuierliches Übergreifen von Geschwülsten der Nachbarorgane entstanden. Die Geschwulstzellen wachsen meist im Zusammenhang mit dem primären Herd von der Harnblase, vom Rektum oder vom Uterus gegen die Vulva vor. Diese Art des Vordringens der Portio- und Zervixkarzinome in distaler Richtung haben Ruge und Veit eingehend geschildert. Dagegen haben wir aus den Untersuchungen von Kaufmann und Hellendall gelernt, daß die Uteruskarzinome zuweilen ihre Metastasen durch retrograden Transport in den Venen und Lymphgefäßen bis herab zur Vulva senden können.

Man darf deshalb die Metastasen der Uteruskarzinome in der Vagina und Vulva nicht mehr allein als Implantationsfolgen durch abfließendes virulentes Karzinomsekret erklären, sondern man schließt sich jetzt mehr der Deutung Jakobs an, der sie zuerst als echte subepitheliale Metastasen erkannte. Diese Lokalisation der Metastasen der Uteruskarzinome ist nicht sonderlich selten, wir haben erst kürzlich bei zwei vorgeschrittenen Zervixkarzinomen zahlreiche subepitheliale Metastasen der Vulva und Vagina beobachten können, über die ein völlig intaktes Oberflächenepithel hinwegzog.

Eine isolierte Metastasenentwicklung der Tumoren des weiblichen Genitaltraktes an der Vulva ohne Miterkrankung höherer Abschnitte der Vagina ist ein sehr seltenes Vorkommnis. Nach

den Angaben H e l l e n d a l l s sind alle von ihm zusammengestellten Metastasen der Uteruskarzinome an dem distalen Ende
der weiblichen Genitalien in Wirklichkeit nur Scheidenmetastasen,
die auch zuweilen die Vulva mitergreifen. Eine echte Vulvametastase hat anscheinend A m a n n beobachtet, der einen sekundären Tumor eines Adenocarcinoma corporis uteri am Introitus
vulvae einer 34jährigen Frau fand.

Ebenso selten ist die m e t a s t a t i s c h e Geschwulstentwicklung maligner O v a r i a l t u m o r e n im Bereiche der V u l v a
Deshalb kann auch P f a n n e n s t i e l im Handbuch f. Gynäkologie nur kurz ihr seltenes Vorkommen erwähnen. Daß nach
der Operation primärer Ovarialkarzinome Geschwulstkeime an der
Vulva Metastasen machen können, lehrt die Beobachtung S e m m e -
l i n k s.

Entgegen der seltenen Lokalisation der Metastasen dieser
Tumoren an der Vulva ist diese auffallend häufig von M e t a -
s t a s e n d e s C h o r i o n e p i t h e l i o m s befallen. Bereits in
früher Zeit der Propagation der Keime dieser Geschwulst finden
sich nicht selten kleinste bläuliche Sekundärknoten im Bereiche
des Introitus vaginae.

Als echte I m p f m e t a s t a s e eines B l a s e n t u m o r s
wird von S n i t a l s k i ein Adenom des Scheideneinganges beschrieben. Der Autor glaubt, daß durch Beimengung lebens-
fähiger Geschwulstelemente zu dem abfließenden Urin eine Implantation der Adenomzellen der Blasengeschwulst auf Rhagaden
der Vulva erfolgt sei. Wenn auch der Beweis für diese Annahme
noch so lange aussteht, als nicht die Durchforschung des ganzen
Gebietes von der Harnblase bis zum Introitus das Fehlen einer
Miterkrankung an Blut- und Lymphgefäßen sicher erkennen läßt,
so entbehrt doch dieser Erklärungsversuch nicht analoger Beobachtungen und Erfahrungen in der experimentellen Geschwulst-
pathologie. Seit den erfolgreichen Versuchen S t i c k e r s , durch
den Geschlechtsakt maligne Tumoren im Genitalapparat von
Hunden zu übertragen, ist die Möglichkeit der Entstehung einer
Impfmetastase allein durch den Kontakt experimentell gestützt.

Daß die bösartigen Geschwülste w e i t e r e n t f e r n t gelegener Körperteile Metastasen an der Vulva hervorgerufen hätten,
ist in der Literatur nicht bekannt. Selbst die Lokalisation eines

Sekundärknotens im Anschluß an die Dissemination pigmentierter Geschwülste der Haut oder des Auges scheint an der Vulva noch nicht beobachtet zu sein, obwohl diese relativ leicht Metastasen an der Körperoberfläche machen.

Deshalb pflegt man die pigmentierten Tumoren der Vulva als primäre, an Ort und Stelle entstandene Geschwülste zu deuten und sie durchweg in die Gruppe der Melanosarkome einzureihen.

Mit Rücksicht auf diese Erfahrung haben wir einen pigmentierten Tumor der Vulva als autochthone Geschwulst zu entfernen geglaubt und waren überrascht, kein primäres Melanosarkom der Vulva, sondern eine höchst interessante und seltene Metastase zu finden.

Die Geschichte dieses Falles ist folgende:

Die 65jährige Kranke hat nach 10jähriger Menopause wieder unregelmäßigen Blutabgang während des letzten Jahres beobachtet und seit dieser Zeit unter reichlich blutig-gelbem, übelriechenden Ausfluß mit Jucken und Brennen der äußeren Genitalien zu leiden.

Erst in den letzten Wochen ist an den Geschlechtsteilen das Wachstum einer braunen Geschwulst beobachtet.

Die Lokalisation und das Bild der Geschwulst wird durch die beigefügte Zeichnung (Fig. 1, Taf. III) genügend illustriert. Der grobknollige, braunschwarze Tumor sitzt mit Pilzform der linken Begrenzung der Klitoris und der Urethralmündung breitbasig auf und greift auf das ganze Labium minus sinistrum hinüber. Die derben Prominenzen der Geschwulst sind tiefschwarz gefärbt, und nur an wenigen Stellen schimmert ein gelblicher Farbenton hindurch. Die angrenzende Haut der Vulva ist ohne schwarze Verfärbung.

Bei der Exstirpation des Tumors stellte es sich heraus, daß die Geschwulst außerordentlich dicht an die Harnröhrenschleimhaut herangeht und außerdem einen breiten Fortsatz infiltrierten Gewebes bis hinter die Symphyse und bis an das Periost des Ramus descendens des linken Schambeines entsendet.

Trotz der Schrumpfung der Gewebe im Alkohol mißt die größte Länge der Geschwulst noch reichlich 45 mm und ihre Breite 50 mm, während die ganze Dicke des Präparates etwa 30 mm beträgt.

Der Durchschnitt durch die Geschwulst (Fig. 2, Taf. III) gibt Aufklärung über die Verteilung der einzelnen Gewebsschichten. Die zentralen Abschnitte und vor allem den Stiel des Tumors baut ein hellgelbes Gewebe mit Fetteinlagerungen auf, das an der Peripherie von einem breiten Saum eines grauschwarz pigmentierten Gewebes überlagert wird. Dieser pigmentierte Randstreifen, der durch oberflächliche Verschorfung etwas mißfarben geworden ist, folgt in großen Zügen der Oberflächenkontur.

Die Geschwulst zeigt sich m i k r o s k o p i s c h aufgebaut aus einem dünnen Bindegewebsnetz, in dessen weite Maschen große, protoplasmareiche Zellen eingelagert sind. Die Form und Größe der Zellen gleicht völlig den Elementen der m e n s c h l i c h e n N e b e n n i e r e n r i n d e, während die radiäre Anordnung der großen Zellbalken auffallend dem Bau der Z o n a f a s - c i c u l a t a d e r N e b e n n i e r e n r i n d e entspricht (Fig. 4, Taf. III). Ebenso wie jene zeichnen sie sich durch einen Reichtum an F e t t r ö p f c h e n im Innern der großen Epithelzellen aus.

Das Bindegewebe ist an der Basis der Geschwulst am stärksten entwickelt und strahlt von hier in radiären feinen Septen zur Peripherie aus. Gleichzeitig mit dem Bindegewebe durchsetzen weite, strotzend gefüllte B l u t - g e f ä ß e in großer Zahl die Geschwulst. Diese liegen am dichtesten unmittelbar unter der Oberfläche (Fig. 3, Taf. III) und sind hier so reichlich entwickelt, daß fast ausschließlich weite Kapillargefäße nur durch einzelne Nebennierenzellen getrennt eng aneinandergereiht sind. Im Bereich dieser ektatischen Kapillaren, deren Wand keine elastische Fasern besitzt, wird die Geschwulst diffus von Leukozyten durchsetzt. Die peripherische Zone der ganzen Geschwulst ist nekrotisch, die Tumorzellen sind hier diffus gefärbt, ihre Konturen entweder völlig unkenntlich oder durch dichte Leukozytenhaufen überlagert. Völliger Zerfall der Geschwulstelemente hat hier zu großen Vakuolen im Gewebe geführt, die Detritusreste der spezifischen Zellen und zerstörte Blutkörperchen enthalten. Ein oberflächlicher, dünner Saum der Geschwulst ist durch den Thermokauter verschorft.

Die s c h w a r z e F ä r b u n g der Geschwulst ist bedingt durch eine Ablagerung grobkörniger, a m o r p h e r P i g m e n t s c h o l l e n im intervaskulären Gewebe der gefäßreichen p e r i p h e r i s c h e n Abschnitte. Die Pigmentkörnchen liegen an einzelnen Stellen zu gröberen, schon mit schwacher Vergrößerung sichtbaren Konglomeraten zusammen, vorwiegend aber findet man sie als winzige Körnchen in der Wand der zahlreichen Kapillaren oder inmitten der feinen Bindegewebsfasern verstreut, vereinzelt auch liegen sie im Innern der großen Tumorzellen. Die zentralen Abschnitte sind ebenso wie die nekrotische Peripherie frei von Pigmenteinlagerungen; die Pigmentkörnchen nehmen an Häufigkeit zentral- wie peripheriewärts ab, sie sind am dichtesten in der Schicht der zahlreichen Kapillaren zu finden. Eine Eisenreaktion läßt sich mit dem Pigment nicht erzielen.

Das Pigment unterscheidet sich ganz erheblich von den Pigmentzellen der Naevi oder den Chromatophoren der Melanosarkome. Es gleicht dagegen völlig jenen amorphen Pigmentschollen, die in das inter- und intrazelluläre Lymphgefäßnetz der Melanosarkomzellen eingelagert sind (vgl. H i n s e l m a n n).

Die Tumorzellen enthalten in der Nähe der Tumorbasis spärliche G l y - k o g e n e i n l a g e r u n g e n. Das Glykogen tritt völlig in den Hintergrund gegenüber dem Reichtum an Fett, das gleichmäßig durch alle Geschwulstzellen verstreut ist.

Auf der Höhe der Geschwulst fehlt die Epitheldecke. Das Epithel der Nachbarschaft sendet eine schmale nekrotische Lamelle als letzten Rest des hohen, mehrschichtigen Plattenepithels der Vulva auf die Randpartie des Tumors hinauf.

Auf Grund dieses histologischen Befundes wurde der exzidierte Tumor als eine Geschwulst gedeutet, die nicht primär von der Vulva ausgeht, sondern der Gruppe der m a l i g n e n N e b e n - n i e r e n g e s c h w ü l s t e, den Hypernephromen (G r a w i t z) zuzurechnen ist. Diese Annahme fand ihre Bestätigung durch die Autopsie. Die Pat. erlag einer postoperativen Pneumonie, und bei der Sektion stellte man eine symptomlos gebliebene kindskopfgroße a k z e s s o r i s c h e N e b e n n i e r e n g e s c h w u l s t der sehr tief liegenden, beweglichen l i n k e n N i e r e fest, die bis in das Nierenbecken vorgewachsen war. Histologisch glich die Geschwulst der linken Niere in jeder Weise dem Tumor der Vulva.

D e r ü b r i g e K ö r p e r w a r v ö l l i g f r e i v o n M e t a s t a s e n !

Aus diesem Sektionsbefunde wurde gefolgert, daß die p i g - m e n t i e r t e G e s c h w u l s t d e r V u l v a die e i n z i g e M e t a s t a s e e i n e s m a l i g n e n N e b e n n i e r e n t u m o r s d e r l i n k e n N i e r e d a r s t e l l t !

Der primäre Tumor ist analog den Beobachtungen von G r a w i t z unter der Nierenkapsel zur Entwicklung gelangt und entsprechend der gewohnten Wachstumsrichtung durch die Niere hindurch bis zum Nierenbecken vorgedrungen. Ein Durchbruch durch die Nierenkapsel ist ebensowenig wie eine entzündliche Verlötung des Organes mit der Nachbarschaft erfolgt, die ganze Ausdehnung ist zentralwärts gegen das Nierenbecken gerichtet.

Das B e m e r k e n s w e r t e u n s e r e s F a l l e s besteht darin, daß die e i n z i g e Metastase einer bösartigen Nebennierengeschwulst der Niere an der Vulva zur Entwicklung gelangt ist. So häufig die Hypernephrome zur Metastasenbildung im übrigen Körper Veranlassung geben, so selten ist ihre Lokalisation an den äußeren Genitalien des Weibes. Infolge des frühzeitigen Einbruches der Tumorzellen in die Venen des Nierenbeckens führen die malignen Nebennierengeschwülste der Niere schon bald zu Metastasen, die vorwiegend in der anderen Niere, in den Lungen und im Knochengerüst gefunden werden. Besonders charakteristisch für diese seltene Geschwulstform sind die Knochenmetastasen (S c u d d e r). Wenn es zu einer allgemeinen Dissemination der Geschwulstkeime

gekommen ist, können natürlich die verschiedensten Organe mit-
erkranken. H o f f m a n n beschreibt deshalb Hypernephrom-
metastasen im Gehirn, in der Leber, in den Lungen, den Nieren,
den Bronchialdrüsen, in den verschiedensten Knochen, in der
Haut des Oberschenkels und in der Vagina. Diesen Lokalisationen
fügt F u n c c i u s noch eine Beobachtung von Metastasen in den
Ovarien und im Pankreas hinzu.

Gleichzeitig mit zahlreichen anderen Metastasen hat H o f f -
m a n n eine sekundäre Geschwulstentwicklung in der Vagina
beobachtet. Ob die Kranke P e h a m s nur eine einzige Metastase
und diese in der Vagina gehabt hat, kann das Referat nicht beantworten, da die Autopsie nicht gemacht wurde. Auch aus der kurzen
Notiz über die Demonstration einer Hypernephrommetastase in
der Vagina vor der Gesellschaft f. Geb. u. Gyn. in Leipzig durch
R. F r e u n d geht nicht hervor, daß dieser Tumor die einzige
sekundäre Geschwulst im Körper gewesen ist.

Ebenso konnte in einem zweiten, in der Kieler Frauenklinik
beobachteten Fall der a n a t o m i s c h e Nachweis der Ausbreitung
der Metastasen eines Nebennierentumors nicht erbracht werden,
der k l i n i s c h nur in der Vagina zu einer metastatischen Geschwulstentwicklung geführt hatte. Es fanden sich bei der 54jäh-
rigen Frau neben einem Tumor des linken Hypochondriums nur
ein walnuß- bzw. haselnußgroßer Knoten sowohl der vorderen wie
der hinteren Scheidenwand dicht hinter dem Introitus vaginae.
Da die beiden S c h e i d e n g e s c h w ü l s t e mikroskopisch das Bild
eines malignen Nebennierentumors boten, wurden sie als die
M e t a s t a s e n des unter dem linken Rippenbogen entwickelten
N i e r e n t u m o r s gedeutet. Die Dissemination von Geschwulstmetastasen an anderen Körperstellen entzog sich in diesem Falle
unserer Beobachtung, die Patientin blieb nach ihrer Entlassung
verschollen.

In unserer ersten Beobachtung war der übrige Körper frei von
Metastasen, nur an der V u l v a fand man den e i n z i g e n s e k u n -
d ä r e n T u m o r. Diese Lokalisation ist höchst selten, da die
malignen Nebennierengeschwülste der Niere ihre Geschwulstzellen durch den Blutstrom verschleppen und deshalb sehr früh
schon die Lungen affizieren. Werden andere Organe von Metastasen befallen, so ist der ganze Körper sicherlich von zahlreichen

Geschwulstzellen überschwemmt, und die Dissemination ist eine allgemeine.

Deshalb sind singuläre Metastasen eines Organes sehr selten. Die Skapulametastase, die Albrecht in der Klinik Hochenegg beobachten konnte, gehört sicherlich nicht minder zu den Raritäten wie unser Fall. Sonst würde auch Kuzmik nicht in dem Nachweis von Metastasen eine absolute Kontraindikation gegen jede Operation erblicken. Zweifellos entziehen sich sehr viele Metastasen der klinischen Beobachtung und bleiben durch ihre versteckte Lage verborgen. Erst die Sektion ließ in einigen der Fälle Kuzmiks und Burkhardts die ausgedehnten Lungen- und Knochenmetastasen erkennen, die vorher symptomlos geblieben waren.

Weit bequemer hat es die Diagnostik bei jenen Metastasen, die an sichtbaren Stellen des Körpers zur Entwicklung gelangt sind. Auf der Haut, die am leichtesten dem Gesichtssinn zugänglich ist, sind nur vereinzelte Hypernephrommetastasen beobachtet worden. Hoffmanns Bericht über ausgedehnte Metastasen der malignen Nebennierengeschwülste enthält auch eine Metastase an der Haut des Oberschenkels. Multiple Metastasen in der Bauchhaut sah Reimann bei einem drei Monate alten Kinde, bei dem der erste Sekundärtumor der Haut bereits in der zehnten Lebenswoche bemerkt worden war. Da aber beide Beobachtungen mit zahlreichen Metastasen an anderen Organen kombiniert waren, dürfen sie der unserigen nicht ohne weiteres an die Seite gestellt werden. Immerhin lehren diese Fälle, daß man zuweilen Tumoren der Haut als metastatisch wird erklären müssen und daß häufig auf einen Zusammenhang mit einem primären Nebennierentumor der Niere zu achten ist.

Diese Möglichkeit muß auch dann erwogen werden, wenn die Geschwulst der Körperoberfläche pigmentiert erscheint. Man deutet gar zu gern alle pigmentierten Geschwülste der Haut als Melanome mit primärer Entwicklung an dem Fundort, zumal dann, wenn der pigmentierte Tumor die einzige Geschwulst ist, die auf der Hautoberfläche entwickelt ist. Sind zahlreiche pigmentierte Geschwülste auf der Haut aufgeschossen, wird man schon eher eine Metastase eines malignen melanotischen Primärtumors vermuten.

Da unser Tumor pigmentiert war und als einzige Geschwulst im Körper der Pat. erschien, wurde er als p r i m ä r e s M e l a n o - s a r k o m d e r V u l v a angesprochen und exstirpiert. Der primäre Herd in der linken Niere war nicht zu diagnostizieren, weil er noch nicht so entwickelt war, um klinisch eindeutige Symptome zu machen. Die Nierengeschwülste sind erst bei einer gewissen Größe palpabel und machen erst dann die Erscheinungen gestörter Funktion. Auch das frühste Symptom der malignen Nebennierengeschwülste der Niere, die H ä m a t u r i e , die B u r k h a r d t bei 80% der Kranken schon bald nachweisen konnte, wurde in unserem Falle vermißt.

Deshalb durfte man wohl der bekannten Erfahrungstatsache folgen, die die melanotischen Tumoren der Vulva als primäre Melanosarkome deutet. Dagegen wird man in Zukunft in der B e w e r t u n g d e r m e l a n o t i s c h e n G e s c h w ü l s t e d e r V u l v a e i n e g r ö ß e r e R e s e r v e ü b e n m ü s s e n , da auch H y p e r n e p h r o m m e t a s t a s e n p i g m e n t i e r t e T u m o r e n a n d e r V u l v a h e r v o r r u f e n können, die auf den ersten Blick nicht ohne weiteres von den primären Melanosarkomen zu scheiden sind.

Meist sind die malignen Nebennierengeschwülste der Niere ebenso wie ihre Metastasen gar nicht oder nur wenig pigmentiert und nur in Ausnahmefällen zeichnen sie sich durch einen größeren Reichtum an Pigment aus, der zuweilen der Geschwulst ein schwarzbraunes Kolorit gleich den Melanomen verleihen kann. Bei dem jugendlichen Patienten R e i m a n n s waren die primären Geschwülste und ihre Metastasen auf der Haut, in den Knochen, in den Muskeln, in den Mammae und in der Leber in gleich hohem Grade pigmentiert. Auch in unserem Falle war der Nierentumor gelbbraun verfärbt.

Schon normalerweise wird in den Zellen der Zona reticularis der menschlichen Nebennierenrinde und in dem dünnen Bindegewebe Pigment eingelagert gefunden. Es soll erst im postembryonalen Leben in der Nebenniere sichtbar werden und in wechselnder Menge vorkommen. Bei Erwachsenen findet man deshalb häufig Farbenunterschiede von Gelb bis Tiefschwarz.

Diese P i g m e n t i e r u n g tritt jedoch zurück gegen den Pigmentreichtum der Metastase an der Vulva, durch das die Geschwulst eine tiefschwarze Färbung erhalten hat. Wenn sonst das Pigment in den Geschwülsten gern auf die Umwandlung des Blutfarbstoffes zurückgeführt wird, so kann das Pigment unserer Geschwulst keinesfalls so entstanden sein. Die mikrochemische Eisenreaktion müßte positiv ausfallen, und größere Blutextravasate wären eine notwendige Voraussetzung! Zudem ist das Pigment in der peripherischen, gefäßreichen Zone diffus verteilt und entspricht in seiner Anordnung und der Größe der einzelnen Schollen so sehr dem in der normalen Nebennierenrinde verstreuten amorphen P i g m e n t , daß es sicherlich nur den N e b e n n i e r e n z e l l e n e i g e n t ü m l i c h sein kann. Seine Entstehung steht im innigen Zusammenhang mit den Blutgefäßen, denn es ist besonders reichlich in der nächsten Umgebung der Gefäße angehäuft und durchsetzt deshalb am dichtesten die oberflächliche, gefäßreiche Schicht (Fig. 2 und 3). Dadurch scheint der Vulvatumor von einem Mantel pigmentreichen Gewebes eingehüllt, der als schmale Kappe dem gelben, mit Fett durchsetzten, zentralen Gewebsgerüst aufsitzt (Fig. 2).

Dieser R e i c h t u m a n F e t t ist dem primären Tumor ebenso charakteristisch wie der Metastase an der Vulva und macht es verständlich, daß diese Geschwülste vor G r a w i t z als Lipome der Niere gedeutet wurden.

Es bleibt nach allem, was bisher über die Ausbreitung der Metastasen von malignen Nebennierengeschwülsten der Niere bekannt ist, stets höchst b e m e r k e n s w e r t , daß der Primärtumor eine M e t a s t a s e a n d e r V u l v a gesetzt hat. Die M e t a s t a s e n dieser e i g e n a r t i g e n N i e r e n g e s c h w ü l s t e pflegen wohl immer auf dem Blutwege durch Vermittlung der Venen verschleppt zu werden, und nur außerordentlich selten erfolgt eine Propagation durch die Lymphbahnen (B u r k h a r d t). Da die abführenden Wege beider Gefäßsysteme nicht bis zur Vulva reichen, ist eine einfache Erklärung für die Lokalisation unserer Metastasen schwierig. Auf dem B l u t w e g e kommen die losgelösten Geschwulstelemente durch die Nierenvene in die Vena cava inf. und gelangen nach Durchwanderung durch das Herz in den kleinen Kreislauf. Durch diese Stromrichtung wird die Bevorzugung der Lungen für die Metastasen der Nebennierengeschwülste der Niere verständlich.

Für den Transport auf dem L y m p h w e g e mangelt es
an einer direkten Verbindung von Niere und Vulva. Zudem ist
ein retrograder Transport von Geschwulstzellen in den Lymphgefäßen bisher noch keineswegs erwiesen (R i b b e r t). Deshalb
kommt nur der venöse Strom als Bahn für unsere Vulvametastase
in Frage.

Nach den Untersuchungen von S u t t e r (zitiert nach B o r s t)
können zuweilen retrograde Metastasen bösartiger Nierengeschwülste
mit Hilfe der V e n a s p e r m a t i c a i n t e r n a über den gesamten Urogenitalapparat verstreut werden. Diese Möglichkeit
ist ohne weiteres gegeben, wenn die sekundären Geschwülste in den
Ovarien, im Uterus oder vielleicht noch in den oberen Abschnitten
der Vagina gewachsen sind. Denn an diese Stellen kann die Vena
spermatica interna durch den Plexus pampiniformis und seine
Anastomosen Geschwulstzellen direkt verschleppen. Vermutlich
sind die Hypernephrommetastasen in den oberen Abschnitten
der Vagina, die P e h a m , F r e u n d und H o f f m a n n beschreiben, durch die Vena spermatica interna von der Niere
herab in den Genitalapparat geschleudert worden.

Schwieriger ist die Erklärung für eine Metastase an der Vulva.
Die Geschwulstzellen können nur dann von der Niere durch Vermittlung der Vena spermatica interna bis zur Vulva gelangen,
wenn eine zuweilen als Varietät beobachtete A n a s t o m o s e
d e s P l e x u s p a m p i n i f o r m i s m i t d e r V e n a o b -
t u r a t o r i a b e s t e h t . Da diese Vena obturatoria stets
R a m i p u b i c i von den äußeren Genitalien erhält (K o w -
n a t z k i), ist auf diesem Wege eine d i r e k t e V e n e n v e r -
b i n d u n g v o n d e r V u l v a b i s z u d e n N i e r e n v e n e n
gebahnt. Die Einmündung der linken Vena spermatica interna
in die l i n k e Nierenvene wird besonders leicht eine Verschleppung
der Metastasen retrograd zu den Geschlechtsteilen begünstigen,
weit eher als die Vene der rechten Seite, die bekanntlich nicht
in die Nierenvene sondern direkt in die Vena cava einstrahlt.

Die L o k a l i s a t i o n der Geschwulstmetastase an der
l i n k e n und oberen V u l v a g r e n z e müßte auf einem selt-
samen Zufall beruhen, wenn man sie durch die Überschwemmung
des großen Körperkreislaufes mit Geschwulstzellen erklären wollte.
Die Wahl der Vulva wird eher verständlich, wenn die Metastasen

direkt durch die Vena spermatica interna sin. und den Plexus pampiniformis in die Vena obturatoria und ihre Endäste, die Venae pubicae, vorgedrungen sind.

Die Untersuchungen von Marchand, Aichel und Pick haben gelehrt, daß im Bereiche des gesamten weiblichen Genitaltraktus akzessorische Nebennieren versprengt sein können. Marchand wies zuerst auf das Vorkommen kleiner Nebennierenknötchen in der Niere und im Lig. latum hin und machte gleichzeitig auf ihre eigenartige und innige Beziehung zu der Vena spermatica interna aufmerksam. Spätere Untersucher haben akzessorische Nebennierenkeime in Hoden, Samenstrang des Mannes, in der Leistenbeuge, im Lig. rotundum des Weibes, im Ligamentum latum und vielleicht auch im Ovarium gefunden (cf. Pick). Wir haben kürzlich in der Wand eines Kystoma multiloculare pseudomucinosum ovarii dextr., das bei einer 70jährigen Frau bis zur Nabelhöhe reichte, ein akzessorisches Nebennierenknötchen gefunden. Der kleine Nebennierenkeim lag in der Nähe des Zystenstieles und war durch eine Schicht lockeres Bindegewebe mit dem peritonäalen Überzug verklebt, ohne daß ein Zusammenhang mit dem Pseudomucinepithel selbst bestand. Auch schien die Geschwulstentwicklung des Ovariums keinen proliferierenden Einfluß auf das winzige Nebennierenknötchen ausgeübt zu haben.

Aichel hält nur die akzessorischen Nebennieren der Suprarenal- und Renalregion als Folgen einer Versprengung der Hauptnebenniere, während die im Becken und im Genitalapparat beobachteten Gebilde nicht versprengte Teile des Hauptorganes sind, sondern mit diesem nur die Genese aus der Urniere gemein haben. Aichel läßt die Nebenniere aus den Urnierentrichtern entstehen, führt dagegen die akzessorischen Nebennieren des distalen Rumpfendes auf die Querkanälchen des Wolffschen Körpers zurück. Diese würden dann nicht als versprengte Teilchen der Nebenniere aufzufassen sein, sondern sie entsprechen onto- und phylogenetisch wichtigen Organen, die für das Hauptorgan mit kompensatorischer Funktion einspringen können.

Alle diese akzessorischen Nebennieren der verschiedensten Lokalisation haben die Eigentümlichkeit, zuweilen bösartige Geschwülste zu produzieren, deren Bau dem der Nebennierenrinde außerordentlich nahekommt. Den ersten Beobachtungen von Grawitz u. a., die jene früher falsch gedeuteten Nierengeschwülste richtig erkannten, haben sich später die Veröffentlichungen über Tumoren außerhalb des Bereiches der Nierenkapsel angeschlossen. Zu der retroperitonäal zwischen Niere und kleinem Becken gelegenen Geschwulst Chiaris ist der Fall von Weiss (Tumor des Lig. latum nahe dem Ovarium) und ein ähnlicher Pehams (hypernephroider Tumor des Ovariums) hinzugekommen. Von Dubourg, Ribbert-Kroenlein und Brûchanow beschriebene Tumoren sind vielleicht nach der Annahme Picks (Literatur!) auch Geschwülste akzessorischer Nebennieren. Als primäres Hypernephrom hat Pick einen Ovarialtumor beschrieben und ihn auf eine akzessorische Nebenniere mitten im Ovarialstroma zurückzuführen versucht. Die gleichgebauten Geschwülste der Niere, Nebenniere und des Kleinhirnes wurden von Pick als Metastasen des Ovarialtumors gedeutet.

Wenn im Verlaufe des ganzen weiblichen Genitaltraktus akzessorische Nebennierenherdchen als Varietät vorkommen können, so muß die Möglichkeit erwogen werden, daß auch in unseren Fällen vielleicht der Vulvatumor den primären Herd repräsentiert, von dem aus eine Metastase in die linke Niere verschleppt wurde. Mit dieser Annahme wäre sofort der Weg der Metastasierung geklärt, ohne daß ein retrograder Venentransport nötig. Gegen diese Hypothese sprechen ohne weiteres die Differenzen in der Größe beider Tumoren. Es ist nicht wahrscheinlich, daß eine kindskopfgroße Geschwulst der Niere die Metastase des viel kleineren Vulvatumors ist, der auch erst im Laufe der letzten Wochen vor der Operation bemerkt wurde. Da ferner akzessorische Nebennieren in der Niere als recht häufige Varietät vorkommen, an der Vulva bislang aber noch nicht gefunden worden sind, muß man sicherlich die ganze Geschwulst der Nebenniere als den Ausgangspunkt der Erkrankung ansehen.

Auch die unabhängige gleichzeitige Entwicklung einer malignen Nebennierengeschwulst in der Niere und an der Vulva ist trotz der Möglichkeit multizentrischer Geschwulstherde zu sehr hypothetisch, um für unseren Fall eingehender erörtert zu werden.

Der gleiche Reiz könnte sicherlich in genetisch gleichen Keimen die gleiche Geschwulstentwicklung zeitigen, vorausgesetzt, daß überhaupt ein versprengter Nebennierenkeim jemals an der Vulva beobachtet wird.

Alle diese theoretischen Überlegungen sind unnötig, wenn man die V u l v a g e s c h w u l s t von einer p r i m ä r e n N e b e n n i e r e n g e s c h w u l s t d e r l i n k e n N i e r e ableitet, die abgelöste Geschwulstzellen durch A n a s t o m o s e n d e r l i n k e n V. s p e r m a t i c a i n t e r n a mit der V. o b t u r a t o r i a s i n. in die V v. p u b i c a e gelangen läßt. Allein die Annahme des retrograden Transportes auf dieser Venenstraße erklärt nicht nur die Lokalisation der Metastase der Geschwulst der l i n k e n Niere an der l i n k e n S e i t e d e r V u l v a, sondern auch das Freibleiben des übrigen Organismus von allen Metastasen.

Die s c h w a r z e F ä r b u n g einer Geschwulst an der V u l v a darf uns nicht verleiten, den Tumor immer für ein primäres Melanosarkom zu halten. Wenn auch diese weit überwiegen, muß doch stets eine pigmentierte Metastase in Frage gezogen werden, deren Ausgangspunkt in seltenen Fällen eine m a l i g n e N e b e n n i e r e n g e s c h w u l s t der Niere sein kann.

Eine exakte Diagnose wird erst die histologische Untersuchung ermöglichen. Immerhin wird die eigenartige, durch Fetteinlagerung bedingte g e l b e T ö n u n g der Geschwulst gleichzeitig mit dem p e r i p h e r i s c h e n zarten P i g m e n t s a u m die Metastase einer malignen Nebennierengeschwulst an einem primären Melanosarkom der Vulva unterscheiden.

Sollten sich die Fälle mehren, in denen gleich A l b r e c h t s und unserer Beobachtung nur eine e i n z i g e Metastase im Körper vorhanden ist, so könnte vielleicht noch die Entfernung des Primärtumors und seiner einzigen Metastase den Organismus von der Geschwulstgefahr befreien!

Literatur.

A u b u r g e r, Melanosarkomatose. Medizin. Klinik, 1907.

R u g e u. V e i t, Der Krebs der Gebärmutter. Zeitschr. f. Geb. u. Gyn., Bd. 7, 1882.

K a u f m a n n, Untersuchungen über das sogenannte Adenoma malignum. Dieses Archiv, Bd. 154, 1898.

H e l l e n d a l l , Über Impfkarzinose am Genitaltraktus. Beiträge zur Geb.
u. Gyn., Bd. 6, 1902.

J a k o b s , Ein Fall von vaginaler und vulvarer Implantation eines Adenocarcinoma colli. Monatsschrift f. Geb. u. Gyn., Bd. 8.

A m a n n , Demonstration in der Münch. gynäk. Gesellschaft. Sitzung am
21. Juni 05. Referat im Zentralbl. f. Gyn., 1906, S. 401.

S e m m e l i n k , Carcinoma vaginae na Ovariotomie etc. Nederl. Tijdschr.
v. Verlosk. en Gyn., 1898.

S w i t a l s k i , Adenom der Harnblase u. am Scheideneingang. Monatsschrift
f. Geb. u. Gyn., Bd. 7, 1898.

S t i c k e r , Infektiöse und krebsige Geschwülste an den äußeren Geschlechts-
organen des Hundes. Archiv f. klin. Chirurgie, Bd. 78, H. 4.

S t i c k e r , Übertragung von Tumoren bei Hunden durch den Geschlechtsakt. Deutsche med. Wochenschr., Nr. 49, 1906.

H i n s e l m a n n , Beitrag zur Kenntnis der bösartigen pigmentierten Geschwülste der Vulva. Zeitschr. f. Geb. u. Gyn., Bd. 61, 1908.

G r a w i t z , Die sogenannten Lipome der Niere. Dieses Archiv, Bd. 93, 1883.

S c u d d e r , The bone metastases of hypernephroma. Annales of Surgery.
Vol. XLIV.

H o f f m a n n , Hypernephrom-Metastasen. Zentralblatt für Chirurgie, Bd. 34.

F u n c c i u s , Über von versprengten Nebennierenkeimen ausgehende Tumoren
beider Nieren. Inauguraldissertation Erlangen 1905.

P e h a m , Ein Fall von Hypernephrom der linken Niere mit einer Metastase
in der Vagina. Zentralblatt für Gynäkol. 1906, S. 725.

F r e u n d , R., Hypernephrom-Metastase der Vagina. Zentralbl. f. Gyn. 1908,
S. 303.

A l b r e c h t zitiert nach P e h a m .

K u z m i k , Hypernephroma renis. Beiträge zur klin. Chirurgie, Bd. 45.

B u r k h a r d t , Die klinische und pathol.-anatomische Stellung der malignen Nebennierenadenome der Niere. Deutsche Zeitschr. f. Chir.,
Bd. 55.

R e i m a n n , Melanotisches Karzinom der Nebennieren bei einem drei Monate
alten Säugling. Prager Med. Wochenschrift 1902, Nr. 25.

R i b b e r t , Geschwulstlehre 1904.

K o w n a t z k i , Die Venen des weiblichen Beckens. Wiesbaden 1907.

M a r c h a n d , Über akzessorische Nebennieren im Ligamentum latum.
Dieses Archiv, Bd. 92.

A i c h e l , Vgl. Entwicklungsgeschichte und Stammesgeschichte der Nebennieren. Archiv f. mikroskop. Anatomie und Entwicklungsgeschichte,
Bd. 56, 1900.

P i c k , Die M a r c h a n d schen Nebennieren und ihre Neoplasmen usw.
Archiv f. Gynäkologie, Bd. 64, 1901.

C h i a r i , Zur Kenntnis der akzessor. Nebennieren des Menschen. Prager
Zeitschr. f. Heilkunde, Bd. 5, 1884.

W e i s s , Zur Kenntnis der von versprengten Nebennierenkeimen ausgehenden
Geschwülste. Zieglers Beiträge, Bd. 24, 1898.

P e h a m , Aus akzessor. Nebennierenanlagen entstandene Ovarialtumoren.
Monatsschrift f. Geb. u. Gyn., Bd. 10, 1899.

Tafelerklärungen.

F i g. 1. Metastase des malignen Nebennierentumors der linken Niere an der
linken Vulvahälfte.

F i g. 2. Sagittalschnitt durch den metastatischen Tumor. Vergr. 1½ mal.
Die zentrale, durch Fettgewebe gelb gefärbte Partie wird von einer
pigmentierten Kuppe überdeckt.

F i g. 3. Längsschnitt durch die Peripherie der Vulvageschwulst. V a n G i e -
s o n . Zeiss Ok. 1. Obj. aa. a) nekrotische Peripherie; b) Gefäßreiche Schicht mit Pigmenteinlagerung; c) Nebennierenzellen (vgl.
Fig. 4).

F i g. 4. Nebennierenzellen aus der Mitte der metastatischen Geschwulst,
um Kapillaren angeordnet. (Vgl. Fig. 3c.) Zeiss Ok. 2. Obj. C.

III.
Die sekretorische Funktion der Magendrüsen unter abnormen Bedingungen der Innervation und Kanalisation des Organs.

(Aus dem Institut für allgemeine Pathologie der kgl. Universität Neapel.)

Von

Dr. G. D i C r i s t i n a.

(Hierzu Taf. IV.)

Das zytologische Studium der Magenabsonderung unter normalen Bedingungen ist in sehr eingehender Weise betrieben worden,
und wir besitzen heutzutage in dieser Hinsicht sehr genaue Kenntnisse. Weniger bekannt sind dagegen die Veränderungen, welche
diese Absonderung bei anormalen Zuständen des Magens oder
seiner Nervenapparate erleidet. Meine Untersuchungen wurden zu
dem Zwecke angestellt, zu konstatieren, wie vom zytologischen
Gesichtspunkte aus die Magenabsonderung durch nervösen Einfluß
sowie auch durch längere Ruhe des Drüsengewebes modifiziert
wird. Kontrollversuche an gesunden Tieren verschafften mir eine

genaue Kenntnis des morphologischen Aussehens der Magendrüsen vor und nach der Funktion.

Die von mir angestellten Untersuchungen lassen sich in drei Gruppen einteilen:

1. Untersuchungen über die Absonderung unter normalen Bedingungen;

2. Untersuchungen über den Einfluß des Vagus auf den Vorgang der Erzeugung und Ausscheidung der Sekretionsgranula;

3. Untersuchungen über die Absonderung der eine Zeitlang von Nahrungsmitteln unberührten Mukosa des Magens.

Untersuchungsmethode.

Bei dem ersten Teil der Untersuchungen hätte ich mich nach den Beobachtungen von P i r o n e richten und die Absonderungsvorgänge während der Hungerperiode sowie nach der Versuchsfütterung an demselben Tiere nach Anlegung einer Magenfistel studieren können.

Ich habe die von dem angeführten Autor gefürchteten individuellen Unterschiede nicht konstatieren können; die Resultate der von mir gemachten Experimente stimmen fast genau mit denen überein, die P i r o n e bei Hunden mit Magenfisteln erhalten hat. Ich aber habe die von ihm empfohlene Methode deshalb nicht angewendet, weil sie für die gesundheitlichen Bedingungen der Tiere nicht so unschädlich ist, wie es auf den ersten Blick scheint.

Ich wählte stets gesunde Tiere aus, die zwei oder drei Tage lang regelmäßig ihre Nahrung erhielten, ehe sie dem Experiment unterzogen wurden; nach dieser Zeit, die als Vorbereitungszeit bezeichnet werden kann, erhielten sie das Versuchsfutter, das aus Brot und Wasser oder aus Fleisch, Brot und Milch bestand. Die Tiere wurden entweder auf dem Höhepunkt des Verdauungsprozesses (zwei oder drei Stunden nach der Fütterung) oder im Hungerzustande durch Verblutung getötet. Die Mukosa wurde sogleich in A l t m a n n scher Flüssigkeit fixiert. Während des Einbettens in Paraffin bemühte ich mich, die Stücke des Organs auf einer Temperatur zu erhalten, die 45° C nicht überstieg. Als Färbungsmethode verwendete ich die von G a l e o t t i, welche bestens dazu geeignet ist, den Absonderungsprozeß der Zellen durch histologische Mittel deutlich zu veranschaulichen.

Bei dem zweiten Teil der Untersuchungen, bei dem ich den Vorgang der Absonderung unter Einfluß einer andauernden und einer zeitweiligen Reizung des Vagus beobachten wollte, mußte ich zwei Reihen von Experimenten machen.

Bei der ersten Reihe legte ich nach vorausgegangener Laparotomie eine Schlinge in der Höhe zwischen dem unteren Drittel des Ösophagus und der Kardia um die ganze Wand des Ösophagus herum, ohne jedoch das Lumen zu unterbrechen. Mit andern Worten, ich verwendete die G a g l i o sche Methode, deren sich dieser Autor bediente, um einen anhaltenden Reiz auf die Ösophagusäste des Vagus zu übertragen.

Die Tiere wurden nach Ablauf verschiedener Zeiten getötet.

Bei der zweiten Reihe wurden den Hunden nach der Versuchsfütterung oder den hungernden Tieren beide Vagi am Halse durchschnitten und ihre peripherischen Enden 10 oder 20 Minuten lang durch den Induktionsstrom gereizt. Beim dritten Teile der Untersuchungen beabsichtigte ich, die Magenschleimhaut nach einer langen Ruhepause zu untersuchen. Um einen nicht funktionierenden Teil des Magens zu erhalten, brachte ich nach vorausgegangener Laparotomie zwei Schlingen an, von denen eine den Pylorus so umgab, daß er vollständig geschlossen wurde, die andere in der Mitte der großen Kurvatur so, daß dadurch ein vom übrigen Teile des Magens getrennter Sack entstand. Alsdann wurde die Gastroenterostomie vorgenommen.

Die Tiere blieben eine verschiedene Zeit hindurch am Leben.

I. Die normale Absonderung der Zelle der Magenschleimhaut.

H u n d 1.   4 Stunden nach der Versuchsfütterung durch Verblutung getötet. Makroskopisch erscheint die Schleimhaut normal.

Die mikroskopische Untersuchung (Fig. 1a, b, c, Taf. IV) ergibt folgendes:

Das die Schleimhaut bekleidende Epithel enthält in mäßiger Menge Muzin, das durch seine elektive reingrüne Färbung leicht nachzuweisen ist.

Die Eingänge der Drüsen sind, was Gestalt und Größe betrifft, regelmäßig. Das Lumen der Drüsen sehr deutlich. Die Belegzellen sind groß, reich an vollständig gefärbten, fuchsinophilen Körnchen. In einigen Zellen nehmen sie das ganze Protoplasma ein, so daß es schwer hält, seine netzförmige Struktur zu erkennen. In anderen Zellen dagegen lassen sie einen hellen Hof um den Kern herum frei, so daß dort die dem Zytoplasma eigene Struktur deutlich wahrnehmbar ist. Die Sekretionsgranula haben im allgemeinen eine rundliche Gestalt und alle die gleiche Größe. In einigen Zellen bemerkt man auch mehr oder weniger große Vakuolen. Bei keinem Präparate gelang es mir, um den Kern herum oder anderswo faserige basophile Substanz (Ergastoplasma) deutlich nachzuweisen.

Die oft doppelt vorhandenen Kerne der Belegzellen liegen im allgemeinen in der Mitte, seltener an einem Pol der Zelle. Sie haben ein rundliches Aussehen, ihr homogenes oder feinkörniges Chromatin färbt sich gleichmäßig grün. Selten zeigen sie einen oder zwei Kernkörperchen. Die Hauptzellen erscheinen geschwollen, vakuolisiert, mit Verdünnung ihres Zytoplasmas. In einigen sind nur spärliche runde oder längliche Granula sichtbar, die entweder den peripherischen Teil der Zelle einnehmen oder um den Kern herum liegen. Ihre großen, homogenen oder feinkörnigen Kerne sind grün gefärbt, nehmen stets die Basis der Zelle ein und enthalten ein ganz deutlich sichtbares Kernkörperchen. Außer diesen Formen sind noch andere vorhanden, bei denen man von der ganzen Zelle nur den Umriß wahrnimmt, da das Zytoplasma vollständig verschwunden ist. Andere Zellen dagegen zeigen ein normales Aussehen, ein Protoplasma von netzförmiger Struktur mit reichlichen Körnchen und deutlich sichtbarem Kern, der im allgemeinen einen homogenen Inhalt hat und nur selten spärliche fuchsinophile Körnchen enthält.

Hund 2. Erhält seit 20 Stunden keine Nahrung mehr und wird, wie gewöhnlich, durch Verbluten getötet. Die Mukosa des Magens ist rosa, mit einer ganz leichten Schicht Schleim bedeckt.

Die mikroskopische Untersuchung (Fig. 2 C, D, Taf. IV) ergab folgende Resultate:

Die Belegzellen haben die gleichen Dimensionen und das gleiche Aussehen wie die beim ersten Fall beschriebenen. Sie unterscheiden sich nur hinsichtlich der besonderen Art und Weise, wie sich der Kern verhält. Dieser zeigt eine netzförmige Struktur mit weiten Maschen, ist kleiner als zur Zeit der Absonderungstätigkeit der Zelle und sehr reich an ganz feinen, fuchsinophilen Körnchen, die sich entweder über den ganzen Kern ausbreiten oder nur an der Peripherie sitzen. Neben diesen nukleären Formen, von denen man sagen kann, daß sie sich in der Phase der Ruhe nach der Absonderung befinden, aber in der Phase der Bereitung der Granula werden auch Zellen gefunden, deren Kerne den während der Zeit der Sekretion beobachteten ähnlich sind.

Die Hauptzellen zeigen auch hier im allgemeinen netzförmiges Protoplasma mit mehr oder weniger spärlichen Körnchen; neben wohlerhaltenen Zellformen sieht man andere stark veränderte Zellen mit Kernen, die wegen der Abwesenheit des Nukleolus kaum sichtbar sind.

In den noch gut erhaltenen Zellen beobachtet man Kerne, die sehr reich an fuchsinophilen Körnchen sind; sie sind sehr groß und liegen im allgemeinen am basalen Teile der Zelle.

In der Pars pylorica bemerkt man keine so deutlichen Abweichungen von dem morphologischen Aussehen, das sie während der Zeit ihrer Sekretionstätigkeit haben, weder an den Zellen der Verdauungsdrüsen noch an denjenigen der Schleimdrüsen.

Aus den oben angeführten Beobachtungen geht hervor:

1. daß der Absonderungsvorgang aus zwei Momenten besteht, Bereitung der Körnchen und Ausscheidung derselben;

2. daß sowohl Kern als Zytoplasma sich am Absonderungsvorgang aktiv beteiligen;

3. daß die Hauptzellen sich am Absonderungsvorgang viel mehr beteiligen als die Belegzellen, welch letztere in speziellerer Weise Veränderungen der Struktur des Kernes zeigen;

4. daß die Zelle im Augenblick der Ausscheidung des Sekrets absondern kann: a) G r a n u l a , die sich in den adelomorphen

und delomorphen Zellen, in den Zellen der Pylorusdrüsen und im Deckepithel finden; b) Flüssigkeiten, wie dies die Bildung von Vakuolen in den delomorphen und adelomorphen Zellen sowie in denen der Pylorusdrüsen beweist; c) Fasern, die besonders deutlich wahrzunehmen sind in den Hauptzellen und in den Belegzellen der Pylorusdrüsen, wie auch im Deckepithel der Schleimhaut.

Zusammenfassend kann man sagen, daß während der Phase der Ausscheidung der Granula und der Phase der Bereitung sehr deutliche Unterschiede in den Absonderungszellen vorhanden sind. Diese Unterschiede treten in den Kernen besonders deutlich hervor, da diese sich am Sekretionsprozeß sehr lebhaft beteiligen. P i r o n e bekennt sich zu dieser Auffassung hinsichtlich der Hauptzellen der Magendrüsen; was ihre Belegzellen betrifft, so meint er, da er in ihren Kernen keine Veränderungen hinsichtlich des Sekretionsprozesses hat wahrnehmen können, ihr Kern könne auf indirektem Wege beim Absonderungsvorgang eine Rolle spielen, indem er Plasmosomen ausscheide, die dann im Protoplasma Modifikationen erleiden und fuchsinophile Körnchen werden.

Was die von mir beobachteten Fälle betrifft, so bin ich überzeugt, daß die Belegzellen während der Sekretionstätigkeit wenig Veränderungen ihres Gehaltes an Körnchen erleiden, so daß es nicht gelingt, einen Unterschied zwischen dem Aussehen der Zelle während der Ruhe und während der Absonderung klar nachzuweisen.

Der Kern dagegen ist es, der uns einen zuverlässigen Fingerzeig der in der Zelle eintretenden Erscheinungen insofern gibt, als er während der Phase der Bereitung der Körnchen eine reiche Menge von Sekretionskörnchen aufnimmt, die dann während der Phase der Ausscheidung eliminiert werden und eine weitere Veränderung im Protoplasma erleiden, indem sie an Größe zunehmen. Diese von G a l e o t t i und T r a m b u s t i gegebene Erklärung der Sekretionserscheinung scheint mir, auch hinsichtlich der Deckepithelzellen, beweiskräftig zu sein. In den Hauptzellen sind feine, fuchsinophile Stäbchen deutlich wahrnehmbar, welche die Peripherie oder den sezernierenden Randteil der Zelle einnehmen. Ohne Zweifel handelt es sich hier um die schon von G a l e o t t i beschriebene Absonderung durch Stäbchen.

Wenn nun nicht alle Zellen genau dasselbe Aussehen zeigen, obgleich sie sich in derselben Periode der Verdauungstätigkeit

befinden, so kann man m. E. mit großer Wahrscheinlichkeit der
Auffassung beipflichten, daß die Absonderungszellen sich nicht alle
mit derselben Intensität am Verdauungsprozesse beteiligen; daher
können sich neben Zellen im Zustande voller Sekretion Elemente
im Zustande der Erzeugung der Sekretionsgranula vorfinden. Es
scheint, daß die Hauptzellen sich aktiver am Sekretionsprozeß
beteiligen, da ihr Protoplasma tiefgehende Veränderungen zeigt
(Vakuolen oder Verdünnungen). P i r o n e glaubt nicht, daß die
völlige Zerstörung der Zelle eintreten kann, da es ja auffallend
wäre, wenn dies infolge einer einfachen Funktion geschehen würde.
Vielleicht handelt es sich hier nicht um eine völlige Zerstörung der
Zelle, sondern um eine Veränderung des Zytoplasmas allein, das,
wenn der Kern unversehrt bleibt, leicht wieder ersetzt werden kann.

Somit besteht der Sekretionsprozeß des Magens aus zwei Momenten: 1. Erzeugung der Sekretionskörnchen durch den Zellkern,
2. weitere Verarbeitung der Körnchen im Zytoplasma und Ausscheidung während des Verdauungsaktes.

II. Einfluß des Vagus auf den Vorgang der Er-
zeugung und Ausscheidung der Sekretionskörnchen.

Die sekretorische Funktion der Magenschleimhaut geht vor
sich unter dem Einfluß des Vagus, wie es die Untersuchungen von
M ü l l e r , B e r n a r d , L u s s a n a , H e i d e n h a i n und
P a w l o w deutlich nachgewiesen haben.

H e i d e n h a i n nahm zwei Arten von sekretorischen Fasern
an, von denen die einen die Aufgabe hätten, die Absonderung des
Wassers zu regulieren, während die andern dazu bestimmt seien,
die spezifischen Stoffe des Sekrets zu beeinflussen.

Heutzutage nimmt man zwar auch noch an, daß der Vagus
der die Magensaftabsonderung regulierende Nerv ist, unterscheidet
aber dabei sekretorische und sekretionshemmende Fasern (Pawlow).

Die von P a w l o w für das Studium des Einflusses des Vagus
auf die Magenschleimhaut eingeführte experimentelle Methode gestattete, die schwerwiegenden Einwände zu beseitigen, welche gegen
die von H e i d e n h a i n , L u s s a n a , B e r n a r d u. a. be-
folgten experimentellen Methoden erhoben worden waren; deshalb

wurden die Schlußfolgerungen, zu denen P a w l o w bei seinen Untersuchungen gelangte, fast ohne Widerspruch angenommen.

Die Magenabsonderung unter dem Einfluß einer verlängerten Reizung des Vagus wurde Gegenstand experimenteller Untersuchungen, besonders G a g l i o stellte zahlreiche diesbezügliche Versuche an.

Er bediente sich bei der Reizung des Nerven einer besonderen Methode, die darin bestand, daß er um den Ösophagus an seinem untersten Teile dicht vor der Kardia eine Schlinge so herumlegte, daß sie alle Fasern des genannten Nerven umfaßte, ohne das Lumen der Speiseröhre einzuengen.

Im Magen der so behandelten Hunde beobachtete er zwei oder drei Stunden nach Beginn des Experimentes eine große Menge Magensaft, der einen hohen Grad von Säure und ein starkes Verdauungsvermögen besaß.

Neben den Untersuchungen des erwähnten Autors sind die von F i c h e r a zu erwähnen, der die morphologischen Veränderungen der absondernden Zellen, wie sie unter dem Einfluß einer verlängerten Vagus-Reizung erschienen, deutlich nachzuweisen vermochte. Drei Stunden nach Anbringung der Schlinge an der Speiseröhre untersuchte er die Magenschleimhaut und fand eine Vergrößerung der Haupt- und Belegzellen, die auch stark granuliert waren. Am vierten Tage nach der Operation erschienen aber beide Zellarten geschrumpft und arm an Körnchen. In diesem letzten Falle sollte es sich um einen Lähmungszustand der Zellsekretion handeln, auf die Periode der Hyperfunktion der Zelle infolge der verlängerten Reizung des Vagus sollte ein Stadium der Erschöpfung folgen.

Die Untersuchungen von F i c h e r a können, wenn sie auch wegen der Schlußfolgerungen, zu denen der Autor gelangt, und wegen der Genauigkeit der experimentellen Methode interessant sind, nicht für vollständig gehalten werden, da sich die Untersuchungsmethode nicht recht für das Studium der histologischen Einzelheiten der in der Absonderung begriffenen Zelle eignet.

Die Aufgabe, die ich mir bei diesem Teil der Untersuchungen gestellt habe, ist eine doppelte: einerseits wollte ich die morphologischen Veränderungen der unter dem Einfluß einer zeitweiligen Vagus-Reizung sezernierenden Zelle studieren, andrerseits die Magendrüsen untersuchen, nachdem ich den Vagus einer längeren Reizung ausgesetzt hatte.

Die dabei befolgte Technik habe ich schon weiter oben beschrieben; ich fahre deshalb mit der Beschreibung der Experimente fort.

H u n d 3. Reizung des peripherischen Stumpfes des am Halse durchschnittenen Vagus.

Das Tier erhielt ein Versuchsfutter, das aus Brot, Fleisch und Milch bestand.

Nach einer Stunde werden die Vagi am Halse durchschnitten, die peripherischen Stümpfe 10 Minuten lang durch den Induktionsstrom gereizt, das Tier sodann schnell durch Verblutung getötet.

Es werden kleine Stücke der Mukosa der Pylorusgegend und des Fundus entnommen und in A l t m a n n scher Flüssigkeit fixiert.

Die mikroskopische Untersuchung (Fig. 3, Taf. IV) der Mukosa ergibt folgende Resultate:

Das Deckepithel der Mukosa hat einen geringen Schleimgehalt. Der Kern nimmt den unteren Teil der Zelle ein und ist gleichmäßig grün gefärbt.

Die Hauptzellen der Magendrüsen haben ein stark vakuolisiertes Zytoplasma, das nicht selten von fuchsinophilen Granula vollständig frei ist. Andere Zellen sind besser erhalten und enthalten wenige Körnchen. In der Nähe des Drüsenhalses enthalten sie ziemlich lange, fuchsinophile Stäbchen, die mit Körnchen von derselben Beschaffenheit abwechseln. Die Kerne der Hauptzellen haben nicht genau dasselbe Aussehen, sondern sind bald wenig auffallend, bald haben sie eine intensive grüne Färbung angenommen; seltener erscheinen sie deutlich begrenzt, mit homogen grün gefärbtem oder feinkörnigem Chromatin.

Hier und da lassen sich gleichmäßig grüngefärbte Kerne deutlich nachweisen, die spärliche, sehr feine, fuchsinophile Körnchen enthalten.

Die Belegzellen erscheinen groß, mit reichem Gehalt an fuchsinophilen Körnchen; hier und da zeigen sie Vakuolen.

In vielen von diesen Zellen zeigt sich deutlich die von Körnchen absolut freie perinukleäre Zone.

Die Kerne der Belegzellen sind groß und sehr reich an Chromatin, aber durchaus ohne fuchsinophile Körnchen. So bieten sie dasselbe Aussehen wie die in voller Absonderungstätigkeit befindlichen Epithelzellen.

H u n d 4. Das Tier hungert seit 20 Stunden. Die Vagi werden am Halse durchschnitten und die Stümpfe durch den Induktionsstrom gereizt, wie bei dem vorigen Tier.

Ich lasse das Tier rasch verbluten und finde nach Eröffnung des Magens eine große Menge Magensaft.

Mikroskopische Untersuchung (Fig. 4, 5, 6, 7 a, b, 8, 9, Taf. IV): Das Deckepithel erscheint genau ebenso wie im ersten Fall. Die Hauptzellen zeigen vakuolisiertes Zytoplasma, eine Veränderung, die bei einigen einen sehr hohen Grad erreicht. Die in den Hauptzellen enthaltenen fuchsinophilen Granula sind spärlich an Zahl. Die Kerne sind an die Basis der Zelle geschoben und erscheinen homogen grün gefärbt.

Die Belegzellen erscheinen geschwollen, mit reichem Gehalt an fuchsinophilen Granula und breiter, perinukleärer Zone. In ihnen sind die Kerne homogen grün gefärbt.

Fassen wir die Ergebnisse dieser beiden Experimente zusammen, so können wir sagen:

1. Die zeitweilige Reizung des Vagus erregt in der Drüsenzelle den ersten Akt der Absonderung, der im Austreten fuchsino-

philer Granula aus dem Kern besteht, der alsdann ein homogenes Aussehen erhält.

2. Die Hauptzellen werden durch die Reizung des Vagus stärker beeinflußt: der Kern verliert die fuchsinophilen Granula vollständig, indem er ein homogenes Aussehen annimmt; im Zytoplasma zeigt er, abgesehen von der ausgesprochenen Verminderung der Granula, eine intensive Vakuolisierung.

3. Die Belegzellen beteiligen sich sehr deutlich an dem Absonderungsvorgang, indem ihr Kern beträchtliche Veränderungen in bezug auf Größe und Inhalt aufweist, während das Zytoplasma bei fast normaler Zahl fuchsinophiler Granula sich vergrößert.

Der durch den Vagus auf die Ausscheidung der Sekretionsprodukte ausgeübte Einfluß wird durch die oben beschriebenen Experimente bewiesen.

Reizt man den peripherischen Stumpf des durchschnittenen Vagus entweder nach der Versuchsfütterung oder beim hungernden Tiere, so erhält man eine starke Absonderung von Magensaft. Dabei zeigt das Drüsengewebe eine starke Vermehrung der Vakuolen sowie der Granula und fuchsinophilen Stäbchen in allen Zellen. Nur die Belegzellen zeigen keine Vermehrung der Vakuolen; diese Tatsache spricht sehr zugunsten der Ansicht, daß in diesen Zellen keine beträchtliche Ausscheidung von Flüssigkeiten stattfindet, wie sie bei den anderen Zellen der Magendrüsen eintritt. Die Kerne zeigen andere Veränderungen als bei einfacher Versuchsfütterung. Diese Tatsache bringt uns auf den Gedanken, daß unter dem Einfluß des Vagus keine Bereitung von endonukleären Sekretionskörnchen erfolgt, sondern daß die Granula nur ausgeschieden werden können, soweit sie sich vorher gebildet hatten. Deshalb wirkt der Vagus wahrscheinlich bei der Magensekretion nicht auf die Bereitung der Granula ein, sondern nur auf ihre Ausscheidung.

Bemerkenswert ist auch, daß trotz einer verlängerten Reizung des Vagus (peripherischer Stumpf) die Ausscheidung der Sekretionskörnchen nicht in allen Drüsenelementen mit gleicher Intensität erfolgte.

Verlängerte Reizung des Vagus.

II und 5. Schlinge an dem untersten Teile der Speiseröhre über der Kardia; Methode von Ganglio.

Nach vorausgegangener Laparotomie wird dem Tiere eine starke Seidenschlinge um den Ösophagus angelegt, daß sie einen mäßigen Druck ausübt, ohne sein Lumen zusammenzuschnüren.

Nach 30 Tagen wird das Tier im Zustand vollständiger Untätigkeit der Verdauung durch Verblutung getötet.

Die makroskopische Untersuchung zeigte, daß die Schlinge auf einer Seite durch die Wand der Speiseröhre hindurchgegangen war und frei in das Lumen hineinragte, auf der anderen Seite aber ungefähr bis zur Mitte der Wanddicke vorgedrungen war.

Die Magenschleimhaut erscheint blaß und mit einer mäßigen Schleimschicht bedeckt.

Die mikroskopische Untersuchung (Fig. 10 und 11, Taf. IV) ergibt: Deckepithel von normalem Aussehen; der Schleim nimmt zwei Drittel der Zelle ein. Die Belegzellen der Fundusdrüsen sind von normaler Größe, mit fuchsinophilen Körnchen gefüllt, mit wenig deutlicher perinukleärer Zone; Vakuolen sind nicht deutlich zu sehen. Die Kerne haben ein normales Aussehen, sind groß, oft doppelt und reich an fuchsinophilen Körnchen, wie man es beim normalen Hunde nach längerem Hungern antrifft. Die Hauptzellen zeigen einen reichen Gehalt an fuchsinophilen Körnchen und Stäbchen; sie haben ein netzförmiges Zytoplasma und große Kerne mit scharfer Begrenzung und vielen sehr feinen fuchsinophilen Körnchen.

In den Pylorusdrüsen sind namentlich die Zellen der Ausführungsgänge reich an Stäbchen, welche, besonders an der Seitenwand, die der benachbarten Zelle zugekehrt ist, liegen, während die Zellen im Drüsenfundus ein sehr durchsichtiges Protoplasma haben, das nur wenige verstreute Granula enthält.

Neben diesen fuchsinophilen Körnchen sind auch grünlichgelbe Körperchen vorhanden, welche wegen der Farbe, die sie annehmen, und wegen der Stelle, an der sie sich befinden, als Fettkörnchen angesehen werden müssen. In einigen Hauptzellen des Drüsenfundus, besonders aber in den Belegzellen sieht man deutlich eine mäßige Zahl von Karyokinesen; diese Zellen enthalten zahlreiche fuchsinophile Körnchen.

H u n d 6. Nach Laparotomie wird die Schlinge wie beim vorigen Hunde angelegt. Nach 20 Tagen wird der Hund 3 Stunden nach Fütterung von Brot, Fleisch und Milch getötet.

Die makroskopische Untersuchung ergibt, daß die Schlinge nur wenig in die Wanddicke der Speiseröhre eingedrungen ist und leicht um dieselbe herumliegt, ohne das Lumen einzuengen.

Die Mukosa erscheint blaß und mit einer leichten Schleimschicht bedeckt.

Die mikroskopische Untersuchung läßt folgendes wahrnehmen:

In den Fundusdrüsen bemerkt man kleine Belegzellen, reich an fuchsinophilen Körnchen, die den ganzen Umfang der Zelle einnehmen. Der Kern dieser Zellen ist deutlich, er enthält feingranuliertes oder homogenes Chromatin, das sich grün färben läßt.

Die Zellen befinden sich augenscheinlich in atrophischem Zustande, ihr Volumen ist stark vermindert.

Andere Zellen hingegen sind stark geschwollen, ihr Zytoplasma ist in der Mitte verdünnt, während an der Peripherie noch eine feine Schicht von fuchsinophilen Körnchen vorhanden ist.

In diesen Zellen finden sich keine Kerne, oder man sieht nur noch die Membran derselben, während vom Inhalt sich nichts mehr unterscheiden läßt (Karyolysis).

Andere Hauptzellen zeigen ein ziemlich gut erhaltenes Zytoplasma, die Granula, die wie gewöhnlich im Stroma liegen, sind beträchtlich vermindert und auf die peripherische Zone der Zelle beschränkt.

Der Kern ist vergrößert und deformiert, an Stelle seiner gewöhnlichen Kugelgestalt hat er ein unregelmäßiges Aussehen angenommen. Sein Inhalt ist entweder nicht mehr sichtbar, oder er hat die typische Struktur des Chromatins bei der Sekretion verloren. Die Hauptzellen sind geschwollen, ihr Zytoplasma ist beträchtlich verdünnt, an seiner Stelle liegen größtenteils Vakuolen; die Zellmembran ist deutlich zu erkennen, an ihr liegen noch spärliche Granula.

Die Kerne dieser Zellen sind geschrumpft und entweder gegen die Basis oder in die Mitte der Zelle getrieben; ihr strukturloser Inhalt erscheint gleichförmig und intensiv grün- oder rotgefärbt (Pyknosis).

In dem Pylorusteil ist nichts Bemerkenswertes wahrzunehmen, nur ist der Gehalt von Fett in Tröpfchenform größer als unter gewöhnlichen Bedingungen.

Bei diesen Experimenten treten infolge Anwesenheit der Schlinge zu der verlängerten Reizung des Vagus andere Reizerscheinungen hinzu, die abhängen: vielleicht von einer Stockung des Magensaftflusses, von Störungen in der Bewegung der Magenwand oder von Störungen im Kreislauf. Es ist leicht verständlich, daß der Sekretionsprozeß dort bedeutende Veränderungen erleiden muß, wo diese abnormen Bedingungen deutlicher hervortreten (Hund 6), und wo vorzugsweise Veränderungen der Schleimhautepithelien von atrophischem Typus und vakuolärer Degeneration vorkommen. In diesen Fällen ist die Produktion der Granula beträchtlich vermindert.

Sekretion der Magenschleimhaut, welche eine Zeitlang infolge von Unterbrechung der Lichtung nicht mit Nahrungsmitteln in Berührung gekommen ist.

Hund 7. Nach vorausgegangener Laparotomie werden zwei starke Seidenschlingen, eine am Pylorus, die andere um die Mitte des Magens so angebracht, daß sie das Lumen vollständig zuschnüren. Die dadurch entstandene Ausbuchtung behielt durch die Ligamente ihre Gefäßverbindungen.

Hierauf wird die Gastroenterostomie in dem mit dem Ösophagus in Verbindung stehenden Teile des Magens vorgenommen. Das Tier ist sehr bald wiederhergestellt. Einen Monat nach Beginn des Experimentes wird es drei Stunden nach der Versuchsfütterung durch Verbluten getötet.

Bei der Autopsie stellt sich heraus, daß die Schlinge am Pylorus vollständig durch dessen Wand hindurchgegangen und bis ins Lumen gedrungen war, so daß die Einschnürung aufgehoben war. Auch die in der Mitte des Magens angebrachte Schlinge war bis in die Wand vorgedrungen, verengte jedoch das Lumen nur so weit, daß noch ein feiner Kanal zwischen den beiden Teilen des Magens offen blieb.

Die Schleimhaut des Magenstückes, welches mit dem Duodenum in Verbindung geblieben war, zeigt ein normales Aussehen; der andere zwischen den beiden Stenosen befindliche Teil des Magens ist blaß und von einer dichten Schleimhaut bedeckt.

Dieser Teil der Mukosa ergab bei der mikroskopischen Untersuchung (Fig. 12, Taf. IV) folgendes:

Die Deckepithelien der Mukosa sind reich an Schleim und enthalten wenige fuchsinophile Körnchen. Die Zellen der Magendrüsen zeigen ein verschiedenes Aussehen. Einige haben ihren Kern verloren, sind stark vakuolisiert und enthalten nur sehr spärlich fuchsinophile Körnchen; andere haben einen geschwollenen, transparenten, nicht färbbaren Kern. Im Zytoplasma dieser Zellen bemerkt man eine große Zahl Vakuolen und sehr wenig fuchsinophile Körnchen. Andere Zellen zeigen ein geschrumpftes, an Vakuolen reiches Zytoplasma, das mit zahlreichen sehr feinen Granula ausgestattet ist.

Der Kern hat in diesen Zellen seinen normalen Chromatingehalt. Die Hauptzellen sind im allgemeinen mehr verändert; ihr Zytoplasma ist stark vakuolisiert, ihr Kern pyknotisch und gegen die Basis gedrängt.

Die Zellen der Pylorusdrüsen zeigen ähnliche Veränderungen.

Der normal funktionierende Teil des Magens ergab bei der mikroskopischen Untersuchung folgendes Bild:

Die Epithelzellen der Magendrüsen enthalten reichlich Körnchen, ihre kugelförmigen Kerne Chromatin von normaler Struktur. Auch hier bemerkt man Zellen in vakuolärer Degeneration mit spärlichem Gehalt an Körnchen. Die Hauptzellen sind von normalem Aussehen, reich an fuchsinophilen Körnchen und Stäbchen.

H u n d 8, wie Hund 1 behandelt. Wird einen Monat nach der Operation und drei Stunden nach der Versuchsfütterung getötet. Bei der Obduktion konstatierte ich, daß die beiden Schlingen noch gut lagen und zwischen zwei vollständigen Stenosen einen Sack einschlossen, der eine blasse, mit einer dicken Schicht gelblichen Schleimes bedeckte Mukosa zeigte. Der übrige Teil des Magens hatte ein normales Aussehen.

Bei der mikroskopischen Untersuchung beobachtete ich in dem von den beiden Schlingen eingeschlossenen Teile folgendes:

Deckepithel der Mukosa reich an Schleim.

Epithelzellen der Labdrüsen beträchtlich verkleinert, mit großen Kernen, im ausgesprochenen Gegensatz zu dem so verringerten Zytoplasma; sie enthalten reichliches Chromatin und haben normales Aussehen. Diese Zellen zeigen nur hier und da Vakuolen.

Die Hauptzellen enthalten fuchsinophile Granula und Stäbchen; die Kerne liegen an der Basis, ihr Chromatin läßt sich gleichmäßig grün färben.

Die Zellen der Pylorusdrüsen haben einen normalen Gehalt an fuchsinophilen Körnchen, sind aber von zahlreichen Fettkörnchen gefüllt.

Nichts Bemerkenswertes in den Drüsenzellen des normal funktionierenden Teiles des Magens.

Fassen wir die Resultate dieser beiden Experimente zusammen, so können wir sagen:

1. Bei Hund 7 kommt durch Einwirkung der künstlichen Stenosen ein katarrhalischer Prozeß zustande in dem zwischen den beiden Schlingen liegenden Magenteil. Auf diese Weise entstehen Veränderungen der Drüsenzellen, die in vakuolärer Degeneration des Zytoplasmas und Karyolysis bestehen. In diesen Zellen kommt der Sekretionsprozeß zum Stillstand.

2. Bei demselben Hunde zeigen die Drüsenzellen, welche trotz der Veränderungen des Zytoplasmas den Kern unversehrt bewahren, noch weiter den Vorgang der Bereitung und Ausscheidung der Granula, die jedoch kleiner sind. Außerdem findet vermehrte Saftabsonderung statt.

3. Bei Hund 8 war trotz der vollständigen doppelten Stenose ein katarrhalischer Prozeß, wie bei Hund 7, nicht eingetreten.

4. Infolge der gestörten Funktion tritt ein atrophischer Prozeß in den Epithelzellen der Drüsen ein, aber der Prozeß des Bereitung der Granula und der Sekretionsstäbchen hat keine Veränderung erlitten.

Was den dritten Teil der Experimente betrifft, so trat in einem Falle eine Degeneration der Drüsenzellen ein, im andern völlige Abschnürung eines Stückes, vollständig von der Innervation des Magens abgeschnitten, behielt es jedoch seine Gefäßverbindungen.

Im ersteren Falle verschwand die Sekretion in den Zellen, welche Veränderungen des Kerns darboten, während sie sich ziemlich gut erhielt, wo der Kern gesund war. Im zweiten Falle entstand eine Atrophie des Zytoplasma, während der Kern gesund blieb und regelmäßig funktionierte, indem er die intranukleäre Bereitung von fuchsinophilen Körnchen veranlaßte.

Kurz zusammenfassend können wir sagen:

1. Der Sekretionsprozeß der Labdrüsen besteht aus zwei Teilen: a) in der Bereitung der Granula und b) in ihrer Ausscheidung.

a) Der Prozeß der Bereitung des Sekretionsproduktes ist hauptsächlich an die Funktion der Kerne gebunden und bleibt unter abnormen Bedingungen der Innervation unverändert.

b) Der Prozeß der Ausscheidung der Granula ist abhängig von der Einwirkung des Vagus.

2. In den Fällen, in denen das Zytoplasma tiefgehende Veränderungen erlitten hat (vakuoläre oder atrophische Degeneration oder hydropische Anschwellung), bleibt der Prozeß der Bereitung des Sekretionsprodukts der Zelle so lange unverändert, als der Kern verschont ist, hört aber vollständig auf, sobald der Kern Degenerationserscheinungen aufweist.

Literatur.

H e i d e n h a i n , Untersuchungen über den Bau der Labdrüsen. Arch. f. mikrosk. Anat., 1870.

B o l l e t , Über die blinddarmförmigen Drüsen des Magens. Med. Zentralbl., 1870.

S t i n t z i n g , Zum feineren Bau und zur Physiologie der Magenschleimhaut. Münch. Med. Wochenschr., 1889.

G a l e o t t i , Über die Granulationen in den Zellen. Internat. Monatsschr. f. Anat. u. Phys., 1895.

P a w l o w , Die Arbeit der Verdauungsdrüsen. Wiesbaden 1898.

T h e o h a r i , Étude sur la structure fine des cellules principales de bordure et pyloriques, de l'estomac à l'état de repos et à l'état d'activité. Arch. d'Anatomie microsc., 1899-1900.

C a d e , Étude de la constitution histologique normale et de quelques variations fonctionelles et expérimentales des éléments sécréteurs des glandes gastriques du fond chez les mammifères. Arch. d'Anatomie microsc., 1903.

G a g l i o , Ipersecrezione gastrica sperimentale. Arch. Scienze Med., 1902.

F i c h e r a , Contributo sperimentale allo studio della fisio-patologia della mucosa gastrica. Ricerche fatte nell'istituto d'anatomia normale di Roma, Vol. X, fasc. 1, 1903.

P i r o n e , Ricerche istologiche sulla funzione secretrice degli epitelii specifici dello stomaco. Sperimentale 1904.

G a l e o t t i , Ved. tratt. patologia generale del Lustig. 2. Ed., 1906.

Erklärung der Abbildungen auf Taf. IV.

Fig. 1 a, b, c. Hauptzellen und Belegzellen im Zustande der Sekretion (vier Stunden nach der Versuchsfütterung).

Fig. 2 C, D. Hauptzellen und Belegzellen nach 20stündigem Hungern.

Fig. 3. Hauptzellen und Belegzellen nach Reizung des Vagus (nach der Versuchsfütterung).

Fig. 4. Desgleichen (nach längerem Hungern[1]).

Fig. 5. Labdrüse nach Reizung des Vagus (beim hungernden Tiere).

Fig. 6. Pylorusdrüse, unter denselben Bedingungen wie in Fig. 5.

Fig. 7 a, b. Hauptzellen der Magenschleimhaut von Hund 4.

Fig. 8 C, D. Belegzellen desselben Falles.

Fig. 9. Pylorusdrüse (Hund 4).

Fig. 10. Zellen der Labdrüsen bei Hund 5 (Atrophie).

Fig. 11. Desgleichen in vakuolärer Degeneration; die Granulaproduktion ist aufgehoben.

Fig. 12. Zellen der Labdrüse in vakuolärer Degeneration (1. bis 2.) und Stillstand der Granulaproduktion; 3. beginnende vakuoläre Degeneration bei bestehender Granulaproduktion.

IV.
Über einige eigenartige Zellen in der Gaumentonsille eines Hundes und über ihre wahrscheinliche Bedeutung.

Von

Dr. Gaspare Alagna[1],

Assistenten am Istituto di medicina operatoria der Universität Palermo.

(Hierzu Taf. V.)

Die Zellen, welche den Gegenstand meiner Untersuchungen bilden, gehören der Gaumentonsille eines Hundes an.

Sie liegen in den breiten Bindegewebssepten, welche sich unter den Lymphknötchen befinden, und die wir mit dem Hilus der Lymphdrüsen vergleichen können; hier gehen die größeren Gefäße hinein und heraus, sie sind von einem fettgewebsreichen Bindegewebe umgeben.

Bei Färbung mit Toluidin und Eosin nehmen die Zellen einen intensiv blauen Ton an, sie liegen dicht beieinander, in Form und Größe verschieden. Im Bindegewebe sind sie viel größer und liegen dichter, während sie nach dem lymphoiden Gewebe hin immer spärlicher werden.

---

1) Übersetzt von Dr. C. Davidsohn.

Bei stärkerer Vergrößerung sieht man im perinodulären lymphatischen Gewebe feine Maschen, in denen zahlreiche uninukleäre Lymphozyten liegen, aber weniger dicht als in den Lymphknötchen. Hin und wieder trifft man auch rundliche, birnförmige, ovale Zellen von der Größe eines gewöhnlichen Makrophagen, anscheinend stehen sie zu dem feinen Bindegewebsgerüst in nahen Beziehungen. Sie zeigen bei Hämalaun-Eosin-Färbung geringe Kernfärbung, der Kern liegt fast stets exzentrisch, enthält wenig Chromatin.

Das Protoplasma läßt eine feine alveoläre Struktur erkennen, es ist außen von einer Art Membran umgeben, einer mit Eosin rosa zu färbenden Kutikula, welche scheinbar in die adenoiden Fibrillen übergeht. Es handelt sich indes nur um ein Nebeneinander, nicht um ein Ineinander-Übergehen.

Je weiter vom Lymphknötchen entfernt, desto dichter wird das Retikulum, die Lymphozyten werden seltener, bis endlich grobe Bindegewebsbündel mit ziemlich wenig Lymphozyten übrig sind. Hier herrschen dann die großen Gefäße vor, während in dem vorigen Gebiet nur Kapillaren lagern. Die oben erwähnten Zellen sind hier sehr zahlreich und erreichen einen beträchtlichen Umfang; sie enthalten mehrere, zwei bis acht, Kerne in ganz verschiedener Anordnung, bald peripherisch, so daß ein vollständiger Kreis gebildet wird, (ein peripherischer Kernring), bald liegt der Kreis mehr zentral, oder die Kerne bilden im Zentrum einen Haufen, schließlich aber auch an einem der beiden Pole der großen Zelle.

Die kleineren Zellen haben meist nur einen Kern, seltener zwei oder drei. Auch diese Kerne liegen ganz verschieden, ebensooft im Zentrum wie in der Peripherie.

Die in Rede stehenden Gebilde haben ganz das Aussehen synzytialer Massen, es gelingt auf keine Weise, innerhalb derselben Zellgrenzen sichtbar zu machen, sie sehen den uni- und multinukleären Zellen in jeder Weise ähnlich.

Bei Eisenhämatoxylinfärbung zeigen die zarten Protoplasmabläschen eine feinkörnige Umhüllung, mit Toluidin und Eosin erkennt man Schollen verschiedener Größe, welche das Protoplasma ganz erfüllen, die Kerne verdecken und da, wo sie sehr dicht liegen, den Eindruck eines Farbenniederschlags hervorrufen. Diese Schollen färben sich dunkelblau. Die Granula, welche sie bilden, haben gewisse Übereinstimmung mit den bekannten in Ganglienzellen, Megakaryozyten (Foà), Mastzellen und Klasmatozyten. Während aber in den beiden letzterwähnten Zellen die Granula metabasophil sind, sind sie hier orthobasophil und unterscheiden sich von den Nisslschen Granula der Ganglienzellen dadurch, daß sie sich nicht mit Hämatoxylin färben lassen, auch von den Megakaryozyten-Granula unterscheiden sie sich dadurch, daß bei letzteren die Färbung niemals so intensiv ist.

Neben diesen Granula finden wir noch Pigmentkörnchen, welche meist auf den Knotenpunkten der Alveolen liegen; sie haben eine schwarze Farbe und ähneln sehr den Melaninkörnchen, besonders denen, die sich bei niederen Tieren (Amphibien, Fischen) finden. Sie treten in kristallinischer Form auf als Nadeln oder Stäbchen, öfters sieht man auch größere rhombische Kristalle mit ausgebrochenen oder abgestumpften Ecken.

Schließlich sieht man mit enger Blende farblose nadelförmige stark glänzende Kristalle, welche große Ähnlichkeit mit denen aufweisen, die im Kern der sympathischen Ganglienzellen bei Erinaceus europaeus gefunden sind, ferner in den kortikalen Parenchymzellen des Blütenstiels der Althaea rosea, in den Zwischenzellen des Hodens (R e i n k e sche Kristalle) und in der Zona pellucida des Eies (R u s s o). Zu erwähnen ist indes, daß alle diese kristallinischen Bildungen mehr oder weniger durch Eisenhämatoxylin zu färben sind, die R u s s o schen auch nach P o l l a c c i s Methode (molybdänsaures Ammonium und Zinnchlorid), während die von mir gefundenen Kristalle dabei ganz ungefärbt bleiben. Durch folgende mikrochemische Charaktere zeichnen sie sich aus: sie sind unlöslich in Wasser, Alkohol, Äther, Chloroform, Xylol, Alkalien und Säuren. Die Eisenreaktion fällt negativ aus, ebenso die Reaktion auf Kalksalze und die am häufigsten anzutreffenden Mineralstoffe. Diese Eigenschaften sind dem Pigment in kristallinischer Form und den glänzenden farblosen Kristallen gemeinsam. Die Entstehung beider Arten ist gleich dunkel, sie läßt sich aus negativen Daten nicht herleiten. In bezug auf das Pigment möchte ich nur erwähnen, daß es von dem gewöhnlich in Lymphdrüsen gefundenen ganz verschieden ist, letzteres ist gelbbraun, während das von mir gefundene in schwarzen Kristallen auftritt, dort wird der hämatogene Ursprung von den meisten Forschern angenommen, hier erscheint ein solcher wenig wahrscheinlich. Ich konnte auch niemals rote Blutkörperchen, weder erhaltene noch veränderte, innerhalb der pigmenthaltigen Zellen finden. Man wird deswegen besser mit L u k j a n o w annehmen, daß das Pigment aus besonderen, stark färbbaren Plasmosomen entsteht. In unserem Falle müßte dann das Pigment aus einer eigenartigen Umwandlung der basophilen Substanz entstanden sein.

Vor ·der Diskussion über die Herkunft der multinukleären Zellen ist es meiner Ansicht nach gut, einen Gesamtüberblick über alle Zellformen in einem lymphoiden Organe, wie es die Tonsille ist, zu geben.

Die dort zu findenden Zellen werden bekanntlich in zwei Reihen geteilt: 1. bewegliche Zellen, 2. fixe. Die ersteren sind Lymphozyten mit einem Kern von verschiedener Form, mit einem stark basophilen gleichförmigen Protoplasma. Die letzteren sind spindelförmig, haben einen ovalen Kern mit wenig Chromatin, leicht azidophiles Protoplasma, sie stehen mit dem Retikulum in mehr oder weniger enger Beziehung und enthalten meist Körperchen in ihrem Innern (phagozytäre Funktion). Was ist nun die Bedeutung der letzteren Zellen? Das Protoplasma nimmt zu, die Zellen erhalten eine mehr rundliche Gestalt, gleichsam wie um sich vom Retikulum loszulösen; es werden richtige Makrophagen. — Ich erwähnte schon, daß die Lymphozyten, nach R e t t e r e r , nichts anderes sind als Kerne, die sich vom bindegewebigen Synzytium losgelöst haben oder vom Epithel, wie in der Tonsille. — Wie dem auch sei, wir finden sicher zwei Zellarten. Die Lymphozyten und Mononukleären sind vorzugsweise in den Lymphknötchen, die Bindegewebszellen mehr in der perinodulären Zone zu finden.

Für die Herkunft der von mir beschriebenen polynukleären Zellen könnten zwei Hypothesen aufgestellt werden: 1. sie stammen von großen Mononukleären mit basophilem Protoplasma ab, oder 2. von Bindegewebszellen. Die erste Ansicht würde an dem basophilen Protoplasma, welches in der Tat vorhanden ist, eine Stütze haben; es ist jedoch zu bemerken, daß besagte Mononukleäre einen großen Kern mit dickem Chromatingerüst haben (Keimzellen nach Flemming, Lymphogonien nach Benda) und oft Kernteilungen erkennen lassen. Indes finden sie sich zahlreich in den Lymphknötchen und besonders in den Keimzentren derselben vor. Alles das schließt die Richtigkeit der ersten Hypothese aus. Es gibt nur sehr wenig polynukleäre Zellen im Innern der Knötchen, sie finden sich dagegen zahlreicher an den Stellen, wo die Bindegewebszellen liegen. Ihr Kern hat alle Eigenschaften des Kernes der Bindegewebszelle. Von höchster Wichtigkeit ist ihre häufige synzytiale Struktur, welche man gewöhnlich in lymphoiden Organen und bei entzündlichen Prozessen antrifft, sie ist eine besondere Eigentümlichkeit der Bindegewebszellen. Einige Autoren leiten sie davon ab, daß die Kerne sich zwar teilen, das Protoplasma aber mit der Teilung nicht gleichen Schritt hält, andere lassen sie aus einer Verschmelzung mehrerer Zellen entstehen. In unserem Falle fehlen die Kernteilungen, sowohl die direkten wie auch die Karyokinesen, man muß hier also an ein Zusammenfließen mehrerer Zellen, vor allem Bindegewebszellen, denken.

Man sieht in der Tat einen allmählichen Übergang zwischen den kleineren und einfacheren der von mir beschriebenen Zellen zu den fixen Zellen des Retikulum. Letztere haben an einigen Stellen ein breiteres Protoplasma und wenige basophile Granula, an andern Stellen sind die Granula zahlreicher. Vom fixen Zustand gehen die Zellen allmählich in den beweglichen über und werden Makrophagen. Wenn man nun da, wo die Bindegewebsbalken stärker sind, genau zusieht, so bemerkt man einige Bindegewebskerne von basophilen Granula umgeben.

Aus dem Gesagten geht zweifellos hervor, daß die in Frage stehenden Zellen von den fixen Retikulumzellen herstammen, sich vorwärtsbewegen und schließlich an den dickeren Bindegewebssepten der Tonsille liegen bleiben.

Die Herkunft der vielkernigen Zellen erklärte ich, wegen des Fehlens von Kernteilungen, durch Zusammenfließen mehrerer Zellen, außerdem kommt noch als besonders wichtig hinzu, was in Fig. 3 (Taf. V) ziemlich gut zu sehen ist: zwei Riesenzellen, die obere mit vier, die untere mit acht Kernen, die am Rande der Zelle liegen. In beiden Zellen sieht man im Zentrum des Zelleibes, welcher eine zarte, alveoläre Struktur erkennen läßt, einen feinen, mit Eosin rosa gefärbten Streifen, der aus ganz dünnen Fibrillen zusammengesetzt ist. Er kann nichts anderes darstellen als den Rest der verschiedenen Bindegewebszellenausläufer, welche beim Einschluß keine Zeit hatten, sich herauszubegeben und als solche zu verschwinden. Wegen ihrer fast immer zentralen Lage bezeichnen sie wahrscheinlich die Grenzen von zwei oder drei der vielen Zellen, welche die Riesenzelle zusammensetzen.

In Fig. 4 (Taf. V) ist oben eine große Zelle mit sechs Kernen zu sehen. Basophile Granula, mit Toluidinblau intensiv gefärbt, nehmen das ganze Protoplasma ein. Nur eine Stelle bleibt in der Mitte davon frei, sie ist kreisförmig, mit Eosin rosa gefärbt, läßt eine zarte, fibrilläre Struktur erkennen und deutet darauf hin, daß hier die Verschmelzung der Zellen, die an allen anderen Stellen schon vollendet ist, noch nicht vor sich gegangen ist. Wenn in einem späteren Stadium, bei einer weiteren Bildung basophiler Granula und Klümpchen, jene Stelle verschwindet, dann erhält man den Eindruck eines einzigen großen Gebildes, in welchem die Grenzen der einzelnen Zellen nicht mehr zu sehen sind.

Aus meinen Ausführungen geht also klar hervor, daß die großen von mir gefundenen Zellen aus einer Verschmelzung fixer Bindegewebszellen entstehen, sie liegen gewöhnlich da, wo die Bindegewebsbalken dicker sind. Fig. 2 (Taf. V) zeigt, wie sie in richtigen Alveolen liegen, die von mehr oder weniger zarten Bindegewebszügen umgeben sind.

Die von mir untersuchte Tonsille gehörte einem großen Hunde an, der subkutan am Rücken einen ausgedehnten Tumor hatte, histologisch ergab die Untersuchung ein Haemangioma hypertrophicans. Der Hund hungerte zehn Tage lang, wegen eines Experimentes, und zeigte folgenden Befund an den übrigen Organen: deutliche Zyanose der Leber, vollständig zystische Degeneration der oberen Nebenschilddrüse, die Mesenterialdrüsen waren hypertrophisch und hyperplastisch und zeigten ausgedehnte nekrotische, zum Teil kalkig inkrustierte Herde, eine etwa ¼ kg schwere Masse, die Milz war mäßig vergrößert.

Diese geringen Befunde genügen nicht zur sicheren Erklärung meines Befundes.

Ich meinte zuerst, daß das Hungern des Tieres daran schuld sein könnte, aber eine eingehende Untersuchung mehrerer Tonsillen hungernder Hunde führte sehr schnell dahin, diese Ansicht aufzugeben.

Auch spricht die Entstehung und Lagerung der Zellen gegen die Annahme einer beginnenden Geschwulstbildung, wie auch beim Menschen die primären Tonsillengeschwülste ziemlich selten sind.

Ich glaube, daß in meinem Falle die retroperitonäalen Lymphdrüsenveränderungen eine gewisse Bedeutung in dem Sinne haben, daß durch die Störung des Lymphstroms eine anomale Basophilie in den fixen Bindegewebszellen aufgetreten ist und so die Entstehung der beschriebenen Bildungen zu erklären wäre.

Eine andere Annahme wäre noch möglich, daß nämlich die Veränderungen der Tonsillen den Anfang einer im Laufe der Zeit immer stärker und ausgedehnter auftretenden Krankheit wären. Diese Art der Erklärung würde beide Befunde, die Veränderungen der Tonsillen und die an retroperitonäalen Drüsen, in Einklang bringen können. Die Veränderungen des lymphatischen Systems beim Hunde würden mit der Gaucherschen Krankheit übereinstimmen, wie sie, außer von Gaucher selbst, noch von Collin, Picon und Ramond, Bovaird, Brill und jüngst von Schlagenhaufer beschrieben worden sind; Bildungen, die den von mir beschriebenen [1]) ganz ähnlich sind, über deren Genese aber die mannigfachsten Ansichten herrschen.

Auch in dieser Beziehung wäre mein Fall beim Hunde einzig in seiner Art und deswegen um so bedeutungsvoller.

---

[1]) Außer in den Lymphdrüsen sind solche Veränderungen — bei der Gaucherschen Krankheit — auch in der Leber, in der Milz und im Knochenmark beschrieben worden, in meinem Falle fehlen derartige Befunde.

V.
Über rudimentäre Lungenabschnitte beim Rinde.

(Aus dem Veterinär-Pathologischen Institut der Universität Bern.)

Von

Dr. med. vet. Arnold Glur.

(Mit 5 Textfiguren.)

Bekanntlich zerfällt die Lunge des Rindes rechts in vier oder fünf, links in drei getrennte Lappen. Gelegentlich findet man nun einen dieser Lappen als verhältnismäßig großes Rudiment vor, während die sechs oder sieben andern bei guter Ausbildung diesen Ausfall funktionell durchaus kompensieren. Die rudimentären Lappen sind somit nur zufällige Befunde ohne Krankengeschichte, denen man zunächst den Charakter von Bronchektasien und Lungenzysten beizulegen sich veranlaßt sieht. Die genaue histologische Untersuchung der rudimentären Lappen fördert indessen soviel Einzelheiten zutage, daß es sich wohl lohnt, neue Fälle dieser Art ausführlich zu schildern.

Geschichtliches.

Hermann Kessler[4] veröffentlichte im Jahre 1858 15 Fälle von mangelhafter Entwicklung der Lunge beim Menschen, die zum Teil zurückreichen bis ins 17. Jahrhundert (Fall 1, 2 und 3, Bartholinus). In allen Fällen handelt es sich um Lungenabschnitte, die auf einer früheren Entwicklungsstufe stehen blieben. Unter den 15 Fällen sind solche mit totalem Fehlen der Lunge, in andern fehlt die linke oder die rechte Lunge oder Abschnitte derselben. Die bezüglichen Autoren haben Symptomatologie und Sektionsbefund beschrieben. Histologisch-anatomische Untersuchungen waren zu jener Zeit nicht üblich.

Grawitz[2] führt acht Fälle von angeborener Bronchiektasie beim Menschen an. Von diesen sind zwei schon von Kessler beschrieben. Grawitz verbreitet sich ebenfalls über totales oder partielles Fehlen von Lungenabschnitten; daneben beschreibt er ziemlich genau den anatomischen Bau der alterierten Organteile und findet in einzelnen Fällen in denselben als besonders beachtenswert deutliche Zystenbildung; meine histologischen Untersuchungen decken sich mit denjenigen von Grawitz; Grawitz fand die Bronchialwand mit Flimmerepithel ausgekleidet und in den Zystenwänden traf er unverhältnismäßig große, in starker Proliferation begriffene Knorpelinseln und daneben zahlreiche Corpora amylacea. Seine Fälle unterscheidet er in Bronchiectasis universalis und Bronchiectasis teleangiectatica.

Heller[3] hat mehrere atelektatische Abschnitte zystös entarteter Lungen des Menschen mikroskopisch untersucht, und festgestellt, daß in den bronchiektatischen Räumen ein Belag von Plattenepithelien vorkommt, gelagert auf elastische Fasern und Muskelfasern. In den Scheidewänden fallen enorm breite, gewundene Blutgefäße auf; stellenweise zeigt die Schleimhaut wulstige Verdickungen, die wie polypös aussehende Geschwülste von der Schleimhaut abstehen. Auch findet Heller in den Wandungen die Knorpelinseln auffallend stark vertreten und neben denselben ektatische Blutgefäße.

Störk[6] erwähnt einen Fall von angeborener blasiger Mißbildung der Lunge des Menschen. Die rechte Pleurahöhle wird von einem hühnereigroßen Tumor eingenommen, der auf der Schnittfläche blasig kammerigen Bau zeigt. Mikroskopisch findet er kollabierte Lungenalveolen, deren Lumina leer sind oder vereinzelt desquamierte Epithelien enthalten. Knorpelige Elemente fehlen vollständig. Der Tumor selbst ist gefäßarm; der Belag der Hohlräume besteht aus kubischen oder flachzylindrischen Epithelzellen mit großen, stark färbbaren Kernen. Störk leitet die Herkunft dieses Tumors von embryonalem Bronchialgewebe her, denn er findet zwischen diesen Verhältnissen und denjenigen, wie sie im zweiten bis vierten Lunarmonat zu finden sind, große Übereinstimmung. In derselben Arbeit führt Störk drei Musealpräparate an, von denen eines dem zuletzt beschriebenen Fall in anatomischer und histologischer Hinsicht sehr ähnlich ist. Das zweite Museumspräparat weist die Eigentümlichkeit auf, daß hier ein akzessorischer Lungenlappen existiert ohne zuführenden Bronchialast und ohne sekundäre Erweiterung der Bronchialäste und Alveolen. Der Ansicht Störks, nach welcher sich der in seinem ersten Falle angeführte Tumor in der Weise entwickelt, daß von bereits bestehenden Hohlräumen neue schlauchförmige Gebilde ausgehen, die sich später wieder zystisch erweitern, kann ich beipflichten; hingegen kann ich mich der Ansicht, die Entstehung entspreche derjenigen der Geschwülste, nicht recht befreunden, da ich in meinen Präparaten nirgends eine Hypertrophie des embryonalen Bindegewebes fand, sondern mir das scheinbare Überwiegen des letzteren aus dem Zurückbleiben der Bronchien- und Alveolenentwicklung auf einer frühern Stufe erkläre. Ätiologisch stimmt die Ansicht Störks über die blasige Mißbildung der Lunge mit derjenigen von Fürst[1] überein, welch letzterer sie als „Überwuchern des Epithelrohres und Zunahme der Hohlräume unter Verkümmerung des Fasergewebes" in foetu ansieht, auf welche Ansicht ich später zurückkomme.

Reisinger[5] hat neuerdings bei der genauen Schilderung von elf Fällen von chronischer Bronchitis und Bronchopneumonie beim Rinde zwei Fälle (9 und 10) beschrieben, die meinen Befunden ähnlich sind. Sie unterscheiden sich von den übrigen Fällen Reisingers durch das Fehlen der Alveolen. Der genannte Autor vertritt allerdings die Ansicht, die Bläschen seien infolge von Peribronchitis verschwunden. Beweise hierfür bringt er indessen nicht, und es liegt auch für seine zwei Fälle viel näher, sie in derselben Weise zu deuten, wie ich es später für die meinigen tun werde.

Ich lasse nunmehr die Beschreibung meiner Fälle folgen.

Fall 1. Kleiner Lungenlappen einer Kuh, der sich neben normal gebildeten Lungenlappen vorfand. Ersterer hat eine Breite von 20 cm, eine Höhe
von 18 cm und eine Dicke im Maximum von 3 cm. Der Durchmesser des Bronchus beträgt 1 cm. Die Oberfläche der Lunge ist mit zahlreichen Furchen von
1 bis 2 mm Tiefe durchsetzt, welche dieselbe in eine große Anzahl ½ bis 2 cm
breite Lappen teilt. Die Pleura ist glatt und glänzend. Auf der Schnittfläche
erscheint das Gewebe ausschließlich von ¼ bis 2 cm breiten Zysten durchsetzt,
deren Wände 1 bis 2 mm dick sind, eine glatte Oberfläche besitzen und aus
dickem Bindegewebe aufgebaut sind. Die Höhlen enthalten zähen, durchsichtigen Schleim, in dem öfters kleine Steinchen angetroffen werden. Unter
dem Mikroskop zeigt der Schleim viel Leukozyten und viel Zylinderepithelien
mit schönen Flimmern. Die mikroskopische Untersuchung von 5 μ dicken
Schnitten ergibt folgende Bestandteile des Organes: 1. Bindegewebe, 2. Bronchien, 3. Polypen an der Bronchialschleimhaut, 4. Felder von embryonalen
Bronchien, 5. Alveolen.

Das reichlich vertretene Bindegewebe bildet um die Bronchien Hüllen
bis zu 5 mm Dicke. Es besteht aus langen Fasern mit wenig spindelförmigen
Kernen; die Fasern sind manchmal eng aneinanderliegend, manchmal bilden
sie einen lockeren Filz. Die Bronchien sind von sehr verschiedenem Durchmesser und messen 50 bis 700 μ, oft sogar 1 bis 2 mm. Die Mukosa erreicht
eine Dicke von 80 μ, und ist oberflächlich von einem mehrschichtigen Flimmerepithel von 10 bis 42 μ Dicke besetzt. Ab und zu fehlen die Flimmern, anderswo
haben sie eine Länge von 6 bis 10 μ und sind somit sehr groß. Die Kerne der
Epithelien messen meistens 6 μ. Die sehr zellenreiche Submukosa erreicht eine
Dicke von 90 bis 500 μ. Schleimdrüsen sind im Präparat nicht vorhanden.
Oft trifft man eine Muskelschicht an, die eventuell ziemlich dick ist. Manchmal treten Knorpelplatten auf, die einen Durchmesser bis zu 340 μ erreichen.
In einzelnen Bronchien fallen zahlreiche Polypen von ½ bis 1 mm Höhe und
Breite auf. Dieselben bestehen aus einem lockeren Schleimgewebe mit viel
interzellularer Substanz; manchmal zeichnen sich dieselben aus durch einen
ungewöhnlichen Reichtum an Blutgefäßen von 20 bis 30 μ Durchmesser, die
mit vielen Blutkörperchen prall gefüllt sind. Das Deckepithel dieser Polypen
ist durch Metaplasie der Zylinderepithelien in ein drei- bis vierschichtiges
Pflasterepithel verändert worden. Die zahlreichen Felder von dichtgedrängten
embryonalen Bronchien sind oft 500 μ bis 1½ mm breit. In diesem fallen die
hirschgeweihähnlich verzweigten Bronchien auf, welche sich in verschiedenen
Stadien der Entwicklung befinden. Von den letzteren wollen wir zur Feststellung der Verhältnisse drei unterscheiden.

Das jüngste Stadium tritt uns in längeren Zylindern von Drüsenepithelien
von 34 bis 60 μ entgegen (Fig. 1).

Die Kerne der Zellen messen 2 bis 6 μ. Sie sind von wenig Protoplasma
umgeben, so daß sie stark genähert erscheinen. Diese Schläuche sind dann
umgeben von bindegewebigen Platten von 6 bis 12 μ Dicke, mit langen spindelförmigen Kernen von 3 μ Dicke.

Ein etwas vorgerückteres Stadium besteht aus Epithelzylindern von
wiederum 60 μ, deren äußerste Zellschicht den beherzigenswerten Charakter

einer noch niederen aber deutlichen Zylinderepithelschicht von 6 bis 9 μ Höhe besitzt. Die bindegewebigen Hüllen sind jetzt dicker und erreichen die Höhe von 60 μ.

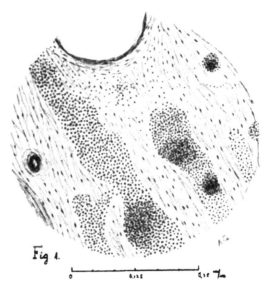

Fig. 1. Stränge von Epithelzellen eingebettet in Bindegewebe als Vorstadium der Bronchien.

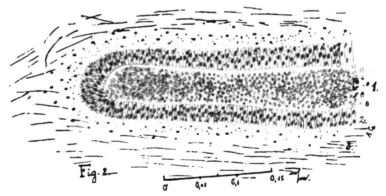

F i g. 2. Schlauchförmige Anlage eines Bronchus. 1. Axialer Epithelzylinder mit Kernfragmentation. Derselbe ist vollständig von der peripherischen Drüsenschicht abgelöst. 2. Peripherische Schicht des früheren Stranges, jetzt als Epithelauskleidung des Bronchus differenziert. 3. Umliegendes Bindegewebe.

Die dritte Entwicklungsstufe bietet uns Zylinder von Drüsenepithelien von 30 bis 90 μ Dicke, deren äußerste Schicht 10 μ hoch ist, die jetzt aber eine Spalte von 6 bis 30 μ Weite von dem zentralen Zylinder trennt, so daß der

Röhrencharakter ganz hergestellt ist. In Bronchien von 2 mm Durchmesser kann man gelegentlich innerhalb des Zylinderepithels einen in feinem körnigen Zerfall begriffenen Zylinder von Drüsenepithel wahrnehmen, welcher zentral kanalisiert ist. (Fig. 2.)

Da, wo Alveolen vorhanden sind, bilden dieselben ebenfalls Felder, die von Bindegewebe eingesäumt werden. Die Alveolen sind mehr oder weniger kompliziert. Ihre Wände haben eine Dicke von 15 bis 30 μ. Die Alveolen enthalten meist polygonale Epithelien von ziemlicher Größe. Arterien sind verhältnismäßig zahlreich und erreichen oft eine Dicke von 34 bis 524 μ (Fig. 3).

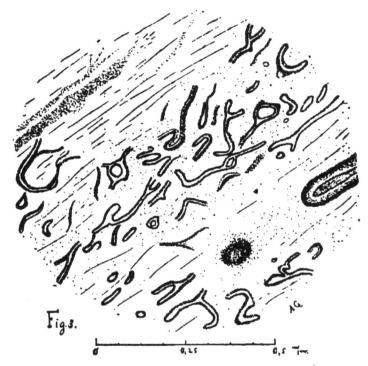

Fig. 3.

Fig. 3. Hirschgeweihähnliche Bronchienanlagen aus der Nähe eines Bronchus ohne axiale Epithelzylinder und ohne Alveolen.

Fall 2. Lungenlappen einer Kuh, die an Diphtherie gelitten hatte. Der Lungenlappen ist 15 cm lang, 8 cm breit, 2½ cm dick. Die Pleura ist trübe und in großer Ausdehnung mit Fett überwachsen. Das Lungengewebe derb, schwach körnig; die Bronchien sind leer, ihre Schleimhaut blaß. Auf der Schnittfläche sind zahlreiche 1 bis 2½ mm breite weiße, derbe Knötchen bemerkbar, die von rötlicher, etwas eingesunkener Bindesubstanz umgeben sind. Lufthaltiges Lungengewebe ist nirgends vorhanden.

Mikroskopisch betrachtet zeichnet sich dieser Fall durch die Gegenwart zahlreicher, unvollständig entwickelter Läppchen von 3 bis 5 mm Breite aus

Jedes Läppchen wird durch eine Platte von interstitiellem Bindegewebe von 200 bis 800 μ Dicke, also von beträchtlicher Ausbildung, eingerahmt. Die Läppchen bestehen gewöhnlich zu zwei Dritteln aus fertigen Alveolen und zu einem Drittel aus embryonalen Vorstadien dieser Gebilde. Die fertigen Alveolen sind 20 bis 153 μ groß, immer abgeflacht, komprimiert. Ihre Wandstärke mißt 12 bis 30 μ. Der Epithelbesatz derselben erreicht bis 9 μ Dicke, 15 μ Breite und dessen Kerne sind 4 bis 6 μ groß. In der Alveolenhöhle kommen sehr häufig ein oder mehrere freie Epithelzellen vor, die als Reste des unten geschilderten soliden Drüsenepithelzapfens zu betrachten sind. Zwischen den in dieser Art typisch ausgebildeten Zellen kommen eine Anzahl Leukozyten vor. In den Alveolenwänden bemerkt man stellenweise zahlreiche Blutgefäße. Das embryonale Alveolengewebe bildet Kugeln von etwa 1 mm Durchmesser und besteht vorzugsweise aus Drüsenepithelien ohne typische Anordnung. An einzelnen Stellen jedoch treten zylindrische solide Zapfen von etwa 100 μ Durchmesser hervor, anderswo hat sich die äußerste Drüsenschicht vom zentralen Zylinder etwas abgehoben und in flache Epithelien von 6 μ Dicke und 12 μ Breite verwandelt (Fig. 4).

Ich möchte ganz besonders hervorheben, daß die Differenzierung hier mit Deutlichkeit eine andere ist als bei den Anlagen der Bronchien, weil die Epithelien sich abflachen anstatt sich zu Zylindern auszubilden. Nachdem das Alveolenepithel gebildet ist, hebt sich dasselbe immer mehr von dem zentralen Epithelzylinder ab, so daß der Spalt zwischen beiden bald 9 bis 15 μ breit wird. Später zerfällt der zentrale Zylinder allmählich, doch wurde oben bemerkt, daß man sehr häufig noch vereinzelte Zellen desselben in den Alveolen findet. In diesen Läppchen von unfertigen Alveolen fallen sehr häufig eine Anzahl runder, solider 70 bis 100 μ dicker Bindegewebszüge mit undeutlich konzentrisch angeordneten Kernen auf, die ich als obliterierte Arterien deute.

Selbstverständlich fehlen in diesen Gewebskomplexen die Bronchien nicht; sie erscheinen als fertige Röhren und häufiger noch als embryonale Vorstufen derselben. Die ersteren sind 100 bis 1000 μ breit mit einer Mukosa, die bis ½ mm dick sein kann, und Knorpelplatten von 300 bis 900 μ Durchmesser. Der Besatz aus Zylinderepithel mißt 9 bis 12, aber auch in auffallender Weise manchmal 60 bis 90 μ. Die Kerne der Epithelien sind 6 bis 12 μ groß, und im Lumen findet man noch beträchtliche Reste der embryonalen Drüsenepithelzylinder. Die embryonalen Anlagen treten dem Beobachter als Röhren mit einem soliden zentralen Strang von Drüsenepithelien von 15 bis 21 μ Dicke entgegen. Ein Spalt von 10 bis 21 μ Weite trennt denselben von dem als Bronchienauskleidung differenzierten Besatz von Zylinderepithelien.

Fall 3. Lunge eines Rindes, dessen einer Herzlappen eine Mittelfellfläche von auffallend geringer Ausdehnung zeigt. Das Lungengewebe dieser Fläche ist zum Teil rot, zum Teil weiß, derb. Dieser Lappen besteht fast nur aus erweiterten Bronchien und Pleura. In den Bronchien kommt ein grünlicher Inhalt vor, der außerordentlich reich an mittelgroßen grampositiven Stäbchen ist.

Mikroskopisch erscheint das Organ stellenweise fast nur aus sehr weiten Bronchien, anderswo aus Lungenläppchen von etwa 2 mm Breite aufgebaut, die ganz besondere Verhältnisse zeigen. Die weiten Bronchien erreichen Durchmesser von 1 cm; in der dicken Wand derselben, die aus geformtem Bindegewebe und stellenweise aus Granulationsgewebe besteht, kommen häufig Arterien von 400 μ Breite, mit einem Lumen bis 100 μ vor, die entsprechenden Venen fehlen ebenfalls nicht. Die Wand trägt einen Besatz von mehrschichtigen

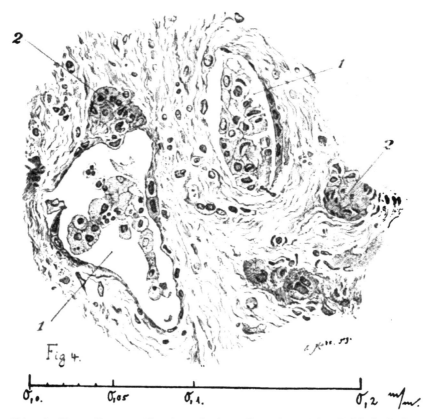

Fig 4.

0,0.   0,05   0,1.   0,2 m/m.

Fig. 4. Vorstadien von Alveolen mit einem Rest des axialen Epithelzylinders, eingebettet in eine reichlich entwickelte Bindegewebsmasse. 1. Alveolenlumen, ausgekleidet mit niederen Epithelien, und Reste des axialen Epithelzylinders als Inhalt beherbergend. 2. Haufen von Drüsenepithelien als Vorstufe der Alveolen.

Zylinderepithelien von 72 μ Dicke, auf der gelegentlich geronnenes leukozytenhaltiges Sekret liegt. Würde ich diese Stellen allein berücksichtigen, so käme ich zu der abschließenden Diagnose kongenitaler Bronchialzysten und Bronchialektasien. Aber auch die Läppchen sollen berücksichtigt werden.

Das Zentrum derselben nimmt ein verästelter Bronchus von 200 bis 400 μ Durchmesser ein. Dicke Lagen von Bindegewebe und Granulationsgewebe von $\frac{1}{4}$ bis 1 mm Durchmesser, die oft embryonale Bronchialanlagen enthalten, umgeben denselben, während die Peripherie der Läppchen aus Alveolen in verschiedenen Entwicklungsstadien besteht. Eine Lage Bindegewebe von unterschiedlicher Dicke hüllt das Ganze ein und grenzt es vom benachbarten Läppchen ab.

Der Bronchus im Zentrum der Läppchen besitzt einen Durchmesser von 200 bis 400 μ. Die kernreiche Schleimhaut kann eine Dicke von 70 μ erreichen. Das mehrschichtige Zylinderepithel kann eine Höhe von 45 μ erreichen; daneben ist ein Besatz von großen schönen Zilien vorhanden. Die ovalen Kerne messen $\frac{3}{6}$ μ. Im Lumen der Bronchien liegen oft noch Reste des axialen Epithelzylinders in Schollen bis zu 30 μ Dicke.

Eine Schicht von Granulations- und Bindegewebe von gelegentlich 250 μ Dicke umlagert den Hauptbronchus. In dem letzteren sind oft noch embryonale solide Bronchialzapfen von 20 bis 40 μ Dicke zu erkennen. Um dieses Läppchenzentrum lagert sich eventuell in einer Dicke von 600 bis 700 μ die peripherische Schicht, die aus mehr oder weniger entwickelten Alveolen besteht. Letztere sind manchmal rundliche abgeplattete Hohlräume von 150 μ Breite; anderswo messen dieselben auch nur 60 μ. Die Wanddicke der Alveolen schwankt zwischen 16 und 30 μ und das Epithel derselben erscheint flach. Gar oft finde ich an Stelle der Alveolen ein unregelmäßiges Konvolut von Röhren von 30 bis 100 μ Durchmesser, besetzt von einem Epithel von 4 μ Höhe und umgeben von dicken Bindegewebszügen, die ein Vorstadium der Alveolen darstellen und auf jeden Fall sich recht deutlich von den Bronchienanlagen unterscheiden. Sehr oft ist das Lumen mit einem axialen Epithelzylinder angefüllt, dessen Kerne im Zustande der Fragmentation als Vorstufe der Auflösung sich befinden, oder es kommen auch nur unregelmäßige Schollen von Epithelien vor. Noch anderswo sind Schollen und Zylinder in hyaline Massen verwandelt, die saure Anilinfarben gut aufnehmen und in der noch einige Epithelkerne enthalten sind.[1-2]

In dem Alveolengebiet treten häufig zylindrische, solide Bindegewebsstränge von 30 bis 100 μ Durchmesser auf mit konzentrisch angeordneten Kernen. Es sind dies obliterierte Arterien, deren Rückbildung durch den Stillstand in der Gewebsbildung veranlaßt wurde.

Wie der Leser wohl schon erwartet, bestehen übrigens zwischen den Läppchen beträchtliche Unterschiede, indem das eine Mal der Bronchus mit seiner Scheide fast das ganze Läppchen in Anspruch nimmt, während ein ander Mal die verschiedenen Stadien der Alveolenentwicklung die Hauptsache sind; ja in einigen Läppchen sind die Alveolen sogar in normaler Weise ausgebildet.

In jedem der drei Fälle sind die Alveolen kleiner als normal; sie bestehen fast nur aus weiten röhren- und sackähnlichen Bronchien, umgeben von viel Binde- und Granulationsgewebe. Die Anlage der Alveolen ist vorhanden, aber das Höhlensystem ist nicht definitiv ausgebildet. Die Pleura zeigt meist zahlreiche Furchen.

Die erhobenen Befunde werden auf Grund der Entwicklung der Lunge verständlich. Wie Fig. 5 zeigt, besteht die Lunge des

Rindsföten von 9 mm Länge aus einer umfangreichem Masse von
Schleimgewebe mit Gefäßen, die als Lungenhöcker des Darm-
faserblattes bezeichnet werden. In diesem frühen Stadium kommt
im Querschnitt des Lappens nur ein Bronchus vor. Untersucht
man spätere Stadien, so ist die Zahl der Bronchien größer, aber
diese werden immer noch durch viel Schleimgewebe getrennt
(Fig. 5). Es geht aus diesen Befunden mit Deutlichkeit hervor,
daß das Bindegewebe und die Gefäße zeitlich erheblich früher
angelegt sind als das Röhrensystem der Bronchien; ferner ist aus

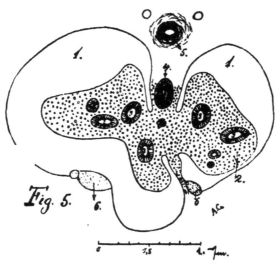

F i g. 5.   Querschnitt durch den Thorax eines 9 mm langen Rindsembryo.
1. Pleurahöhle. 2. Mesenchym vom mittleren Keimblatt. 3. Bronchien. 4.
Ösophagus. 5. Aorta mit den Kardinalvenen. 6. Venae omphalomesentericae.
(Präparat aus der Sammlung von Herrn Prof. Dr. R u b e l i in Bern.)

denselben leicht abzuleiten, wie allfällige Hemmungsbildungen
aussehen werden. Bindegewebe und Gefäße sind in solchen Fällen
im Überfluß vorhanden, während das Bronchialsystem in seiner
Ausbreitung zurückbleibt.

In meinen drei Fällen, die von ausgewachsenen Tieren stammen, ist das Schleimgewebe des Embryos in ein reichlich ver-
tretenes derbes, faseriges Bindegewebe umgewandelt. Es enthält
wenig Kerne von spindelförmiger Gestalt, die Arterien sind oft
obliteriert und in rundliche Stränge von festem Bindegewebe umgewandelt, deren Dicke 30 bis 100 μ beträgt. Diese Rückbildung

beruht auf dem Ausfall der Funktion. Das junge Bronchialepithel bildet gelegentlich regellose, umfangreiche Haufen, aber bei etwas weiter vorgeschrittener Entwicklung treten solide Zylinder aus Drüsenepithelien auf, umgeben von einer dünnen Bindegewebsscheide. In einem noch etwas vorgerückteren Stadium ist die oberflächliche Zellenschicht zu Zylinderepithel differenziert, das von dem Achsenzylinder, der ebenfalls aus Drüsenepithelien besteht, durch einen schmalen Spalt getrennt wird. Diese axialen Drüsenzellen sind dem allmählichen Untergang durch Kernfragmentation, Karyolyse, hyaline Entartung und Erweichung geweiht, aber in den rudimentären Lungen erhalten sie sich merkwürdig lange, ja sie kanalisieren sich manchmal. Der Besatz von Zylinderepithelien kann normal sein; er ist manchmal mehrschichtig und in gewissen Fällen in höchst interessanter Weise riesenhaft gewachsen, so daß die Zylinderepithelien eine Höhe von 30 μ erreichen. Die Flimmern können fehlen, manchmal sind sie aber sehr groß, bis 10 μ lang und sitzen mit dicker Basis auf. Die Wand der Bronchien tritt in verschiedenen Stadien der Entwicklung auf. Sie kann nur aus Granulationsgewebe bestehen, oder es sind Mukosa, Schleimdrüsen, Muskeln und Knorpelplatten zugegen. Einmal war die Wand mit Polypen besetzt, deren Epithelüberzug durch Metaplasie pflasterähnlich geworden war. Als Inhalt kam Schleim, hyaline Zerfallsmasse der axialen Epithelzylinder vor, und einmal waren auch zahlreiche Konkremente vorhanden.

In den Läppchen mit Alveolen befinden sich letztere immer an der Peripherie, oft so, daß zwei Drittel des Läppchendurchmessers auf das Alveolengebiet entfallen und ein Drittel auf den zentralen Bronchus mit seiner soliden Umgebung fällt. Die am besten entwickelten Alveolen sind wiederum mehr an der Peripherie, die unvollkommeneren zentral gelegen. Hier kann man gelegentlich ein wirres Konvolut von soliden, etwa 30 bis 100 μ dicken Epithelsträngen als Vorstufe der Alveolen sehen, oder die Stränge zeigen einen von der oberflächlichen Epithellage abgelösten Epithelzylinder mit Kernfragmentation, Kernschwund und hyaliner Einschmelzung. Es wiederholen sich somit die Befunde, wie an den embryonalen Bronchien, nur ist der Epithelbelag der Alveolenwand stets niedriger, z. B. 9 μ dick und 15 μ breit, oder auch nur 4 μ dick, ein Umstand, der als Charakteristikum der Alveolen gegenüber den Bronchien zu gelten hat. Selbst fertige Alveolen enthalten oft noch Zellenschollen als Reste des axialen Epithelstranges. Während die normalen Alveolen meist eine Weite um 120 µ herum aufweisen, sind in der rudimentären Lunge die Alveolen oft kleiner, komprimiert, und in der Regel sind die Alveolenwände dicker. Letztere messen etwa 6 µ, in meinen Fällen jedoch 12 bis 30 µ. Manchmal findet man nur vereinzelte Alveolen in umfangreichen Bindegewebsmassen.

Die Bezeichnung der von mir beschriebenen drei Fälle von Lungenanomalie als Rudimente ergibt sich ungezwungen aus dem Ganzen, ebenso die Zugehörigkeit dieser Fälle zu den Lungenzysten und kongenitalen Bronchienektasien mancher Autoren. Die Ansicht von F ü r s t, die blasige Mißbildung der Lunge sei als Überwuchern des Epithelrohres und Zunahme der Hohlräume unter Verkümmerung des Fasergewebes zu betrachten, kann ich nicht teilen. In meinen zahlreichen Präparaten habe ich weder eine Überwucherung noch eine nachträgliche Verkümmerung des einen oder andern Bestandteiles konstatieren können. Das Mißverhältnis läßt sich, wie schon früher angeführt, als Entwicklungshemmung erklären, indem Bindegewebe einerseits, Bronchien und Alveolen andererseits graduell verschiedenes Wachstum zeigen, d. h. die Entwicklung der letzteren auf früherer Stufe stehen bleibt. Daß die Lunge sich nach dem Typus der traubenförmigen Drüsen entwickelt, ist ein allgemein gültiger Satz. Den erneuten Beweis dafür erbringen meine Präparate an einem sehr günstigen Material, bei dem die Entwicklungsvorgänge sich in einem stark verzögerten Tempo vollzogen und die Zwischenstadien sich so vortrefflich erhalten haben, daß meine Präparate die Verhältnisse mit einer größeren Deutlichkeit zeigen als bei normalen Föten.

Literatur.

1. F ü r s t, Dr. L., Mißbildungen der Lunge, in Gebhardts Handbuch der Kinderkrankheiten. Tübingen 1878.
2. G r a w i t z, Dr. Paul. Über angeborene Bronchiektasie. Dieses Archiv 1880, Bd. 82.
3. H e l l e r, Arnold, Prof. Dr. Die Schicksale atelektatischer Lungenabschnitte. Deutsches Archiv f. klin. Med., 1885, Bd. 36.

4. K e s s l e r , Hermann. Über mangelhafte Entwicklung der Lunge in ihren
Beziehungen zur Cyanose. Inaug.-Diss. Zürich 1858.

5. R e i s i n g e r , Dr. L. Beitrag zur Kenntnis der chronischen Bronchitis
und Bronchopneumonie des Rindes. Monatshefte f. prakt. Tierheil-
kunde. Bd. 19. S. 193/08.

6. S t ö r k , Dr. O. Über angeborne blasige Mißbildung der Lunge. Wiener
klin. Wochenschrift 1897.

VI.
Ein Fall von angeborener Hypoplasie der Leber.

(Aus dem Marien-Krankenhause in Moskau.)

Von

Dr. S. M. Z y p k i n ,

Privatdozent der Universität Moskau.

(Hierzu 3 Textabbildungen.)

Wir halten es für angebracht, den von uns beobachteten Fall
von angeborener Hypoplasie der Leber zu veröffentlichen, und
zwar wegen des hohen Interesses, das er darbietet, und das noch
dadurch gesteigert wird, daß wir in der medizinischen Literatur
nichts Analoges auffinden konnten. In dieser werden Fälle von
Mangel oder ungenügender Entwicklung irgendeines Leberlappens
angetroffen.

Nach L a n c e r e a u x [1]) ist am häufigsten atrophisch oder fehlt gänzlich der linke Lappen oder der Lobus Spigelii.

Nach der Ansicht dieses Autors ist die Ursache der bezeichneten Erscheinung in der Obliteration eines Gefäßzweiges oder in der Verstopfung eines
Gallenganges zu suchen, weil jeder dieser Affektionen sich eine partielle Atrophie der Leber anschließt, welche im allgemeinen am häufigsten eine konsekutive
Störung darstellt.

H e l l e r [2]) beschrieb einen Fall von mangelhafter Entwicklung des
rechten Leberlappens. Wie er meint, ,,scheinen größere angeborene Defekte
der Leber außer bei lebensunfähigen Mißgeburten selten zur Beobachtung zu
kommen''. Im Falle von H e l l e r hatte die ganze Leber eine unregelmäßige
viereckige Gestalt und war 23 cm breit und 18,5 cm hoch. Der linke Lappen
war übermäßig vergrößert. Der Autor glaubt, daß in diesem Falle die Ent-
wicklungsstörung der Leber in früher Kindheit eingesetzt habe und daß die

---

[1]) E. L a n c e r e a u x , Traité des maladies du foie et du pancréas. Paris
1899.

2

Ursache hierfür ein Trauma gewesen sei, das die Region des rechten Epigastriums getroffen hat.

In der russischen Literatur wurde von P. J. K a r u s i n[1]) ein „s e l -
t e n e r F a l l v o n F o r m - u n d L a g e a n o m a l i e d e r L e b e r
b e i e i n e r e r w a c h s e n e n F r a u " veröffentlicht. In diesem Falle
„nahm die Leber den größern Teil der rechten Hälfte der Bauchhöhle ein,
während in ihre linke Hälfte oben bloß ein geringer Teil des linken Randes
des bedeutend reduzierten linken Lappens hinüberragte. Die Grenze dieses
Lappens trat deutlich hervor: an der oberen Fläche wurde sie von dem etwas
verkürzten Lig. suspensorium gebildet, an der untern trennte ihn von dem
niedriger belegenen Lobus quadratus das Lig. teres, und eine tiefe Furche,
welche dem hinteren Abschnitt der normalen linken Längsfurche (Fossa ductus
venosi) entsprach und fast vertikal verlief, grenzte den linken Lappen von dem
Lobus caudatus ab". Die Maximalmaße des linken Lappens betrugen etwa
7 × 5 × 2 cm. Der rechte Leberlappen war sehr stark vergrößert und deformiert. Dieser bedingte die unförmliche Gestalt des ganzen Organs. Seine Durchmesser betrugen 27 × 17 × 10½ cm. Das Gewicht der Leber betrug 1,89 Kilo.

Der unten beschriebene Fall, den wir zu beobachten Gelegenheit hatten, unterscheidet sich von den oben erwähnten dadurch,
daß wir es hier mit einer angeborenen Hypoplasie nicht irgendeines Lappens, sondern mit einer solchen der g a n z e n Leber
zu tun hatten, und nicht bei einer lebensunfähigen Mißgeburt,
sondern bei einer Frau, die mit einer d e r a r t i g e n Leber
d r e i ß i g Jahre alt geworden ist.

Wir gehen zur Beschreibung dieses Falles über.

Pat. Elisabeth J., 30 Jahre alt, unverheiratet, Pflegling des Findelhauses,
ins Moskauer Marien-Krankenhaus aufgenommen den 29. August 1905.

Pat. lebte beständig auf dem Lande, wo sie sich mit Feldarbeit beschäftigte.
In letzter Zeit mußte sie krankheitshalber jeglicher Beschäftigung entsagen.
Alkoholische Getränke mißbrauchte sie nicht. Ihr Wohnhaus ist warm und
trocken. Seit Dezember 1904 begann Pat. zu bemerken, daß sich ihr Leib ver-
größere. Aus diesem Anlaß nahm sie ärztliche Hilfe in Anspruch. Die ärztliche Hilfeleistung bestand hauptsächlich in Punktionen des Abdomens zwecks
Entleerung der Aszitesflüssigkeit. Während der Zeit vor der Aufnahme der
Pat. ins Krankenhaus wurden a c h t solche Punktionen vorgenommen. Die
letzte Punktion war zwei Wochen vor der Aufnahme ins Marien-Krankenhaus
gemacht worden. Bis zur gegenwärtigen Erkrankung hat Pat. an keinen nennenswerten Krankheiten gelitten.

S t a t u s p r a e s e n s. Pat. von mittlerem Ernährungszustand. Körper-
höhe 140 cm. Klagt über beständige Schmerzen in den Seiten beim Liegen.

¹) Verhandlungen der physik.-mediz. Gesellschaft an der kais. Universität
Moskau, 1901, Nr. 15.

Haut und sichtbare Schleimhäute etwas blaß. An den Beinen geringes Ödem. Leib erheblich vergrößert. Auf der Bauchhaut ein Netz erweiterter subkutaner Venen. An Stelle des Nabels befindet sich eine beträchtliche Hervorwölbung von Apfelgröße, die mit Aszitesflüssigkeit gefüllt ist. Der Bauchumfang (im Stehen) beträgt über der Nabelvorwölbung 111 cm. Die Perkussion des Abdomens (im Stehen) ergibt durchweg Dämpfung des Perkussionsschalls, mit Ausnahme des Epigastriums. Fluktuation deutlich ausgeprägt.

Verdauungsorgane. Zunge etwas belegt. Schluckakt frei. Appetit befriedigend. Keine dyspeptischen Erscheinungen, ausgenommen eine gewisse Schwere in der Magengegend nach dem Essen. Abführung täglich. Die Leber wird nicht durchgefühlt. Milz perkutorisch von der siebenten Rippe an bestimmbar, nicht palpabel.

Harn- und Sexualorgane. Harnlassen normal. Menstruation bei der Pat. niemals dagewesen. Spez. Gewicht des Urins — 1,022, Reaktion — sauer, Farbe gelb. Weder Eiweiß, noch Zucker. Im zentrifugierten Bodensatz eine erhebliche Menge Kristalle von oxalsaurem Kalk.

Atmungsorgane. In beiden Lungen hinten drei Querfinger breit unterhalb des untern Scapulawinkels Dämpfung des Perkussionsschalls. An diesen Stellen ist auch abgeschwächtes Atmen und eine geringe Menge atelektatischer Geräusche wahrzunehmen. Kein Husten. Dyspnoe.

Kreislauforgane. Kein Herzklopfen. Linke Herzgrenze einen Finger breit nach außen von der Lin. mammill. sin. Spitzenstoß nicht bestimmbar. Herztöne rein. Arterien sklerotisch.

Nerven- und Lymphgefäßsystem bietet keine Abweichungen von der Norm dar.

Krankheitsverlauf. Am 2. September erreichte der Bauchumfang 113 cm. Am selben Tage wurde der Kranken durch Punktion 18 Liter einer serösen Flüssigkeit aus der Bauchhöhle entleert. Den 3. September betrug der Bauchumfang 83 cm.

Die Leber ist nicht palpabel. Die Milz ragt an der L. axillaris ant. um vier Querfinger, an der L. mammillaris sin. um fünf und an der L. parasternalis sin. um sechs Querfinger breit unter dem Rippenbogen hervor. Herzgrenzen normal.

Nach der Parazentese begann die Flüssigkeit sich rasch von neuem anzusammeln, und wenn der Bauchumfang dabei nicht die Größe erreichte wie vor der Entleerung, so hatte das nur seinen Grund darin, daß die Nabelvorwölbung mehreremal durchbrach und die Aszitesflüssigkeit durch die neugebildete Öffnung ausfloß.

Da das klinische Bild im vorliegenden Falle für eine atrophische Leberzirrhose zu sprechen schien, so wurde die Pat. der Talmaschen Operation unterzogen, die Herr Dr. N. Wassiljew den 29. September ausführte.

Der Verlauf nach der Operation war ein ziemlich ungestörter, da am 9. Oktober eine Heilung per primam konstatiert werden konnte. Die Körpertemperatur, die vor der Operation zwischen 36 und 37,5° schwankte, erfuhr nach der Operation fast gar keine Veränderung. Nur ein einziges Mal, und zwar den 1. Oktober abends, erreichte sie 38°. Nichtsdestoweniger fing der Zustand der Pat. nach der Operation sich zu verschlimmern an. Vor allem stellte sich Durchfall ein. Am 10. Oktober hatte Pat. bis zu zehn Entleerungen, wobei große allgemeine Schwäche eintrat. Den 7. Oktober hatte sie 15 Entleerungen. Gleichzeitig mit dem Durchfall nahm die Schwäche immer zu. Den 9. Oktober wurde eine geringe Ansammlung von Flüssigkeit in der Bauchhöhle nachgewiesen. Am 12. Oktober schwand der Durchfall. Zum 13. Oktober hatte sich die Flüssigkeitsansammlung in der Bauchhöhle vergrößert. Die Aszitesflüssigkeit nahm immer weiter zu, so daß am 5. November ihre Menge

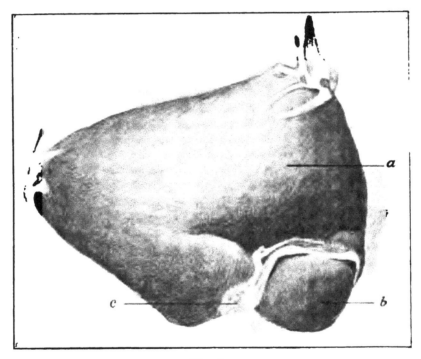

Fig. I.

bereits eine enorme war. Vom 6. November an war ein Nachlassen der Herzkraft zu beobachten, und am 10. November trat bei der Kranken der E x i t u s l e t a l i s ein.

Die S e k t i o n ergab folgendes: Hochgradige Abmagerung. Bauch etwas vergrößert. Linienförmige Narbe nach einer Operationswunde vom Proc. xiphoideus bis zum Nabel. Pleurahöhlen leer. Lungen stellenweise mit der Brustwand verwachsen. Sie sind blaß, überall weich, ödematös. Herz von geringer Größe, gut kontrahiert. Seine Muskulatur blaß. Klappen unverändert. Aortenintima glatt. In der Bauchhöhle ziemlich viel gelbe klare Flüssigkeit. Netz in der Gegend der Operationswunde mit der vorderen Bauchwand verwachsen. Parietalblatt des Peritonäums verdickt, stellenweise weißlich, an vielen Stellen von zahlreichen Blutaustritten in Form von Punkten und Fleckchen durchsetzt. L e b e r stellenweise mit dem Zwerchfell verwachsen. Sie ist s e h r k l e i n (15 × 11 × 6 cm), von unregelmäßiger ovoider Form, o h n e n o r m a l e G l i e d e r u n g i n L a p p e n [1]). Ihre Oberfläche ist glatt. In ihrer linken Hälfte bildet die Leber einen kegelförmigen Höcker (Fig. I u. IIIa), der an seiner Spitze mit dem Diaphragma verwachsen ist. Der vordere Leberrand (Fig. II) ist sehr dick, besonders in seiner rechten Hälfte. Infolgedessen wird's wohl bezüglich dieser Leber richtiger sein, von einer vordern F l ä c h e zu reden. Inmitten der letzteren befindet sich ein breiter Ausschnitt, in welchem die Gallenblase (b) belegen ist. Von dem Grunde des bezeichneten Ausschnitts

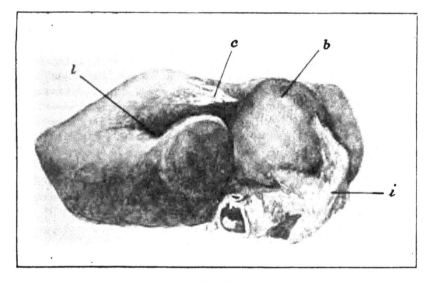

Fig. II.

verlaufen zwei Furchen. Die eine nimmt ihre Richtung nach oben und rechts (Fig. I), während die andere, einen Zentimeter tief, nur nach rechts verläuft (Fig. II und III l). Die letztere Furche teilt die rechte Hälfte der Vorderfläche der Leber in zwei Knoten: einen obern und untern (Fig. II). Längs des obern Knotens verläuft über seine Mitte ein dünnes Band, das in den erwähnten breiten Ausschnitt übergeht, hierauf an die Gallenblase herantritt und unmittelbar in den Peritonäalüberzug derselben übergeht, wobei es an dieser Stelle eine kleine Falte bildet. Dieses Fältchen geht seinerseits direkt über in ein sehr dickes und festes Band (Fig. II u. III i), das ungefähr einen Zentimeter breit und dick ist, an der linken Oberfläche der Gallenblase, wo es mit ihr ver-

---

[1]) Das G e w i c h t der Leber betrug, nachdem sie mehrere Monate lang in Formalin konserviert worden war, 500 Gramm.

.wachsen ist, beginnt und sodann auf die untere Fläche der Leber übertritt, wo es mit dem linken Ende des Lig. triangulare hepatis verschmilzt (Fig. III d).

Die untere Fläche der Leber (Fig. III) zeichnet sich nicht durch solche Gleichmäßigkeit aus wie die obere. An ihr sind mehrere unbedeutende Vertiefungen und Furchen wahrzunehmen. Die normale Teilung in Lappen fehlt. Zwischen der V. portae (Fig. III h) und der Vena cava (Fig. III e) befindet sich ein Knötchen (f) von Nußgröße. Dieses Knötchen bot bei der mikroskopischen Untersuchung den gewöhnlichen Bau des Lebergewebes mit den gleichen Veränderungen dar, die sich bei der mikroskopischen Untersuchung der übrigen Partien der Leber herausstellten und die weiter unten beschrieben sind. Die untere Fläche der Leber endet hinten mit dem Lig. triangul. hepatis (d), das im Verein mit dem dicken und festen Bande (i) sie von dem oben erwähnten kegelförmigen Höcker (Fig. I u. III a) abgrenzt. Auf Fig. III ist die Öffnung des Ductus cysticus (m) zu sehen.

Das Lebergewebe ist auf der Schnittfläche ziemlich derb, von rotbrauner Farbe, nicht gekörnt. Die Gallenblase besitzt dicke Wandungen und enthält recht viel dunkelbraune schleimige Galle. In der Pfortader steckt ein dunkelroter derber Thrombus (Fig. III k), der mit ihrer Wand fest verschmolzen ist und sich in ihre Verzweigungen innerhalb des Mesenteriums hineinerstreckt. Dieses ist stark verdickt. Die Darmwand ist ebenfalls dick, von Blutaustritten durchsetzt. Die Schleimhaut des gesamten Darmkanals ist von rötlicher Farbe, verdickt, von sehr großen Schleimmengen bedeckt. Die Milz ist sehr groß (17 × 12 × 5 cm), ihre Kapsel ist verdickt, das Gewebe auf der Schnittfläche blaß, von hautartiger Konsistenz, stellenweise mit roten Punkten (Gefäßdurchschnitten) übersät. Die Nieren sind von normaler Größe, mäßig blutreich. Gebärmutter und Adnexe sind sehr klein (uterus infantilis).

Die von uns ausgeführte m i k r o s k o p i s c h e Untersuchung ergab folgendes:

L e b e r. Viele Leberzellen sind in ihrem Umfang verkleinert. Die Form der Zellen ist eine vielgestaltige. Ihr Protoplasma ist fein granuliert und enthält meist in erheblicher Menge Fettröpfchen von verschiedener Größe. Zahlreiche Leberzellen schließen ein Pigment von goldiger Farbe ein. Mehrere Zellen enthalten zwei Kerne. Es werden jedoch ganze Bezirke von Leberzellen angetroffen, die gar keinen Kern besitzen. Neben Leberzellen mit gut gefärbten Kernen werden hier und da Zellen mit schwach gefärbtem Kern gefunden. Die Intertrabekularräume sind meist erweitert und mit roten Blutkörperchen erfüllt, die teils verändert sind, teils ihre Gestalt bewahrt haben. Zwischen den letzteren, sowie in der Umgebung der Kapillaren zwischen den Leberzellen werden Leukozyten von runder Form mit scharf umgrenztem und gut gefärbtem rundem Kern angetroffen. Das Protoplasma der Leukozyten ist schwach bläulich gefärbt[1]). Neben den beschriebenen einkernigen Leukozyten sind hier und da auch mehrkernige zu sehen.

Zahlreiche Äste der Pfortader sind durch Gerinnsel ausgefüllt, die eine feinkörnige Masse darstellen. In einem der größeren Äste der Vena portae

---

[1]) Färbung mit Hämatoxylin-Eosin.

steckt ein Thrombus, der das ganze Gefäßlumen nicht ausfüllt. An der Peripherie dieses Thrombus sind Anzeichen von Organisation (Auftreten neugebildeter Gefäße und zarten Bindegewebes) zu bemerken. Die Wand zahlreicher Äste der Pfortader ist verdickt. In einigen interlobulären Räumen ist eine Wucherung des faserigen Bindegewebes zu beobachten. Die Leberkapsel ist verdickt. Ihre Gefäße sind stark erweitert und blutreich. An vielen Stellen der Kapsel sind Blutaustritte zu sehen. An der Vena portae ist eine hochgradig ausgeprägte Sklerose zu bemerken (die Intima ist außerordentlich verdickt). Der in ihr befindliche Thrombus besteht aus Fibrin, das größtenteils einen

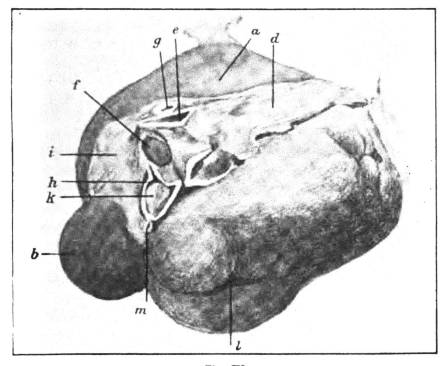

Fig. III.

netzartigen Bau hat. In den Thrombus sind in großer Anzahl rote Blutkörperchen in Form einzelner Inseln eingelagert. Dabei werden neben den Inseln, die aus veränderten Erythrozyten bestehen, Stellen angetroffen, die aus Anhäufungen sehr gut erhaltener roter Blutkörperchen gebildet sind. Am Thrombus werden keinerlei Anzeichen von Organisation wahrgenommen, mit Ausnahme seines peripherischen, an die Pfortaderwand anstoßenden Teiles. Hier ist eine schwache Entwicklung von neugebildeten Gefäßen und von Bindegewebsfasern zu sehen, die hier und da die thrombotischen Massen durchsetzen. Außer den roten Blutkörperchen werden im Thrombus in Form einzelner Anhäufungen auch Leukozyten angetroffen, aber in sehr geringer Anzahl.

Wir unterzogen auch einer mikroskopischen Untersuchung den derben und dicken Strang (Fig. II u. III i), der von der linken Seitenfläche der Gallenblase beginnend mit dem Ende des Lig. triangul. hepatis verschmilzt. Wie es sich herausstellte, bestand er aus Bindegewebe mit einer erheblichen Beimischung von Fettgewebe. In die Bindegewebsmasse sind sehr zahlreiche Nervenstämme, Blutgefäße und Gallengänge eingelagert. Mehrere Blutgefäße sind thrombosiert. Die mikroskopische Untersuchung der M i l z ergab folgendes: Kapsel bedeutend verdickt. Enorme Entwicklung von Bindegewebe. Dieses besitzt in der Nähe der Kapsel eine faserige Struktur, während es je näher dem Zentrum desto reicher an zelligen Elementen wird. Die venösen Sinus sind stark erweitert und blutreich. Im peripherischen Teil der Milz sind die erweiterten venösen Sinus gegen das umgebende Gewebe scharf abgegrenzt, das fast ganz aus faserigem Bindegewebe besteht. Malpighische Körperchen gibt's sehr wenig. Die Trabekel sind hochgradig verdickt.

Alles oben Angeführte drängt uns zu dem Schluß, daß wir es im vorliegenden Falle mit einer a n g e b o r e n e n H y p o - p l a s i e d e r g e s a m t e n L e b e r zu tun haben. Eine hochgradige Entwicklungshemmung wiesen auch die Gebärmutter und ihre Adnexe auf, welche außerordentlich klein waren. Beachtenswert ist der Umstand, daß die Kranke mit einer derartigen Leber d r e i ß i g Jahre alt geworden ist. Bloß neun Monate vor ihrer Aufnahme ins Krankenhaus begann bei der Patientin sich der Leib zu vergrößern und Flüssigkeit in der Bauchhöhle sich anzusammeln. Es taucht nun die interessante Frage auf, wodurch in diesem Falle das Auftreten des Aszites bedingt war. Vor allen Dingen drängt sich natürlich die Voraussetzung auf von dem Zusammenhang des Aszites mit dem Thrombus der Pfortader. Zieht man jedoch in Betracht, daß dieser Thrombus seinem äußern Aussehen nach und nach dem mikroskopischen Befunde die Merkmale eines f r i s c h e n Thrombus besaß und der Aszites bei der Pat. neun Monate vor ihrer Aufnahme ins Krankenhaus aufgetreten war, so muß man die oben erwähnte Voraussetzung unwillkürlich fallen lassen. Der Thrombus der Pfortader konnte im vorliegenden Falle nicht den Grund für das Auftreten der Flüssigkeit in der Bauchhöhle abgeben. Er konnte bloß eine Zunahme des ohnehin vorhandenen Aszites bewirken.

Was die pathologisch-anatomischen Veränderungen anlangt, die wir in der Leber bei der mikroskopischen Untersuchung gefunden haben, so stellen sie zweifellos das Resultat der Pfortaderthrombose dar. Zugunsten dieser Annahme spricht der Umstand, daß die bezeichneten pathologisch-anatomischen Veränderungen mit dem mikroskopischen Bilde völlig übereinstimmen, das A. S o l o w j e w [1]) in der Leber beim künstlichen Verschluß der Pfortader durch Anlegen einer Ligatur erzielte.

Somit vermögen weder der Thrombus der Vena portae, noch die von uns in der Leber gefundenen pathologisch-anatomischen Veränderungen die Ursache des Auftretens des Aszites bei unserer Pat. zu erklären. Es erübrigt nur die Annahme, daß diese Ursache in der Hauptbesonderheit der betreffenden Leber, nämlich in ihrer Hypoplasie enthalten ist, oder, richtiger ausgedrückt, nicht so sehr in der Hypoplasie selbst, als vielmehr in der mit dieser in engem Zusammenhang stehenden Einengung des Gefäßbettes der Leber. Diese Einengung des Gefäßbetts der Leber bildete zweifelsohne für den normalen Blutkreislauf ein beständiges Hindernis, das höchstwahrscheinlich während des größern Teils des Lebens der Kranken mehr oder weniger erfolgreich überwunden wurde. Zu allerletzt trat doch eine Störung der Kompensation ein, als deren Folge der Aszites sich einstellte.

VII.
Ein Fall von Aneurysma der Arteria hepatica propria mit Zystenbildung in der Leber.

(Aus der Medizinischen Klinik zu Jena.)

Von

Dr. R e i c h m a n n ,

Assistenzarzt der Klinik.

Obwohl die Semiotik der Aneurysmen der Leberarterien hauptsächlich durch die Veröffentlichungen von M e s t e r [1], G r u n e r t [2] und B i c k h a r d t und S c h ü m a n n [3] genau beschrieben worden ist, gelang es bis heute noch in keinem Falle, die Diagnose zu Lebzeiten des Patienten mit Sicherheit zu stellen. Es sind zwar verschiedene Fälle veröffentlicht, wo durch eine Operation das Aneurysma beseitigt werden sollte, und in dem bekannten,

---

[1]) Veränderungen in der Leber unter dem Einflusse künstlicher Verstopfung der Pfortader. Dieses Archiv, 1874, Bd. 62, Heft 2.

von K e h r [4] veröffentlichten Falle war letztere zum ersten Male von Erfolg begleitet, aber in all diesen Fällen wurde die Operation unter falscher Diagnose unternommen. Am häufigsten wurde das Aneurysma auf Grund der Blutungen mit Geschwüren des Darms, auf Grund der anfallsweise auftretenden Schmerzen mit Gallensteinkoliken verwechselt. Sehr nahe der Diagnose Leberarterienaneurysma kommt B i c k h a r d t in seinem zuerst beschriebenen Falle, wo er einen zystischen Tumor der Leber annimmt. Hier lagen aber die Verhältnisse besonders günstig, da kurze Zeit vor dem Tode über dem Tumor ein pulssystolisches Geräusch im epigastrischen Winkel und zuletzt noch deutliche Pulsation desselben zu beobachten war. Ob in seinem dritten Falle in der Tat ein Aneurysma der Leberarterie vorliegt, scheint zwar wahrscheinlich, doch harrt derselbe noch der Bestätigung durch die Obduktion.

Die Beschreibung der übrigen Symptome kann wohl unterbleiben, da sie nur eine Wiederholung der oben zitierten Arbeiten, in denen außerdem eine genaue Literaturangabe zu finden ist, darstellen würde.

In folgendem wird ein Fall mitgeteilt, der trotz genauester Untersuchung bis zum Eintritt des jähen Todes des Patienten unerkannt geblieben ist und der, wie die Sektion ergab, einen ungewöhnlichen Leberbefund dargeboten hat.

H. M., 26 Jahre alt. Pat. wurde am 27. August aufgenommen. Er stammt aus gesunder Familie. Als Kind hatte er Diphtherie und Veitstanz gehabt. Vom Militär wurde er befreit wegen Plattfüße. Sonst war M. stets gesund gewesen bis 10 Tage vor der Aufnahme, wo er Reißen in den Beinen, heftige Leibschmerzen und hohes Fieber bekam. Die Schmerzen seien attackenmäßig aufgetreten, jetzt beständen sie dauernd, und zwar so heftig, daß er nachts nicht schlafen könne. Früher habe er regelmäßig Stuhl gehabt, jetzt sei er hartnäckig verstopft (Stuhl zuletzt vor 4 Tagen). Mäßiger Raucher; kein Trinker; war nie geschlechtskrank.

Pat. ist mittelgroß, dürftig ernährt und mittelkräftig; er macht einen schwerkranken, sehr hinfälligen Eindruck. Die H a u t ist blaß, etwas trocken, heiß (Temperatur 39,8). Kopf: o. B. Lungen und Herz gesund. Puls regelmäßig, 90, etwas weich.

Das Abdomen ist leicht eingezogen, straff, im rechten Hypochondrium bis herab zur Leistengegend sehr druckempfindlich. Milz und Leber sind nicht vergrößert. Nirgends ist ein Tumor zu fühlen.

Extremitäten: wenig kräftig; beiderseits ausgeprägter Pes planus.

Reflexe und Sensibilität ohne nennenswerten Befund.

Im saueren Harn sind Spuren Albumen, keine geformte Bestandteile, kein Zucker. Diazoreaktion negativ. Indikanreaktion schwach positiv.

Pat. erhält zwei Einläufe, auf die nur wenig Stuhl folgt. Am Abend heftigste Schmerzen, die nach dem rechten Mesogastrium lokalisiert werden. Abdomen beim Betasten dieser Gegend bretthart, perkussorisch nichts Abnormes feststellbar. Die Zählung der weißen Blutkörperchen ergibt 18 900, worunter auffallend wenig Lymphozyten.

30. August. Noch immer dasselbe Bild, geringer Husten mit Auswurf; keine Tuberkelbazillen in ihm nachweisbar. Dauernd heftige Bauchschmerzen, die immer in die rechte Bauchseite — bald höher, bald tiefer — verlegt werden. Gegen die Schmerzen werden 2stdl. 5 Tr. Op. spl. gegeben.

31. August. Pat. klagt heute besonders in der rechten Nierengegend. Im Harn nur Spur Albumen, keine Konkremente. Auch auf Einlauf folgt nur wenig fester, harter, braungefärbter Stuhl.

2. September. Die Milz ist jetzt perkussorisch etwas vergrößert. Die Temperatur ist staffelförmig abgefallen. Blutentnahme aus der linken Vena mediana. Vidal negativ. Blutbouillon und Agarkulturen sind steril geblieben. Schmerzen bestehen noch in gleicher Heftigkeit. Neben Opium wird Morphium in Tropfen gegeben.

8. September. Unruhige Temperaturen. Seit der Aufnahme ist das Allgemeinbefinden fast völlig gleich geblieben. Pat. durchwacht jede Nacht.

Zahl der weißen Blutkörperchen 24 000, worunter nur 600 Lymphozyten.

13. September. Pat. bekommt jetzt Morph. subkutan, worauf wenigstens für Stunden Besserung eintritt. Gegen die Obstipation werden Glyzerineinläufe, per os Karlsbader Salz gegeben. Temperatur zwischen 38,0 und 38,5 °.

19. September. Temperatur normal geworden. Schmerzen haben nachgelassen. Aussehen nicht mehr so blaß, Pulsfrequenz aber unverändert geblieben, zwischen 95 und 105.

23. September. Pat. hat geringen Appetit, bekommt in der Hauptsache flüssige Diät. Seit drei Tagen ist er ohne Morphium ausgekommen.

28. September. Nachdem sich Pat. in den letzten Tagen auffallend wohlgefühlt hat, traten heute nacht wiederum heftige krampfartige Schmerzen auf.

Pat. hat heute nachmittag wiederum dieselben Schmerzen, schreit laut auf und verlangt nach einer Morphiumspritze. Er will aus dem Bett, sinkt ohnmächtig zurück und stirbt nach wenigen Sekunden.

Bei den unbestimmten Krankheitserscheinungen, vor allem bei dem geringen objektiven Befunde war eine genaue Diagnose in diesem Falle nicht zu stellen. Das hohe Fieber, die heftigen Schmerzen in der rechten Bauchseite rechtfertigen nur die Annahme einer Entzündung in dieser Gegend. Die staffelförmig abfallende Temperatur ließ an eine typhöse Art derselben denken, jedoch der Blutbefund machte sie sehr unwahrscheinlich. Da auch in der fieberfreien Zeit die Schmerzen in selber Stärke fortdauerten und die

Leukozytenzahl dauernd hoch blieb, so mußte auch die Möglichkeit eines abgekapselten Abszesses in der Bauchhöhle mit Darmverwachsungen (vielleicht als Folge einer Appendicitis) erwogen werden. Der ungemein rasche Tod des Patienten zwang zur Annahme der Ruptur eines größeren Gefäßes (der Aorta abdominalis?) als Folge einer periarteriellen Entzündung.

Am 29. September wurde die Sektion durch Herrn Geheimrat W. M ü l l e r ausgeführt. Aus dem Protokoll sei folgendes wiedergegeben:

In der Bauchhöhle eine reichliche Menge sanguinolenter Flüssigkeit und schwarze Blutgerinnsel. Dünn- und Anfang des Dickdarms graublau durchscheinend. Die Gallenblase mit der Flexura hepatica coli kurz verwachsen. Linke Lunge hinten oben lose verwachsen. Die rechte mit dem Zwerchfell umschrieben lose verwachsen. Der rechte Unterlappen in den unteren zwei Dritteln zusammengesunken, zähe. Im rechten Pleuraraum 450 ccm rötlichgelbe, klare Flüssigkeit.

Der linke Leberlappen ist mit dem Zwerchfell frisch verklebt, seine Kapsel durch gezackte Narbeneinziehungen mehrfach uneben.

Herz gesund. Aorta glatt.

Das Netz mit der unteren Fläche des rechten Leberlappens umschrieben frisch verklebt, der Pylorusteil des Magens mit der unteren Fläche des linken Leberlappens fester verklebt.

Milz vergrößert, 154 : 90 mm. Kapsel glatt. Substanz etwas schlaff, blaß braunrot. Trabekel zart, Malpighische Körperchen nicht deutlich.

Gallenblase bläulich durchscheinend, mit mit Blutgerinnsel untermischter Galle; Schleimhaut mäßig gewulstet, mit einzelnen anhaftenden Blutgerinnseln. In der Mitte der vorderen Wand, unter einer grau durchscheinenden Stelle der Serosa, ein bohnengroßes, glattes und mehr gegen den Hals zu ein einem halbschlehengroßen, bis 5 mm dicken, blauroten Wulst aufsitzendes kleineres Geschwür.

Die Leberkapsel in der lateralen hinteren Ecke des rechten Leberlappens von der Leber eine Strecke weit abgelöst, unter dieser Ablösung ein zunächst oberflächliches, leicht gezacktes Loch gegen den Rand zu, von dem aus eine Zusammenhangstrennung von 75 mm Länge mit gezacktem Rande sich 91 mm in die Tiefe erstreckt. Zwei je walnußgroße, blau durchscheinende Vorwölbungen des unteren vorderen äußeren Randes des rechten Leberlappens, die obere ein schwarzes Blutgerinnsel enthaltend, die untere dünnen, graubraunen Brei. Die anstoßende Lebersubstanz auf 30 mm Länge, 17 mm Dicke graugrün, gleichmäßig derb, mit zentraler gelber Narbenschwiele. Der laterale Ast der rechten Lebervene direkt in diese Trennung mit einer queren Rißfläche einmündend.

Leber 274 : 190 : 150 mm. Kapsel rechts vorwiegend glatt, links mit mehreren flachen Narben. Die Leberarterie am Ende des Einrisses taubeneigroß erweitert, die Wand verdünnt und mit anhaftenden, mattglänzenden, gelblich-braunen Thromben versehen. Substanz der Leber mäßig fest, blaß gelbbraun, Zeichnung undeutlich. Mehrfach Thromben in den Arterienästen. Halblinsen-große Kalkkonkremente in der Peripherie des rechten Leberlappens. Kein Fettbeschlag. In der Mitte des lateralen Endes des linken Leberlappens ein fast hühnereigroßer, graubraune Flüssigkeit führender Herd. Einige peripherische Bezirke am Vorderende des rechten Leberlappens scharf abgesetzt, orangegelb, mit 1 mm breiter blauroter Peripherie.

Im Magen ein Ausguß seiner Höhle in Form eines Blutgerinnsels neben flüssigem Blut, flüssiges Blut ferner im Duodenum. Schleimhaut durchweg glatt, leicht blutig imbibiert. Pankreas: o. B. Im Jejunum teils flüssiges, teils geronnenes Blut; im Ileum derselbe Befund. Das Zoekum stark ausgedehnt und voll flüssigen Blutes neben harten Kotballen. Derselbe Befund im Colon descendens. Glandulae renales und retroperitonaeales groß, schiefergrau. Übriger Befund o. B.

Die mikroskopische Untersuchung der Leber ergibt eine ausge-dehnte Nekrotisierung, welche etwa zwei Drittel der gesamten Lebersubstanz umfaßt. Die Äste der Arteria hepatica sind größtenteils verstopft und das Aneurysma selbst von einem fast sein ganzes Lumen einnehmenden wohlgeschich-teten Thrombus verlegt, der an einer Stelle der Gefäßwand beginnende Organi-sation zeigt. Eine Intima an der Aneurysmawand kann nicht mehr unterschieden werden; die Media ist stark aufgelockert und gleichmäßig von Rundzellen infiltriert, welche sich von dem übrigen blassen, kernlosen Gewebe durch ihre intensiv gefärbten Kerne scharf hervorheben. An der Rißstelle ist nichts Be-sonderes wahrzunehmen, auch die Rundzelleninfiltration ist hier nicht stärker als an andern Orten.

Das Aneurysma ist von einer breiten Schicht von Detritusmassen unter-mischt, von zahlreichen Erythrozytenschatten umgeben. nur Gefäße ohne Endothel und Gallengänge, welche ihr noch verhältnismäßig gut erhaltenes Epithel in ihre Lumina abgestoßen haben, sind darin zu erkennen. Erst hieran schließt sich Lebergewebe, wie man wenigstens aus der läppchenförmigen An-ordnung von Zellresten schließen muß. Ihre Gefäße sind stark erweitert und leer, wodurch die Läppchen teilweise auseinandergesprengt erscheinen. Vielfach unterbrochen wird dieses Gewebe durch weite Flächen von gefäßreichem Binde-gewebe, in das inselförmig Leberläppchen oder deren Reste eingeschlossen sind. Die Gefäße sind überall um das Drei- bis Fünffache verdickt.

In den Partien von erhaltenem Lebergewebe sieht man da und dort eine mäßige Rundzelleninfiltration; die Läppchen reihen sich ohne Vermehrung des interlobulären Stützgewebes aneinander, und die Zellen selbst zeigen größten-teils normale Beschaffenheit, an einzelnen Stellen besteht geringe Verfettung. Wesentlich stärker ist die Rundzellenanhäufung innerhalb der Glissonschen Kapsel. Die Gefäße sind hier größtenteils frei, die Gallengänge leer, und trotz-dem findet man im Gewebe nur ganz selten Gallenkonkremente.

Einer genaueren Besprechung bedürfen noch die in der Leber gefundenen, teils mit grauer, teils mit leicht gallig gefärbter Flüssigkeit gefüllten Höhlen. Sie liegen alle direkt unterhalb der etwas verdickten Kapsel, so daß diese ihre äußere Umgrenzung bildet. Lebereinwärts finden sich graue, weiche Massen, welche sich leicht ausstreichen lassen, weiter einwärts aber ein festeres Gefüge erhalten. Dieses setzt sich von dem Lebergewebe durch eine scharfe, an in Formalin fixierten Präparaten speckig glänzende Linie ab. Mikroskopisch findet man, wie nicht anders zu erwarten war, mehr oder weniger verfallenes Lebergewebe, aber keine Verfettung. Die Demarkationslinie besteht in der Hauptsache aus Rundzellen. Eine Vermehrung des Bindegewebes ist nur in der Umgebung der Hauptäste der Arteria hepatica festzustellen. Diese zystenähnlichen Gebilde erinnern sehr an die Leberveränderungen, welche J a n s o n [5] experimentell durch Unterbindung der Arteria hepatica an Kaninchen erzielt hat.

In unserem Falle waren durch die zahlreichen Embolien der Leberarterienäste ähnliche Verhältnisse geschaffen worden. Es ist wohl verständlich, daß bei ausgedehnter Nekrose des Lebergewebes die Substituierung durch Bindegewebe bei mangelndem Blutzufluß erlischt und daß es dafür durch den Zusammenfall größerer Bezirke, vielleicht im Sinne eines Hydrops e vacuo, zu einer Flüssigkeitsansammlung in diesen Gebieten kommt. Wenn im vorliegenden Falle keine Bindegewebsumkapselung, also keine wahre Zystenbildung entstanden ist, so trägt m. E. daran nur der frühzeitige Tod des Patienten die Schuld. Aus demselben Grunde erkennt man nur vereinzelt Regeneration von Leberparenchym.

Faßt man den makro- wie mikroskopischen Befund kurz zusammen, so ergibt sich:

Ruptur eines taubeneigroßen, fast völlig thrombosierten Aneurysmas der Leberarterie mit Berstung der Leber, Blutungen in die freie Bauchhöhle und in den Darm; zwei frische Geschwüre in der Gallenblase; Nekrose mit Zystenbildung von zwei Drittel des gesamten Lebergewebes durch embolischen Verschluß der zuführenden Arterien; Entzündung des periportalen Bindegewebes sowie in geringem Grade des Leberparenchyms.

Wie in den meisten Fällen (nach G r u n e r t in 73%) von Leberaneurysmen ist auch in dem unserigen das Aneurysma auf entzündliche Vorgänge in der Umgebung der Arteria hepatica zurückzuführen. Sehr wahrscheinlich haben diese bei dem sonstigen negativen Obduktionsbefunde ihren Ausgang von den Geschwüren der Gallenblase genommen. Diese konnten leider nicht untersucht werden.

Die vereinzelten narbigen Einziehungen in der Leber, ferner mehrere kleinere, erweichte Herde ließen anfänglich an eine luetische Erkrankung der Leber denken, doch ist diese auf Grund des histologischen Befundes sowie des Ergebnisses der Sektion und der klinischen Beobachtung m. E. gänzlich ausgeschlossen. Außerdem fiel die Färbung auf Spirochaeten nach L e v a d i t i in sämtlichen Schnitten negativ aus. Die nach der G r a m schen Methode sowie mit Gentianaviolett oder einfach mit Methylenblau gefärbten Präparate ergaben nur spärliche Kokken, zerstreut im Lebergewebe liegend, so daß auch diesen keine ätiologische Bedeutung zukommen kann.

Nach der Beschreibung des pathologisch-anatomischen Befundes lassen sich die klinischen Erscheinungen dieses Falles leichter analysieren.

Das Fieber wie die Leukozytose finden ihre Erklärung in den entzündlichen Prozessen innerhalb der Leber. Die hartnäckige Obstipation hängt mit großer Wahrscheinlichkeit mit der verminderten Gallensekretion zusammen, welche bei der Ausdehnung der Lebernekrose bestanden haben muß.

Schwieriger erklären sich die überaus heftigen, anfallsweise aufgetretenen Schmerzen im rechten Hypochondrium, die nie genau lokalisiert werden konnten und teils tiefer, teils höher, einmal nach der rechten zehnten Rippe, verlegt worden waren. Daß sie die Folgen der Adhäsionen zwischen Leber und Magen einerseits und Leber und Colon andererseits gewesen sind, ist wohl möglich. M. E. ist aber die Ursache dieser heftigen Schmerzanfälle durch die embolischen Verstopfungen der meist in unmittelbarer Nähe der Kapsel gelegenen Leberabschnitte zu erklären.

In der Literatur sind bis heute erst 39 Fälle von Leberarterien-Aneurysmen bekannt geworden. Als konstantestes Symptom werden die heftigen Schmerzanfälle, hauptsächlich im rechten Hypochondrium, angenommen. In 64% der Fälle wurde Ikterus (als Folge von Gallengangskompression durch das Aneurysma) beobachtet. In unserem Falle fehlten aber während des ganzen

Verlaufs der Krankheit jegliche Zeichen einer Gelbsucht. Auch Blutungen per os oder per anum waren nie zu beobachten.

Direkte Symptome des Aneurysmas, Palpation eines fluktuierenden Tumors mit Pulsation und hörbaren pulssystolischen Geräuschen über demselben, sind äußerst selten und mit Bestimmtheit nur in dem ersten Falle von B i c k h a r d t wahrgenommen worden. Es wird deshalb auch späterhin nur ganz ausnahmsweise gelingen, allein aus dem klinischen Befund ein Aneurysma der Leberarterie zu diagnostizieren, zumal das Krankheitsbild durch die fast stets vorhandene Entzündung außerordentlich variieren kann. Die Prognose der Erkrankung ist sehr ungünstig. Außer dem oben erwähnten Falle von K e h r haben alle einen letalen Verlauf genommen. Der Tod trat in etwa 60% der Fälle infolge Berstens des Aneurysmas ein, und nur in dem Falle von W a e t z o l d ꞌ ist es hierbei wie in dem unserigen zu einer gleichzeitigen Leberruptur gekommen.

Was unseren Fall von allen andern unterscheidet, ist die ausgedehnte Nekrose des Leberparenchyms mit beginnender. Zystenbildung infolge Verstopfung der zuführenden Arterien. Die von J a n s o n an Tieren durch Unterbindung der Leberarterie hervorgerufenen Veränderungen haben daher auch Gültigkeit für den Menschen.

Literatur.

1. M e s t e r , Das Aneurysma der Art. hepatica. Zeitschr. f. klin. Med. Nr. 28, 1895.
2. G r u n e r t , Über das Aneurysma der Art. hepatica. Deutsche Zeitschr. f. Chir. Nr. 71, 1904.
3. B i c k h a r d t und S c h ü m a n n , Deutsches Archiv f. klin. Med. Nr. 90, 1907.
4. K e h r , Der erste Fall von erfolgreicher Unterbindung der Art. hepatica propria wegen Aneurysma. Münch. med. Wochenschr. S. 1861, 1903.
5. J a n s o n , Über Leberveränderung nach Unterbindung der Art. hepatica. Zieglers Beitr. Nr. 17, 1895.
6. W a e t z o l d , Leberruptur infolge Berstens eines Aneurysmas. Münch. med. Wochenschr. Nr. 2107, 1906.

VIII.
Experimente über Biersche Stauung bei Streptokokkeninfektion am Kaninchenohr.

(Aus dem Pathologischen Institut der Universität zu Königsberg.)

Von

W a l t h e r   C a r l ,
Assistent am Institut.

Seit B i e r gezeigt hat, wie glänzende Erfolge er bei den verschiedenartigsten Krankheiten mit seiner Stauungsmethode erzielt,
hat die Literatur über diesen Gegenstand eine große Fülle angenommen. Von chirurgischer Seite ist das Für und Wider erwogen
worden mit Vorbringung einer Masse klinischen Materials und neuer
Hypothesen, ohne daß eine definitive allgemeine Ansicht gewonnen
wäre, und heute — 15 Jahre nachdem B i e r mit der ersten Mitteilung über Stauungsbehandlung hervorgetreten ist — steht die
Sache so, daß die Chirurgen in zwei Lagern sich gegenüberstehen.

Fast alle Mitteilungen sind klinische Beobachtungen, und es
lag nahe, den Versuch zu machen, wieweit es möglich wäre, experimentell bei Tieren gleiche Verhältnisse zu schaffen, also Entzündungen erst zu machen, mit denen der Patient schon fertig zu
uns kommt, und eine gleiche Behandlung einzuleiten. Als eine
willkommene Ergänzung haben wir beim Tier je nach unserem
Belieben im Anschluß an den Fall die pathologisch-anatomische
und bakteriologische Untersuchung. Ich habe mich in den vorliegenden Experimenten auf akute Infektionen mit Streptokokken
bei Kaninchen beschränkt. H e y d e h'at mit Milzbrandbazillen
experimentiert, ohne zu befriedigenden Resultaten gekommen zu
sein. Von B i e r ist die Technik immer angeschuldigt worden,
wenn die Versuche negativ ausfielen. Dagegen haben sich B a u m -
g a r t e n und H e y d e gewehrt. Was B i e r beim Menschen als
die einzig richtige Technik vorschreibt, hat auch H e i d e vollkommen geleistet. Auch ich glaube, in meinen Versuchen das
technisch Mögliche erreicht zu haben. Die Hauptbedingung, die
B i e r für das Gelingen seiner Methode macht, ist, daß wir die
Krankheit sehr früh in Behandlung bekommen. Bei akuten Eiterungen verlangt B i e r eine langedauernde Stauung im Gegensatz zur

Tuberkulose. 20 bis 22 Stunden läßt er die Binde liegen, nachdem im Anfang wiederholt die richtige Lage der Binde und die Stärke der Abschnürung kontrolliert worden sind. Zwischen 7 und 24 Stunden habe ich gestaut. Die Pausen zwischen den einzelnen Sitzungen habe ich regelmäßig größer bemessen, als Bier sie vorschreibt, aus rein äußerlichen Gründen. Ich rechne als gelungene Fälle nur die, wo wirklich eine heiße Stauung erzielt wurde und man den Puls auch peripherisch von der Binde noch fühlen konnte. Um die Größe des Stauungsödems habe ich mich wenig gekümmert; welche hohen Grade es erreichen kann, ohne selbst zu schädigen, hat Joseph gezeigt. Ja es braucht nach seiner Meinung nicht einmal zurückzugehen, trotz Hochlagerung.

Meine Technik war folgende: Ich infizierte an beiden Ohren subkutan Reinkultur von Streptokokken. Die Ohren waren vorher rasiert, und ich konnte nun, wenn ich die Ohren gegen das Licht hielt, selbst geringfügige Rötungen erkennen. Wann ich mit der Behandlung begann, ergibt sich aus den einzelnen Fällen, im Durchschnitt 12 bis 20 Stunden nach der Infektion. Ich·möchte hier gleich einem Einwand begegnen, der mir gemacht ist. Da ich nur ein Ohr staute, das andere unbehandelt ließ, so sollte dadurch, daß neben dem gestauten Herde ein gleichartiger Prozeß im übrigen Körper sich noch findet, der Gesamtorganismus durch diesen zweiten Prozeß in seiner Überwindungskraft für die Krankheit in dem gestauten behindert sein. Gegen diese Behauptung sprechen Biers überraschend gute Erfolge bei metastatisch pyämischen Gelenkaffektionen zum Beispiel, die er mit Stauung behandelt. Auch hier ist ja noch ein zweiter, und meist sogar in seinen klinischen Erscheinungen noch dazu prävalierender Herd vorhanden, und die sekundären Verschleppungen heilen doch gut.

Bei Tieren, die mir unter der Behandlung starben, wäre es nun noch möglich, daß die Allgemeininfektion von dem gesunden Ohr ausgegangen ist. Ich habe deshalb immer beide Ohren mikroskopisch untersucht, um nach der Menge, der Form, der Lage und dem Verhalten der Bakterien gegenüber Farbstoffen einen Anhaltspunkt zu gewinnen, ob von dem gestauten oder dem ungestauten Ohr die Überschwemmung mit Streptokokken stattgefunden hat.

Außerdem habe ich eine Anzahl von Tieren mit demselben Streptokokkenstamm, bei dessen beiderseitiger Infektion ich besonders viele Todesfälle hatte, nur an einem Ohr infiziert und dieses gestaut. Bekanntlich findet sich am Ohr wenig lockeres Unterhautbindegewebe, so daß schon die Injektion der Erreger mit großer Vorsicht unternommen werden muß. Bei meinen ersten Versuchen spritzte ich $^1/_{10}$ bis $^2/_{10}$ ccm Streptokokken-Bouillonkultur ein, fand aber dabei, daß die auf dem Oberknorpel liegende Haut, welche sich bei der Injektion zu einer deutlichen Blase abhob, nachher, ob ich staute oder nicht, nekrotisch wurde. Später spritzte ich $^1/_{20}$ ccm ein, was mit einer gut konstruierten Glasspritze mit großer Genauigkeit gemacht werden kann; ich hatte dann keine Nekroseerscheinungen mehr an der Injektionsstelle.

Mit dem Prinzip der Einreibung der Kokken auf die vorher etwas scharf rasierte Haut habe ich noch ungenauere Resultate erzielt als mit der Injektion. Die von H o n i g m a n n und S c h ä f f e r empfohlene Fadenmethode habe ich nicht angewendet. Ich meine, daß die Injektion von Kulturmassen die Gewähr leistet, immer dieselben Volumina sicher unter die Haut zu bringen, was bei dem Anhaften der Bakterien an den Fäden durchaus nicht der Fall ist. Was nun den Apparat der Stauung selbst anbetrifft, so fand ich nur eine einzige Angabe in der Literatur. Die Versuche, die hier unter der Leitung von v. E i s e l s b e r g gemacht wurden, scheiterten auch an demselben Hindernis wie meine ersten Stauungsversuche. Ein runder Stab, der in die Ohrhöhlung gelegt wurde und um den außen ein Gummiband angezogen wird, so daß das zu stauende Ohr mit den Gefäßen zwischen dem festen Stab und dem elastischen Gummibande zu liegen kommt, stellt den ganzen Apparat dar. Eine kleine Veränderungsmöglichkeit in der Zugwirkung des Gummibandes und eine genaue Kontrolle in den ersten Stunden der Stauung gaben dem Beschreiber die Sicherheit, Drucknekrose zu vermeiden.

Ich verwendete zu meinen Versuchen als Stauungsapparat den G ä r t n e r schen Tonometer. Schon von H e n l e ist zur Vermeidung von irgendwelchen Druckerscheinungen bei empfindlichen Patienten ein Apparat, der dem R i v a - R o c c i schen Blutdruckmesser etwa entspricht, beschrieben und empfohlen worden. Dasselbe Prinzip verwendete ich. Es gelang mir auch, an einzelnen Kaninchen durch öftere Messung mittels dieses Apparates den Mittelwert des Blutdruckes in der Ohrarterie zu bestimmen, der etwa 20 mm Quecksilberdruck beträgt. Die zu dem Apparat gehörigen Ringe sind für den menschlichen Finger bestimmt und dementsprechend von gehöriger Breite, 3 bis 4 cm. Das ist zu breit für ein Kaninchenohr. Ich ließ mir daher Ringe von der halben Breite herstellen, die natürlich auch leichter an Gewicht waren. Während bei den zu dem Apparat gehörigen Ringen der Zug durch die Schwere der Ringe so groß war, daß das gestaute Ohr herabhing, was nach B i e r nicht schaden sollte, wurde bei Verwendung der leichteren Ringe das Ohr aufrecht gehalten. Ich zog das Ohr durch das Lumen des Ringes und führte den Ring bis zur Ohrwurzel herab. Einen anfänglich benutzten Gummistopfen, der in die Innenseite des Ohres placiert wurde, um die Ohrmuschel allseitig gut der Innenfläche des Ringes anliegen zu lassen, ließ ich später fort. Ich pumpte nun Luft zwischen die beiden Blätter des Ringes, wodurch sich das innere dünne Blatt in das Lumen hinein vorbuchtete. Wieviel Druck ich nun verwendete, das war für das einzelne Tier verschieden und richtete sich im wesentlichen nach der Dicke der Ohrmuschel. Nach anfänglichen Mißerfolgen, wo durch die zu starke Stauung Blutaustritte in das Gewebe auftraten und das Ohr endlich kalt und nekrotisch wurde, stellte ich einen Druck, der zwischen 60 und 100 mm Hg war, als am geeignetsten fest. Nachdem aufgepumpt war, klemmte ich durch eine M e y e r sche Klemmschraube den Luftdruck ab. Eine einzige Schleuderbewegung mit dem Kopf befreit das Tier von der lästigen Binde. Um das zu vermeiden, hielt ich durch ein um den Kopf gelegtes und durch den Ring gezogenes Band den Apparat am Ohr fest. Der Ring saß dann auf dem Kopf des Kaninchens, wie die Kapottehüte bei den Damen. Die Versuche der Tiere, mit den Pfoten den Apparat abzustreifen, machte ich dadurch unwirksam. daß ich sie in einen Sack steckte, aus dem nur der Kopf heraussah. Auch bei dieser Sicherung ist es mir häufig genug passiert, wenn ich mehrere Stunden lang nicht beobachtet hatte, daß der Ring abgestreift war. Diese Methode, die N ö t z e l zuerst angibt. forderte viele Todesfälle. Denn die Tiere arbeiten sich müde, um ihre Freiheit wiederzuerlangen, und so lange sie in der Stauung sitzen, nehmen sie keine Nahrung auf. Das war auch der Grund. weshalb ich die Pausen zwischen den einzelnen Sitzungen etwas größer bemessen habe, als sie beim Menschen sind. Tiere von weniger als $^1/_4$ Jahr konnte ich nicht verwenden, denn sie starben an den Strapazen der Behandlung. Der Ausstrich und die Aussaat von Herzblut zeigte mir hier, daß keine Septikämie eingetreten war.

Ich habe alle Tiere, bei denen überhaupt eine Reaktion auf das Einbringen der Eitererreger zu konstatieren war, gestaut, meist so, daß, wenn ich abends die Infektion gemacht hatte, ich am folgenden Morgen mit der Stauung begann. In den meisten Fällen waren die Tiere bei Beginn der Therapie noch ganz munter; sie fraßen gut und machten durchaus nicht einen allgemein kranken Eindruck. Nach B i e r soll die Binde so fest liegen, daß ein kräftiges Ödem auftritt, die Farbe der Haut soll den rötlichen Ton nicht verlieren und das gestaute Glied soll sich warm, höher temperiert als ein ungestautes anfühlen. Alle diese Vorschriften konnte ich mit Genauigkeit durchführen, nur über den Punkt, daß sogleich nach Anlegen der Binde die Schmerzen sistieren, konnte ich mir keine Gewißheit verschaffen. Denn aus der Ruhe und der Unruhe der Tiere kann man keinen sicheren Schluß ziehen. Die meisten Tiere waren unruhig und bemühten sich, die Binde abzustreifen, was mehr aus dem Grunde geschah, weil sie ihnen lästig war. Ich schließe das daraus, weil Tiere, welche ich nur staute, ohne sie vorher krank gemacht zu haben, auch unruhig waren.

Als Impfmaterial benutzte ich menschliche Streptokokken, die von Frauen mit puerperaler Sepsis gewonnen waren und mir in liebenswürdigster Weise von Herrn Privatdozenten Dr. Z a n g e m e i s t e r zur Verfügung gestellt wurden. Dieselben hatten viele Mauspassagen gemacht und hatten auf diese Weise einen äußerst hohen Virulenzgrad für Mäuse erreicht. Ihre Kaninchenpathogenität sollte demnach keine große sein. Sodann wandte ich Kulturen an, die vier- und sechsmal nach den Mäusen Huhnpassagen durchgemacht hatten. Bei den mausvirulenten Streptokokken, mit denen ich ausschließlich arbeitete, zeigte sich eine große Unsicherheit des Erfolges. Wenn ich mehrere Tiere mit denselben Mengen behandelt hatte, war nach der entsprechenden Zeit die lokale Reaktion in dem geimpften Gewebe durchaus nicht die gleiche. Einige Tiere hatten eine schwere Entzündung bekommen; die Ohren waren rot, oftmals streifig von der Ohrspitze zur Ohrwurzel, heiß und hingen infolge eines ziemlich hochgradigen Ödems herab. Andere hatten nur eine ganz umschriebene Röte, die sich entlang den Gefäßen noch etwas zentripetal hinzog, und bei ganz wenigen war die Reaktion fast gar nicht vorhanden. Dieselbe Verschiedenheit wie bei den einzelnen Tieren zeigte sich auch bei demselben Tier bezüglich der beiden Ohren; auch hier war oftmals der Entzündungsgrad sehr different, trotz derselben Menge des injizierten Materials, und obwohl ich auch nach Möglichkeit immer lokal dieselben Bedingungen mir zu schaffen suchte, indem ich ungefähr in der gleichen Distanz von den größeren Gefäßen die Mikrokokken einspritzte.

Ich mußte also von vornherein auf etwas verzichten, was ich mir vorgenommen hatte, nämlich mit zwei gleich starken Entzündungsherden experimentieren zu können. Ich wollte eigentlich einen Abszeß machen und dann die umschriebene Eiterung stauen. Das ist mir nicht gelungen. Ich erhielt immer mehr diffus ausgebreitete Entzündungen, die wohl in einigen Fällen zu Anfang Erysipele waren, meist aber auch sogleich phlegmonös einsetzten. Um die Kaninchenvirulenz, nicht aber die Lebensfähigkeit meiner Streptokokken, die, wie erwähnt, einen hohen Virulenzgrad für Mäuse hatten, weiter herabzusetzen, benutzte ich solche, die Huhnpassagen gemacht hatten (vier bis sechs), doch blieb hierbei jegliche Reaktion aus. Die Streptokokken sind eben schwer in ihrer Wirkung abzuschätzen, und mit der Ungleichheit im Ausfall meiner Infektionen kann ich nur die Erfahrungen zahlreicher anderer Beobachter bestätigen. Nach P e t r u s c h k y ist „das Entstehen eines Erysipels der Ausdruck eines bestimmten (mittleren) Verhältnisses zwischen der Virulenz des infizierenden Streptokokkus und der Widerstandsfähigkeit des infizierten Organismus. Ist bei gegebener Virulenz die Widerstandsfähigkeit erheblich geringer, so entsteht nicht Erysipel, sondern akute Sepsis — ohne wesentliche Lokalerscheinungen an der Infektionsstelle; ist dieselbe erheblich größer, so verläuft die Infektion abortiv".

Die Empfindlichkeit der Tiere hing nicht sowohl von der Körpergröße als, wie mir auffiel, mehr von der Rasse und zum Teil auch von der Farbe ab. Jedenfalls waren weiße Tiere sehr geneigt, schwere Infektionen zu bekommen, ebenso graue, die gelbfarbigen zeigten eine merkwürdige Immunität gegen die Erreger.

Ich habe nur in den wenigen angegebenen Fällen (47 bis 49) das Gewebe inzidiert; alle übrigen Fälle sind nur gestaut worden, denn nur die Wirkung der Stauung, die Veränderung in der Zirkulation des Blutes und der Lymphe und der Einfluß dieser Veränderung auf das Gewebe und auf die Krankheitserreger war Gegenstand der Untersuchung.

Als was die von mir gemachte Entzündung aufzufassen war, ob als Erysipel oder als subkutane Phlegmone, darüber will ich erst nach Aufzählung der einzelnen Fälle sprechen. Meine Absicht war es von vornherein, zu prüfen, ist der Körper durch Schaffung bakterizider Stoffe imstande, eine lokale Infektion mit lebenden Streptokokken zu überwinden, und zwar mit solchen, die schon gezeigt hatten, durch die schnelle Entstehung der Entzündung, daß sie in dem Organismus einen günstigen Nährboden gefunden hatten.

N ö t z e l hat gesunde Ohren von Kaninchen gestaut und in das frische Stauungsödem 15 bis 30 Minuten nach Beginn der Stauung höchst virulente Anthraxbazillen und in andern Fällen auch Streptokokken gebracht. Die Tiere blieben vor der Infektion geschützt, während nicht gestaute durch dieselbe Menge der Erreger getötet wurden. Er ist geneigt, in der Menge der Leukozyten und in der tatsächlich vorhandenen Bakterizidie des Ödems die Heilfaktoren der B i e r schen Stauung zu erblicken. Ähnliches hat L a q u e u r vom Menschen bewiesen. Bei seinen äußerst subtil angestellten Reagenzglasversuchen fand er die bakterizide Kraft des Stauungsserums erhöht. Das ist aber nur der Fall bei energischer, ein- bis zweistündiger Stauung, weniger regelmäßig bei längerer Stauung. Die von B i e r bei akuten Prozessen empfohlene lange Stauung steht mit dieser Behauptung nur in scheinbarem Widerspruch, denn nach B i e r soll auch, solange die Binde liegt, die Stauung immer heiß bleiben und keine Schmerzen machen. Diese letzte Bedingung ist bei chronischen Krankheiten (Tuberkulose) nicht zu erfüllen, da man hier, um eine energische Stauung zu erzielen, die Binde so fest anziehen müßte, daß sie allein schon Schmerzen macht.

Für die Virulenz der eingeführten Erreger und die individuelle Verschiedenheit bei der Infektion sprechen die Kontrollversuche, die ich nur in geringer Zahl (vier) anstellte, da ich stets mit demselben Stamm gearbeitet habe. Drei Tiere impfte ich an den Ohren mit den gleichen Mengen wie die gestauten Tiere. Eins bekam eine schwere progressive Phlegmone, der es etwa nach 40 Stunden erlag; es war eine Überschwemmung des Blutes mit Erregern eingetreten, wie die Kultur aus dem Herzblut zeigte; ein zweites bekam eine schwere Entzündung, aber diese schreitet nicht fort, nachdem sie 24 Stunden bestanden hat, sondern geht langsam zurück; ein drittes zeigte nur eine umschriebene Röte und leichtes Ödem, das schon am folgenden Tage gänzlich zurückgegangen ist. Unter sich waren die Erscheinungen an den beiden Ohren bei demselben Tier auch deutlich verschieden. Vielleicht kann man den Gedanken nicht zurückweisen, daß der Ablauf der Entzündung am Ohr etwas Eigenartiges an sich trägt, was auch den Ausgang der Stauung oft schädlich beeinflußt. Das Ohr hat wenig Unterhautbindegewebe, das nach meinen Versuchen den eigentlichen Aufenthaltsort für die Streptokokken darstellen sollte. Daraus sind vielleicht die wechselnden Erfolge der Infektion zum Teil zu erklären; denn es ist doch auffällig, daß derselbe Stamm von Erregern, in derselben Menge den Tieren eingeimpft, so wechselnde Krankheitserscheinungen macht. Das relative Verhältnis zwischen individueller Immunität und Virulenz der Kokken kann nicht alles erklären, wo bei mir eine Verschiedenheit in der Virulenz auszuschließen war, da ich mit derselben Kultur arbeitete. Es spielt hier die lokale Disposition eine wesentliche Rolle. Bei kleinen Tieren mit kleinen mageren Ohren ging die Infektion immer weniger lebhaft an als bei solchen, deren Ohren fleischiger waren. Hier war von vornherein mehr Platz für die Ansiedelung gegeben, und die Erreger wurden nicht gleich fortgeschwemmt. Es ist auch plausibel, daß so wenig Metastasen auftraten bei den Tieren mit den geringen örtlichen Erscheinungen; denn die Erreger hatten sich noch gar nicht angepaßt und wurden nur in kleinsten Mengen, wie anzunehmen, überallhin verschleppt. Da können sie leicht durch die Alexine im Blut vernichtet werden. Als ein weiterer Beweis, daß das lockere Bindegewebe der Entwicklung der Erreger günstig ist, ist ein Kontrolltier anzusehen, das in das Unterhautbindegewebe am Rücken mit der Hälfte der Menge der übrigen Kontrolltiere geimpft wurde; es erlag einer Sepsis.

In meinen Versuchen finden sich fast alle Möglichkeiten vertreten, wie eine Streptokokkeninfektion ausgehen kann.

Eine große Anzahl waren gleich leichte Fälle. Hier ist es nicht
zur· Eiterung gekommen. Die Entzündung war nach 24 Stunden
deutlich; es bestand Röte und Ödem des Ohres; die Ohren fühlten
sich heiß an und vereinzelt liefen auch rote Streifen von dem
Zentrum der Entzündung zur Ohrwurzel. Es ist charakteristisch,
daß die Erscheinungen nicht lange anhalten und daß sie auf beiden
Seiten, der gestauten und der ungestauten, bald abklingen. Die
Staubinde wurde hier unter einem Druck von 50 bis 130 mm angelegt und blieb 9 bis 12 Stunden liegen. Ein wesentlicher Unterschied in dem Heilprozeß ist mir nicht aufgefallen; ich kann nicht
sagen, daß die Stauung hier beschleunigend gewirkt hätte.

Die Umwandlung einer akuten begrenzten Entzündung in einen
kalten Abszeß habe ich nur zweimal gesehen. Hier bildete sich nach
wenigen Stauungen eine kleine Pustel, die dicht unter der Haut
gelegen nach ihrer Eröffnung einen eitrigen Inhalt entleerte. Die
vor der Eröffnung der Pustel bestehende Röte entlang den Gefäßen verschwand, sobald der Abszeß sich entleert hatte.

Die Beurteilung einer mittleren Schwere des Falles ist schwierig.
Ich möchte hierher die beigefügten (11, 40, 38 usw.) rechnen.
Um mit Bestimmtheit sagen zu können, die Infektion ist mittel-
schwer gewesen, ist meist eine längere Beobachtung nötig. Von
einer abgegrenzten Infiltration, von einem Abszeß, von einer langsam fortschreitenden Phlegmone ist das leichter zu sagen, da man
hier mehrere Tage wenigstens einen Zustand beobachten kann.
Bei den reinen Streptokokkenimpfinfektionen ist gewöhnlich die
Entzündung bald zurückgegangen, oder sie führt ebenso bald zu
deletären Allgemeinerscheinungen. Wenn also einige andere Fälle
auch noch unter diese Kategorie von einzelnen gezählt werden, so
will ich nicht sagen, daß das falsch ist. Es ist eben hierbei sehr
viel persönliche Ansicht. An einem dieser Fälle wurden nachher
im Gewebe Kokken nachgewiesen. Die gesamten Entzündungserscheinungen waren bei dieser Gruppe mehr ausgesprochen, die
Röte war mehr diffus verteilt und das Ödem gewaltiger. Die Ohren
wurden nicht mehr aufrecht getragen, sondern neigten sich durch
ihre Schwere etwas herab. Das Ödem wurde durch die Stauung
in diesen Fällen sehr vermehrt und gelangte in den Pausen zwischen
den einzelnen Stauungsperioden nicht immer zur Resorption;
die Ohren hängen oft schwer herab, und es treten auch Blutpunkte

im Gewebe auf. Die Entzündungshitze ist eine große. Wenn die Tiere das gewaltige Ödem ertragen, ohne sich hierbei infolge von äußeren Verletzungen neue Infektionen zuzuziehen, gehen diese Infektionen in den angegebenen Fällen in Heilung aus. Einige Male konnte ich zirkumskripte Gangränherde hierbei entdecken. Das Gewebe war soweit geschädigt, daß sich während der Stauung eine deutliche Demarkation bildete. Die primäre Schädigung ist hier der großen Virulenz der Endotoxine zuzuschreiben, denn dicht neben der Gangrängrenze ist die Entzündung eine lebhafte, die Farbe der Haut rosarot und die Temperatur gesteigert.

Die weitaus größte Zahl von meinen Versuchen stellen schwere phlegmonöse Erkrankungen dar. Von vornherein setzt hier die Entzündung schwer ein. Es tritt ein gewaltiges Ödem auf, das nicht dem einfach entzündlichen gleichzusetzen ist, sondern die Vorstufe einer eitrigen Infiltration darstellt. Bei der massenhaften Verbreitung der Eitererreger und ihrer Gifte kommt es eben gar nicht erst zur richtigen Infiltration mit Eiterbildung, sondern die Exsudation aus den Gefäßen mit beigemischten Leukozyten und großen Massen von Kokken ist hier die Haupterscheinung. Z i e g l e r führt diese Art der Entzündung, die er für schwere Streptokokkeninfektionen für charakteristisch hält, auf eine frühzeitige Schädigung der Leukozyten zurück, die gewissermaßen durch die Toxine in einen Lähmungszustand versetzt werden, und nun nicht mehr auswandern können, während die Exsudation sich relativ verstärkt durch den in den Gefäßen vermehrten Druck und die lebhafte Zirkulation. Bei diesen schweren Fällen habe ich sogut wie niemals einen Erfolg mit der Stauung erzielt. Das Ödem wird noch vermehrt dadurch, zeigt aber durchaus keine Tendenz, nach Abnahme der Binde zurückzugehen. Die Ohren sind äußerst hoch temperiert, immer heißer als die nicht gestaute Seite, die Pulsation peripher der Stauungsbinde ist auch vorhanden, die Farbe rot, oft mit einem Ton ins Bläuliche. Sehr früh treten in diesen Fällen Allgemeinerscheinungen von Sepsis hervor. Auch von klinischer Seite sind ungünstige Erfolge bei Streptokokken beobachtet worden. S i c k warnt geradezu vor der Behandlung mit Stauung bei Streptokokkenphlegmonen, auch L e x e r , B r u n n , N o r d m a n n haben ungünstige Fälle gehabt, nicht nur bei Phlegmonen, sondern auch bei anderen entzündlichen Prozessen, die auf Streptokokkeninfektion beruhten, selbst wenn sie durch ihre anatomische Lage abgegrenzter waren, was im Vergleich zu der Verbreitungsmöglichkeit im lockeren Bindegewebe von Vorteil ist. Der Autor der Methode selbst hat gute Erfolge bei Phlegmonen, nur sind diese ätiologisch nach seinen eigenen Worten wohl meist als Infektionen mit dem Traubenkokkus aufzufassen. Spezielle Angaben über den Ablauf der Streptokokkenentzündungen gibt er nicht, da sein Material das nicht gestattet. Aber warum soll nicht ein Unterschied im Resultat sein bei derselben Methode, wenn die Erreger so verschieden sind? Daß weitgehende Unterschiede zwischen beiden Erregern, nicht nur bakteriologisch, sondern auch in klinischer Beziehung bestehen, wird niemand bestreiten. Kann das nicht auch bezüglich der Behandlung der Fall sein?

Eine erysipelatöse Erkrankung hatte ich zweimal wenigstens rein. Bei den schweren Phlegmonen war ein Mitergriffensein der kutanen Lymphbahnen ja nicht auszuschließen, aber es trat immer als eine sekundäre Erscheinung und nicht hauptsächlich auf. Nach den ganzen klinischen Erscheinungen sind Fall 8 und 10 für ein Erysipelas von nicht eitriger Form zu halten. Die Stauung hat den Erfolg, daß zunächst ein Aufflammen stattfindet, welches die Binde nicht überschreitet und bald abklingt; in dem einen Fall bedeckt sich die Oberfläche des Entzündungsbezirkes mit kleinen Blutschorfen unter der Stauung. Es bleiben leichte zirkumskripte Herde noch bestehen an der unbehandelten Seite, während die mit Stauung behandelte schon als gänzlich geheilt anzusehen ist. Von den Klinikern wird der Einfluß der Stauung bei Erysipel sehr verschieden beurteilt. H a b s hat schlechte Erfolge gehabt. Nach seiner Meinung schreitet das Erysipel unter der Binde ungehindert fort, er spricht sogar der Stauung eine die Ausbreitung fördernde Wirkung zu. S i c k hat nur gute Erfolge gesehen. H e l l e r macht einen Unterschied zwischen den Erysipelen, die sich schnell ausbreiten aber dann auf dem einmal befallenen Bezirk beschränkt bleiben, auch wenn die Haut nekrotisch wird, und solchen, die unaufhörlich weiter wandern. Diese hindert auch die Binde nicht, während die stationären Formen gut beeinflußt werden. W r e d e , der die Erfahrungen anderer Chirurgen bei Erysipel genauer bespricht, kann auch der Heilungswirkung der Staubehandlung nicht beistimmen. Bei vielen anderen Fällen von meinen Versuchen, wo ein Erysipel sicher anzunehmen ist, stehen doch die Symptome der phlegmonösen Erkrankung von Anfang an gleich so sehr im Vordergrund, daß ich diese Fälle als Phlegmone eben geführt habe. Es folgen die Protokolle 1 bis 33.

F a l l 1. Streptokokkenkultur Fall Sudau Puerperalsepsis. Agarkultur am 11. Juni auf Bouillon überimpft. Am 12. Juni ein kleines weißes Kaninchen an beiden Ohren mit 0,2 ccm dieser Kultur geimpft. 13. Juni. Nach 17 Stunden sind die Ohren rot, stark infiltriert, heiß, sie hängen herab. Das Tier sitzt traurig in seinem Käfig und bewegt sich wenig. Anlegen der Staubinde. Die Messung des normalen Blutdrucks in den Ohrarterien an der Wurzel hat 20 und 30 mm Quecksilber ergeben. Stauung 100 mm rechtes Ohr. Ohr wird kalt und zyanotisch; nach ½ Stunde Binde abgenommen. Links gestaut 70 mm ³/₄ St. lang, weil auch dieses Ohr zyanotisch und kalt, wurde Stauung abgenommen. Pause 5¼ St. Dann rechtes Ohr gestaut 50 mm.

14. Juni. Nach 15 Stunden wird die Binde abgenommen; beide Ohren sind kalt. Das gestaute hängt schwerer herab, ist dunkelblau und sehr stark infiltriert. Allgemeinbefinden schlecht. Gestorben 7 Uhr abends. Kultur von Herzblut ergibt reine Streptokokken.

Histologisch: Beide Ohren ödematös, rechts mehr als links. Links: Gewebe überall von Leukozyten durchsetzt. Da, wo das Ödem sehr stark ist und die Blutgefäße sehr gefüllt sind, finden sich die Leukozyten in relativ geringer Zahl. Blutgefäße gefüllt, zum Teil thrombosiert, Bindegewebe durch die Exsudation auseinandergetrieben und die Maschen von einer homogenen Eiweißmasse ausgefüllt. Keine Nekrosen. Zellen überwiegend Leukozyten. Kokken überall diffus, sehr reichlich im Gewebe. Rechts: Ödem stärker, ebenso Blutungen mehr, Gefäße thrombosiert. Leukozyten nicht zu Haufen, sondern in einigen Bezirken diffus verteilt. Kokken überall; im Ödem auch da besonders reichlich, wo keine Leukozyten sind.

F a l l 2. 19. Juni. Mit ¹/₁₀₀ ccm Kultur (Bouillon) 15 St. gewachsen bei 37° aus Herzblut des vorigen beide Ohren geimpft.

20. Juni. Rechts: rot, warm, ödematös, hängt leicht herab. Links: die Erscheinungen weniger ausgesprochen. Anlegen der Binde. Rechtes Ohr 40 mm Druck. Nach ½ Stunde rechtes Ohr zyanotisch, warm. Linkes Ohr (nicht gestaut) ist kühl. Nach 7 Stunden Binde abgenommen. Gestautes Ohr kühl, aber nicht mehr als das nicht gestaute, zyanotisch, ödematös.

21. Juni. Rechts: warm, zyanotisch, hängt leicht herab. Nicht gestautes zeigt kaum die Zeichen der Entzündung. Um 1 Uhr Anlegen der Binde 30 mm, abgenommen nach 7 Stunden. Gestautes Ohr ist warm.

22. Juni, mittags 1 Uhr. Rechts gestaut 30 mm. Unter der Last der Binde hängt es herab. Die Haut wird trocken, zyanotisch, aber warm. Die Entzündung auf dem linken Ohr schreitet weiter fort.

23. Juni. Nicht gestaut.

24. Juni, abends 8 Uhr. Binde angelegt 30 mm, am andern Morgen 8 Uhr abgenommen. Rechtes Ohr ist kühl, Haut dunkel zyanotisch, gangränös werdend. Am linken Ohr hat sich die Infiltration vermehrt; große zirkumskripte Herde finden sich hier, mit nässenden Geschwüren. 25. Juni. Stauung unterbrochen wegen beginnender Gangrän des rechten Ohres. Die Entzündung am linken Ohr schreitet fort. Hier zeigen sich auch zirkumskripte gangränöse Stellen. Es stoßen sich allmählich die nekrotischen Stellen ab, das Tier erholt sich sehr langsam und stirbt endlich an Kachexie, nicht an Sepsis und nicht an metastatischen Eiterungen, nach mehreren Wochen.

10. Juli. Fünf Kaninchen mit $1/100$ Bouillonkultur an beiden Ohren geimpft (3—7).

F a l l 3. 11. Juli. Beide Ohren gleichmäßig leicht entzündet. Stauung links 30 mm.

12. Juli. Links mehr entzündet, rechts weniger; links gestaut 50 mm.

13. Juli. Status idem. 50 mm.

14. Juli. Binde hat unbestimmte Zeit gelegen, beide Ohren gleichmäßig.

15. Juli. Beide Ohren gleichmäßig entzündet. Stauung 50 mm.

16. Juli. Beide Ohren ohne Befund, keine Stauung mehr. Fall 5 ähnlich verlaufen.

F a l l 4. 11. Juli. Links geschwollen, am Rand infiltriert, rechts weniger.

12. Juli. Linkes Ohr 10 Stunden gestaut 30 mm.

13. Juli. Rechtes Ohr ist das schlimmere, hängt wenig herab, links gestaut 40 mm.

14. Juli. Linkes Ohr kühler, geschwollener als das rechte, nicht gestaut. Doch hängt das rechte schwerer herab als das linke.

15. Juli. Linkes Ohr gangränös, zum Teil sehr stark infiltriert, hängt schwer herab; linkes Ohr infiltriert, wird noch aufrecht getragen. Stauung 60 mm.

16. Juli. Gestorben an Bronchitis.

Histologisch: Links: Gewebe diffus durchsetzt mit Eiterkörperchen, Blutgefäße stark gefüllt, Leukozyten darin vermehrt. Fibröse Fasern gequollen und auseinandergetrieben. Hier liegen zwischen den Bindegewebsbündeln viele noch gut erhaltene Erythrozyten, kleine und große Lymphozyten und Leukozyten. Doch ist die Anordnung so, daß die Zahl der Leukozyten mit der Entfernung von den Infiltrationsherden abnimmt. Kokken verschieden viel, an einzelnen Stellen sehr reichlich, oft in Zellen eingeschlossen. Rechts: Blut, Eiter, auseinandergetriebenes Bindegewebe. Kokken reichlich im Gewebe.

F a l l 7. Ähnlicher klinischer Verlauf, stirbt während der Behandlung. Aus Herzblut keine Kokken züchtbar.

Histologisch: Rechts: Venen sehr gefüllt, starke Vermehrung der Leukozyten im Venenblut. Arterien eng. Neben den Venen liegen in vorgebildeten Räumen (Lymphbahnen) massenhaft noch erhaltene und schon zerfallene Eiterkörperchen. Haut und Knorpel unverändert. Perichondrium aufgetrieben. Im ganzen ist das Zwischengewebe reichlich von Eiterkörperchen durchsetzt und zum Teil die Gewebsstruktur zerstört. An vielen Stellen sind nur noch zerfallene Leukozyten zu erkennen. Wo das Gewebe am wenigsten geschädigt ist, sieht man die fibrösen Fasern gequollen und zum Teil zerrissen, zwischen ihnen wenig kleine Lymphozyten und mit großem Plasmaleib (Clasmatozyten) versehene Zellen, die zu den Bindegewebsfasern in keiner Beziehung stehen. Leukozyten liegen hier auch reichlich. Die elastischen Fasern nicht verändert. Kokken sehr reichlich, zu Gliedern bis vier im Gewebe liegend. Auch im Venenblut, besonders gehäuft in den Lymphbahnen. In den Venenlumina zerstreut Fibrinnetze sichtbar, ebenso im Gewebe an den Stellen, wo eine Anhäufung von Leukozyten ist.

Links: In den Venen und Arterien, die vollkommen ausgefüllt sind von Blut, ist die Zahl der Leukozyten vermehrt gegenüber der andern Seite. Das ganze Gewebe ist durchsetzt mehr in diffuser Weise von Leukozyten und mehr noch von ihren Zerfallsprodukten. Die Exsudation ist hier nicht so stark, die Bindegewebsbündel daher nicht so auseinandergedrängt. Die Kapillaren sind zum großen Teil ausgefüllt von einer geronnenen, sich mit Eosin gleichmäßig färbenden Masse, die nicht aus zerfallenen roten Blutkörperchen besteht, sondern aus geronnenem Ödem. Dieselben Massen finden sich im Gewebe. Wohlerhaltene Erythrozyten sind hier nicht zu sehen. Im Gewebe keine gut erhaltenen Kokken. Nur noch wenig zusammenhängende Kügelchen, die man wohl davon herleiten muß. Viel Fibrin im Gewebe. An anderen Stellen wieder sehr reichlich Streptokokken, die auch oft im Innern von erweiterten Lymphbahnen liegen.

F a l l 6. Links geschwollen und gerötet, rechts erheblich weniger Entzündungserscheinungen.

12. Juli. Links 30 mm gestaut.

13. Juli. Binde hat 10 Stunden gelegen. Linkes Ohr weniger geschwollen. Rechtes Ohr mehr infiltriert, aber auf beiden Seiten ist die Entzündung nicht erheblich. Stauung 35 mm links.

14. Juli. Binde nach mehreren Stunden entfernt. Rechtes Ohr geschwollener, heißer, geröteter als das linke.

15. Juli. Rechts: geschwollen, sehr infiltriert, hängt herab. Links weniger infiltriert, wird aufrecht getragen. Stauung 60 mm links.

16. Juli. Links: wenig entzündet; rechts: mehr ödematös, infiltriert, hängt herab. Stauung 60 mm links.

17. Juli. Kleine Stelle beginnt am rechten Ohr gangränös zu werden. Links: wenig entzündet, gestaut 70 mm etwa 12 Stunden.

18. Juli. Rechtes Ohr schlechter als linkes; links gestaut 70 mm.

19. Juli. Links wenig entzündet; rechts in der Mitte, der Wurzel genähert eine harte, nekrotische Stelle; links gestaut 80 mm.

20. Juli. Links ohne Befund; rechts hat sich ein nekrotisches Hautstück abgestoßen. Das Tier bleibt am Leben.

F a l l 8. 16. Juli. Auf beiden Seiten die rasierte Haut mit Streptokokken eingerieben.

17. Juli. Links: infiltriert, heiß; rechts: ebenso, aber im ganzen weniger betroffen; links gestaut 75 mm.

18. Juli. Links mehr betroffen, gerötet, infiltriert; rechts weniger; links gestaut 40 mm.

19. Juli. Links: gänzlich infiltriert, zum Teil mit Schorfen bedeckt; rechts: weniger; links: gestaut 40 mm.

20. Juli. Links: von der Spitze bis zur Wurzel stark infiltriert, gerötet und heiß. Die Oberfläche ist zum Teil mit kleinen Blutschorfen bedeckt; rechts ist die Entzündung nur ganz umschrieben; links: gestaut 50 mm.

22. Juli. Am linken Ohr sind die Entzündungserscheinungen völlig zurückgegangen; rechts noch ganz leichte zirkumskripte Entzündung.

F a l l 9. 16. Juli. Ebenfalls Streptokokken eingerieben.

17. Juli. Rechts infiltriert, gerötet, heiß; links: mehr betroffen, gestaut 70 mm.

18. Juli. Links: Entzündung stärker; rechts: weniger; links: gestaut 70 mm.

19. Juli. Links: etwas mehr; rechts: weniger entzündet; links: gestaut 60 mm.

20. Juli. Linkes Ohr stark infiltriert, heiß, von der Spitze bis zur Wurzel ödematös; rechtes Ohr im ganzen erheblich weniger; links: gestaut 45 mm.

22. Juli. Gestorben an Streptokokkenseptikämie. Die Stauungsdauer betrug im Durchschnitt 8 bis 12 Stunden.

Histologisch: Links: Von der normalen Gewebsstruktur äußerst wenig erhalten. Überall liegen massenhaft Leukozyten und ihre Trümmer vermischt mit den Untergangsprodukten des Gewebes. Gefäße, vornehmlich Venen stark gefüllt, zum großen Teil von Thrombenmassen, die reichlich Leukozyten enthalten, ausgefüllt. Zwischen den Bindegewebsfasern Exsudatmassen. Die die Infiltration ausmachenden Zellen bestehen mehr aus großen Lymphozyten mit ziemlich großem Plasmasaum als aus Leukozyten. Der Knorpel ist unverändert, das Periost haftet fest. Die darüber gelegenen Gewebsschichten sind abgehoben. Viel Fibrin und überall reichlich Kokken im Gewebe, auch in den Thromben. Keine große Verschiedenheit von Zellformen, sondern mehr Lymphozyten und Leukozyten in dichten Kokkenmengen.

Rechts: Bindegewebsfasern dicht aneinanderliegend. Im Gewebe verstreut reichlich ziemlich große Zellen mit blasigem Kern. Keine Spalten im Gewebe. Leukozytenanhäufungen mehr zirkumskripte Herde bildend. Venen nicht stark gefüllt; die roten Blutkörperchen nicht einzeln deutlich sichtbar, Arterien leer. An der Ohrwurzel wird die leukozytäre Infiltration stärker, Bindegewebe an den stark betroffenen Stellen zerrissen; die einzelnen Bündel sehen gequollen aus. Von Zellen sind zu sehen, fixe Bindegewebszellen, die auch größer als normal sind, große und kleine Lymphozyten und multinukleäre Leukozyten. Perichondrium nicht aufgelockert. Das ganze Gewebe ist weniger infiltriert als auf der gestauten Seite. Kokken ziemlich reichlich vorhanden, aber nicht im Gewebe diffus verteilt, sondern an die Herde und deren nächste Umgebung gebunden. Es bestehen zahlreiche Herde, die nur aus Kokken zusammengesetzt sind, wo keine Eiterkörperchen vorhanden sind. In den frischen Infiltrationen Fibrin. Im ganzen ist das Gewebe auf dieser Seite in seiner

Struktur besser erhalten. Bakterien sind reichlich vorhanden, aber nicht so diffus.

Fall 10. 16. Juli. Streptokokken eingerieben.

17. Juli. Linkes Ohr breit infiltriert, Entzündung weit fortgeschritten nach der Ohrwurzel. Rechtes Ohr weniger entzündet in Ausdehnung eines Zehnpfennigstückes mit scharfen Umgrenzungen; links: gestaut 65 mm.

18. Juli. Linkes Ohr mehr, rechtes Ohr weniger entzündet; links gestaut 60 mm.

19. Juli. Links mehr infiltriert; rechts weniger; links gestaut 60 mm.

20. Juli. Linkes Ohr etwas mehr betroffen als rechts; links Stauung 50 mm.

22. Juli. Stauung aufgehoben, da keine entzündlichen Erscheinungen mehr vorhanden.

Fall 11—14. Am 27. Juli 1907 vier Kaninchen in beiden Ohren mit $1/100$ Bouillonkultur, verdünnt auf $1/20$ ccm mit NaCl-Lösung injiziert. Nach 24 Stunden zeigte sich bei den meisten Tieren eine deutlich entzündliche Reaktion, die aber nicht immer auf beiden Seiten von gleicher Intensität war. Beginn der Stauung nach 24 Stunden.

Fall 11. 28. Juli. Rechts etwas mehr, links weniger betroffen. Entzündung an beiden Ohren ziemlich hochgradig. Gewebe allgemein infiltriert, heiß, rot, ödematös; links Stauung 50 mm.

29. Juli. Linkes Ohr röter, etwas mehr infiltriert, an der Seite zieht sich ein Streifen von der Spitze bis zur Ohrwurzel; rechtes Ohr fast keine entzündliche Reaktion. Links Stauung 90 mm.

Nach 36 Stunden Pause sind beide Ohren gut. Fall 12, 13, 14 klinisch sehr ähnlich.

Fall 15—19. Fünf Kaninchen am 8. August mit $2/100$ Kultur von Puerperalsepsis geimpft. Nach 12 Stunden erste Besichtigung, die eine starke Entzündung erkennen läßt. Die Tiere 15, 17, 18, 19 sterben schnell nach 48 Stunden, nach einmaligem Stauen an foudroyanter Sepsis.

Fall 16. 9. August. Linkes Ohr eine etwa erbsengroße, gerötete Stelle, die erhaben ist. Entlang den benachbarten Gefäßen Infiltration und Rötung des Gewebes. Rechtes Ohr weniger Rötung, und ganz zirkumskript; linkes Ohr Stauung 70 mm 9 Stunden.

10. August. Bildung eines kleinen Abszesses am linken Ohr, aus dem sich auf leichten Druck gelblichweißer Eiter entleert. Rechts keine Reaktion mehr zu sehen.

Drei Tiere (20—22) mit $1/100$ bis $1/20$ Volumen geimpft am 13. August abends. Über Nacht entwickelt sich eine Entzündung.

Fall 20. 14. August. Linkes Ohr zirkumskripte Rötung um die Injektionsstelle und von dort streifig zur Ohrwurzel hinabziehend. Rechtes Ohr im ganzen erheblich stärker entzündet, starke Infiltration, Rötung. Ohr wird leicht herabhängend getragen; rechts Stauung 50 mm. Ein vor der Stauung durch Einschnitt gewonnenes Serum-Ausstrichpräparat ergibt am rechten Ohr zahlreiche meist zu zwei Gliedern angeordnete Streptokokken, deren Form gut erhalten ist. Links keine Kokken im Ausstrich.

`15· August. Linkes Ohr warm, wenig entzündet; rechts sehr ödematös, mit Blutaustritten in die Ödemflüssigkeit, hängt tief herab.

16. August. Gestorben.

Histologisch: Links Eiterung stark, ebenso viel Exsudat im Gewebe. Gefäße gefüllt, aber nicht sehr reichlich Leukozyten in dem Gefäßlumen. Streckenweise bildet die Eiterung einen Wall von Leukozyten; außerhalb desselben ist starker Zellenzerfall, innerhalb mehr erhaltene Zellen. Die Venen am Perichondrium sind zum Teil thrombosiert. Gefäße, meist erweiterte Kapillaren außerhalb des Leukozytenwalles stark mit Blut gefüllt. Bindegewebe auseinandergetrieben, gequollen. Kokken zahlreich, meist in Herden. Rechts Blutgefäße stark gefüllt, fast alle thrombosiert; Infiltration sehr stark. Im Querschnitt ist das Ohr um mehr als nochmal so dick. Leukozyten sehr reichlich. Infiltration diffus, das ganze Gewebe durchsetzend, wenn auch an einzelnen Stellen stärker, und gelegentlich (in Lymphbahnen) größere Herde bildend. Zwischen den Bindegewebsbündeln große Räume mit Exsudat. Zum Teil geht die Auflockerung des Gewebes bis zur deutlichen Einschmelzung, so daß von Struktur nichts mehr zu erkennen ist. Erythrozyten liegen frei im Gewebe, aber alle Venen und Kapillaren stärkstens gefüllt. Von Zellen finden sich fixe Bindegewebszellen, große Lymphozyten, sehr reichlich Leukozyten. Man sieht Zellen mit viel Plasma, die eigentlich in keinem Zusammenhang mit dem Gewebe stehen, und keine bestimmte Form, aber einen stark tingierten Kern haben. Kokken sehr reichlich, überall im Gewebe, auch in Thromben, doch hier an den Stellen, wo außen sehr reichlich Kokken angelagert sind.

Fall 21. Klinisch ähnlicher Verlauf wie 20.

Histologisch: Rechts Bindegewebe auseinandergedrängt durch reichliche Exsudatmassen. In den Maschen viele Leukozyten, auch reichlich eosinophile. Füllungszustand der Gefäße mittelmäßig. Fasern teils gequollen, teils zerrissen. Zellen mit stark tingiertem Kern und einem vielgestaltigen Protoplasma (große Lymphozyten). Die Bindegewebszellen haben meist wenig Protoplasma, selten trifft man typisch dreieckige Formen mit viel Plasma an. Kokken nicht diffus, sondern meist zu Gruppen im Gewebe verteilt, auch in den thrombotischen Massen. Links: im Querschnitt ist das Ohr gleichmäßig stark verdickt, Gewebe überall stark infiltriert, Gefäße sehr gefüllt, zum großen Teil thrombosiert. An den Stellen stärkster Entzündung sind die Bindegewebsfasern gequollen, zerrissen; in den Maschen viel Leukozyten. Die Eiterung liegt in der Schicht der größeren Gefäße, zwischen einer dickeren weniger veränderten Hautschicht und dem Perichondrium. Nekrose nirgend. An einzelnen Stellen liegen die Leukozyten so dicht, daß von einem Gewebenetz nichts zu sehen ist. Das ganze Gewebe diffus durchsetzt von Kokken.

Fall 22. Klinischer Verlauf wie 20.

Histologisch: Links Blutgefäße mittelmäßig gefüllt. Einzelne Eiterherde, aber in deren näherer und weiterer Umgebung ist das Gewebe stark infiltriert. Bindegewebsbündel gequollen, mit reichlicher Maschenbildung. Im Gewebe vereinzelt rote Blutkörperchen. Eosinophile Zellen reichlich. Kokken meist in Haufen, aber auch sonst überall reichlich diffus im Gewebe verteilt. Rechts:

Ödem sehr stark. Querschnitt etwa 2½ mal so dick wie links. Blutgefäße äußerst stark gefüllt, hier sind auch viele rote Blutkörperchen ausgetreten ins Gewebe. Die Infiltration ist nicht so stark, jedenfalls sind nicht so viel Leukozyten im Gewebe wie links. Bindegewebsbündel gequollen und undeutlich, häufig große Lymphozyten mit vielen Kokken im Plasma. In den Blutgefäßen keine Kokken. In dem Fall 22 ist die Entzündung mit solcher Schnelligkeit verlaufen, daß von einer großen lokalen Veränderung keine Rede sein kann. Auf der gestauten Seite sieht man fast reine Streptokokken im Gewebe ohne große Reaktion. Es ist also sicher, daß hier die Kokken durch den lebhaften Exsudationsstrom mit großer Schnelligkeit und in großer Fülle in das Gewebe geschwemmt worden sind, während auf der ungestauten Seite sie sich wenigstens an einzelnen Stellen fester ansiedeln konnten. Der schnelle Tod des Tieres geht mit Wahrscheinlichkeit vom ungestauten Ohr aus; denn nur dort finden sich Kokken in den Thromben.

22. August. Sechs Tiere (23—28) mit ¹/₁₀₀ Kultur = ¹/₃₀ Volumen an beiden Ohren geimpft. Nach 15 Stunden Beginn der Stauung.

Fall 23. 23. August. Entzündung auf beiden Seiten wenig; doch ist rechts fast nichts vorhanden; links gestaut 90 mm, 7 Stunden.

24. August. Keine Entzündungserscheinungen mehr vorhanden; keine Stauung mehr.

Fall 14 und 25 ähnlicher Verlauf.

Fall 26. 23. August. Rechts wenig. Streifige Röte entlang den Gefäßen, Ödem. Links ganze Ohr stark ödematös, heiß, gerötet. Stauung links 40 mm, 7 Stunden.

24. August. Rechts: Ohr rot, ödematös, die Röte reicht von der Ohrspitze bis zur Wurzel. Links: das ganze Ohr sehr ödematös, heiß, hängt herab. Die Röte überflammt das ganze Ohr. Stauung unbestimmte Zeit.

25. August. Gestorben. Kultur ergibt reine Streptokokken im Herzblut.

Histologisch: Linkes Ohr etwa dreimal so dick wie die nicht gestaute Seite. Gewebe stark mit Exsudat durchsetzt, das nicht sehr zellreich ist. Ein dichter Wall von Leukozyten zieht sich konzentrisch um einige größere Venen herum. Reichlich Blutaustritte aus den Venen. Bindegewebe gequollen und zerrissen. Thrombosen. Kokken diffus, überall sehr reichlich, auch in Venenthromben. Rechts: Gewebe nicht aufgelockert; dicke zellreiche Infiltration. Blutgefäße stark gefüllt zum Teil thrombiert. Kokken überall, aber nicht in Thromben.

Fall 27. Klinisch und histologisch wie der vorige Fall.

Fall 28. Klinischer Verlauf wie bei 26.

Histologisch: Nur an wenigen Stellen ist das Gewebe aufgelockert; eine Infiltration ist auch da nicht vorhanden. Die Kokken liegen im Gewebe, ohne eine Entzündung gemacht zu haben, und zwar vorzugsweise an den Stellen der Injektion.

Rechts: starkes Ödem, welches das Bindegewebe auseinander getrieben hat. In den Maschenräumen liegt Exsudat, das nicht besonders reich an Leukozyten ist. Was an Zellen in dem Exsudat liegt, sind Eiterkörperchen, aber diese sind nicht so zahlreich wie sonst in den Präparaten. Gefäße stark gefüllt und Austritt von roten Blutkörperchen ins Gewebe. Kokken diffus im Gewebe. Hier liegt der Fall so, daß die Entzündung mit solcher Schnelligkeit verlaufen ist, daß es zu einer zellulären Reaktion gar nicht gekommen ist, sondern daß nach der Exsudation, die meist als eine Wirkung der Stauung aufzufassen ist, eine Lähmung der Gefäße eingetreten ist. Thromben frei von Kokken auf beiden Seiten.

Am 24. August werden fünf Kaninchen 29—33 mit $^1/_{200}$ ccm Kultur beiderseits geimpft. Nach 15 Stunden Beginn der Stauung.

Alle Fälle setzen gleich sehr schwer ein, mit starker Rötung und Ödem, über das ganze Ohr sich ausbreitend. Gestaut wird beiderseits. Nach einmaliger Stauung tritt Sepsis ein.

Histologisch: Äußerst starkes Exsudat mit wenig Leukozyten. Bindegewebe gequollen, teils zerrissen; keine Nekrose, Eiterkörperchen durchweg gut erhalten; besonders um die Gefäße herum Eiterung. Keine größeren Blutungen im Gewebe. Nur in der Nähe der kleinsten Venen einige rote Blutkörperchen. Kokken überall ohne bestimmte Lokalisation.

Nach Angabe der Protokolle möchte ich noch einige besondere Bemerkungen über einzelne Fälle hinzufügen. Bei Fall 1 ist die Einbringung der Erreger eine so große, daß von vornherein hier der günstige Erfolg einer Stauung auszuschließen war. Hier hatte die Entzündung mit den starken Erscheinungen, vor allem dem starken Ödem, schon eine erhebliche lokale Kreislaufstörung und Schädigung des lebenden Gewebes gemacht, so daß jede geringfügige Beeinträchtigung der Zirkulation eine weitere schwere Schädigung zur Folge haben mußte. Um in solchem Falle überhaupt eine Stauung, die äußerlich wahrnehmbar ist, zu ermöglichen, muß man hohen Druck anwenden, und dieser schädigt das an sich wenig widerstandsfähige Gewebe so stark, daß eine Gangrän die Folge ist. In Fall VII haben wir es mit einer interkurrenten Krankheit zu tun, die schließlich eine Insuffizienz des Herzens zur Folge hat. Die Behandlung des einen Ohres hatte schon vor der Erkrankung begonnen und hatte zu einem Ödem geführt, in dem die Kokken zugrunde gegangen sein mußten; denn die mikroskopische Untersuchung zeigt nur Erreger in dem nicht gestauten Ohre. Daß diese eingeschwemmt sein könnten, ist im Hinblick auf die steril gebliebene Aussaat aus dem Herzblut mit Sicherheit auszuschließen. Dieselben Bedingungen für die Entwicklung waren doch für die Erreger in beiden Ohren gegeben; es hätten sich also auch welche in dem gestauten Ohr reich-

lich entwickeln müssen, das ist nicht geschehen. Es spricht dieser
Fall doch sicherlich für die Bakterizidie des Stauungsserums.

Eine Gruppe wurde, um einen zweiten Entzündungsherd auszuschalten, nur an einem Ohr geimpft, und dieses Ohr nach An-
gehen der Infektion der Staubehandlung unterworfen. Alle diese
Tiere erkrankten nach Einbringen der Streptokokken sehr heftig,
und erlagen nach kurzer Behandlung einer Sepsis. Ein Protokoll
mag genügen:

Fall 42. 23. September. Ohr sehr heiß; Infiltration in der Gegend der
Injektionsstelle und von dort sich zur Ohrwurzel erstreckend, diffus gerötet,
ödematös in den am stärksten entzündeten Teilen. Stauung 50 mm.

24. September. Ohr nach 22 Stunden Stauung sehr ödematös, blaurot
an einzelnen Stellen, an anderen rosarot, diffus gerötet und heißer als das
normale. Nach sechs Stunden ist das Ödem nicht zurückgegangen. Haut bläu-
lich-schwärzlich an einzelnen Stellen; überall heiß, Puls gut fühlbar. Der Bezirk, wo der Ring gesessen hat, ist nicht durch Druck verändert.

25. September. Nicht gestaut.

26. September. Das schon gestern bläulich verfärbte Stück beginnt sich
zu demarkieren. In dem angrenzenden Teil ist die Entzündung sehr stark.
Stauung 50 mm.

27. September. Nach 22 Stunden Stauung stößt sich die eine Partie des
Ohres gangränös ab; die größte Masse ist rosarot und heiß.

28. September gestorben. Kultur ergibt reine Streptokokken aus dem
Herzblut.

Histologisch: Leukozyten im Gewebe überall vorhanden, aber wenig.
Abszesse mehrere mit zentraler Nekrose, außerdem läuft ein Nekrosestreifen
parallel entlang dem Knorpel. Im übrigen ist die Struktur des Gewebes wenig
verändert. Gefäße zum Teil thrombosiert. Kokken liegen nicht diffus im Gewebe,
sondern in kleinen Häufchen, auch in einer größeren thrombosierten Vene.

Vier Tiere wurden an beiden Ohren geimpft; eine Seite gestaut,
die andere unbehandelt gelassen, und nach bestimmten Zeiträumen wurden die Tiere getötet. Aus dem Herzblut züchtbar
waren in zwei Fällen die Erreger; während der Behandlung gestorben ist keins der Tiere. Unter 20 Stunden hat die Staubinde
niemals gelegen. Nach den klinischen Erscheinungen war ein
Tier gleich leicht, die drei anderen schwer erkrankt. Das Nähere
findet sich bei der Aufzählung der histologischen Veränderungen.

Fall 40. Am 19. September mit 1/100 Kultur an beiden Ohren geimpft.
Nach 20 Stunden rechtes Ohr eine ausgedehnte, wenn auch abgegrenzte Röte,
in deren Bereich das Gewebe ödematös ist. Ohr ist heiß; der Entzündungsbezirk liegt nur im distalen Teil des Ohres.

Linkes Ohr. Hier ist die Röte nicht so abgesetzt, mehr unbestimmt verbreitet, Ödem nicht so ausgesprochen, aber immerhin deutlich zu tasten. Temperatur hoch, gestaut rechts 55 mm. Nach 23 Stunden: linkes Ohr heiß, sehr rot, besonders den Gefäßen entlang bis zur Ohrwurzel. Hier Ödem mittelmäßig, deutlich tastbar. Rechtes Ohr heißer als linkes, äußerst ödematös. Röte und Ödem sind ganz gleichmäßig überall verteilt.

Histologisch: Das ganze Gewebe ist diffus von Leukozyten durchsetzt, die an einzelnen Stellen in dichten Haufen liegen. Sämtliche Gefäße enthalten reichlich Leukozyten, zum Teil thrombosiert. Ödem sehr stark, Gewebsstruktur zu einem Maschenwerk auseinandergetrieben. Keine Blutungen und keine Kokken im Gewebe nachweisbar. Rechts: Blutungen im Gewebe sehr reichlich; die gesamten Entzündungserscheinungen — Ödem, Exsudation, Venenfüllung sind stärker ausgesprochen als links. Keine Kokken. Aus dem Herzblut waren keine Kokken züchtbar.

F a l l 37. Tier 43 Stunden gestaut gewesen mit sechs Stunden Pause.

Histologisch: Links ungestaut. Gewebe ödematös, überall reichlich sulzig durchtränkt. Zunahme der Leukozyten im Gewebe. An einzelnen Stellen Anhäufungen von Eiterkörperchen, keine eigentlichen Abszesse, denn es fehlt die Membran. Gefäße mäßig gefüllt, keine Blutungen im Gewebe. Stellenweise einige erweiterte Lymphgefäße mit Eitermassen ausgestopft. Das ganze Gewebsstrukturbild ist wenig verändert; keine Zerreißungen von Bindegewebsfasern. Eosinophile Zellen sehr reichlich im Gewebe. Kokken reichlich in kleinen Herden im Gewebe liegend, ohne daß um diese Herde herum immer eine stärkere entzündliche Reaktion besteht. Im Lumen einiger nicht thrombosierter Venen zwischen den roten Blutkörperchen Kokkenketten, in anderen Fibrin mit Kokken.

Rechts: Ödem weit stärker, es treten freie Lücken im Gewebe auf; oft sind hier die Bindegewebsfasern zerrissen. Im ganzen ist die Durchsetzung mit Leukozyten stärker als links. Die Gefäße sind äußerst stark gefüllt, Leukozyten in den Gefäßen vermehrt; Blutungen im Gewebe. Auch die größeren Anhäufungen von Eitermassen sind sowohl im einzelnen umfangreicher als auch zahlreicher. Eosinophile Zellen reichlich in dem nicht gestauten Ohr, in dem gestauten am zahlreichsten an den Stellen, wo das Ödem am geringsten ist. Mit der Zunahme des Ödems nehmen die eosinophilen Zellen ab. Fibrin reichlich im Gewebe. Kokken an den ödematösen Stellen diffus verteilt; sonst nicht überall im Gewebe. In der Kultur aus dem Herzblut ist nichts gewachsen.

F a l l 43. An beiden Ohren mit $1/100$ Kultur geimpft. Nach 19 Stunden rechtes Ohr heiß, einseitig infiltriert, hier auch Ödem, Gefäße sehr gefüllt. Linkes Ohr: auch hier sind die Entzündungserscheinungen einseitig; Ödem ist aber rechts mehr. Rechts gestaut 50 mm. 22 Stunden. 65 Stunden gestaut im ganzen. Rechts ödematös, hellrot, heißer als das ungestaute, hängt wenig herab. Links diffus rot, etwas Ödem, heiß. Serum ergibt keine Streptokokken im Ausstrich. Nach sechs Stunden Pause ist das Ödem nicht zurückgegangen, überall rot und heiß.

Stauung 45 mm 23 Stunden; darnach Pause 18 Stunden. Rechts sehr ödematös, hängt herab, heißer als das nicht gestaute. Links Ödem überall, rot, heiß. Stauung rechts 45 mm 22 Stunden. Rechtes Ohr ödematös, heiß, rosarot, hängt leicht herab und fühlt sich derb an. Linkes Ohr kein so starkes Ödem, diffuse Röte, heiß. Die Aussaat aus dem Herzblut bleibt steril.

Histologisch: Links Ödem nicht stark, aber Leukozytenanhäufung überall. Streckenweise wallartig, sich parallel dem Ohrknorpel erstreckend. Gefäße mäßig gefüllt, Leukozyten darin vermehrt; keine Kokken.

Rechts: Ödem äußerst stark, Ohr etwa viermal so dick im Querdurchmesser als das nicht gestaute. Exsudat sehr leukozytenreich, weniger ist die haufenweise Anordnung der Eiterzellen ausgesprochen. Gefäße stark gefüllt mit vermehrtem Leukozytengehalt. Lücken im Gewebe bestehen trotz des sehr großen Dehnungszustandes nicht. Das Maschenwerk zwischen den Bindegewebsfasern ist durchweg mit einer geronnenen Eiweißmasse ausgefüllt; keine eosinophilen Leukozyten mit Granulis. Im Gewebe Blut, keine Kokken.

F a l l 40. Am 19. September mit 1/100 Kultur an beiden Ohren geimpft. Nach 20 Stunden ist rechts eine ausgedehnte, aber abgegrenzte Röte, in deren Bereich das Gewebe ödematös ist. Das Ohr ist heiß, der Entzündungsbezirk liegt nur im distalen Teil des Ohres. Am linken Ohr ist die Röte nicht so abgesetzt, mehr unbestimmt verbreitet, Ödem nicht so ausgesprochen, aber immerhin deutlich zu tasten, heiß. Beide Ohren werden herabhängend getragen. Stauung 65 mm für 23 Stunden.

21. September. Links: Infiltration unregelmäßig verteilt, Gefäße sehr gefüllt, Ohr nicht auffallend heiß. Rechts ist die Röte viel ausgesprochener als links; hier Ödem, heiß, hängt herab; rechts gestaut 65 mm 22 Stunden, Pause 18 Stunden.

23. September. Rechts heiß, Ödem deutlich, kleinste Blutungen im Gewebe. Röte matt, mehr graurosa. Ohr hängt herab; linkes Ohr graurot, nicht ödematös, Entzündungserscheinungen fast keine; rechts Stauung 55 mm, 23 Stunden.

24. September. Rechts ödematös, heiß, rosarot, herabhängend; links Ödem nur zirkumskript, Röte fleckweise, nicht so heiß wie rechts. Stauung rechts 22 Stunden 55 mm; im ganzen ist der Status wie vorher. Die Aussaat aus dem Herzblut bleibt steril.

Histologisch: Am linken Ohr bestehen keine entzündlichen Erscheinungen des Gewebes; die Zahl der Leukozyten in den Gefäßen ist vermehrt. Das Gewebe ist etwas aufgelockert. Die Bindegewebszellen sind saftig mit deutlichem Protoplasmaleib; keine Leukozyten im Gewebe, auch keine Kokken. Das rechte Ohr zeigt starke Auflockerung des Gewebes und Infiltration mit Leukozyten. Zwischen den Bindegewebsfasern geronnenes Exsudat mit stellenweise herdförmig angeordneten unregelmäßig verteilten Leukozytenhaufen. Kokken zu einzelnen Haufen im Gewebe, nicht überall. Viel Fibrin.

N ö t z e l hatte in seinen Versuchen über die Bakterizidie der Stauungslymphe ein Ödem erzeugt durch Stauung an ge-

sunden Gliedern, und in dieses hineingeimpft hat er virulente
Bakterien (Anthrax, Streptokokken) in solchen Dosen, die für das
Tier tödlich waren. Er hat alle vor der Infektion schützen können.
Ich impfte Streptokokken ein und begann dann sogleich zu stauen.
Hier hätte der Erfolg besser sein müssen, als wenn ich erst ab-
wartete, bis die Erreger sich angepaßt hatten. Denn schon zu der-
selben Zeit, wo die Streptokokken sich an den neuen Nährboden
gewöhnen müssen, wirkt auf sie das Stauungsödem ein. Trotzdem
trat bei der Mehrzahl der Tiere eine schnell und tödlich verlaufende
Septikämie ein, nur ein Tier von sechs blieb am Leben (44 bis 49).

Fall 50. 6. August. An einem Ohr $1/100$ Kultur eingeimpft und sofort
gestaut, 60 mm. Nach 7 Stunden ist das Ödem gering. Pause. Weitere Stauung
für 22 Stunden. Das Ohr ist sehr ödematös, heiß, hängt schwer herab; Farbe
blaß rosarot. Der Kopf wird nach dieser Seite geneigt getragen; keine Druck-
marke. Blutkultur reine Streptokokken.

Histologisch: Äußerst starkes Ödem, zerrissene Bindegewebsfasern mit
reichlicher Exsudation. Im Exsudat viel Leukozyten, zum Teil mit mangelhafter Kernfärbung. Blutgefäße stark gefüllt; kleine Blutungen im Gewebe.
Eine große Vene ist thrombosiert. Kokken überall diffus verteilt.

. Bei wenigen Tieren versuchte ich die besonders von L e x e r
vorgeschlagene Methode für akute Entzündungen: das Ohr wurde
breit gespalten und unter dem Druck der Stauung sollte eine
ergiebige Ausspülung der Erreger und ihrer Toxine stattfinden.
Wegen der Eigenart des Gewebes gelang es nicht, eine weit klaffende Wunde auch wirklich offen zu halten. Ein Verband war aus
äußeren Gründen unmöglich, und die Wundränder legten sich
sehr bald eng aneinander, und wurden außen durch einen Blutschorf verklebt. Ich kann also diese Fälle nicht anders bewerten,
als die, bei denen keine Inzision gemacht worden war; denn .
nach L e x e r kommt es wesentlich darauf an, einen lange Zeit
anhaltenden kräftigen Sekretionsstrom zu erzeugen. Nach Angabe der einzelnen Protokolle zeigt ein Rückblick auf den klinischen Verlauf die heterogensten Bilder nebeneinander. Bei den
meisten Tieren ist das gelungen, was B i e r verlangt, eine heiße
Stauung. In der Mehrzahl der Fälle war die gestaute Seite heißer
als die nicht gestaute; die Röte hatte oft einen feurigen Charakter,
und die Entzündungserscheinungen nahmen mit Anlegen der
Binde zu. Der Umschlag nach der guten Richtung erfolgt meist
sehr bald, gewöhnlich schon nach der zweiten Stauungsperiode;

schneller aber noch geht die Allgemeininfektion vor sich. Wieviel dabei auf die Methode zu setzen ist, und wieviel der Intensität der Infektion zugerechnet werden muß, ergibt sich aus den mikroskopischen Bildern.

Die Behandlung greift die Tiere an, und schon aus dem Grunde ist das Experiment nicht der klinischen Beobachtung gleichzusetzen. Die Wärme am Ohr der Tiere ist sehr wechselnd. Ich habe Ohren gesehen, die noch nicht gestaut waren und wo die Entzündungsröte deutlich war, aber die Temperatur kühl. Ebenso ist es mir oft aufgefallen, wenn ich ein Ohr von zwei etwa gleich stark entzündeten staute, das andere, welches ich zum Vergleich der Temperatur immer heranzog, sich kühl anfühlte. Auf einem kleinen Raum habe ich heftigste Entzündungen in Gangräu umschlagen sehen. Die Gangrän, das ist mit Sicherheit auszuschließen, war nicht eine Folge der sogenannten kalten Stauung. Ich kann also die Nekrose nicht der allgemein für das Ohr herabgesetzten Ernährung zuschreiben, sondern möchte sie auf eine durch die Stoffwechselprodukte der Erreger bedingte lokale Schädigung der Gefäßwandungen und der Gewebszellen beziehen. Auch das Ödem an sich kann Nekrose zur Folge haben. Wenn es nämlich nicht in einer bestimmten Zeit (24 Stunden etwa) zurückgebildet ist, macht sich die von J o s e p h als günstig bezeichnete langsame Resorption, die ja vorhanden sein muß, da die Kapillaren der Blut- und Lymphgefäße durch die Quellung des Gewebes zusammengedrückt werden, als schädigende Ernährungsbehinderung geltend. Denn die Stauungslymphe mit den aufgelösten Bakterienleibern oder mit den in ihr gelösten Toxinen bildet dann die einzige Ernährung, und eine Schädigung kann auf die Dauer nicht ausbleiben, da die Zellen doch mit den Nahrungsstoffen auch die Giftstoffe aufnehmen müssen. Hat die Stauung 22 Stunden gedauert und ist die Resorption nach weiteren 24 Stunden nicht fast schon vollendet, dann werden die Gewebszellen fast zwei Tage lang von toxischen Substanzen umspült, und eine weitgehende Schädigung, die in ihrer Stärke von der Masse der gelösten Gifte abhängt, ist die unausbleibliche Folge. An nicht infizierten Ohren habe ich durch starke Stauung ein kräftiges Ödem hervorgerufen. War die Temperatur dabei hoch geblieben, dann bildete sich dieses reine Stauungsödem immer in wenigen Stunden wieder zurück. Nur wenn unter der kalten Stauung das Ödem einen hohen Grad erreicht hatte, trat keine Rückbildung ein und einige Teile verfielen der Nekrose. Begünstigt werden die regressiven Erscheinungen besonders bei großen Ohren dadurch, daß hier der Querschnitt der Lumina der Lymphbahnen in der Mitte der Ohrmuschel größer ist als am Ansatz. Wenn J o s e p h ein Ödem des Armes, welches mehr als 1000 ccm betrug, wieder prompt zurückgehen sah, so ist die Forderung nicht ebenso an die Lymphgefäße des Kaninchenohres zu stellen. Der menschliche Arm nimmt von der Achselhöhle bis zur Hand allmählich an Umfang ab. Die Blutgefäße und der Lymphgefäßapparat sind am Ansatz am weitesten. Bei dem Kaninchenohr muß alles, was in dem großen Raum der Ohrmuschel gebildet wird an Ödem, durch eine engere Bahn, die durch den Ansatz der Ohrmuschel bedingt ist, hindurchgesaugt werden. Dazu kommt, daß die Ohren, wenn sie ödematös geworden sind, schwer herabhängen und das Ödem nicht der Schwere nach abfließen kann. Insofern gestaltet sich hier die Resorption viel schwieriger als an anderen Körpergegenden z. B. einer Extremität; denn wenn bei einer Tierextremität das Ödem auch nach unten sinkt und nicht dem Körper zufließt, so kommt hier doch die Bewegung als ein Moment hinzu, welches günstig auf den Rückfluß einwirkt.

Ich habe Grade von Ödem erreicht, die sicherlich dem von J o s e p h als Maximalwert angegebenen relativ nicht nachstehen. Im Vergleich der mikroskopischen Querschnitte waren manche Ohren vier- bis fünfmal so dick wie die nicht gestauten. Aufplatzen der Haut habe ich dabei wenig beobachtet. Beim Einstechen quoll viel Ödem-Flüssigkeit heraus, und die gelegentlich vorgenommene Untersuchung auf Kokken ergab meist ein positives Resultat. Von zwei bis vier Gliedern konnte ich beobachten, keine langen Ketten. Durch häufiges Überimpfen auf neue Nährböden, oder durch Tierpassagen verhinderte ich die Bildung langer Ketten. Ein Unterschied in der Stärke der Infektion, je nachdem ich die Verdünnung der Kultur mit physiologischer Kochsalzlösung oder mit Bouillon machte, zeigte sich nicht, aber die entzündlichen Erscheinungen traten immer früher und stärker hervor, wenn ich eine frisch gewachsene etwa 12- bis 15stündige Bouillonkultur warm verimpfte, als wenn ich ein Röhrchen benutzte, das längere Zeit auf Eis gestanden hatte. Wie schon erwähnt, konnte ich mit Sicherheit nicht mit einer Konstanz der Pathogenität der Erreger rechnen. Derselbe Stamm hat bei einer Gruppe fast gar keine Wirkung. während er bei einer anderen Gruppe die schwersten septischen Erscheinungen macht. Die von allen gestorbenen Tieren vorgenommene Überimpfung zeigte, ob die Streptokokken schon im Blut kreisten. Bei den schweren Phlegmonen gelang der Nachweis ausnahmslos.

Alle Ohren, die sich eigneten, wurden eingebettet in Paraffin und histologisch untersucht. Ausgeschlossen habe ich die gangränösen Ohren und solche, welche klinisch durchaus nicht von den anderen derselben Gruppe abwichen. Die angelegten Querschnitte sollten den Beweis liefern, ob die Stauung hätte nutzen können, welcher Art die Veränderungen durch die Stauung waren, und wieweit die Gewebsveränderungen auf die Schwere des Insultes zu rechnen sind.

Die gestauten Ohren zeigen ohne Unterschied einen hohen Grad von Ödem, das auch bei denen, wo die Stauung im ganzen nur einmal angewendet worden ist, sehr deutlich ist. Der Querschnitt erreicht das Vier- bis Fünffache des Normalen. Das Ödem besteht in einer gleichmäßig, meist nicht von Hämoglobin verfärbten, geronnenen Masse. Bei den Fällen, die nicht lange gestaut sind, sind die zelligen Beimengungen im Verhältnis zur Exsudatmasse gering. Immerhin mußte ich alle diese Ödeme zu den entzündlichen rechnen. K u r t Z i e g l e r hat hierher alle Ödeme gezählt, welche reicher an Leukozyten waren als das gewöhnliche Gewebe in normalem Zustande. Er kommt auf diese Art auch dazu, die nephritischen Ödeme als entzündliche anzusehen. Bei längerem Bestehen der Ödeme in meinen Versuchen wäre eine eitrige Einschmelzung das wahrscheinliche gewesen, so reichlich waren Leukozyten darin. Die Ausdehnung des Unterhautzellgewebes ist an den vorspringenden Leisten und am Rande der Ohrmuschel geringer, in den Buchten stärker. Eine Zerreißung der Epidermis ist nie durch das Ödem zustande gekommen.

Von den Blutgefäßen sind die Venen besonders stark dilatiert. Die Arterien zum Teil gefüllt, doch nicht konstant. Blutansammlungen in der Nähe größerer Venen, die man auf eine Ruptur der Venenwand beziehen müßte, haben sich nicht gefunden. Aber recht häufig, in größerer Zahl bei den Fällen, wo längere Zeit eine Stauung unterhalten wurde, sind die Venen thrombosiert, und in vielen Präparaten finden sich in den Thromben Kokken. Nicht immer, aber oft ist ein Einwachsen der Kokken in das Lumen des Gefäßes durch die an einer Stelle infolge Anlagerung eines Kokkenherdes schadhaft gewordene Wand auszuschließen, so daß die Einschwemmung der Eitererreger von peripherwärts erfolgt sein muß. Im Lumen von Arterien, auch wenn sich hierin Blut befand, konnten Kokken nur in wenigen Fällen gesehen werden. Aus einigen Fällen (37) ist mit Sicherheit zu schließen, daß die Erreger noch nicht zu einer allgemeinen Infektion geführt hatten. Aus dem Herzblut waren keine Streptokokken züchtbar, während sie sich im Innern noch nicht thrombosierter Venen zwischen den roten Blutkörperchen fanden. In demselben Präparat sieht man auch Kokken in einem leichten Schleier, der bei spezifischer Färbung sich als Fibrin ergibt, liegen. Man muß diese beiden Befunde — Kokken zwischen Erythrozyten und Kokken mit Fibrinnetzen im Lumen der Gefäße — als verschiedene Stadien desselben Prozesses auffassen. Zuerst sind die Kokken durch die Ruptur von Kapillaren einmal in die Wurzeln der Venenbahnen gelangt. Bei dem langsamen Strom, der durch die Stauung bedingt ist, und bei dem Reichtum an Leukozyten im Blut, von dem später noch die Rede sein wird, ist es zu einer reaktiven Ausscheidung von Fibrin gekommen. Hat diese Fibrinausscheidung einen gewissen Grad erreicht, dann erst tritt die Thrombose ein. Die Kapillaren sind oft rupturiert, und besonders sind es die dicht unter der Haut, in der Umgebung der Haarwurzeln gelegenen; dadurch ist dann ein mehr oder weniger großer Bluterguß entstanden. Rupturen von Venenwandungen habe ich nicht gesehen.

Die Epidermis hat von allen Gewebsbestandteilen die geringsten Veränderungen durch die Stauung erfahren. In der unteren, der Kutis unmittelbar aufgelagerten Schicht, sind die Zellen etwas saftreicher, was sich in ihrem Reichtum an Protoplasma am deutlichsten ausdrückt. Nekrosen in der Epidermis habe ich nicht bemerkt und ebenso wenig Abhebungen von der Kutis die vielleicht durch das massenhafte Ödem bedingt sein könnten, wenn es sich gerade an der Grenze zwischen Epidermis und Kutis angesammelt hätte.

Weitgehende Unterschiede zwischen gestauter und unbe-
handelter Seite finden sich bei der histologischen Untersuchung
des Bindegewebes. Bei den ungestauten Ohren, auch wenn ein
Ödem vorhanden ist, liegt die Infiltration zwischen den Bindegewebsfasern und man erkennt deutlich, wie der Ausbreitung der
Infiltration durch die Züge von straffem Bindegewebe gewisse
Grenzen gesetzt werden. Um einen solchen Eiterherd, der durchaus keinen Abszeß, sondern nur eine Ansammlung von Eiterkörperchen darstellt, ziehen die dichtgelagerten Bindegewebsbalken
herum. Die ganz nahe angelagerten zeigen keine deutlichen Konturen und einen gewissen Mangel der Kernfärbung. Die Kerne
sind größer, blasiger geworden, und sie nehmen den Farbstoff
nicht so reichlich an, wie die weiter entfernt liegenden. Etwas
sind alle diese benachbarten Faserzüge durch das reaktive Ent-
zündungsödem mitverändert. Sie sehen gequollen aus und stellen
im mikroskopischen Präparate nicht so scharf nebeneinander
liegende scharf tingierte Streifen dar. Eine Neubildung von Bindegewebe oder eine Verdichtung zur Bildung einer Abszeßmembran
fand nicht statt. Dazu verliefen auch die Fälle im ganzen zu schnell.
Es wurde eben eine schnell fortschreitende Phlegmone, oder es
bildete sich die Infiltration durch Resorption zurück, ohne daß gewaltige reaktive produktive Veränderungen im Bindegewebe
stattfanden. Auf der gestauten Seite sind die Fasern besonders im
lockeren Bindegewebe weit auseinandergetrieben. Viele sind zerrissen, und an den Enden finden sich dann Aufsplitterungen. Die
Mehrzahl ist stark gequollen und sieht glasig aus, die Konturen
sind unscharf. Zerfallserscheinungen am Kern, Pyknose konnte
nicht beobachtet werden. Die in ihrer Form dreieckigen Bindegewebszellen sind vergrößert und saftiger. Der Raum zwischen den
Zellen und Fasern ist mit den beschriebenen Exsudatmassen ausgefüllt und in vielen Fällen macht das Gewebe den Eindruck
einer pneumonischen Lunge, so massenhaft ist das Ödem, daß
das Bindegewebe sich dazu verhält wie die Gerüstsubstanz
eines Maschenwerkes. Von dem geformten Bindegewebe ist
an den gestauten Ohren nur die äußerste Schicht des Perichondrium aufgelockert, an den nicht gestauten ist auch das
nicht der Fall. An einigen Präparaten war eine Loslösung
des Perichondrium von dem Knorpel eingetreten, was durch

eine Ansammlung von Ödem zwischen den beiden Schichten bedingt war.

Von amöboiden Zellen überwiegen in allen Fällen die gelapptkernigen Leukozyten. Uninukleäre Leukozyten, die ich für regressive Veränderungen halten möchte, und weitere Zerfallsprodukte finden sich ebenfalls auf beiden Seiten. Aber es sind die Leukozyten in der gestauten Seite absolut vermehrt, in den Gefäßen wie im Gewebe. Relativ ist ihre Zahl herabgesetzt, denn in der ungestauten Seite liegen die Eiterkörperchen dichter beieinander. Die Zerfallserscheinungen der Leukozyten sind auf der gestauten Seite immer mehr ausgesprochen. Häufig sieht man ihre äußere Form und den Kern noch scharf angedeutet, aber die Färbung im ganzen ist geringer. S c h ä f f e r hat bei den eingeführten Fremdkörpern nur sehr ausnahmsweise einmal die Eiterkörperchen den Fremdkörper erreichen sehen. Er hat sie nur gut gesehen, in den Gefäßen und in deren nächster Umgebung; je weiter sie sich von den Gefäßen entfernten, um so mehr neigten sie zur Nekrose. Eigentliche größere nekrotische Leukozytenherde habe ich auf der gestauten Seite nicht bemerkt. Die Kerne sind im ganzen nicht so scharf tingierbar, wie auf der ungestauten Seite, und die Leukozyten sind in ihren Umrissen nicht so präzise, sie sind mehr verwaschen. Die „strangförmigen Infiltrationen" S c h ä f f e r s finden in meinen Präparaten gelegentlich eine Parallele. Hin und wieder sah ich eine der äußeren Oberfläche parallel laufende Grenze. Innerhalb derselben also näher den großen Gefäßen, findet sich reichliche Ansammlung von Eiterkörperchen, die dann mit ziemlich markanter Linie aufhört, und von da ab sind die Leukozyten erstens erheblich geringer und auch schlechter tingiert. Der Grenzwall wird durch reichliche Trümmer von Leukozyten gebildet. Die Erklärung dieser Erscheinung kann in guter Übereinstimmung mit den Bildern von S c h ä f f e r und R o s e n b e r g geschehen. Zunächst sind einmal die Gefäße sehr produktiv in Erzeugung von Eiter, produktiver als auf der nicht gestauten Seite. Aber infolge der Giftigkeit des Entzündungserregers — der eigentlichen lebenden Organismen und ihrer Toxine — können die Leukozyten nur eine Strecke weit gelangen; dann zerfallen die meisten, wenige kommen noch weiter, aber sind nicht mehr ungeschädigt, wie aus ihrer mangelhaften Färbung ersichtlich ist. Die fortwährend statthabende neue Emigration und der Umstand, daß sie die Grenze, an der ihre Vorgänger zahlreich zugrunde gegangen sind, nicht überschreiten können, macht den Unterschied in ihrer Menge innerhalb und außerhalb des Walles noch deutlicher. Viele von den Leukozyten enthalten in ihrem Plasmaleibe Kokken. Im ganzen sind auf der gestauten Seite die Leukozyten diffuser verteilt, so daß eigentlich das ganze Gewebe damit ausgefüllt ist; sie sind überall in dem Ödem suspendiert. Haben sich noch größere Herde von Eiter gehalten, dann sind diese größer als auf der nicht gestauten Seite. Die Herde enthalten in ihren zentralen Teilen Zerfallsprodukte von Eiter, dieser schließt sich eine Zone an, in der uninukleäre Formen überwiegen und weiter peripherwärts kommen erst gelapptkernige Leukozyten. Auf diese folgt nicht eine Membran, sondern in unbestimmt weiter Entfernung, wo das Gewebe es mechanisch zuließ, erstreckt sich die Leukozytenanhäufung. Lymphozyten sind im ganzen wenig vorhanden. Eine Verschiedenheit in dem Gehalt an Plasmazellen und Mastzellen bestand nicht.

Es sind also an der ungestauten Seite das Ödem geringer, meist nur strichweise vorhanden, der Unterschied in dem Füllungszustand von Arterien und Venen ist nicht so bedeutend und die Leukozyten liegen mehr zu Haufen nicht so diffus verteilt, sie sind auch weniger zerfallen. Im Gewebe finden sich keine Blutungen, Thrombosen viel seltener, und Fibrin nur an einzelnen Stellen, nicht über so große Bezirke wie bei den gestauten Ohren ausgedehnt.

Welchen Einfluß hat nun die venöse Hyperämie auf die Streptokokken? Bei den Fällen, wo ich die Ödemflüssigkeit im Ausstrich nach gewissen Zeiten der Stauung untersuchte, konnte ich fast regelmäßig Kokken tinktoriell gut nachweisen. Zerfallserscheinungen oder eine Herabsetzung in der Färbbarkeit, wie ich es unter gleichen Bedingungen bei Milzbrand einige Male gesehen habe, treten bei Streptokokken nicht auf. Hier fiel am meisten auf in den Präparaten, daß bei den gestauten Fällen die Kokken viel diffuser verteilt waren; sie fanden sich in allen Teilen des Gewebes, soweit die Ödemisierung reichte, nur stets frei waren Epidermis und Knorpelgewebe. Ihre Lage ließ eine gewisse Beziehung zu der Gewebsstruktur in den gestauten Ohren nicht verkennen. Die

Kokken liegen an der Injektionsstelle am reichlichsten; aber im übrigen trat kein Unterschied hervor in der Menge, ob sie nun mehr in der Nähe dieses Herdes lagen oder weit von ihm entfernt. An den Bindegewebsbalken des Gewebes lagen die Kokken immer auf der Seite, welche den großen Gefäßen zugekehrt war. Das stimmt auch mit der Richtung des Exsudationsstromes überein. Mit dem Strom des auftretenden Ödems werden die Kokken aus ihrer Lage gebracht und werden überallhin verschleppt; sie fangen sich auf diesem Wege zum Teil in dem Netz, welches das Gewebe bildet. Mit dem Exsudatstrom werden sie weiter in die Anfänge der Lymphbahnen gerissen, wo sie dann zwischen den Eiterkörperchen und deren Zerfallsprodukten wiedergefunden werden. Auffallend ist daß einzelne Kokkenherde, die in der Nähe größerer Venen liegen, von dem Exsudatstrom weniger beeinflußt werden. Die Ödemisierung geht ausschließlich von den kleinen Venen und Kapillaren aus. — Das Resultat meiner Experimente st kein positives in dem Sinne, daß es für die B i e r sche Behandlung spräche. Wenn leichte Infektionen vorhanden waren, so heilte unter der Stauungsbehandlung der örtliche Insult aus, aber eine wesentliche Abkürzung der Behandlungszeit konnte ich nicht feststellen. Waren die Infektionen Erysipele, so trat zunächst schon nach der ersten Stauung eine Verschlimmerung ein, die Röte lief bis an die Binde, wohl auch über diese hinaus, aber dann trat ein Umschwung ein. Abblassung und gänzliches Verschwinden der Röte folgten bald. Bei mittelschweren Entzündungen muß man, um einen Heilerfolg zu erhoffen, mit einem kräftigen Organismus rechnen können, vor allem muß der Patient noch imstande sein, ein großes Stauungsödem zu erzeugen. Bei schweren Phlegmonen versagt die Methode.

Meine experimentellen Erfahrungen decken sich im großen und ganzen mit den klinischen. Beim Durchsehen der Fälle, die die klinischen Autoren ausführlicher mit Hinweis auf die Ätiologie angeben, ist mir aufgefallen, daß bei Phlegmonen speziell, die durch Streptokokken bedingt sind, die Gefahr einer allgemeinen septischen Erkrankung sehr groß ist, und daß häufig wegen der bedrohlichen Erscheinungen des Weiterkr echens der Erreger die Methode aufgegeben werden muß. Die Verschiedenheit in dem Ausgang bei leichten und schweren Infektionen möchte ich direkt für abhängig halten von der Masse der eingeführten Erreger, erst in zweiter

Linie von ihrer Virulenz. Einer der Hauptfaktoren bei der Stauung, die bakterizide Kraft des Serums, spielt hier die ausschlaggebende Rolle. Exakte Versuche über die Bakteriz die des Stauungsserums sind von verschiedenen Seiten gemacht worden.

N o e t z e l komm, zu dem Schluß, daß das Stauungsödem entschieden eine bakterientötende Eigenschaft hat. L a q u e u r fand diese Eigenschaft nicht erheblich vermehrt gegenüber dem normalen Serum. J o s e p h hat bewiesen, daß für eingeführte anorganische Gifte das Ödem verdünnend und insofern heilend wirkt; ähnliches ist auch von anderer Seite gezeigt worden, daß man Tieren tödliche Mengen von Giften injizieren kann, wenn man die Gifte gehörig verdünnt, ihnen also größere Volumina unter die Haut spritzt. Er überträgt diese Erfahrungen auch auf bakterielle Gifte in dem Sinne, daß diese heilsame Verdünnung bei Bakteriengiften noch besser hervortreten muß. C o l l e y hat versucht, die Bakterizidie des Ödems zu beweisen, indem er mit Ödemflüssigkeit verdünnten Eiter injizierte und seine Tiere am Leben behielt in den Fällen, wo die zugesetzte Flüssigkeit aus einem kranken, gestauten Arm stammte, während solche aus gesunden gestauten Gliedern nicht so hohe Wirkung hatte. Diese alle hielten die Alexine des Serums, wie B u c h n e r es zuerst ausgedrückt hat, für die wirksamen Bestandteile. H o m b e r g e r kommt auf Grund seiner Untersuchungen zu dem Schluß, daß das Stauungsserum reicher an Kohlensäure ist. „Die bei der Umschnürung des Kaninchenohres auftretende Ödemlymphe hat ein größeres bakterizides Vermögen als normale Lymphe; sie ist kräftiger bakterizid als das entsprechende Blutserum." Die Steigerung der Bakterizidie der Stauungslymphe von kranken Gliedmaßen gegenüber gesunden führt er auf den vermehrten Alkaleszenzgehalt des Serums zurück, der durch reichlichen Zerfall von Leukozyten zustandekommt. Ebenfalls durch den Zerfall von Leukozyten und die dadurch entstehenden proteolytischen Stoffe (Enzyme) kommt nach B u c h n e r der gesteigerte Alexingehalt des Serums zustande. Die Vermehrung der Leukozyten in dem gestauten Gebiet unterliegt keinem Zweifel mehr. Ein Heilfaktor der Stauung liegt sicher in dem Ödem. Durch dasselbe werden die Leukozyten in dem Stauungsbezirk um den Infektionsherd herum weiter verteilt, als wenn nicht gestaut würde. Ebenso werden die Herde der Erreger auseinandergesprengt und liegen nachher mehr einzeln im Gewebe. Das Stauungsödem mit seiner — wenn auch im Vergleich zum normalen Serum nicht erheblich gesteigerten — bakterientötenden Kraft umspült jetzt von allen Seiten die Kokken, und in diesem Ödem gelöst sind die enzymatischen Bestandteile, welche durch den gesteigerten Leukozytenzerfall entstanden sind. Die Möglichkeit, daß die vereinzelt liegenden Erreger abgetötet und dann aufgelöst werden, ist somit im gestauten Gebiete eine größere als im nicht gestauten. Durch die Menge des Ödems werden dann die gelösten Gifte verdünnt und unschädlich gemacht. Damit dieser Ausgang wirklich zustandekommt, darf die Zahl der Keime nicht eine unermeßliche sein. Sobald das der Fall ist, entgeht eine große Zahl von ihnen der Vernichtung, diese sind natürlich die widerstandsfähigsten, und für sie bildet die Ödemflüssigkeit, in der die bakteriziden Stoffe verbraucht sind, einen günstigen Nährboden. Wenn die Stauung lange unterhalten wird, wie das bei akuten Entzündungen gefordert wird, so ist die Zeit der Weiterentwicklung der Keime sehr günstig. Darin also, daß nicht alle Keime abgetötet werden, möchte ich bei schweren Infektionen den Grund für das Versagen der Methode suchen. Sind die Keime einmal tot, mit den Endotoxinen wird der Organismus dann schon fertig. Er zwingt ihm zwar eine Temperatursteigerung ab, das geschieht aber auch bei der Resorption von nicht toxischer Stauungslymphe (J o s e p h), aber eine tödliche Wirkung, auf die L e x e r hingewiesen hat, besteht nach meinen Versuchen nicht. Daß die toten Streptokokkenleiber nicht so giftig sind hat v. L i n g e l s h e i m gezeigt. Die Keime einer in 500 ccm Bouillon reichlich gewachsenen Kultur hat er abgetötet und die Endotoxine entsprechend 0,1 g einem 1000 g schweren Kaninchen injiziert, ohne, wie er sagt, „es merklich zu schädigen". In dem kleinen Bezirk, den das Gewebe des Kaninchenohres darstellt, konnten wohl nicht gut so viel Streptokokken, wie in einem halben Liter Bouillon wachsen, gedeihen und zugrunde gehen, denn nur die toten Leiber kommen ja in Betracht. Außerdem konnte ich bei den eingegangenen Tieren fast ausnahmslos die Erreger aus dem Herzblut züchten, und der Tod der Tiere trat auch immer so spät ein, daß die seit der Abnahme der Binde bis zum Exitus verstrichene Zeit mehr zu der Vorstellung paßt, daß die Erreger durch ihre Zunahme an

Menge das Tier getötet haben, als daß es einer durch Resorption schnell entstandenen Vergiftung erlegen wäre.

Ein weiterer Heilfaktor der Stauung liegt in der veränderten Zirkulation. Die Stauungshyperämie soll keine Störung, sondern eine Verbesserung der Ernährung sein ist ein Postulat B i e r s. Er gibt, um das zu erfüllen, seine genauen Vorschriften über den Status des gestauten Gliedes an nach Anlage der Binde. Dieser Ansicht ist von mehreren Seiten widersprochen worden. H e i l e hält die Stauung, auch wenn die Glieder eine höhere Temperatur beibehalten, für eine Herabsetzung der Ernährung. Nach ihm werden die Gewebe durch die mangelhafte Zufuhr von Sauerstoff allein unter schlechte Lebensbedingungen gesetzt. Dazu kommt dann noch die Verschlechterung des Stoffwechsels durch das Ödem. Eine Verschlechterung in der Ernährung ist die Stauung nach H e i l e s Vorstellungen unter allen Umständen. Das hindert aber nicht eine Heilwirkung. Die am wenigsten widerstandsfähigen Gewebsteile werden zuerst betroffen. Zu ihnen gehören die Leukozyten. Bei ihrem Zerfall aber werden sicherlich Stoffe frei, welche die Mikroorgani men wieder schädigen und das Toxin von den abgetöteten paralysieren. Auch H o m b e r g e r hält dafür, daß die Heilwirkung der B i e r schen Methode nicht auf die Stauung des Blutes zu setzen ist. Nach ihm kann man in dem entzündeten und gestauten Gebiete mehrere Zonen unterscheiden. Wo das Zentrum der Entzündung liegt, besteht eine Verlangsamung des Blutstromes, es kommt sogar zur Stase gelegentlich. Peripherisch ist die Stromgeschwindigkeit erhöht, das Blut hellrot; aber dazwischen liegt ein Bezirk, in dem die Venen sehr gefüllt sind, aber der Strom nicht so weit verlangsamt ist, daß eine Abkühlung des Gewebes stattfindet, und in diesem Bezirk werden die Heilkräfte der Stauung in der stärkeren Verbrennung, die durch den größeren Kohlensäuregehalt des Blutes sich ausdrückt, wirksam. Diese Hyperämie ist die günstige, die Verbrennung ist das durch die Stauung ausgelöste Schutzmittel des Körpers.

In dieser genauen Dosierung der Stauung, wo durch die Veränderung in der Zirkulation die Leukozyten gerade zerfallen sollen, um ihre wirksamen Stoffe abgeben zu können, wo in dem möglichst größten Bezirk die Verbrennung des Sauerstoffgehaltes des Blutes zu Kohlensäure durch die größere Menge des zugeführten Blutes stattfinden soll, liegt auch die Gefahr der Methode. Werden die fixen Zellen des Gewebes auch mit nekrotisch, dann ist die Möglichkeit der Resorption von Mikroorganismen gegeben. In die Kapillaren und in die Venenanfänge werden sie durch den Ödemstrom getrieben, und wenn sie auch hier zunächst Thrombose machen würden und noch nicht in den Kreislauf gelangen, bei der durch die Resorption der gewaltigen Ödemmassen bedingten Verschiebung im Gewebe können sie leicht mit fortgeführt werden. Ist das Entzündungsgebiet groß, dann wird auch die Einschwemmung der Mikroben groß werden und zur Allgemeininfektion führen.

Ich habe mich in den vorliegenden Versuchen darauf beschränkt, künstliche Infektionen am Tier mit venöser Stauungshyperämie zu behandeln. Ähnlich wie bei der venösen Bindenstauung sind die Verhältnisse bei der geschlossenen Saugung. Auch hier wird dem Organismus die Überwindung der Infektion vollkommen zugemutet. Bei der Saugung mit vorheriger Inzision handelt es sich mehr um eine Ausschwemmung aus dem Organismus, und die Resorption von Ödemflüssigkeit ist bei weitem nicht so groß.

Literatur.

B i e r , Hyperämie als Heilmittel, 6. Aufl., 1907.

D e r s e l b e , Arch. f. kl. Chirurgie, Bd. 77, 1905.

B a u m g a r t e n , Experimente über die Wirkung der B i e r schen Stauung auf infektiöse Prozesse, Münch. med. Wochenschrift 1906, Nr. 48.

B o k s , Zentralblatt f. Bakteriol., 1899, Bd. 26, S. 565.

v. B r u n n , Über die Stauungsbehandlung bei akuten Entzündungen. Beiträge zur klin. Chirurgie, Bd. 46, S. 845. Chirurgen-Kongreß 1894.

C o l l e y , Beobachtungen und Betrachtungen über die Behandlung akut eitriger Prozesse mit B i e r scher Stauungshyperämie. Münch. med. Wochenschr. 1906, Nr. 6.

H a b s , Erfahrungen mit B i e r scher Stauungshyperämie bei akuten Eiterungen. Wiener klin. Rundschau 1905, Nr. 46.

H a m b u r g e r , Dieses Archiv Bd. 156.

D e r s e l b e , Zentralbl. für Bakteriol., Bd. 22, Abt. I, S. 403.

H e i l e , Die Autolyse als Heilfaktor in der Chirurgie. Arch. f. klin. Chirurgie, Bd. 77, S. 1180.

H e n l e , Zentralbl. f. Chirurgie 1904, Nr. 13.

H e y d e , Verhandl. der deutschen Path. Gesellschaft 1906.

H o m b e r g e r , Eine physiko-pathol. Studie über venöse Hyperämie. Arch. f. klin. Chir., Bd. 80.

Joseph, Einige Wirkungen des natürlichen Ödems und der künstlichen Ödemisierung. Münch. med. Wochenschr. 1905, Nr. 40.

Laqueur, Über den Einfluß der Bierschen Stauung auf die bakterizide Kraft des Blutes. Zeitschr. f. exp. Pathol. und Therapie, 1905, Bd. 1.

Lexer, Zur Behandlung akuter Entzündungen mittelst Stauungshyperämie. Münch. med. Wochenschr. 1906, Nr. 14.

Derselbe, Zur Stauungshyperämie bei akuten Entzündungen. Zentralbl. f. Ch. 1906, Nr. 18.

Nötzel, Über die bakterizide Wirkung der Stauungshyperämie nach Bier. Arch. f. klin. Chirurgie, Bd. 60, S. 1.

Nordmann, Erfahrungen über Stauungshyperämie bei akuten Entzündungen. Med. Klinik 1906, Nr. 29.

Petruschky, Zentralbl. f. Bakteriol., Bd. 17, S. 551.

Derselbe, Zeitschrift f. Hygiene u. Infektionskrankh., Bd. 22, S. 485 und Bd. 23, S. 142 und 477.

Rosenberger, Über den Verlauf der akuten eitrigen Entzündung mit und ohne Stauungshyperämie. Zieglers Beiträge Bd. 41, S. 237.

Sick, Verhandl. der Deutsch. Ges. für Chirurgie, 1906 I S. 225. Verhandlungen der Deutschen Gesellschaft für Chirurgie, 1906.

Honigmann u. Schäffer, Experimentelle Untersuchungen über die Wirkung der Bierschen Stauung auf den Entzündungsvorgang. Münch. med. Wochenschr. 1907, S. 1769.

Schäffer, Der Einfluß unserer therapeutischen Maßnahmen auf die Entzündung, 1907. Enke, Stuttgart.

Wrede, Die Stauungsbehandlung akuter eitriger Infektionen. Archiv f. klin. Chirurgie, Bd. 84, Heft 2.

Ziegler, Kurt, Zieglers Beiträge 36, S. 481.

Zimmermann, Zur Lehre des entzündlichen Ödems. Münch. med. Wochenschr. 1889, Nr. 9.

IX.

Über die Wirkung subkutan einverleibten Adrenalins.

Von

Dr. Johannes Emmert,

Würzburg.

Die merkwürdigen Veränderungen, welche das Adrenalin an den Arterien des Kaninchens hervorzurufen vermag, sind in den letzten Jahren von einer ganzen Reihe von Autoren untersucht und beschrieben worden. Man hat hierbei auch geprüft, ob die Erkrankung der Kaninchenarterien außer durch die intravenöse Einverleibung von Adrenalin auch durch subkutane oder stomachale Verabreichung des Stoffes bewirkt werden könne. Amato hat nach Einführung des Adrenalins per os pathologische Veränderungen der Gefäße gefunden — aber nur bei Verwendung kolossaler Mengen des Giftes (Berliner klin. Wochenschr. 1906). Die subkutanen Einspritzungen dagegen sind nach Angabe der Autoren fast immer wirkungslos.

Meiner Arbeit lag nun die Absicht zugrunde, die Wirkung subkutaner Einverleibung von Adrenalin bei andern Nagetieren als dem Kaninchen zu erproben. Als alleiniges Versuchsobjekt wurde schließlich die weiße Maus gewählt; Meerschweinchen, die ebenfalls benutzt werden sollten, erwiesen sich als ungeeignet, da sich bald starke Nekrosen um die Einstichstelle bildeten.

Bei den getöteten bzw. gestorbenen Versuchstieren sollten verschiedene Organe mikroskopisch untersucht werden, doch konnte dies bis jetzt nur bei der Niere in ausführlicher Weise geschehen. An den lebenden Tieren habe ich einige Beobachtungen über die Wirkung des Adrenalins gemacht, die mir erwähnenswert schienen, und wurde ich hierdurch veranlaßt, besondere Versuche über die akute Adrenalinvergiftung der Maus anzustellen.

Die Versuchsdauer betrug bei den zur mikroskopischen Untersuchung bestimmten Tieren von 10 Tagen mit neun Einspritzungen bis 109 Tage mit 81 Einspritzungen. Durchschnittlich kamen auf drei Tage wenigstens zwei Injektionen. Eine Gruppe (A) von 16 Mäusen erhielt pro dosi 0,000 033 g Adrenalin in je 0,3 g physiolog. Kochsalzlösung nur bei einem Tiere wurde bis 0,000 066 g Adrenalin gestiegen. Die zweite Gruppe (B) bestand aus nur drei Tieren, welche die sonst meist tödliche Einzeldosis 0,0001 g ein- bis zweimal täglich verabreicht längere Zeit hindurch aushielten. (9, 24, 39 Tage lang). Eine dritte Abteilung (C) erhielt und vertrug zunächst die mittlere Dosis 0.000 033 g, später die hohe von 0,0001 g (längste Versuchsdauer 109 Tage mit 56 mittleren und 25 hohen Gaben).

Zur mikroskopischen Untersuchung wurden neun nicht gespritzte Kontrolltiere zugezogen.

Um die akute Adrenalinvergiftung herbeizuführen, wurden einmalige Dosen von 0,0001 bis 0,0005 g gegeben.

Ich beginne nun mit der Beschreibung der akuten schweren Adrenalinvergiftung, wie sie auftritt nach Verabreichung der soeben genannten Mengen.

Die Gabe von 0,0001 g wirkt meistens, eine größere fast sicher tödlich. Die Zeit zwischen Einspritzung und Tod betrug von 1 Minute bis zu 60 Stunden. Tiere, welche sehr hohe Dosen z. B. 0,0004 g erhalten haben, k ö n n e n länger leben als mit 0,0001 g vergiftete. Im übrigen können nach Zeitdauer und Verlauf die Vergiftungen in rapide und protrahierte eingeteilt werden. Bei der rapiden (1 bis 5 Minuten Dauer) tritt nach einer natürlich sehr kurzen Latenzzeit ein Erregungsstadium auf, das sich meist durch wilde Luftsprünge äußert, dann stürzen die Tiere zusammen und sterben nach einigen Zuckungen. Bei den langsamer verlaufenden Vergiftungen war Folgendes zu beobachten: die Tiere zeigen eine Zeitlang (5 bis 20 Minuten) nichts Auffälliges, dann verlieren sie ziemlich unvermittelt ihre Munterkeit, setzen sich an die Seitenwand des Behälters gelehnt ruhig hin, herausgenommen laufen sie nur auf Anstoßen einige wenige Schritte. Zuweilen werden die Hinterbeine schon jetzt etwas nachgeschleppt, der Schwanz nicht mehr erhoben. Fast immer ist ein manchmal ganz gewaltiger Exophthalmus entstanden. Recht häufig tritt nun eine Trübung eines Auges auf, als ob der Bulbus bis zur Cornea mit einer milchigen Masse erfüllt sei. Mittelst Durchleuchtung überzeugte ich mich. daß diese Erscheinung auf Verschiebung der Linse nach vorne beruht. Die Augen sind mit einem Tropfen wässeriger Flüssigkeit bedeckt, die jedenfalls aus Tränen- und Konjunktivaldrüsen stammt. Die Tiere lassen häufig Urin. In diesem Stadium der Vergiftung ist die Atmung beschleunigt. Das Krankheitsbild kann unmittelbar in völlige Genesung übergehen oder in ein zweites Stadium, welches hauptsächlich durch verlangsamte, tiefe, zuweilen auch unregelmäßige Atmung gekennzeichnet ist. Die Schwäche oder Benommenheit der Tiere wird meist so groß, daß die Mäuse, wenn man sie auf den Rücken legt, in dieser Stellung verharren. Die Lähmung der Hinterbeine ist nun vollständig, diese Glieder liegen langgestreckt nach hinten mit der Planta pedis nach oben gekehrt. Der Exophthalmus besteht fort. Die Trübung des Auges kann, wenn schon vorhanden, im zweiten Stadium wieder verschwinden, manchmal tritt sie erst jetzt auf. Dieser Zustand dauert oft über 24 Stunden lang, dabei werden die Tiere manchmal wieder etwas kräftiger, manchmal läßt auch die aussetzende Atmung an den unmittelbar bevorstehenden Tod glauben, aber die Atmung reguliert sich wieder einigermaßen und das Leben erhält sich noch viele Stunden. Der Tod tritt schließlich schnell ohne markante Erscheinungen — wie Krämpfe — ein.

Ich habe Versuche angestellt, ob Mäuse, welche 0,0001 g bis 0,0004 g Adrenalin bekommen, durch vorhergehende oder nachfolgende Einatmung von Amylnitrit in verschiedener Konzentration vor den Folgen der Adrenalinvergiftung geschützt werden könnten. Ein günstiger Einfluß des Amylnitrits wurde aber nicht beobachtet.

Bei den Mäusen, w e l c h e   l ä n g e r e   Z e i t   h i n d u r c h mit den kleineren (Gruppe A s. oben) oder größeren Mengen Adrenalin (Gruppe B und C) gespritzt wurden, beobachtete ich folgendes:

Alle magerten ab, blieben aber mit einigen nachher zu erwähnenden Ausnahmen munter und freßlustig bis zur Tötung oder bis kurz vor dem durch die chronische Intoxikation herbeigeführten Ende. Ein großer Teil der Tiere starb nämlich während der Versuchszeit, einige davon wurden morgens tot gefunden, bei anderen aber konnte der letale Verfall beobachtet werden, so bei allen Exemplaren der Gruppe B und C, es schloß sich dieser nicht immer unmittelbar an die letzte Injektion an; bei einem Tiere der Gruppe A z. B., welches am 9. Februar die letzte Einspritzung bekam, trat die Erkrankung am 14. Februar ein und der Tod am 16. Februar.

Diese terminale Erkrankung der chronisch vergifteten Tiere verläuft nun gerade so wie die akute Vergiftung mittels einmaliger tödlicher Dosis, also mit Parese bzw. Lähmung der Hinterbeine, Exophthalmus, Augentrübung usw.

Hierin verhalten sich die Tiere der Gruppen A, B, C gleich. Von speziellen Angaben über die einzelnen dieser Abteilungen möchte ich noch folgende machen:

Gruppe A. Zwei Tiere waren ungefähr vom Beginn der Versuchszeit an trächtig. Zwölf Stunden etwa nach der 15. Injektion gebaren sie Embryonen, die etwa dem 17. Tage der Tragezeit entsprachen. Einige dieser Früchte lebten noch kurze Zeit, die abgestorbenen waren rötlich verfärbt oder schwärzlich und geschrumpft, bei einem der letzteren fehlte jede Spur des linken Hinterbeines. Von den beiden Muttertieren war eines nach dem Wurfe völlig munter, das andere aber war ganz apathisch, hatte die obenerwähnte Trübung im rechten Auge. Beim Emporheben an der Nackenhaut zappelte es stark, wieder hingesetzt rollte es stets mit ziemlicher Gewalt mehrmals um seine Längsachse nach links, kam schließlich wieder auf die Beine und blieb apathisch sitzen. Nach 24 Stunden war es wieder gesund, die Trübung im Auge war verschwunden. Es ist nach dem Gesagten die Möglichkeit in Erwägung zu ziehen, daß das Adrenalin entwicklungshemmend und abtötend auf Embryonen wirkt und daß es hierdurch oder durch direkte Schädigung des Muttertieres zur Unterbrechung der Schwangerschaft führt. Leider bekam ich kein frisch belegtes Weibchen mehr, um diesbezügliche Versuche in größerer Zahl anzustellen.

Gruppe B. Ich fand nur drei Tiere, welche die Dosis 0,0001 bis 0,00015 g längere Zeit hindurch aushielten. Das eine erhielt in 24 Tagen 25 Einspritzungen, und zwar an zehn Tagen je zwei. Dieses Exemplar war öfters dem Tode nahe, lag stundenlang auf der Seite. Einmal zeigte sich Trübung des rechten Auges, sehr starker Exophthalmus trat nach den meisten Einspritzungen auf.

Das Verhalten der Gruppe C. zeigt, daß Tiere, welche eine Anzahl schwächere Injektionen ausgehalten haben, nun die Tagesdosis 0,0001 g längere Zeit hindurch ertragen können, ohne dadurch sichtlich angegriffen zu werden.

Ich gehe jetzt zu den Beobachtungen über, welche an den gestorbenen oder durch Chloroform getöteten Mäusen gemacht wurden. .

Leber, Milz, Niere, Herz zeigten eine matte Farbe im Vergleich zu den Organen der Kontrolltiere. Das Herz der wie erwähnt abgemagerten Tiere war zum mindesten nicht verkleinert. Am Gehirn und seinen Häuten war makroskopisch nichts Abnormes wahrzunehmen. Mit unbewaffnetem Auge sichtbare Blutungen wurden zweimal gefunden: Bei einem Tiere, welches bald nach einer Injektion von 0,000033 g starb, waren Hämorrhagien längs des Ösophagus und unter der Kapsel einer Niere erfolgt. Die Kapsel war durch den Erguß abgehoben und zerrissen. Bei dem anderen Tiere war der Dickdarm mit Blut erfüllt.

Die Verarbeitung zwecks mikroskopischer Untersuchung geschah in folgender Weise: Die Gehirne wurden nach N i s s l in 96% Alkohol fixiert, aber in Zelloidin eingebettet. Die anderen Organe wurden in C a r n o y scher Flüssigkeit konserviert. Die Kontrolltiere beweisen, daß durch letztere Methode, wenn sie unter den bei Alkoholmischungen nötigen Kautelen ausgeführt wird, gesundes Nierengewebe keine Veränderung erleidet, welche krankhafte Prozesse vortäuschen könnten. Die Färbung der Schnitte (Paraffin 10μ) geschah auf mannigfache Art: konzentrierte Thioninlösung mit Differenzierung nach N i s s l , v a n G i e s o n sche Methode und W e i g e r t s Fuchsolin gaben die besten Aufschlüsse. Für den Rat, die Thioninfärbung anzuwenden, bin ich Herrn Dr. R a n k e , Assistent der Irrenklinik in Heidelberg zu besonderem Dank verpflichtet.

In den wenigen Gehirnen, von denen Schnitte angefertigt wurden, fanden sich keine Veränderungen.

Die mikroskopische Untersuchung einer oder beider Nieren wurde bei 24 Mäusen vorgenommen. Mit einer Ausnahme war bei allen Tieren eine Erkrankung der Niere vorhanden. Die pathologischen Prozesse bestanden in r e g r e s s i v e n V e r ä n d e r - u n g e n d e s R i n d e n p a r e n c h y m s u n d i n W u c h e r - u n g d e s i n t e r s t i t i e l l e n G e w e b e s .

Die Vorgänge im Parenchym waren: Nekrose und Desquamation der Epithelien und Sekretion einer mit Pikrinsäure sich färbenden Masse in die Tubuli. Die Erkrankung des Parenchyms war manchmal eine allgemeine, meistens aber eine in größere oder kleinere Herde lokalisierte. Die einzelnen Tubuli waren meist in zusammenhängenden Strecken betroffen. Die Zellen erwiesen sich als krank durch Trübung, durch Schwellung des Zelleibes, durch schlechte Färbbarkeit, Aufblähung oder Pyknose des Kernes. Die desquamierten Zellen füllten die Tubuli in zylindrischen Haufen aus. Solche Zylinder bestanden teilweise aus gut erkennbaren Zellen mit deutlichem Kern, teilweise aus scholligen Massen, die nur durch ihre Form die Entstehung aus Epithelien verrieten.

Auch Hohlzylinder kamen vor, es waren dies Tubulus-Stücke, die sich im Zusammenhang abgestoßen hatten. Dementsprechend stand an manchen Stellen
des Harnkanales nur noch die bindegewebige Hülle. Das oben erwähnte Sekret
kam nicht bei allen Tieren vor, es war am reichlichsten bei den besonders widerstandsfähigen Exemplaren der Gruppe B, und bei einem Gliede der Gruppe A.
Bei diesem letzteren Tier war der Befund auch sonst bemerkenswert, es hatten
sich nämlich beide Nieren in Z y s t e n n i e r e n verwandelt. Ich will hierauf
gleich näher eingehen:

Die vorhandenen Zysten waren sehr zahlreich, einzelne von bedeutender
Größe, etwa $1/6$ des mittleren Nierenquerschnittes einnehmend, sie saßen
meistens in der Rinde, einige und zwar mit die größten auch in der Papille.
Die Entstehung der zystösen Räume läßt sich an den Präparaten gut verfolgen,
sie verläuft in folgender Weise: Überall in der Rinde finden sich die schon beschriebenen Degenerationsvorgänge. An manchen Stellen desquamieren einige
benachbarte Tubuli besonders stark und erweitern sich dabei wahrscheinlich
durch den Druck des vor kurzem erwähnten Sekrets. Die protoplasmatische
Wand eines solchen Tubulus wird immer dünner und kommt schließlich auf
einer Strecke des Umfangs zum Klaffen, so daß die vorher geschlossene Röhre
mit den intertubulären Räumen und durch sie mit anderen auf dieselbe Weise
eröffneten Harnkanälchen kommuniziert. Die entstandene unregelmäßige
Höhle vergrößert sich nun' schnell, indem überall an ihren Grenzen das Parenchym zugrunde geht. Nun erfolgt eine reaktive Bindegewebsentwicklung
und sucht eine Schale von Bindegewebe um die zerfallende Wand der Kavität
zu bilden. In vielen Fällen gelingt diese Abkapselung erst spät, weil der Schwund
des Parenchyms immer wieder über die Zone der reaktiven Wucherung hinaus-
greift und diese mit zugrunde geht. An Stellen, wo der Vergrößerung der
Zysten Einhalt getan ist, zeigt sich dieses Bild: Außen die bindegewebige
Wucherung, nach innen daran ein Beleg von absterbenden Parenchymzellen,
im Innern der Höhle abgestoßene Zellen und mit Pikrinsäure sich gelb färbendes
Sekret. Zuweilen ist die Zyste mit einer ganz gleichmäßigen Lage von durch
den Druck des Sekretes stark abgeplatteten Epithelien ausgekleidet.

Es wären jetzt noch die Veränderungen des Nierenbindegewebes
zu beschreiben. Dieses Gewebe v e r m e h r t sich unter der Einwirkung des Adrenalins.

Im allgemeinen findet eine diffuse, feinverteilte Wucherung der Bindegewebszellen statt. Bei Tieren, welche von Anfang an hohe Dosen vertrugen,
oder die kleinere Dosen lange Zeit hindurch erhielten, kommt es auch zu einer
herdförmigen Wucherung des Bindegewebes. Die Herde bestehen aus dichtgedrängten Zellen und mäßigem faserigen Bindegewebe. Die größten dieser
Gebilde sind keilförmig, ihre Basis vereinigt sich mit der Nierenkapsel, ihr
Ende erreichen sie unterhalb der Papille. Eingeschlossen in ihnen sieht man
Stücke von Tubulis und Glomeruli, die zum Teil wenig verändert, zum
Teil in Obliteration begriffen sind. Manchmal zeigt nur eine konzentrisch
schalenförmige Anordnung der Bindegewebszellen, daß hier ein Glomerulus

vorhanden gewesen war. Die oben beschriebenen Bindegewebskeile waren am stärksten entwickelt bei dem hervorragend widerstandsfähigen Tier der Gruppe B, bei dem Exemplar der Gruppe A, welche 0,000065 g Adrenalin pro die erhielt; und bei der Maus mit den Zystennieren.

Es fragt sich, ob die größeren Herde dadurch entstehen, daß Bindegewebe an Stelle absterbenden Parenchyms tritt, oder ob das durch das Adrenalin zur direkten Wucherung angeregte interstitielle Gewebe an manchen Stellen sich in größeren Massen angesammelt hat und das dort befindliche Parenchym zum Schwinden bringt. Nach meiner Überzeugung gehen beide Prozesse nebeneinander her, aber der zweite überwiegt bedeutend.

Die reaktive Bindegewebswucherung, welche in den obenerwähnten Zystennieren gefunden wurde, ist ein von den oben beschriebenen Dingen verschiedener Vorgang.

Endlich ist noch von den N i e r e n g e f ä ß e n zu sagen, daß krankhafte Veränderungen an ihnen nicht beobachtet wurden. Auch die G l o m e r u l i erkranken nicht primär, sie obliterieren in Zonen starker Bindegewebsentwicklung, zeigen aber auch hier eine bedeutende Widerstandsfähigkeit.

Z u s a m m e n f a s s u n g.

Längere Zeit mit mittleren Gaben von Adrenalin behandelte Mäuse magern ab und sterben schließlich unter denselben Erscheinungen wie die akut vergifteten Tiere. Manche Mäuse vertragen von Anfang an die sonst tödliche Dosis. Durch Verabreichung mittlerer Gaben kann die Widerstandsfähigkeit gegen hohe Dosen gesteigert werden. Die chronische Vergiftung mit Adrenalin scheint teils entwicklungshemmend, teils direkt tödlich auf die Embryonen zu wirken.

Unter den Erscheinungen der akuten Vergiftung sind bemerkenswert: Lähmung der Hinterbeine und des Schwanzes, Exophthalmus, Verlagerung der Linse. Die verlagerte Linse wird als milchfarbiger Körper sichtbar, eine mikroskopische Untersuchung solcher Augen wäre noch zu machen.

In der Niere chronisch vergifteter Mäuse zeigt das Parenchym degenerative Veränderungen, daran kann sich Zystenbildung anschließen. Das Bindegewebe vermehrt sich diffus und bei intensiv behandelten Tieren auch herdförmig. Diese Herde sind kompakt und keilförmig von Gestalt, ihre Basis sitzt lateral, sie erstrecken sich gegen die Papille zu.

Die vorhandene L i t e r a t u r bezieht sich fast ausschließlich auf das Kaninchen und dessen Gefäßsystem, ich glaube mich mit dem Hinweis auf T h e v e n o t s Schrift „Atherome aortique expérimental" begnügen zu können. Daselbst findet sich ein reichhaltiges Verzeichnis der einschlägigen Arbeiten mit anschließendem Referat.

Eine der frühesten und grundlegenden Arbeiten ist bekanntlich die von E r b , dort ist auch die Lähmung der Hinterbeine beim adrenalinvergifteten Kaninchen schon erwähnt.

Die meiner Arbeit zugrunde liegenden Untersuchungen wurden im Laboratorium der med. Poliklinik zu Heidelberg ausgeführt.

X.
Über psammomähnliche Bildungen in der Wand einer Meningocele.

(Aus dem Pathologischen Institute zu Bonn.)

Von

Dr. P. P r y m ,
I. Assistenten am Institut.

(Mit zwei Abbildungen im Text.)

Man findet in der Dura mater älterer Leute häufig kompakte Züge epithelähnlicher Zellen zwischen den derben Bindegewebsfasern.

M. B. S c h m i d t [1]) hat nachgewiesen, daß die Zellmassen von der Endotheldecke der Arachnoidea stammen. Entweder wächst dieses Endothel selbständig direkt zwischen die Fasern der Dura mater, oder es stammt von der Bekleidung der P a c c h i o n i - schen Granulationen; jedenfalls ist es also arachnoidealen Ursprungs.

Aus diesen Endothelien der Arachnoidea leitet M. B. S c h m i d t die Sarkome und Psammome der Dura mater ab; er faßt auf Grund seiner Untersuchungen diese Tumoren mehr als hyperplastische Bildungen auf.

[1]) M a r t i n B. S c h m i d t , Über die P a c c h i o n i schen Granulationen und ihr Verhältnis zu den Sarkomen und Psammomen der Dura mater. Dieses Archiv, Bd. 170, S. 429, 1902.

·Von diesen Gesichtspunkten aus scheint mir ein Fall von Meningocele, den ich zu untersuchen Gelegenheit hatte, der Mitteilung wert.

Es handelte sich um einen 18jährigen jungen Mann, dem im Anfang des vorigen Jahres in der hiesigen chirurgischen Klinik eine etwa walnußgroße Geschwulst am Nacken exstirpiert wurde und die uns mit der klinischen Diagnose „Meningocele" zur Untersuchung zuging. Die Geschwulst war außerordentlich derb, von anscheinend normaler Haut überzogen; auf der Unterlage hatte sie mit breitem Stiele aufgesessen. Auf der Schnittfläche war sie völlig kompakt, narbenähnlich und ließ eine faserige Struktur erkennen.

Aus der Krankengeschichte hebe ich noch kurz hervor.

A. H., 18 J., Zögling. Aufnahme 21. Februar 1907. Pat. war früher stets gesund, hat im Nacken eine walnußgroße (kongenitale) Geschwulst, die sich in letzter Zeit vergrößerte. Sie ist hart, narbig kontrahiert und schmerzlos. Die Verkrümmung der Wirbelsäule will Pat. erst vor einem Jahre bemerkt haben, glaubt jedoch, daß sie schon früher bestanden hat. Das starke Hervortreten des rechten Schulterblattes führt Pat. auf schwere Arbeit als Schreiner zurück, es besteht seit einem Jahre.

Befund: Etwa 2 cm unterhalb des Nackens in der Mittellinie eine walnußgroße Geschwulst (Meningocele). 23. Februar unter Lokalanästhesie Exstirpation der Meningocele; Naht.

8. März. Pat. geheilt entlassen.

Das Präparat wurde in Z e n k e r scher Lösung gehärtet; mediane Scheiben wurden in Zelloidin eingebettet; ebenso eine Querscheibe aus dem Stiel. Nach monatelangem Verweilen in Zelloidin ließ sich das überaus harte Objekt einigermaßen schneiden.

Bei Färbung nach v a n G i e s o n sieht man auf einem medianen Durchschnitt, daß die Haut mit Haaren und Schweißdrüsen als kontinuierlicher Überzug den Tumor bekleidet. Die Papillen werden durch derbes Bindegewebe gebildet, auf dem die Epidermis direkt aufsitzt. Auch das Bindegewebe der tieferen Teile des Corimus ist derb und kernarm und setzt sich ohne scharfe Grenze in ein fleckweise gut entwickeltes subkutanes Fettgewebe fort. Letzteres umscheidet den Stiel in etwas kompakteren Massen.

Nach innen folgt dann eine Schicht, die man als Rückenmarkshaut auffassen muß. Sie setzt sich zusammen aus kernarmen, dicken, gelblichrot gefärbten Bindegewebsbündeln, die einen unregelmäßigen Verlauf zeigen. Im Medianschnitt sind sie vielfach netzförmig angeordnet oder stellen astförmige Gebilde mit kurzen plumpen Seitenzweigen dar; auf einem Querschnitt durch den Stiel überwiegen aber quergetroffene Bindegewebsbündel.

Bei näherer Betrachtung sieht man schon bei Lupenbetrachtung unterhalb der Subkutis eine dunklere Zone, die halbkreisförmig der Oberfläche parallel läuft und sich diffus nach der Haut zu und in die Tiefe fortsetzt. Diese Zone besteht aus zahlreichen kleineren und größeren Zellzügen, die sich zwischen die derben Bindegewebsfasern vorschieben, dieselben scheinbar auseinanderdrängend und die Lücken zwischen den netz- und astförmig angeordneten

Bindegewebsbündeln ausfüllend. Die Zellen haben große ovale oder rundliche Kerne, meist mit wenig Chromatin; die Intensität der Färbung wechselt. Sie zeigen eine ausgesprochene Neigung, sich konzentrisch zu schichten oder wirbelähnliche Figuren zu bilden, die Kerne sind dann vielfach abgeplattet und stärker gefärbt, vor allem an der Peripherie der Schichtungen. Die Entfernung der Kerne voneinander entspricht im allgemeinen etwa dem kleinen Kerndurchmesser, es handelt sich also um Zellen mit mittlerem Protoplasmareichtum. Die Zellgrenzen sind meist nicht zu erkennen; nur an wenigen Stellen sieht man die Kerne von einem unregelmäßig, polyedrisch bis rundlich begrenzten Protoplasma umgeben. Interzellularsubstanz ist in den soliden Zapfen nicht nach-

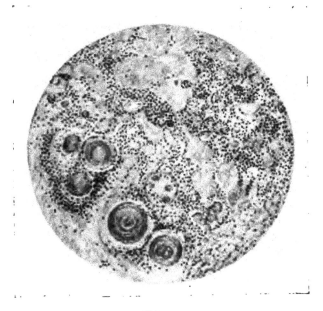

Abb. 1.

zuweisen. Ihre Ausbreitung ist diffus, sie wachsen gleichsam infiltrierend peripherwärts bis ins subkutane Fettgewebe, zentralwärts bis in das etwas lockere Bindegewebe des Stieles.

Zwischen diesen Zellen, unregelmäßig verstreut, finden sich vor allem in der Peripherie zahlreiche kugelförmige Gebilde von verschiedenem Aussehen, ähnlich den Psammomkugeln (s. Abb. 1 u. 2).

Die meisten bestehen aus deutlich konzentrisch geschichteten, roten hyalinen Massen. Zwischen den äußeren Lagen finden sich mehrfach spärliche platte gut gefärbte Kerne, häufig sind die Kugeln aber völlig kernlos. Von außen werden sie stets von einer Lage platter Zellen bedeckt, die meist in enger räumlicher Beziehung zu den Zellzügen stehen. Die Kugeln sind mitunter im Zentrum verkalkt, in Form von polyedrischen Klumpen oder bandartigen Massen.

Ein Teil der Kugeln hat ein etwas anderes Aussehen: Im Zentrum finden sich faserig, schollig oder netzförmig angeordnete, kernlose, meist etwas gelblich-rot gefärbte Massen, es folgt dann ein kompakter hyaliner Mantel, der außen wieder von den platten Zellen bedeckt ist. Diese Kugeln zeigen also in ihren zentralen Teilen keine konzentrische Schichtung, während die zuerst erwähnten auch im Zentrum eine ausgesprochene konzentrische Anordnung erkennen lassen. Danach scheint auch die Entstehung dieser Gebilde etwas verschieden zu sein. Die völlig konzentrisch geschichteten Kugeln scheinen aus den konzentrisch angeordneten Zellhaufen als einzigem Bestandteil hervorzugehen, indem die Zellen eine hyaline Zwischensubstanz ausscheiden, wie man es in Psammomen sieht.

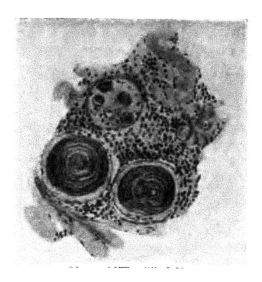

Abb. 2.

Die anderen Kugeln mit dem netzförmig oder schollig aussehendem Zentrum kann man sich so entstanden denken, daß die endothelähnlichen Zellen sich an irgendwelche organischen Bestandteile, hier wahrscheinlich an Bindegewebe anlegen und gleichsam wie um einen Fremdkörper hyaline Massen abscheiden, so daß dann in der Peripherie eine rein konzentrische Anordnung zustandekommt.

Die Zellen scheinen auch sonst die Neigung, sich an schon vorhandenes Material anzulegen, in ausgesprochenem Maße zu besitzen; so sieht man vielfach auch die derben Bindegewebsbalken von Zellmänteln eingescheidet, mitunter auch Gefäße, die von einer dicken, hyalinen Masse umgeben sind und außen einen Zellbelag aufweisen. Demnach wäre auch zu erwägen, ob die hyalinen Bindegewebsbalken überhaupt das alte Duragewebe darstellen oder ob es sich nicht vielmehr nur um ein Produkt jener endothelähnlichen Zellen handelt.

Entsprechend meiner Schilderung glaube ich, daß es sich größtenteils um das alte Duragewebe handelt, um welches die Zellen teilweise hyaline Substanz ablagern.

Gefäße sind nur spärlich vorhanden, im Fettgewebe und im weicheren Gewebe des Stieles etwas reichlicher.

Fassen wir das Ergebnis der mikroskopischen Untersuchung kurz zusammen, so handelt es sich um ein vorwiegend aus derbem Bindegewebe bestehendes Gebilde, welches charakterisiert ist durch epithelähnliche Zellzüge mit ausgesprochener Neigung zu konzentrischer Anordnung und Kugelbildung.

Die derben Fasern mit den kompakten Zellzügen und Kugeln muß man wohl als Hirnhautbestandteile auffassen. Demnach können wir die schon von klinischer Seite gestellte Diagnose „Meningocele" bestätigen, obwohl eine Spalte in der Wirbelsäule klinisch nicht festgestellt wurde.

Solche geschwulstähnliche Meningocelen sind mehrfach beschrieben. Der auffälligste Befund in unserem Falle sind aber jene charakteristischen Zellzapfen mit ihrer Neigung zu konzentrischer Anordnung. Sehen wir uns nach ähnlichen Befunden in der Literatur um, so finden wir nur spärliche diesbezügliche Angaben. Allerdings wird in den älteren Arbeiten auf die mikroskopische Untersuchung der Rückenmarks- bzw. Gehirnhüllen bei Meningocele nicht so großer Wert gelegt.

T a l k o [1]) beschreibt im Jahre 1870 eine Zerebralhernie mit auffällig dicken Hüllen an der Nasenwurzel eines Kindes. Bei der Sektion fand sich ein Defekt im Stirnbein über der Sutura naso-frontalis, durch den Hirnmasse hindurchgetreten war.

V i r c h o w untersuchte die Hüllen mikroskopisch: „Ein von ihm bereitetes mikroskopisches Präparat zeigte in der äußeren Umhüllung reichliches Schleimgewebe und Muskelfasern, in der inneren von der Pia mater ausgehenden Wucherung eine dichte Anhäufung eines losen, gefäßreichen, hauptsächlich aus Spindelzellen bestehenden Gewebes von dem Bau des gewöhnlichen arachnoidealen Sarkoms." T a l k o notiert nur den Befund ohne weitere Bemerkungen.

v. R e c k l i n g h a u s e n [2]) erwähnt in seinen ausführlichen Untersuchun-

---

[1]) T a l k o , L, Über angeborene Hirnhernien. Dieses Archiv Bd. 50, S. 517, 1870.

[2]) v. R e c k l i n g h a u s e n , F., Untersuchungen über die Spina bifida. Dieses Archiv Bd. 105, S. 243, 1886.

gen über die Spina bifida (1886) nur e i n e Beobachtung, die eine gewisse Analogie zu der unsrigen bildet. In dem Spaltraume einer Myelomeningocele sacralis findet sich eine merkwürdige, gallertige, schleimartige Füllmasse, in welcher den Gefäßen entlang eigentümliche Wucherungen vorkommen, „nämlich platte Endothelschichtungen, welche große Ähnlichkeit mit den epithelialen Massen der Perlgeschwülste besitzen". Auch v. R e c k l i n g h a u s e n erwähnt den Befund nebenbei, ohne näher darauf einzugehen.

Andere Beobachtungen, die auch nur eine entfernte Ähnlichkeit mit der unsrigen haben, konnte ich in der mir zugänglichen Literatur nicht finden.

Zwar werden mehrfach Kombinationen von Geschwülsten mit Meningocelen bzw. mit Spinae bifidae beschrieben, vor allem Lipome, Angiome, Fibrome usw., aber jene charakteristischen Zellzüge mit kugelförmigen Gebilden finde ich sonst nicht erwähnt. Außerdem erscheint mir noch fraglich, ob die Befunde bei T a l k o und v. R e c k l i n g h a u s e n wirklich dem unsrigen entsprechen.

Die anfangs erwähnten Befunde von M. B. S c h m i d t[1]) scheinen mir nun eine Deutung unseres Falles zu ermöglichen. Vergleicht man die von M. B. S c h m i d t beschriebenen kompakten Zellzüge, wie sie in der normalen Dura vorkommen, mit den unsrigen, so stimmen sie fast bis in Einzelheiten miteinander überein; nur „Lochkerne" konnte ich nicht feststellen. Vor allem aber die so charakteristischen Zellzapfen mit ihrer Neigung zu konzentrischer Anordnung usw. scheinen mir zur Feststellung der Identität genügend. Demnach würde es sich auch in unserem Falle um arachnoideale Bestandteile handeln.

Die Entstehung wäre dann so zu denken, daß ein bei der Geburt vorhandener, wahrscheinlich mit Flüssigkeit gefüllter Meningocelensack im Laufe der Jahre geschrumpft wäre, daß bei diesem Prozeß dann die Grenzen zwischen den Hirnhäuten sich verwischt hätten. Dabei blieb aber die Neigung des arachnoidealen Deckendothels zur Wucherung bestehen, ja sie schien sogar gesteigert. Während in der normalen Dura die Zellzapfen gewöhnlich erst im Alter eine größere Ausdehnung und Verbreitung erlangen, finden wir sie hier bei einem 18jährigen jungen Manne schon in einer Weise entwickelt, daß man an einen echten Tumor denken könnte; ja ich glaube sogar, daß man diese Diagnose nicht sicher ausschließen kann.

---

[1]) a. a. O.

Die Art des Wachstums der soliden Zellzapfen spricht entschieden dafür, und man würde auch nicht zögern, an eine echte Geschwulst zu denken, wenn wir nicht durch die Untersuchungen M. B. S c h m i d t s wüßten, daß schon in der normalen Dura ähnliche Bilder als Alterserscheinungen beobachtet werden.

Jedenfalls scheint mir unsere Beobachtung für die Geschwulstlehre von Interesse zu sein; man sieht hier, wie wenig scharf oft die Grenze zwischen Hyperplasie und echtem Tumor ist. Deshalb betrachte ich unseren Fall auch als eine Stütze für die Ansicht M. B. S c h m i d t s, daß die sog. Sarkome der Dura mater als hyperplastische Bildungen, als Steigerungen physiologischer Proliferationszustände aufzufassen sind. Denn rein histologisch kann man meiner Meinung nach in unserem Falle nicht mehr entscheiden, ob es sich noch um Hyperplasie oder schon um Tumor handelt.

Weshalb die Zellen in diesem Falle ein so starkes Wachstum zeigen, vermag ich nicht anzugeben; es werden wohl in dem schrumpfenden Meningocelensack ähnliche Bedingungen entstehen, wie sie physiologischerweise in der normalen Dura erst im Alter auftreten; was für Bedingungen das sind, wissen wir nicht.

XI.
Ein Fall von Fibroelastomyxom des Herzens und Kasuistisches zur Frage der Herzgeschwülste, besonders der Myxome.

(Aus dem Pathologischen Institut der Universität Berlin.)

Von

Dr. K a r r e n s t e i n ,
Oberarzt im Infanterie-Regiment Nr. 76, kommandiert zum Institut.

Herzgeschwülste sind bekanntlich selten, sekundäre sowohl wie primäre. Selbst in Fällen allgemein disseminierter Geschwulstmetastasen kommen solche im Herzen nach den statistischen Untersuchungen von W i l l i g k , W r a n y , E p p i n g e r , F ö r s t e r , C h a m b e r s , E i s e l t nur zu $7^1/2\%$, in andern Organen, z. B. Leber, Lungen, Knochenmark aber in 27% vor. Ebenso sind Herzgeschwülste durch Übergreifen eines Tumors der Nachbar-

schaft selten, und am seltensten sehen wir Metastasen im Herzen,
ohne allgemeine Dissemination.

C h a m b e r s[1]) fand in 2161 Sektionen
> 7 mal sekundären Krebs des Herzens,

W i l l i g k[2]) fand in 4547 Sektionen
> 9 mal sekundären Krebs des Herzens (darunter 7 mal
> d. Perik.),

U s k o f f[3]) fand in 4500 Sektionen
> 1 mal sekundären Krebs des Herzens,

N a p p[4]) fand in etwa 8 bis 9000 Sektionen
> 7 mal sekundären Krebs des Herzens, 3 mal Sarkom
> des Herzens,

Im Pathologischen Institut der Universität Berlin fanden
sich in 6655 Sektionen (1903 bis 1907)
> 15 mal sekundärer Krebs des Herzens (darunter
> 8 Perik.), 4 mal sekundäres Sarkom (Perik.).

Von sekundären Herztumoren ohne allgemeine Metastasen-
Dissemination sah man Sarkome nach Lymphdrüsensarkom, Uterus-
sarkom, Chondro-[5]) und Liposarkom[6]), adenomatösen Krebs nach
Leber-, Lungen-, Schilddrüsen-, Nieren-, Hoden-, Ovarium-,
Mammakrebs, Kankroid nach Conjunctiva bulbi[7]-, Zungen[8]- und
Klitoris[9])-Kankroid.

Diese Metastasen sah man fast nur bei Erwachsenen und weit
häufiger im rechten als im linken Herzen. Auch bleiben nach
N a p p die Klappen stets frei. Ferner fand N a p p , der 10 Fälle
aus dem Friedrichshain zusammenstellte, daß die klinischen Erscheinungen trotz der schweren anatomischen Veränderung der
Muskulatur gering sind, daß insbesondere der doch bei Myokarditis unregelmäßige Puls kräftig und regelmäßig bleibt und daß,

[1]) C h a m b e r s , Med. chir. Review, 1853, Oct.

[2]) W i l l i g k , Prager Vierteljahrsschr., 1853.

[3]) U s k o f f , Sitzungsber. d. Gesellsch. d. Marineärzte v. Kronstadt,
1878/79.

[4]) N a p p , Über sekundäre Herzgeschwülste. Zeitschr. f. Krebsforsch. Bd. 3.

[5]) S o n n e n s c h e i n , Ref. in Schmidts Jahrb. 225, S. 225.

[6]) G e r n e t , dieses Archiv Bd. 41, S. 534.

[7]) P a g e t , Lect. du surgery path. II, p. 449.

[8]) K l o b , Wiener med. Wochenschr. 1863, Nr. 19, S. 9.

[9]) A r n o l d , Epithelioma of the heart. Path. Transact. 1871, p. 231.

entgegen den Beobachtungen D e g n y s , in seinen Fällen wenigstens ein plötzlicher Herztod nicht eintrat. Die so seltene Dissemination von Tumormetastasen im Herzen führt J ä g e r s [1])
auf ungünstige Bedingungen für Ansiedlung und Fortpflanzung
infolge der energischen Herzkontraktionen zurück.

Noch seltener sind primäre Geschwülste des Herzens, so daß
wohl der größte Teil der überhaupt zur Beobachtung gekommenen
Beachtung in der Literatur gefunden hat.

Ein Teil dieser als primär beschriebenen Geschwülste ist be-
stimmt sekundärer Natur; das gilt besonders für einige ältere Fälle.
Von einem andern Teil ist die primäre Natur äußerst fraglich
(H e k t o e n [2]), D a C o s t a [3]), H e r m a n n , I n g r a m [4]),
G r o s s [5]), R o b e r t s [6]), B y r o m - B r a m w e l l [7])); einige dieser
Autoren geben das auch selbst zu.

Im ganzen zeichnen sich die primären Herzgeschwülste durch
ihre große Mannigfaltigkeit aus. So sind Fibrome, Lipome, Sarkome, Rhabdomyome, Myome, Kavernome, Karzinome und vor
allem Myxome beschrieben.

In folgender Übersicht habe ich die in der mir zugänglichen
Literatur gefundenen primären Herzgeschwülste mit Ausnahme der
Myxome, die weiter unten noch eingehend besprochen werden,
zusammengestellt.

1. Karzinom. Innere Wand des rechten Ventrikels. 35jähriger Mann. Kein
   mikroskopischer Befund, doch bot die Leiche sonst keine krankhaften
   Erscheinungen. A n d r a l , Grundriß der path. Anat., herausgegeben
   von B e c k e r , Bd. II, S. 200. 1830.
2. Karzinom. Spitze des linken Ventrikels. 47jähriger Mann. L o c h e r , Zur
   Lehre vom Herzen. 1860.

[1]) J ä g e r s , Beitrag zur Kenntnis der primären Herzgeschwülste. Diss.
München, 1893.
[2]) H e k t o e n , Three speciments of tumour of the heart. Med. news, 18. Nov.
1893.
[3]) D a C o s t a , Philadelphia med. Times. 1878.
[4]) I n g r a m , Cancerous heart. Transact. of the path. soc. Philadelphia, 1879.
[5]) G r o s s , Recurrent roundcelled sarcoma of the heart. Philadelphia med.
Times, 1880.
[6]) R o b e r t s , Tumor of the heart. Coll. of Phys., Philadelphia, 1881.
[7]) B y r o m - B r a m w e l l , British med. - Journ., Oct. 1875 u. 1884,
p. 665.

3. Karzinom. Im linken Vorhofseptum nahe dem Ostium arterios. 60 jähriger Mann. Nicht mikroskopisch untersucht. P a i k r t. Allg. mil.-ärztl. Ztg Nr. 36, 1865.

4. Karzinom. Aortenklappen. 24jähriger Mann. P r u d h o m m e , Gazette des hôpitaux 1867, No. 8.

5. Endotheliom. Den ganzen rechten Ventrikel ausfüllend und in Muskul. eingewachsen. 65jährige Frau. Mikr.: primäres Endotheliom. H o r - n o w s k i , Zentralbl. f. allg. Path., 1906, S. 773. Diesen Fall hält T h o r e l (Lubarsch-Ostertag 1907 S. 444) für eine in Zerfall begriffene Totalthromb. des rechten Ventrikels.

6. Sarkom. Vorderfläche d. Atrien. 44jähriger Mann. B o d e n h e i m e r , Diss. Bern 1865.

7. Sarkom. Rechtes Herzohr. 79jähriger Mann. Mikr.: Riesenzellensarkom. H o t t e n r o t h , Diss., Leipzig 1870.

8. Sarkom. Außenwand des linken Ventrikels. 28jähriger Mann. E l y , Contribution à l'étude des tumeurs néeplasiques du cœur. Thèse de Paris, 1874.

9. Sarkom. Rechter Vorhof, Vorderwand und Herzohr. 18jähriges Mädchen. Kinderfaustgroß, mikr. Spindelzellensarkom, zum Teil kavernös. Klappenapparat und Herzfleisch ohne Veränderung. F r ä n k e l , Festschr. z. Eröffnung des neuen Allg. Krankenh. Hamburg-Eppendorf, 1889.

10. Sarkom. Vorderwand des rechten Atrium. 36jähriger Mann. Mikr.: Fibrosarkom. Tod an Lungenödem infolge Insuffizienz des Herzmuskels. J ü r g e n s , Berl. klin. Woch. 1891, S. 1031.

11. Sarkom. Endokard des rechten Ventrikels. Alter nicht angegeben. Mikr.: Riesenzellensarkom. B i r c h - H i r s c h f e l d , Lehrb. d. path. Anat. I, S. 145, 1894.

12. Sarkom. D r y s d a l e , Primarysarcoma of the heart. Transact. of the path. Soc. of London, 1903.

13. Sarkom. W e i s s , Gaz. med. Ital.-Provenicie Venet. XXIII.

14. Fibrom. In Wand des linken Ventrikels. 6jähriger Knabe. Mikr.: fibroider Bau. L u s c h k a , dieses Archiv Bd. 8, S. 343.

15. Fibrom. Linker Vorhof, ausgehend vom Septum. 47jähriger Mann. K o t t - m e i e r , dieses Archiv Bd. 23, S. 468.

16. Fibrom. Sept. ventric. 3monatiges Kind. W a g s t a f f e , Transactions of the path. soc. XXII, p. 121.

17. Fibrom. Apfelgroß, Septum und vordere Wand des rechten Ventrikels. 56jährige Frau. Z a n d e r , dieses Archiv Bd. 80, S. 211.

18. Fibrom. Linker Vorhof, ausgehend vom Septum. 47jähriger Mann. Mikr.: Fibroma telangiectat. W a l d v o g e l , Diss. Göttingen 1885.

19. Fibrom. Rechter Vorhof, Vorderwand. 10monatiges Kind. Tod an Phthis. pulm. Keine Herzsymptome. J ü r g e n s , Berl. klin. Wochenschr. 1891, S. 1031.

20. Fibrom. Nodul. Arrantii der vorderen Semilunarklappe der Art. pulm. 74jähriger Mann. Nebenbefund. Mikr.: Hyalofibrom. Das zellarme Bindegewebe ließ die Spuren eines Anfangsstadiums von hyaliner Degeneration erkennen. R e i t m a n n , Zeitschr. f. Heilkunde, 1895, XXVI. Bd.

21. Fibrom. Linker Vorhof, gestielt am Septum atriorum. Nicht groß, zum Teil verkalkt. L e t u l l e , Sitzungsber. der anat. Ges. zu Paris, 1893. Wird von T r e s p e für eigenartig organisierten Thrombus gehalten.

22. Fibrom. Rechte Seite des Septum ventriculi. Mikr.: netzförmiges Fibrom. T e d e s c h i , Prager med. Wochenschr. 1893. S. Bemerk. T r e s p e s zu Nr. 21.

23. Zystischer Tumor. Apfelgroß, Septum atriorum. 19jähriger Mann. M o x o u , Transact. of pathol. Soc. XXI. 99.

24. Lipom. Linker Ventrikel (Spitze). 40jähriger Mann. Mikr.: faserreiches Lipom. A l b e r s , dieses Archiv Bd. 10, S. 215.

25. Lipom. Rechter Vorhof, hintere Wand. 56jährige Frau. B a n t i , ref. Virchow-Hirsch Jahresber. 1886, II., S. 66.

26. Lipom. Linker Vorhof, kongenital (mandelgroß). O r t h , Lehrb. d. path. Anat. I, S. 201.

27. Lipom. Septum ventriculi. 76jährige Frau. H a n d f o r d , Path. transactions XXIX, S. 108.

28. Lipom. Rechtes Herzohr. P i e t r o n i , Boll. di sez. Siena.

29. Lipom. Septum ventriculi, subendokardial und im linken Ventrikel prominierend, bohnengroß. Präp. der Göttinger Sammlung. Zugleich Lipom am linken Oberschenkel. O r t h , Lehrbuch der path. Anat. I.

30. Lipom. 7monatiges Kind. B r e w i s , zit. nach Lubarsch-Ostertag 1907, S. 444.

31. Kavernom. Herzspitze. 56jähriger Mann. C z a p e k , Prager med. Woch. 1891, Nr. 39.

32. Angiom. Linker Ventrikel, besonders Septum ventriculi. 20jähriger Mann. Mikr.: kavernöse Entartung der Muskelsubstanz. Diesen Fall stellt V i r c h o w in dieselbe Kategorie wie den von ihm in Bd. 30 dieses Archivs beschriebenen. S k r e c z k a , dieses Archiv Bd. 11, S. 181.

33. Kavernöses Angiom. Rechter Vorhof, dicht unter Fossa ovalis. 56jähriger Mann. R a u , Kavernöses Angiom des rechten Vorhofs. Dieses Archiv Bd. 153, S. 22. S. Bemerk. von T r e s p e zu Nr. 21.

34. Rhabdomyom. Septum ventriculi. 3jähriger Knabe. C e s a r i s - D e m e l , ref. Virchow-Hirschs Jahresber. 1895, I, S. 232.

35. Myom. Zwei Tumoren im linken Ventrikel, ein Tumor auf Aortenklappe. 34jähriger Mann. J u s t i , Zentralbl. f. allg. Path. u. path. Anat., VII, S. 1. 1896.

36. Myom. Multipel im Septum atriorum und im rechten Ventrikel. 2monatiger Knabe. K o l i s k o , Med. Jahrb. 1887, S. 135.

37. **Kavernöses Myom.** Multiple, hanfkorn- bis haselnußgroße, kongenitale, kavernöse Myome im linken und rechten Ventrikel, auf den Papillarmuskeln des rechten Ventrikels und den Musc. pectinati des linken Vorhofs; bei männl. Neugeborenen. Eingehend mikroskopisch untersucht. V i r c h o w , dieses Archiv Bd. 30.

38. **Myom.** Kongenitale multiple Myome in der Wand beider Ventrikel. — R e c k l i n g h a u s e n , Zeitschr. f. Geburtskunde Bd. 20. Hält V i r c h o w für übereinstimmend mit dem von ihm beschriebenen Falle. Dieses Archiv Bd. 30.

39. **Myom.** Kongenital bei totgeborener 8monatiger Frucht. Mikrosk. aus neugebildeten quergestreiften Muskeln und interstitieller Wucherung bestehend. K a n t z o w , dieses Archiv Bd. 135. V i r c h o w hält diesen Fall für übereinstimmend mit dem von ihm in diesem Archiv Bd. 30 beschriebenen, nur daß er sich noch durch seine Ätiologie (Syphilis) auszeichnet und daß ihm der kavernöse Bau fehlt.

In obiger Zusammenstellung fehlen also die als primäre Herzgeschwülste beschriebenen Fälle, deren primärer Charakter einer späteren Kritik nicht standhielt. Das gilt besonders für einige Fibromfälle, die teils als syphilitische Bildungen, teils als organisierte Thromben anzusehen sind. Ebenso habe ich die verschiedentlich beschriebenen syphilitischen Neubildungen (s. u. a. J ü r g e n s[1])) als nicht zu den eigentlichen Geschwülsten gehörig, nicht aufgenommen. Angeführt habe ich aber die Fälle, deren Echtheit von den verschiedenen Seiten teils behauptet, teils bestritten worden ist. Das gilt besonders für die unter den laufenden Nummern 5, 21 und 22 bezeichneten Geschwülste.

Auch oben erwähnte Karzinome sind wiederholt Gegenstand der Diskussion gewesen; sie sind nicht absolut einwandsfrei primär, besonders nicht der Fall von P a i k r t. Einige Autoren, so L e b e r t , leugnen das primäre Vorkommen von Krebsen am Herzen überhaupt, und es ist ja in der Tat auffallend, daß die beschriebenen Fälle alle früheren Jahren entstammen, neuerdings aber über keine mehr berichtet wird.

Wir sehen also Fibrome in jedem Lebensalter und in den verschiedenen Teilen des Herzens auftreten. Sie sind in der Einzahl und werden bis apfelgroß; meist entwickeln sie sich im Bindegewebe des Myokards oder Endokards. Dasselbe gilt für die Lipome,

---

[1]) J ü r g e n s , Zur Kasuistik der primären Herzgeschwülste. Berliner klin. Wochenschr. Nr. 42, 1891.

die aber nur tauben- bis hühnereigroß waren. Die Sarkome betrafen meist das mittlere Alter; daß von den beobachteten 6 Fällen 5 auf das rechte Herz entfielen, mag Zufall sein.

Rhabdomyome sind kongenital; nach K o l i s k o [1]) stimmt ihr Bau mit dem des embryonalen Myokards überein; sie sind kirsch- bis taubeneigroß, meist multipel und mit ebensolchen Tumoren in andern Organen (Gehirn, Haut) vergesellschaftet.

Von 27 Fällen betrafen Männer 16, Frauen 3, Kinder 5 (Knaben 3, 1 Mädchen, einmal Geschlecht nicht angegeben), dreimal Geschlecht nicht angegeben. Eine Disposition des männlichen Geschlechts ist demnach nicht zu verkennen. Zum entgegengesetzten Resultat kam 1889 F r ä n k e l auf Grund von 10 Fällen, von denen 7 weibliche, 3 männliche Individuen betrafen. Daß solche Herzgeschwülste auch bei Tieren gefunden werden, sei nur nebenbei erwähnt [2]).

Ein besonderes Interesse haben nun in der Literatur die Myxome des Herzens gefunden, teils, weil sie ebenso zahlreich als alle übrigen primären Herzgeschwülste zusammen sind, teils wegen des Mißbrauchs, der besonders früher mit der Diagnose „Myxom" getrieben wurde, und endlich wegen des Streites, der sich darum gedreht hat, ob das Myxom auch als eine echte Geschwulst sui generis anzusehen sei.

Bezüglich diese letzten Punktes sei nur kurz erwähnt, daß besonders K ö s t e r [3]) in dem Schleimgewebe nur ödematöses Binde- oder Fettgewebe sieht, wobei in letzterem die Zellen ihr Fett verloren haben und als protoplasmatische Bindegewebszellen zurückgeblieben sind; es soll durch Stauung entstehen, indem das in den kollagenen Bindegewebsfasern enthaltene Muzin zur Aufquellung gebracht wird.

L u b a r s c h [4]) pflichtet dieser Auffassung insofern bei, als er das Schleimgewebe als einen Status mucosus bezeichnet, in den die verschiedensten Gewebe übergehen können.

Auch J a c o b s t h a l [5]) sieht das myxomatöse Gewebe als eine Modifikation bzw. Jugendform des fibromatösen an. Dem gegenüber steht die Ansicht derer,

---

[1]) K o l i s k o , Über kongenitale Herzmyome. Wiener med. Jahrb. IV.

[2]) H e s s , Schweizer Arch. XXXIV. — H i n k , Deutsche tierärztl. Wochenschau, 1894. — H i l t , Jahresber. d. Münch. tierärztl. Hochschule, 1884.

[3]) K ö s t e r , Berliner klin. Wochenschr. 1881, Nr. 36.

[4]) L u b a r s c h - O s t e r t a g , Ergebn. d. allg. path. Morph. u. Phys. 1895.

[5]) J a c o b s t h a l , dieses Archiv Bd. 159.

die im Myxom eine Geschwulst eigener Art erblicken, und besonders O r t h [1]) hat darauf hingewiesen, daß er in den ödematösen Bindegewebsgeschwülsten nie Muzin nachweisen konnte. Auch R i b b e r t [2]) meint, daß man mit dem Schleimgewebe ödematöses Gewebe nicht verwechseln dürfe. Ödematöse Tumoren seien zwar auch weich und durchscheinend, nicht aber schleimig und fadenziehend. Auch in den Myxosarkomen sei die schleimige Struktur nicht die Vorstufe des Sarkoms oder umgekehrt; vielmehr gehe aus dem wachsenden Tumor unabhängig Sarkom, Myxom, Fibrom usw. hervor, obwohl das Schleimgewebe embryologisch die Vorstufe des Bindegewebes darstelle; das Myxom sei aber eben dadurch charakterisiert, daß es die unentwickelte Gewebsform beibehalte und keinen definitiven Zustand gewinne.

Mehr in der Mitte steht B o r s t , wenn er sagt: „in den Geschwülsten der Bindegewebsreihe, vor allem in Fibromen, Lipomen und Chondromen, tritt Schleimgewebe sekundär auf durch eine Art von Metaplasie. Zeigt sich hierin auch ohne Zweifel eine gewisse Unselbständigkeit des Schleimgewebes, so darf doch nicht übersehen werden, daß in einer Reihe von Geschwülsten die allerdings seltene Erscheinung zutage tritt, daß ein Gewächs von vornherein durch und durch aus typischem Schleimgewebe besteht".

Im übrigen — meint B o r s t [3]) — solle man, da reine Myxome selten und das Schleimgewebe in Binde-, Fett-, Knorpelgewebe oft erst sekundär durch Metamorphose entstehe, nicht von Fibro-, Lipo-, Chondromyxom, sondern besser von Fibroma-, Lipoma-, Chondromamyxomatodes sprechen.

Wie schon erwähnt, sind Myxome des Herzens oft fälschlicherweise diagnostiziert und besonders organisierte Thromben oder weiche Fibrome als solche beschrieben worden. Auf die Notwendigkeit einer scharfen Sonderung hat zuerst C z a p e k [4]) (1891) hingewiesen.

Auch organisierte Thromben können wie Myxome gallertig aussehen und eine schleimige, weiche Konsistenz haben, so daß die früher oft allein als genügend zur Diagnose benutzte makroskopische Beschaffenheit oder die Trübung der fraglichen homogenen Grundsubstanz auf Essigsäurezusatz als nicht ausreichend anzusehen ist.

Heute ist die mikroskopische Diagnose erleichtert durch die mikrochemischen Reaktionen (Thionin, Toluidinblau, polychromes Methylenblau, Muzhämatein und Muzikarmin). Bei ihrem positiven

---

[1]) Nachrichten der Kgl. Ges. d. Wiss. zu Göttingen. Mathem.-phys. Klasse, 1895.
[2]) R i b b e r t , Geschwulstlehre.
[3]) B o r s t , Lehre von den Geschwülsten.
[4]) C z a p e k , Zur pathologischen Anatomie der primären Herzgeschwülste. Prager med. Wochenschr. 1891, Nr. 39, 40.

Ausfall ist die Diagnose Myxom gestattet, wobei natürlich — je
nach dem sonstigen mikroskopischen Befund — die Diagnose in
Myxo-Fibrom bzw. Sarkom usf. zu erweitern ist.

Daß man allerdings, wie L e o n h a r d t [1]), von den früher
beschriebenen Myxomen nur diejenigen — auch bei sonst zutreffen-
dem mikroskopischen Befund — als solche anerkennen darf, bei
denen die Muzinreaktion mit Erfolg ausgeführt wurde, glaube ich
nicht.

Auch kann man aus dem Sitz der Tumoren im Herzohr oder
in seiner Nähe am Sept. ventr., besonders in der Nähe des Foramen
ovale, also an Stellen, die bei der Herzarbeit relativ wenig gezerrt
werden, nicht schließen, daß es sich allein deshalb schon in der
Mehrzahl der Fälle um organisierte Thromben handeln müsse;
haben doch auch die neuerdings einwandsfrei beschriebenen
Myxome eine Vorliebe für diese Stellen gezeigt.

In der am Schluß befindlichen Tabelle habe ich unter Nicht-
beachtung der zweifelsohne falsch diagnostizierten Fälle die in der
Literatur erwähnten Myxome des Herzens zusammengestellt.
Auch unter ihnen befinden sich noch Fälle, die auf Grund unserer
heutigen Forderungen nicht einwandsfrei sind, und denen von
einigen der späteren Autoren ihre Echtheit zuerkannt, von andern
wiede: abgesprochen wurde.

B r e n n e r [2]) und T h o r e l schalten die Fälle von W i e g a n d t und M o l t -
r e c h t (vgl. Nr. 3 und 4 der Tabelle am Schluß) aus der Reihe der echten Myxome
aus. B r e n n e r erkennt auch die Fälle von B e r t h e n s o n, B l o c h m a n n,
C u r t i s, J ä g e r s und G u t h (vgl. Nr. 8, 31, 1, 9, 10) nicht rückhaltlos
als Myxom an, während J a c o b s t h a l [3]) und L e o n h a r d t den Fall
von C u r t i s wieder für ein Myxom halten. Ohne Vorbehalt erkennt B r e n n e r
als echte Myxome des Herzens die Fälle von C z a p e k, M a r c h a n d,
J ü r g e n s, L e o n h a r d t, J a c o b s t h a l, S t e i n h a u s, T r e s p e
und einen der R i b b e r t schen Fälle an (vgl. Nr. 23, 12, 7, 32, 11, 13, 34, 26).

Ohne weiter auf diesen Streit einzugehen, möchte ich nur erwähnen, daß
ich D j e w i t z k y [4]) nicht beipflichten kann, wenn er sagt, daß das von L e o n -
h a r d t [1]) angeführte Myxom der Mitralis nach der makroskopischen und
mikroskopischen Beschreibung den Befund einer sich allmählich schichten-

---

[1]) L e o n h a r d t, Über Myxome des Herzens, besonders der Herzklappen.
Dieses Archiv Bd. 181.

[2]) B r e n n e r, Frankfurter Zeitschr. f. Path. Bd. 1, H. 3, 4, S. 500.

[3]) J a c o b s t h a l, dieses Archiv Bd. 159.

[4]) D j e w i t z k y, dieses Archiv Bd. 185.

förmig ablagernden thrombotischen Auflagerung und ihrer allmählichen Organisation darstelle, zumal L e o n h a r d t auch ausdrücklich betont, daß die Geschwulst weitab von einer Entzündungszone des Endokards lag. Wenigstens aber mußte D j e w i t z k y seine Ansicht genauer begründen.

Hier möchte ich nun ein Myxom des Herzens besprechen, das außerdem noch in doppelter Hinsicht interessant ist, einmal zeigte der Tumor eine bisher nur in wenigen Fällen beobachtete Neubildung von elastischem Gewebe und dann lagen außer dem Myxom noch zwei andersartige Primärtumoren vor.

W. K., 56 Jahre, Schafmeister. Sekt.-Prot. Nr. 282, 1908.

K l i n i s c h e D i a g n o s e: Wahrscheinlich Tumor cerebri der linken Hemisphäre.

P r o t o k o l l: Kräftige männliche Leiche. Dura mit dem Schädelknochen ziemlich fest verwachsen. Gehirnwindungen auffallend flach, und zwar in der linken Hemisphäre mehr als in der rechten. Hirngefäße, insbesondere auch die basalen, mit zarter Wandung. Die linke Hemisphäre voluminöser als die rechte. Unterer Teil des linken Schläfenlappens von schwappender Konsistenz. Auf Frontalschnitten zeigt sich der Balken nach rechts verschoben. Der ganze innere Teil des linken Schläfenlappens wird eingenommen von einer Masse, die von braunroter Farbe und von weicherer Konsistenz als das Gehirn ist. Im untersten Teile dieser Masse liegt in einer walnußgroßen, nicht abgekapselten Höhle eine grüngelbliche, weiche, gallertige Masse. Die die eben erwähnte tumorartige Masse umgebende Gehirnsubstanz ist auffallend weich. Im linken Corpus striatum finden sich noch zwei weitere, je haselnußgroße Herde von braunroter Farbe. Auch sie sind nicht scharf von der Umgebung abgegrenzt.

Die Lungenränder berühren sich in der Mittellinie und bedecken den Herzbeutel völlig. Im Herzbeutel einige Kubikzentimeter einer grünlichgelben Flüssigkeit. Herz von Größe der Faust. Muskulatur rotbraun, Klappen intakt. Im linken Vorhof eine kleinfingerlange, mit ihrer Basis dem Septum atriorum in der Nähe des Foramen ovale fest anhaftende und frei ins Lumen hinein flottierende weiche, graubraunrötliche, gallertige, zylinderförmige Masse, die in Form und Größe etwa dem kleinen Finger eines Erwachsenen entspricht. Besonders zur Spitze hin ist die Masse zottig.

Auf einem Schnitte durch ihren Stiel sieht man, wie das Endokard eine verästelte, grauweiße, etwas derbere Masse in diesen Tumor hineinsendet. Herzklappen intakt, insbesondere zeigt auch das Endokard keinerlei Veränderungen.

Linke Lunge: Unterer Lappen von vermehrter Konsistenz, sehr blutreich; eitrige Massen entleeren sich auf Druck aus den Bronchien. Einige etwas derbere, rundliche und erhabene Herde weisen eine ziemlich trockene, gekörnte Schnittfläche auf. An der Spitze sind Pleura pulm. und cost. flächenhaft und fest miteinander verwachsen. Am oberen Rande des unteren Lappens zeigt die Pleura rote, miteinander verschmolzene Flecken und einige feinfädige, abziehbare Auflagerungen.

Rechte Lunge: Spitze verwachsen, im übrigen wie links.

Bronchialdrüsen beiderseits mandelgroß, schiefrig, derb.

Schilddrüse aus zwei seitlichen, je überwalnußgroßen Lappen bestehend. Durchschnitt o. B.

In der Luftröhre schleimige Massen.

Milz 10 : 5 : 2 cm, Konsistenz ziemlich derb, Kapsel etwas verdickt.

Appendix nach hinten und oben umgeschlagen.

Nebennieren sehr weich, reißen bei der Herausnahme ein.

Nieren 10 : 5 : $3^1/_4$ cm. Rechte Niere mit einem etwa erbsengroßen dunkelblauen Fleck unter der Kapsel. Hier zeigt sich beim Durchschneiden eine kleinhaselnußgroße Höhle, die mit einer weichen, zerfließenden, kaffeebraunen, mit kleinen schwarzen Körnchen durchsetzten Masse angefüllt ist. In dem zum Hilus der Niere hin gelegenen Teile dieser Höhle liegt ein hanfkorngroßes, graurotes, derbes Knötchen.

Magen mit grünlichem flüssigen Inahlt, reicht bis unterhalb des Nabels, sonst ohne Veränderungen.

Im Mesenterium einige kirschkerngroße Kalkknoten.

Leber, Blase und Darm ohne Veränderungen.

Prostata walnußgroß, mit braunen Körnchen auf dem Durchschnitt.

D i a g n o s e : Zwei Gliome in linker Großhirnhemisphäre, Myxom im linken Vorhof, Pneumonie in beiden Unterlappen, eitrige Bronchitis, frische Pleuritis links, pleuritische Verwachsungen beiderseits, Emphysem beider Oberlappen, Zyste und Adenom in rechter Niere, Prostatakonkremente.

Klinisch handelte es sich um einen großen, kräftigen Mann in gutem Ernährungszustande; Puls regelmäßig; Herzbefund o. B., nur der erste Ton an der Spitze war nicht ganz rein. Pat. hatte als Kind Masern, später Influenza gehabt. Sonst keinerlei Erkrankungen, bis vor etwa ½ Jahre Störungen von seiten des Zerebrum auftraten, die zu der Diagnose Hirntumor führten.

M i k r o s k o p i s c h e r B e f u n d : Man sieht dem Endokard aufsitzend einen unregelmäßig zackigen, zum Teil polypösen, sich zum Ende hin verjüngenden Tumor, der an der Basis etwa 8 mm breit und noch (leider ist der größere Teil des Polypen während der Sektion abhanden gekommen) 1 cm lang ist. Die Muskulatur des Vorhofs ist an dieser Stelle etwas dicker und enthält zahlreichere und größere Gefäße. Die elastische Membran des Endokards nimmt längs der Basis des Tumors unverändert ihren Lauf, während sich die Endothelzellschicht des Endokards — ohne eine Veränderung der Zellen zu zeigen — auf den Tumor hinauf umschlägt und, auch die Buchten des Tumors ausfüllend, fast bis zu dessen Spitze hin zu verfolgen ist. Somit bekommt man gleich den Eindruck, daß die Geschwulst von dem zwischen elastischer Membran und Endothel gelegenen Bindegewebe ausgegangen ist.

Im großen und ganzen macht der Tumor einen zellarmen Eindruck.

In der Mitte des Tumors sieht man, und zwar an der Basis am breitesten und sich nach oben durch Verästelung verjüngend, ein als Grundstock der Geschwulst imponierendes Gewebe, das aus Fasern besteht und im v a n G i e s o n - Präparat eine leuchtend rote Farbe angenommen hat.

Den Hauptbestandteil des Tumors bildet nun eine Masse, die bei schwacher Vergrößerung homogen erscheint, die sich aber bei stärkerer Vergrößerung in ein Netzwerk feiner Fasern und Fädchen auflöst, von denen ein Teil auffallend hell glänzend erscheint. Dieses Gewebe hat sich nun mit Hämalaun zum Teil kaum, zum Teil schwach oder, besonders in den Randpartien, auch stärker blaugefärbt, mit Thionin rot bis rotviolett, mit Muzikarmin rötlich, nach v a n G i e s o n blaßgelb. (Die Vornahme der Essigsäurereaktion am frischen Präparat wurde leider versäumt.)

Die in diesem mehr homogenen und auf Grund der angeführten Farbenreaktionen wohl als Schleimgewebe zu bezeichnenden Grundgewebe liegenden Zellen beanspruchen nun ein besonderes Interesse. Zunächst sieht man verhältnismäßig oft längliche Zellen mit rundem oder länglichem Kern in parallelen Reihen nebeneinander herziehen; oft teilen sich diese Zellenreihen dichotomisch; unschwer erkennt man in ihnen, zumal gelegentlich zwischen ihnen die Schatten von roten Blutkörperchen sichtbar werden, neugebildete Kapillaren; vielfach erscheinen diese Endothelzellen auffallend groß, wie aufgequollen.

Zweitens sieht man verstreut in der schleimigen Grundsubstanz Zellen mit einem oder mehreren ungleich langen Ausläufern (Sternzellen); in ihrer Umgebung hat die homogene Grundsubstanz im Thioninpräparat eine besonders intensive blaurote bis violettrosa Färbung angenommen.

Weiterhin sieht man ziemlich große, meist runde Zellen, mit einem ziemlich intensiv gefärbten runden Kern und einem blasigen, protoplasmatischen Leib. Einige dieser Kerne weisen speichenförmig angeordnete und besonders dunkelgefärbte Körnchen auf.

Ein Teil dieser runden Zellen hat nur einen ganz schmalen Protoplasmasaum; hier haben wir Lymphozyten vor uns. Die U n n a sche Plasmazellenfärbung gibt kein positives Resultat.

Und endlich sieht man in relativ großer Menge vielkernige Riesenzellen; die rundlichen und ziemlich großen Kerne liegen regellos im Leib der Zelle. Da ihr Protoplasma auch bei stärkster Vergrößerung Querstreifung nicht erkennen läßt, auch sonst an keiner Stelle des Tumors Reste von Muskelfasern zu sehen sind, so erscheint es nur wahrscheinlich, daß diese Riesenzellen etwa durch atrophische Kernwucherung von Muskelfaserrudimenten entstanden sind.

Vielmehr gewinnt man bei genauerer Betrachtung den Eindruck, daß sie möglicherweise durch Zusammenfluß mehrerer Zellen entstanden; man sieht nämlich gelegentlich mehrkernige Riesenzellen, denen andere gewöhnliche Zellen dicht anliegen, und zwar zum Teil so, daß ein Stück von ihnen schon mit der Riesenzelle verschmolzen zu sein scheint.

Ob diese Erklärung auch für die riesenzellenähnlichen Gebilde zutrifft, die man gelegentlich am Ende einer neugebildeten Kapillare sieht, oder ob das Bild hier dadurch zustande kam, daß der Schnitt mehrere aufgequollene Kapillarwandzellen traf, oder ob hier die von den Franzosen beschriebenen Angioblasten vorliegen, möchte ich nicht entscheiden.

Endlich zeigt die Geschwulst noch auffallend viel elastisches Gewebe, nicht nur in der Wand neugebildeter Blutgefäße, sondern diffus und in fast der gleichen Menge im Bereich der ganzen Geschwulst bis zu ihrer Spitze hin.

Die elastischen Fasern lassen keinerlei regelmäßige Anordnung erkennen, sondern sie durchziehen als krause, meist kurze und nicht überall zusammenhängende, im nach W. e i g e r t auf elastische Fasern gefärbten Präparat blauschwarze Streifen regellos den ganzen Tumor, und zwar sind sie im distalen Teile des Tumors eher reichlicher als im basalen. Bei der W e i g e r t schen Färbung legte ich besonderen Wert auf eine längere Differenzierung in absolutem Alkohol, so daß eine Mitfärbung des Muzins, das ja nach früheren Angaben stets die blaue Farbe auch annehmen sollte, mit Sicherheit auszuschließen ist (F i s c h e r , Über Chemismus und Technik der W e i g e r t schen Elastinfärbung. Dieses Archiv Bd. 176.).

Endlich sieht man mitten im Tumor noch Haufen von unregelmäßig verteilt liegenden roten Blutkörperchen und Herde von braunem Pigment, teils frei und schollig, teils körnig und dann meist in Pigmentkörnchenzellen eingeschlossen.

Fibrin ließ sich im Tumor nicht nachweisen.

Nach obiger Beschreibung, also dem Befund eines mikrochemisch die Muzinreaktion gebenden Grundgewebes mit Sternzellen, sowie dem Fehlen von Thrombusmasse und Fibrin, liegt unzweifelhaft eine hauptsächlich aus Schleimgewebe bestehende Geschwulst vor, die außerdem durch eine besonders reiche Neubildung elastischen Gewebes ausgezeichnet ist und daher wohl mit Recht die Bezeichnung Elastomyxom führen kann; diese Geschwulst entspricht in ihrem mikroskopischen Bild ziemlich genau jener jüngst von B r e n n e r (s. o.) beschriebenen; diese saß auch am Septum des linken Vorhofs; auch bei ihr lag neben vielen neugebildeten Blutgefäßen eine reichliche Neubildung elastischer Fasern vor, daher B r e n n e r sie als Hämangioelastomyxom bezeichnet.

Nur kurz sei hier erwähnt, daß sich für die Geschwulst im Gehirn die schon bei der Sektion gestellte Diagnose eines zellreichen Glioms und für die Nierengeschwulst die eines in der Wand einer Zyste entstandenen Adenoms, dessen Zellen den typischen Bau der Nebennierenzellen zeigten, auch mikroskopisch bestätigte.

Ob nun bezüglich der Genese unseres Herztumors, besonders auch in Rücksicht auf seinen Sitz am Septum atriorum, eine Störung beim Schluß des Foramen ovale, oder eine Verlagerung oder Persistenz von embryonalem Schleimgewebe vorliegt, ist möglich; eine sichere Entscheidung läßt sich aber auch hier ebensowenig treffen, wie in andern entsprechenden Fällen. Immerhin liegt in diesem Fall die Erklärung mit der Annahme einer embryonalen Keimversprengung besonders nahe in Rücksicht auf die beiden andern primären Tumoren in Gehirn und Rückenmark.

Auch über den Zeitpunkt der Entstehung des Tumors läßt sich bei dem Mangel an eindeutigen klinischen Symptomen nichts aussagen.

Die zahlreichen frischen und alten Blutungen des Hämangioelastomyxoms führt B r e n n e r auf Druckschwankungen, denen der Tumor unterworfen sein soll, zurück. Und zwar unterscheidet er für solche Vorhoftumoren zwei Druckstadien, gewissermaßen ein positives und ein negatives. Das positive soll während der Kammerdiastole bestehen, bedingt durch die jetzt prall mit Blut gefüllten Gefäße im Tumor, den Druck des Vorhofs auf den Tumor selbst und die Kontraktion des Septum atriorum, also der Tumorbasis.

Das negative Stadium während der Vorhofsdiastole soll in einer Saugwirkung seitens des Vorhofs und zwar dem bei geringster Füllung der Tumorgefäße obwaltenden geringsten Gefäßinnendruck, bei erleichtertem Abfluß durch die erweiterte Basis, bestehen.

Diese etwas komplizierte Erklärung brauchen wir m. E. wenigstens für den oben beschriebenen Tumor nicht. Die Blutungen sind, zumal aus den vielfach sehr zarten Gefäßen hinreichend erklärt durch die mechanischen Insulte, deren der polypenförmige sehr weiche Tumor durch die Blutbewegung, vielleicht auch durch Kompression seines Stiels bei der Vorhofsystole, ausgesetzt ist.

ʹMit diesen flottierenden Bewegungen könnte man auch die Frage nach der Ursache der Entstehung des reichlichen elastischen Gewebes erklären, sofern man die Bildung elastischer Fasern im Sinne von S c h i f f m a n n[1] und N a k a i[2] von der mechanischen Inanspruchnahme des Gewebes abhängig zu machen geneigt ist. Die Beobachtungen N a k a i s, der elastische Fasern zuerst in der Herzanlage sah, später auch sonst im Körper inmitten des interstitiellen Gewebes, und zwar besonders dort, wo Körperteile

[1] S c h i f f m a n n , Die Histogenese der elastischen Fasern bei der Organisation des Aleuronatexsudates. Zentralbl. f. allg. Path. Bd. XIV, 1903, Nr. 20.

[2] N a k a i , Über die Entstehung der elastischen Fasern im Organismus und ihre Beziehungen zu den Gewebsfunktionen. Dieses Archiv Bd. 182, 190.

sich anschicken, Bewegungen auszuführen (Gelenkbänder), während sie in der im Embryonalzustande ja ruhenden Lunge noch fehlen und auch beim Neugeborenen noch unvollkommen sind, sprechen ja sicher für Bildung elastischer Fasern aus funktionellen Ursachen. Es soll aber nicht unerwähnt bleiben, daß von anderer Seite die Auffassung von der mechanischen Ursache für die Entstehung elastischer Fasern bekämpft wird; besonders J o r e s leitet sie wesentlich von dem Gehalt des Mutterbodens an solchem Gewebe ab.

Bezüglich der Häufigkeit des Vorkommens elastischer Fasern in Geschwülsten nimmt man heute an, daß der weitaus größte Teil aller benignen und malignen Geschwülste frei von ihnen ist, ja daß auch das umliegende elastische Gewebe durch Auflösung zugrunde geht. Gelegentlich aber fand man eine wirkliche Neubildung elastischen Gewebes in Kavernomen, Haut- und Mammakrebsen, in Strumen, in Fibrosarkomen, Enchondromen (V i r c h o w, Geschwulstlehre), Sarkomen, Endotheliomen und in Myxomen.

F i s c h e r unterscheidet da zwischen Geschwülsten, die nur in einzelnen Teilen, und solchen, die in allen Teilen Elastin produzieren, bei denen also das neugebildete elastische Gewebe ein wesentliches Merkmal der Geschwulststruktur bildet. Zur letzteren Gruppe gehört zweifellos unser Fall.

. Überhaupt glaube ich, daß die Myxome des Herzens in erster Linie mit zu den Geschwülsten gehören, in denen gelegentlich, und bei daraufhin gerichteter Aufmerksamkeit vielleicht häufiger als bisher angenommen, neugebildetes elastisches Gewebe gefunden wird. (Vgl. Fälle von L o r n e, S t e i n h a u s, T r e s p e, B r e n n e r, D j e w i t z k y in Tabelle am Schluß.)

Für Untersuchungen über die ja noch strittige Frage, ob die elastischen Fasern zellulär oder interzellulär entstehen, eignete sich unser zellarmer Tumor nicht.

Auch unsere Geschwulst ist klinisch nicht diagnostiziert worden, und das ist nicht auffallend, da Geschwülste am Herzen ganz zweifelsohne zu den am schwersten zu diagnostizierenden gehören, sowohl die sekundären wie ganz besonders die primären.

Nur in Fällen sekundärer Neubildungen gibt S c h r ö t t e r[1]) unter besonders günstigen Umständen die Möglichkeit einer Diagnosenstellung, und auch da nur mit einiger Wahrscheinlichkeit, zu.

---

[1]) Z i e m s s e n , Handbuch der speziellen Path. u. Ther., 1876, II., S. 267.

Eichhorst[1]) sagt: „Geschwü'ste des Endokards sind kaum je der Diagnose zugängig; entweder bleiben sie ihrer Kleinheit oder der Lage wegen latent, oder sie wuchern gegen Herzostien und Herzklappen und bedingen Insuffizienz und Stenose des Klappenapparats, wobei aber meist die eigentlichen Ursachen während des Lebens unerkannt bleiben, oder es kommt durch Abbröckelung von Geschwulstmassen zu embolischen Veränderungen."

In ähnlichem Sinne äußern sich auch die andern Lehrbücher.

Wohl haben einzelne Autoren bei Beschreibung ihrer Fälle gewissen Symptomen eine differential-diagnostische Bedeutung zugeschrieben.

So soll das durch eine Geschwulst erzeugte Geräusch je nach dem Sitz der Geschwulst selbst erscheinen und wieder verschwinden, stärker und schwächer werden, so sollen Symptome einer Erkrankung der rechten Herzhälfte bei der Seltenheit der rechtsseitigen Herzfehler, unter gewissen Umständen eher für eine Neubildung, als für einen Herzfehler sprechen (Bodenheimer[2])); so ist auf die diagnostische Verwendung wiederholter Embolien hingewiesen worden; endlich glaubt Fränkel[3]), daß Blut im Erguß bei Herzbeutelentzündung und seine schnelle Wiederansammlung nach Entleerung nur als Symptom einer malignen Neubildung auftrete, sofern die Perikarditis nicht auf skorbutischem oder tuberkulösem Boden beruhe. Es darf jedoch nicht vergessen werden, daß alle diese Erwägungen erst am Sektionstisch gemacht wurden. Und wenn Berthenson[4]) glaubt, „daß ein aufmerksames Studium der klinisch möglichst umständlich beschriebenen Fälle von Herzneoplasmen und eine gehörige Würdigung seines Falles zu der Ansicht berechtigen, daß ein allzu negatives Verhältnis zu der Frage von der Diagnostik de· Herztumoren wohl kaum begründet sein dürfte", so möchte ich dem gegenüber betonen, daß von sämtlichen beschriebenen primären Herztumoren — 77 nach meinen Zusammenstellungen — auch nicht ein einziger klinisch· einwandfrei diagnostiziert worden ist.

---

[1]) Eichhorst, Handbuch der speziellen Path. u. Ther.

[2]) Bodenheimer, Inaug.-Diss. Bern 1865.

[3]) Fränkel, Festschr. z. Eröffn. d. neuen Allg. Krankenhauses Hamburg-Eppendorf, 1889.

[4]) Berthenson, dieses Archiv Bd. 132, S. 397.

Werfen wir nun noch einen Blick auf die am Schluß zusammengestellten Fälle von Herzmyxom, von denen einige, wie schon betont, nicht echt sein mögen, so betrafen von ihnen Männer 14, Weiber 16, Kinder (unter 15 Jahren) 5 (männl. 2, weibl. 1, einmal fehlt Angabe), in vier Fällen fehlt die Angabe des Geschlechts.

Ein Unterschied in den Geschlechtern liegt demnach, wie ja auch zu erwarten, nicht vor.

Bezüglich des Alters ergibt sich auch nichts Besonderes, denn es entfielen auf das Alter

bis zu	10	Jahren	5	Fälle	bis zu	50	Jahren	5 Fälle
„ „	20	„	2	„	„ „	60	„	3 „
„ „	30	„	5	„	„ „	70	„	4 „
„ „	40	„	5	„	„ „	80	„	1 „
					„ „	90	„	2 „

Sechsmal fehlte die Angabe des Alters.

Von den sonstigen auf Seite 129 aufgeführten Herzgeschwülsten betrafen das Alter

Neugeborene			3	Fälle	bis zu	50	Jahren	5 Fälle
bis zu	10	Jahren	6	„	„ „	60	„	5 „
„ „	20	„	3	„	„ „	70	„	1 „
„ „	30	„	3	„	„ „	80	„	3 „
„ „	40	„	2	„				

Achtmal fehlte die Angabe des Alters.

Hinsichtlich der Lokalisation der Geschwülste im Herzen gibt nachstehende Tabelle Auskunft.

Die erste Zahl mit dahinterstehendem „m" bezieht sich auf Myxome, die zweite Zahl auf die übrigen Geschwülste. Multiple Sitze sind einzeln aufgeführt.

linker Vorhof			linker Ventrikel		rechter Vorhof			rechter Ventrikel	
Septum	Herzohr	sonst	Septum	Wand sonst	Septum	Herzohr	sonst	Septum	Wand sonst
8 m 4	7 m —	7 m 1	1 m 2	1 m 6	1 m 1	— 3	— 4	— 2	2 m 2

Aorta	Mitralis	Trikuspidalis	Pulm.	beide Atrien	beide Ventrikel
1 m 2	2 m —	6 m —	2 m —	1 m 2	— 6

Hiernach sitzen also die Myxome häufiger im linken Herzen (27 mal links, 11 mal rechts) und ganz besonders bevorzugen sie den linken Vorhof, meistens das Septum oder Herzohr.

Damit stehen die Myxome im Gegensatz zu den sekundären Geschwülsten, die häufiger sich im rechten Herzen finden.

Die übrigen primären Herzgeschwülste kommen links wie rechts gleich häufig vor, so daß ich Fränkel nicht zustimmen kann, wenn er meint, der rechte Ventrikel erfreue sich gegenüber den primären Tumoren einer gewissen Immunität. Dieser Satz gilt vielmehr nur für Myome.

An den Klappen saßen die Myxome, mit besonderer Bevorzugung der Trikuspidalis, zwölfmal = 29% der Fälle, die übrigen Tumoren nur dreimal = 7,7%.

Beschriebene Myxome des Herzens.

1. 1872. Curtis, Arch. de phys. nov. et path., Mars 1872. Note sur un tumeur de la valvule mitrale. — Myxom, halb kirschgroß, glatt, glänzend, durchscheinend. Im Innern, von der Basis ausgehend und sich nach oben verästelnd schmale, weiße Streifen. 83jährige Frau. Sitz: Vorhoffläche der hinteren Mitralklappe. Sonstiger Herzbefund: Spuren alter Endokarditis. Klin. Beob.: Nicht beobachtet, da Pat. im Spital schnell starb. Bemerkungen: Verf. rechnet Geschw. zu den Myxomen, sieht sie indes nur für transitorische Bildungen an, wahrscheinlich hervorgegangen aus einem entzündlichen Prozeß. Mikr.: Die mit Endothel bekleideten Papillen enthielten im Innern zahlreiche rundliche Zellen mit blassem Kern, zwischen denen sich reichlich — teils homogene, teils feinfaserige — Interzellularsubstanz befand. Von Gefäßen keine Spur.

2. 1872. Köster, Braune Induration mit croupöser Entzündung der Lungen. Arch. f. path. Anat. u. Phys. Bd. 55, H. 3 u. 4. — Walnußgroßes, kurzgestieltes, höckeriges Myxom bei 21jährigem Manne. Sitz: Innenwand des linken Vorhofs. Sonstiger Herzbefund: Herzbasis dilatiert, rechts fettig degeneriert. Klin. Beob.: Symptome einer Mitralstenose.

3. 1876. Wiegandt, Zur Kasuistik der primären Neubildungen am Herzen. Österr. med. Wochenschr. 1876, Nr. 79. — Gestieltes, kugelförmiges, frei ins Lumen ragendes Myxosarcoma haematodes bei 26jährigem Husaren. Sitz: Septum des linken Vorhofs. Sonstiger Herzbefund: Keiner; sonst: .Lungentuberkulose. Klin. Beob.: Keine Herzsymptome; Tod an Pneumonie. Bemerkungen: Mikroskop.: gefäßreiches, mit Hämorrhagien und Pigment durchsetztes Myxom. Da sich in dem Tumor auch noch Muskelfasern fanden, glaubt Brenner daß es sich um einen Mischtumor des Sept. ventr. handelt.

4. 1878. S a l v i o l i, Missom. telangiect. de l'endocardio auriculare. Riv. clin. di Bologna 1878, No. 18. — 3 cm langes, polypöses, gefäßreiches Fibro m y x o m. 60jährige Frau. Sitz: Linker Vorhof neben dem nicht völlig geschlossenen Foramen ovale. Herzbefund: keiner; sonst: Tuberkulose. Klin. Beob.: Keine Herzsymptome. Bemerkungen: Ausgang war oberste Schicht des Endokards.

5. 1880. B o s t r ö m, Erlang. phys.-med. Sozietät, Juli 1880. — 6 cm langes, an der Basis 1 cm dickes, gestieltes, teleangiektatisches Fibro m y x o m. 80jährige Frau. Sitz: Linker Vorhof zwischen den Pulmonalvenen. Sonstiger Befund: Thrombusmassen auf dem Tumor. Klin. Beob.: Plötzlicher Tod. Bemerkungen: Der plötzliche sonst: vermutlich durch den totalen Verschluß des stenosierten Mitralostiums durch den Tumor bedingt.

6. 1880. V i r c h o w, Charité-Annalen Nr. 6, VI, S. 663. — Taubeneigroßes, gestieltes, bräunlichrotes, gallertiges M y x o m. 27jähriger Mann. Sitz: Im linken Herzohr, Atrioventrikularöffnung ausfüllend. Sonstiger Herzbefund: Auf dem Tumor ein bis zur Herzspitze reichender Thrombus. Klin. Beob.: Tod an Perit. nach perfor. Typhusgeschwür. Bemerkungen: Embolische Herde in Nieren, Milz, Gehirn, Darm.

7. 1891. J ü r g e n s, Zur Kasuistik der primären Herzgeschwülste. Berliner klin. Wochenschr. Bd. 28, Nr. 42, 1891. Walnußgroßes Fibromyxoma polyp., bis in Ventrikel reichend. 50jähriger Mann. Sitz: Linker Vorhof, Vorderwand. Sonstiger Herzbefund: Herz sehr klein. Klin. Beob.: Keine Herzsymptome. Bemerkungen: Tod an Carcin. ventriculi.

8. 1893. B e r t h e n s o n, Myx. d. l. Vorhofs. Dieses Archiv Bd. 132, und P a w l o w s k y, Berl. klin. Wochenschr. 1895, S. 393. — 8 cm langes, 6 cm breites, gestieltes, traubenförmiges, in Mitralostium hineinragendes M y x o m. 55jährige Frau. Sitz: Hintere Wand des linken Vorhofs. Klin. Beob.: Puls ungleichmäßig, 80. Herz verbreitert, an der Spitze undeutliches systolisches Geräusch, beide Aortentöne dumpf und unrein, zweiter Pulmonalton akzentuiert. Dämpfung über Arcus aortae, Kompression d. l. ob. Lungenlappens, temporäre Dyspagie, wiederholte Emboliesymptome führten zur Diagnose Aortenaneurysma und Dilat. cordis auf Grund eines schon lange bestehenden und ganz eigentümlich gearteten Moments. Außerdem wurden wegen der Paresen Gehirnembolien vermutet. Bemerkungen: Wegen des Überwiegens der zelligen Elemente nennt B. die Geschwulst „Zellenmyxom". Im Gehirn keine Embolie gefunden. — Bezüglich der klinischen Diagnose kann B. dem negativen Standpunkt nicht beipflichten. B r e n n e r meint, daß sich nach der histologischen Beschreibung nicht mit Sicherheit erkennen läßt, ob Myxom vorliegt.

9. 1893. J ä g e r s, Beitrag zur Kenntnis der primären Herzgeschwülste. Diss. München 1893. Taubeneigroßes M y x o m. 79jährige Frau.

Sitz: Linker Vorhof, Septum. Sonstiger Herzbefund: Linker Ventrikel hypertrophisch, rechter dünn. Klin. Beob.: Puls 50—60; Geräusche über beiden Ostien, mehr an Mitralis; plötzlicher Tod. Bemerkungen: Der plötzliche Tod wird auf akute Herzinsuffizienz nicht auf den Tumor zurückgeführt. Ausgang vom subendokardialen Bindegewebe (s. Bem. v. Brenner zu Nr. 8).

10. 1898. Guth, Prager med. Wochenschr. 1898. — Papill. Myxom. Sitz: Valv. tricuspidal.

11. 1900. Jacobsthal, dieses Archiv Bd. 159. Primäres Myxom des linken Vorhofs. — Hühnereigroßes Myxom. 4jähriges Mädchen. Sitz: Aus linkem Herzohr herausragend. Sonstiger Herzbefund: Herz dreimal so groß als die Faust. Bes. Hypertrophie r., Endocard o. V. Klin. Beob.: Mitralinsuffizienz diagnostiziert. Bemerkungen: Schleimgewebe frisch und mikrochemisch nachgewiesen; viel Hämorrh. u. elast. Fasern. Ausgang von der tieferen Schicht des subendokard. Bindegewebes. Diesen Fall hält Thorel für zweifelhaft und event. für organis. Thrombus. Brenner hält ihn für echt und seinem Fall analog.

12. 1904. Marchand, Berliner klin. Wochenschr. 1894, 1—3. — Myxom. 37jähriger Mann. Sitz: Linker Vorhof. Sonstiger Herzbefund: Geringe Mitralstenose, geringe Hypertrophie beider Ventr. Klin. Beob.: Systol. Geräusch, zuweilen auch diastolisch. Vor einem Jahre Symptome von Embolien. Heilung. Jetzt plötzlicher Tod. Bemerkungen: In Embolien innerer Organe (Gehirn) konnte M. Geschwulstzellen nachweisen.

13. 1899. Steinhaus, Zentralbl. f. Path., X. — Kirschkerngroßes gestieltes Myxom. 19jähriger Mann. Sitz: Unter r. hint. Semilunarklappe der Art. pulm. Sonstiger Herzbefund: Mitralinsuffizienz. Bemerkungen: Diesen Fall betrachtet Thorel skeptisch, Brenner hält ihn für echt und dem seinen analog. Enthielt elast. Fasern.

14. 1902. Moltrecht, Deutsche med. Wochenschr. 1902, V. Bd., S. 370. — Fibromyxom. 49jährige Frau. Sitz: Linkes Herzohr ausfüllend. Sonstiger Befund: Mitralinsuffizienz. Bemerkungen: Durch seine leicht gelbliche Färbung und sein durchscheinendes speckiges Aussehen erinnert er am meisten an ein Blutgerinnsel. Eine Schichtung war jedoch auf dem Durchschnitt nicht zu bemerken. M. erklärt die Geschwulst für gutartig, bindegewebig, mit schleimiger Umwandlung des Grundgewebes.

15. 1898. Meyer, Diss. Bonn 1900. Ein Myxom des linken Herzohrs. — Gestieltes, walnußgroßes Myxom. 5jähriger Knabe. Sitz: Aus linkem Herzohr herausragend. Sonstiger Herzbefund: Herz hypertrophisch, besonders rechts. Klin. Beob.: Herz nach links verbreitert. An der Spitze blasendes, systolisches Geräusch. Puls 124. Aszites. Zyanose. Mitralinsuffizienz vermutet.

16. 1869. L o r n e , Myxom du cœur. Bull. de la soc. anat. de Paris, 1869, p. 161. — Taubeneigroßes Myxom. 64jährige Frau. Sitz: Linkes Herzohr. Sonstiger Herzbefund: Linkes Herz hypertrophisch. Endokard o. V. Klin. Beob.: An der Spitze systolisches Geräusch, Stauungserscheinungen. Bemerkungen: Myxom mit elastischen Fasern.

17. 1872. B a m b e r g e r , Myxomatöse Geschwulst im linken Vorhof. Wiener med. Wochenschr. 1872. — 42 : 41 : 20 mm großes, gestieltes M y x o m. 21jähriger Mann. Sitz: Im linken Vorhof zwischen den beiden Pulmonalvenen. Sonstiger Herzbefund: Ränder der Mitralis etwas verdickt. Klin. Beob.: Herz verbreitert, an der Spitze systolisches Geräusch, 2. Pulm.ton verstärkt; leichte Zyanose; Puls niedrig. Diagnose: Mitralinsuffizienz und Stenose. Tod an Pneumonie. Bemerkungen: Mikr.: Die Grundsubstanz ist durchsichtig, von zarten Fasern durchzogen und trübt sich sehr stark auf Essigsäurezusatz. Rundliche und sternförmige Zellen. „Eine reine Form von Myxom".

18. 1873. D e b o v e , Myxome pédiculé développé sur la valvule tricuspide. Bull. de la soc. anat. de Paris 1873, Mars. — Kirschgroßes, gestieltes, weiches M y x o m. 64jährige Frau. Sitz: Auf Trikuspid. Bemerkungen: Mikrosk.: Myxom.

19. 1885. M a r t i n o t t i , Contributione alle studio di tumore del cruore. Gazetta delle cliniche 1886, I. sem. — 4 cm langes, in den linken Ventrikel reichendes M y x o fibrom. 18jährige Frau. Sitz: Linker Vorhof, 1 cm vor dem For. ovale am Sept. atr. Klin. Beob.: Aufgenommen mit Diagnose: organische Herzkrankheit.

20. 1887. K o l i s k o , Über kongenitale Herzmyome. Med. Jahrb. 1887. — Multiple, hanfkorngroße M y x o m e. 2monatiger Knabe. Sitz: Unter der linken Tasche der Art. pulm., in der Wand des rechten Ventrikels und im Sept. atr. Klin. Beob.: Plötzlich tot im Bett gefunden.

21. 1887. H l a v a (zit. nach K o l i s k o). — Art: 4 cm langes, 3 cm breites, vom Sulc. annul. bis zur Herzspitze reichendes M y x o m. 14tägiges Kind. Sitz: Außenwand des linken Ventrikels. Sonstiger Befund: Linker Ventrikel komprimiert. Atrien erweitert. Klin. Beob.: Plötzlicher Tod.

22. 1889. R i e d e r , Über eine seltene Geschwulstbildung im Herzen. Jahrb. d. Hamburger Staatskrankenanstalten, I., S. 1, 1889. — Flach gebuckeltes M y x o m. 34jährige Frau. Sitz: Vorderwand des rechten Ventrikels. Sonstiger Herzbefund: keiner. Klin. Beob.: Herz ohne Befund. Bemerkungen: Tod an tuberkulöser Meningitis. Mikrosk.: Myxom.

23. 1891. C z a p e k , Zur pathologischen Anatomie der primären Herzgeschwülste. Prager med. Wochenschr. 1891, Nr. 39. — a) Haselnußgroßes M y x o m. 49jähriger Mann. Sitz: Sept. ventric. an der Herzspitze und mehr nach dem linken Ventrikel hin. Sonstiger

Herzbefund: Klappen normal. Klin. Beob.: Diagnose: Morbus Brightii. Bemerkungen: Tod an allgemeiner Tuberkulose. — b) Haselnußgroßes M y x o m. 33jähriger Mann. Sitz: Auf Papillarmuskel der rechten Hälfte des hinteren Zipfels der Trikuspid. Sonstiger Herzbefund: Kleines, schlaffes Herz, an Mitralis endocard. Effloreszenzen. Bemerkungen: Tod an chronischer Tuberkulose.

24. 1893. R o b i n , Note sur un cas de myxome du cœur. Arch. de méd. exp. et d'anat. path. 1893, No. VI. — 6 cm langes, 4 cm breites, taubeneiförmiges, gelatinöses M y x o m. Junger Mann. Sitz: Aus dem linken Herzohr ragend. Sonstiger Herzbefund: Linker Ventrikel dilatiert. Mitralis insuffizient und rigide. Klin. Beob.: Vor 2½ Jahren plötzliche Hemiplegie. Diagnose: Embolie der 3. Hirnwindung, vermutlich kardialen Ursprungs. Genesung, dann erneuter Anfall, dem Pat. erliegt. In der Zwischenzeit systolisches Geräusch an der Spitze und Dyspnöe. Bemerkungen: Sektion zeigte narbige Einziehung in der 3. linken Hirnwindung. In der Karotis ein das Lumen verschließendes Blutgerinnsel, das sich um ein losgerissenes Stück des Tumors gebildet zu haben scheint.

25.—28. 1894. R i b b e r t , Deutsche med. Wochenschr. 1894, L. S. 9 und Biblioth. med. Abt. C., 1897, 7. — 1. u. 2. Je ein reiskorn- bzw. erbsengroßes papill. M y x o m. Frau. 3. hirsekorngroßes Myxom. 4: 3 mm großes Myxom auf Trikuspidalis. Sitz: 1 u. 2 auf Trikuspidalis. 3. auf Pulmonalis. Nebenbefunde. Bemerkungen: Myxome enthielten keine Gefäße. Klappen nur etwas verdickt, ohne alle Entzündungen. R. hält Geschwülste für echte Myxome. Echtheit des Myxoms angezweifelt von B r e n n e r ,.

29. 1898. G u t h , Über einen Fall von primärem Myxom auf Valv. tricuspid. Prager med. Wochenschr. 1898, Nr. 8. — Bohnengroßes Myxom. 54jährige Frau. Sitz: Trikuspidal, Vorhofseite. Klin. Beob.: Carcinoma ventriculi.

30. 1900. M e y e r , Ein Myxom des linken Herzohrs. Diss. Bonn 1900. — Gestieltes, walnußgroßes M y x o m. 5jähriges Mädchen. Sitz: Linkes Herzohr. Sonstiger Herzbefund: Herz stark hypertrophiert, Klappen unverändert. Klin. Beob.: Herz verbreitert, an der Spitze blasendes, systolisches Geräusch. Puls 124. Zyanose. Aszites. Mitralinsuffizienz vermutet. Bemerkungen: Mikrosk.: Myxom.

31. 1904. B l o c h m a n n , Ein Fall von Myxom des linken Vorhofs. Diss. Kiel 1904. — Hühnereigroßes, in Mitralis hineinreichendes M y x o m. 40jährige Frau. Sitz: Unterhalb der unteren linken Lungenvene. Sonstiger Herzbefund: Klappen intakt, keine Mitralstenose. Klin. Beob.: Geringe Herzverbreiterung. Vorher Symptome einer Gehirnembolie. Ein in seinem Bestehen und an Intensität wechselndes präsystolisches Geräusch an der Herzspitze. Diagnose: Embolische Apoplexie bei Mitralstenose. Bemerkungen: Mikrosk.: Myxom.

Erweichungsherd in der Großhirnrinde. Embolien in Nieren, Milz, Dünndarm. B. meint, „es ist möglich, daß die doch sehr wahrscheinlich verschleppten Geschwulstzellen untergegangen und deshalb nicht mehr nachweisbar sind". Für B r e n n e r ist nach der histologischen Beschreibung die myxomatöse Natur nicht sicher festgestellt, zumal alte endokardiale Prozesse vorhanden waren.

32. 1905. L e o n h a r d t , Über Myxome des Herzens, besonders der Herzklappen. Dieses Archiv Bd. 181. — Kirschkerngroßes, kurzgestieltes, pilzförmiges M y x o m. 22jähriges Mädchen. Sitz: Hintere Klappe der stenosierten Mitralis, Vorhofseite. Sonstiger Herzbefund: Rechter Vorhof hypertrophisch, linker Vorhof dilatiert. Mitralstenose und Insuffizienz. Klin. Beob.: Mitralinsuffizienz und geringe Stenose wegen systolischen und präsystolischen Geräuschs. Bemerkungen: Mikrosk.: Gefäßreiches Myxom. Reichlich elastische Fasern umscheiden die Gefäße. Eine Neubildung von elastischen Fasern sah L. nicht. Diesen Fall hält D j e w i t z k y für organisierte thrombotische Massen, auf Grund der makro- und mikroskopischen Unterscheidung. Eine Begründung seiner Anschauung gibt er aber nicht. B r e n n e r erkennt ihn ohne Vorbehalt an, ebenso T h o r e l (Lubarsch-Ostertag Bd. XI, S. 443).

33. 1908. B r e n n e r , Das Haemangioelastomyxoma cordis und seine Stellung unter den Myxomen des Herzens. Frankf. Zeitschr. f. Path. Bd. I, H. 3, 4. — Fünfmarkstückgroßes, gallertiges Hämangioelastomyxom. 79jährige Frau. Sitz: Linker Vorhof, Septum. Klin. Beob.: Herzgrenzen normal, Töne rein. Eingeliefert mit Erscheinungen der Herzinsuffizienz und heftiger Dyspnoe.

34. 1901. T r e s p e , Zur Kenntnis der primären Geschwülste des Endokards. Arbeiten aus der path.-anat. Abteilung des Kgl. hygienischen Instituts zu Posen, 1901. — Kirschgroßer Tumor. 83jähriger Mann. Sitz: Im linken Vorhof, 2 cm oberhalb der Vereinigungsstelle beider Mitralzipfel. Bemerkungen: T r. bezeichnet die Geschwulst ihrem Bau nach als Myxhaemangioendothelioma pigmentosum, glaubt aber, sie als eine etwas ungewöhnliche und irregulär verlaufende Thrombusorganisation auffassen zu müssen. Tumor enthält auch reichlich elastische Fasern. B r e n n e r hält diesen Fall für echtes Myxom; ich schließe mich der Ansicht B r.s an.

35. 1906. D j e w i t z k y , Über die Geschwülste der Herzklappen. Dieses Archiv Bd. 185. — Erbsengroßes, warziges Myxom. 38jähriger Mann. Sitz: Auf mittlerer Aortenklappe, ventrikelwärts. Sonstiger Herzbefund: Aortenklappe sonst ohne Veränderungen, auch die übrigen Klappen. Bemerkungen: Mikrosk.: In feinfädiger, netzförmiger Grundsubstanz spärlich Stern-, reichlich große, runde Zellen mit viel Protoplasma. In Tumor und Klappe fehlen Gefäße. Grundsubstanz färbt sich mit Muzikarmin rosarot. An verschiedenen Stellen sind zwischen den Fasern auch elastische Fasern vorhanden

(D. fand positiven Ausfall der Muzikarminreaktion auch bei einem Pseudotumor des linken Vorhofs!).

36. 1900. K e s s e l r i n g , Beitrag zur Kasuistik der Myxome des Herzens. Diss. Zürich 1900. und R i b b e r t , Geschwulstlehre — Myxom, kugelig, 4 : 3 mm Durchmesser. Sitz: Auf Trikuspidalis. Bemerkungen: Muzinreaktion wurde nicht gemacht, da die Einteilung zu den Myxomen „auch ohnehin keinem Zweifel unterliegen konnte". Elastische Fasern konnte K. nicht nachweisen, da ihm nur fertige mit Hämalaun und nach M a l l o r y gefärbte Präparate zur Verfügung standen.

37. 1906. B a c m e i s t e r , Zur Kasuistik der primären Herzgeschwülste. Zentralbl. f. allg. Path. u. path. Anat. 1906, Nr. 7. — Kindsfaustgroßes Myxom. 46jähriger Mann. Sitz: Rechter Vorhof, Septum, am hinteren unteren Rande des Foramen ovale, an einem Stiel hängend und in den linken Ventrikel reichend. Sonstiger Herzbefund: Rechtes Herz hypertrophiert, linker Vorhof atrophisch, Papillarmuskeln durch Druck des Tumors platt. Bemerkungen: Die mikroskopische Untersuchung zeigte in den gallertigen Anteilen typisch myxomatösen Aufbau. Keine spezifische Schleimfärbung gemacht, so daß T h o r e l den Fall, zumal ein Mitralfehler vorhanden war, nicht ohne weiteres für ein wirkliches Myxom hält.

38. 1908. K a r r e n s t e i n . — Kleinfingerlanges Myxom. 56jähriger Mann. Sitz: Linker Vorhof, Septum nahe dem Foramen ovale. Sonstiger Herzbefund: keiner. Klin. Beob.: Unreiner Ton an der Spitze.

A n m e r k u n g : Ferner sollen in der mir nicht zugänglichen Literatur noch folgende Fälle von Herzmyxom beschrieben sein:

1. B r o d o w s k i , Denkwürdigk. d. Ges. d. Warschauer Ärzte, 1867.

2. P e t r o w , Bolnit. Gas. Botkina, 1896.

3. F o à , Riv. clinica di Bologna, 1878.

Endlich demonstrierte v. T a n n e n h e i m auf der 66. Versammlung der Naturforscher und Ärzte (Wien 1894) einen myxomatösen Tumor des linken Vorhofs. Da schon in der Diskussion seine Echtheit angezweifelt wurde (C h i a r i) und die in Aussicht gestellte Veröffentlichung nicht erschienen ist, habe ich den Fall nicht mit aufgeführt.

Reich an elastischen Fasern waren die Geschwülste von R i b b e r t , S t e i n h a u s , L e o n h a r d t , T r e s p e , B r e n n e r .

XII.
Zur Pathologie und Anatomie des Skorbuts.

Von

Oberstabsarzt Dr. T. S a t o und Oberarzt Dr. K. N a m b u,
Tokio.

Im Januar 1905, als die Festung von Port Arthur infolge
des japanisch-russischen Krieges übergeben wurde, zählten die
Kranken und Verwundeten auf der russischen Seite etwa 17 000
Mann, wovon aber fast mehr als die Hälfte an Skorbut litt. Um
bei dieser seltenen Gelegenheit sowohl pathologisch als auch ätiologisch diese Krankheit näher zu studieren, und das Übel in der Zukunft womöglich zu verhüten, wurde eine Kommission aus vier
Militärärzten und einigen Gehilfen von dem japanischen Kriegs-
ministerium detachiert, und uns beiden fiel die klinische und pathologisch-anatomische Forschung zu, während die beiden anderen,
Generalarzt O k a d a und Stabsarzt S a i t o, die bakteriologische
Forschung übernahmen.

Als wir Anfang Februar in Port Arthur ankamen, waren noch
mehrere Tausende von Kranken in nicht weniger als 20 Krankenhäusern untergebracht. Besonders schwere Fälle waren aber vor
allem im Krankenhause auf der „Tigerschwanz-Halbinsel”[1]) angesammelt. Unser Krankenmaterial stammt hauptsächlich aus
diesem und nur zum kleinen Teile aus dem Roten-Kreuz-Hospital
und einigen anderen Krankenhäusern. Daß wir dabei etwa 700
Kranke klinisch untersuchen, darunter 13 sogar nach dem Tode
sezieren konnten, haben wir den Herren Chefärzten Dr. I n d o l e f
im Hospital auf der „Tigerschwanz-Halbinsel“ und Dr. R o s a n o f
im Roten-Kreuz-Hospital zu verdanken.

Die Ergebnisse der bakteriologischen Blutuntersuchung und
der chemischen Analyse des Blutes, des Harns und einiger Ein-
geweide sind schon mit dem Original unserer Mitteilung in der
japanischen militärärztlichen Zeitschrift (Nr. 144, 164) veröffentlicht. Dort findet sich auch eine Zusammenstellung der Literatur
in den Sprachen der Originale.

---

[1]) Der Name ist wörtlich übersetzt.

1. Klinische Untersuchung.

Blut. Zur Blutuntersuchung wurden meist Kranke mit deutlicher Anämie ausgewählt. Makroskopisch ist der aus Finger oder Ohrläppchen hervorquellende Bluttropfen äußerst blaß und dünnflüssig, oft rubinrot. Die Gerinnung scheint verzögert zu sein.

Frisches Blut aus dem Ohrläppchenstich wurde entweder sofort auf einem Deckglas aufgefangen und auf den Objektträger gebracht, oder es wurde vorher beim Hervorquellen mit physiologischer Kochsalzlösung innig gemischt, indem man durch den Tropfen dieser Lösung die Messerspitze in die Haut einstach, und im hängenden Tropfen untersuchte.

In den nach der ersteren Methode verfertigten Präparaten sind bedeutende Abnahme, Ungleichheit in der Größe und auffallende Blässe der roten Blutkörperchen zu bemerken. Die Geldrollenbildung ist fast normal. Poikilozyten sind nur in den schweren Fällen zu sehen, während sie in den leichteren fast ganz fehlen. Sie sind aber gerade nicht zahlreich vorhanden. Unter den verschiedensten Formen werden am meisten die Mikrozyten gefunden, auch da. wo überhaupt keine sonstigen Poikilozyten vorhanden sind. Die Makrozyten sind dagegen spärlich. Die Blutplättchen sind bald massenhaft in größeren Häufchen, bald dagegen gering und nur in kleineren Häufchen zu finden. Die weißen Blutkörperchen zeigen in vielen Präparaten deutlich amöbenartige Gestalten mit einem oder mehreren Fortsätzen. Leider stand eine Heizvorrichtung für die Präparate nicht zur Verfügung, wodurch wir etwa ihre amöboide Bewegung hätten konstatieren können. Häufig wurden auch eigentümliche runde, stark lichtbrechende, homogene, farblose. Gebilde in geringer Anzahl gefunden, welche bedeutend kleiner als normale rote Blutkörperchen, aber etwas größer als die Blutplättchen waren. Über die Deutung dieser Körperchen läßt sich vorläufig nichts Sicheres sagen.

Die Präparate, im hängenden Tropfen untersucht, verhalten sich im wesentlichen genau so, wie oben erwähnt. Nur ist die Poikilozytose weniger ausgesprochen, die amöbenähnliche Gestaltung der Leukozyten nicht zu konstatieren.

Zahl der Blutkörperchen und Hämoglobingehalt wurden von uns bei 35 Kranken 54mal untersucht. Die zweimalige Untersuchung bei 19 von ihnen gab uns einige Kenntnisse über die Regeneration des Blutes in der Rekonvaleszenz.

Tabelle 1.
Durchschnittszahl der 54 Untersuchungen.

Rote Blutkörperchen	2 409 323
weiße Blutkörperchen	6 856
Hämoglobin	31,8%
rote Blutkörperchen in % zur Norm	48,2%

Verhältnis der weißen zu den roten 1 : 351,4.

Tabelle 2.

Durchschnittszahl der doppelten Untersuchungen bei 19 Kranken.

	A	B	A : B
Rote Blutkörperchen	2 348 842	3 539 947	1 : 1,51
weiße Blutkörperchen.....................	5 828	7 405	1 : 1,27
Hämoglobin	32,4%	50,7%	1 : 1,59
rote Blutkörperchen in % zur Norm........	47,0%	70,8%	
Verhältnis der weißen zu den roten........	1 : 403,0	1 : 478,0	

A n m e r k u n g. „Rote Blutkörperchen in % zur Norm" bedeutet einen Vergleich der gefundenen Zahl der roten Blutkörperchen zur normalen (5 000 000), so daß das Verhältnis derselben zum Hämoglobingehalt einfacher und klarer an den Tag kommt.

A und B bedeuten das durchschnittliche Resultat der ersten und zweiten Untersuchung.

Die Kranken, welche zur obigen Untersuchung benutzt wurden, waren meist deutlich anämisch; doch ein Teil von ihnen wurde nur deswegen untersucht, weil sie trotz der weniger ausgesprochenen Anämie gerade andere bemerkenswerten Symptome zeigten.

Das Minimum der r o t e n B l u t k ö r p e r c h e n zeigen die Fälle 10 und 33, nämlich 879 000 (17,6%) bzw. 931 200 (18,6%). Die andern zeigen im allgemeinen deutliche Verminderung, am meisten Werte zwischen 1 300 000 und 3 000 000. Die Durchschnittszahl beträgt 2 409 300, d. h. 48,2% der normalen. Dagegen auf der Tabelle 2 ist es ersichtlich, daß in einem Zeitraum von durchschnittlich 28 Tagen eine auffallende Besserung des Zustandes stattgefunden hat. Die Durchschnittszahl der roten Blutkörperchen bei der ersten Untersuchung, 2 348 842, verhält sich zu derselben bei der zweiten, 3 539 947, wie 1 : 1,51. Die 1½fache Vermehrung in vier Wochen ist schon bedeutend genug, aber das Maximum der Vermehrung sehen wir bei den Fällen 10 und 14, nämlich eine 3- und 4¹/₃fache. Drei Kranke hatten sogar bei der zweiten Untersuchung mehr als 5 000 000 rote Blutkörperchen (die Fälle 1, 14, 15).

Die Zahl der w e i ß e n B l u t k ö r p e r c h e n beträgt im Minimum 2777, im Maximum 15 277, bei den meisten bestand aber keine wesentliche Abweichung von der Norm. Das genannte Maximum zeigte ein Kranker, welcher schon in der Rekonvaleszenz wieder ein Rezidiv von Hautblutung an den Beinen bekam. Die Durchschnittszahl der 35 Kranken beträgt 6856. Wenn man aber bei 19 Kranken die Ergebnisse der ersten Untersuchung (5828) mit denen der zweiten vergleicht, so kann man behaupten, daß auch die weißen Blutkörperchen im höchsten Stadium der Krankheit mehr oder weniger eine Verringerung erleiden und demgemäß in der Rekonvaleszenz wieder nach der normalen Zahl zustreben.

Das Z a h l e n v e r h ä l t n i s d e r w e i ß e n B l u t k ö r p e r c h e n z u d e n r o t e n liegt zwischen 1 : 154,3 und 1 : 1240,5, am meisten 1 : 200, 300, 400. Es scheint die Anzahl der weißen Blutkörperchen mit der Schwere der Krankheit nichts zu tun zu haben. Die relative Vermehrung der weißen kann meist als Folge der starken Verringerung der roten betrachtet werden, ein Beweis, daß die Abnahme der weißen nicht mit Zerfall der roten Hand in Hand geht. Im Durchschnitt der gesamten 35 Kranken verhalten sich die weißen zu den roten wie 1 : 351,4. Bei 19 Kranken ist das Verhältnis bei der ersten Untersuchung durchschnittlich 1 : 403, bei der zweiten aber 1 : 478. Diese scheinbare Abnahme der weißen Blutkörperchen bei der zweiten Untersuchung ist wiederum auf die enorme Vermehrung der roten zurückzuführen.

Am auffälligsten ist aber die starke A b n a h m e d e s H ä m o g l o b i n g e h a l t e s. Die meisten Kranken haben nur 20 oder 30% Hämoglobin, im Minimum sogar 17 und 18%. Die Durchschnittszahl von den 35 Kranken beträgt 32%, die von den 19 Kranken 32% bei der ersten Untersuchung und 51% bei der zweiten. So ist die Zunahme des Hämoglobins in der Rekonvaleszenz durchschnittlich 1,59fach, was beinahe mit der Zunahme der roten Blutkörperchen parallel geht. Wenn man aber den Prozentsatz der roten Blutkörperchen mit demselben des Hämoglobins vergleicht, so ist der erstere fast immer höher als der letztere. Bei Fall 19 z. B. finden wir bei der ersten Untersuchung 28% Hämoglobin und 85,9% rote Blutkörperchen, bei der zweiten 50% bzw. 98,3%. Diese enorme Abnahme des Hämoglobins ist nur dadurch zu erklären, daß der Hämoglobingehalt der einzelnen roten Blutkörperchen stark reduziert ist, die ohnehin schon beträchtlich verringert sind.

S p e z i f i s c h e s G e w i c h t. Das Blut, welches den Kranken (Fall 19 und 34) durch die Venenpunktion aus einer Armvene entnommen wurde, zeigte, in Glyzerinwasserlösung mit einem bekannten spezifischen Gewicht eingeträufelt, ein spezifisches Gewicht von 1048 bzw. 1040, was ziemlich weit von der Norm abweicht. Auch das Blutserum von einer Leiche (Sektion 5) zeigte ein geringes spezifisches Gewicht von 1021.

V o l u m e n v e r h ä l t n i s v o n B l u t k ö r p e r c h e n z u S e r u m u n d T r o c k e n r ü c k s t a n d d e s B l u t e s. Das Venenblut der Kranken 19 und 32 wurde schnell in eine unten zugespitzte, graduierte Glasröhre gegossen und sofort zentrifugiert. Nach etwa zwei Stunden schied sich das Blut in drei Schichten: die obere Schicht bestand aus klar gelblicher Flüssigkeit, die untere aus dunkelroter Masse und die mittlere schmale aus rötlichweißer Masse. So kann man das Volumenverhältnis des Serums zu der übrigen festen Masse direkt ablesen. Diese Masse besteht der Hauptsache nach aus den Blutkörperchen.

Um den Trockenrückstand des Blutes zu bestimmen, wurde das Venenblut der Kranken schnell in ein reines, getrocknetes und genau gewogenes Uhrglas gebracht und sofort gewogen, wodurch das Gesamtgewicht des Blutes zunächst bestimmt wurde. Dann wurde es einige Tage lang in einem Exsikkator aufbewahrt, bis der wässerige Anteil vollkommen verdunstet und der Trockenrückstand ein konstantes Gewicht bekommen hatte. Der Gewichtsunterschied vor und nach dem Abtrocknen entspricht nämlich dem wässerigen Bestandteil des Blutes.

Tabelle 3 A.

	Blut	Blutserum	feste Masse	in % Blutserum	feste Masse
Fall 19	1,4 ccm	0,85 ccm	0,55 ccm	60,7	39,3
Fall 32	1,3 „	0,80 „	0,50 „	61,5	38,5.

Tabelle 3 B.

	Blut	Trockenrückstand	derselbe in %
Fall 19	2,414 g	0,455 g	18,8
Fall 32	1,090 g	0,166 g	15,2.

So sind das Volumen der Blutkörperchen und die Trockensubstanz beide verringert, dagegen der wässerige Bestandteil vermehrt und das spezifische Gewicht dementsprechend erniedrigt, so daß man keinen Zweifel am Vorhandensein einer Hydrämie hegen darf.

Die Deckglastrockenpräparate des Blutes werden entweder fünf Minuten lang in absolutem Alkohol gehärtet und nach Romanowski und Willebrand, in Soda-Methylenblau-Lösung oder in verdünnter Ziehlscher Lösung gefärbt, oder durch Hitze gehärtet und in Triazidlösung gefärbt. Der Befund wird im folgenden zusammengefaßt.

Rote Blutkörperchen. Die roten Blutkörperchen sind wegen der Armut an Hämoglobin sehr blaß, manchmal nur am Rande ringförmig gefärbt. Über die spärlichen Poikilozyten wurde schon oben gesprochen. Die Polychromatophilie wird mehr oder weniger fast bei allen Kranken nachgewiesen; sie fehlt nur bei 3 unter 20 Kranken. Die betreffenden Zellen sehen in Soda-Methylenblaupräparaten graubläulich, in Romanowski-Präparaten violett aus und lassen sich leicht von den übrigen blaßgrünen bzw. roten unterscheiden. Meist sind sie nicht zahlreich vorhanden, im Minimum nur 10 bis 20 in einem Präparat.

Eine auffallende Veränderung an den roten Blutkörperchen ist die sogenannte basophile Granulation. Das in Alkohol fixierte Präparat wird etwa 20 bis 30 Sekunden lang mit Soda-Methylenblau-Lösung gefärbt, gründlich mit Wasser gespült, bis das Präparat blaß grünlich aussieht, dann getrocknet, in Xylolbalsam eingebettet und mittels einer Ölimmersion untersucht. Die basophilen Körner sind dunkelblau bis schwarz gefärbt und erscheinen entweder als etwas gröbere, runde oder rundliche, seltener stäbchenförmige, lockerer zerstreut liegende Körner oder als feinste, punkt- oder stäbchenförmige, dicht aneinanderliegende Körnchen, als wären die betreffenden Zellen mit den feinsten Staubpartikelchen bepudert. Solche Zellen werden in einem Gesichtsfelde zu 3 oder 4 gefunden, aber in andern Fällen muß man erst mehrere Gesichtsfelder durchmustern, um sich von ihrem Vorhandensein zu überzeugen.

Über die Genese dieser Erscheinung sind die Ansichten noch geteilt, aber wir sind der Meinung geneigt, sie als eine degenerative Veränderung der Erythrozyten aufzufassen[1]. Die kernhaltigen Erythrozyten wurden nur selten getroffen.

[1] Auch der vermehrte Eisengehalt der Leber und der Milz, den wir chemisch nachgewiesen haben, spricht für den gesteigerten Zerfall der roten Blutkörperchen bei dieser Krankheit.

Weiße Blutkörperchen. Über das numerische Verhalten verschiedener Leukozyten zueinander gewähren die folgenden Tabellen einen Einblick.

Tabelle 4.

Kranker		Gesamtzahl der gezählten Leukozyten	Neutrophile multinukleäre Leukozyten	Eosinophile Zellen	Kleine Lymphozyten	Große Lymphozyten usw.	Kernhaltige rote Blutkörperchen	Ausgang
Al.	I	789	485	9	295		1	} Tod
	II	768	485	—	283		1	
Pa.		1157	668	11	392	86	—	Tod
Ar.	I	714	533	1	146	34	—	} Tod
	II	529	326	3	168	32	—	
Ja.	I	396	200	4	132	60	6	} Tod
	II	592	335	5	214	38	—	
Sa.	I	1521	1206	29	266	20	—	} Tod
	II	148	124	1	21	2	—	
Ho.		782	727	—	39	16	—	Tod
Ser.		1060	913	—	133	14	2	Tod
Wi.		940	641	—	290	9	—	Tod
Ma.		845	590	54	189	12	1	?
Ha.		1196	667	120	272	137	—	Heilung
Sem.		834	508	34	237	55	—	Heilung
Si.	I	1509	1363	—	99	47	2	} Heilung
	II	862	646	9	196	11	1	
Wo.	I	361	298	—	60	3	—	} Heilung
	II	874	611	9	239	15	—	
Mo.	I	675	516	15	143	1	—	} Heilung
	II	698	503	76	116	3	—	
Ba.	I	863	643	15	195	10	—	} Heilung
	II	974	616	42	294	22	—	
St.		1122	829	17	267	9	—	Heilung

Anmerkung. I und II bedeuten die erste und zweite Untersuchung bei einem und demselben Kranken.

Unter den großen Lymphozyten sind auch große uninukleäre Leukozyten, Übergangsformen und Mastzellen mit eingerechnet.

Bei dem Kranken mit dem unbekannten (in Tabelle 4 mit ? versehenen) Ausgang war der Zustand überaus drohend, als wir Port Arthur verließen; über sein endgültiges Schicksal gab man uns nachher leider keine Auskunft.

Aus diesen zwei Tabellen ist ersichtlich, daß bald die kleinen Lymphozyten, bald die eosinophilen Zellen leicht vermehrt sind, und daß die Fälle mit den vermehrten Lymphozyten meist den tödlichen Ausgang nehmen, dagegen die Fälle mit den vermehrten Eosinophilen meist in Heilung übergehen.

Tabelle 5.

Kranker	Neutrophile multinukleäre Leukozyten in %	Eosinophile Zellen in %	Kleine Lymphozyten in %	Große Lymphozyten usw. in %
Al. { I	61,5	1,1		37,4
{ II	63,2	—		36,8
Pa.	57,7	1,0 .	33,9	7,4
Ar. { I	74,6	0,1	20,4	4,8
{ II	61,6	0,6	31,8	6,0
Ja. { I	50,5	1,0	33,3	15,2
{ II	56,6	0,8	36,1	6,4
Sa. { I	79,3	1,9	17,5	1,3
{ II	83,8	0,7	14,2	1,4
Ho.	93,0	—	5,0	2,0
Ser.	86,1	—	12,5	1,3
Wi.	68,2	—	30,9	1,0
Ma.	69,8	6,4	22,4	1,4
Ha.	55,8	10,0	22,7	11,5
Sem.	60,9	4,1	28,4	6,6
Si. { I	90,3	—	6,6	3,1
{ II	74,9	1,0	22,7	1,3
Wo. { I	82,5	—	16,6	0,8
{ II	69,9	1,0	27,3	1,7
Mo. { I	76,4	2,2	21,2	0,1
{ II	80,7	10,9	16,6	0,4
Ba. { I	74,5	1,7	22,6	1,2
{ II	63,2	4,3	30,2	2,3
St.	73,9	1,5	23,8	0,8

Doch gibt es auch Fälle, wo gerade das Gegenteil beobachtet ist. Ferner kann man auch nicht leugnen, daß in manchen Fällen die Zahlen der Eosinophilen oder der kleinen Lymphozyten bedeutend herabgesetzt sind. So ist die Beziehung zwischen dem Krankheitsprozeß einerseits und der numerischen Schwankung verschiedener Leukozyten andererseits leider noch' nicht klar.

Die Jodreaktion der weißen Blutkörperchen wurde bei zehn Kranken vergebens untersucht, aber in den Kontrollpräparaten mit Eiter aus einem Hautgeschwür eines Skorbutkranken war diese Reaktion an den meisten Eiterkörperchen deutlich ausgeprägt.

Die Blutplättchen sind meist etwas vermehrt. In den Präparaten mit bedeutender Vermehrung dieser Formelemente sind manche Gesichtsfelder überall von ihren Konglomeraten besetzt, so daß die roten Blutkörperchen kaum die übrig gebliebenen Räume erfüllen. Sie scheinen dann besonders vermehrt zu sein, wenn die roten Blutkörperchen stark vermindert sind. '

Bakteriennachweis. In den mit verdünnter Ziehlscher Lösung gefärbten Präparaten wurden ab und zu ganz vereinzelte Kokken und

Diplokokken gefunden. Der Befund war aber durchaus zu inkonstant, als daß irgendein Schluß daraus gezogen werden könnte.

Funktion des Magens.

Magensekretion. Bei zehn Kranken, welche nicht mehr der absoluten Ruhe bedurften, wurde der Magensaft herausgehebert, nachdem sie eine Stunde vorher, früh morgens nüchtern, 100 g Weißbrot, 350 ccm warmes Wasser bekommen hatten. Der Magensaft wurde filtriert, sein Säuregehalt nach der Methode von Minz bestimmt, während sein Milchsäuregehalt nach der Uffelmannschen Methode qualitativ festgestellt wurde.

Tabelle 6.

Kranker	Gesamt-azidität in %	Salzsäure in %	Milchsäure-reaktion
1	0,0803	0	deutlich
2	0,0401	0	deutlich
3	0,0200	0	positiv
4	0,1606	0,1204	negativ
5	0,1204	0,0803	negativ
6	0,0401	Spur	deutlich
7	0,2409	0,1204	?
8	0,0401	Spur	negativ
9	0,0601	0,0200	deutlich
10	0,0020	0	deutlich

Also unter den zehn Kranken haben vier überhaupt keine Salzsäure, drei nur eine Spur derselben, und die übrigen drei zeigen einen Salzsäuregehalt von 0,08 bis 0,12%. Der Salzsäuregehalt des Magensaftes bei den Skorbutkranken ist demnach in der Regel minimal oder gleich Null, wie Albertoni darauf aufmerksam gemacht hat. Die Milchsäurereaktion war stets deutlich, wenn die Salzsäure fehlte oder nur in Spuren vorhanden war.

Um das Resorptionsvermögen des Magens nach Penzoldt zu prüfen, wurde den Kranken gleichzeitig mit dem Probefrühstück 0,2 g Jodkali in Gelatinekapsel gegeben. Man ließ die Kranken sofort gurgeln mit reinem Wasser, und ihr Speichel wurde dann jede Minute einmal auf Jodreaktion geprüft. Die darauf untersuchten sechs Kranken verhielten sich ganz normal, indem sie nach 8 bis 11 Minuten eine deutliche Jodreaktion zeigten. Die Resorptionsfähigkeit des Magens ist hier also nicht beeinflußt.

Die Motilität des Magens wurde nach Ewald geprüft. Die Kranken bekamen gleichzeitig mit dem Probefrühstück 1,0 g Salol. Nach 30 Minuten beginnt die Untersuchung des Urins auf die Salizylsäure, welche jede 5 Minuten wiederholt wird. Unter sechs Kranken verhielten sich vier ganz normal, indem sie nach 50 bis 60 Minuten schon die Reaktion zeigten. Dagegen bei zwei anderen Kranken trat die Reaktion erst viel später auf (nach 100 Minuten).

Stuhl.

Die S t ü h l e wurden bei 29 Kranken sowohl makroskopisch als auch mikroskopisch untersucht. Die wässerigen oder dünnbreiigen Stühle (im ganzen 9) sind grünlichgraugelb, graugelb, gelb, bräunlich gefärbt, zuweilen mit Blut, Schleim oder Schaum gemischt. Die geformten oder dickbreiigen Stühle sind gelb, blaßgelb, graugelb, bräunlichgelb oder bräunlichgrau.

Mikroskopisch wurden häufig Muskelfasern, unverdaute Pflanzenteile gefunden, ferner auch rote Blutkörperchen, Kristalle von phosphorsaurem Ammoniakmagnesium. Von den Parasiteneiern wurden die Trichozephalen siebenmal, die Askariden dreizehnmal, niemals aber die Ankylostomen und die Bandwürmer gefunden, welche etwa auf den Blutbefund der Kranken gewisse Einflüsse hätten üben können.

Urin.

Die Untersuchung des U r i n s geschah bei 39 Kranken.

M e n g e. Bei den stark ödematösen Kranken ist die Urinmenge beträchtlich vermindert. In drei Fällen, bei welchen wir eine genaue chemische Analyse des Urins ausgeführt haben, beträgt die 24stündige Menge 250, 870 resp. 550 ccm. Dagegen bei den Kranken, welche überhaupt kein oder nur geringfügiges Ödem haben, ist die Urinmenge ziemlich hoch, und ebenso in drei genau untersuchten Fällen beträgt sie 2200, 1860 und 1960 ccm.

Die Beschaffenheit des Urins ist je nach der Konzentration desselben ziemlich verschieden. Seine Farbe schwankt von strohgelb, bräunlichgelb bis dunkelbraun. Bei der normalen Konzentration ist der Harn meist klar, aber bei der starken Konzentration entsteht ein Sediment aus harnsauren Salzen. Einmal war der Urin vollkommen weiß getrübt, was mikroskopisch durch das Vorhandensein massenhafter Kristalle aus oxalsaurem Kalk erklärt wurde. In einigen Fällen war der Urin durch die Beimischung von Schleim und zelligen Elementen aus den Harnwegen flockig getrübt. Makroskopisch erkennbare Hämaturie wurde niemals beobachtet.

Die Reaktion war in der Regel sauer. Nur einmal reagierte ein frisch entleerter Harn schwach alkalisch. Pathologisch war dabei nichts zu bemerken, als die Beimischung von geringen roten Blutkörperchen.

Bei den stark ödematösen Kranken war das spezifische Gewicht des Harns etwa 1020, schwankte von 1017 bis 1025, einmal stieg es sogar zu 1033. Bei den nicht ödematösen Kranken dagegen meist 1011 bis 1014.

Bei den ödematösen Kranken, besonders solchen mit Wassersucht in den serösen Höhlen, ist meist eine Albuminurie nachzuweisen. Doch ist hier das Eiweiß sehr gering und nur in Spuren vorhanden, so daß bei der Sulfosalizylsäureprobe nur eine schleierartige Trübung, und bei der H e l l e r schen Probe der Eiweißring nicht sofort entsteht.

Die Zuckerreaktion wurde zwanzigmal ausgeführt, jedesmal mit negativem Resultat.

Die Diazoreaktion wurde zehnmal ausgeführt, ebenso vergeblich.

Die Indikanprobe fiel in den meisten Fällen positiv aus, besonders deutlich in dem konzentrierten Harne. Unter 34 Proben waren 25 positiv, darunter

7 besonders deutlich. Unter den übrigen 9 war wiederum bei 3 die Skatol-
reaktion positiv.

Die Vermehrung des Urobilins wurde niemals konstatiert, ein Umstand,
der vielleicht von dem späten Krankheitsstadium, in dem sich die Kranken
befanden, abhängig sein könnte.

Mikroskopischer Befund. Der nicht eiweißhaltige Urin wurde
wegen der Trübung viermal mikroskopiert. Dabei stellte sich heraus, daß der
Niederschlag entweder aus den harnsauren Salzen oder den weißen Blutkörperchen allein, oder aus den weißen Blutkörperchen und Schleim, oder aus den
beiden letzteren und den harnsauren Salzen bestand. Die Zylindroide wurden
auch einmal gefunden. Dagegen in neun Fällen, wo die Albuminurie vorhanden
war, wurden jedesmal im Bodensatz spärliche, granulierte, hyaline, Leuko-
zyten- oder Urat-Zylinder in dieser oder jener Kombination gefunden, einmal
sogar Blutzylinder. Ferner wurden auch Zylindroide und Nierenepithelien in
geringer Anzahl, regelmäßig weiße Blutkörperchen, etwas reichliche rote Blutkörperchen in zwei Fällen beobachtet. Unter den Salzen waren am meisten
amorphe Urate, nur einmal Kristalle von oxalsaurem Kalk gefunden.

Es handelt sich hier also nur um die Veränderungen, welche bei einer
Stauungsniere oder einem geringfügigen degenerativen Prozesse des Nieren-
parenchyms (z. B. unter den toxischen Einflüssen) beobachtet werden, und
nicht etwa einer echten Nephritis zuzuschreiben sind.

2. Tierversuch.

Bekanntlich haben die Autoren Murri, Conti und Mari
das Blut skorbutkranker Menschen Kaninchen mit Erfolg subkutan injiziert. Sie fanden nämlich Blutungen an verschiedenen
Organen (Ohr, Muskel, Milz, Leber, Peritonaeum, Pleura, Dura).
Dagegen spricht der Mißerfolg von Babes in seinen Versuchen
mit Blut, der aber andererseits in den Injektionsversuchen mit
Zahnfleischemulsion an Kaninchen einen glücklichen Erfolg hatte.
Da der Erfolg dieser Injektionsversuche eine große Rolle in der
Aufklärung des Krankheitswesens spielen wird, so haben wir
unternommen, die Versuche zu wiederholen, und zwar an Hunden,
die in ihrer (gemischten) Nahrung den Menschen näher stehen, als
die Kaninchen. Zu unserem Versuche mußten drei Hunde bestimmt
werden, von denen der erste die gewöhnliche gemischte Nahrung,
der zweite und dritte keine frischen Gemüse und keine frischen
Fleischsorten bekamen, und zwar mit gleichzeitiger Einschränkung
der gesamten Kostmenge. Nachher mußten dem ersten und zweiten
das Blut der Skorbutkranken injiziert werden. Wenn dieser Versuch glücklich ausgeführt wird, so kann man etwa folgende Fragen
entscheiden.

1. Kann durch die subkutane Injektion von Blut des Skorbutkranken am Hunde eine skorbutähnliche Erkrankung verursacht werden?

2. Übt die Nahrungsbeschaffenheit irgendeinen Einfluß auf die Entstehung der Krankheit aus, nachdem das Blut des Kranken dem Hunde einverleibt worden ist?

3. Kann das Fehlen von frischem Fleisch und Gemüse, verbunden mit der Einschränkung der Nahrungszufuhr einzig und allein eine skorbutähnliche Erkrankung bei dem Hunde verursachen?

Unglücklicherweise gab unser Gehilfe aus Versehen allen dreien gleich gewöhnliche Nahrung, welche aus Fleisch und Gemüse bestand, beides zum Teil frisch.

Einem Kaninchen wurde ebenfalls das kranke Blut injiziert.

Nach gründlicher Desinfektion des einen oben fest gebundenen Arms eines Kranken wurde eine sterilisierte Spritze durch die Haut in eine strotzende Armvene hineingestochen, 2 ccm Blut herausgesaugt, und das Blut schnell in ein Reagenzglas mit 5 ccm sterilisierter physiologischer Kochsalzlösung ausgegossen und tüchtig geschüttelt, so daß dabei keine Gerinnung entstand. Nun wurde diese Mischung dem Tiere unter die sterilisierte Bauchhaut eingespritzt, die Stichöffnung mit Kollodium geschlossen.

Versuch 1. Kaninchen, Körpergewicht 2360 g.

Am 6. März 1905 2 ccm Blut eines Skorbutkranken, mit 5 ccm physiologischer Kochsalzlösung gemischt, unter die Bauchhaut injiziert. Darauf keine beträchtliche Temperatursteigerung, Allgemeinbefinden des Tieres normal. Am 15. April Körpergewicht 2220 g. Nach Verblutung durch Eröffnung einer Karotis seziert, keine merkbare Veränderung.

Versuch 2. Junges Hündchen, Körpergewicht 3016 g.

Am 10. März 1905 2 ccm Blut eines Skorbutkranken genau wie beim ersten Versuch injiziert. Weitere Entwicklung des jungen Tieres war leidlich, obgleich die Ernährung nicht gut war. Am 16. April Tod durch Chloroforminhalation. Sektionsbefund: Beiderseits auf der Oberfläche der Lunge einige dunkelrote Blutflecken. Vielfach Blutungen unter der Fascia an Beinen.

Versuch 3. Junges Hündchen, Körpergewicht 2170 g.

Am 11. März 1905 2 ccm Blut eines Skorbutkranken subkutan injiziert. Weitere Entwicklung des Tieres besser als bei dem andern. Am 15. April Tod durch Chloroforminhalation. Sektionsbefund: Zahlreiche Blutflecken auf der Lungenoberfläche. Zwei Petechien an der Milzoberfläche.

So haben wir gesehen, daß eine minimale Menge Blut von einem Skorbutkranken dem Hunde subkutan injiziert, bei demselben genau dieselbe Blutung wie beim Menschen hervorrufen kann. Diese Blutung wurde dazu noch in den Organen gefunden, welche gerade auch bei dem Skorbut als Lieblingssitze der Blutung betrachtet werden — nämlich an der Lunge und dem Muskel. Daß dabei diese Ernährungsstörung, welche bei dem menschlichen Skorbut im Vordergrunde steht, nicht bedeutend war, kann höchstwahrscheinlich dadurch erklärt werden, daß die gewählte Nahrung an sich keinen Fehler besaß. Wenn man aber daran denkt, daß eine minimale Menge kranken Menschenblutes beim Tiere auch ohne den Nahrungsmangel eine skorbutähnliche Erkrankung mit Hämorrhagien veranlaßt, so kann man sagen, daß beim Tiere die Ursache dieser experimentell erzeugten Krankheit auf der Infektion mittelst des kranken Blutes beruht. Dabei ist aber nicht ausgeschlossen, oder vielmehr höchst wahrscheinlich, daß der Nahrungsmangel zu einer Verschlimmerung des Zustandes wesentlich beitragen kann. An eine einfache Vergiftung mit dem kranken Blut ist hier kaum zu glauben.

3. Anatomischer Befund.

Bei der Obduktion, welche 6 bis 36 Stunden nach dem Tode erfolgte, war die Totenstarre nur in vier Fällen deutlich, in den übrigen Fällen aber nur von geringer Ausdehnung und Stärke. Ferner in einem Falle, wo die Obduktion schon nach sechs Stunden post mortem ausgeführt wurde, wurde die Starre ganz vermißt. Die Totenflecke waren auch nur in drei Fällen stärker, besonders am Rücken und Gesäß; es waren aber sämtliche Fälle mit Tuberkulose kompliziert. Die übrigen Fälle zeigten nur Spuren von Totenflecken.

Die Blutungen in der Haut kommen entweder in der Koriumschicht in Form von stecknadelkopf-, selten linsen- bis bohnengroßen Petechien vor, oder sie treten in dem subkutanen Gewebe in Form einer Sugillation auf. Der Lieblingssitz solcher Blutung ist wieder die untere Extremität. In den schweren Fällen werden aber auch die oberen Extremitäten und der Rumpf mit ergriffen. Die Blutflecken sind je nach den Stadien blaurot, bräunlich rot, bräunlichgelb, blaßbräunlich usw.

Manchmal wird die sogenannte Sklerose der Haut beobachtet. Es ist dies eine mächtige, schwielige Verdickung der Unterhaut-

bindegewebe, welche die Haut mit der Faszia resp. mit den oberflächlichen Muskeln zu einer harten Masse fest verbindet und das
Abheben der Haut unmöglich macht. In solchen Fällen gleicht
das betreffende Bein vollständig einem Holz, und die Haut kann
nur mit einem Messer mühsam von den Muskeln abpräpariert
werden. Einmal war sogar diese Schwiele beinahe 1 cm dick.

Die Haut und das subkutane Bindegewebe sind sehr häufig
stark ödematös.

Die Veränderung an den M u s k e l n ist hauptsächlich die
Blutung. Als Lieblingssitz derselben kommen in erster Linie die
unteren Extremitäten, vor allem die Unterschenkel in Betracht.
Die Blutung kann sehr geringfügig sein. In diesem Falle kommt
sie in Form eines hellroten Streifens oder Flecks unter der Faszia,
unter der bindegewebigen Hülle der Sehne, aber auch zwischen den
Muskelbündeln vor. Die hochgradigsten Blutungen treten zwischen
den Muskeln auf, insbesondere zwischen den Gastrocnemii einerseits und dem Soleus andererseits, so daß sie beide durch eine
dicke zusammenhängende Blutkoagulaschicht voneinander getrennt sind. Auch die Sehnen und Muskeln in der Kniekehle liegen
oft vollständig in flüssiges oder teils geronnenes Blut getaucht.
Wenn die Blutung sehr stark ist, wird die Muskelsubstanz in der
Nachbarschaft verdrängt, schließlich mehr oder weniger zerstört.

Die Muskelsubstanz ist oft mit seröser Flüssigkeit durchtränkt, sieht blaßbräunlich aus. Dann ist die Verbindung der
Muskelbündel auch locker.

Hochgradige Atrophie der Muskeln in Begleitung mit der allgemeinen Kachexie kommt nicht selten vor.

A. tibialis postica zeigt in Fällen starker Blutung zwischen
den Unterschenkelmuskeln oft streifenförmige Blutungen in ihrer
Gefäßscheide.

Auch im K n o c h e n ist die wesentliche Veränderung immer
die Blutung. Subperiostale Blutung kommt am häufigsten auf
der vorderen Seite der Tibia vor. Diese hebt das Periost mehr oder
minder vom Knochen ab und wird durch heftige Schmerzen auch
schon während des Lebens diagnostiziert. Noch schlimmer ist
aber die Blutung der Rippen. Die subperiostale Blutung der
Rippen ist besonders stark auf der hinteren Fläche derselben, so daß
das Periost hier durch eine mächtige Schicht von Blutgerinnseln

vollständig vom Knochen getrennt ist. In den Rippen kommt noch dazu die Blutung zwischen dem Knochen und dem Knorpel, was zur Zerstörung der Knochensubstanz und Kontinuitätstrennung beider Teile führt. In dém Falle (XI), wo die erwähnten Veränderungen der Rippen beobachtet wurden, waren alle daran beteiligt.

Ähnliche Veränderungen sind auch an den unteren Enden der Tibiae beobachtet (Fall XII). Der G e l e n k k n o r p e l ist zum Teil vom Knochen abgelöst, so daß die rauhe Knochensubstanz entblößt ist. Unter dem Periost findet sich eine bedeutende Menge von Blutgerinnseln, von welchen ein Teil als braunrote Klumpen frei in der Gelenkhöhle liegt. Aber die Synovia zeigt dabei keine merkliche Veränderung.

Einfacher Hydrops wurde in den Kniegelenken einmal gefunden (Fall XII). Die Flüssigkeit war dünnflüssig, klar, blaßgelb und ziemlich reichlich.

Die Veränderungen der Gelenke kommen am häufigsten in den Knie- und Fußgelenken, und zwar in der Regel doppelseitig vor.

Das H e r z ist nicht besonders vergrößert. Zweimal befanden sich unter dem Epikard spärliche Petechien (Fall IX, XII), in dem ersten Falle auf den beiden Seiten des Sulcus longitudinalis anterior, in dem zweiten Falle auf der vorderen Fläche beider Herzkammern und des rechten Vorhofs, ferner direkt oberhalb des Sulcus coronarius. Diese Petechien sind höchstens stecknadelkopfgroß, ausgenommen solche, welche im zweiten Falle auf der vorderen Fläche des linken Ventrikels nahe der Herzspitze saßen und etwas größer waren. Das Fettgewebe unter dem Epikard ist in den Fällen mit Hydrops in der Perikardialhöhle stets ödematös durchtränkt. Die linken Ventrikel sind in allen Fällen kontrahiert, die rechten nur in zwei Fällen (XI, XII) etwas dilatiert, wo die Perikardialflüssigkeit nicht besonders vermehrt, dagegen die Pleurahöhlen mit Flüssigkeit stark gefüllt sind. Der Inhalt der Herzkammer und der Vorhöfe besteht meist aus dunkelrotem, flüssigem Blut und wenig Blutgerinnseln. Die Muskulatur ist meist blaß, bräunlich verfärbt, in einigen Fällen auch leicht getrübt. Im Falle IX befanden sich neben den Petechien unter dem Epikard auch solche auf der Schnittfläche der Muskelschicht des linken Ventrikels,

nahe dem Sulcus longitud. anterior. Das Endokard ist selten verdickt, die Klappen sind ebenso in vereinzelten Fällen verdickt
oder fettig degeneriert. Die Aorta zeigt in einigen Fällen sklero-
tischeVeränderungen. DiePerikardialhöhlen sind oft an demFlüssig-
keitserguß beteiligt, wenn derselbe in der Pleura- oder Peritonäalhöhle gefunden wird. Die Flüssigkeit ist gelb, grünlich gelb, bräunlich gelb oder blutig verfärbt, und meist leicht getrübt. Die Menge
variiert von 50 bis 250 ccm.

Im Falle 7 (mit Tuberkulose) befanden sich in der Perikardialhöhle 250 ccm
klare gelbe Flüssigkeit mit reichlichen Fibringerinnseln. Spez. Gewicht 1018,
Eiweißgehalt etwa 5%. Mikroskopisch zahlreiche Endothelzellen, rote und
weiße Blutzellen, welch letztere meist einkernig waren. Die Beschaffenheit
der Flüssigkeit in der Pleura- und Peritonäalhöhle wich hier nicht im geringsten
von der oben erwähnten Flüssigkeit ab.

Die Lunge ist oft, besonders in den unteren Partien, atelekta-
tisch und in den oberen manchmal kompensatorisch aufgebläht,
wenn sie durch eine Flüssigkeitsansammlung in der Pleurahöhle
eine Kompression erfahren hat. Die auffallende Veränderung an
der Oberfläche ist die subpleurale Blutung. Unter neun Fällen
(dabei sind die übrigen vier Fälle ausgeschlossen, da die Veränderungen hier hauptsächlich auf die Tuberkulose zu beziehen sind)
ist diese Blutung siebenmal beobachtet, so daß man daraus
schließen kann, daß das beim Skorbut am meisten zur Blutung
disponierte innere Organ die Lunge ist. Die subpleuralen Blutungen
sind gewöhnlich punktförmig, höchstens stecknadelkopfgroß, und
häufig gruppiert. Der Sitz derselben ist nicht bestimmt. Sie werden zwar besonders häufig in der Umgebung der interlobulären
Septen gefunden, aber auch an der hinteren unteren Partie des
Unterlappens, auf der basalen und vorderen Fläche der Lunge
werden sie nachgewiesen. Nur im Falle II waren die Blutungen
auf den vorderen Flächen beider Lungen sehr stark und ausgedehnt, und so eigentümlich angeordnet, daß im Zentrum die größte
Blutung mit einem Durchmesser von etwa 1 cm saß, und die
übrigen Blutungen um dieselbe nach der Peripherie zu allmählich
an Größe abnahmen. Das ganze Bild sah nicht anders aus, als
wenn man die Lungenoberfläche mit Blut von einer frisch durch-
geschnittenen Arterie bespritzt hätte. Die Blutflecken sind fast
ausnahmslos hellrot.

In zwei Fällen (IX und XII) wurden hämorrhagische Infarkte gefunden. In dem ersten Falle fand sich nur ein Herd, dagegen in dem zweiten mehrere daumengroße Herde in beiden Lungen, und zwar in den Unterlappen.

Die Lungen sind im allgemeinen anämisch, im Unterlappen dagegen oft hyperämisch. Im Falle II war der rechte Unterlappen pneumonisch verändert, voluminös, konsistent, auf der Schnittfläche bräunlichrot, blutreich und luftarm.

Miliare tuberkulöse Herde oder tuberkulöse Kavernen wurden viermal nachgewiesen.

Die Bronchialschleimhäute sind zuweilen hyperämisch, mit schaumigem Schleim überzogen. In einem Falle zeigten sich nahe dem Lungenhilus submuköse Petechien.

Im Falle XI wurden auf der Schnittfläche einiger Bronchialdrüsen subkapsuläre Blutungen gefunden.

Verwachsung der P l e u r a pulmonalis mit der Pleura costalis wurde neunmal beobachtet. Außerdem gab es noch einen Fall von einer fibrinös-hämorrhagischen Pleuritis. Also auch abgesehen von den fünf Fällen, kompliziert mit Tuberkulose, kann man doch sagen, daß in der Mehrzahl der Skorbutfälle (in fünf unter acht) pleuritische Veränderungen nachgewiesen werden. Die Verwachsung kommt meist doppelseitig vor, ist in den leichten Fällen fibrinös oder fibrös strangartig, in den schweren Fällen aber total, so daß vom Pleuraraum keine Spur mehr bleibt. Übrigens kommt die Verwachsung entweder allein oder in Begleitung mit einem Exsudat vor. Dieses ist oft mit Blut gemischt, besonders in mit Tuberkulose komplizierten Fällen. Im Falle XI, obwohl von Tuberkulose keine Rede, wurden im Pleuraexsudat Blutgerinnsel gefunden. An den Stellen der Verwachsung ist die Pleura verdickt, häufig hämorrhagisch. Auch auf der freien Fläche der Pleura werden hier und da Fibrinniederschläge bemerkt. Im Falle XI wurde ferner eine diffuse Blutung in der Brustwand zwischen der Pleura costalis und den Brustmuskeln gefunden.

Sehr häufig werden die Exsudate mit Transsudaten gemischt, so daß die Beschaffenheit der Flüssigkeit zwischen den beiden steht und mehr den letzteren sich nähert.

Die größte Menge des Exsudates wurde im Falle VII (mit Tuberkulose) konstatiert, wo in der linken Pleurahöhle 2,0 Liter von einer stark hämorrhagischen Flüssigkeit und in der rechten 1,3 Liter von einer gelblichen, getrübten Flüssigkeit sich befanden.

Einfache Transsudate wurden auch beobachtet z. B. im Falle III.

Kurz, die Skorbutkranken (mit oder ohne Tuberkulose) leiden sehr oft an Pleuritis, die zur Verwachsung führt, und deren Exsudat häufig mit Blut gemischt ist.

Bei einem Kranken mit Heiserkeit wurde post mortem durch Obduktion hochgradige Schleimhauthyperämie des K e h l - d e c k e l s, des K e h l k o p f e s und der L u f t r ö h r e nebst einer Schleimansammlung im Ventriculus laryngis gefunden. In einem anderen Falle, wo eine hochgradige Wassersucht im ganzen Körper bestand, wurde auch Glottisödem beobachtet.

Das Z a h n f l e i s c h ist blaurot, geschwollen, locker, häufig mit Blut bedeckt. Zwischen den Zähnen quillt es besonders stark hervor, aber auch die freie Fläche der Zähne wird zum Teil vom geschwollenen Zahnfleisch bedeckt. Die Zähne sind meist locker und wacklig. Häufig ist das Zahnfleisch geschwürig zerfallen, mit einem schmutzigen, eitrigen Belag bedeckt. Die Veränderungen des Zahnfleisches an den vorderen Zahnreihen scheinen am Unterkiefer stärker zu sein. Wenn man nun gewaltsam den Mund der Leiche aufmacht, so sieht man oft das Zahnfleisch auf der inneren Fläche der beiderseitigen Molares geschwulstartig geschwollen, meist höckerig auf der Oberfläche, manchmal auch im Begriff, in einen geschwürigen Zerfall zu geraten. Diese Schwellung ist besonders an den oberen Molares so mächtig, daß die beiderseitigen Zahnfleischgeschwülste sich fast in der Mitte berühren und dadurch einen großen Teil des Gaumens von unten verdecken. Die Geschwulst kann auch ein lappiges Aussehen zeigen.

Die Schleimhaut des M a g e n s ist bald blaß, bald mehr oder weniger injiziert. Im letzteren Falle ist sie mit einer Schleimschicht überzogen und leicht geschwollen. In einem Falle (XI) befanden sich neben der Schleimhautinjektion auch zahlreiche Petechien. In einem anderen Falle war die Schleimhaut blaß und dünn, mit dicker Schleimschicht bedeckt.

Die Schleimhaut des Ö s o p h a g u s war stets intakt.

Die wesentlichsten Veränderungen des D a r m e s sind die Blutung und Geschwürsbildung. Die Blutungen sind punktförmig, hellrot; sie erstrecken sich bald fast auf den ganzen Darmkanal oder beschränken sich ausschließlich auf den Dickdarm oder selten nur auf Jejunum und Ileum. Sie sitzen gern auf den Faltenspitzen der Schleimhaut und liegen daher oft in einer Reihe, senkrecht mit der Darmachse. Sie kommen aber auch in den flachen Vertiefungen zwischen den Falten vor. Die Blutung wird auch vereinzelt subserös gefunden. Die Geschwüre liegen meist im Dickdarm, und wenn sie auch sonst im Ileum und Jejunum gefunden werden, so sind sie doch wenigstens im Dickdarm am zahlreichsten zu sehen. Sie sind nicht tief, rundlich oder unregelmäßig gestaltet, entweder so klein, als ob sie mit einer Nadelspitze durchgestochen wären, oder etwas größer, d. h. linsen- bis bohnengroß, höchstens daumengroß, sitzen wiederum gern auf den Faltenspitzen. Die Ränder sind mehr oder weniger aufgeworfen, aber nicht unterminiert. Der Geschwürsgrund ist in der Regel braunrot oder dunkelrot, blutig imbibiert, bald ganz glatt und rein, bald von netzartigen Gewebsfetzen durchsetzt. In der Umgebung der Geschwüre ist die Schleimhaut hyperämisch und geschwollen, oft mit besonders reichlichen Petechien zerstreut. Die dem Geschwürsgrunde entsprechende Stelle der Serosa zeigt keine Veränderung.

Die L e b e r bietet im allgemeinen wenig Veränderungen. Ihr Blutgehalt ist entweder spärlich oder normal, selten reichlich, ihre Konsistenz nicht wesentlich abweichend, ihre Farbe graubräunlich, blaßbräunlich oder dunkelbraunrot. Die Grenzen der Azini sind meist deutlich.

In einem Falle (IV) war die Leber auffallend klein, in einem anderen (IX) leicht getrübt.

Die Gallenblase ist immer mit Galle gefüllt, ihre Schleimhaut blaß, frei von Blutung. Die Galle ist meist dickflüssig und zäh, bräunlichgelb, bräunlichgrün oder schwärzlichgrün, selten dünnflüssig und gelb.

Im P a n k r e a s wurden Petechien je einmal in der Schleimhaut des Ductus pancreaticus und unter der Kapsel gefunden.

Die M i l z wurde in den Fällen mit Tuberkulose vergrößert, weich und blutreich gefunden. Dagegen in den Fällen mit einfachem Skorbut war die Milz immer normal groß. Von ihrer Konsistenz und ihrem Blutgehalt läßt sich nichts Bestimmtes sagen, ebensowenig von der Beschaffenheit der Schnittfläche.

Makroskopisch sichtbare Blutungen unter der Kapsel wurden in einem Falle (III) beobachtet. Die Verdickung und Verwachsung der Milzkapsel wurde ausschließlich in Fällen mit komplizierter Tuberkulose gefunden.

In den Fällen mit Aszites ist die Capsula adiposa der N i e r e immer ödematös durchtränkt. Die Nierenkapsel ist meist leicht abziehbar, auch die Größe der Niere meist normal. ·Stecknadel-kopfgroße Petechien wurden einmal unter der fibrösen Kapsel, viermal unter der Intima gefunden. Sie sind je nach den Stadien der Blutung hellrot, dunkelrot, blaurot oder braunrot. Ihre An-zahl variiert von zwei oder drei bis zehn oder noch mehr. Diese Veränderung ist ein- oder doppelseitig. Zweimal wurde auch je ein hämorrhagischer Infarkt an der linken Niere beobachtet.

Die Schnittfläche der Niere ist eher blutarm als blutreich, die Konsistenz normal oder etwas erhöht. Jedesmal wurde eine Blutung auf der Schnittfläche sofort gefunden, wenn sie schon auf der Oberfläche bemerkt worden war. In einigen Fällen war das Parenchym leicht getrübt, so daß die Grenze zwischen der Rinde und den Pyramiden verwaschen war. Im Falle IX waren beide Nieren etwas vergrößert, konsistenter und deutlich getrübt.

Das Fettgewebe des Nierenbeckens ist ebenso häufig ödematös, wie die Capsula adiposa. In einem Falle (XII) befanden sich in der Schleimhaut des Nierenbeckens einige Petechien.

Miliare Tuberkelknötchen wurden makroskopisch nur einmal sowohl auf der Oberfläche als auch auf der Schnittfläche gefunden.

Blase, Hoden und Nebenhoden zeigen in keinem der unter-suchten, besonders schwer zur Blutung geneigten Fälle irgend-welche Veränderung.

In den reinen Skorbutfällen ohne Tuberkulose war das P e r i-t o n a e u m stets vom Zeichen der Entzündung frei. Wenn eine be-deutende Flüssigkeitsansammlung in der Pleurahöhle sich befand, so war das Peritonaeum auch meist daran beteiligt. Die Menge der Flüssigkeit beträgt in der Regel ein bis drei Liter, und nur in einem Falle ein halbes Liter. Dieselbe ist blaßgelb, gelb, bräun-lichgelb oder grünlichgelb, ferner klar oder wenig getrübt, enthält kein Fibringerinnsel. Ihr spezifisches Gewicht 1009 bis 1012, ihr Eiweißgehalt 0,5 bis 1,2%. Mikroskopisch Endothelzellen, weiße (meist multinukleär) und rote Blutkörperchen in wechselnder Anzahl.

Die Mesenterialdrüsen zeigen häufig Blutung, besonders wenn Darmgeschwüre vorhanden sind.

Das Gehirn wurde sechsmal untersucht. Nur in einem Falle zeigte sich eine diffuse Blutung längs der Pfeilnaht zwischen dem Knochen und der Dura mater, auf der inneren Fläche des Stirn- und Schläfenbeins. Die Dura war einerseits mit der Pia, andererseits mit dem Knochen in großer Ausdehnung fest verwachsen, die Gefäße in der betreffenden Stelle der Dura stark erweitert und injiziert, der Knochen rauh. In Fällen mit hochgradigem allgemeinem Hydrops wurde stets die Zunahme der Zerebrospinalflüssigkeit konstatiert. Das Gehirn war sonst von allen nennenswerten Veränderungen frei.

Auch an der Conjunctiva palpebrarum treten oft Petechien auf. In Verbindung mit ihnen, oder auch allein, kommt die Blutung unter der Conjunctiva bulbi vor. Sie sitzt meist im äußeren Augenwinkel, nimmt die Form eines Dreiecks an, dessen Spitze nach außen und dessen Basis nach innen gerichtet ist. Die subkonjunktivale Blutung wird auch von einer subkutanen Blutung des Augenlides begleitet.

4. Histologischer Befund.

Alle Stücke wurden zum Zwecke der histologischen Untersuchung in Müllerscher und Kaiserlingscher Flüssigkeit oder auch in Alkohol gehärtet, dann in Paraffin oder Zelloidin eingebettet. Zur Färbung der Schnitte wurden am meisten angewandt die Doppelfärbung mit Hämatoxylin (nach Delafield) und Eosin, ferner van Giesonsche Färbung, und schließlich speziell zur Färbung der elastischen Fasern die Weigertsche Methode und Orzeinfärbung, zum Nachweis der Fettropfen die Färbung mit Sudan III, zum Bakteriennachweis die Gramsche Methode, die Färbung mit Karbolsäurefuchsin, Methylenblau, Gentianaviolett usw.

Wenn im folgenden keine Angabe der Färbungsmethode steht, dann ist immer die Färbung mit Hämatoxylin und Eosin gemeint.

Was den Bakterienbefund betrifft, so sind die Schnitte aus Zahnfleisch, Darm, Lunge, Leber, Milz, Niere und Muskel in großer Anzahl mit den genannten Methoden stets ohne Erfolg untersucht. Nur in den Zahnfleischpräparaten wurden im Geschwürsgrunde massenhafte Mikrokokken in verschiedener Größe und Gestalt und spärliche Bazillen gefunden, ein Befund, dem natürlich nichts anderes als eine akzidentelle Bedeutung beizumessen ist. Auch der Bazillenfund von Babes wurde leider nicht konstatiert.

Haut und Unterhaut-Bindegewebe.

Fall 2. Das Korium und subkutane Bindegewebe sind auf der ganzen Strecke von massenhaften kleinen bräunlichgelben Pigmentkörnern durchsetzt, welche im Stratum papillare am wenigsten, im Stratum reticulare etwas mehr, und im subkutanen Bindegewebe am meisten angehäuft zu sein scheinen. Diese Pigmentkörner lagern sich gern um die Gefäße, so daß sie am Längsschnitt der Gefäße auf beiden Seiten derselben in zwei Reihen und am Querschnitt derselben in einer Ringform um diese angeordnet sind. Ferner in der Umgebung der Haarbälge und der Schweißdrüsen werden sie besonders zahlreich gefunden. Sie sind gewöhnlich im Innern der Bindegewebszellen eingeschlossen und zeigen durch den Zusatz von Salzsäure und Ferrozyankaliumlösung schöne blaue Farbe. Sie bestehen also aus Hämosiderin und sind als Rest des Blutfarbstoffs aufzufassen[1]).

Die Gefäße sind überall ziemlich stark kontrahiert, ihr Lumen oft spaltförmig. In dem subkutanen Bindegewebe befinden sich einige relativ große Querschnitte der Arterien, deren Lumen spaltförmig und deren Media beträchtlich verdickt ist.

Fall 3. Hier finden sich im subkutanen Bindegewebe massenhafte rote Blutkörperchen, so daß die Fettzellenhaufen in den Bindegewebsmaschen vollständig von ihnen eingehüllt sind. Dagegen im Korium werden nur in der Umgebung von Haarbälgen spärliche ausgetretene Blutzellen getroffen.

Kontraktion und Verdickung der Gefäße genau wie im vorigen Falle.

Fall 12. Im Stratum reticulare des Koriums liegen spärliche pigmentführende Zellen zerstreut, wohl etwas angehäuft nur in der nächsten Umgebung von den Haarbälgen oder Schweißdrüsen. In dem subkutanen Bindegewebe sind diese Pigmentzellen viel reichlicher vorhanden. Sie dringen auch zwischen die Fasern des schwieligen Bindegewebes und zwischen die einzelnen Fettzellen in den Bindegewebsmaschen hinein.

Fall 9. In diesem Falle ist die Schwielenbildung der Haut besonders ausgesprochen. Diese Schwiele, oben mit der Haut, unten mit der Faszia oder der Sehne fest verwachsen, besteht aus parallel verlaufenden, straffen Bindegewebsfasern, welche ziemlich reichliche Zellen in sich schließen. Die Gefäße laufen meist parallel mit den Bindegewebsfasern, zuweilen auch schräg oder senkrecht. Oft liegen noch kleine Fettgewebsinseln innerhalb der Schwiele. Die Zellen sind spindel- oder stäbchenförmig, sitzen mit ihren Längsachsen parallel den Fasern und schließen zum Teil Pigmentkörner in sich. Solche Pigmentzellen sind diffus verbreitet, besonders reichlich längs der Gefäße, und dringen auch in die Fettgewebsinseln hinein. Die Gefäße sind kontrahiert, meist leer.

---

[1]) Dasselbe wurde auch an den Pigmentkörnern in Leber, Milz, Zahnfleisch und Dura vielfach konstatiert.

Muskeln.

Fall 2. M. soleus.

Der auffallendste Befund in dem Präparat ist die Blutung. Das Zentrum des Blutextravasates bildet das Koagulum, in welchem noch das Fibrinnetz zu erkennen ist und die roten Blutkörperchen eine kompakte Masse bilden. Die letzteren verbreiten sich von hier aus nach allen Seiten hin. Im Muskelgewebe dringen sie zuerst in das Bindegewebe zwischen den Muskelfaserbündeln, hier und da auch zwischen die einzelnen Muskelfasern hinein. Ähnliches geschieht auch im Fettgewebe. Die ausgetretenen roten Blutkörperchen schleichen sich zunächst in das interlobuläre Bindegewebe und von da aus zwischen die einzelnen Fettzellen hinein. Die Menge der ausgetretenen roten Blutkörperchen verhält sich ungefähr wie das Volumen des Bindegewebes der betreffenden Teile. Sie ist nämlich am meisten zwischen den Muskeln, weniger zwischen den Muskelfaserbündeln und am wenigsten zwischen den einzelnen Muskelfasern. Die roten Blutkörperchen im Blutungsherde sind noch in Eosin gut färbbar.

Die Muskelfaserbündel sind durch die Wucherung des interstitiellen Bindegewebes (Myositis interstitialis) und wegen des Hydrops in dem letzteren weiter voneinander entfernt. Vereinzelte Fettzellen werden nicht selten in dem interstitiellen Bindegewebe gefunden.

Die einzelnen Muskelfasern in der Nähe des großen Blutextravasates sind bedeutend schmäler als normal, behalten aber meist ihre Querstreifung. Die kleinen Gefäße in der Nachbarschaft des Blutungsherdes zeigen sämtlich ein spaltförmiges Lumen, und ihre Wände sind ebenso verdickt wie in der Haut. Dagegen bringt die Weigertsche Färbung der elastischen Fasern in den Gefäßwänden nichts Abnormes zutage.

Fall 3. M. gastrocnemius.

Blutuhg im interfaszikulären Bindegewebe, Vermehrung der Bindegewebsfasern und der zelligen Elemente im interfibrillären Bindegewebe. Vereinzelte Fettzellen im interfaszikulären und interfibrillären Bindegewebe. Ein hyaliner Thrombus in einer kleinen Vene. Abnorm große, wachsartig degenerierte Muskelfasern. Streifenförmige, frische Blutung zwischen den Sehnenfaszikeln.

Fall 4. M. gastrocnemius.

Starke Blutung im Bindegewebe zwischen diesem und dem benachbarten Muskel. Massenhafte Pigmentzellen im Blutungsherde. Dieselben sind auch vereinzelt im Sehnen- und Muskelgewebe selbst vorhanden. Sie nehmen je nach den Lokalisationen den gegebenen Räumen angemessene Formen an. Im Bindegewebe zwischen den Muskeln sind sie rund oder rundlich, zwischen den Sehnenfaszikeln und Muskelfasern spindelförmig. Die spindelförmigen Pigmentzellen haben an beiden Enden lange Fortsätze, welche im Sehnengewebe besonders lang auslaufen und dem Laufe der Sehnenfaszikel parallel eine wellige Krümmung zeigen.

An den Muskelfasern und den Gefäßen ist nichts Abnormes zu merken.

Fall 6. M. gastrocnemius.

Vermehrung des interstitiellen Bindegewebes, Auseinanderrücken der einzelnen Muskelfasern durch das vermehrte kernreiche, interstitielle Binde-

gewebe. Vereinzelte freie rote Blutkörperchen im interfaszikulären Bindegewebe.

Fall 11. M. gastrocnemius.

Ausgedehnte Blutung an der Übergangsstelle des Muskels zum benachbarten Bindegewebe. Hineindringen der Blutextravasate in die beiden Gewebe.

Das Bindegewebe in der nächsten Umgebung der Blutung ist sehr reich
an Zellen und Kapillaren, welch letztere unregelmäßig netzartig angeordnet,
meist leer, zuweilen von kleinen, rundzelligen Infiltrationsherden umgeben sind.
Die freien roten Blutkörperchen sind auf dem ganzen Gebiete des Bindegewebes
verbreitet.

Ein Teil des Muskelgewebes ist im Blutungsherde eingeschlossen und hat
das ursprüngliche Bild vollständig verloren. Einzelne Querschnitte der Muskelfasern liegen zerstreut im Blutmeer. Etwas weiter vom Zentrum der Blutung
entfernt, sind schon die Muskelfaserbündel vom Eindringen der Blutzellen verschont, scheinen aber immer noch inselförmig ringsum vom Blutmeer umspült.
Erst an einem Ende des Präparates zeigen das Muskelgewebe und das Interstitium beinahe normale Verhältnisse zueinander. Die Muskelfasern sind im
allgemeinen bedeutend verschmälert, zeigen vielfach Knickungen und unregelmäßige Anordnung, so daß sie nicht immer einander parallel laufen. Die Quer-
streifungen sind meist nicht nachzuweisen. Wenn sie selten noch wahrgenommen
werden, so sind sie immer auf einige Stellen der betreffenden Muskelfasern
beschränkt. Zwischen den schmalen Muskelfasern werden hier und da auch
einige abnorm dicke gefunden. Das interfibrilläre Bindegewebe des Muskels
ist ebenso reich an Zellkernen wie im oben erwähnten intermuskulären Bindegewebe. Dagegen sind die Kapillaren in den Muskelfaserbündeln oft stark
gefüllt und erweitert, im Gegensatz zu den leeren Kapillaren im intermuskulären Bindegewebe.

In den Präparaten, welche aus einem und demselben Muskel, aber aus
einer etwas entfernten Stelle stammen, werden im Bindegewebsteile massenhafte rundliche Pigmentzellen gefunden.

Die Veränderungen am Muskelgewebe sind also Blutung im
Interstitium, Atrophie und Degeneration der Muskelfaser, Myositis
interstitialis. An den Gefäßen sind keine charakteristischen Veränderungen zu bemerken, durch welche die kolossalen Blutungen
ohne weiteres zu erklären wären.

Rippenperiost.

Das Periost (Fall 11) ist überall von Zellen durchsetzt, welche mit gelben
Pigmentkörnern voll gefüllt sind. Diese Zellen sind besonders dicht in der
äußeren gefäß- und zellreichen Schicht des Periostes zu sehen, dagegen sind
sie in der inneren faserreichen Schicht viel spärlicher, aber gleichmäßiger zerstreut. Die Pigmentzellen in der äußeren Schicht sind etwas kürzer als die in
der inneren. Beide laufen aber parallel mit der Längsachse der Faser. An Blutgefäßen sind keine nennenswerten Veränderungen zu sehen. Frische Blutungen
werden nirgends getroffen.

Herz.

Das Herz wurde siebenmal histologisch untersucht, zeigte aber in keinem Falle bedeutende Veränderung. Die Muskelfasern sind normal groß, das Sarkoplasma zeigt meist Quer- und Längsstreifen, erstere allerdings zuweilen undeutlich. An beiden Polen der Muskelkerne wurde in einigen Fällen ziemlich reichliche Ablagerung der bräunlichen Pigmentkörner beobachtet, der aber noch keine pathologische Bedeutung zuzuschreiben ist. Die Muskelkerne sind deutlich gefärbt, auch die Gefäße und das interstitielle Bindegewebe bieten im allgemeinen nichts Abnormes dar.

Zu bemerken sind wohl nur folgende vereinzelte Befunde: Kapillare Hyperämie (Fall 9). spärliche, ausgetretene, rote Blutkörperchen im Interstitium (Fall 3), leichte Kernvermehrung im Interstitium und unbedeutende Verschmälerung der Muskelzellen (Fall 7).

Lunge.

Im Falle 2 zeigen die Schnitte aus dem rechten unteren Lungenlappen pleurale Blutung und Entzündung des Lungenparenchyms. Die ganze Pleura ist in einen großen Blutungsherd verwandelt, ihre Gefäße erweitert und injiziert. Nur die schmale oberflächliche Schicht ist von der Blutung verschont. Die Gefäße in der Lunge selbst sind ebenso erweitert und injiziert. In den Septen und Alveolen werden auch mehr oder weniger freie Blutkörperchen nachgewiesen.

Innerhalb der Entzündungsherde sind die Alveolen mit feinen Gerinnselnetzen, Rundzellen, einer geringen Anzahl von roten Blutkörperchen und Lungenepithelien gefüllt. In den Präparaten, welche nach der W e i g e r t schen oder U n n a - T ä n z e r schen Methode behandelt sind, werden elastische Fasern in manchen Alveolarwänden gänzlich vermißt, sonst sind sie auch häufig vermindert oder stellenweise unterbrochen.

In beiden anderen Fällen (5, 11) werden auch Blutungen in den oberflächlichen Septen, Verminderung oder Schwund der elastischen Faser und Kapillarhyperämie in den Alveolarwänden gefunden. Manche Alveolen sind mit massenhaften roten Blutkörperchen und desquamierten Lungenepithelien gefüllt. In einem Falle (11) zeigen die Gefäße in den Septen, nahe den Blutungen in der Pleura, ausgesprochene hyaline Degeneration. häufig zu zwei oder drei in Gruppen.

Zahnfleisch.

F a l l 3. Die Schleimhaut hat beträchtlich an Dicke zugenommen, Die Epithelschicht ist erhalten, nur an einem Ende des Präparates zeigt sie oberflächliche Abschilferung. Die auffallendste Veränderung ist hier wieder die Blutung. Die ganze Schleimhaut bis auf die oberflächlichste Zone zeigt eine diffuse Blutung. Außerhalb des Blutextravasates findet man, besonders um die Gefäße, gelbe Pigmentkörner, weniger reichlich auch im Bereiche desselben. Die Schleimhaut ist reich an Zellen und Kapillaren, welch letztere netzförmig angeordnet und meist leer gefunden werden. Die Wand eines kleinen Gefäßes ist mehr homogen und besteht aus einer strukturlosen Masse, welche außen und innen von je einer Reihe von ringförmig angeordneten, gut gefärbten Kernen begrenzt ist.

Bei starker Vergrößerung sind folgende Tatsachen eruiert worden. Die roten Blutkörperchen im frischen Blutungsherde sind durch Eosin gut gefärbt und in ihrer Form wohl erhalten. Die gelben Pigmentkörner bilden verschieden große Klumpen, von denen die kleineren etwa den gewöhnlichen Bindegewebszellen gleichen und die größeren drei- oder vierfach größer sind. Diese Klumpen sind rund oder rundlich, scharf begrenzt, innerhalb der Zellen eingeschlossen, in welchen sich meist die Kerne nachweisen lassen. Die Zellen des Schleimhautgewebes sind sehr vermehrt, meist länglich rund, stäbchenförmig oder sternförmig, besonders reich im Gebiete der vermehrten Gefäße und der Pigmentzellenanhäufung.

F a l l 11. Auch in diesem Falle ist der Befund nicht wesentlich von dem obigen abweichend. Nur an einem Ende des Präparates fehlt die Epithelschicht, so daß die Mukosa mit zelliger Infiltration entblößt ist. Die Infiltration ist an der Oberfläche am intensivsten und läßt nach der Tiefe zu bald immer nach. In einigen Präparaten ist der Infiltrationsherd sogar oberflächlich nekrotisiert. In dem zellreichen Schleimhautgewebe finden sich diffuse Blutung, reichliche Pigmentzellen und massenhafte netzförmige Kapillaren, wie im vorigen Falle. Die erwähnten Veränderungen an Gefäßwänden sind aber in diesem Falle nicht nachzuweisen.

Nach dem Befunde läßt sich wohl schließen, daß die Blutung die primäre und wichtigste Veränderung am Zahnfleisch ist und alle anderen Erscheinungen, wie die Geschwürsbildung, die Bindegewebs- und Kapillarenneubildung nichts anderes als Folge der Blutung zu deuten sind.

Darm.

F a l l 2. Dickdarm. In einem Dickdarmpräparate, welches ein altes Geschwür und dessen Nachbargewebe umfaßt, fehlt die Drüsenschicht an der Stelle des Geschwürs fast vollständig bis auf die letzten kleinen, ungefärbten Schollen am Rande aus nekrotischen Drüsenepithelien, so daß die Muscularis mucosae frei zutage tritt. Die Schleimhaut ist entsprechend dem Geschwüre beträchtlich verdickt, überall von reichlichen, bläulich gefärbten gerinnselartigen Massen durchzogen. Dicht unterhalb der Muscularis mucosae liegen erweiterte und stark gefüllte Kapillaren, in der Umgebung derselben zerstreute Häufchen von freien, veränderten oder in Zerfall begriffenen roten Blutkörperchen. Die Gefäße in der tiefen Schicht der Schleimhaut sind schmal. Die Verdickung der Schleimhaut ist vorwiegend den erwähnten Gerinnseln zuzuschreiben, die die Lymphräume des Gewebes ausfüllen und dadurch ein netzförmiges Aussehen darbieten. Die Gerinnsel werden nicht nur im Geschwürsgrunde, sondern etwas weiter über die Grenzen desselben hinaus gefunden. Dagegen ist der Ausfall der Drüsenschicht so scharf markiert, daß die Drüsenschläuche in der nächsten Umgebung vollständig gesund aussehen und nur oberhalb der Muscularis mucosae diffuse Vermehrung der Lymphzellen in Form einer schmalen Zone zeigen. Da aber auch in der Mucosa, unterhalb der Muscularis mucosae, oft dieselbe Erscheinung gefunden wird, so liegt die Muscularis nicht selten von beiden Seiten mit Lymphzellensträngen begrenzt.

Die Follikel gehen oft ohne scharfe Grenze in das benachbarte Gewebe über, in das ihr Gewebe nach allen Seiten hineinwuchert.

An Muskelschicht und Serosa ist nichts Pathologisches zu bemerken.

F a l l 6. Dickdarm. Auf dem Geschwürsgrunde wird nicht nur die Drüsenschicht, sondern auch die Muscularis mucosae vermißt. Er besteht vielmehr aus Schleimhautgewebe mit zelliger Infiltration, die aber streng auf den Geschwürsgrund beschränkt ist. Die auffallendste Veränderung an diesem Präparate ist die diffuse Blutung auf dem ganzen Gebiete. Die ausgetretenen Blutkörperchen sind entsprechend den Gewebslücken netzförmig angeordnet, erhalten sich gut, und werden von Eosin deutlich gefärbt. Sie liegen auch innerhalb der Infiltrationsherde und in der Tunica propria. Nur die Muskelschicht ist von Blutung verschont.

Die Gefäße im Geschwürsgrunde und in dessen nächster Umgebung sind fast strukturlos, blaurot gefärbt und die Kerne in ihrer Wandung kaum erkennbar (hyaline Degeneration). Ihr Lumen ist mit Blutkörperchen gefüllt. In der Umgebung der hyalin degenerierten Gefäße und im Bereiche der stärksten Blutung befinden sich oft kleine, zellige Infiltrationsherde.

In der Tunica propria, am Fuße der Drüsenschläuche, liegt eine schmale Zone der vermehrten Lymphzellen. In der Nachbarschaft des Geschwürs ist die Anordnung der Drüsenschläuche häufig unregelmäßig, so daß dieselben nicht mehr miteinander parallel laufen. Hier und da werden auch zwei- bis dreifach erweiterte zystische Schläuche mit blau gefärbtem Inhalt bemerkt.

F a l l 5. Dickdarm.

a) Schnitt aus altem Blutungsherd. Die Kapillaren und kleinen Gefäße in der oberflächlichen Schicht der Schleimhaut sind erweitert und stark injiziert, die Gefäße in der tieferen Schicht dagegen kontrahiert. Auffallend sind die massenhaften und gleichmäßig auf dem ganzen Gebiete verteilten gelben Pigmentkörner. Diese sind ausschließlich in mehr oder minder vergrößerten Bindegewebszellen eingeschlossen und nehmen je nach der Form dieser Zellen eine Stäbchen-, Spindel-, Birnform an oder sehen auch dreieckig, rund, länglich rund usw. aus. Hier und da sind auch Blutextravasate zu sehen.

b) Schnitt aus kleinen Blutungsherden. Kleine Blutungsherde sitzen ausschließlich direkt unterhalb der Muscularis mucosae, ein Zeichen, daß die geringfügige Blutung immer in der oberflächlichen Schicht beginnt, und wenn sie an Größe zunimmt, sekundär in die Tiefe hineinrückt.

c) Schnitt eines Geschwürs. Der Geschwürsgrund besteht aus zum Teil übrig gebliebenen, nekrotischen Drüsenschläuchen und zelligen Infiltrationsherden. Die letzteren durchbohren die Muscularis mucosae und dringen in die oberflächliche Schicht der Schleimhaut. Hier finden sich innerhalb der Infiltration mehrere hyalin entartete Gefäße in einer Gruppe. Und diese bildet gerade das Zentrum der diffusen Blutung, so daß die zellige Infiltration und Blutung Hand in Hand gehen. Kleine Gefäße und Kapillaren in der oberflächlichen Schicht sind erweitert und injiziert, dagegen die Gefäße in der tieferen kontrahiert. Die Pigmentzellen sind überall zerstreut, und wo sie besonders reichlich angehäuft sind, finden sich auch kleine zellige Infiltrationsherde. Übrigens werden spärliche Pigmentzellen auch in der Drüsenschicht gefunden.

Die Muskelschicht bleibt intakt. Im Gewebe der Serosa liegen spärliche Pigmentzellen zerstreut.

d) Schnitt aus einem anderen Geschwür. Der Geschwürsgrund besteht teils aus entblößtem Schleimhautgewebe, teils aus einem zelligen Infiltrationsherde. Der letztere umfaßt einen Teil der Drüsenschicht und die oberflächliche Schicht der Mukosa. Im Geschwürsgrunde liegt ein hyalin entartetes Gefäß, dessen Wandung ohne scharfe Grenze in das umgebende Gewebe übergeht, indem die bläulichrote Färbung der Gefäßwand allmählich im benachbarten Gewebe abklingt.

Manche Drüsenschläuche sind zystisch erweitert und erreichen oft eine zwei-, bis drei-, oder sogar fünf- bis sechsfache Größe. Sie sind mit Gerinnseln des Sekrets gefüllt, und ihre Epithelien zeigen häufig Pflasterform.

e) Schnitt aus Blutungsherd. Blutung in der oberflächlichen Schicht der Mukosa. In der Nachbarschaft derselben zellige Infiltration. Gefäße im Blutungsherde und im benachbarten Gebiete häufig hyalin entartet, gemeinsam mit ihrer Umgegend bläulichrot gefärbt, ihr Lumen bald gar nicht sichtbar, bald mit roten Blutkörperchen gefüllt. Ferner Erweiterung und Hyperämie der oberflächlichen Gefäße, Ablagerung von Fibringerinnseln in der Mukosa, wie in den anderen Präparaten.

Entsprechend der Stelle, wo die Gefäßveränderung am meisten ausgeprägt ist, findet sich auch Rundzelleninfiltration in der Drüsenschicht.

In einem Längsschnitte eines hyalin entarteten Gefäßes sind die Endothelzellen noch erhalten, das Lumen ist mit Blut gefüllt. Dagegen sind die übrigen Teile der Gefäßwand vollständig strukturlos, die äußere Grenze derselben nicht scharf, so daß die unregelmäßig verdickte Gefäßwand direkt zum benachbarten gleich gefärbten, mehr homogenen Gewebe übergeht.

f) Schnitt aus gesundem Teil. Die Schleimhaut ist beträchtlich dünner als in anderen Schnitten. Die Gefäße normal konstruiert, weder erweitert, noch injiziert. Keine zellige Infiltration, keine Blutung, keine Geschwürsbildung.

Einzige Veränderung in diesem Präparate ist die zystische Erweiterung der Drüsenschläuche nebst dem Pigmentbefunde in der Tunica propria.

Die hauptsächlichsten Merkmale an der Dickdarmschleimhaut sind also Blutung, welche in der oberflächlichen Schicht der Mukosa beginnt, hyaline Degeneration der Gefäße, geschwüriger Zerfall und chronische interstitielle Entzündung der Drüsenschicht, Vermehrung der lymphatischen Gewebe.

Was die hyaline Degeneration der Gefäße betrifft, so ist sie keineswegs als die notwendige Ursache der Blutung zu betrachten, schon aus dem Umstande, daß sie, so häufig sie auch in der Dickdarmschleimhaut (ferner auch gelegentlich in Milz, Lunge und Zahnfleisch) gefunden, keine regelmäßige Begleiterin der Blutung in anderen Organen ist. In den am häufigsten von Blutung heimgesuchten Geweben, nämlich in dem Muskel und in der Haut, wurde bei keinem von uns untersuchten Falle hyaline Degeneration gefunden. Wir wollen daher den Autoren zustimmen, die der Meinung sind, die hyaline Degeneration der Gefäße wäre nicht die Ursache der Blutung, sondern nur eine Begleiterscheinung derselben, und beide hängen höchstwahrscheinlich von gemeinsamen Ursachen ab. Geschwürsbildung und chronische interstitielle Entzündung der Drüsenschicht können entweder von Skorbut selbst oder auch von Komplikationen herrühren. Natürlich ist die Komplikation nicht in allen Fällen ausgeschlossen. Aber wir sind doch der Meinnung, daß es viele Fälle gibt, in denen diese Veränderungen einfach als Folge von Skorbut aufzufassen sind. Die Häufigkeit der Geschwürsbildung, Beschaffenheit der Geschwüre und innige Beziehung derselben zur Blutung machen diese Annahme sehr wahrscheinlich.

Leber.

In zwölf Fällen wurde die Leber histologisch untersucht. Die häufigsten Veränderungen waren Blutung und Fettinfiltration der Leberzellen. In zwei Fällen blieb die Leber von jedem Krankheitsprozeß verschont. Die Blutung wurde fünfmal konstatiert, darunter dreimal nur durch Pigmentablagerung im interstitiellen Bindegewebe, seltener auch innerhalb der Azini, angedeutei. Diese gelben Pigmentkörner lagern sich vorwiegend entlang den Gefäßen in kleinen oder großen Klumpen frei im Gewebe, nicht etwa im Innern der Zellen ab. Die kleinsten sehen so klein aus, als ob sie nur von einem einzigen roten Blutkörperchen abstammen. Übrigens zeigen sie auch deutliche Eisenreaktion. In zwei anderen Fällen (1, 7) war die Blutung noch frisch. Der Sitz der Blutung ist größtenteils die Umgebung der Gefäße im interazinösen Bindegewebe, seltener die der zentralen Venen. Ist die Blutung etwas größer, so wird auch das Leberläppchen selbst mit angegriffen, die Leberzellen werden verdrängt und geraten schließlich in Atrophie. Im Bereiche der Blutung werden auch Pigmentkörner gefunden.

In vier Fällen (1, 2, 7, 8) war die Leber stark hyperämisch, so daß die Leberzellenstränge überall in Maschen eines Gefäßnetzes aus strotzend gefüllten Kapillaren zu liegen schienen.

An Gefäßen sind keine deutliche Veränderungen zu bemerken.

Die Fettinfiltration der Leberzellen wurde in fünf Fällen (1, 6, 8, 9. 12) beobachtet. Diese Veränderung beginnt in der Peripherie der Azini und ist daselbst am ausgesprochensten.

In vier Fällen (1, 7, 8, 10) wurden zahlreiche Tuberkelknötchen in der Leber gefunden, größtenteils verkäst und mit Riesenzellen versehen.

Im Falle 4 sind die Leberazini etwas atrophisch, das interazinöse Bindegewebe leicht vermehrt.

Im Falle 9 befinden sich in der Leber kleine Herde von Rundzelleninfiltration, und zwar längs den Gefäßen im interazinösen Bindegewebe, eine Veränderung, welche bei anderen Infektionskrankeiten nicht selten beobachtet wird.

Milz.

Die Kapsel ist in einigen Fällen mit kombinierter Tuberkulose stark fibrös verdickt (Perisplenitis) und in einem anderen Falle (3) mit einem kleinen Extravasate versehen.

Die Pulpa ist blutreich und etwas hyperplastisch, zeigt in einigen Fällen kleine Blutungen. Ihre Grenze zu den Follikeln ist manchmal etwas undeutlich. Die Trabekel sind bald zahlreich, bald normal oder sogar etwas spärlich. Die Follikel sind oft vermehrt.

In den meisten Fällen zeigen die Gefäße ein eigentümliches, helles, mehr strukturloses Aussehen. Am deutlichsten ist diese Veränderung im Falle 11. Zwei oder drei Gefäße in jedem Präparate sind in ihrer Wand etwas verdickt, fast strukturlos, lassen nur einige Zellkerne in sich erkennen. Das Lumen der Gefäße ist dabei verkleinert.

Der regelmäßige Befund in der Milz ist die Pigmentablagerung, welche unter zwölf Fällen nur einmal, und zwar in einem Falle mit Tuberkulose, vermißt wurde. Die gelben Pigmentkörner befinden sich in der Regel entlang den Gefäßen und den Trabekeln dicht aneinander gelagert, ferner auch zerstreut in der Pulpa. In Weigertscher Färbung der elastischen Fasern treten diese Pigmentkörner besonders deutlich hervor und lassen die Beziehung zwischen ihnen und den Gefäßen resp. den Trabekeln gut erkennen. Sie sind wiederum als Reste alter Blutung zu betrachten, und da gerade in dem einen Falle, wo diese Veränderung fehlt, sich eine frische Blutung in die Pulpa nachweisen läßt, so ist die Blutung in sämtlichen zwölf Fällen ausnahmslos konstatiert.

In vier Fällen mit komplizierter Tuberkulose wurden mehr oder weniger verkäste Tuberkelherde mit Riesenzellen gefunden.

Niere.

Die Niere wurde in elf Fällen histologisch untersucht.

Nekrose der Epithelien in den gewundenen Harnkanälchen wurde viermal beobachtet (2, 6, 10, 11). Solche Epithelien sind aber nicht viel, so daß sie nur zerstreut zwischen den gesunden eingeschaltet sind. Eine Ausnahme bildet ein Fall (2), wo häufig Querschnitte der gewundenen Harnkanälchen gefunden wurden, wo überhaupt keine Epithelien gesund blieben. In einem Falle (12) wurde geringfügige fettige Degeneration der Epithelien nachgewiesen.

Im Falle 9 zeigen die gewundenen Harnkanälchen ein eigentümliches Aussehen. Zunächst scheint die Anordnung der Epithelien ganz unregelmäßig zu sein. Die Epithelien sind bedeutend heller als normal, ihr Protoplasma ist äußerst schmal und an die Basis derselben verdrängt. Der größte Teil des Zellleibes ist von einer oder einigen ovalen oder rundlichen Vakuolen durchsetzt. Dabei sind die Kerne wohl erhalten und gut gefärbt, und wenn das übrig gebliebene Protoplasma sehr gering ist, so erscheinen sie oft wie die freien Kerne. Die Vakuolen sind vollkommen durchsichtig, glanzlos, nicht gefärbt, und der etwaige Inhalt derselben läßt sich nicht durch Sudan III färben. In dem genannten Falle ist die oben geschilderte Veränderung ganz allgemein. Auch in den Fällen 1 und 3 sind diese Veränderungen in geringerer Stärke und Ausdehnung zu konstatieren. Hier ist aber gleichzeitig noch folgende Veränderung zu bemerken, nämlich, daß sich im Lumen der gewundenen Harnkanälchen zusammenhängende Gerinnsel befinden, welche oft sternförmige Figuren darbieten. Die Gerinnselbildung wurde auch in einigen anderen Fällen (4, 5, 6, 7, 9) beobachtet. Die erwähnte Vakuolenbildung ist die vakuoläre Degeneration der Nierenepithelien. In einem Fall (10) wurden spärliche rote Blutkörperchen im Lumen der Harnkanälchen gefunden.

Das interstitielle Bindegewebe ist meist intakt, nur in einem Falle (4) zeigt es hier und da kleine Herde von Rundzelleninfiltration.

Die Glomeruli sind in den Fällen 1, 2, 4 und 10 selten in helle, strukturlose, gleichmäßig von Eosin rotgefärbte Gebilde verwandelt, so daß sie entweder ganz homogen aussehen oder nur einige gefärbte Kerne zeigen. Am deutlichsten ist die Veränderung in Fall 4 ausgeprägt, wo einige so veränderte Glomeruli in Gruppen gefunden werden, und in der Nähe derselben kleine Blutung, Harnkanälchen mit hyaliner Masse, endlich die Rundzelleninfiltration im Interstitium.

Die Gefäße sind in vier Fällen (1, 4, 7 und 9) stark injiziert. Kleine Blutungen wurden im Fall 1 in Kapsel und Interstitium, im Fall 4 unter der Kapsel gefunden.

Spärliche, zum Teil verkäste Tuberkelherde wurden im Fall 1 gefunden.

Dura mater.

Die Dura mater ist im Fall 9, wo eine starke Blutung zwischen dieser und dem Schädelknochen stattfand, fibrös verdickt und auf der äußeren Fläche mit Blut bedeckt. Die äußere Schicht derselben (Periost) ist überall mit gelben Pigmentkörnern dicht besät. Diese sind unregelmäßig geformt und liegen zum Teil außerhalb der Zellen. In der inneren Schicht der Hirnhaut ist diese Pigmentablagerung weniger deutlich (Pachymeningitis interna pigmentosa productiva). An den Gefäßen ist keine Veränderung zu sehen.

Gefäße.

Unter allen Muskeln sind die der Unterschenkel am meisten von der Blutung bedroht. In zwei Fällen (5 und 11) wurden die Arteriae tibiales posticae makroskopisch untersucht, und ihre Gefäßscheiden waren jedesmal mit Blutung versehen. Bei der histologischen Untersuchung stellte sich heraus, daß die Media und Intima der genannten Arterien und der sie begleitenden Venen vollkommen normal sind und die diffuse Blutung nur in der Adventitia dieser Gefäße und in deren Umgebung vorkommt. Die ausgetretenen Blutkörperchen sind zum Teil erhalten, aber zum großen Teil in gelbe Pigmentkörner verwandelt.

Das Bindegewebe der Gefäßscheide ist reich an Gefäßen, die übrigens ganz normal aussehen. Es handelt sich hier also um eine Blutung aus den Vasa vasorum.

Im Bindegewebe um die Nerven, welche mit den genannten Gefäßen in einer gemeinsamen Scheide verlaufen, liegen auch Pigmentkörner zerstreut. Die Nerven selbst sind intakt.

Eine kleine Arterie zwischen der A. tibialis posteria und der sie begleitenden Vene ist stark verdickt, besonders in der Media, ihr Lumen spaltförmig.

A. carotis wurde in einem Fall (5) histologisch untersucht und als intakt befunden.

Wenn wir diese Ergebnisse mit denen des Gefäßsystems der anderen Organe vergleichen, so kommen wir zu dem Schlusse, daß die Blutung hauptsächlich aus den Kapillaren, ferner höchstens aus den kleinen Gefäßen herrührt, und da wir in unserer ganzen Untersuchung niemals Rupturen oder regelmäßige Veränderungen, welche höchst wahrscheinlich leicht zu Blutung führen würden, an Gefäßen konstatieren konnten, so glauben wir jetzt behaupten zu können, daß die Blutung bei Skorbut meist per diapedesin erfolgt. Ganz ausgeschlossen ist aber die Blutung per rhexin auch nicht, denn die Gefäße zeigen gelegentlich histologisch bemerkbare Veränderungen.

Die Theorie, der Skorbut beruhe einzig und allein auf dem Mangel der frischen Gemüse und Fleischsorten, resp. auf der verminderten Kalizufuhr, ist schon aus dem Grunde nicht mehr haltbar, weil manche Skorbutepidemien und Skorbutfälle ohne dieses Moment vorgekommen sind, obwohl es in der Mehrzahl der Epidemien, besonders in der Begleitung mit den sonstigen hygienischen Mißständen, nachgewiesen wurde. Allerdings gab es auch in Port Arthur angeblich schon vom Februar 1904 an vereinzelte Fälle von Skorbut, also in einer Zeit, welche mehrere Monate lang dem Ausbruche der großen Epidemie voranging, und wo von einem Nahrungsmangel noch keine Rede war. Übrigens bringen die Resultate der chemischen Analyse des Blutes und des Harns, welche von einem von uns (N a m b u) ausgeführt wurde, keine Tatsache zutage, welche etwa zugunsten der genannten Theorie spräche. Auf die übrigen vielen Theorien, die meist nur geringe Anhänger besitzen, wollen wir hier weiter nicht eingehen.

Der Skorbut ist also eine spezifische Infektionskrankheit, welche sich besonders gern einer fehlerhaften Ernährungsart, ferner den ungünstigen hygienischen Verhältnissen anschließt.

Die Hauptsymptome der Krankheit bestehen aus der Alteration des Blutes und der hämorrhagischen Diathese. Die Ursache der Blutung beruht wahrscheinlich auf der vermehrten Durchlässigkeit der Kapillaren und der feineren Gefäße, bedingt durch unbekannte Veränderungen an denselben infolge der Blutalteration. Was die letzte betrifft, so hegen wir mit großer Wahrscheinlichkeit die Vermutung, daß im Blute eine toxische Substanz zirkuliert, die einerseits das Blut, andererseits die Gefäßwand zur Alteration bringt, und ferner schädliche Einflüsse auf die inneren Organe ausübt.

XIII.
Über Coxitis gonorrhoica und ihre Beziehung zur Protrusion des Pfannenbodens.[1])

Von

Professor Friedrich Schlagenhaufer (Wien).

(Hierzu 3 Abbildungen im Text und Taf. VI.)

Im Jahre 1816 hatte Ad. Wilh. Otto ein Becken beschrieben — dasselbe wurde dann 1845 von Ad. Karl Otto abgebildet —, das dadurch ausgezeichnet war, „daß die Köpfe beider Schenkelbeine so tief in die Pfannen eingelenkt waren, daß sie deren Böden weit in die Beckenhöhle hineingedrängt hatten und zugleich eine vollkommene Ankylose zeigten".

„Auf der rechten Seite ragt die Pfanne, gleich einer halben Orange in die Höhle des Beckens hinein; die von ihr gebildete Knochenblase ist rund, glatt, ziemlich dickwandig und ragt 1½" weit in den Raum des Beckens hinein."

Kopf und Hals des Femur steckte in der tiefen Pfanne und der große Trochanter artikulierte am oberen Pfannenrande. Das linke Hüftgelenk verhält sich fast wie das rechte, nur ist die Pfanne nicht völlig so tief, sondern nur ¼" weit in die Beckenhöhle hineingetrieben und der Schenkelhals ist auch nicht ganz in der Pfanne verborgen.

Otto glaubt die Entstehung dieser pathologischen Beckenform einer anormalen Gicht zuschreiben zu können.

Eppinger hat das große Verdienst, durch Mitteilung vier neuer Fälle neuerdings die Aufmerksamkeit weiterer Kreise für diese eigentümlichen Beckenformen geweckt zu haben.

Die im Jahre 1903 in der Festschrift für Chrobak erschienene, mit zahlreichen Abbildungen und detailliertester Beschreibung ausgestattete Abhandlung konnte sich auf vier im Grazer pathologisch-anatomischen Institute

---

[1]) Demonstriert in der Wiener gynäkologischen Gesellschaft am 17. März 1908.

gewonnenen mazerierten Becken stützen, deren wesentlichstes Merkmal darin bestand, daß sie durch Vorwölbung der Hüftgelenkpfannen in das Beckeninnere ein- oder beiderseitig quer verengt waren.

Nach E p p i n g e r s Ausführungen ist die Pathogenese derselben begründet „in einer W a c h s t u m s a n o m a l i e d e r P f a n n e , d i e d a r i n b e r u h t , d a ß d a s n o c h u r s p r ü n g l i c h u m f a n g r e i c h e r e K n o r p e l f e l d d e s P f a n n e n k n o r p e l s , i n w e l c h e m d i e E n d e n d e r n u r s e h r k u r z e n K n o r p e l s t r e i f e n z u s a m m e n s t o ß e n , k n o r p e l i g , w e i c h u n d n a c h g i e b i g b l e i b t u n d d u r c h d e n w a c h s e n d e n O b e r s c h e n k e l k o p f a u s g e w e i t e t , a u s g e b u c h t e t u n d v o r g e s c h o b e n w i r d , u n d z w a r i n d e r R i c h t u n g g e g e n d i e B e c k e n h ö h l e , w o d u r c h s i c h e i n h ä u t i g - k n o r p e l i g e r , h a l b k u g e l i g g e f o r m t e r V o r s p r u n g d e s K u p p e l a b s c h n i t t e s d e r P f a n n e g e g e n d i e B e c k e n h ö h l e z u h e r a u s b i l d e t . "

Und „wegen des Merkmales der Verschiebung der Pfanne und des K o p f e gegen die Beckenhöhle" nennt er es K o x a r t h r o l i s t e s i s - Becken und tauft es Chrobak zu Ehren „P e l v i s C h r o b a k".

Bald darauf 1905 lieferte K u l i g a einen neuen Beitrag zu diesem „Chrobakschen Becken". Die interessanteste Veränderung hatte das auch sonst abnorm beschaffene Becken in seinem Querdurchmesser dadurch erfahren, daß die Hüftgelenkpfannen in der Richtung nach den Beckeninnern zu verlängert sind und die Pfannenböden kuppelartig in das Innere des Beckens hervorragen.

Die Vorwölbungen sind nicht ganz symmetrisch und rechts und links in nicht ganz gleichem Grade vorhanden.

Die größte Höhe der Vorwölbung beträgt links 1 cm, rechts etwas mehr.

K u l i g a , dessen Fall auch klinisch beobachtet und von dem genauere anamnestische Daten erhoben werden konnten, glaubt wenigstens für seine Beobachtung nicht die Erklärung E p p i n g e r s akzeptieren zu können, sondern meint, daß der Verlauf und der pathologisch-anatomische Befund vielmehr den bei O s t e o a r t h r i t i s d e f o r m a n s bekannten entsprechen.

Endlich demonstriert B r e u s am 17. März 1908 in der Wiener gynäkologischen Gesellschaft drei weitere Becken mit Protrusion des Pfannenbodens, deren genauere Beschreibung im Schlußbande von B r e u s und K o l i s k o s „Pathologische Beckenformen" erfolgen wird.

Die Anschauungen B r e u s und K o l i s k o s über die Pathogenese dieser Beckenformen sind etwa folgende:

Allen diesen Becken gemeinsam ist die kuppelförmige Protrusion des Pfannenbodens, die knöcherne Überhöhung des Pfannenrandes, entstanden durch Verknöcherung des Ligamentum transversum und knöcherne Ausfüllung der Incisura acetabuli. Die Femurköpfe sind dabei mehr oder weniger erhalten und tief in die protrudierten Pfannen versunken, so daß eine Verkürzung der Extremität und eine Einschränkung der Beweglichkeit, zuweilen selbst Ankylose entsteht.

Der protrudierte Pfannenboden zeigt verschiedenes Verhalten. In einzelnen Fällen ist er komplet knöchern, dickwandig, auch eburneirt und ausgeschliffen. In anderen ist er auf seiner Kuppe durch eine rundliche Lücke durchbrochen, die an der Leiche durch schwieliges Gewebe ausgefüllt ist, dessen reichliches Vorhandensein im Bereiche der ganzen Umgebung wiederholt nachgewiesen wurde.

In der Umgebung der affizierten Gelenke finden sich meist periostitische Residuen, Osteophyten in wechselnder Menge und Ausbreitung.

Das Studium dieser Becken mit Protrusion des Pfannenbodens weist auf einen koxitischen Prozeß hin, aber auf einen solchen mit ausgesprochen destruktivem Charakter, der den Knochen des Pfannenbodens direkt angreift, absumiert und an dessen Stelle eine periostale Schwiele hinterläßt, wie dies bei verschiedenen Koxitiden wie z. B. den tuberkulösen, gonorrhoischen usw. der Fall ist.

Aus dem in Abheilung endenden Verlaufe einer derartigen Entzündung des Hüftgelenkes läßt sich das Zustandekommen jener Beckenformen völlig begreifen. Nur muß eine solche destruierende Koxitis in ganz bestimmter Lokalisierung und Ausbreitung auftreten und verlaufen. Etwa von der Fovea acetabuli beginnend muß sich die Destruktion auf die Pfanne und namentlich auf dessen Boden beschränken, während Kopf und Hals des Oberschenkels entweder ganz oder wenigstens so weit verschont bleiben müssen, daß sie in der Längsachse keine unmittelbare erhebliche Verkürzung erfahren.

Mit dem Ablaufe einer derartig lokalisierten Koxitis vermag der in die Pfanne versinkende Schenkelkopf die Protrusion des membranös schwieligen Pfannenbodens zustande zu bringen.

Mit der definitiven Heilung des Prozesses und der nachfolgenden Ossifikation vervollständigt und stabilisiert sich das charakteristische Bild der typischen knöchernen Pfannenbodenprotrusion [1]), sowie der knöchernen Überhöhung des Pfannenrandes.

[1]) Wie ich einer mündlichen Mitteilung zufolge erfahre, haben B r e u s und K o l i s k o im 3. Bd., I. Teil der „Pathologischen Beckenformen" auf das Vorkommen einer leichten blasigen Ausbauchung des dünnen Bodens der Fovea acetabuli hingewiesen. Sie hatten diese Veränderung zunächst bei Becken, die unter abnormer Belastungsmechanik standen, gefunden, z. B. an einzelnen spondylolisthetischen und kyphotischen Becken (siehe a. a. O. Fig. 3, p. 48 145, 289 und Fig. 81). Seither haben sie dieselbe blasige Vorwölbung aber auch wiederholt bei sonst ganz normalen Becken gefunden, wobei keinerlei arthritische Spuren im Bereich des Gelenkes vorlagen. Ob auch bei derartigen Veränderungen des Pfannenbodens ein Zusammenhang mit den vorher besprochenen Formen und deren Pathogenese anzunehmen sei, halten sie für unwahrscheinlich, und glauben eher, daß quantitative individuelle Schwankungen in der Ausbildung des die Fovea erfüllenden Bindegewebsfettpolsters diese Form von dünnwandigen blasigen Ausbuchtungen der Gelenkgrube gegen den Beckenraum veranlassen.

Der Eppingerschen Anschauung über die Pathogenese der Pfannenbodenprotrusion (Koxarthrolisthesis) vermögen Breus und Kolisko sich in keiner Hinsicht anzuschließen.

Auch die Ableitung der Protrusion aus Arthritis deformans, wie Kuliga
ausgeführt hat, erweist sich, wie Breus gelegentlich seiner Demonstration
des näheren begründet, als nicht haltbar.

Ich glaube durch den folgenden von mir beobachteten Fall
nicht nur die von Breus und Kolisko angenommene entzündliche Pathogenese jener Beckenformen stützen zu können,
sondern sie weiterhin schärfer dahin präzisieren zu können, daß
wahrscheinlich ein ganz bestimmter Entzündungsprozeß nämlich
der gonorrhoische die Grundlagen schafft, aus denen sich alle
Komponenten wie Protrusion des Pfannenbodens, Überhöhung des
Pfannenrandes, Eintreibung des Kopfes und Halses des Femur
usw., wie sie bei jenen Becken beobachtet worden sind, entwickeln
lassen.

Karoline G., 40 Jahre alt, aufgenommen am 21. November 1907 in das
k. k. Elisabethspital.

Anamnese: Pat. war vor ihrer jetzigen Erkrankung immer gesund
und arbeitsfähig. Seit vier Tagen leidet sie an heftigen Schmerzen und Schwellung beider Kniegelenke, seit einem Tage auch im rechten Hand- und einigen
Phalangealgelenken.

Status pr.: Schwellung in den genannten Gelenken. Am Herzen nichts
Abnormes. Fieber.

Diagnose: Rheumatismus articulorum acutus.

Therapie: Aspirin.

Decursus.

29./XI. Rechtes Handgelenk gebessert. Wechselnde Schwellung und
enorme Schmerzen in den Gelenken der unteren Extremitäten. Täglich
hohes Fieber, Schlaflosigkeit. Morphium.

10./XII. Große Schmerzen in den Kniegelenken. In der rechten
Inguinalgegend eine druckschmerzhafte Drüsen-
geschwulst.

22./XII. Status idem. Enorme Schmerzhaftigkeit in der rechten Inguinalgegend.

2./I. 1908. Die rechte Unterbauchgegend stark druckschmerzhaft. In
der Tiefe des Beckens fühlt man eine Resistenz. Ver-
dacht auf Psoasabszeß. Wirbelkörper nirgends druckempfindlich; doch ist eine
genaue Untersuchung wegen heftigster Schmerzen nicht möglich.

Dauernd intermittierendes Fieber.

Starke Abmagerung.

Bronchitis. Tuberkelbazillen negativ.

17./I. Auftreten einer linksseitigen Parotitis mit harter Infiltration der Parotisgegend. Hohes Fieber.

21./I. Inzision des Parotisabszesses vor dem linken Ohr. Gegenöffnung am Kieferwinkel. Es entleert sich übelriechender gelber Eiter. Drainage.

22./I. Große Schwäche der Pat.; hohes Fieber. Decubitus.

28./I. Exitus letalis um 5 h. früh.

Die um 10 h. vormittags, also etwa 5 h. p. m. ausgeführte Obduktion ergab folgendes Resultat.

Kleine weibliche Leiche.

Die linke Parotisgegend ist geschwollen.

Unter dem Ohre eine Inzisionöffnung und am Kieferwinkel eine drainierte Gegenöffnung. Aus beiden Wunden entleert sich übelriechender Eiter.

An den Gelenken der rechten Hand nichts Abnormes.

Das linke Kniegelenk ist geschwollen. Beide unteren Extremitäten sind in gestreckter Lage, das rechte Bein deutlich etwa 5 cm verkürzt und nach einwärts gedreht. An den Hals-Rachenorganen nichts Abnormes. Die linke Parotis ist abszediert. Es wird Eiter zur bakteriologischen Untersuchung entnommen.

In den Bronchien der linken Lunge dicker Eiter. Einzelne Lobulärpneumonien im Unterlappen. Keine Tuberkulose in den Spitzen und bronchialen Lymphdrüsen.

Herz normal.

Leber und Milz atrophisch.

Eitrige Zystitis und beiderseitige Pyelitis mit einzelnen kleinen eitrigen Herden in der linken Niere. (Bakteriologische Untersuchung.) Im Uterus schleimig, trübes Sekret; am Cervix ein kleines Polypchen.

In der Vagina spärliches trübes Sekret.

Beide Salpinx und Ovarien normal.

Das eröffnete l i n k e K n i e g e l e n k enthält nur geringe Menge leicht getrübter gelblicher Flüssigkeit. Die Synovia ist dunkelrot injiziert, verdickt. An den seitlichen Partien beider Kondylen ist der Knorpelüberzug zum Teil defekt, es finden sich unregelmäßig begrenzte, zackige Substanzverluste. Der Knorpelüberzug der unteren Gelenkflächen ist intakt. Die Gelenkbänder sind etwas verdickt.

Im r e c h t e n K n i e g e l e n k ist klare Flüssigkeit, die Synovia stellenweise injiziert, der Knorpelüberzug überall glatt und glänzend.

Beide Sprung — das rechte Schulter- und Ellbogengelenk normal. Die Handgelenke wurden aus äußeren Gründen nicht eröffnet.

Am r e c h t e n H ü f t g e l e n k fällt sofort auf, daß der Kopf und Hals des Oberschenkelknochens tief in der Gelenkhöhle steckt, derart, daß der große Trochanter in die Höhe der Spina anterior inferior zu stehen kommt, und der kleine Trochanter am unteren Rande der Gelenkpfanne anstößt.

Nach Abpräparierung der Weichteile und der Muskulatur wird die Gelenkkapsel eröffnet und der Hals und Kopf des Femur gewaltsam etwas aus der Gelenkhöhle vorgezogen. Am Kopf des Oberschenkelknochens, namentlich aber in der Tiefe der Gelenkhöhle, findet sich eine größere Menge dicken, roten mit Knochenbröckeln untermischten Eiters. (Entnahme unter sterilen Kautelen für die bakteriologische Untersuchung.) Nunmehr wird das ganze Becken der Leiche entnommen.

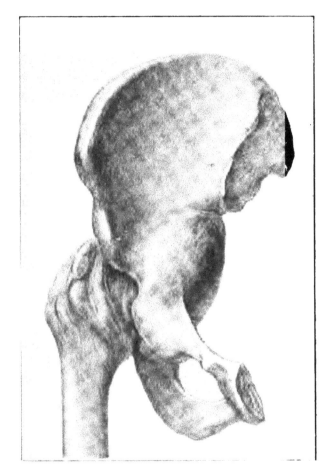

Fig. 1.
Die Beckenhälfte mit der Protrusion des Pfannenbodens ist stark im Profil gezeichnet. Der Femurkopf steckt tief in der Pfanne.

Dasselbe ist symmetrisch gebaut [1]).

[1]) Genauere Beckenmaße sind leider nicht genommen worden und konnten nicht nachgetragen werden, da aus äußeren Gründen die linke Beckenhälfte mit dem Kreuzbein wieder der Leiche beigelegt wurde.

Sein Querdurchmesser erscheint wesentlich in
der Beckenmitte durch eine rechtsseitige, halbkugelige, von der fahlen Beckenmuskulatur bedeckte, der
Linea arcuata interna aufsitzende Hervorwölbung
verengt.

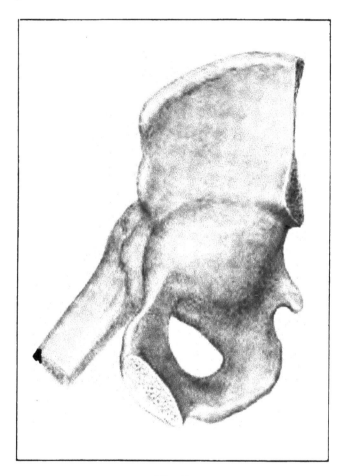

Fig. 2.
Die Protrusion vom Beckeninnern aus gesehen.

Nach Abpräparierung der Muskelschichten präsentiert sich die
Vorwölbung als eine aus einer ziemlich derben Weich-
teilmembran bestehende Kuppel, die allmählich sich
abflachend in das Darmbein resp. Sitz- und Schambein
übergeht. In der Umgebung finden sich ältere Blutungen und bindegewebige Verwachsungen. Fig. 1 und 2.

Links sind normale Verhältnisse.

Es wird nun die Gelenkkapsel des rechten Hüftgelenkes ganz umschnitten. Jetzt gelingt es durch eine leichte Hebung des Oberschenkelschaftes das durch die ans Becken anstoßenden Trochanteren gesperrte Gelenk frei zu machen und den Hals und Kopf des Femur herauszuheben. Hierbei verspürt man keinen Widerstand von seiten des Ligamentum teres. Dasselbe ist zerstört, die Reste sind am Femurkopf noch vorhanden.

Der Knorpelüberzug des Kopfes fehlt bis auf einige bandartige Reste vorne und unten und mehrere Inseln an der Kuppe. Der bloßliegende Knochen ist von krümeligem Eiter bedeckt, nach dessen Abspülung die rotgraue grobporige an der Oberfläche recht weiche Knochensubstanz sichtbar wird. In der Längsachse ist der Kopf nicht verkürzt; sie beträgt etwa 5 cm. Stark deformiert ist er aber in seinen oberen und hinteren Partien, woselbst sich eine tiefe Rinne findet. Der Knochenverlust ist so groß, daß eine platte Form des Halses resultiert. Dagegen sind die vorderen und unteren Teile von fast normaler Konfiguration. Der Femurhals ist relativ kurz, auch sein Knorpelüberzug ist zum größten Teil defekt. In seinen hinteren Partien liegen auf den bloßliegenden grobporösen Knochen dicke Granulationsmassen. Auch die Gelenkbänder und die angrenzenden Weichteile sind verdickt, sukkulent.

Nach Entfernung des Femur sieht man folgende Verhältnisse: Der rechte Pfanneneingang ist an seiner ganzen Zirkumferenz durch überhängende verdickte Kapselreste umsäumt. Nach sorgfältiger Entfernung derselben hat der Eingang eine nahezu rundliche Form; nur der zwischen Darmbein und Schambein gelegene etwa dem sogenannten Pfannenknochen (W. Krause) entsprechende Teil ist leicht vorspringend. Man fühlt daselbst weder Knorpel noch Knochen, sondern eine dicke Gewebsbrücke, die allmählich in den Ramus horizontalis pubis resp. in die Gelenkhöhle übergeht. Der Umfang des Pfanneneinganges ist im Vergleich der anderen Seite etwas verkleinert und mißt etwa 14 cm gegen 15,5 cm links. Seine größten Durchmesser sind etwa 4,7 und 4,2 cm gegen 5,5 und 5 cm der linken Seite [1]).

Die Gelenkhöhle ist ungemein tief und geräumig. Ein durch die Mitte des Gelenkes gelegter und durch die Höhe jener kuppeligen Vorwölbung in das Becken gehender Schnitt macht erst die genaue Inspektion der Gelenkhöhle möglich (Fig. 3).

Von der Knorpelauskleidung der Pfanne ist nur ein etwa 1 cm breites und sich allmählich verschmälerndes Band vorhanden, das knapp hinter dem Eingang liegt. Seine Ränder sind wie benagt und zerklüftet. Der nun folgende Teil der Gelenkhöhle ist knöchern und wird von den bloßgelegten, mit krüm-

---

[1]) Die Maße sind nicht ganz exakt, da es schwer fällt, an den mit Weichteilen bedeckten Präparaten identische Punkte zu fixieren.

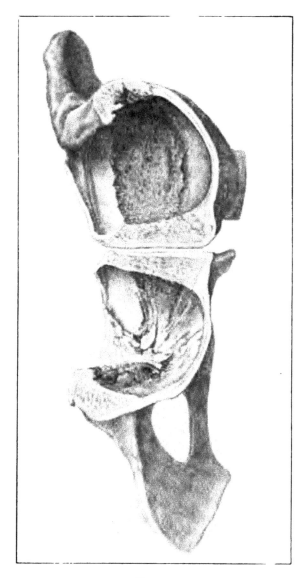

Fig. 3.
Das durchsägte und aufgeklappte rechte Hüftgelenk.

lig eitrigen Massen bedeckten Knochenflächen der
das Gelenk zusammensetzenden drei Knochen gebildet. Am breitesten liegt der Anteil des Darmbeines
vor, dann folgt der Anteil des Os ischii und endlich
in kleiner Fläche das Schambein, das durch ein dickes

rotgraues Granulationsgewebe bedeckt ist. Der bloß-
gelegte Knochen ist rauh, grobporös, an der Oberfläche bröcklig.

Diesem knöchernen Gehäuse der Gelenkhöhle ist
nun kuppelartig aufgesetzt jene in das Beckeninnere
vorspringende, aus Weichteilen bestehende membranöse Vorwölbung.

Beim Abtasten fühlt man deutlich, wie die knöchernen Ränder in diese membranöse Kuppe übergehen.

Ihr oberer Abgang entspricht etwa der Linea
arcuata interna. Ihre größte Vorwölbung erreicht
sie an der Stelle, die dem ehemaligen Pfannenboden
entspricht. Dann verflacht sie sich allmählich und
geht etwa 1 cm oberhalb des oberen Randes des Foramen obturatorium in den knöchernen Anteil des
Sitz- resp. Schambeins über.

Die größte Tiefe der Gelenkhöhle beträgt 5 cm
(links 3,5), die der membranösen Kuppel etwa 2 cm.

Das membranöse Gewebe ist verschieden dick, es variiert zwischen 5—3 mm,
die dünnste Stelle entspricht etwa der größten Vorwölbung.

Am Durchschnitt kann man meist drei Schichten unterscheiden. Die
innerste Schicht besteht aus einem dunkelroten, blutreichen mit Knochenbröckel untermischten Granulationsgewebe.

Dann folgt nach außen zu eine sehr dünne weißglänzende, aus festem Gewebe bestehende Schicht.

Endlich folgt eine dicke, weichere Membran, die an vielen Stellen in
die umgebenden Muskeln, in das Bindegewebe übergeht.

Die topographischen Verhältnisse im Gelenk sieht man deutlich, wenn
man den Femur wieder in die Gelenkhöhle einlegt und nun das Gelenk auf-
klappt.

Man erkennt, daß der Scheitel des Femurkopfes der größten Vorwölbung
der Weichteilkuppel anliegt.

Die Kuppel selbst beherbergt den vordersten fast normal konfigurierten
Kopf des Femur. Die zwei hinteren Drittel des hier abgeplatteten und eine
tiefe Rinne tragenden Kopfes liegen in dem von den bloßgelegten drei Knochen
gebildeten knöchernen Teil des Gelenkes. Man sieht dabei, wie der vorragende
rauhe Rand des Darmbeins jene Rinne eingerieben hat, und daß der platte
Kopfteil nicht ganz den Gelenkraum ausfüllt. Endlich liegt der Hals des Oberschenkelknochens im Gelenkeingang und in der zunächst gelegenen Pfannen-
partie, wo sich noch knorpelige Reste finden.

Die im Gelenkbereich gelegenen Knochenpartien der drei Hüftgelenks-
knochen sind weniger fest. Die eingestoßene Nadel findet geringen Widerstand.
Sonst sind die Knochen im Becken hart.

Sehr deutlich sind diese Veränderungen der Knochensubstanz, diese
akute Knochenatrophie (Kienböck) in der Nähe des entzündlichen Gelenk-

prozesses, wie sie besonders bei gonorrhoischen Arthritiden vorzukommen pflegt, im Röntgenbilde A, Taf. VI zu sehen: Der Schatten der Knochen ist in der Region des entzündeten Gelenkes bedeutend aufgehellt.

Sehr instruktiv für das Verständnis der Lagerung des Femurkopfes resp. Halses im Gelenk ist das Röntgenbild B [1]).

Besonders hervorzuheben ist im Röntgenbild A [2]), das nach Entfernung des Oberschenkelknochens gemacht wurde, d e r z a r t e a b e r d e u t l i c h e S c h a t t e n i n d e r k u p p e l i g e n V o r w ö l b u n g. Die V e r - m u t u n g, d a ß e s s i c h h i e r b e i u m K a l k a b l a g e r u n g r e s p. K n o c h e n n e u b i l d u n g h a n d e l n d ü r f t e, w u r d e d a n n d u r c h d i e m i k r o s k o p i s c h e U n t e r s u c h u n g b e s t ä t i g t.

Bild C stellt den Schenkelhalskopf vor. Man sieht die Substanzverluste an der Oberfläche; die Architektonik des Knochens aber ist ungestört, die Längsachse nicht verkürzt.

E r g e b n i s d e r b a k t e r i o l o g i s c h e n U n t e r s u c h u n g.

Im Deckglaspräparat vom r e c h t e n H ü f t g e l e n k s e i t e r zahl- reiche, fast ausschließlich intrazellulär gelagerte Kokken vom Typus des Gono- kokkus. Die Eiterzellen sind oft vollgepfropft mit Kokken, die zum Teil gut tingiert deutlich Diplokokken mit Semmelform darstellen, zum Teil aber auch schwächer gefärbt sind, Diplokokken und Monokokken auch Tetradenformen bilden.

Die Kokken entfärben sich sämtlich rasch bei Anwendung der G r a m - schen Methode.

Andere Bakterien sind in den Präparaten nicht nachweisbar.

K u l t u r e r g e b n i s. Der unter aseptischen Kautelen entnommene Gelenkeiter wurde auf P e t r i sche Schalen gestrichen, die mit Glyzerinaszites- agar, Zuckeraszitesagar und Hydrozelenzuckeragar beschickt waren. Auf allen drei Platten zahlreiche Kolonien von typischen Gonokokkenkolonien in Reinkultur.

Die Kolonien entsprachen bei weiterer genauer Verarbeitung auf den verschiedenen Nährböden völlig dem Verhalten der Gonokokkenkulturen.

Prof. G h o n hatte die Güte, den Stamm auch differentialdiagnostisch gegenüber dem Meningococcus intracellularis und Micrococcus catarrhalis zu prüfen. Er erwies sich kulturell, serologisch als echter Gonokokkus.

Im Eiter der Parotis waren zahlreiche Staphylokokken und feine Stäbchen vorhanden.

Die Kultur ergab: Staphylococcus aureus.

---

[1]) Leider ist die Kopie nicht scharf ausgefallen. Wenn man jedoch alle drei Röntgenbilder miteinander vergleicht, so ist es leicht, die Lagerungs- verhältnisse im Gelenk zu verstehen. Der im Gelenk liegende Femur- kopf ist bei der Aufnahme etwas zurückgesunken.

[2]) Zur Aufklärung sei bemerkt, daß die Röntgenbilder erst hergestellt wurden, nachdem das Gelenk durch einen Längsschnitt zerlegt worden war. Man sieht daher diesen Schnitt.

In der Lunge waren zahlreiche grampositive Kokken zu sehen.
Kulturell gingen Staphylokokken und Diplokokken auf.

Im Harnröhren-, Blasen- und Nierenbeckeneiter sowie im Eiter der Nierenabszeßchen waren mikroskopisch wie kulturell Staphylokokken nachweisbar.
Im Vaginal- wie Uterussekret verschiedene Kokken und Stäbchen usw.
Kultur ganz verunreinigt.

Im Sekret vom linken Kniegelenk weder mikroskopisch noch kulturell Mikroorganismen nachweisbar.

Histologisch-bakteriologische Untersuchung.

Es kommen zur Untersuchung Eiterbröckel vom Gelenkinhalt, Stückchen von verschiedenen Stellen der kuppeligen Vorwölbung des Pfannenbodens; Stückchen vom bloßgelegten Knochen des Darm- und Sitzbeines, Knochenscheibchen vom Femurkopf; Stücke der Gelenkkapsel; Synovia des linken Hüftgelenks sowie beider Kniegelenke, endlich Uterus und Adnexa, sowie Blase und Urethra.

Der dickbreiige Gelenkinhalt besteht aus Haufen polynukleärer zum Teil zu Detritus zerfallenen Leukozyten und fast strukturlosen Knochenbröckel. Dazwischen liegt eine feinkörnige aber auch fadige Substanz, die sich nach Weigert blau färbt und große Mengen von roten Blutkörperchen.

In nach Löffler gefärbten Präparaten sieht man in den Leukozyten große Mengen von Gonokokken. Nach Gram und Weigert lassen sich keine Mikroorganismen nachweisen.

Die Untersuchung der membranösen Kuppel ergibt: Die innerste Schicht besteht aus verschieden dicken Lagen polynukleärer Leukozyten, die oft mit Gonokokken beladen sind. Darauf folgt ein sehr gefäßreiches Granulationsgewebe, das aus dichtgedrängten spindelförmigen und polygonalen Zellen besteht, zwischen denen zahlreiche namentlich um die Gefäße gruppierte uninukleäre Leukozyten und oft massenhaft pigmentführende Zellen vorhanden sind. Multinukleäre Leukozyten sind hier selten. In den oberflächlichen Lagen des Granulationsgewebes sieht man auch namentlich dort, wo ein Knochenkrümelchen liegt vielkernige Riesenzellen. Ganz verschieden ist die folgende Schicht: Sie besteht aus einem zellarmen, faserigen Bindegewebe. An manchen Stellen aber stehen große Zellen in Gruppen beisammen und nehmen fast epithelartigen Charakter an. Auch Zellen mit sternförmigem Typus sind vorhanden und die Umgebung ist von einem feinkörnigen, mit Hämatoxylin dunkelviolett gefärbtem Niederschlage erfüllt.

Wir halten diese Schicht für das innere Periost der Beckenknochen, von dem aus bereits Knochenneubildungsvorgänge vor sich gehen.

Als dritte Schicht der Kuppelmembran folgt ein verschieden dickes bindegewebiges Gewebe mit reichlichen Zellinfiltraten, zahlreichen pigmentführenden Zellen und Blutungen. Gewucherte Sarkolemkerne lassen erkennen, daß auch zum Teil Beckenmuskeln in den narbigen Prozeß einbezogen sind.

Die aus den verschiedenen Teilen des knöchernen Anteils des Gelenkes
entnommenen K n o c h e n s t ü c k c h e n sind an der Oberfläche zum Teil
mit Eiterkörperchen und zerfallenen Knochenbröckeln bedeckt; zum großen
Teil aber ist bereits ein teils gefäßreiches, teils mehr derbes, bindegewebigen
Charakter zeigendes Granulationsgewebe gebildet, unter dem die Spongiosabälkchen normales Verhalten zeigen. Das Knochenmark ist zum Teil fibrös
und von zahlreichen Pigmentzellen erfüllt.

Das Knochenstück vom Femurkopf ist an seiner Oberfläche in breiter
Ausdehnung von einer dicken Schicht einer von massenhaften polynukleären
Leukozyten durchsetzten homogenen Masse bedeckt (reichlich Gonokokken),
der ein Trümmerfeld von Knochenbröckeln folgt. Die Knochenstückchen sind
fast strukturlos. Die angrenzende Marksubstanz zeigt bereits fibrösen Charakter,
man sieht eine Art Demarkationslinie gegen das Vordringen des Eiters von der
Oberfläche her. Sehr deutlich ist diese Demarkationszone an den Stellen erkennbar, wo kein Eiter mehr an der Oberfläche liegt. Man sieht da strukturlose
Knochenkrümel, dann ein wellig verlaufendes Bindegewebe, dann folgt normaler Knochen mit teils Fett-, teils myeloidem Mark.

Die Gelenkkapsel ist stark kleinzellig infiltriert; die Zellen zeigen meist
uninukleären Typus.

Die Synovia am linken Hüftgelenk ist bis auf einige Blutungen im Weich-
teilpolster normal.

Im linken Kniegelenk ist die synoviale Membran durchaus verdickt, kleinzellig infiltriert. An einzelnen Stellen finden sich Blutungen und eine oberflächliche Ausscheidung von massigem Fibrin.

Akute Entzündungen sowie Mikroorganismen finden sich nicht vor.

Uterus, beide Salpinx zeigen normale Verhältnisse; desgleichen die
Harnblase.

Das Epithel der Urethra ist ganz intakt; nur an einzelnen Stellen der
Submukosa sind reichliche Zellanhäufungen.

Kurz zusammengefaßt haben wir demnach folgende Daten:
Das rechte Hüftgelenk einer 40 jährigen vorher gesunden Frau
wird innerhalb zweier Monate durch einen bakteriologisch sicher-
gestellten gonorrhoischen Prozeß derart destruiert, daß nach
fast totaler Einschmelzung des Pfannenknorpels und des Knorpelüberzuges des Femurkopfes und -halses der knöcherne Pfannenboden zerstört wird, die das Gelenk zusammensetzenden Knochenpartien der drei Beckenknochen stark absumiert werden und auch
der Kopf und Hals des Oberschenkelknochens schwere destruktive
Veränderung trägt, ohne daß er jedoch in seiner Längsachse verkürzt wurde. An Stelle des knöchernen Pfannenbodens findet sich
eine aus gonorrhoischem Granulationsgewebe, dem inneren Becken-
periost und schwieliger Muskulatur bestehende Membran, die

durch den ins Gelenk versunkenen Femurkopf kuppelartig gegen
das Beckeninnere vorgewölbt ist. Der Pfanneneingang ist durch
die verdickten Bänder verengert. Die topographischen Verhältnisse im Gelenk sind folgende: Der Scheitel des Femurkopfes
liegt der Stelle der größten Vorwölbung der membranösen Kuppel
an. Der durch die Weichteilkuppel gebildete und die eigentliche
Vertiefung der Gelenkhöhle vorstellende Raum [1]) wird durch einen
Teil des Kopfes erfüllt. Der knöcherne Abteil des Gelenkes wird
von den hinteren Partien des Kopfes und des Halses eingenommen,
aber wegen der Destruktion der Knochen nicht ganz ausgefüllt.
Durch das Anstoßen beider Trochanteren an die Beckenknochen
resp. am Pfannenrand ist ein weiteres Vorrücken des Oberschenkelknochens in das Gelenk nicht möglich; das Gelenk ist wie gesperrt.

Das ruhig gestellte Gelenk hätte heilen können und als erste
Tendenz zur Heilung können wir die vom innern Periost gebildete
am Röntgenbild sichtbare und histologisch nachweisbare zarte
Knochenneubildung in der membranösen Kuppel betrachten.

Diese gonorrhoische Coxitis entspricht demnach allen Anforderungen, die Breus und Kolisko an einen Hüftgelenks-
prozeß stellen zu müssen glaubten, aus dem sich dann im Verlauf
der Heilung das typische Bild der Pfannenbodenprotrusion entwickeln könnte. Der von Breus und Kolisko auf Grund
des genauen Studiums jener Becken theoretisch geforderte Entzündungsprozeß liegt hier vor und wir können in der Tat mit Leichtigkeit auf der Basis unseres Falles die Konstruktion aller bisher
veröffentlichten Fälle. von Pfannenbodenprotrusion mit ihren
Varianten bewerkstelligen.

Nehmen wir vor allen das Becken A von Eppinger vor,
als dasjenige, „an welchem die Verhältnisse der pathologischen
Pfanne, aus denen die Pathogenesis erklärt werden soll, unzweideutig ausgesprochen sind."

Betrachten wir die Abbildungen, so fällt sofort die außerordentliche Ähnlichkeit der dortigen Gelenksverhältnisse mit denen in
unserem Falle auf.

Und im Text des Musealkataloges heißt es: „Usura acetabuli
et capitis femoris dextri ex ostitide subchondrali; von einem 45-

---

[1]) Eppingers Kuppelraum.

jährigen Manne. Der rechte Oberschenkel drei Querfinger verkürzt, ist so mit seinem Kopf und Hals in die Pfanne eingeschoben, daß der große Trochanter auf dem hinteren Pfannenrande reitet, der Pfannengrund halbkugelig nach dem Becken und nach oben vorgewölbt, so daß er das Schambein hoch überragt und bis 3 cm an die Mittellinie herantritt. Derselbe ist im größten Anteile am Grund häutig (abgeschlossen) und durch ein faseriges Gewebe und den Knorpel gegen die Beckenhöhle abgeschlossen. Der Schenkelkopf von der Oberfläche her, in den seitlichen Partien besonders verkleinert, in seiner Substanz namentlich in den unter dem Knorpel gelegenen Partien sehr groblöckig."

Weiters sagt das Sektionsprotokoll: „In dem kleinen Becken wölbt sich rechterseits eine halbkugelige, fast faustgroße Geschwulst vor. Der rechte Oberschenkel mit seinem Kopf und Hals so in die Pfanne eingetrieben, daß der große Trochanter am Rande der letzteren anstößt und unter Vorbuchtung des Pfannengrundes und Vergrößerung des Schenkelkopfes eben jene angegebene Geschwulst gebildet wird. An derselben ist das Peritonäum durch verdichtetes Zellgewebe angeheftet; Zellgewebe und Muskeln der Umgebung schwielig verdichtet, der Nervus obturatorius in Schwielen eingebettet.

Über der Mitte der Vorbauchung, woselbst auch der knöcherne Pfannengrund fehlt, und nur eine dichte Kapsel das Gelenk nach der Beckenhöhle abschließt, ist diese (häutige Kapsel des Pfannengrundes) bis zum Durchscheinen verdünnt und abgeplattet."

Auch die weitere genaue Beschreibung E p p i n g e r s zeigt uns, daß die Gelenkverhältnisse, die Lagerungsverhältnisse des Femurs im Gelenke fast dieselben sind wie in unserem Falle. Auch wir könnten einen Halsabschnitt, einen Kopf- und Kuppelabschnitt unterscheiden. Daß einzelne Details nicht ganz stimmen, so die größere Tiefe des Gelenkes, das Angepreßt- und Angeheftetsein des konvexen Pols des Femurkopfes an die häutige Kuppelwölbung usw., das ist leicht erklärbar mit der Annahme, daß E p p i n g e r s Becken A ein späteres Stadium unseres Prozesses repräsentiert. Der akute entzündliche Prozeß ist abgelaufen, ausgeheilt, der Kopf ist durch eine schwache Ankylose fixiert und durch die Belastung noch tiefer in das Becken vorgetrieben, wodurch die häutige Kuppel eine noch größere Tiefe bekommen hat.

Ähnliches gilt auch für das Becken B. Die Anomalie desselben besteht hauptsächlich darin, daß der rechte Pfannengrund halbkugelig in den Beckenraum vorspringt und dementsprechend vertieft ist, so daß der rechte Oberschenkel mit dem ganzen Kopf und Hals in denselben eingetreten ist, und der große Trochanter mit der Spitze an den Pfannenrand hinter der Spina ossis ilei anterior. infer. anliegt. Der Schenkelkopf ist dabei höher gerückt, von oben her etwas abgeplattet und usuriert. Der Pfannengrund ist nur von einer dünnen Knorpelschicht überkleidet, etwas uneben höckerig, von einer grobporösen Knorpelschicht gebildet.

Und am mazerierten Becken „wölbt sich die rechte Pfanne in Form eines halbkugeligen hohlen Tumors mit einer Höhe von 2,2 cm gegen den Beckenraum vor und ist bis auf zwei Defekte an der Wand ganz knöchern. Diese ziemlich großen Defekte mußten knorpelig häutige Abschnitte der Pfannenwand vorstellen".

Auch in diesem Falle sind die Gelenkverhältnisse im Prinzip dieselben wie in den beiden früheren Becken, aber das Stadium ist ein anderes, ein in der Heilung vorgeschritteneres. Vor allem ist die kuppelige Vorwölbung schon zum großen Teil verknöchert. Aber der Verknöcherungsprozeß ist noch nicht vollendet oder irgendwie gestört worden, es finden sich noch Defekte in der Kuppelwand.

Vielleicht aber war in diesem Falle der ursprünglich destruierende Prozeß nicht so intensiv wie in den anderen Fällen, was mir daraus hervorzugehen scheint, daß „der Pfannenkopf ganz vom Knorpel überzogen ist."

Beim E p p i n g e r schen Becken C. ist die Protrusion des Pfannenbodens auf beiden Seiten vorhanden, links stärker wie rechts. Der Kuppeldeckel aber bildet eine dünne Knochenplatte „deren Rand mit den zustrebenden und der entsprechenden Seite zugehörigen Randkanten der Partes acetabuli synostiert ist."

Da weiters die Pfanne mit Knorpel ausgekleidet ist, auch der Femurkopf einen Knorpelüberzug trug (p. 211) und „die Köpfe und Hälse wohlgeformt und symmetrisch sind", so können wir annehmen, daß bei diesem Becken der destruktive Prozeß sich hauptsächlich auf den Pfannenboden beschränkt hatte. Derselbe wurde zerstört, die Weichteilkuppel durch den verdrängenden Femurkopf protrudiert und nach Heilung des Prozesses verknöchert

Die Synostosenmarke ist nur vorgetäuscht durch die Übergangs-
partien der ehemals membranösen, jetzt knöchernen Pfannenkuppel
in die knöchernen Teile der Partes acetabuli.

Den vollständigsten Grad der Ausheilung des koxitischen
Prozesses mit seinen Folgen würde uns endlich das Becken D
präsentieren.

Die Wand der kuppeligen Vorwölbung ist vollständig knöchern
und fast durchwegs und gleichmäßig 6 mm dick. Der in der Pfanne
steckende Femurhals ist so von dem Pfanneneingang umschlossen,
„daß der Kopf aus der Pfanne nicht leicht aushebbar gewesen ist."

Es finden sich Exostosen in dem Kuppelabschnitt, Osteophyten am sogenannten Halsabschnitt des Gelenkes, ein hyperplastischer Prozeß in der Knochensubstanz der Pfanne und auch
des Femurkopfes und -halses.

Kurz das Becken zeigt Befunde, daß „wenn man — wie
E p p i n g e r selbst sagt — nur dieses Becken kennen würde,
an dem außer dem charakteristischen Pfannenvorsprung die offenbar chronisch entzündlichen beziehungsweise hyperplastischen
Verdickungen der Wand desselben, wie auch die am Eingangs-
rande zur Pfanne selbst auffallen, wodurch die Beweglichkeit
des rechten Femurs beeinträchtigt erscheint, man betreffs d e r
E n t s t e h u n g s w e i s e d e s V o r s p r u n g e s z u d e r
M e i n u n g v e r l e i t e t w e r d e n k ö n n t e , daran zu
d e n k e n , d a ß ü b e r h a u p t n u r e i n e m e r k w ü r -
d i g e A b a r t e i n e s k o x a l g i s c h e n B e c k e n s v o r -
l i e g t" [1]).

„Da aber weder nach seiner eigenen reichen Erfahrung noch
auch der anderer Autoren sowohl bei der Arthritis deformans, noch
bei einer Koxarthritis solche Pfannendifformitäten bisher nicht
beobachtet wurden, so müsse er eine derartige Pathogenese ablehnen. Eppinger setzt noch hinzu: „Ich verhehle nicht, daß mir
dieses Becken bei der nun dargelegten Auffassung der Pathogenese
der Koxarthrolisthesis große Verlegenheiten bereitete."

Nachdem aber durch unseren Fall das Vorkommen solcher
Pfannendifformitäten bei gonorrhoischer Koxarthritis erwiesen
ist, muß auch für dieses Becken die entzündliche Pathogenese

[1]) Im Original nicht gesperrt.

tatsächlich herangezogen werden. Der destruktive Prozeß, der zur Zerstörung des Pfannenbodens geführt hatte, ist abgeheilt, der protrudierte Boden ist wieder verknöchert, überall ist an Stelle der Destruktion Knochenneubildung gekommen, woraus endlich der vorliegende Zustand resultierte.

Auch am O t t o schen Becken sind deutlich die Residuen des abgeheilten koxarthritischen Prozesses zu erkennen. Die Pfannenkuppel ist rechts bis auf ein unregelmäßiges $1/2$ Zoll großes Loch, das im frischen Zustand wohl durch eine Haut verschlossen war, völlig verknöchert. Die ganze Pfanne ist innerlich glatt, ebenso der Gelenkkopf; beide haben ihre Gelenkknorpel verloren und sind abgerieben und poliert. Nur der Teil des Schenkelkopfes, welcher dem Loche im Boden der Pfanne gegenübersteht, ist rauh.

Der Rand der Pfanne ist rauh und ungleich aufgetrieben und um den Schenkelhals so zusammengezogen, daß der dicke Schenkelkopf auf keine Weise aus der Gelenkhöhle entfernt werden kann. Das Ligamentum transversum ist verknöchert. Ähnlich sind die Verhältnisse links.

Demnach sehr ähnliche Befunde wie am Becken D E p p i n g e r s.

Besonders hervorzuheben ist, daß auch hier der Pfanneneingang durch Verknöcherungen der Bänder so verengt ist, daß der Kopf nicht mehr aus der Pfanne entfernt werden konnte. Ein Vorstadium derartiger Veränderungen erkennen wir in der Verengerung des Pfanneneinganges durch die entzündlichen verdickten Bänder in unserem akuten Fall.

Der Umstand, daß Pfanne wie Gelenkkopf ihres Knorpelüberzuges beraubt, abgerieben und poliert sind, deutet darauf hin, daß das entzündliche Stadium schon lange vorüber und der geheilte sklerosierte Knochen durch mechanische Verhältnisse abgeglättet und dadurch wieder funktionstüchtiger geworden ist.

Ähnlich beschaffen sind auch zwei der von B r e u s und K o l i s k o demonstrierten Becken, während das dritte durch die Ankylosierung des Schenkelknochens an der verknöcherten Protrusion ausgezeichnet ist.

Da die ausführliche Beschreibung dieser drei Becken erst erfolgen wird, so begnüge ich mich mit diesem Hinweis auf die Beschaffenheit dieser Becken, um so mehr als ja die beiden Autoren mit allem Nachdrucke für die entzündliche Entstehung ihrer Becken-difformitäten plädieren.

Zahlreich sind auch die Anhaltspunkte für die entzündliche Pathogenese beim K u l i g a schen Becken.

Der rechte Pfannenrand zeigt mehrfach Verdickungen und Osteophytbildung. Die knorpelige Auskleidung der Pfanne fehlt rechts in der Tiefe in etwas größerer Ausdehnung, als es der in das Beckeninnere vorspringenden Pfannenkuppel entspricht. Links gibt es wulstförmige Verdickungen der Knorpel, die Pfannen-kuppel ist vollkommen vom Knorpel entblößt, schwere destruktive Prozesse am Femurkopf und -hals, Knochenneubildungen in Form plattenförmiger und warziger Osteophyten. Der Knorpel-überzug fehlt zum größten Teil, der Knochen ist von zahlreichen runden Löchern durchsetzt.

K u l i g a ist, wie schon oben erwähnt, geneigt, die gefundenen Veränderungen einer Osteoarthritis deformans zuzuerkennen.

B r e u s und K o l i s k o treten ganz entschieden dieser Auffassung entgegen. „Denn die Hauptveränderung, die Protrusion des Pfannenbodens, die Erhöhung des Pfannenrandes und die förmliche Strangulierung des Schenkelhalses durch den ring-förmigen Pfannenrand widersprechen geradezu dem Charakter der Arthritis deformans, die wohl eine Verflachung und Verbreiterung der Pfanne, aber nicht die hier vorliegenden Phänomene zu erzeugen vermag." „Ebensowenig wird bei Arthritis deformans der Ver-lust des Ligamentum teres beobachtet, der bei vorgeschrittener Pfannenprotrusion ständig eingetreten zu sein scheint."

Auch E p p i n g e r , der „sehr wohl die vielgestaltigen Difformitäten der Hüftgelenke bei Arthritis deformans kennt", kann die bei seinen Becken erhobenen Befunde nicht damit in Einklang bringen.

Ja selbst K u l i g a fügt bei Übertragung der für Arthritis deformans gültigen Charakteristika auf seinen Fall hinzu: „Die bei deformierender Arthritis sich findenden, Knochenschwund hervorrufenden Prozesse betreffen allerdings für gewöhnlich mehr die Peripherie der Pfanne, und darum sieht man diese meist ver-breitet und Bewegungshindernisse dadurch nicht geschaffen." „Es ist jedoch kein prinzipieller Unterschied, daß im vorliegen-den Falle vorwiegend die zentralen Teile der Pfanne ergriffen sind."

Wir glauben aber in Übereinstimmung mit B r e u s , K o -
l i s k o und E p p i n g e r , daß man nicht über diese Verschiedenheiten der Hüftgelenke hier und dort so leicht hinweggehen kann,
sie scheinen uns prinzipiell verschieden zu sein, und darum ist es
unmöglich, die Difformitäten unserer Becken, i. e. auch des
K u l i g a schen mit der Arthritis deformans in Zusammenhang
bringen zu können.

Wir müssen auch die Veränderungen am Becken K u l i g a s ,
soweit sie die Hüftgelenke betreffen, als die Residuen eines koxitischen Prozesses betrachten und glauben, daß uns auch die
Krankengeschichte des Falles Anhaltspunkte gibt auf eine entzündliche Pathogenese zu schließen, was wir später erörtern wollen.

Wir sehen demnach, daß alle in der Literatur bisher bekannten
Fälle von Pfannenbodenprotrusion dieselben Merkmale tragen:
membranöse oder knöcherne kuppelige Vorwölbung des Bodens
der Pfanne nach Zerstörung des knöchernen Pfannengrundes,
Destruktionen an den das Gelenk zusammensetzenden Knochen
und am Femurkopf und -hals mit Erhaltensein seiner Längsachse
und Verengerung des Pfannenrandes.

Eine Conditio sine qua non ist einerseits die Destruktion des
Pfannenbodens und anderseits die relative Intaktheit des Femurkopfes in seiner Längsrichtung. Sind diese beiden Bedingungen
erfüllt, dann kann durch das Vordrängen des in die Pfanne hinein-
gefallenen Schenkelkopfes die Verwölbung gegen das Beckeninnere
zu stattfinden, die dann ihre Grenze findet, wenn die beiden Trochanteren an die Pfanne resp. an den Beckenknochen anstoßen.

Eine wie wichtige Rolle dieses mechanische Moment der
Einbohrung des Femurkopfes zum Zustandekommen der Difformität
spielt, werden wir später noch sehen, wenn wir auf den Einfluß
einer etwaigen Behandlung des Gelenkprozesses zu sprechen
kommen.

Alle übrigen Befunde an den Becken sind nur graduell verschieden und bedingt, daß einerseits der zugrunde liegende De-
struktionsprozeß nicht immer gleich schwer gewesen sein mußte,
daß eine zweckmäßige oder unrichtige Behandlung ihn etwas
beeinflußte und namentlich auch anderseits dadurch, daß die
Zeit vom Beginn der Gelenkerkrankung bis zur Gewinnung des
anatomischen Präparates eine verschieden lange war, also die

Heilungsvorgänge in ihren verschiedenen Stadien angetroffen werden. — Eine diesbezügliche Gruppierung der Becken würde etwa folgendermaßen lauten:

1. U n s e r Becken = florides Stadium des destruierenden Prozesses;

2. E p p i n g e r s Becken A;

3. E p p i n g e r s Becken B;

4. K u l i g a s Becken;

5. E p p i n g e r s Becken C und ein Becken von B r e u s und K o l i s k o; endlich

6. E p p i n g e r s Becken D, das O t t o sche, sowie die anderen zwei Becken von B r e u s und K o l i s k o.

Diese Einteilung soll aber keinen Anspruch auf Exaktheit machen, zumal ihr in der Hauptsache nur die Beschaffenheit der kuppeligen Vorwölbung, die Beschaffenheit der Gelenkflächen als Einteilungsprinzip zugrunde liegt. Wir können ja heute noch nicht beurteilen, welch störende, welche befördernde Einflüsse den Grad und die Art der Ausheilung zu beeinflussen vermögen, warum zum Teil Ankylose des Femurkopfes, zum Teil Abpolierung desselben angetroffen wird.

Fragen wir uns endlich, kann für diese sowohl in ihrer Entstehung wie in ihrer Ausbildung doch ganz eigentümlichen Gelenkvorgänge, die schließlich zu unserer Beckendifformität führen, ein einheitlicher Grundprozeß verantwortlich gemacht werden, oder kann irgendein Entzündungsprozeß diese Veränderungen resp. ihre Folgen erzeugen?

Theoretisch müßte die Frage dahin beantwortet werden, daß jeder destruierende Entzündungsprozeß diese Gelenkveränderungen bedingen könne, vorausgesetzt, daß hierbei der knöcherne Pfannengrund zerstört, der Femurkopf aber in seiner Längsachse erhalten bleibe.

Es könnte demnach auch ein tuberkulöser oder eitriger Prozeß unter Erfüllung dieser Bedingungen zu unserer Beckendifformität führen. Eine Ansicht, wie sie auch von B r e u s und K o l i s k o ausgesprochen wurde.

Praktisch aber dürften diese Prozesse nicht in Betracht kommen.

Denn abgesehen davon, daß z. B. die tuberkulösen Koxitiden in der Mehrzahl der Fälle von primären Knochenerkrankungen ausgehen (K ö n i g), auch die eitrigen Koxitiden als Folgen von Osteomyelitis resp. Ostitis der Gelenkenden angesehen werden müssen (K ö n i g, B r u n s, H o f f a), weshalb die Knochen zu schwer zerstört werden.

Während ferner die rheumatischen Gelenkeiterungen wieder nicht zu genug schweren Destruktionsveränderungen führen, bedrohen die metastatischen, durch die gewöhnlichen Eitererreger bedingten Koxitiden, falls sie so tief greifende Zerstörungen bewirken, durch Abszedierungen und Beckeneiterungen das Leben des Pat. zu sehr, als daß wir auf Ausheilung rechnen könnten. Es muß vielmehr d e r d e s t r u i e r e n d e G r u n d p r o z e ß e i n s o l c h e r s e i n, d e r a u c h d i e n ö t i g e n H e i l u n g s c h a n c e n b i e t e t.

U n d e i n s o l c h e r P r o z e ß i s t d e r g o n o r - r h o i s c h e.

Es scheint uns, daß durch die Aufdeckung des gonorrhoischen Charakters der Gelenkentzündung in unserem Falle auch die wahre Pathogenese jener Beckendifformitäten zutage gefördert wurde.

Vorläufig ist freilich nur für unsere Beobachtung die gonorrhoische Grundlage mit Sicherheit festgestellt worden.

Bei den übrigen Becken, die ja meist Endprodukte darstellen, ist der Nachweis unmöglich, zumal auch alle klinischen und anamnestischen Daten über die Kranken fehlen.

Nur K u l i g a s Angaben über das Entstehen und die Entwicklung der Gelenkveränderung sind vielleicht mit Vorsicht zu verwerten. Dieses eigentümliche Rezidivieren in den Schwangerschaften „mit starker innerer Hitze" lassen daran denken, ob nicht eine Art von Schwangerschaftsrheumatoid zugrunde gelegen, eine Gelenkerkrankung, deren gonorrhoische Natur zurzeit von französischen und deutschen Autoren behauptet wird (F o u r n i e r[1]), B e g o u i n, B a r, S i n g e r, K ö n i g), und für welche Ansicht neuerdings auch von B e g o u i n und B a r exakte bakteriologische Beweise erbracht wurden.

[1] So sagt F o u r n i e r: La répétition successive des mêmes phénoménes dans les mêmes conditions témoigne péremptoirement de leur connexion blennorrhagique.

Auch das angegebene oligoartikuläre Auftreten in den großen Gelenken scheint sehr für unsere Ansicht zu sprechen, denn „les grandes articulations sont presque seules atteints par le rheumatisme puerperal" (B e g o u i n).

Ungemein lehrreich und unsere Meinung über den gonorrhoischen Charakter des jenen Beckendifformitäten zugrunde liegenden Prozesses stützend, erscheinen uns die Beobachtungen, die über die Coxitis gonorrhoica in der Literatur niedergelegt sind.

Es sind besonders die Arbeiten von K ö n i g und seines Schülers B e n n e c k e, denen wir die wichtigsten Fortschritte in der Kenntnis der gonorrhoischen Hüftgelenkentzündung verdanken.

Schon was die Häufigkeit dieses Prozesses betrifft, so erfährt unsere bisherige Vorstellung eine Korrektur. Während sich in einer von F i n g e r über etwa eine 50 jährige Zeitperiode erstreckenden allgemeinen Statistik unter 376 gonorrhoischen Arthritiden das Hüftgelenk nur 18 Mal erkrankt findet, konnte B e n n e c k e während einer 16 monatigen Beobachtungsdauer bei 15 Männern und 23 Frauen mit 58 gonorrhoisch erkrankten Gelenken siebenmal die Hüfte, und zwar viermal dieses Gelenk monoartikulär affiziert finden. Und 1901 verfügt K ö n i g bereits über 20 eigene Fälle von Coxitis gonorrhoica. Er sagt daher: „Die gonorrhoische Entzündung des Hüftgelenkes ist eine vollkommen eigenartige Krankheit, welche unzweifelhaft viel häufiger vorkommt, als man bis jetzt annimmt und die infolge davon vielfach falsch beurteilt und auch falsch behandelt worden ist."

„Sie befällt wesentlich Menschen zwischen 20 und 40 Jahren, häufiger Frauen wie Männer". „Wichtig erscheint uns, daß die Gravidität zumal im Endstadium sowie das Puerperium das Eintreten der Krankheit begünstigen, eine Beobachtung, welche um so bedeutungsvoller ist, als sie unserer Überzeugung nach den größeren Teil der früher für septisch angesehenen puerperalen Koxitiden erklärt."

„Es erkrankt ein, öfter auch beide Gelenke meist in verschiedener Intensität."

„Verkürzungen finden sich in der Hälfte unserer Fälle, also in einer Häufigkeit wie bei keiner anderen Form der Coxitis. Wir haben Verkürzungen von 2—5 cm notiert."

„Verkürzung, schwere Kontrakturen, ja Ankylose sind die Folgen dieser noch nicht recht aufgeklärten, so rapid eintretenden Malazie und Zerstörung des Knochens."

„Leider fehlen uns Präparate aus diesem Stadium der Krankheit vollkommen."

Wie schnell die Destruktion des Gelenkes vor sich gehen kann, illustriert ein Fall Benneckes, in dem ein junges Mädchen zwei Monate nach ihrer Erkrankung eine Verschiebung des Trochanters 4 cm nach oben zeigt.

Es scheint daher Bennecke, daß gerade in der Hüfte der gonorrhoische Prozeß besonders maligne ist und sich selbst überlassen rasch zur Destruktion des Gelenkes führt. „Wenn wir auch kein Hüftgelenk aufgeschnitten haben, so müssen wir doch nach dem, was wir klinisch beobachten und an anderen Gelenken gelegentlich chirurgischer Eingriffe sahen, annehmen, daß der gonorrhoische Prozeß in seiner malignen Form sehr rasch zur Erweichung, Ablösung des Knorpels, Erweichung der oberflächlichen Knochenpartien führt, und daß der gegenseitige Druck der Gelenkflächen bewirkt, daß sich der Kopf in die Pfanne bohrt, eingräbt und zu einer Pfannenerweiterung führt, der als Trochanterhochstand in die Erscheinung tritt[1]).

Diese Auffassung wird auch durch folgenden bei Bennecke angeführten Fall belegt: Eine Frau stirbt nach dreimonatiger Krankheitsdauer an Entkräftung durch schwere Molimina graviditatis und doppelseitiger eitriger Pyelonephritis.

„Im Hüftgelenk findet sich etwas Eiter. Der Knorpel sowohl der Pfanne wie des Femur waren total zerstört, verschwunden, ebenso der Knochen oberflächlich überall angefressen. Im Pfannenboden war eine runde Perforation des Knochens von Markstückgröße[1]). Eine Eiterung im Becken war nicht eingetreten. Da die Frau während ihres siebenwöchigen Aufenthaltes bei uns in steter Gewichtsextension lag, so ist der Schluß naheliegend, daß sich die Perforation in den ersten fünf Wochen ihrer Krankheit gebildet hatte."

---

[1]) Im Originale nicht gesperrt gedruckt.

· Die Ähnlichkeit dieses einzigen zufällig gewonnenen pathologisch-anatomischen Präparates — d e n n i n d e r R e g e l b e d i n g t d i e g o n o r r h o i s c h e H ü f t g e l e n k e n t z ü n d u n g e i n e i r g e n d w i e n e n n e n s w e r t e d i r e k t e L e b e n s g e f a h r n i c h t (K ö n i g) — mit unserer gonorrhoischen Koxitis ist augenfällig. Auf die Differenzen werde ich später zurückkommen.

Außerordentlich wichtig und für unsere Nutzanwendung geeignet scheint uns noch folgender Befund B e n n e c k e s zu sein: „Einmal fand sich über dem Ligamentum Poupartii eine walzenförmige, d e m S c h a m - u n d D a r m b e i n a u f l i e g e n d e A n s c h w e l l u n g , w e l c h e d e n G e d a n k e n a n e i n e n B e c k e n a b s z e ß n a h e l e g t e ."

Ferner: „Charakteristisch war dabei in mehreren Fällen eine noch monatelang nachweisbare harte periartikuläre Schwiele vorn in der Gegend des Ligamentum Poupartii."

Auch in unserem Falle konnte man im Becken eine Resistenz fühlen, die als Psoasabszeß gedeutet wurde. Der Befund von ausgebreiteter Schwielenbildung um die Protrusion wird in mehreren Fällen erwähnt (E p p i n g e r , B r e u s und K o l i s k o).

In Ergänzung der Beobachtungen K ö n i g s und B e n n e c k e s sei noch ein Befund K a r e w s k i s wiedergegeben, den er gelegentlich der Resektion eines bei Coxitis gonorrhoica spontan luxierten Hüftgelenkkopfes in vivo erheben konnte, zumal er uns ein klassisches Beispiel gibt, wie der Hüftgelenkprozeß durch die Behandlung modifiziert werden kann.

Die Pat. K a r e w s k i s akquiriert im Januar eine Gonorrhöe; am 9. Februar tritt eine linksseitige Koxitis auf. Lagerung des gebeugten und nach außen gedrehten Kniegelenks auf einem Polster. Mitte März wird ein Streckverband angelegt. Mitte Mai ist das Bein bereits um 5 cm verkürzt. Bei der am 1. Juli erfolgten Resektion fand sich:

„Der Hüftgelenkkopf ist nach oben über den Pfannenrand disloziert. Das Ligamentum teres fehlt. Die Pfanne wird ausgefüllt durch sehr sukkulente, massige Bindegewebsmassen, nach deren Ausräumung sie sich vom Knorpel entblößt und usuriert und erheblich vertieft erweist. Der knorpelige Überzug war zum größten Teil zerstört, man findet nur noch Inseln intakten Knorpelgewebes, die sich als Plaques inmitten der ihres knorpeligen Überzuges beraubten Oberfläche finden. Dieselben prominieren als glatte, glänzende, weiße, meist länglich runde Stellen über der im übrigen rauhen wie oberflächlich angefressenen Zirkumferenz, deren Spongiosa freigelegt erscheint.

An einzelnen Stellen ist die Spongiosa durch fibröse ziemlich massige Häutchen verdickt. Da wo der Kopf in den Hals übergeht, sieht man Andeutung von Osteophytbildung.

Ferner bemerkt man an dem obern äußeren Teil des Corpus femoris ½ cm von der Stelle, wo er in den Hals übergeht, eine 5 cm lange, 3 mm tiefe, 5 mm breite Furche von fast glatter Oberfläche, die den Eindruck macht, als wenn sie in den Kopf eingeschliffen wäre, und deren Entstehung man sich so denken kann, daß der nach oben dislozierte Kopf eine Hemmung im Pfannenrande fand, so daß letzterer sich in das durch den entzündlichen Prozeß aufgelockerte und erweichte Knochengewebe einbohrte und so die Furche erzeugte. Die Lokalisation der Furche entspricht einer Stellung des Beines in Abduktion und Flexion, wie sie ja bestanden hat. Erst später ist die Abduktionsstellung entstanden, wo der Kopf aus der Pfanne gerückt war."

Also auch in diesem Falle fanden sich infolge des gonorrhoischen Prozesses schwere destruktive Veränderungen an Pfanne und Kopf, erstere ist vertieft und von Granulationsmassen erfüllt, letzterer trägt eine tiefe Reibungsfurche. Der Kopf ist aber nicht in die Pfanne eingerieben, da die Extensionsbehandlung dies unmöglich machte.

Auch die radiologischen Untersuchungen Kienböcks an gonorrhoischen Gelenken zeigen uns, welch schwere Veränderungen die Gonorrhöe an diesen, speziell auch am Hüftgelenk erzeugen kann.[1])

Was lehren uns nun diese, wenn auch relativ wenigen Befunde am gonorrhoischen Hüftgelenk namentlich in bezug auf unsere Ansicht, daß gerade der gonorrhoische Prozeß es wahrscheinlich ist, welcher jene Veränderungen zustande bringt, als deren Folge dann jene Beckenveränderungen entstehen, wie sie durch unsere Beckendifformitäten präsentiert werden.

Vor allem sehen wir, daß in Übereinstimmung mit unserem Fall tatsächlich die gonorrhoische Entzündung in kurzer Zeit schwere destruktive Prozesse am Knorpel und am Knochen des Gelenkes hervorbringen kann, so daß es zur Zerstörung des

---

[1]) Herr Dozent Kienböck, dem ich die Röntgenbilder meines Falles zeigte, hatte die Liebenswürdigkeit, seine reiche Kollektion röntgenologischer Hüftgelenksaufnahmen auf ähnliche Befunde hin durchzusehen. Unter zirka 150 Röntgenbildern fanden sich 3 Fälle (Männer), bei denen man mit mehr oder weniger Deutlichkeit eine Protrusion des Pfannenbodens konstatieren konnte. Die vorhandenen anamnestischen Daten lassen jedoch keinen Schluß auf die Pathogenese der Gelenkprozesse zu.

knöchernen Pfannenbodens kommen kann. Der nach B e n n e c k e zitierte Fall ist ja unserer Beobachtung sehr ähnlich.

Es finden sich ferner in den Fällen dieselben schweren Knorpel- und Knochendefekte an der Pfanne und dem Femurkopf.

Nur über eine Protrusion des Pfannenbodens erfahren wir in B e n n e c k e s tödlich endigendem Fall, so wie bei K a r e w s k i nichts.

Auch über die Art und Weise, wie das Loch im knöchernen Pfannenboden im Falle B e n n e c k e s gegen das Becken zu abgeschlossen war, wie sich das Beckenbindegewebe, die Muskulatur dazu verhalten hat, wird nichts angegeben; wir hören nur, daß keine Eiterung im Becken aufgetreten war.

Wir glauben den Sachverhalt folgendermaßen erklären zu können.

Es ist gar nicht notwendig, daran zu denken, daß jene Vorwölbung übersehen wurde, wiewohl ein geringer Grad gewiß nur bei Entnahme des Beckens und vorsichtiger Präparierung des Hüftgelenkes gesehen werden konnte, sondern die beigefügten Krankheitsdaten bieten eine vollkommene Erklärung dafür, daß die Protrusion des Pfannenbodens gar nicht vorhanden sein mußte. Die Pat. B e n n e c k e s macht ein dreimonatiges Krankenlager durch, davon verbringt sie die letzten sieben Wochen im Spitale und liegt dabei in steter Gewichtsextension.

Wiewohl demnach durch den gonorrhoischen Prozeß alle Vorbedingungen zur Entstehung jener Vorwölbung gegeben waren, konnte einer der Faktoren, die zum Zustandekommen notwendig sind, nicht in Wirksamkeit treten. Durch die durchgeführte Extensionsbehandlung war es dem Schenkelkopf unmöglich gemacht, sich in die erweiterte und vertiefte Pfanne einzubohren und den destruierten Pfannenboden vorzuwölben.

Ähnlich sind die gefundenen Verhältnisse im Falle K a r e w - s k i s zu erklären. Alle Gelegenheit zur Entstehung unserer Deformierung im Gelenk war gegeben, aber die Behandlung, nämlich einerseits die Lagerung des gebeugten Knies in abduzierter Stellung der Extremität auf einem Polster, dann andererseits der Extensionsverband verhinderte das Eintreten des Kopfes in die Pfanne und damit auch die Vorwölbung des Bodens. Die Pfanne konnte sich mit bindegewebigen Massen anfüllen. Daß aber der Prozeß am

Boden der Pfanne auch destruktive Veränderungen gesetzt hatte, zeigt uns das Zerstörtsein des Ligamentum teres und die von K a r e w s k i erwähnte Vertiefung des Gelenkes.

Diese beiden pathologisch-anatomischen Präparate bestätigen demnach nicht allein unsere eigene Beobachtung fast in allen Details, sie beweisen auch die Wichtigkeit des mechanischen Moments des Eindringens des in seiner Längsachse intakten oder fast unversehrten Femurkopfes in die Pfanne für die Entstehung der Protrusion.

Damit wird aber auch eine Erklärung gegeben für den Widerspruch, der darin liegt, daß nach K ö n i g die gonorrhoische Koxitis nicht sehr selten vorkommt, dagegen jene Beckenformen mit Protrusion des Pfannenbodens, für deren Entstehung wir den gonorrhoischen Prozeß verantwortlich machen möchten, vorläufig doch als Raritäten gelten müssen.

Wir glauben nämlich, daß nur eine u n b e h a n d e l t e, s i c h   s e l b s t   ü b e r l a s s e n e   g o n o r r h o i s c h e   K o x i t i s zu jener Beckendifformität führen wird. Wird die Extensionsbehandlung, deren zauberhafte Wirkung, um mit K ö n i g zu sprechen, auf den vor Schmerz stöhnenden und schreienden Kranken kein Chirurg wird entbehren können, eingeleitet, dann ist die Möglichkeit für die Entstehung der Pfannenbodenprotrusion aufgehoben. Das Gelenk ist wohl hierfür vorbereitet, aber die mechanischen Bedingungen können nicht in Wirksamkeit treten.

Es werden demnach wahrscheinlich nur u n b e h a n d e l t e, v i e l l e i c h t   n i c h t   s o   s t ü r m i s c h   v e r l a u f e n d e o d e r   f a l s c h   b e u r t e i l t e   F ä l l e   e s   s e i n, d i e   d a s M a t e r i a l   f ü r   j e n e   B e c k e n f o r m e n   l i e f e r n.

Wir können aber noch einen andern Grund für die Erklärung des Mißverhältnisses zwischen der Häufigkeit der gonorrhoischen Koxitis und der Seltenheit der Beckenbodenprotrusion anführen. Gelegentlich der Bearbeitung unseres Falles fiel uns bei vergleichenden Präparaten auf, daß   d i e   D i c k e   d e s k n ö c h e r n e n   P f a n n e n b o d e n s   a u ß e r o r d e n t l i c h g r o ß e n   S c h w a n k u n g e n   u n t e r l i e g t. Daraufhin angestellte Untersuchungen ergaben bedeutende Differenzen. Es fanden sich Pfannenböden von 0.2, 0.3, 0.4, 0.6, 0.8 selbst bis 1.1 cm Dicke, wozu bemerkt werden muß, daß nur Personen zwischen 30 und 40 Jahren herangezogen wurden.

Und es ist offenbar nicht gleichgültig, ob ein Gelenk mit sehr dünnen oder mit einem 1,1 cm dicken Pfannenboden vom gonorrhoischen Prozeß befallen wird. So war in unserem Falle der knöcherne Pfannenboden der linken gesunden Seite nur 0.2 cm dick; daraus können wir schließen, daß auch die rechte Seite einen solch dünnen Boden besaß, denn die beiden Gelenke zeigen immer gleiche Dickenmaße. Es konnte demnach in unserem Falle rasch zur Destruktion des Bodens kommen.

Dagegen dürfte ein dicker Pfannenboden imstande sein, dem destruierenden Prozeß einen gewissen Widerstand zu leisten.

Ein Präparat meiner Sammlung scheint uns dies schön zu illustrieren. Eine 46 jährige Frau, die nach Angabe ihres Mannes fast zehn Jahre hindurch an schweren Gelenksprozessen gelitten hatte, stirbt an chronischer Nephritis. Es findet sich eine Versteifung beider Handgelenke, chronische Arthritis beider Knie- und Fußgelenke. Auch das rechte Hüftgelenk zeigt Knorpeldefekte an der Pfanne und dem Femurkopf. Der knöcherne Pfannenboden ist bis auf 0.4 cm absumiert; auf der anderen gesunden Seite aber ist der Knochen 1 cm dick.

Es ist erklärlich, daß der destruierende Prozeß, den ich auch bei diesem Fall für einen gonorrhoischen halten möchte, früher zur Abheilung gelangte, ehe der dicke Pfannenboden zerstört werden konnte.

Wir glauben, daß durch die vorstehenden Ausführungen die Inkongruenz zwischen Häufigkeit der gonorrhoischen Koxitis und Seltenheit jener pathologischen Beckenformen genügend erklärt wird.

Resumieren wir zum Schlusse, so glauben wir es wahrscheinlich gemacht zu haben, d a ß d i e d u r c h e i n- o d e r b e i d e r s e i t i g e P r o t r u s i o n d e s P f a n n e n b o d e n s c h a r a k t e r i s i e r t e n p a t h o l o g i s c h e n B e c k e n f o r m e n m i t i h r e n V a r i a n t e n e n t s t a n d e n s i n d d u r c h s p o n t a n e A u s h e i l u n g e i n e r K o x a r t h r i t i s, d i e w a h r s c h e i n l i c h i m m e r g o n o r r h o i s c h e r N a t u r s e i n d ü r f t e, z u m a l e i n e r s e i t s d e r b l e n n o r r h a g i s c h e P r o z e ß d i e n ö t i g e n D e s t r u k t i o n e n i m G e l e n k e r z e u g e n k a n n, a n d e r e r s e i t s a b e r g e r a d e d i e s e r G e l e n k p r o z e ß a u c h d i e n o t w e n d i g e n H e i l u n g s c h a n c e n b i e t e t.

Literatur.

Bégouin, Du pseudo-rheumatisme puerpéral, son identité avec le rheumatisme blennorrhagique. Annales de Gynécol. 1898, Vol. 49.

Bennecke, E., Die gonorrhoische Gelenkentzündung. Berlin 1899. A. Hirschwald.

Eppinger, H., Pelvis Chrobak. Koxarthrolisthesis-Becken, Festschrift für Chrobak. Bd. II, p. 176.

Finger, Die Blennorrhöe der Sexualorgane und ihre Komplikationen. Leipzig-Wien, F. Deuticke, 1908.

Guiard, Les Complications de la Blennorrhagie. Paris, Rueff et Co., 1898.

Hoffa, Handbuch der praktischen Chirurgie.

Karewski, Spontanluxation des Hüftgelenks nach Coxitis gonorrhoica. Zentralblatt f. Chirurgie, 1891, p. 747.

Kienböck, Über Knochenveränderungen bei gonorrhoischer Arthritis und akute Knochenatrophie überhaupt. Wiener klin. Wochenschrift, 1908.

König, Über gonorrhoische Gelenkentzündung. Deutsche med. Wochenschrift. 1896, Nr. 47.

Derselbe, Die Folgeerkrankungen der Gonorrhöe. Berliner klin. Wochenschrift. 1900, Nr. 47.

Derselbe, Die Coxitis blennorrhagica. Berliner klin. Wochenschrift. 1901, Nr. 3.

Kolisko und Breus, Die pathologischen Beckenformen. Wien. Deuticke.

Dieselben, Über Becken mit Protrusion des Pfannenbodens. Demonstration in der Wiener gynäkolog. Gesellschaft in der Sitzung vom 17. März 1908.

Kuliga, „Über Chrobaksche Becken". Beiträge zur path. Anat. und allg. Pathologie. VII. Suppl. Festschrift f. Arnold. 1905.

Nasse, Die gonorrhoischen Entzündungen der Gelenke. Volkmanns Sammlung klin. Vorträge, Nr. 181.

Otto, Ad. Carl, De pelvi rhachitica etc. Inaug.-Diss. Breslau 1845.

Otto, Ad. Wilh., Seltene Beobachtungen zur Anatomie. Physiologie und Pathologie. Berlin 1816.

Schuckardt, Die Krankheiten der Knochen und Gelenke. Deutsche Chirurgie.

Singer, Über Puerperalrheumatismus. Wiener klin. Rundschau. 1902.

Weiß, Hugo, Die gonorrhoische Gelenkaffektion. (Sammelreferat.) Zentralblatt f. Grenzgebiete. 1899.

XIV.
Beiträge zur pathologischen Anatomie der Leber.

(Aus dem Pathologischen Institut des Krankenhauses Dresden-Friedrichstadt.)

Von

Dr. Friedrich G. A. Meyer,

früherem Assistenten des Instituts.

Hierzu Taf. VII.

I. Über eigentümliche Leberblutungen.

Bei einer unter anderen Gesichtspunkten während des letzten Jahres vorgenommenen mikroskopischen Untersuchung einer sehr großen Anzahl von Lebern des hiesigen Sektionsmaterials sind mir drei Fälle von Leberblutungen vorgekommen, die von anderen derartigen Prozessen, wie sie bei Eklampsie, Sepsis usw. sich finden, sich vor allem durch das Auftreten von eigenartigen scharf umschriebenen Blutungsherden unterscheiden. Diese bieten um so mehr Interesse, als analoge Veränderungen in anderen Organen meines Wissens nicht bekannt sind, und auch die Literatur der Leberkrankheiten nur wenige Fälle nachweist, in denen ähnliche Prozesse vorgelegen haben mögen. Die geringe Anzahl meiner Fälle, die außerdem jeder für sich besondere Verhältnisse bieten, gestattet nur Vermutungen über die Art der Entstehung des pathologisch-anatomischen Bildes. Diese wird nur aus dem Vergleich einer größeren Anzahl derartiger Fälle einwandsfrei erbracht werden können. Die Anregung hierzu rechtfertigt die Veröffentlichung meiner wenigen Beobachtungen.

Zur histologischen Untersuchung wurde in Formalin gehärtetes Material teils in Gefrierschnitten teils in Paraffin eingebettet, untersucht. Zur Färbung kamen außer dem üblichen Hämatoxylin-Eosin und Weigert-van Gieson die Methoden von Weigert zur Darstellung von Fibrin und elastischen Fasern in Anwendung. Tuberkelbazillenfärbung nach Ziehl-Neelsen. Schnittserien wurden von allen Fällen, von zweien mehrere, angefertigt und mit Hämatoxylin-Eosin sowie van Gieson gefärbt.

Fall I.

betrifft einen 49 jährigen Lohgerber Wilhelm W., der vom 10. VIII. 1906 bis 9. IX. 1907 im Stadtkrankenhaus Friedrichstadt aufgenommen gewesen war.

Bei seiner Aufnahme [1]) bot er das Bild eines akuten Nachschubs von chronischer Polyarthritis, besonders der Wirbelsäule, mit Purpura rheumatica sowie von beginnender Tuberkulose der rechten Lunge. Im weitern Verlauf besserten sich die akuten arthritischen Erscheinungen rasch, die ankylosierende Arthritis machte langsame Fortschritte, eine Iritis rheumatica war interkurrent vorhanden. Im März 1907 wurde die Lungentuberkulose florid, starker Husten und Brustschmerzen stellten sich ein. Die von Mitte August an rapid sich verschlimmernde Tuberkulose führte am 9. IX. 1907 zum exitus letalis.

Die S e k t i o n (Journal-Nr. 613, 1907) ergab kurz folgendes: Mittelgroß, schwächlich gebaut. Haut blaß. Fettgewebe stark geschwunden. Zwerchfellstand links 5., rechts 4. I. C. R. Lungen in ganzer Ausdehnung mit der Pleura costalis fest verwachsen. Herzbeutelblätter zart, im Herzbeutel nur geringe Mengen klarer gelblicher Flüssigkeit. Herz nicht vergrößert, Muskulatur ziemlich kräftig, braunrot ohne stärkere Degeneration. Ventrikelwand von gewöhnlicher Stärke, Herzhöhlen nicht dilatiert. Klappen und Kranzgefäße zart. Geringe Verfettung der Intima im Bereich der Aorta thoracica. Rachenorgane und Speiseröhre ohne Besonderheiten. An der hinteren Kommissur des Stimmbandes ein linsengroßes flaches tuberkulöses Geschwür. Trachea mit geröteter Schleimhaut. Beide Lungen zeigen im Bereich der obern Abschnitte des Oberlappens zahlreiche in schiefrig pigmentiertes, induriertes Gewebe eingebettete, bis walnußgroße Kavernen mit abgeplatteter Wand, die übrigen Lungenteile sind mit zahlreichen, entsprechend den Verzweigungen des Bronchialbaumes angeordneten, teils frischen gelben, teils älteren in graues Granulationsgewebe eingebetteten Aspirationsherden durchsetzt, daneben finden sich kleine pneumonische Herde. Im Bereich der Oberlappen sind die Bronchien mit ihren feineren Verzweigungen in schwieliges Gewebe eingebettet, ihre Schleimhaut ist gerötet, geschwollen und zeigt kleine tuberkulöse Geschwüre, bzw. Schleimhauttuberkel. Die anthrakotischen Bronchialdrüsen zeigen frische tuberkulöse Einsprengungen. Lage der Baucheingeweide o. B. Leber überragt nur wenig den Rippenbogen. Milz mäßig vergrößert, derb, auf der Schnittfläche treten die Trabekel sehr deutlich hervor. Nieren hyperämisch, Parenchym etwas derb. Magen und Darm zeigten chronischen Katarrh, letzterer dagegen keine tuberkulösen Geschwüre. Sonstiger Befund (insbesondere der Gelenke) ohne Belang.

S e k t i o n s d i a g n o s e : Schwere ulzeröse Lungenphthise mit Kavernen in beiden Spitzen und frischen und älteren Aspirationsherden in den übrigen Lungenteilen. Tuberkulöse Bronchitis und fibröse Peribronchitis. Anthrakose und Tuberkulose der bronchialen Lymphdrüsen. Tuberkulöses Geschwür an der hinteren Kommissur der Stimmbänder. Chronischer Milztumor. Hyperämie der Nieren. Darm- und Magenkatarrh. Arthritis deformans.

Die Leber war normal groß. Farbe braunrot. Ihre Kapsel glatt und durchsichtig, durch dieselbe scheinen über die ganze Oberfläche verteilt stecknadelkopfgroße und kleinere rotschwarze Punkte hindurch. Ihre Anordnung

---

[1]) Die Krankengeschichten verdanke ich der Liebenswürdigkeit von Herrn Prof. R o s t o s k i und Herrn Sanitätsrat H e c k e r.

ist unregelmäßig, sie stehen am dichtesten im Bereich der stärksten Konvexität der oberen Fläche, auf der Unterfläche sind sie etwas spärlicher. Ähnliche Anordnung zeigen sie auf der braunroten Schnittfläche, aus der sich reichlich dunkles Blut entleert, indem sie nahe der Vorderfläche der Leber reichlicher, spärlicher in den tieferen Abschnitten getroffen werden. Die Herde sind vollkommen scharf begrenzt, ihre Umgebung erscheint intakt. Sie liegen mit ihrer Schnittfläche im Niveau des übrigen Gewebes oder kaum unterhalb desselben. Sonst zeigt das Leberparenchym glatte Schnittfläche und normale Konsistenz, die Azinuszeichnung ist nur wenig deutlich. Mit bloßem Auge sind Tuberkel nicht zu erkennen. Die Lebergefäße bieten makroskopisch nichts Auffälliges, insbesondere waren auch Thrombosen nirgends zu bemerken. Die eigentümlichen kleinen schwarzroten Herde ließen zunächst kleine disseminierte Melanome vermuten, erst die mikroskopische Untersuchung ließ erkennen, daß es sich um Blutungsherde handelte.

Die auffallendste Veränderung, die im mikroskopischen Präparat in die Augen fällt, sind die Blutherde, die in allen Schnitten, wenn auch in der Größe variierend, eine oft mathematisch genaue kreisförmige Umgrenzung zeigen. Sie sind vollkommen von meist sehr wohlerhaltenen Erythrozyten erfüllt, zwischen denen sich weiße Blutkörperchen nur in spärlicher Menge zeigen. Die Abgrenzung der Herde gegen das umgebende Leberparenchym ist außerordentlich scharf, die Herde erscheinen wie mit dem Locheisen aus ihrer Umgebung herausgeschlagen. In vielen Fällen scheint vollkommen normales Parenchym durch den in seiner Mitte entstandenen Herd einfach beiseite geschoben, wodurch die dem Herd zunächst liegenden Leberzellenbalken in eine konzentrische Lagerung zu diesem gezwungen wurden, so daß sie in mehreren Lagen — die äußerste meist außerordentlich stark abgeplattet — den Blutherd umkreisen.

Wo die Grenze des Herdes an wohlerhaltenes Lebergewebe anstößt, zeigt sie meist geringe Abflachung, während dort, wo verfettete degenerierende Zellen die Umgebung bilden, eine leichte Ausbuchtung deutlich ist. Betrachtet man die Grenze zwischen Blutherd und Lebergewebe mit starken Vergrößerungen, so ist vor allem der Mangel jeder organischen Scheidewand zwischen beiden bemerkenswert. Nicht einmal ein einfacher Endothelbelag scheidet beide voneinander. Die Begrenzung bilden die oben erwähnten plattgedrückten Leberzellen, die starke Degenerationserscheinungen und häufig fehlenden oder stark veränderten Kern zeigen. Nach innen zu folgt eine schmale Schicht fädiger oder feinkörniger Massen, die jede Lücke zwischen den Zellen verschließen und eine Kommunikation des Blutherds mit den Kapillaren ausschließen. Diese Schicht — sie besteht aus Fibrin — ist dort, wo der Blutherd an degeneriertes Parenchym angrenzt, meist etwas mächtiger und schließt teils noch gut erkennbare Leberzellen oder Trümmer von solchen und freie Zellkerne sowie Reste von Kapillarwänden ein. Der Mangel einer Wand tritt besonders deutlich im Gieson - Präparat hervor, auch sind elastische Fasern an der Grenze gegen das Parenchym nicht nachweisbar.

Die Herde liegen im allgemeinen mehr peripher im Azinus, selten dem Zentrum eines solchen genähert. Wo ein Herd direkt unter der Oberfläche liegt,

erreicht er niemals die Kapsel, ist von ihr durch wenige abgeflachte Leberzell-
reihen getrennt und nach der Seite der Kapsel zu abgeplattet. Eine Vorbuchtung
der Kapsel findet sich nicht.

In jedem Schnitt sieht man Herde, die fast vollkommen frei von Erythrozyten gefunden werden, also blaß erscheinen, und in denen Fibrin neben reichlichen freien Kernen und Zelltrümmern die größte Masse des Inhalts darstellt.
Was die Form der Herde anlangt, so wurde die meist außerordentlich regelmäßige
Kreisform schon hervorgehoben, selten findet man unregelmäßige Begrenzung
oder Eiform.

Neben den eigentlichen Blutherden finden sich nun außerdem diffuse
Blutungen in der Lebersubstanz, teils vollkommen frei im Gewebe, teils im
Zusammenhang mit den Blutherden. Die ersteren zeigen niemals die scharfe
Umgrenzung der Blutherde, und es findet ein allmählicher Übergang statt von
dem durch Blutung meist vollkommen zerstörten, wenig umfangreichen Zentrum,
nach der Peripherie, in der man außerordentlich stark dilatierte Kapillaren
zwischen wohlerhaltenen Zellbalken, aber nur vereinzelte Blutaustritte ins
Gewebe trifft.

Im ganzen zeigen diese Herde unregelmäßige Sternform mit einem oder
mehreren tiefer ins Gewebe vordringenden Ausläufern. Ihr Umfang ist wechselnd, meist größer als der der umschriebenen Blutherde. Ihre Umgebung zeigt
oft ein eigentümlich lockeres Gefüge, eine durch Einlagerung von Fett bedingte
Vakuolisierung der Leberzellen, während sonst das Leberparenchym fast vollkommen frei von Fett sich findet. Es handelt sich wohl um eine unter dem Einfluß der Blutung entstandene Schädigung der Leberzellen.

Degenerationsherde finden sich aber auch vollkommen selbständig. Sie fallen
schon bei schwacher Vergrößerung als hellere Stellen verschiedenen Umfangs
und im allgemeinen rundlicher Form auf. Ihre Begrenzung ist unscharf, indem
sie allmählich in das normale Gewebe übergehen, während ihr Zentrum ausgesprochenen Zellzerfall und beginnende Resorption durch zahlreich anwesende
Leukozyten aufweisen kann. Die Degenerationsherde halten sich ähnlich
wie die diffusen Blutungen nicht an den Bereich des Azinus, meist entspricht
ihr Gebiet mehreren aneinander stoßenden Azinusperipherien.

Tuberkel, die makroskopisch fehlen, finden sich mikroskopisch nur in
sehr spärlicher Anzahl in einigen Schnitten. Sie zeigen nichts Bemerkenswertes.

Von den Gefäßen interessieren zumeist die Verzweigungen der Vena
portae. Sie sind sehr stark erweitert. Die Erweiterung erstreckt sich besonders
auch auf die kleineren Äste, und ihre Durchschnitte zeigen manchmal in Größe
und Form eine Übereinstimmung mit den Blutherden, wenn auch eine Verwechslung mit diesen die deutliche Blutgefäßwand (besonders im G i e s o n -
präparat hervortretend) ausschließt. Dabei zeigen das sie umgebende Bindegewebe
und die ihnen zugesellten Arterien und Gallengänge keine hervortretenden
Veränderungen. Insbesondere kann nirgends eine Vermehrung des interstiellen
Gewebes erkannt werden. Höchstens zeigen die kleinen Bindegewebsinseln
der Noduli portobiliares eine geringe Infiltration mit Rundzellen. Bemerkt
werden muß nur ein Befund, nämlich an einigen Stellen kleine Blutungen in

das die Portalelemente umgebende Gewebe. Dagegen zeigen die Verzweigungen der Venae hepaticae nichts Abnormes. Auch mikroskopisch wurden nirgends Thrombosen oder embolische Prozesse gefunden, und die Gefäßwandungen ließen keine Abweichung von der Norm erkennen.

Die Kapillaren zeigen an vielen Stellen perivaskulares Ödem mit Kompression, manchmal auch Degeneration der Leberzellen, die dann goldgelbes Gallenpigment eingelagert enthalten. Ihre Wandungen sind überall zart. Fibrinthromben waren in den Kapillaren nirgends, auch nicht in der Umgebung der Bluträume nachweisbar. Der Inhalt der Kapillaren besteht neben Erythrozyten aus vielen kernhaltigen Zellen, die oft perlschnurartig aufgereiht hintereinander liegen. Es sind vorwiegend uninukleäre Lymphozyten, multinukleäre sind selten, teils größere myelozytenähnliche Gebilde, oder sie zeigen regressive Veränderungen, die eine Klassifizierung unmöglich machen, oft scheinen sie mit Kerntrümmern beladen.

Alle diese pathologischen Veränderungen konnte eine Anzahl einzelner Präparate zeigen, ihre Dignität und die vielfachen Beziehungen zwischen ihnen waren aber nur durch die eingehende Durchmusterung der drei Schnittserien dieses Falles zu erkennen. Die Serien bestätigen zunächst die Vermutung, daß wir es bei den Herden mit regelmäßigen nach allen Seiten ziemlich scharf abgesetzten kugligen Hohlräumen zu tun haben. Sie entbehren in allen Schnitten einer gesonderten Wand, können also von vornherein nicht als Gefäßektasien aufgefaßt werden, obwohl sie alle an irgendeiner Stelle und zwar nur an dieser einen, mit einem größeren Gefäßast in Zusammenhang gefunden werden. Welcher Art dieser Zusammenhang sei, geht am besten aus der Beschreibung einer Herdserie hervor, an die sich dann die Besprechung der übrigen Verhältnisse leichter anknüpfen läßt.

Der Herd beginnt als eine diffuse stark hyperämische Stelle von ganz unscharfer Begrenzung mit kleinen Hämorrhagien im Zentrum. Er liegt der Mitte eines Azinus genähert und wird von drei kleinen portobiliären Knoten flankiert. Einige Schnitte weiter werden die Hämorrhagien aus den erweiterten Kapillaren ausgesprochener, die Degeneration des Zentrums deutlicher, und bald haben wir einen Herd vor uns, dessen Zentrum schon allein durch Blut gebildet wird, während in seiner Peripherie die Trümmer von Leberzellen aufgehäuft liegen und seine Umgebung die typische Verdrängung des Parenchyms erkennen läßt. Nach einer Seite hin geht der Blutraum in eine mehr diffuse Blutung über, während die übrige Peripherie scharfe Abgrenzung zeigt. Die diffuse Blutung sieht wie durch Berstung des runden Blutherds entstanden aus. Von zwei benachbarten portobiliären Knoten aus haben sich inzwischen Venenabschnitte allmählich einander genähert und kommen endlich derart zur Vereinigung, daß der Herd dem Gefäß wie eine seitlich an einem Stiel befestigte Beere ansitzt. Dabei buchtet der Herd die Venenwand zunächst ins Lumen vor, ist aber von diesem außer durch die Gefäßwand durch eine Schicht stark abgeplatteter Leberzellen begrenzt. Der Herd hat an dieser Stelle wesentlich an Umfang zugenommen, seine Begrenzung ist sehr scharf, rund. Nach der Seite der Vene zu besteht eine Abflachung des Herdes. Kurze Zeit darauf öffnet sich die Vene an umschriebener Stelle und kommuniziert mit dem Blutherd. Die Öffnung erweitert sich dann, indem die Ränder der Vene nach den Seiten immer mehr zurückweichen, so daß in einem Schnitt die Venenwand fast völlig in die Zirkumferenz des Herdes einbezogen ist. Dann wird die Bewegung wieder rückläufig, die Öffnung schließt sich, Zellagen schieben sich zwischen Venenwand und Blutherd ein, und ein von der Vene an der Aufbruchstelle abgegebener Ast wandert wieder allmählich vom Blutherd ab. In keinem der Schnitte zeigt der Herd dabei irgendwelche Änderung seiner Begrenzung; soweit sie nicht von der auseinandergewichenen Venenwand gebildet wird, ist niemals eine eigentliche Wand nachweisbar, sie wird immer nur durch Fibrin, zusammengesinterten Detritus und weiterhin durch die konzentrisch ihn umlagernden Leberzellen gebildet. Eine genaue Betrachtung der Ränder der Öffnung läßt erkennen, daß es sich um eine Zerreißung der Venenwand handelt. Die Gefäßstrecke, die später sich eröffnet, zeigt schon an dem noch geschlossenen Lumen deutliche Veränderungen. Die feinere Wandstruktur ist verloren gegangen, die Kerne fehlen in der genannten Strecke fast vollkommen oder sind degeneriert. Gleiches Verhalten weisen auch die die entstandene Öffnung begrenzenden Wandteile auf, und deren Ränder sind außerdem nicht scharf abgeschnitten, sondern ausgezogen wie bei einem durchrissenen Strick. Nach der Durchbruchstelle bewahrt der Herd zunächst durch viele Schnitte hindurch seine kreisrunde Form und Größe, ja er vergrößert sich sogar noch etwas, um sich weiterhin wieder ganz langsam zu verkleinern, endlich nimmt er sehr rasch an Umfang ab und geht in einen seiner Größe entsprechenden Degenerationsblutherd über, dieser wird . endlich wieder mehr diffus und verschwindet allmählich ganz so, wie er aufgetreten war. Die Verfolgung des Venenastes zeigte seine Einmündung in einen größeren Ast der Vena portae. Der nach der Tiefe hin sich verlierende Ast beweist, daß die Ruptur an einer Teilungsstelle des Gefäßes erfolgte. Es kann keinem Zweifel unterliegen, daß für den vorliegenden Einzelfall Venenzerreißung und Blutherd in ätiologischem Zusammenhang stehen, letzterer der ersteren seine Entstehung verdankt: der Blutherd ist eine Hämorrhagie.

In der für den einen Herd geschilderten Art wurden viele andere und insbesondere alle, die abweichende Verhältnisse zu bieten schienen, verfolgt. Dies führte nun zu dem überraschenden Resultat, daß auch die anderen Herde im Prinzip gleicher Entstehung sind. Zunächst konnte ohne große Schwierigkeiten erkannt werden, daß alle Herde mit einem Ast der Vena portae in Beziehung stehen, und an geeigneten Schnitten erhält man Bilder, die mehrere von einem größeren Portalast ausgehende Venen zeigen, an deren Verzweigungen die Blutherde wie Beeren an ihren Stielen hängen. Schwieriger gestaltete sich der Nachweis der direkten Gefäßkommunikation für die einzelnen Herde. Es kommt dies daher, daß der Aufbruch meist nicht an so verhältnismäßig großen Gefäßen, wie in dem beschriebenen Fall, sondern an kleineren erfolgt; es kommt weiter hinzu, daß eine derart eklatante Zerreißung, wie sie oben geschildert wurde, nicht häufig getroffen wird. Vielmehr verläuft der Prozeß meist so, daß sich der Herd an der Stelle des kleinen Venenastes bildet, wo das Gefäß mehrere Verzweigungen, oft schon Kapillaren abgeben will. Durch den Bluterguß selbst werden dann außerdem noch die Beziehungen der einzelnen Gewebselemente zueinander, wie sie im Moment des Aufbruchs bestanden haben, verzerrt, indem eine Zertrümmerung und Verschiebung stattfindet.

Die Bildung des Blutraums erfolgt entweder in der Verlaufsrichtung des Gefäßes oder seitlich von ihm, und sehr häufig wird das Gefäß an der Aufbruchstelle derart in die Wandung des Blutherdes einbezogen, daß es der Peripherie des Durchschnitts anliegt. Meist läßt der das Gefäß begleitende Gallengang seine Portalnatur erkennen, andernfalls gibt die Verfolgung des Gefäßes bis zur Einmündung in einen größeren Ast den erwünschten Aufschluß. Nie-

mals habe ich eine Umscheidung eines Gefäßes durch den Bluterguß gesehen oder einen Gefäßstumpf inmitten eines Blutraums
gefunden. Er findet sich dagegen öfter in dessen Grunde und ist
dann also nur auf kurze Strecke in die Blutung selbst einbezogen.
Für jeden Blutherd kommt immer nur ein Aufbruch in Frage.
Direkte anderweite Verbindungen des Blutherds sind entweder
rein kapillarer Natur, dort wo der Herd in einen diffusen Blutherd
übergeht, oder es handelt sich höchstens um eine Eröffnung einer
Vena centralis, aber selbst dies habe ich nur selten gefunden.

Gefäßaufbrüche der verschiedenen Arten konnten nun für alle
größeren Herde nachgewiesen werden. Für kleinere Blutherde,
die dann meistens auch die scharfe Umschreibung vermissen lassen,
scheinen kapillare Gefäßaufbrüche vorzukommen oder die Blutung
erfolgt auf einem Umweg durch eine größere Kapillare ganz in der
Nähe eines Venenastes, der selbst keinen Aufbruch erkennen läßt.

Nur die Serie konnte auch den Konnex zwischen den ausgesprochen umschriebenen Blutherden und den mehr diffusen Veränderungen, die die Leber zeigt, dartun. Sowohl die einfachen
Degenerationsherde, wie auch die diffusen Blutungen und Hyper-
ämien werden als dem Blutherd untergeordnete Veränderungen
erkannt. Aber sie kommen andererseits auch vollkommen selbständig vor. Kleinere, meist sternförmige Blutungen, aber auch
solche mehr rundlicher Form inmitten hyperämischer Bezirke ohne
direkte Beziehungen zu Bluträumen wurden öfter gesehen. Ebenso
Degenerationsherde. Letztere konnten in einzelnen Fällen ganz
in der Art verfolgt werden, wie in der Nähe gelegene Blutherde,
mit denen sie die Größe und, wenn auch natürlich weniger deutlich,
die rundliche Form gemein haben.

In selbständige hyperämische und mit Blutungen durchsetzte
Gegenden wurden in mehreren Fällen Portalvenen einmündend
gefunden, es resultiert dann eine pinselförmige Figur, wobei das
Gefäß den Stiel des Pinsels darstellt. Hier sieht man deutlich,
wie die Blutung an der Stelle erfolgt, wo die Aufspaltung der Vene
in Kapillaren eintritt und hier umgibt die Blutung auch mehr
allseitig das Gefäß, das in andern Fällen einfach durch die Blutungs-
gegend hindurchlaufend angetroffen wird. Diese selbständigen
Prozesse bilden eine gewisse Reihe bis zu den umschriebenen Bluträumen, wenn diese auch sich immer scharf von jeder andern

Veränderung unterscheiden lassen. Daß die Bluträume durch Hämorrhagien entstanden sind, dürfte aus dem pathologisch-anatomischen Befund zur Genüge hervorgehen, volles Verständnis für den Prozeß erhält man dagegen erst durch die Annahme, daß die Blutung ganz plötzlich, explosionsartig entstanden sei. Eine mehr langsam sich entwickelnde Blutung, entstanden vielleicht unter dem Einfluß von Kapillaren- oder kleinen Venen-Thromben nach vorausgegangener Nekrose des Parenchyms, wird nie zu dem Bilde der eigentümlichen Blutherde führen können, wie das ja die hämorrhagische Hepatitis bei Eklampsie (S c h m o r l) aufs schönste dartut und auch eine einfache Zerreißung eines kleinen Portalvenenastes wird an sich dieses Bild nicht hervorrufen können, indem das aus der Rißstelle unter geringem Druck aussickernde Blut immer zum größten Teil in dem weiten Kapillarnetz der Leber Aufnahme und Gelegenheit zum Abfluß finden wird. Derartige Bilder habe ich im vorliegenden Fall ja auch gesehen und oben beschrieben. Ganz anders liegen dagegen die Verhältnisse, wenn aus irgendeinem Grunde die Wand einer kleinen Vene zerreißt und eine gewisse Menge Blutes mit Gewalt plötzlich in das Leberparenchym getrieben wird. Die Kapillaren sind dann nicht imstande, die einbrechende Blutmasse abzuführen, und diese schafft sich Raum durch Zerstörung und Verdrängung des Lebergewebes. Diese Verdrängung muß aber sehr rasch zu einer Kompression sowie zu einer Abknickung der im Bereich der Blutungsperipherie liegenden Kapillaren führen, so daß im idealen Grenzfall überhaupt die Möglichkeit eines Abflusses geschwunden ist. Der Blutherd wird sich dann weiterhin so lange vergrößern können, bis Druck der Flüssigkeit und Wandspannung des Blutraums gleich sind, bzw. die vorhergehende starke Druckerhöhung wieder zur Norm abgefallen ist. Da der Druck in der Flüssigkeit nun nach allen Seiten hin der gleiche ist, so muß, gleiche Widerstandskraft des umgebenden Parenchyms vorausgesetzt, notwendig ein kugliger Blutherd zustande kommen, während bei verschiedener Widerstandskraft des Gewebes eine stärkere Ausbuchtung nach der schwächeren Seite zu erwarten steht. Bei dem außerordentlich geringen Widerstand, den Fettropfen Formveränderungen entgegensetzen, ist fettinfiltriertes Leberparenchym intaktem gegenüber als weniger widerstandsfähig gegen Druckeinwirkung anzusehen, womit sich die Ausbuchtung der Blutherde

nach Gegenden mit vakuolisierten Zellen erklärt. Die Abknickung
und Verlagerung der Kapillarwände habe ich in meinen Präparaten
direkt gesehen. Die konzentrische Lagerung der Leberzellen um
die Blutherde, ihre Kompression sowie der zwischen ihnen verlaufenden Kapillaren wurde genau beschrieben, die Zertrümmerung
von Lebergewebe bei der Blutung dokumentieren die Zelltrümmer
und freien Kerne, die in der Peripherie der Herde immer gefunden
wurden, während Reste von Stützsubstanz in ihnen vermißt wurden.
Daß mit dem Aufhören des ursächlichen Moments kein Wieder-
zusammenfallen des Herdes eintritt, erhellt aus dem Verschluß der
abführenden Kapillaren, der Verziehung oder dem Kollaps der
Vene, aus der die Blutung erfolgte, später aus der in der Peripherie
des Herdes einsetzenden Abscheidung von Fibrin, das natürlich
die letzten noch offenen Lücken verschließt. Eine wiederholte
Blutung an derselben Stelle scheint nur selten vorzukommen,
aus ihr können aber die Herde erklärt werden, bei denen dem Haupt-
herd seitlich ansitzend eine halbmondförmige, meist blaß gefärbte
und von ihm teilweise durch Fibrin oder Leberzellbalken getrennte
Blutung gefunden wurde. Es wäre dabei die blasser gefärbte
Partie als die ältere, also erste Blutung anzusprechen.

In Wirklichkeit liegen die Dinge etwas anders, insofern ein
wirklicher Abschluß gegen das umgebende Parenchym nur an einem
Teil, wenn auch oft dem weitaus beträchtlicheren, der Peripherie
zustande kommt. An anderen Stellen bewirkt dagegen das einbrechende Blut eine Entfaltung der Kapillaren und einen teilweisen
Abfluß durch dieselben, wobei aber gleichzeitig eine Blutung ins
Gewebe und damit eine Zerstörung desselben erfolgt, und wir haben
dann den so häufig gesehenen Übergang des im übrigen scharf
begrenzten Blutraums in die diffuse Blutung vor uns. Der gleiche
Effekt müßte sich natürlich ergeben, wenn in einen schon vorhandenen Herd diffuser Blutung an irgendeiner Stelle eine Hämorrhagie
hinein erfolgt. Andrerseits kann man sich aber auch vorstellen,
daß die Entwicklung des Blutherdes wie eine Thrombose der
betroffenen Vene wirkt, so daß eine Rückstauung aus andern
Gebieten nach dem Herd hin eintritt: Gegenden mit stark erweiterten
Kapillaren an scharf begrenzte Blutherde anstoßend!

Sind die beschriebenen Blutherde als Hämorrhagien erkannt,
so ist auch klar, daß sie nur kurze Zeit vor dem Tode entstanden

sein können. Die regressiven Metamorphosen sind außerordentlich
gering, in einigen scheint noch nicht einmal die Gerinnung eingesetzt
zu haben, in den meisten ist die Fibrinausscheidung aber schon deutlich, oder die Erythrozyten sind ausgelaugt, die einzelnen Elemente
schlecht unterscheidbar, die Herde im ganzen blaß. Reaktion
in der Umgebung fehlt aber überall vollständig, nicht einmal eine
Einwanderung von Leukozyten nach dem Herd hin oder in ihn
hinein ist zu erkennen. Die Veränderungen müssen also während
des letzten Tages oder in den letzten Tagen, vielleicht gar erst in
der Agone entstanden sein.

Die Lage und die Ausdehnung der Degenerationsherde machen
es nun wahrscheinlich, daß in ihrer Nähe oder teilweise in sie hinein
die Blutungen erfolgen können, aber dies ist sicher nicht die Regel,
ebensooft scheint die Blutung in anscheinend fast normales Parenchym erfolgen zu können. Jedenfalls beweisen diese Herde aber
das Vorhandensein lokaler Schädigung des Leberparenchyms, die
Anwesenheit einer Noxe, die vielleicht auch die Ursache der Gefäß-
brüchigkeit und Gefäßdurchlässigkeit, die zu den Blutungen führte,
gewesen ist. Die Gefäße selbst zeigten keinerlei markante Veränderungen, die als Ursache ihrer leichten Zerreißlichkeit hätten angesprochen werden können und die an den Aufbruchstellen geschilderten Veränderungen (Kernschwund usw.) sind ebensogut als
Folge wie als Ursache der Gefäßzerreißung zu erwähnen.

Entsprechend dem Fehlen einer Darmtuberkulose zeigte die
Leber des ersten Falles nur ganz wenige Tuberkel, die aber nirgends
Beziehungen zu Blutherden gewannen, dennoch hätte ja eine
Überschwemmung der Leber mit Toxinen bzw. abgestorbenen
Tuberkelbazillen stattgefunden haben können, speziell darauf ge-
richtete Untersuchung schlug aber fehl: Tuberkelbazillen waren
insbesondere in den Degenerationsherden nicht nachweisbar.

Was endlich die postulierte Gelegenheitsursache anlangt, die
zur Druckerhöhung in den Venen und zur Gefäßzerreißung führte,
so kann man hierüber lediglich Vermutungen äußern, ohne sie aus
dem Sektionsbericht stützen zu können, und die klinische Beobachtung läßt vollkommen im Stich, da genauere Angaben über
den Verlauf der Agone (krampfhafter Husten, Konvulsionen) nicht
zu erlangen waren. Wie wenig sie außerdem an sich bedeuten,
lehren die Fälle von Eklampsie, wo schwere Leberveränderungen

sich finden, in Fällen, in denen nur wenige oder gar keine Krämpfe aufgetreten waren.

Fall II.

Richard L., 25 Jahre, Kanzleihilfsarbeiter. Seit 1899 an Lungentuberkulose erkrankt. Im August 1902 wegen Mastdarmfistel operiert. Verschiedentlich im Krankenhaus. Bei der Aufnahme (2. IX. 1907) gibt er Verschlimmerung seines Leidens seit zehn Wochen an. Es fand sich Dämpfung über beiden Oberlappen mit kleinblasigem Rasseln. Dieses auch über dem r. Mittellappen, Unterlappen fast frei. Der Puls war von Anfang an klein und frequent, und es bestand hohe Temperatur. Puls und Temperaturzahlen blieben dauernd hoch. Die Kräfte verfielen rasch. Zeitweise Durchfälle. In den letzten Tagen traten Ödeme an den Beinen und Aszites auf. Am 29. X. Exitus.

Sektionsprotokoll. (Journal-Nr. 748, 1907): Klein, grazil gebaut, Thorax paralyticus. Haut blaß, fettarm. Die Lungen sind beiderseits, besonders fest über den Spitzen mit der Pleura costalis verwachsen. Die Herzbeutelblätter sind zart, der Herzbeutel enthält ziemlich reichlich bernsteingelbe Flüssigkeit. Das Herz ist auffallend schlaff, dabei deutlich vergrößert. Die Wandung des rechten Ventrikels verdickt, seine Höhle ziemlich stark dilatiert. Ebenso zeigt das linke Herz leichte Hypertrophie seiner Wand und Dilatation. Auf dem Schnitt ist die Herzmuskulatur braungelblich, trübe und brüchig. Die Klappen und Kranzgefäße sind zart. Rachenorgane und Speiseröhre o. B. Der Kehlkopf zeigt starke Schwellung seiner geröteten Schleimhaut, die aryepiglottischen Falten sind stark ödematös. Die Schleimhaut der Trachea ist gerötet, geschwollen und mit übelriechendem Schleim bedeckt. Die Lungen sind in dicke, grauweiße Schwarten eingehüllt. In der linken Spitze findet sich eine faustgroße Kaverne mit abgeglätteter Wand, in grauschwarzes, schwieliges Gewebe eingebettet, während der Unterlappen zahlreiche, teilweise in Verkäsung begriffene pneumonische Herde und frischere Aspirationsherde aufweist. Die rechte Spitze zeigt eine Einfaltung ihrer Oberfläche, der auf dem Schnitt eine in Schrumpfung begriffene glattwandige Kaverne entspricht. Mittel- und Unterlappen zeigen massenhaft in graues, schwieliges Gewebe eingebettete alte, daneben aber auch frischere Aspirationsherde. In den Bronchialdrüsen finden sich neben ausgesprochenen Anthrakosen frische tuberkulöse Einsprengungen. Aus der Bauchhöhle entleert sich eine mäßige Menge klarer, gelblicher Flüssigkeit. Das Bauchfell ist im allgemeinen glatt und spiegelnd, im Bereich des unteren Dünndarmes und des Dickdarmes scheinen markstückgroße und größere blaurote Stellen durch die hier matte Serosa durch. Milz vergrößert, sehr derb, Schnittfläche glatt, Trabekel deutlich. Nieren außer einigen miliaren Tuberkeln o. B. Im Magen zahlreiche linsengroße, mit Blutschorf bedeckte flache Substanzverluste in durchbluteter Umgebung. Schleimhaut undurchsichtig mit zähem Schleim bedeckt. Die Schleimhaut des untern Dünn- und Dickdarms ist geschwollen und mit außerordentlich zahlreichen großen und kleineren tuberkulösen Geschwüren bedeckt. Die Mesenterialdrüsen sind stark geschwollen, zum großen Teil verkäst.

Die Leber ist etwas vergrößert, von gelbbrauner Farbe, ihre Kapsel glatt, durchsichtig. Auf der Oberfläche finden sich massenhafte miliare Tuberkel und daneben ziemlich reichliche bis stecknadelkopfgroße und etwas größere rote Punkte, die an manchen Stellen scharf umschrieben sind, an anderen unscharf in die hämorrhagische Umgebung übergehen. Außerdem erkennt man aber, besonders reichlich auf der Höhe der Konvexität der Leber unregelmäßig sternförmige, schwarzrote Partien etwas größer als die rundlichen Blutherde. Auf der Schnittfläche ist die azinöse Zeichnung deutlich erkennbar, indem die Zentren der Azini leicht eingesunken und braunrötlich sich von der helleren, an manchen Stellen mehr gelben Peripherie abheben. Auch auf der Schnittfläche erkennt man die kleinen bis hirsekorngroßen Blutungen und kann den Sitz der kleineren als innerhalb des Azinuszentrum gelegen ausmachen. Die Herde sitzen am zahlreichsten nächst der Oberfläche der Leber, gegen die Unterfläche hin sind sie spärlicher. Neben den rundlichen Herden sind etwas größere, unscharf begrenzte hämorrhagische Partien erkennbar. Die Herde sinken auf dem Schnitt deutlich ein. Aus den Lebergefäßen, besonders aus den deutlich sich markierenden Lebervenen, fließt reichlich dunkelschwarzes Blut ab.

Sektionsdiagnose: Chronische Lungentuberkulose. Große Kaverne in beiden Spitzen mit Schrumpfungserscheinungen. Aspirationsherde und verkäsende Pneumonien in den Unterlappen. Tuberkulöse Pleuritis. Glottisödem. Hypertrophie und Dilatation des rechten Ventrikels. Chronischer Milztumor. Miliare Tuberkel in Leber und Nieren. Multiple Leberblutungen. Tuberkulöse Darmgeschwüre. Hämorrhagische Erosionen im Magen.

Mikroskopischer Befund: Ein grundlegender Unterschied zwischen dem ersten und zweiten Fall besteht darin, daß es sich in letzterem um eine ausgesprochene Stauungsleber handelt. Die Stauung hat in den zentralen Teilen zu einer deutlichen Degeneration der Leberzellen geführt, die nahe der Vena centralis goldgelbes Gallenpigment enthalten. Die Kapillaren zwischen den Zellen sind stark erweitert, ihre Wand verdickt, sie enthalten auch in diesem Falle ziemliche Mengen von Lymphozyten usw. Die Stauung macht sich außer im Zentrum der Azini überall entlang den Verzweigungen der Venae hepaticae besonders deutlich geltend. Sonst aber bleibt immer ein Saum besser erhaltenen Lebergewebes in der Peripherie des Azinus bestehen, in den die Stauungserscheinungen nicht hineinreichen, dagegen zeigen die dort befindlichen Leberzellen oft Vakuolisierung durch Einlagerung von Fett, während sie an anderen Stellen frei davon durch ihre große Form und den lichten, bläschenförmigen Kern, sowie ihre Lage in der Nähe eines Pfortaderknotens sich als vermutlich neugebildete Leberzellen dokumentieren.

Der zweite ebenso wichtige Unterschied gegenüber Fall I besteht darin, daß von einem Hervortreten der portalen Elemente, insbesondere ihres venösen Anteiles, keine Rede sein kann, im Gegenteil drängen sich hier die Verzweigungen der Venae hepaticae beherrschend vor. Die Venae hepaticae zeigen allenthalben eine außerordentliche Verstärkung ihrer Wand und weite Lichtung, wie sie in an und für sich viel hochgradigeren Stauungslebern durchaus nicht gefunden werden muß. Doch kommen deutliche Veränderungen nur da vor, wo, wie häufig Tuberkel ganz in ihrer Nähe gefunden werden, oder gar in ihre Wand eingewuchert sind, es findet sich dann starke Infiltration der Wand mit Rundzellen und teilweise Zerstörung derselben. Nirgends finden sich dagegen in ihnen oder in den Portalvenen Thrombosen, und auch die Arterien zeigen keine derartigen Veränderungen. Es besteht ganz geringe Infiltration des periportalen Bindegewebes mit Rundzellen.

Das dritte Moment, das den Charakter des zweiten Falles mitbestimmt, ist die Massenhaftigkeit, in der die Tuberkel sich finden. Sie zeigen an sich nichts Bemerkenswertes, und ihr Verhalten findet außerdem bei der Beschreibung der Blutherde dieses Falles Berücksichtigung.

Die Blutherde zeigen gegenüber denen des ersten Falls ebenfalls ziemlich weitgehende Differenzen, weniger nach Zahl und durchschnittlicher Größe, wohl aber in der Form. Vor allem ist hier die auffallend schöne Kreisform nicht die Regel, meist finden sich unregelmäßigere Durchschnitte mit leichten Ausbuchtungen oft nach mehreren Seiten, und die Eiform tritt viel häufiger als im ersten Fall auf. Auch fehlt die charakteristische scharfe Begrenzung oft. Diese ist vorwiegend eine Funktion des umgebenden Gewebes, denn man findet sie immer an den Stellen, wo ein Herd gegen das noch nicht durch Stauung veränderte, wohlerhaltene Lebergewebe stößt, während an andern, die von atrophischem, gestautem Parenchym gebildet werden, die Begrenzung unscharf ist. Es fehlt auch die starke konzentrische Verdrängung der Leberbalken, und während in den Herden von Fall I die zertrümmerten Gewebselemente ebenfalls scharf zur Seite gedrängt erscheinen, nehmen sie hier eine breitere Randzone ein, und neben vollkommen isolierten Kernen finden sich reichliche nekrobiotische, aber noch deutlich erkennbare Leberzellen. Immerhin ist aber auch hier die mittlere größere Partie des Blutraumes frei von Teilen des vorher dort befindlichen Parenchyms und wird von den Blutelementen bzw. den Abkömmlingen dieser, von Plasma und Fibrin, eingenommen. Was den Fibringehalt der Herde betrifft, so ist dieser in manchen Fällen nur gering und auf die Randzonen beschränkt, in andern Fällen, und häufiger wie im ersten Fall, ist er ein stärkerer, und dickere Fibrinbalken durchziehen den Herd. Die Bluträume liegen mit einer gewissen Konstanz inmitten des Azinus, aber nicht so, daß sie durchaus dem Zentrum dieses entsprächen, vielmehr fällt auf, daß sie mit der einen schärfer begrenzten Peripherie an wohlerhaltenes Lebergewebe anstoßen, das der Kuppe des Azinus entspricht, ein Verhalten, das aus den Beziehungen zu Gefäßen noch deutlicher erkannt wird. Man kann dabei aber nicht sagen, daß der Blutherd auf seinen Azinus beschränkt bleibt, ein Übergreifen auf andre ist bei größeren Blutherden die Regel.

Es ist von prinzipieller Bedeutung, daß auch diese Blutherde überall eine organische Wand vollkommen vermissen lassen, sie ist wie im ersten Fall durch Fibrin, zusammengesinterte Epithelien und Reste beiseite gedrängter Kapillarwandungen gebildet. Entsprechend ihrer derberen Beschaffenheit in einer Stauungsleber, treten letztere stellenweise etwas deutlicher hervor, aber das G i e s o n - Präparat zeigt niemals einen zusammenhängenden roten Bindegewebsring, wie auch elastische Fasern fehlen.

Die Serienschnitte ergaben viele wichtige Befunde. Vor allem zeigen sie die viel größere Variabilität der Herdform. Es soll nochmals hervorgehoben werden, daß immer fester gefügtes Gewebe in der Umgebung dem Herd die schärfere Umgrenzung, die Annäherung an die Kugelform, verleiht, während nach den lockeren Gewebspartien Ausbuchtungen, selbst eckige Formen auftreten. Mit einer Ausnahme. Wo ein Blutraum bei seiner Ausbildung auf einen Tuberkel trifft, da variiert letzterer immer die Form derart, daß eine deutliche Abflachung oder gar Einbuchtung des Blutraums resultiert, als ob die Blutung, auf ein unüberwindliches Hindernis stoßend, dieses umgangen hätte. Es wird durch solche Bilder außerdem bewiesen, daß der Tuberkel das ältere Gebilde von beiden sein muß.

Prinzipiell wichtige Beziehungen zwischen Blutraum und Tuberkel als solchem bestehen nicht, mindestens hat eigens hierauf gerichtete Beobachtung nichts ergeben, was zur Annahme einer solchen berechtigte.

Die Serienschnitte ließen Abweichungen des Inhalts der einzelnen Herde erkennen, die einen Altersunterschied derselben andeuten. Es sind wohl solche, die neben geringen Mengen von Fibrin in der Peripherie im wesentlichen noch sich stark tingierende, wohlerhaltene rote Blutzellen enthalten, als jüngere gegenüber anderen mit reichlichem Fibringehalt, der auch das Zentrum betrifft, und mit schon vollkommen abgeblaßten oder in Zerfall begriffenen roten Blutzellen, zu betrachten. Nirgends wurden aber Veränderungen gefunden, die auf eine beginnende Organisation der Herde schließen ließen. Selbst zellige Infiltration in der Umgebung wird vermißt.

Die Art, wie die Herde in der Serie auftreten und wieder verschwinden, ist so wenig von der im ersten Fall unterschieden, daß ich von einer Wiederholung ganz absehe. Das Wichtigste für die Beurteilung des Ganzen lieferte auch hier das Studium der Beziehungen zwischen Blutraum und Blutgefäßen, und hier liegt ein grundlegender Unterschied beider Fälle vor. Beziehungen der Herde zu den Portalelementen, insbesondere den Verzweigungen der Portalvene, die von irgendwelcher Bedeutung wären, fehlen vollkommen, niemals wurde eine Einmündung eines Portalastes in einen Blutraum gefunden.

Die Regel bildet die Einmündung eines größeren oder kleineren L e b e r - v e n e n a s t e s in den Blutherd, wobei die Art, wie diese Einmündung erfolgt, keinen Zweifel darüber läßt, daß es auch hier wie im ersten Falle eine Berstung des Gefäßes ist, der der Blutherd seine Entstehung verdankt. Vorwiegend ist es auch hier die Stelle, wo die Vene in die Kapillarbahn übergehen soll, an der die Berstung erfolgt.

Meist sind es Äste der Venae sublobulares, die in die Herde einmünden, in manchen Fällen ist es nur eine Vena centralis, die dann verdickt und dilatiert im gestauten Zentrum des Azinus nach dessen Kuppe hinzieht, um dort in den knopfförmig ihr aufsitzenden Blutraum einzumünden. In seltenen Fällen wurde die direkte Kommunikation mit einer Vene vermißt, aber der Blutraum zeigte dann breite Verbindungen mit einem andern ihm eng anliegenden (Vergesellschaftung von zwei bis drei Herden wurde überhaupt häufiger getroffen), für welchen die direkte Einmündung der Vene leicht nachgewiesen werden konnte oder die Bildung erfolgte in der Kapillarbahn selbst, was bei dessen Stauungsektasie sich vorzustellen, keine Schwierigkeiten bietet.

Kapillare Hämorrhagien stellen auch die ganz kleinen Blutungen dar, die hier und dort im Gewebe zerstreut vorkommen, ohne daß man bei ihnen von einem Blutherd reden kann. Manchmal entsprechen sie nach Form und Ausdehnung dem Wege einer kurzen Vena centralis. Diffuse Blutungen waren im ersten Fall häufig und behaupteten neben den Blutherden eine ausgesprochene Selbständigkeit. Hier kommen sie fast nur im Anschluß an die Blutherde vor, die viel mehr zu einem diffusen Übergreifen auf die Umgebung neigen. Der Ort, wo die Vene eintritt, besonders, der immer innerhalb gestauten Parenchyms liegt, zeigt häufig diffuse Blutung, ganz im Gegensatz zu Fall I. Bemerkenswert ist auch oft die Art, wie die Blutung ins umgebende Gewebe sich fortsetzt. Während im ersten Fall die diffusen Blutungen als Stellen mit erweiterten Kapillaren und Blutaustritten aus diesen, die nur zu ganz wenig umfangreicher Zerstörung der Lebersubstanz führten, charakterisiert worden waren, finden sich hier manchmal Stellen, wo von einem Herd ausgehend ein breiter Blutstrom ins Gewebe sich ergossen hat, der zu einer weitgehenden Zerstörung des Leberparenchyms führte. Diese beschränkt sich aber immer auf Teile, in denen schon vorher starke Stauung bestanden hatte, denn dort, wo die Blutung ins besser erhaltene Lebergewebe eintritt, gleicht sie mehr den Blutungen in Fall I, insofern die Blutmassen im Kapillarbett verlaufen, und daneben nur kleine Zerstörungsherde sich finden.

Die an Blutherde seitlich sich anschließende diffuse Blutung besitzt dabei ein Merkmal, das auch an den Stellen stärkster Verwüstung des Parenchyms sie von dem umschriebenen Blutherd unterscheidet, es sind nämlich in ihr noch immer die Kapillaren und das Stützgerüst der Leber erkennbar, die inmitten eines Blutherdes niemals angetroffen werden.

Der einzige wirklich durchgreifende Unterschied des zweiten Falles gegenüber dem ersten besteht allein in dem Zusammenhang der Blutherde mit dem Gebiet der Vena hepatica. Da es sich um eine Stauungsleber handelt, die von vornherein chronische Veränderungen (Verdickung usw.) und allgemeine Erweiterung des Lebervenensystems aufwies, so erscheint dieser Befund eigentlich viel natürlicher, als es der Zusammenhang mit der Vena portae gewesen wäre. Man kann von geschädigten Gefäßen viel eher eine Zerreißung erwarten, als von intakten. Es ist dann auch klar, warum die Blutherde in diesem Fall mehr dem Zentrum des Azinus genähert oder gar in ihm gefunden werden. Ein prinzipieller Unterschied gegenüber den Blutherden des ersten Falles besteht also nicht. Auch hier muß ich eine plötzlich entstandene Blutung aus einem kleinen Venenast an seinem Übergang in die Kapillarbahn als Ursache der Blutherde ansprechen. Alle weiteren Details und ihre Differenzen zum ersten Fall ergeben sich dann aus der Berücksichtigung der Entstehung der Herde in einem schon schwer geschädigten Parenchym. Der häufigere Übergang der Blutherde in diffuse Blutung erklärt sich aus der größeren Weite und Starrwandigkeit der Kapillaren, in die die Blutung leichter als im ersten Fall eintreten konnte, um so leichter, als bei der Entstehung des Herdes die Leberbalken eher eine Zertrümmerung als kreisförmige Auseinanderdrängung eingingen. Entsprechend der stark ausgesprochenen Darmtuberkulose fanden sich sehr reichliche Tuberkel. Sehr wichtig ist, daß für diese eine direkte Beziehung zu den Blutherden nicht nachgewiesen werden konnte. Immerhin wurden sie öfters in Berührung mit Blutherden gefunden, und es ist nicht ausgeschlossen, daß die durch ihre Anwesenheit hervorgerufene Verlegung von Gefäßbahnen ein begünstigendes Moment für die Entstehung der Herde in ihrer Nähe abgaben. Eine prinzipielle Bedeutung kann aber dieser Erwägung schon deshalb nicht zukommen, weil ja im Fall I Tuberkel fast vollkommen fehlen. Daß dies Verhalten der Tuberkel zu den Blutherden eine ganz allgemeine Altersbestimmung dieser gestattet, ist oben erwähnt. Die Blutherde sind jedenfalls jünger als die Tuberkel.

Fall III.

Marie Sch., Malerswitwe, 63 Jahre. Die hochgradig kyphoskoliotische Patientin war zunächst in vollkommen desorientiertem Zustand ins Friedrichstädter Krankenhaus aufgenommen worden, von wo sie am 2. V. 1907 in die städtische Heil- und Pflegeanstalt überführt wurde. Sie war dort andauernd sehr unruhig und verworren, halluzinierte usw. Am 1. XI. 1907 erfolgte plötzlich der Exitus, nachdem vorher nur hohe Pulsfrequenz aufgefallen war. Die klinische Diagnose lautete auf Dementia senilis. Myokarditis.

Sektion (Siechenhaus-Journal, Abteilung II. 163, 1907) am 2. XI. 1907. Befund: klein, schwächlich. Hochgradige Kyphoskoliose. Gehirnbefund ohne Belang. Das Brustfell ist beiderseits durch feste Schwarten mit dem Lungenfell verlötet. Herzbeutel o. B. Herz klein, schlaff. Die Höhle des rechten Herzens ist dilatiert und zeigt Abflachung der Papillarmuskeln und Trabekel. Das linke Herz zeigt Wand von gewöhnlicher Stärke, auf dem Schnitt ist die Muskulatur dunkelbraunrot. Klappen und Kranzgefäße zart. Rachenorgane o. B., die Speiseröhre zeigt in der Höhe der Bifurkation eine nach oben zu trichterförmig sich verengende Einziehung ihrer vorderen Wand, entsprechend einer mit ihrer Außenfläche verlöteten großen anthrakotischen Bronchialdrüse. Die linke Lunge enthält im Oberlappen mehrere bis walnußgroße, in grauschwarzes, schwieliges Gewebe eingebettete Kavernen mit abgeglätteter Wand.

Der Unterlappen ist stark hyperämisch, mit schwärzlichen, indurierten Herden durchsetzt. Der rechte Oberlappen zeigt alte, in anthrakotisch induriertes Ge-
. webe umgewandelte Herde an der Spitze; der Unter- und Mittellappen zahlreiche alte, kleeblattförmig angeordnete schwarzgraue, in bindegewebige Schwielen eingebettete Aspirationsherde. Die Bronchialschleimhaut ist stark gerötet und geschwollen; in den größeren Ästen, ebenso wie in den größeren Lungenarterien-
ästen finden sich zahlreiche punktförmige Pigmenteinbrüche aus den stark ver-
größerten anthrakotischen Hilusdrüsen.

Bauchsitus o. B. Milz klein, derb, Kapsel gerunzelt, Parenchym zäh, blaßgrau. Nieren nicht vergrößert, blaurot, Parenchym derb, Kapsel leicht abziehbar. Starke Füllung der Venensterne. Rinde und Mark mit deutlicher Zeichnung, Pyramiden dunkelblaurot. Auf der Schnittfläche einzelne miliare Tuberkel. Im Dünndarm fanden sich zahlreiche, bis markstückgroße tuberkulöse Geschwüre.

Leberbefund: Leber von normaler Größe (Gewicht 1430 g). Farbe braun-
gelb. Kapsel glatt und durchsichtig. Durch dieselbe erkennt man auf der Höhe der Leberkonvexität einzelne gut umschriebene bis kleinlinsengroße, schwarzrote Herde.

Auf der Schnittfläche der Leber ist die Azinuszeichnung deutlich. Die Azinuszentren treten an vielen Stellen deutlich als rote Punkte gegen die gelbe Azinusperipherie hervor. Auf der Schnittfläche finden sich die Herde fast nur gegen die Ober- d. h. Vorderfläche der Leber hin, während sie 3 cm unterhalb derselben und gegen die untere Leberwand hin nirgends mehr angetroffen werden, sie zeigen meist rundliche oder ovale oder mehr unregelmäßige Form und sinken deutlich auf der Schnittfläche ein. Aus derselben entleert sich beim Einschneiden reichlich dunkles Blut. Die Lebervenen erscheinen deutlich erweitert, aber überall frei durchgängig. Neben den an vielen Stellen scharf abgesetzten Blutherden finden sich allenthalben in der Leber unregelmäßig begrenzte Stellen, in denen das Lebergewebe schwarzrot erscheint und leicht eingesunken ist. Vereinzelte Tuberkel waren auf der Schnittfläche makroskopisch zu erkennen.

Sektionsdiagnose: Atrophie des Großhirns. Chronische Leptomeningitis. Chronische Lungentuberkulose. Anthrakose der bronchialen Lymphdrüsen mit Durchbruch in Bronchien und Lungenarterien. Traktionsdivertikel des Ösophagus. Braune Atrophie des Herzens. Miliare Blutungen in der Leber. Darmtuberkulose. Atrophie der Genitalien.

Auch im dritten Fall handelt es sich um eine Stauungsleber, doch von etwas anderer Art als im zweiten Fall, und die verschiedenen Schnitte zeigen außerdem ganz weitgehende Differenzen. Die eigentümliche Auflockerung der gestauten Partien des zweiten Falles fehlt, vielmehr ist gerade die strahlige Anordnung der Zellbalken zur Vena centralis außerordentlich deutlich. Diese ist in allen Azinis stark erweitert, zeigt aber keinerlei Verdickung ihrer Wand, die von ihr ausgehenden Kapillaren sind sehr dilatiert und zeigen perikapilläres Ödem. Die Kapillarerweiterung durchsetzt in fast gleicher Stärke den ganzen Azinus. Die Kapillaren enthalten auffallend viel kernhaltige Elemente, neben Lymphozyten wie sie auch in den anderen Fällen sich fanden, auffallend viele multinukleäre Leukozyten, daneben großzellige Lymphozyten, letztere nur in verschwindender Anzahl.

Die zwischen den Kapillaren eingepreßten Leberzellen sind meist gut erhalten und bergen im Zentrum des Azinus goldgelbes Gallenpigment. In der Peripherie findet sich dagegen eine oft nur schmale Zone, wo die Zellen durch Fetteinlagerung hochgradig vakuolisiert sind.

Es finden sich nun aber auch Azini, in denen zwischen den stark ektatischen Kapillaren die Leberzellen fast vollkommen geschwunden sind, so daß sich die Kapillarwände direkt berühren, ja es kann zu Bildern kommen, die entfernt an ein Kavernom erinnern. Es zeigen dabei peripherische Azinusteile häufiger als mehr zentral gelegene diesen karvenösen Umbau, und besonders sind es die fettinfiltrierten Gebiete, in denen er sich gern einstellt. Die Wandungen der ektatischen Kapillaren sind nirgends verdickt, auch wo die Erweiterung derselben bis zur Bildung kleiner ovaler oder rundlicher Räume geht, die selbst die Größe kleiner Blutherde erreichen können. Sie zeigen dann aber niemals konzentrische Umrahmung durch Leberzellbalken mit Kompression der zwischen diesen verlaufenden Kapillaren und deutliche Wand. Auch ist ihre Entstehung aus der weiteren Verbindung mit den Kapillaren der Umgebung ersichtlich.

Den Kapillaren entsprechen in gewissem Sinne die Veränderungen, die die größeren Gefäße zeigen. Im Vordergrund stehen auch in diesem Fall wieder die Erweiterungen der Lebervenenäste, dabei ist aber sofort hervorzuheben, daß dieser Erweiterung nicht die Wandverdickung der Gefäße, wie sie Fall II zeigt, parallel geht, vielmehr zeigen im Gegenteil sämtliche Gefäße außerordentlich dünne Wandungen. Die Erweiterung erstreckt sich vollkommen gleichmäßig von den größeren Ästen auf die kleineren und ist in den Zentralvenen immer noch stark ausgesprochen, so daß diese als weite Blutbahn den Azinus durchziehen, wobei Teile von ihnen noch außerdem bauchig aufgetrieben sein können. Untersucht man die Wand genauer, so zeigt sie im allgemeinen nichts Auffälliges. Dagegen ist in Präparaten, in denen die elastischen Fasern nach W e i g e r t dargestellt wurden, eine unregelmäßige Verteilung dieser Elemente vorhanden, indem sie an einigen Stellen des Gefäßquerschnitts in dichten Lagen aufgehäuft sich finden, während dazwischen nur einige wenige Fasern sich finden, es sieht so aus, als ob die Fasern an einigen Stellen durchrissen, nach anderen hin sich zusammengezogen hätten. Dieser Befund kommt nur den Lebervenenverzweigungen zu, die Portalelemente zeigen in allen Schnitten gleichmäßige Durchsetzung mit elastischen Fasern. Thrombosen oder Veränderungen embolischer Natur wurden auch hier in den Gefäßen vollkommen vermißt. Die Verzweigungen der Vena portae zeigen in diesem Fall aber auch mäßige Erweiterung, die sich selbst auf die feineren Gefäßverzweigungen erstreckt. Veränderungen der Wandstruktur fehlen, ebenso wie auch an den sie begleitenden Arterien. Die Capsula G l i s s o n i i zeigt an manchen Stellen geringe Kernvermehrung, hier und da Einlagerung von Kohlepigment.

Miliare Tuberkel finden sich auch in diesem Fall, aber nur außerordentlich spärlich, meist in Anlehnung an die Portalelemente, manchmal in der Wand einer Portalvene.

Die Blutherde dieses Falles finden sich, wie bei der makroskopischen Beschreibung hervorgehoben wurde, nur im Bereich der Leberkonvexität unter der Oberfläche und verlieren sich rasch nach der Tiefe zu. Sie zeichnen sich durch große Variabilität aus, zunächst in der Größe, die durchschnittlich wie absolut beträchtlicher als in den anderen Fällen ist, ganz besonders in der Form. Zunächst kehrt hier die fast mathematische Kreisform oft wieder, die Hand in Hand mit der scharfen Begrenzung durch konzentrische Züge abgeplatteter Leberzellen geht, denen nach innen zu eine feine Lage fädigen Fibrins aufliegt. Herddurchschnitte dieser Art werden immer nur in Bezirken angetroffen, in denen die Atrophie der Leberzellen noch wenig ausgesprochen ist, sie liegen dann zentral allseitig von solchem Gewebe umgeben. Bei der oft bedeutenden Größe auch vollkommen isolierter Herde findet aber in der Serie Berührung mit den verschieden beschaffenen Gegenden statt, worauf der Herd immer mit Änderung seiner Form reagiert. Am klarsten zeigt sich diese Beziehung im Verhältnis zu den Portalknoten, an die der Blutherd stößt, diese machen sich wie im zweiten Fall die Tuberkel immer dadurch geltend, daß der Herd durch sie abgeflacht oder gar eingebuchtet erscheint. Wo stärker atrophische Bezirke in Frage kommen, treten mehr verwaschene Formen auf und es resultieren unregelmäßige durch Bogenlinien begrenzte Kleeblattformen. Es kommt weiter hinzu, daß der dritte Fall eine Erscheinung sehr ausgesprochen entwickelt, die im zweiten nur angedeutet war, das ist eine Häufung der Herde auf engem Raum, die eine gegenseitige Abflachung nahe zusammenliegender Bluträume verursacht.

Beziehungen der Bluträume zur Umgebung in Form diffuser Durchblutungen, die durch Kapillaren mit dem Blutraume kommunizieren, finden sich bei der Verfolgung eines Herdes konstant und meist an mehreren Orten. Dabei hat es den Anschein, als ob solche diffuse Blutungen gern da einträten, wo das Gewebe von vornherein den geschilderten kavernösen Umbau zeigte und öfter wurden Herde angetroffen, die durch eine derart umgewandelte Strecke miteinander in Verbindung standen. Dementsprechend wird in der Serie das Auftreten eines Blutherdes oft durch eine solche durchblutete kavernöse Stelle eingeleitet. Was den Sitz der Herde anlangt, so ist eine Bevorzugung der zentralen Anteile des Läppchens oder direkt seines Zentrums wahrzunehmen. Eine Berührung mit peripherischen Bezirken ist natürlich unvermeidlich. Ihr allgemeiner Sitz erhellt aus der makroskopischen Betrachtung der Leber und es können dementsprechend nur wenige Blutherde in der einen, außerordentlich reichliche in der anderen Schnittserie vorgefunden werden. Die Zusammensetzung des Inhalts der Bluträume ist natürlich auf den verschiedenen Durchschnitten vollkommen verschieden; daß der ganze Durchschnitt nur mit Erythrozyten nebst eingestreuten weißen Blutzellen erfüllt ist, ist hier häufig und es finden sich von diesem Verhalten bis zu einem Zustand, in dem der Herd fast nur aus Fibrin besteht, alle Übergänge. Sei es nun, daß damit nur ein Unterschied zwischen flüssiger Herdmitte und der Herdperipherie erkannt wird, wenn die Durchschnitte dem gleichen Herd angehören, sei es daß die verschiedenen Herde in ihrer verschiedenen Zusammensetzung Altersdifferenzen vermuten lassen. Öfter werden auch Formen wie in Fall I gefunden, Anlagerung eines halbmond-förmigen Segments von andrer Zusammensetzung als der zugehörige rundliche Herd.

Das größte Interesse erweckte auch für diesen Fall das Studium der Verbindungen der Bluträume mit den Gefäßen. Um das Resultat gleich vorweg zu nehmen, so ergaben sich Verbindungen immer nur mit Ästen der Vena hepatica. Auch in diesem Falle erfolgt die Bildung der Bluträume durch Berstung dieser Gefäße. Daß trotz der nahen Berührung der Herde mit Portalknoten direkte Kommunikationen zwischen beiden bestanden, konnte überall ausgeschlossen werden. Die Gefäße, an denen der Aufbruch erfolgt, sind entweder als Venae centrales oder als Venae sublobulares zu erkennen, wobei dem größeren Gefäß regelmäßig der größere Blutherd entspricht. Was die Art des Aufbruchs anlangt, so wiegt die Art vor, bei der dort der Blutherd sitzt, wo der Übergang in das kleinere Kaliber (Kapillare, bzw. Zentralvene) stattfinden soll, dabei wird manchmal das Gefäßende napfförmig auseinandergedrängt oder findet sich seltener nach der Peripherie des Blutherdes hin verzogen. Seitlichen Aufriß wie in Fall I habe ich in diesem Fall nie gesehen. Meist findet auch hier die Bildung des Blutherds in der Richtung des Gefäßes statt, dem dann der eine Herd beerenartig aufsitzt, doch ist öfter beobachtet worden, daß von einem Gefäß aus die Bildung zweier Herde nach verschiedenen Seiten ausging, wobei sekundäre weitere Verbindungen zwischen beiden entstanden. Selbständige Einmündung mehrerer Gefäße habe ich selbst in den größten Blutherden nicht gesehen. Der dritte Fall ist der einzige, in dem Anzeichen einer beginnenden Organisation der Blutherde vorkommen, indem kleine Herde sich finden, in denen die Erythrozyten fast ganz zurücktreten, während aus der Umgebung einwandernd Züge multinukleärer Leukozyten das reichliche Fibrin des Herdes durchsetzen, weitergehende Organisationserscheinungen wurden aber auch hier vermißt.

Neben den eigentlichen Blutherden bestehen nun weiter selbständig kapillare diffuse Hämorrhagien da und dort in den gestauten Bezirken mit oft durch Blutung völlig zerstörtem Zentrum, ja es kann so zu einem kleinen unscharf begrenzten Blutherd kommen. Sie treten auch in den ektatischen Partien auf, wobei es außerdem noch zu besonders starker Ausweitung schon vorher dilatierter Kapillaren kommen kann. Solch bizarre Ausweitung mit Blutung in die Umgebung wurde auch an manchen Zentralvenen gesehen. Es ist bemerkenswert, daß in den von der Leberoberfläche entfernter liegenden Partien, in denen keine Blutherde im Schnitt sich finden, auch die diffusen Blutungen nur spärlich sind oder ganz vermißt werden.

Auch im dritten Fall besteht ein Zusammenhang der Blutherde mit den Verzweigungen der Venae hepaticae und wiederum handelt es sich um eine Stauungsleber. Der besondern Beschaffenheit des Parenchyms entspricht auch hier die Form der Blutherde, die demnach in ihrer Gestaltung durchaus von jener abhängig erkannt werden. Es liegen im allgemeinen sowohl größere Blutherde vor, als auch schwankt die Größe der einzelnen stark untereinander, immer aber entspricht dem größeren Blutherd ein weiteres mit ihm kommunizierendes Gefäß. Mit dem ersten Fall hat Fall III die verhältnismäßig große Selbständigkeit diffuser Blutungen und kleinerer Blutherde gemeinsam, sein besonderes Gepräge erhält er durch die stark ausgesprochenen Kapillarektasien, die an manchen Stellen zu einer kavernomatösen Umwandlung des Gewebes führten. Es handelt sich hierbei sicher nur um sekundäre, der Atrophie zugehörige Prozesse. Sie finden sich vorwiegend im Bereich peripherischer Azinusteile, die eine deutliche Degeneration in der Fettinfiltration erkennen lassen. Der fortschreitende Zerfall von Leberzellen gibt den Raum frei, den das unter dem Einfluß der Stauung sich erweiternde Blutgefäß einnimmt. Zu einer wirklichen Kavernombildung ist es dabei aber nirgends gekommen, die einzelnen Kapillarektasien sind immer nur durch die beiderseitigen Endothelschläuche, nirgends durch ausgesprochene Septen getrennt. Es ist verständlich, wie ein in der Nähe eines derartigen Bezirks entstehender Blutherd leicht einen Teil seines Inhalts in diesen ergießen wird, wodurch eine direkte Verbindung beider zustande kommt, wie andrerseits eine in einen solchen Herd sich ergießende Blutmasse in dem weiten schwammigen Gewebe viel eher eine diffuse Blutung als einen Blutherd verursachen wird, während andererseits in solchem Gewebe gleichzeitig mehrere Herde bei Einbruch großer Blutmassen entstehen können. Die Ektasien dagegen in ursächlichen Zusammenhang mit den Blutherden zu setzen, dazu fehlt jeder Grund. Beide haben nur insofern etwas Gemeinsames, als sie ihre Entstehung der allgemeinen Erweiterung der Äste der Venae hepaticae verdanken, wobei für die Ektasien die Atrophie der Leberzellen wesentlich ist und für die Blutherde wieder wie in den andern Fällen gewisse unbekannte Momente mitspielen, die die plötzliche Druckerhöhung in der Vene und die Berstung der Gefäßwand verursachen. Was die Deutung der pathologischen Wandveränderungen in den Lebervenen betrifft, so glaube ich annehmen zu müssen, daß es sich nicht um primäre sondern sekundäre handelt. Die starke Dilatation der Lebervenen bei zarter Wand weist auf eine akute Entstehung oder plötzliche Steigerung der Dilatation hin, die zur Zerreißung der Wandelemente führt.

Bei Besprechung der wenigen einschlägigen Fälle der Literatur muß zunächst auf den ersten Fall von S c h r o h e in seiner Arbeit über Teleangiektasien der Leber näher eingegangen werden.

Es handelte sich bei ihm um einen Fall von Phthisis pulmonum, der bei der Sektion rechtsseitigen Pyopneumothorax und vorgeschrittene tuberkulöse Herde mit Kavernenbildung in beiden Lungen zeigte.

Von der Leber sagt er: Die Leber ist stark geschwollen, sehr blaß und trübe. In der Oberfläche sieht man zahlreiche, große, blaue Punkte, welche dilatierten und stark mit Blut gefüllten Ästen der Pfortader entsprechen. Dieselben wiederholen sich zahlreich auf der Schnittfläche. Sie sind in ziemlich gleichmäßiger Verteilung auf den Durchschnitten, wie unter der Kapsel vorhanden. Hier machen sie sich ebenfalls nur durch ihre Farbe, nicht durch irgend welche Vorwölbung bemerkbar. Meistens erscheint die Umgebung dieser Punkte marmoriert, indem das blasse Parenchym von grauschwarzen feinen Adern durchzogen ist.

Mikroskopisch beschreibt S c h r o h e auf kleine oder größere Abschnitte beschränkte Gefäßektasien. „Die Veränderung besteht darin, daß innerhalb der Azini bzw. einzelner Teile sehr verschieden große Bluträume sich befinden, welche bald mehr den Charakter von stark erweiterten Kapillaren, bald den von dilatierten Venen besitzen." Die Leberzellen verlieren durch die Ektasien ihre radiäre Anordnung und verlaufen häufig in Zickzacklinien.

Er beschreibt dann neben diesen scheinbar erweiterten Kapillaren große Bluträume von 0,2—1,25 mm Durchmesser, die scharf abgesetzt an der Grenze der Azini liegen, erwähnt, daß die oberflächlichen immer durch eine Schicht von Lebergewebe von der Kapsel getrennt seien, betont aber ausdrücklich, daß ihre Umgebung keinerlei Zeichen von Druck erkennen lasse und bildet auch keine konzentrische Anordnung der Leberzellen um die Blutherde ab. Trotzdem hebt er aber hervor, daß wo Gebiete erweiterter Kapillaren in die Blutherde übergehen, dieser Übergang meistens „ein ganz unvermittelter, sozusagen plötzlicher" sei, sowohl was Erweiterung des Lumens als Wandverdünnung anlangt. Für alle Bluträume (Form: meist rund, länglich oder mit rundlichen Ausbuchtungen) gibt er an, eine scharf abgesetzte Wand aus Endothelien und Bindegewebsfasern nachgewiesen zu haben, gesteht aber, daß dieselbe oft äußerst schmal und stellenweise unterbrochen oder verdickt und manchmal nur durch die v a n G i e s o n methode nachzuweisen gewesen sei. Er nimmt dementsprechend an, daß es sich um dilatierte Venen handle und stützt diese Annahme durch die Beobachtung des direkten Zusammenhangs zwischen offenbaren Ästen der Pfortader und erweiterten Bluträumen, einen Befund, den er für Zentralvenen nie erheben könnte. Jedoch sagt er kurz vorher: Eine bestimmte Art bezüglich des Übergangs dieser erweiterten Bluträume ist ebenso wenig zu erkennen wie eine bestimmte Beziehung zur Arteria hepatica oder Vena portarum oder Vena hepatica. Die kapillaren Ektasien sind überall mit Endothel ausgekleidet und liegen in der Azinusperipherie, schließen sich nicht an eine Zentralwand an.

Wichtig ist, daß S c h r o h e nirgends Organisation der Räume anführt. „Bluträume und Ektasien sind in den meisten Präparaten mit Blut vollkommen ausgefüllt." Blutungen ins Gewebe hat er nirgends gesehen. Die farblosen Blutkörperchen sind deutlich vermehrt. Für die kleineren und kleinsten Gefäße venösen Typs gibt er unregelmäßige Verdickung der Adventitia mit Kernvermehrung an, besonders seien sie an den mit Bluträumen kommunizierenden Ästen anzutreffen. Die größeren Lebervenen und Pfortaderäste sind intakt. Die vereinzelt vorkommenden miliaren Tuberkel zeigten keine Beziehungen zu den Blutherden. „Es handelt sich um multiple partielle Hyperplasien der Adventitia, multiple Varicen und Kapillarektasien im Bereich der Vena portarum."

Als ursächlich schließt er dauernde Stauung als nicht vorhanden aus und bezeichnet die Annahme einer vorübergehenden bzw. vorübergegangenen Stauung als willkürlich. Die beschriebene Gefäßveränderung ist für ihn eine primäre. Die Frage, ob von ihr die Bildung der Bluträume abhängig zu denken sei, läßt er aber offen. Die Kapillarektasien stellt er sich aus mechanischen Gesichtspunkten, denen ich nicht beistimmen kann, als Folge der Varixbildung (Bluträume) vor.

W a g n e r hat einen Fall von Blutzysten in der Leber einer 32 jährigen Phthisica mit Pneumothorax beschrieben, bei dem sich hirsekorn- bis halblinsengroße nach längerem Liegen einsinkende Bluträume von regelmäßig runder und scharfer Begrenzung fanden. Die zystenartigen Räume, die vorwiegend unter der Kapsel lagen, scheinen kein Epithel zu haben und enthalten anscheinend normales Blut. Ihre Wand war sehr dünn. Einige Male wurde bestimmt unmittelbare Verbindung der Bluträume mit Lebervenenästen erkannt. Genauere mikroskopische Untersuchung wurde nicht vorgenommen.

Dann ist eine Beobachtung C o h n h e i m s anzuführen, wo sich neben größeren Milzzysten, aus denen der Patient sich verblutet hatte, im rechten Leberlappen in einem beschränkten Bezirk dicht unter der Konvexität zahlreiche, jedoch nur kleine, spindel- oder mehr eiförmige glattwandige Höhlen fanden, die mit Cruor gefüllt waren und deren Zusammenhang mit Pfortaderästen man aufs deutlichste nachweisen konnte. Die Milzzysten spricht er als Venektasien an, eine mikroskopische Untersuchung der Wandstruktur der Bluträume in der Leber fehlt. Über Art der Entstehung und Zeit des Auftretens der pathologischen Erscheinungen finde ich weder bei W a g n e r noch C o h n - h e i m Angaben.

Endlich finden sich in der Arbeit von F a b r i s über die kavernöse Degeneration der Leber, die im allgemeinen eine stark ausgesprochene Stauungsatrophie mit Kapillarektasie zeigt, vereinzelte oder gruppenweise angeordnete Bluträume von rundlicher oder unregelmäßiger Gestalt beschrieben. Er findet aber in ihnen immer ein auskleidendes Endothel, das direkt an die etwas komprimierten und verdünnten Leberzellen angrenzt. Größere sollen durch Verschmelzung kleinerer Bluträume zustande kommen. Daneben kommen innerhalb ektatischer Partien größere Lakunen ohne Endothelauskleidung vor. Thrombotische Veränderungen, d. h. Niederschlag von Fibrin und beginnende Organisation dieser Thromben hat er nur in großen Blutlakunen und zwar sehr selten bemerkt. Der Fall unterscheidet sich aber weit von den vorliegenden durch die Hochgradig-

keit der ektatischen Veränderungen, durch die Zonen von netzförmigem, groß-
maschigem Aussehen zustande kommen, die große Strecken der Leber einnehmen,
ohne durch festes Parenchym unterbrochen zu werden. Gefäßveränderungen
waren nicht vorhanden. Eine bestimmte Beziehung zu dem einen oder andern
Gefäßgebiet ist nicht angegeben. Er nimmt an, daß die ganze Affektion durch
fortschreitendes langsames Verschwinden der Leberzellen entstanden sei, wobei
eine angeborene Anomalie der histologischen Anordnung der Leber vielleicht
mitgewirkt habe.

K r e t z zählt sowohl den Fall S c h r o h e s als den von
F a b r i s der roten Atrophie der Leber zu.

Die von F a b r i s geschilderten Bluträume sind wohl sicher
auch dort, wo sie des Endothels entbehren, als teleangiektatische
zu deuten, entstanden unter dem Einfluß der Atrophie des Leberparenchyms: die Fälle von W a g n e r und C o h n h e i m , die
mit den meinen makroskopisch weitgehende Ähnlichkeit besitzen,
lassen wegen des fehlenden oder ungenügenden mikroskopischen
Befundes eine nähere Beurteilung leider nicht zu.

Ob aber nicht doch im Fall S c h r o h e s ähnliche oder gleiche
Veränderungen wie in den meinen vorgelegen haben? Es würde
sich dann um einen Fall handeln, der mit meinem ersten die Beziehungen zur Pfortader, mit dem dritten die ektatischen Veränderungen gemeinsam hätte. Schnittserien hat S c h r o h e
nicht angefertigt, weshalb er sich auch auf die gefundenen Beziehungen zur Pfortader nicht strikte festlegen will. Die Beschreibung seiner Blutherde zeigt prinzipielle Differenzen von meinen
Befunden, er gibt für die seinen eine allerdings schwer nachweisbare
Wand an und er betont ausdrücklich, daß die Umgebung der Herde
niemals Zeichen von Druck dargeboten habe, die in meinen Fällen
so außerordentlich deutlich zum Ausdruck kommt. Dagegen hat
auch er Beziehungen zu den in seinem Fall spärlichen Tuberkeln
nicht auffinden können. Wenn S c h r o h e s Fall wirklich Endothelauskleidung der Bluträume gezeigt hat, dann wäre natürlich nur die
Deutung als Ektasien möglich, seine Zeichnungen geben aber die
Wand nur so unbestimmt an, daß man sich des Gefühls nicht
erwehren kann, als ob der Befund kein ganz sicherer gewesen wäre.
Ich kann dementsprechend auch diesen Fall zu einem Vergleich
mit den meinen nur mit Vorsicht heranziehen. Eine Deutung der
Blutherde lehnt S c h r o h e ab, entscheidet sich auch nicht
bestimmt über ihre Beziehung zu den von ihm beschriebenen Gefäß-

veränderungen, von einer vorübergehenden Stauung als Ursache seiner Blutherde will er jedenfalls nichts wissen.

Nur in einem Punkte zeigen meine drei Fälle mit denen von S c h r o h e und W a g n e r Übereinstimmung. Es handelt sich bei allen um Tuberkulosen. Ich kann mir bei der Seltenheit der Fälle nicht denken, daß es sich um ein rein zufälliges Zusammentreffen gehandelt hat. Auf der andern Seite kann ich doch auch wieder nicht genauer angeben, in welcher Weise die Tuberkulose an dem Prozeß beteiligt ist. Im Kreislauf befindliche Tuberkeltoxine müssen, wie sie für sich imstande sind, Schädigungen oder Nekrosen des Parenchyms zu erzeugen, sicherlich auch auf die Gefäße, die sie enthalten, schädliche Wirkungen entfalten können, die vielleicht, wenn nicht in einer anatomisch darstellbaren Schädigung, so doch in einer Erschlaffung und leichteren Zerreißlichkeit derselben zum Ausdruck käme. Doch ist das reine Hypothese. Gemeinsam sind allen meinen Fällen außerdem die diffusen selbständigen Blutungen sozusagen die hämorrhagische Hepatitis. An und für sich schon selten, ist sie bei Tuberkulösen meines Wissens nicht beobachtet. Es genügt selbstverständlich nicht, für die beiden letzten Fälle einfach Stauungsblutungen anzunehmen, denn diese kommen in Stauungslebern wenn auch recht selten, so doch niemals in solchem Umfang vor und zeigen dann immer derartige Anordnung, daß die Blutung in den am meisten gestauten atrophischen zentralen Bezirken auftritt und die Stauung in solchen Lebern ist dann immer viel hochgradiger, die Rarefizierung des Parenchyms vorgeschrittener. Aber abgesehen von dem allem, die zirkumskripten Blutherde meiner Fälle zeigen sie nie. Ich habe bei ihrer Deutung zunächst nach thrombotischen oder embolischen Prozessen gesucht, die zumeist zwar nur Stauungshyperämie in den betroffenen Partien setzen, aber doch in manchen Fällen auch zu diffuser Blutung in das Lebergewebe führen können (vgl. C h i a r i, Fall 7 und 14). Ich habe sie nicht gefunden. Sie hätten auch für sich allein die umschriebenen Hämorrhagien niemals erklärt. Für diese ist der Nachweis der Gefäßaufbrüche, die für alle drei Fälle geliefert werden konnten, von ausschlaggebender Bedeutung geworden. Ich habe verschiedentlich hervorgehoben, daß es oft der Übergang der Venen- in die Kapillarbahn ist, wo der Blutherd sich bildet, und dieser Befund ist vielleicht für die Mechanik

der Herdbildung von Einfluß und kann auch mit zur Erklärung
der Kugelform der Herde herangezogen werden. Man kann sich
nämlich vorstellen, daß durch die plötzliche Druckerhöhung zunächst
eine Ausdehnung eine kuglige Erweiterung der Venenwand an der
Stelle des Übergangs in die Kapillaren stattfindet, die dann, nachdem
sie schon eine gewisse Verdrängung des Leberparenchyms zustande
gebracht hat, endlich dem Druck nachgebend reißt, wodurch die
Blutung frei ins Gewebe zu liegen kommt. Eine Wand wäre dann
natürlich auch nicht für den Blutherd nachzuweisen. Diese Art
des Aufbruchs lassen die napfförmigen Ausweitungen der Einmün-
dungsstellen der Venen in die Blutherde, wie ich sie manchmal im
dritten Fall gesehen habe, vermuten. Immer aber findet in allen
Fällen letzten Endes eine Blutung statt. Für diese habe ich eine
plötzliche Druckerhöhung in der Vene angenommen. Da die Herde
erst kurz vor dem Tode entstanden sein können, so sind agonale
Druckschwankungen in der Leber wohl am wahrscheinlichsten
für sie verantwortlich zu machen. Der vorwiegende Sitz an der
Leberkonvexität läßt eine Beteiligung des Zwerchfells (Kontraktion) beim Zustandekommen der Herde vermuten.

II. Zur Kenntnis der subakuten Leberzirrhose.

I. Fall.

Im Anschluß an den Vortrag von J o r e s „Zur Kenntnis
der subakuten Leberatrophie" auf der 11. Tagung der Deutschen
pathologischen Gesellschaft zu Dresden, hat S c h m o r l kurz ein
Präparat von ausgedehnter Leberregeneration bei einer Syphilitischen demonstriert. Der Fall erweckt weiteres Interesse auch
noch dadurch, daß es sich dabei um Tod durch Verblutung aus
geborstenen Ösophagusvarizen handelt.

Auf eine ausführliche Wiedergabe der Krankengeschichte verzichte ich,
da dieselbe wesentlich psychiatrisches und neurologisches Interesse besitzt.
Die Patientin, die 48 jährige von ihrem Mann getrennt lebende Schneiderin
Hulda R., war am 23./VIII. 1906 in die städtische Heil- und Pflegeanstalt unter
den Erscheinungen einer zerebralen Lues zur Aufnahme gekommen, nachdem
seit etwa 1½ Jahren Kopf- und Leibschmerzen bestanden hatten (Angaben der
Schwester). Von Mitte September trat rasch fortschreitender körperlicher
Verfall ein, in den letzten Tagen bestand häufiges Erbrechen, am 22. XII. 1906
erfolgte plötzlich der exitus letalis.

Die Sektion wurde am 24./XII. 1906 vorgenommen (Herr Dr. Steinbrück).
Sie ergab:

Atrophie des Großhirns, Erweichungsherde in den linken Großhirnganglien.
Kirschgroße Gummen im rechten Kleinhirn und rechten Schläfenlappen. Braune
Atrophie des Herzens und Lungenödem. Bronchitis. Hochgradige Varizen
im Ösophagus mit Blutung in diesen, sowie in den Magen. Chronischer Milztumor. Syphilitische Leberzirrhose mit hochgradigem Umbau. Nierenentzündung. Magen-, Darmkatarrh, Atrophie der Genitalien.

Aus dem ausführlichen Sektionsprotokoll entnehme ich:

Der Ösophagus zeigt blaurote Verfärbung und außerordentlich starke
Verdickung seiner Schleimhaut, die unregelmäßige Wulstung besitzt, indem
sie allenthalben und besonders stark im unteren Drittel durch bis bleistiftdicke
geschlängelte und strotzend mit Blut gefüllte Venen, die anscheinend dicht
unter der Oberfläche der Schleimhaut liegen, vorgebuchtet wird. Ebensolche
Venen finden sich auch an der Außenseite des Ösophagus besonders an seiner
Hinterfläche. Aus dem Ösophagus hatte sich beim Aufschneiden flüssiges Blut
entleert, außerdem enthält er große Mengen geronnenen Blutes.

Bei der Eröffnung der Bauchhöhle findet sich in derselben nur die übliche
Menge klarer Flüssigkeit. Die Darmschlingen sind mäßig stark gebläht, der
Magen ist stark dilatiert, durch seine Wand schimmert blauroter Inhalt hindurch.
Die Leber ist unter dem Rippenbogen verborgen, die Gallenblase nicht sichtbar.
Die Leber (nähere Beschreibung s. u.) ist mit der Unterfläche des Zwerchfells
in ganzer Ausdehnung verwachsen, so daß sie mit diesem entfernt werden muß.
Beim Aufschneiden des Magens wird derselbe von flüssigem Blut und geronnenen
Blutmassen erfüllt gefunden, blutiger Inhalt fand sich auch noch im Duodenum,
dagegen bestand der übrige Darminhalt aus gallig verfärbtem Darmbrei bzw.
festem Kot. Die Milz (Gewicht 980 g) ist stark vergrößert, blaugrau, Kapsel
glatt, Parenchym zäh, anämisch, Schnittfläche glatt, Trabekelzeichnung sehr
deutlich. Das Pankreas ist klein, blaß und schneidet sich derber als normal.
Die Nieren sind deutlich vergrößert, die Kapsel nicht adhärent, Oberfläche
glatt, gelbrot, Konsistenz deutlich vermehrt. Auf dem Schnitt erscheint die
Rinde verbreitert. Die Zeichnung von Mark und Rinde ist dabei verschwommen,
in den Pyramiden besonders gegen die Papillen hin fallen eigentümliche braun-
rötliche Streifen auf. Das Parenchym ist trübe, braunrot. Nierenbecken blaß
mit glatter Schleimhaut. Der sonstige Sektionsbefund ist ohne Belang.

Die mikroskopische Untersuchung ergab zunächst die Richtigkeit der
Diagnose: Gummen in Kleinhirn und Schläfenlappen. Sie zeigt die Varizen
des Ösophagus als größere und kleinere unregelmäßig gestaltete Bluträume, die
an vielen Stellen die Schleimhaut vollkommen ersetzen, kaum daß hier und da
in der Tiefe vereinzelte Schleimdrüsen angetroffen werden. Ihre Wand ist
häufig auffallend dünn und diese stößt bei den oberflächlich liegenden direkt
an das Plattenepithel an. Die geringe Entwicklung der elastischen Elemente
der Venenwand muß erwähnt werden. Die variköse Erweiterung der Venen
macht meist an der Muskulatur halt, in der nur einzelne erweiterte Venen getroffen werden, findet sich aber reichlicher und hier mit dem stärksten Kaliber

im Bindegewebe besonders der hinteren Wand. Auch mikroskopisch gelang es nicht, die Rupturstelle der Varizen, die bei der Sektion vergebens gesucht worden war, aufzufinden, sie muß offenbar sehr klein gewesen sein. Die Milz zeigt mikroskopisch wesentlich Vermehrung ihrer bindegewebigen Elemente und vereinzelte Nekrosen.

Im Pankreas war eine Vermehrung des interstitiellen Gewebes und Atrophie des drüsigen Parenchyms deutlich. Auch finden sich ausgedehntere bindegewebige Schwielen (interstitielle Pankreatitis).

In den Nieren erkennt man eine allgemeine Vermehrung des bindegewebigen Gerüsts, während sich nur ganz vereinzelt richtige bindegewebige Schwielen oder frischere Infiltrationsherde finden. In der Rinde sind zahlreiche Glomeruli vollkommen verödet. Das Epithel der Tubuli contorti befindet sich fleckweise in Degeneration, ist kernlos, oder die Kanälchen sind stark gebläht und mit Blut erfüllt. Die Pyramiden zeigen deutliches Ödem, und es finden sich in den absteigenden Harnkanälchen außerordentlich reichliche Blutzylinder. Daneben kommen aber andre vor, die mehr homogen oder feinkörnig erscheinen und die sich von den lebhaft rot gefärbten Blutkörperchenzylindern durch ein mehr braunrotes Kolorit unterscheiden. Es sind Hämoglobinzylinder. Die Nierenarterien zeigen überall stark verdickte Wandung. Das Nierenbecken ist ohne Befund.

Die Leber wiegt 1150 g. Sie ist, soweit sie dem Zwerchfell anliegt, mit diesem durch derbe fibröse Schwarten verwachsen. Ihre Oberfläche ist im allgemeinen dunkelbraunrot gefärbt, aus ihr heben sich im Bereich des rechten Lappens große mehr gelb gefärbte Höcker heraus, während der linke Lappen eine mehr gleichmäßige gelbbraune Färbung zeigt. Die Kapsel ist überall mäßig verdickt. Die Oberfläche ist im Bereich des linken Leberlappens ziemlich glatt, nur gegen den unteren Leberrand heben sich kleine bis nußkerngroße Höcker ab, ebenso ist eine grobe aber ganz flache Granulierung in der Umgebung des Ligamentum suspensorium zu konstatieren. Der linke Lappen tritt in seiner Masse gegenüber dem rechten stark zurück. Der rechte Lappen zeigt vermehrten Dickendurchmesser und seine Oberfläche ein komplizierteres Relief, indem sich aus ihr mehrere halbkugelige Herde bis zur Größe eines Apfels herausheben, die ihrerseits wieder in kleinere Höcker zerfallen, die Erbsen- bis Kirschgröße erreichen. Die oberflächlichen Furchen, die die kleineren Knoten voneinander trennen, sind dabei nur seicht und auch die Begrenzung der größeren nur flach rinnenförmig und unscharf, nirgends so tief eindringend wie beim Hepar lobatum syphiliticum. Die großen Vorragungen nehmen das Zentrum des rechten Lappens ein, seine Ränder sind dünn und zeigen nur kleine voneinander mehr getrennt stehende Knoten. Die Unterfläche der Leber zeigt die Höckerung weniger ausgesprochen, aber noch immer deutlich. Das zwischen den Höckern liegende Gewebe ist dunkelrot gefärbt. Die Leber schneidet sich derber als normal. Auf der Schnittfläche zeigt sich ein höchst eigentümliches Bild. Die oberflächlichen Teile sind nämlich dunkelrot gefärbt unter das Niveau der Schnittfläche zurücksinkend, die zentralen Teile dagegen bestehen aus stark über die Schnittfläche vorspringendem gelbgrünlich gefärbtem Gewebe, das in seiner

Ausbreitung sich eng an die Gefäßverzweigungen anschließt und sich aus kleineren stecknadelkopf- bis gut erbsengroßen Knötchen zusammensetzt. Das dunkelrot gefärbte Gewebe ist dabei außerordentlich blutreich und zeigt maschigen, an manchen Stellen kavernomartigen Bau, oder erinnert an Milzgewebe, es schneidet sich bedeutend derber, als das gelbgefärbte Gewebe, von dem übrigens da und dort abgesprengte Herde auch inmitten der dunkelroten Bezirke sich finden. Das gelbgefärbte Parenchym läßt nirgends azinöse Zeichnung erkennen, vielmehr ordnen sich die einzelnen Knötchen so zueinander, daß im ganzen eine baumartige Zeichnung auf dunkelrotem Grund zustande kommt, indem zwischen das gelbe Parenchym überall teils breitere teils schmälere Züge des dunkelroten Gewebes sich einschieben. Dabei ist auf manchen Durchschnitten deutlich, wie dieses Gewebe gegen Lebervenenäste andringend deren Wand vorbuchtet, während ein wirklicher Einbruch aber nirgends gefunden werden konnte. Diese Verhältnisse, am schönsten ausgesprochen im Bereich des rechten Leberlappens, verlieren sich allmählich im linken, indem die grobe Granulierung einer mehr feineren Platz macht und die großen Bezirke dunkelroter Substanz, die im rechten Leberlappen einige Zentimeter breit vorhanden waren, zu feinen Straßen zwischen den kleinen vorspringenden Höckern reduziert sind. Normales Parenchym bzw. dessen Reste sind aber auch hier nirgends aufzufinden. Die verschiedenen durch das Organ gelegten Schnittebenen zeigen prinzipiell keine Unterschiede; gegen die Ränder zu sind auch im linken Lappen die Straßen zwischen dem spärlichen gelben Parenchym breiter. Der Lobus caudatus ist groß, er zeigt die dem linken Lappen eigentümlichen Verhältnisse. Der Stamm der Vena portae enthielt kurz nach seiner Entstehung aus den großen Venen des Verdauungstraktus einen älteren wandständigen wenig ausgedehnten Thrombus. Sonst waren in den Gefäßen nirgends Thromben zu bemerken, dagegen zeigen sich auf den Schnitten außerordentlich viel große Lebervenendurchschnitte, und besonders in den dunkelroten Partien waren schon makroskopisch außerordentlich reichlich Gefäßdurchschnitte wahrnehmbar.

Zur mikroskopischen Untersuchung wurde eine ganze Scheibe der Leber verarbeitet und außerdem aus den übrigen Leberteilen Stücke entnommen und nach den üblichen Methoden gefärbt. Paraffineinbettung.

Zunächst interessiert die Zusammensetzung des gelben Gewebes. Dieses besteht in der Hauptsache aus Zellen, die nur ganz entfernt an Leberzellen erinnern, sie sind aber durchweg größer als solche, ihr Protoplasma färbt sich heller, der Kern, den sie enthalten, ist ziemlich groß, bläschenförmig und dabei relativ chromatinarm. Der Hauptunterschied gegenüber normalen Leberzellen besteht aber in einer Unregelmäßigkeit der Form, indem statt der normalen polyedrischen Gestalt, plumpe unregelmäßige Formen, selbst ausgesprochen spindlige Elemente vorkommen. Dabei zeigen die einzelnen dicht beisammen liegenden Zellen oft auffallende Unterschiede, so daß von einem durchgeführten Zelltypus nicht gesprochen werden kann. Teilweise erklärt sich das durch die Art der Zusammenlagerung der Zellen. Von azinöser Struktur ist nichts zu bemerken, die Zellen liegen in bald größeren, bald kleineren Gruppen zusammen, die sich wieder zu plumpen, unregelmäßigen Balken derart zusammenschließen, daß eine grob netzförmige Zeichnung entsteht. Die so beschaffenen Zellen sind nun durch Bindegewebszüge zu größeren und kleineren Komplexen zusammengeschlossen, die im rechten Lappen, wo die baumartige Zeichnung deutlich ist, immer der Größe vieler Azini entsprechen.

Die Komplexe zeigen sämtlich Umgrenzung durch Bogenlinien, meist runde, ovale oder kleeblattartige Form und sind im Zentrum des gelben Baumes besonders groß, kleiner an der Grenze gegen die dunkelrote Substanz. In ihrem Innern kann Bindegewebe vollkommen fehlen und die Zellgruppen werden nun durch zahlreiche oft eng beisammen liegende Venenquerschnitte unterbrochen, in deren Umgebung manchmal eine mehr radiäre Lagerung der Zellbalken unverkennbar ist. Alle Komplexe zeigen sich nur aus solchen Zellen zusammengesetzt, Reste alter Lebersubstanz sind nirgends aufzufinden. Während nun aber in den einen das Zellprotoplasma gleichmäßig feinkörnig erscheint, ist in anderen eine weitgehende Vakuolisierung der Zellen eingetreten, die überall im Sudanpräparat mit Fettropfen erfüllt sich zeigen, oder aber nur das Zentrum des Komplexes zeigt diese Veränderung, die weiterhin zu einem Zellzerfall führt. Zugleich mit diesem treten dann auch Rundzellen im Zentrum auf und im Gieson präparat werden feine rote Bindegewebsfasern sichtbar, die die zerfallenden Zellen zwischen sich einschließen; die dadurch entstandene sternförmige Figur schickt feine Ausläufer ins umgebende Gewebe. Konforme Herde bilden sich um die Lebervenenmündungen an anderen Stellen des Komplexes, die sich untereinander verbinden und endlich zu einer weitgehenden Aufspaltung des Komplexes führen, wobei gleichzeitig Verbindungen mit von der Peripherie her in den Komplex hereinziehenden Fasern genommen werden. Ja man kann Stellen finden, in denen der Komplex vollkommen durch feine Bindegewebsfasern und eingelagerte Zellreste substituiert worden ist, wo aber die Umgrenzung durch einen derberen bindegewebigen Streifen und die ganze Anordnung der feineren, den Herd erfüllenden Fasern keinen Zweifel läßt, daß ein umgewandelter Komplex vorliegt. Man kann in jedem Schnitt aus der Grenze des gelben Baums gegen das dunkelrote Gewebe alle Stadien dieses Vorgangs vereinigt finden. Besonders hübsch kommen die regressiven Metamorphosen an (nach Perls) auf Eisenpigment gefärbten Präparaten zum Ausdruck, indem das Auftreten der Zelldegeneration mit einer Einlagerung eisenhaltigen Pigments in die degenerierenden Zellen verknüpft ist, und die Einlagerung des Eisens sowohl der Ausdehnung als Intensität des Prozesses parallel geht. Und dieses eisenhaltige Pigment ist auch der letzte Überrest der degenerierten Zellen und liefert für das oben geschilderte Endstadium den Beweis, daß es aus einem degenerierenden Komplex hervorgegangen sein muß. Im Hämatoxylin-Eosinpräparat erscheinen die Pigmenteinlagerungen als braunschwarze Schollen.

Was die feineren Vorgänge bei dieser Degeneration und bindegewebigen Substitution des Komplexes anlangt, so kann die Bindegewebsvermehrung an den Degenerationsherden sicher nicht einfach als eine relative durch Schwund des Parenchyms erklärt werden, vielmehr ist neben einer Verdickung der Kapillarwände und einer Verstärkung des spärlichen Stützgerüstes eine Neubildung von Bindegewebe anzunehmen, die überall in dem degenerierenden Gewebe und

besonders in der Nähe der Kapillaren auftretende Spindelzellen besorgen.
Daneben ist eine starke Infiltration mit Rundzellen vorhanden. In den Bindegewebsmaschen sind weiter immer neben den stark zerfallenen Leberzellen
besser erhaltene Zellzüge sehr reichlich anzutreffen, die als Gallengänge imponieren. Neben regressiven Veränderungen finden nun also im Komplex auch
progressive statt, indem in schon degenerierenden an einer oder mehreren Stellen
der Peripherie Zellbezirke auftreten, die durch ihr frisches Aussehen, durch ihren
Mangel an Pigment als jüngere sich dokumentieren und die auch durch ihre
leicht konzentrische Anordnung sich aus dem Balkennetz des übrigen Komplexes herausheben.

Aus allem geht hervor, daß die gelbe Substanz nicht in Ruhe sich befindet,
sondern einem fortwährenden Ab- und Neuaufbau unterliegt, die das gerade
vorliegende Bild als Momentaufnahme eines weitgehenden Umwandlungs-
prozesses verstehen läßt.

Die Hauptmasse des dunkelroten Gewebes bilden besonders dort, wo es
größere Mächtigkeit erlangt hat, Gefäße. Es sind ganz überwiegend Venen,
aber auch Arterien und oft stellt die Vergesellschaftung beider mit Gallengängen
und die Umschließung durch ein gemeinsames Bindegewebslager ihre Zusammengehörigkeit als Portalelemente außer Zweifel, die Hauptmasse bilden aber stark
geschlängelte und unregelmäßige Biträume, die eine gesonderte Wand oft
gar nicht erkennen lassen, sie erscheinen vielmehr wie endothelbekleidete Lakunen
inmitten des sie umschließenden Bindegewebes, das um sie herum fast strukturlos wie hyalinentartet angetroffen werden kann. Es scheinen sekundäre Verbindungen benachbarter Biträume vorzukommen, wodurch das Gewebe einen
kavernösen Charakter gewinnt. Neben den großen Biträumen durchziehen
das Gewebe allenthalben kleine strotzend gefüllte Venen und übermäßig erweiterte Kapillaren. Die Arterienwandungen sind meist deutlich verdickt.
Das die Gefäße umschließende Bindegewebe stellt entweder derbe breite Züge
dar oder aber es zeigt mehr feinmaschigen Bau und ist dann aufs dichteste
mit Rundzellen infiltriert. Daneben enthält es aber noch andere Einschlüsse.
Zunächst stößt man oft tief innerhalb der kavernösen Substanz auf größere
und kleinere Zellpakete, die aus stark veränderten Leberzellen bestehen. Sie
sind klein, dürftig mit dichtem Protoplasma, häufig klumpigen, pyknotischen
oder blassen verwaschenen Kernen. Die ganze Gruppe kann außerdem von
Rundzellen stark durchsetzt sein. Immer enthalten die Zellen reichlich eisen-
haltiges Pigment, das auch frei in scholligen Massen oder feinen Körnchen
in den Bindegewebsmaschen allenthalben angetroffen werden kann. Ob in diesen
Zellpaketen die letzten Reste des ursprünglichen Leberparenchyms sich bergen,
ist mit Sicherheit natürlich nicht zu entscheiden, es scheint mir aber unwahrscheinlich, deshalb, weil alle größeren Zellhaufen, die sich isoliert von der übrigen
gelben Substanz ins Lebergewebe eingestreut finden, azinöse Struktur vermissen lassen und in ihrer Anordnung durchaus mit den Komplexen der gelben
Substanz identisch sind. Sie zeigen dabei alle geschilderten Degenerationserscheinungen und vor allem in ihren kolossal erweiterten und stark verdickten
Gefäßen eine hochgradige Stauung, die an vielen Stellen zu diffusen Blutungen

ins umgebende Gewebe Anlaß gegeben hat, und die immer zu einer Verdickung der Kapillarwände und zum Auftreten von Spindelzellen entlang dieser und im Gewebe führt. Diese Stauungserscheinungen leiten über zu den hochgradigen Venektasien der milzartigen Substanz und finden ihre direkte Fortsetzung und wohl auch eine Ausgleichsmöglichkeit in den dünnwandigen, aber stark erweiterten Gefäßen, die im mikroskopischen Präparat die Verwachsungen zwischen Leberkapsel und Zwerchfellunterfläche durchziehen. Auf der andern Seite setzt sich diese Stauung auch in die breiteren zwischen die Komplexe der gelben Substanz eindringenden Septen fort. Komplexe mit schöngebauten Leberzellen und sauberer kreisförmiger bindegewebiger Umgrenzung, die also als frisch entstandene angesprochen werden müssen, finden sich inmitten des milzartigen Gewebes nur selten.

Besondere Besprechung erheischen die Gallengänge. Man begegnet ihnen überall reichlich, im dichten kernarmen Bindegewebe in der Art, wie sie in Leberzirrhosen die Regel bildet. Andere Gebilde finden sich dagegen in dem feinmaschigen jungen Bindegewebe, das man als Gerüst zugrunde gehender neugebildeter Parenchymbezirke ansprechen muß. Hier sieht man nämlich zwischen den feinen mit elastischen Fasern ziemlich reichlich untermischten Bindegewebsmaschen überall in Querschnitten um ein deutliches rundliches Lumen angeordnete, kubische Zellen, die aber oft auch etwas unregelmäßige Formen besitzen. Der Zelleib ist klein, der Kern rund, wenig chromatinreich. In Längsschnitten ordnen sie sich zu dickrunden Strängen an, sie erfüllen überall die Bindegewebsmaschen, so daß man zunächst trotz der Anordnung zu Schläuchen Leberzellen vor sich zu haben glaubt. Solche finden sich tatsächlich auch, manchmal in ganz ähnlicher Anordnung, aber ihr Protoplasma ist verklumpt, ihr Kern verschwunden oder in deutlicher Degeneration und sie enthalten immer reichliche Einlagerung eisenhaltigen Pigments, das im Gegensatz dazu in den Zellschläuchen durchweg fehlt, wo es vorkommt, ist es auf atrophierende Leberzellen zu beziehen, die manchmal noch in der gleichen bindegewebigen Alveole sich finden. Es ist kein Zweifel, daß hier im degenerierenden Parenchymbezirk eine Zellneubildung aufgetreten ist. Es ist wichtig, daß diese Wucherung aber oft schon vorkommt, wo im Zentrum eines Parenchymbezirks die Degeneration erst einsetzt und es zur ersten Ansammlung und Neubildung von Bindegewebe gekommen ist. Trotz dieser reichen Neubildung können solche Gerüste von Komplexen vollkommen frei von Herden neugebildeten kompakteren Parenchyms getroffen werden, während an andern Stellen, wo im feinmaschigen Gewebe ein neuer Parenchymherd aufgetreten ist, die Zellschläuche an dessen Zellen herantretend und im Übergang in diese gefunden werden können. Überall nun, wo sich altes Bindegewebsgerüst findet, stößt man auch auf diese jungen neugebildeten Schläuche, so auch in den Bindegewebsstraßen zwischen den Parenchymbezirken, und auch hier ist ihr Zusammenhang mit den diese zusammensetzenden Zellbalken immer unverkennbar. Es muß hervorgehoben werden, daß dagegen im Innern der Parenchymkomplexe Gallengänge sonst nie aufzufinden sind, solange der Komplex intakt ist und noch nirgends die Bindegewebsentwicklung und Degeneration begonnen hat. Die Zellschläuche können nur als Wucherungen kleiner

Gallengänge aufgefaßt werden. Von Strängen atrophierender Leberzellen unterscheiden sie sich immer durch die Eisenreaktion, die bei ihnen negativ ausfällt, und durch ihr ganzes Aussehen, das in scharfem Gegensatz zu den geschrumpften, verklumpten, degenerierenden Leberzellen steht.

Der vorhergehenden Schilderung entspricht der größte Teil des rechten Leberlappens, nämlich soweit in ihm gelbes Parenchym in dunkelrotes Gewebe eingebettet liegt. Etwas anders gestalten sich die Verhältnisse im Zentrum der gelben, baumartigen Figur. Hier tritt die Entwicklung der bindegewebigen Septen mehr zurück, die Abtrennung der Komplexe ist weniger scharf, benachbarte treten überall in Zusammenhang. Dabei trifft man zwischen den losen bindegewebigen Zügen immer außerordentlich stark erweiterte, dünnwandige Gefäße und inmitten des Parenchyms sehr viele oft eng zusammenliegende, weite Lebervenenquerschnitte. An manchen Stellen ist die Blutstauung auf die sonst nicht stärker erweiterten Kapillaren der Parenchymkomplexe übergegangen und an einzelnen Gebieten ist es gar zu größeren diffusen Blutungen ins Gewebe gekommen, oder es finden sich kleine, mehr umschriebene Blutlachen, wobei unter Zertrümmerung des Leberparenchyms rote Blutkörperchen das noch erhaltene Bindegewebsgerüst erfüllen. Solche Herde finden sich aber auch vollkommen isoliert im Gewebe.

Der linke Lappen zeigt in seinen verschiedenen Abschnitten ungleiche Verhältnisse. In seiner rechten Hälfte zeigt er im großen und ganzen dasselbe Bild wie der rechte, nur sind die einzelnen Zellkomplexe kleiner, so daß ein mehr der Zirrhose ähnliches Bild zustande kommt. Nur ist überall ihr gegenüber die oft außerordentlich starke Durchsetzung der bindegewebigen Septen mit Rundzellen bemerkenswert.

Gegen den linken Leberrand hin nimmt die Masse des Bindegewebes wesentlich ab, die starken Züge fehlen vollkommen, das Gewebe wird mehr homogen. Neben feineren bindegewebigen Strängen treten an manchen Stellen breite Straßen von Rundzellen mehr in den Vordergrund, die die Portalelemente begleiten, die Portalknoten untereinander verbinden. Das Parenchym zeigt aber auch hier keinen azinösen Bau, vielmehr läßt seine Anordnung zu rundlichen Komplexen erkennen, daß es sich um neugebildetes Gewebe handelt. Nur in einem kleinen Bezirk des linken Lappens einige Zentimeter vom Rand entfernt stößt man zwischen den Neubildungsherden, die hier wieder überall von bindegewebigen Zügen umschlossen sind, auf Parenchymbezirke, die noch azinusartige Anordnung zeigen, während die Randbezirke selbst durchaus das Bild einer gewöhnlichen Zirrhose mit vollkommenem Umbau des Parenchyms darbieten. Je stärker der Umbau des Parenchyms ist, desto ausgesprochener ist auch immer die Blutstauung, die an vielen Stellen des linken Lappens ebenfalls zu diffusen Blutungen ins Gewebe geführt hat. Die Gallengangswucherungen, die im rechten Lappen so auffallend waren, treten gegen den linken Leberrand hin mehr und mehr in den Hintergrund.

Wichtiger ist das Verhalten der Zellen in den verschiedenen Abschnitten. Im allgemeinen kann man sagen, daß gegen den linken Lappen hin sich die Zellen mehr und mehr dem normalen Leberzelltypus nähern. Vor allem schwindet die ausgesprochene Polymorphie, die in den Komplexen des rechten Lappens die Zellen oft einen geschwulstartigen Charakter annehmen läßt. Insbesondere liegen in dem Bezirk, in dem die Zellen in ihrer Anordnung noch an den azinösen Bau erinnern, ziemlich normal gestaltete Zellen vor.

Das eigentümliche Bild der Leberschnittfläche hatte zunächst an das Vorhandensein einer wirklichen Neubildung in der Leber denken lassen. Nach dem mikroskopischen Befund ist es nicht zweifelhaft, daß es sich um eine ausgedehnte Regeneration von Lebergewebe handelt. Das gleichartige Verhalten des neugebildeten Gewebes im ganzen Bereich des rechten Lappens legt die Vermutung nahe, daß es insgesamt zu gleicher, nicht sehr weit zurückliegender Zeit entstanden sein muß. Zu einer Zeit, wo offenbar das ursprüngliche Parenchym unter dem Einfluß einer schweren Schädigung einer akuten Nekrose anheimfiel. Nur so kann man sich erklären, wie in dem ursprünglichen Organ sozusagen planmäßig ein neues entstehen konnte. Bei der Evidenz syphilitischer Veränderungen in andern Organen ist es zweifellos das syphilitische Virus, das für die akute Degeneration verantwortlich zu machen ist, kann es doch unter dem Einfluß sekundärer Syphilis sogar zu vollständiger akuter gelber Leberatrophie kommen (R i c h t e r , T h u r n - w a l d). Ein ähnlicher Prozeß muß im vorliegenden Fall im rechten Lappen gespielt haben. Die Syphilis bevorzugt ja oft einen Leberlappen ganz besonders, meist kommt es allerdings zu einer völligen Schrumpfung des linken Lappens. Die gesamte blaurote milzartige Substanz entspricht bei dieser Auffassung dem beiseite geschobenen Bindegewebsgerüst des ursprünglichen Parenchyms, sowie dessen Blutgefäßen, die beide, der akuten Degeneration entgangen, durch die in ihrer Mitte sich entwickelnde Neubildung nach der Peripherie verdrängt wurden. Dabei hat wahrscheinlich der akutatrophische Prozeß eine schon vorher schwer veränderte Leber betroffen. Die ganze äußere Konfiguration des Organs, die durchaus nicht allein durch die Regenerationsherde bedingt ist, macht es wahrscheinlich, daß damals schon eine syphilitische Hepatitis, eine gelappte Leber, vorlag.

Die makroskopische Betrachtung der Leber zeigt diese im Bereich des rechten Lappens durch Furchen in mehrfache halb-kuglige Komplexe eingeteilt, die aber viel weniger tief, als es bei der syphilitischen Leber der Fall zu sein pflegt, in das Gewebe einschneiden. Wenn man nun die Beziehungen der neugebildeten Gewebsmassen innerhalb des Organs zu diesen Furchen genauer betrachtet, so erkennt man leicht, daß die Furchung nicht allein eine Funktion der Parenchymneubildung sein kann, daß sie vielmehr teilweise unabhängig von dieser Neubildung ist. Denn einmal entsprechen die Furchen nicht immer den Einziehungen, die in der Zirkumferenz der gelben Substanz liegen, und oft ist diese durch das milzartige Gewebe noch so weit von der Oberfläche getrennt, daß man kaum annehmen kann, daß sie schon oberflächengestaltend wirken konnte. Wohl aber war durch ihre Entstehung die Möglichkeit einer Ausgleichung schon vorhandener Furchen gegeben. Die außerordentliche Mächtigkeit des milzartigen Gewebes macht weiterhin wahrscheinlich, daß eine stärkere bindegewebige Grundlage in der Leber gegeben war.

Der linke Lappen, der anscheinend größtenteils von dem akuten Degenerationsprozeß unberührt blieb, bietet vielleicht die Verhältnisse dar, wie sie vor Einsetzen der Nekrose vorlagen. Der linke Lappen kann schon aus dem Grunde nicht gleichzeitig mit dem rechten einer so schweren Schädigung ausgesetzt gewesen sein, weil sonst eine Fortdauer des Lebens unmöglich gewesen wäre. Leider gibt die Krankengeschichte keinerlei Anhaltspunkt (Ikterus usw.) für eine akut-atrophische Attacke. Die weitgehenden Differenzen, die zwischen einer normalen Leberzelle und den Elementen des gelben Parenchyms bestehen, geben aber einen weiteren Anhaltspunkt für die Annahme einer schon vor Einsetzen der Nekrose umgebauten Leber. Man kann nämlich wohl sagen, daß diese Differenzen um so größer sind, je mehr Generationen die normale, ursprüngliche Leberzelle von der neugebildeten trennen, indem die neugebildete Zelle sich immer mehr einem fließenden geschwulstartigen Zelltyp nähert, der sich vor allem durch eine ungemeine Variabilität in Form und Größe auszeichnet. So entstehen aus der Leberzelle allmählich große, plumpe, mehr spindelige oder mit mehreren plumpen Fortsätzen versehene Zellen, wie sie sich auch im vorliegenden Fall finden. Und der Unterschied gegen echte Karzinomzellen wird noch mehr verwischt dadurch, daß diese bekanntlich sich ihrerseits oft außerordentlich Leberzellen nähern können. Haben wir doch hier einen Fall (1907, J.-Nr. 118) beobachtet, wo Metastasen eines primären Leberkarzinoms in Unterschenkel und Wirbelknochen täuschend zu Leberbalken angeordnete, galleproduzierende Zellstränge darstellten. Diese Zellveränderung wird vielleicht noch verständlicher, wenn man bei der Leberzell-neubildung den Gallengängen einen weitgehenden Anteil zugesteht, da bei dieser Entstehungsweise von vornherein doch wohl kaum vollwertige Zellen gebildet werden dürften.

Ich bin im Vorhergehenden des genaueren auf Wucherungen der kleinen Gallengänge eingegangen, und es ist sehr wahrscheinlich, daß sie hier für die Regeneration des Parenchyms eine Rolle spielen. Dafür sprechen vor allem das Auftreten junger Parenchyminseln inmitten der wuchernden Gallengänge und im Zusammenhang mit ihnen, sowie die oft gesehenen Bilder, wo das degenerierende Zentrum eines Bezirks im starken Gegensatz zu den frischen, saftigen Zellen der Peripherie steht, und wo diese Zellen dann in allmählichem Übergang in Gallengänge getroffen werden, die aus der Umgebung an die Parenchymbezirke herantraten. Ob aber aus all diesen neugebildeten Gallengängen oder „Zellschläuchen" (wie M a r c h a n d sagt, der sie auch aus restierenden Leberzellen durch Wucherung hervorgehen läßt), späterhin Leberzellinseln ent-stehen, möchte ich füglich bezweifeln. Die Gallengangswucherung erweckt oft mehr den Eindruck, als ob sie eine Folge der Isolierung der Gallengänge vom Parenchym (durch die Degeneration dieses) darstellte, wobei zur Wucherung vielleicht noch der Reiz des be-stehenden pathologischen Prozesses anregt. Dies scheinen meiner Ansicht nach Fälle, wie der von M e l c h i o r (Münchner Med. Wochenschr. 1907, Nr. 43) kürzlich beschriebene darzutun, wo es in dem hochgradig geschrumpften linken Lappen einer syphili-tischen Leber zur Ausbildung von Gallengangsadenomen kam.

Ich verfüge über zwei ähnliche Fälle. In dem einen (1907, J.-Nr. 287) war d e r r e c h t e L e b e r l a p p e n zu einem etwa fingergliedlangen und daumendicken Anhang des linken zusammengeschrumpft, der selbst ungefähr die Größe einer normalen Leber hatte. Der Mann war an Lungenphthise gestorben; Aszites fand sich nicht. Der rechte Lappen hatte schon makroskopisch gelbliche, nekrotische Einsprengungen erkennen lassen, mikro-skopisch liegt in einem sklerotischen, teilweise vollkommen nekro-tischen Bindegewebe, das von einzelnen frischen Infiltrationsherden unterbrochen wird, eine große Anzahl gewucherter Gallengänge,

die außerordentlich stark geschlängelt an ihrem blinden Ende
große, keulenartige Auftreibungen zeigen, so daß durchaus adenomartige Bildungen resultieren, wenn es auch nicht zu regelmäßigen
Tumoren wie bei M e l c h i o r gekommen ist. Im übrigen setzt
sich der Lappen aus stark verdickten, teilweise obliterierenden
Gefäßen, breiten Nervenstämmen und vereinzelten elenden Paren-
chymresten zusammen. Der linke Lappen zeigte hochgradigen
Umbau und Bindegewebsentwicklung. Im zweiten war der linke
Lappen zu einem zweifingerbreiten und 5 cm langen Gebilde zusammengeschrumpft, in dem sich ebenfalls solche adenomartige
Gallengangswucherungen zwischen nekrotischen gummösen Partien, massenhaften Gefäßen und Nervenstämmen, sowie Regene-
rationsherden fanden. Der Fall war weiterhin deshalb bemerkenswert, weil die Leber nur 840 g wog. Es war aus irgendwelchen
Gründen trotz hochgradiger kleinknotiger Regeneration zu nur
ungenügendem Wiederersatz des zugrunde gegangenen Parenchyms
gekommen.

Die kolossale venöse Stauung in der Leber meines Hauptfalles
ist auch nur eine Folge des Umbaues und der Verdrängung des
alten Gefäß-Bindegewebsgerüsts. Durch dieses hindurch muß ja
(K r e t z) der Abfluß des Blutes des neugebildeten Parenchyms
in die Lebervenen erfolgen, was ja natürlich mit großen Schwierigkeiten verknüpft ist, da weite Gefäßgebiete undurchgängig geworden sind. Die Eröffnung neuer Abflußbahnen schafft hier Abhilfe,
und sie muß anscheinend allen Anforderungen genügt haben, da
ja kein Aszites trotz der hochgradigen Leberveränderung eintrat.
Es wurden zwei neue Abflußwege geschaffen: Einmal wurde der
ja am häufigsten (T h o m a s , S a x e r) sich bildende Kollateral-
kreislauf eröffnet, der in dem Schema von T h o m a s unter I c
angegeben ist: V. portarum — V. coron. ventr. sin. — Vv. oeso-
phageae super. — Vv. intercostales — V. azygos — V. cava super.,
und außerdem scheint ein anderer Weg eingeschlagen worden zu
sein (in dem Schema von T h o m a s: II f) Vena portarum — von
den Leberlobulis durch die sogenannten Kapselgefäße K ö l l i c k e r s
in die — Vv. phrenicae inferiores — Vena cava inferior.

Für das Ausbleiben des Aszites werden von S a x e r auch die
bei der Ausbildung hochgradiger Varizen so außerordentlich leicht
eintretenden Blutungen verantwortlich gemacht. Sie sind aber

im vorliegenden Fall klinisch nicht beobachtet worden, nach dem anatomischen Bild, das die Ösophagusschleimhaut mit den kolossal erweiterten Varizen bot, mußten die kleinsten Anlässe (Erbrechen harter Bissen) genügen, um eine eventuell abundante Blutung hervorzurufen. Die tödliche Blutung wurde klinisch nicht erkannt; es ist nicht ausgeschlossen, daß ihr andere voraufgegangen waren. Das ergossene Blut ging unbemerkt im Stuhl ab (oder wurde stark verändert erbrochen?). Der rasch sich abspielende körperliche Verfall der Patientin könnte für diese Annahme verwertet werden. Auf die hochgradige Stauung in der Leber sind wohl sicher auch die diffusen Blutungen zurückzuführen, die da und dort im Parenchym getroffen wurden. Begünstigt wurden sie auch noch durch die zweifellos vorliegende Blutalteration, die aus dem starken Eisengehalt der Leber, den Hämoglobinausscheidungen und den Blutungen in der Niere geschlossen werden muß. Die Thrombose, die der Stamm der Pfortader aufwies, ist eine marantische. In die Verzweigungen hatte sie sich nicht fortgesetzt. Irgendwelche Bedeutung für die Leberveränderung kommt ihr nicht zu. Sie ist eine sekundäre Erscheinung. Inwieweit die Blutalteration auf Rechnung der Leberveränderung zu setzen ist, ist kaum mit Sicherheit auszumachen. Funktionell scheint ja trotz der hochgradigen Veränderung das Parenchym noch genügt zu haben, und die Syphilis an sich genügt ja hinreichend zu ihrer Erklärung. Möglich ist immerhin, daß sich beide Faktoren zu einem Circulus vitiosus kombinierten.

Wenn ich zum Schluß meinen Fall unter die der Literatur einreihen soll, so scheint er mir am meisten den Leberveränderungen nahezustehn, wie sie als Folgezustände subakuter atrophischer Prozesse bei Infektionskrankheiten als multiple knotige Hyperplasie, knotige Zirrhose der Kinder mehrfach beschrieben sind. Auf der andern Seite ist der Fall natürlich den syphilitischen interstitiellen Hepatitiden zuzuzählen, insofern in einer derartig schon veränderten Leber der atrophische Prozeß eingesetzt haben muß.

II. Fall.

Der zweite Fall bildet einen auffallenden Gegensatz zum ersten, insofern auch hier ein totaler Umbau der Lebersubstanz sich vollzog, aber der Prozeß offenbar langsamer und ohne auffallende Umwälzungen vor sich ging.

Die Krankengeschichte des Falles bietet nichts Bemerkenswertes Sektionsdiagnose (12. XII. 1906; Journal-Nr. 796, 1906): Floride Lungentuberkulose. Kaverne in der linken Spitze. Aspirationsherde in den übrigen Lungenteilen. Bronchitis, Tracheitis tuberculosa. Struma cystica, nodosa, Schwellung der Hals- und Bronchiallymphdrüsen. Ausgedehnte Pleuraverwachsungen links. Chronischer Milztumor. Stauung der Leber und Nieren. Vergrößerung der Nebennieren. Magenkatarrh. Darmtuberkulose.

Auf die Wiedergabe des ausführlichen Protokolls verzichte ich, da dasselbe keine Anhaltspunkte für die vorliegende Leberveränderung ergab.

Die Leber ist normal groß, ihre Kapsel durchsichtig, die Oberfläche dabei aber ganz fein granuliert. Farbe braungelb. Auf der Schnittfläche ist die Azinuszeichnung nicht zu erkennen, und es fällt eine ganz feine Granulierung derselben auf, indem kleine Abschnitte des Parenchyms das allgemeine Niveau ganz wenig überragen. Dieselben sind bräunlich gefärbt, gegenüber dem mehr gelben Ton ihrer Umgebung. Beim Durchschneiden beschlägt das Messer. Konsistenz des Organs nicht vermehrt. Sämtliche Teile der Leber zeigen das gleiche Bild. Auch formalinfixiertes Material zeigt deutlich die der feinen Granulierung entsprechenden Verhältnisse, indem in dem allgemeinen Grau des Grundes kleine, stecknadelkopf- bis kleinlinsengroße, dichtere und weiß erscheinende Bezirke von ihrer Umgebung deutlich sich abheben.

Die beiden verschiedenen Parenchymanteile fallen sofort bei der mikroskopischen Betrachtung auf, indem das Lebergewebe Gruppen sehr schön ausgebildeter Leberzellen inmitten stark vakuolisierter Umgebung zeigt. Dabei erkennt man aber, daß ein Übergang der einen Erscheinungsform in die andere an den Grenzen stattfindet, und daß keine ausgesprochene Abgrenzung der kompakteren Zellgruppen möglich ist. Eine Bestimmung der beiden Zellarten nach Azinusgebieten ist vollends unmöglich, da von einer azinösen Struktur der Leber überhaupt nicht geredet werden kann. Vielmehr besteht das ganze Organ aus netzartig anastomosierenden Leberbalken, ohne eine Spur radiärer Orientierung zu Zentralvenen, vielmehr erinnert an vielen Stellen ein Komplex kompakter Zellen an die mehr ringförmige, zwiebelschalenartige Zusammenlagerung der neugebildeten Zellen, wie sie jede Leberzirrhose aufweist. Mit einem Unterschied: die so beschaffenen Bezirke entbehren meist der allseitigen scharfen bindegewebigen Umgrenzung, die solche Neubildungsherde in Zirrhosen von der alten Lebersubstanz oder schon wieder degenerierendem Leberparenchym trennt. Doch kommt etwas Ähnliches vor, indem eine größere Gruppe neugebildeter Zellen nach einer Seite hin von einem bogenförmig zwischen zwei Noduli portobiliares verlaufenden bindegewebigen Septum abgegrenzt wird, während nach den andern Seiten hin die Gruppe diffus in die Umgebung übergeht. Sonst halten die kompakten Zellen jeden Vergleich mit den neugebildeten Zellen in einer Zirrhose aus, sie sind relativ groß, zeigen helles, feinkörniges Protoplasma und schließen einen großen, blassen, bläschenförmigen Kern mit großem Nukleolus ein. Die Kerne der vakuolisierten Zellen sind meistens halbmondförmig plattgedrückt, oft pyknotisch, und im Sudanpräparat wird die Zelle von einem sie ganz erfüllenden Fettropfen eingenommen. Zwischen den fetterfüllten Zellen trifft man andere kleine, mit dichtem Protoplasma und degenerierendem Kern, sowie freie Zellkerne und Fettropfen. Neben Fett enthalten die Zellen oft feinkörniges, goldgelbes Gallenpigment.

Fehlt auch der übliche azinöse Bau in der Leber vollkommen, so kommt doch eine gewisse Felderung des Organs zustande durch die stärker als normale Entwicklung der Bindegewebszüge, die überall die Noduli portobiliares mit feinen Zügen verbinden. Doch ist auch diese Abtrennung von Parenchymteilen selbstverständlich nur eine lückenhafte, oft nur angedeutete und die so entstandenen Felder enthalten meist sowohl verfettete wie kompakte Zellen, wenn man auch manchmal Felder antreffen kann, die vollkommen aus intakten oder aus vakuolisierten Zellen bestehen. Öfter ordnen sich die neugebildeten Zellen deutlich um einen Nodulus portobiliaris als Mittelpunkt an. Im allgemeinen besteht aber der Eindruck, als ob überall zwischen die vakuolisierten oder schon degenerierenden Zellen neugebildete als Ersatz sich einschöben.

Eine Vermehrung des Bindegewebes liegt in der Leber zweifellos vor. Die Portalelemente sind überall von reichlicherem Bindegewebe als unter normalen Verhältnissen umgeben. Überall sieht man von den Noduli portobiliares aus feine Bindegewebsfasern sich zwischen die Zellen der Umgebung einschieben, benachbarte Knoten untereinander verbinden. Es sind immer vakuolisierte, degenerierende Zellen, zwischen die die Bindegewebsfasern eindringen, während die neugebildeten Zellen eher eine Verdrängung der Fasern erkennen lassen. Die nächste Umgebung des Knotens zeigt dabei starke Infiltration mit Rundzellen, spärlicher finden sich spindelige Elemente zwischen den oft allseitig von Bindegewebsfasern umschnürten und abgesprengten Zellgruppen. Beide Elemente begleiten auch die feineren Ausläufer des Bindegewebes, in deren Nähe sie vollkommen frei im Gewebe gefunden werden können. An anderen Stellen bestehen mehr selbständige Infiltrationsherde um oder in der Nähe der Portalknoten. Die breiten Bindegewebsstraßen, wie sie die zirrhotische Leber aufweist, fehlen vollkommen. Die Gallengänge spielen für diesen Fall gar keine Rolle, Gallengangswucherungen werden vollständig vermißt.

Was den Fall somit auszeichnet, ist der vollkommene Umbau der Leber durch einen Regenerationsprozeß, der zu einem Aufgeben der azinösen Struktur geführt hat, ohne daß dabei eine stärkere Entwicklung von Bindegewebe auftrat. Die eigentümliche Verteilung von Bezirken mit neugebildeten Zellen einerseits, degenerierenden, vakuolisierten andererseits gibt einen Anhaltspunkt über die Art, wie der Umbau sich vollzogen haben muß. Vor allem muß der der Regeneration voraufgehende Degenerationsprozeß immer größere Azinusabschnitte gleichzeitig betroffen haben, da sonst wohl einfach eine Regeneration im Azinus von dessen restierenden Zellen aus eingetreten sein müßte. Und es scheinen besonders oft zunächst die Azinusperipherien, die um einen Portalknoten sich gruppierten, gleichzeitig der Degeneration erlegen zu sein. Damit wird verständlich, daß die Neubildungsherde gern in Anlehnung an diese gefunden werden, daß aber auch an andern Stellen in ihrer Umgebung stärkste Degeneration vorhanden ist und manchmal sogar eine Entwicklung jungen Bindegewebes von ihnen aus zwischen die degenerierenden Zellen hinein erfolgte. Ergriff weiterhin die Degeneration die Azinusmitte, so konnte Ersatz für die zugrunde gehenden Zellen am leichtesten dadurch erfolgen, daß sich die Regenerationsherde, die sich um die nächsten Noduli portobiliares gebildet hatten, in den Degenerationsbezirk mit neugebildeten Zellen gleichzeitig von verschiedenen Seiten vorschoben, womit natürlich die azinöse Struktur vollkommen verwischt werden mußte. An ihre Stelle trat die netzartige Anordnung der Zellbalken, wenn, wie wahrscheinlich, Teile des alten Bindegewebsgerüsts für die Einlagerung der neuen Zellen verwendet wurden, traten mehr kreisförmige Zellzüge, wenn dieses Gerüst von dem Neubildungsherd einfach beiseite geschoben wurde. Es wird in letzterem Fall dann als bogenförmige Umgrenzung des wachsenden Herdes angetroffen. In beiden Fällen ist im Präparat eine gewisse Orientierung der Zellstränge nach dem Ort, in dessen Nähe die Neubildung begann, also nach den Noduli portobiliares hin, unverkennbar. Hier sind ja auch die Bedingungen für die Zellneubildung schon deshalb am günstigsten, weil in ihrer Umgebung die Verbindungen zwischen arteriellem und venösem System der Leber gesucht werden müssen. Und der arterielle Blutzufluß ist es ja vor allem, der als Träger der Zellneubildung angesehen werden muß. Die herdförmige Degeneration muß sehr rasch hintereinander bald da, bald dort aufgetreten sein, jedenfalls gleichzeitig bedeutende Abschnitte der Leber in Mitleidenschaft gezogen haben, so daß sofort ein Bedürfnis für die Regeneration vorhanden war, an vielen Stellen gleichzeitig Neubildungsherde auftraten. Und der Umstand, daß inmitten neugebildeten Lebergewebes beginnende Degeneration sich findet, beweist, daß die zur Degeneration führende Ursache eine fortwirkende, die Degeneration eine rezidivierende war, wodurch der Leberumbau immer vollständiger wurde.

Trotzdem unterscheidet sich der Fall wesentlich von dem, was man gewöhnlich als Leberzirrhose bezeichnet. Vor allem ist

bei dem totalen Umbau die geringe Bindegewebsentwicklung auffallend. Aktive Bindegewebsentwicklung findet sich eben doch
mitbestimmend im Bild der Zirrhose, hier ist sie nur angedeutet,
während andrerseits der rezidivierende Prozeß zu einem völligen
Aufgeben der azinösen Struktur führte. Der Fall nähert sich insofern einem von J a m a s a k i beschriebenen, nur daß die Regenerationsherde bei diesem mehr Selbständigkeit gewannen und zu
haselnußgroßen Knoten heranwuchsen, während sie im vorliegenden
Fall nur stecknadelkopfgroß angetroffen werden. In J a m a s a k i s
Fall soll trotz des totalen Umbaus Bindegewebsvermehrung sogar
vollkommen gefehlt haben.

Es ist möglich, daß für den vorliegenden Fall, da andere Ursachen
fehlen, Tuberkeltoxine für die Degeneration des Lebergewebes
verantwortlich gemacht werden müssen. Jedenfalls kann bei dem
raschen Verlauf der Phthise an eine Überschwemmung des Organismus mit solchen gedacht werden. Die Häufigkeit der Kombination
von Tuberkulose und Zirrhose ist bekannt. Ihre gegenseitigen
Beziehungen sind zweifelhaft; daß Tuberkulose für sich allein
echte Zirrhose hervorrufen kann, ist unwahrscheinlich. Dagegen
könnte in meinem zweiten Fall eine Leberveränderung vorliegen,
die allein auf Rechnung der Tuberkulose zu setzen wäre, und es wäre
dann leicht verständlich, wie sich aus einer so beschaffenen Leberveränderung beim Hinzutreten weiterer Zirrhose begünstigender Faktoren (Potus) ein Übergang in wirkliche Zirrhose vollziehen könnte.

Die Zirrhose ist eben — und darauf hat K r e t z nachdrücklich hingewiesen — nur ein mittleres Glied einer Kette, an deren
einem Ende die wesentlich degenerativen Prozesse, am anderen die
wesentlich regeneratorischen, vielleicht sogar das primäre Leber-
karzinom ihren Platz haben.

Die Möglichkeit aber, alle oft so weit verschiedenen Prozesse
unter wesentlich gleichen Gesichtspunkten betrachten zu können,
beweist, wie fruchtbringend die Lehre von der Regeneration für die
Auffassung der Leberveränderungen und besonders der nicht all-
täglichen, wie die beiden beschriebenen Fälle, geworden ist.

Literatur.

C h i a r i , M., Erfahrungen über Infarktbildungen in der Leber des Menschen.
Zeitschr. f. Heilkunde, 1898, Bd. 19.

C o h n h e i m , S., Tod durch Berstung von Varizen der Milz. Dieses Arch.,
    1866, Bd. 37.

K r e t z , R., Pathologie der Leber. Lubarsch-Ostertags Ergebnisse der allge-
    meinen Pathologie und pathologischen Anatomie usw. 8. Jahrg.,
    II. Abt. 1902.

S c h m o r l , G., Pathologisch-anatomische Untersuchungen über Puerperal-
    Eklampsie. Leipzig 1893.

S c h r o h e , Th., Teleangiektasien der Leber. Dieses Arch., 156.

W a g n e r , E., Fall von Blutzysten der Leber. Arch. d. Heilkunde. 1851. II

E r k l ä r u n g d e r A b b i l d u n g e n a u f T a f. VII.

F i g. 1. Gefäßaufbruch aus einer Serie des Falles 613 (vgl. S. 217).

F i g. 2. Gefäßaufbruch aus einer Serie des Falles 748 (vgl. S. 226).
    Vergrößerung L e i t z , Objekt 3. Okular 3. Tubusl. 15,5 cm.

g = Gefäß.

z = Zone zertrümmerten Lebergewebes.

s = Ansammlung von Serum inmitten der Blutung.

c = konzentrisch verdrängte Lebergewebsbalken.

XV.

Über das Vorkommen der D u e r c k schen Fasern im Bereich des Penis und deren Beziehungen zu den elastischen Elementen.

(Aus dem Pathologischen Institut zu München.)

Von

Dr. C a r l B r u e g e l.

Mit 6 Textabbildungen.

Im Jahre 1907 hat H. D u e r c k [1]) bei Gelegenheit der Untersuchung von peripherischen Nerven mittels der W e i g e r t -
schen Markscheidenfärbung im Bindegewebe und in der Blutgefäßwand Fasern zur Darstellung gebracht, die vordem noch nicht
beschrieben waren. Mit der gewöhnlichen Elastinfärbung nach
W e i g e r t werden dieselben entweder gar nicht oder nur schwach
gefärbt. Es sind dies einmal feinere, radiär verlaufende und dann

---

[1]) Über eine neue Art von Fasern im Bindegewebe und in der Blutgefäßwand von Prof. Dr. H. D u e r c k. Dieses Archiv, 189. Bd.

gröbere, „telegraphendraht- oder schweinsborstenähnliche" Fasern, welche also die typische wellige Form vermissen lassen. Auch B o n n e t [1]) hat in einem Vortrage über den Bau der Arterienwand unter Bestätigung der D u e r c k schen Befunde darauf hingewiesen, daß es zweckmäßig wäre, die schematische Trennung der Arterienwand in drei Schichten fallen zu lassen, und schlägt vor, lediglich zwei Bezirke am Gefäßrohr zu unterscheiden, das Angiothel und das Perithel.

Mit einer umfangreicheren Arbeit über die pathologischen Veränderungen des Penis beschäftigt, habe ich bei meinem großen Material — es sind bis jetzt 194 Fälle — die Hämatoxylin-Eisenlack-Färbung mit vorheriger Kupferbeizung ausgeführt und zur Ergänzung wie auch zum Vergleich stets die Elastinfärbung nach W e i g e r t vorgenommen. In folgendem will ich das vorläufige Ergebnis dieser vergleichenden Untersuchung an der Hand einiger Präparate kurz mitteilen und behalte mir vor, später noch in ausführlicherer Weise darauf zurückzukommen.

1. F a l l 108. Mann, 32 Jahre. Querschnitt durch die Glans penis hinter der Fossa navicularis. Auf dem Schnitte sind die Endpartien der drei Schwellkörper getroffen. Die beiden Corpp. cavern. penis sind von ihrer Faserhülle, der Tunica albuginea umschlossen und durch ein Septum voneinander getrennt.

A. E l a s t i n f ä r b u n g. Die mit Endothel ausgekleideten Sinus der Corpp. cavern. sind mit Blut gefüllt, ihre Wandungen sehr ungleichmäßig, sowohl in der Form als auch in der Dicke. Während einzelne Balken langgestreckt und dünn ausgezogen sind, erscheinen andere kurz, gedrungen und dick. Dieselben bestehen aus glatten Muskelfasern, Bindegewebe und elastischen Elementen und sind die Träger von zahlreichen Arterien, Venen und Nerven. Die glatte Muskulatur und das Bindegewebe sind nur spärlich vertreten im Vergleich zu den elastischen Fasern. Die Balken der Schwellkörper sind förmlich durchsetzt mit solchen, in Wellenlinien parallel verlaufenden Fasern, von denen etwa ebenso viel in Querschnitten als in Längsschnitten getroffen sind. Dieselben sind im allgemeinen dünn und zart. Nur da, wo sie Nerven einhüllen, bilden sie dickere Bündel. Zahlreiche kleinkalibrige Venen sind zum Teil in Längsschnitten sichtbar. zum Teil in Querschnitten. Die Arterien haben eine starke Muskelschicht.

Die Tunica albuginea ist reich an parallel verlaufenden elastischen Fasern, die einerseits mit den elastischen Elementen der Schwellkörper kommunizieren, andererseits radiäre Ausläufer bis zu den Papillen der Epidermis entsenden,

---

[1]) Über den Bau der Arterienwand von Prof. Dr. B o n n e t. Sitzungsber. der Niederrheinischen Gesellschaft f. Natur- und Heilkunde zu Bonn. Vorgetragen am 18. November 1907.

wo sie sich zu den feinsten Fäserchen aufsplittern. Zwischen den einzelnen Fasern befinden sich Querschnitte kleinster Arterien und Venen. In den subepithelialen Teilen sind nur ganz vereinzelte elastische Fäserchen. Die meisten elastischen Elemente treten in dem Septum zutage, das die beiden Schwellkörper voneinander trennt. Die einzelnen Fasern sind auch hier zart und dünn; sie verlaufen nicht parallel, sondern nach allen Richtungen. Vielfach kreuzen sich dieselben, ein feines Netz von sich aufsplitternden und wieder miteinander zusammenlaufenden Fasern bildend.

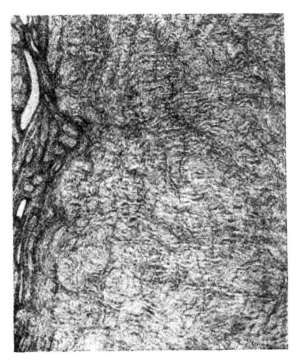

Abbild. 1.

B. Hämatoxylin-Eisenlackfärbung. Die Trennung zwischen Tunica albuginea und den Schwellkörpern ist eine außerordentlich scharfe, indem ein dicker Strang von blauschwarz gefärbten elastischen Fasern die Grenze bildet. Der Verlauf dieser Fasern ist in der Hauptsache ein zirkulärer, parallel zu der Epidermis der Glans. Die Kontinuität dieses Stranges ist an einigen Stellen unterbrochen, an anderen nur durch feinere, teils aufgesplitterte Fasern aufrecht erhalten. Telegraphendrahtähnliche Fasern fehlen fast ganz in demjenigen Teile der Tunica albuginea, der nach außen von der Epidermis begrenzt wird. Dagegen sind dieselben zahlreicher dort, wo das Plattenepithel der Urethra die äußere Grenze bildet. In ersterem Gebiete sehen wir von dem zirkulär verlaufenden elastischen Bande aus eine ungeheure Zahl von radiären Fasern

gegen die Epidermis ziehen. Dieselben nehmen an Stärke mehr und mehr ab,
je näher sie an die Papillarkörper herankommen, und splittern sich schließlich,
vielfach miteinander kommunizierend, an der basalen Schicht der Epidermis-
zellen zu den feinsten Enden auf, an einzelnen Stellen sogar zwischen die einzelnen Zellen vordringend. In dem subepithelialen Gebiete vermissen wir
solche Radiärfasern ganz. Hier haben wir, wie bereits erwähnt, zahlreiche
D u e r c k sche Fasern mit geradlinigem Verlaufe. Diese durchsetzen die
ganze Albuginea in verschiedener Richtung, an einzelnen Stellen sich zu größeren
Bündeln anhäufend, an anderen weitmaschige Netze bildend.

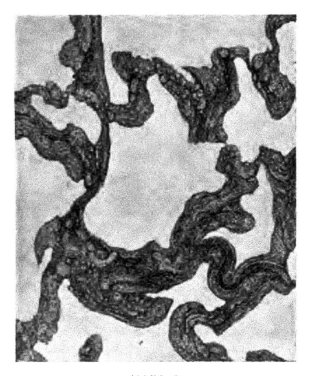

Abbild. 2.

In dem kernarmen Bindegewebe des Septums finden wir eine Anhäufung
von elastischen Fasern beiderseits in den von den Schwellkörpern begrenzten
Partien. Die Mitte des Septums ist ärmer an elastischen Elementen und weist
ein unregelmäßiges, weitmaschiges Geflecht von feineren Fasern auf. Nur an
einzelnen Stellen durchziehen kräftigere Stränge die mittleren Partien des Septums, von einem der seitlichen Faserbündel zum andern sich spannend. Es
wird dadurch eine festere Verbindung der beiderseitigen elastischen Stränge
geschaffen, die ein Zusammenwirken derselben ermöglichen.

In den Wandungen der Corpp. cavern. tritt die Menge und Stärke der
elastischen Fasern besonders deutlich hervor. In dicken Bündeln durchsetzen

dieselben die Balken und umschließen die Nerven und Gefäße mit kräftig entwickelten elastischen Scheiden. Dicke Stränge ziehen zu den Fasern der Albuginea wie auch des Septums.

2. F a l l 31. Mann, 32 Jahre. Querschnitt durch die Pars pendula, mittleres Drittel. Die Urethralschleimhaut, das Corpus cavern. urethrae und die häutigen Hüllen des Penis fehlen. Die beiden Schwellkörper sind umgeben von der Tunica albuginea und getrennt durch das Septum. Die Albuginea wird eingehüllt von einem Blatt der Fascia penis.

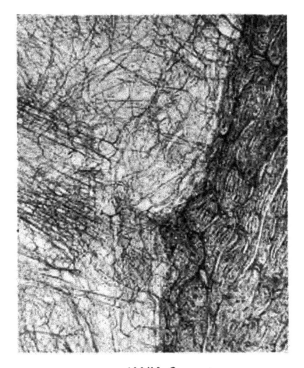

Abbild. 3.

A. E l a s t i n f ä r b u n g. Die Albuginea umgibt die beiden Schwellkörper als ein breites Band von sehnenähnlichem Glanze, das bei schwacher Vergrößerung fast wie eine homogene Masse aussieht. An verschiedenen Stellen sendet dieselbe kleinere Septen in die Schwellkörper. Die elastischen Elemente erscheinen als ein feines Netz von sich kreuzenden, teils zirkulär, teils radiär verlaufenden dünnen Fäserchen. An den Stellen, wo Septen in das trabekuläre Gerüst der Corpp. cavern. abgehen, überwiegen die radiär gestellten Fasern. Betrachtet man die Albuginea mit der starken Vergrößerung, so vermag man erst die überaus große Zahl von feinsten elastischen Fasern zu erkennen, von denen die zirkulär verlaufenden leicht gewellt sind, während die radiären mehr den Charakter von feinsten Borsten haben. Auch kann man deutlich die besen-

17*

artige Aufsplitterung dieser einzelnen Radiärfasern verfolgen, deren feinste
Enden bis zu dem Endothel des Blutsinus heranreichen.

Der Querschnitt zeigt das Septum nicht als kontinuierlichen Strang,
sondern in mehreren Abschnitten. Es entstehen dadurch Passagen, so daß
die beiden Schwellkörper durch einzelne, von Bluträumen durchsetzte Ver-
bindungsstränge miteinander kommunizieren können. Die Menge der elastischen Elemente ist ungefähr die gleiche wie in der Albuginea. Ihr Verhalten
ist aber dadurch ausgezeichnet, daß dieselben mehr oder weniger alle in der

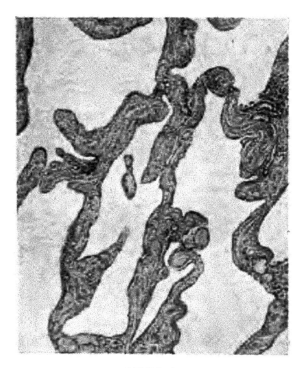

Abbild. 4.

Längsrichtung des Septums verlaufen. Direkt quergestellte Fasern fehlen.
Das Septum ist wie die Albuginea sehr kernarm.

In den Corpp. cavern. fällt uns zunächst die ungleichmäßige Blutfüllung
auf. Während sich in dem einen Schwellkörper eine reichliche Menge Blut
befindet, sind in dem anderen nur die Randpartien mit Blut gefüllt. Beiderseits in der Nähe des Septums befindet sich je eine kleine Arterie mit starker
Elastica und dicker Wandung, in deren Umgebung mehrere Nervenquerschnitte.
Die Trabekel sind die Träger zahlreicher elastischer Fasern. Auch bindegewebige Septen finden sich in dem Balkengerüst. Diese sind durch stärkere
elastische Fasern ausgezeichnet, Gefäße und Nerven von kräftigen elastischen
Hüllen umgeben.

B. H ä m a t o x y l i n - E i s e n l a c k - F ä r b u n g. Schon bei schwacher Vergrößerung finden wir in der ganzen Albuginea einen außerordentlichen Reichtum an elastischen Elementen. Die blauschwarz gefärbten Fasern kontrastieren in hervorragend schöner Weise von dem gelblichen Grunde. Wir können auch hier zweierlei Arten unterscheiden: zirkuläre und radiäre Fasern. Dieselben sind teils von mittlerer Stärke, teils feiner und feinster Art. An den Stellen von Septen sind dieselben zu kräftigen Bündeln angehäuft. Die zirkulär verlaufenden Fasern sind leicht gewellt, die radiären dagegen drahtähnlich. An der Stelle, wo sich Septum mit Albuginea verbindet, strahlen lange, pinselförmig angeordnete Fasern senkrecht nach den zirkulären Fasern aus, ohne eine Verbindung mit den letzteren anzuknüpfen. Nehmen wir eine stärkere Vergrößerung zu Hilfe, so zeigt sich uns ein kunstvoll gegliedertes, das Gewebe in verschiedener Tiefe durchziehendes Gitterwerk von Fasern mit einer Deutlichkeit und Schärfe, als wären dieselben „mit Tuschfeder und Lineal" gezogen. Bald überschneiden sich diese, bald heften sie sich aneinander an, bald splittern sie sich in feinste Fäserchen auf. Eine größere Zahl von Septen strahlt nach den Schwellkörpern aus. Wir sehen die elastischen Fasern den ersteren, also der Zugrichtung des Gewebes folgen und bis an das Endothel der Blutsinus herantreten. Im ganzen Bereich der Albuginea fällt die außerordentliche Menge von Bindegewebskörperchen auf.

Im Septum ist der sehnenähnliche Glanz des Gewebes viel augenfälliger als in der Albuginea. Der Reichtum an Fasern ist auch hier ein sehr großer; dieselben verlaufen in leichten Wellenlinien fast ausnahmslos parallel zur Richtung des Septums. Auch vereinzelte D u e r c k sche Fasern finden sich. Sehr zahlreich vorhanden sind, wie in der Albuginea so auch hier, die Bindegewebskörperchen.

Die Trabekel der Corpp. cavern. sind ganz auffallend arm an Fasern.

Mit Ausnahme der Elastica der Arterien und der elastischen Hüllen der Nerven und Gefäße finden sich die dunkelblauen Fasern fast nur in den in die Schwellkörper ausstrahlenden Bindegewebssepten.

Die Fascia penis mit ihren vielen Gefäßen und Nerven ist am reichsten mit dicken, zirkulär verlaufenden Faserbündeln ausgestattet. Zwischen den einzelnen Faszienblättern befinden sich zahlreiche Nerven und größere Gefäße. In der Media der letzteren, sowohl der Arterien wie der Venen, sieht man zahlreiche D u e r c k sche Fasern, von den äußeren Lagen radiär nach der Elastica interna verlaufend.

3. F a l l 128. Mann, 20 Jahre. Schnitt durch die Urethra in der Höhe der Pars pendula. Urethralschleimhaut und Corpp. cavern. urethrae.

A. E l a s t i n f ä r b u n g. Die Schleimhaut ist stark gefaltet und zeigt mannigfache Einbuchtungen, seichtere und tiefere. An zwei Stellen sieht man die Ausmündung von L i t t r é schen Drüsen. In den subepithelialen Schichten liegen viele Zellen verstreut, ferner finden sich hier zahlreiche Kapillaren, sehr kleine Venen sowie Drüsenschläuche, meist quer, seltener längs getroffen. Der Übergang zu den Corpp. cavern. erfolgt unvermittelt. Die einzelnen Sinus sind teils mit Blut gefüllt, teils leer. Auch im Bereich des Schwellkörpers trifft man noch Drüsenschläuche an. Ferner sind hier vereinzelte kleine Arterien mit gut entwickelter Elastica und starker Muskelschicht. In den Trabekeln verlaufen kleinste, längsgetroffene Venen. Stellenweise ragen von den Balken klappenartige Verdickungen, aus Längsmuskulatur, Bindegewebe und zahlreichen feinen elastischen Fasern bestehend, in das Lumen der Blutsinus hinein. Die elastischen Elemente sind gut entwickelt. Sie finden sich in Form feinerer und gröberer Fasern in der ganzen Ausdehnung des Corp. cavern. urethrae, mit radiären, feinsten Aufsplitterungen bis dicht an die basale Zellschicht des Epithels heranreichend. In dem trabekulären Gerüst verlaufen zahlreiche

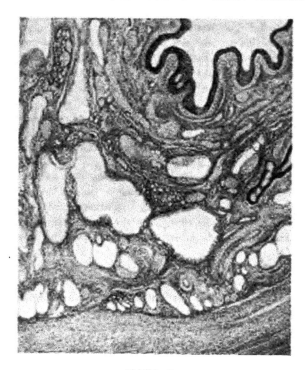

Abbild. 5.

elastische Fasern, eingestreut zwischen Längsmuskulatur und Bindegewebe, häufiger quer als längs getroffen. Die Gefäße und Nerven liegen in stärkeren elastischen Hüllen. Die untere Grenze des Schwellkörpers bildet eine schmale fibröse Schicht mit vielen, parallel verlaufenden elastischen Fasern. Bindegewebskörperchen fehlen.

B. M a r k s c h e i d e n f ä r b u n g. In dem Corp. cavern. findet sich zahlreiches elastisches Gewebe, sowohl in dichteren Geflechten als Umhüllung der Gefäße und Nerven als auch in Form feinerer Bündel innerhalb des trabekulären Gerüstes. Die Fasern sind, soweit im Längsschnitt getroffen, auffallend kurz und vielfach geschlängelt. Bei starker Vergrößerung lassen sich in dem lockeren subepithelialen Gewebe feinste Fäserchen bis zur untersten Zellschicht des Epithels verfolgen, nachdem sich dieselben zwischen den zahlreichen ohne epitheliale Anordnung verstreut liegenden Zellen durchgeschlängelt haben. Auch in den Trabekeln des Schwellkörpers sieht man feine, vielgewundene, kurze Fäserchen, die nicht miteinander in Kommunikation stehen. Stärkere und lange, einander nicht durchflechtende D u e r c k sche Fasern trifft man in der fibrösen Schicht, welche die untere Begrenzung des Corp. cavern. darstellt. Dieselbe weist auch zahlreiche Bindegewebskörperchen auf.

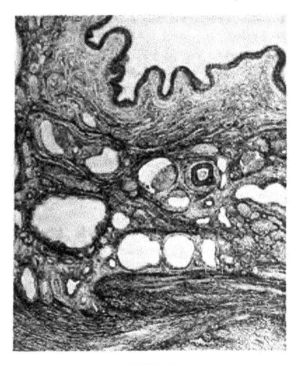

Abbild. 6.

Die hier mitgeteilten histologischen Befunde stimmen mit größeren oder kleineren Abweichungen in allen von mir untersuchten Fällen überein, soweit nicht tiefergreifende pathologische Veränderungen vorliegen. Vergleichen wir die Befunde der beiden Färbemethoden in den drei Fällen, so gelangen wir zu folgendem Ergebnis:

1. Es färben sich mit der Hämatoxylin-Eisenlack-Methode n u m e r i s c h   v i e l   m e h r Fasern, als mit der Elastinfärbung. Es sind dies einmal die gewellten elastischen und dann die schweinsborstenähnlichen D u e r c k schen Fasern.

2. Beide Faserarten erscheinen nach der Markscheidenfärbung in einer von keiner anderen Methode erreichten Schärfe und Exaktheit: „wie mit der Tuschfeder gezeichnet."

3. Die Markscheidenfärbung ist infolge des hellgelben Grundtones eine Kontrastfärbung von hervorragender Schönheit und größter Übersichtlichkeit. Dieselbe erleichtert wie keine andere die Orientierung über die Strukturverhältnisse des Fasergewebes und gestattet, die Fasern bis zur Aufsplitterung in die kleinsten Fäserchen zu verfolgen.

4. Die Duerckschen Fasern färben sich im allgemeinen nur mit der Hämatoxylin-Eisenlack-Methode, doch lassen sich, namentlich bei Überfärbung, die stärkeren Radiärfasern manchmal verwaschen oder nur andeutungsweise auch mit der Weigertschen Elastinfärbung darstellen.

5. Im Bereich der Schwellkörper des Penis besteht ein auffallender Unterschied in den beiden Färbungen. Während in dem trabekulären Gerüst bei der Elastinfärbung reichliche Fasern erscheinen, vermissen wir dieselben nahezu ganz bei Ausführung der Markscheidenfärbung.

6. Die Hämatoxylin-Eisenlack-Methode bringt außer den Duerckschen Fasern auch noch die Bindegewebskörperchen in schönster Weise zur Darstellung, welche sich mit der Elastinfärbung nicht färben.

Zur Darstellung des Fasergewebes eignet sich somit die Weigertsche Markscheidenfärbung vorzüglich. Leider ist dieselbe etwas kompliziert und gelingt nicht ohne weiteres. Die vorherige Härtung in Orthscher Flüssigkeit ist nicht unbedingt nötig. Mein gesamtes Material ist in Formol gehärtet und gibt vorzügliche Bilder ohne nachträgliche Chromierung.

Die merkwürdigen tinktoriellen Verschiedenheiten der Fasern im Bereich der Schwellkörper des Penis — die Elastinfärbung stellt elastische Fasern dar, die Markscheidenfärbung nicht — weisen darauf hin, daß wir bei dem elastischen Gewebe verschiedene Arten von Fasern zu unterscheiden haben. Um alle elastischen Elemente darzustellen, wird man also die beiden sich ergänzenden Färbemethoden anzuwenden haben.

Duerck hält es nicht für zweifelhaft, daß die Radiärfasern elastischer Natur sind, und sagt über die physiologische Aufgabe derselben bei den Gefäßen: „Wir hätten also im Gegensatz zu den unter Nerveneinfluß wirkenden muskulären Gefäßverengerern in den elastischen Radiärfasern eine automatisch wirkende Gefäßdilatationsvorrichtung zu erblicken, welche so lange richtig funktionieren wird, als der Tonus der Ringmuskeln und die Elastizität der Radiärfasern dynamisch im Gleichgewicht stehen."

Auch in der Tunica albuginea haben die Radiärfasern, die im Ruhezustand des Penis im Gleichgewicht mit den zirkulären Fasern stehen, eine dilatierende Wirkung. Beim Betrachten des mikroskopischen Bildes ist die außerordentlich kräftige zentrifugale Zugwirkung — die Insertion der Radiärfasern an der Peripherie der Albuginea, die vielfachen Verkoppelungen mit den zirkulären Fasern, der geradlinige radiäre Verlauf bis hinein in die Bindegewebssepten der Schwellkörper — sehr augenfällig. Auch hier ist die Wirkung der D u e r c k schen Fasern eine a u t o m a t i s c h e. Bei der Erektion des Penis entsteht die Volumenszunahme durch Abflußbehinderung (Kontraktion der Muskelfasern des Musculus transversus perinei) des venösen Blutes, welches die Maschenräume der Schwellkörper prall füllt. Hierduch entsteht eine mechanische starke Dehnung der elastischen zirkulären Fasern, die wiederum automatisch eine Verkürzung und dadurch eine zentrifugale Zugwirkung der Radiärfasern bedingt. Dieselben erleichtern und unterstützen somit die Erektion, indem sie dem sich in den Blutsinus anstauenden venösen Blute durch ihre zentrifugale Zugwirkung die Widerstände überwinden helfen. Während bei den Gefäßen die Radiärfasern die Antagonisten der Ringmuskeln sind, erscheinen die D u e r c k schen Fasern im Bereich der Tunica albuginea als die Antagonisten des Musculus transversus perinei.

Wie eingangs erwähnt, sind meine Untersuchungen noch nicht zum Abschluß gelangt, so daß diese Ausführungen lediglich eine kurze vorläufige Mitteilung sein sollen.

XVI.
Zur Morphologie des Knorpelglykogens und zur Struktur der Knorpelzellen.

Von

Prof. Dr. Julius·Arnold in Heidelberg.

(Hierzu Tafel VIII.)

Durch zahlreiche und gründliche Untersuchungen sind wir über den Strukturwechsel, welchen die sezernierenden Drüsenzellen je nach ihrem Funktionszustand darbieten, unterrichtet. Bezüglich anderer Körperzellen fehlt es zwar nicht an Beobachtungen über funktionellen Strukturwechsel; sie haben aber bis jetzt die ihnen gebührende Beachtung nicht gefunden. — Seit vielen Jahren vertrete ich die Anschauung, daß das Strukturbild der Zellen kein unveränderliches ist, sondern durch den Zustand der Ernährung und Funktion wesentlich bestimmt wird. Als in dieser Hinsicht sehr lehrreiche Beispiele wurde von mir der Strukturwechsel der Zellen bei der Assimilation von Fett, Myelin, Eisen usw. und neuerdings von Glykogen hervorgehoben. Fanden sich doch z. B. an den Leberzellen, je nach ihrem Glykogengehalt und der wechselnden Anordnung dieses, diskrete Granula, Fäden, Fadenkörner oder netzförmige Figuren. Wie ich bei einer anderen Gelegenheit (Literaturverzeichnis Nr. 8) schon angedeutet habe, erhielt ich auch an den glykogenhaltigen Knorpelzellen betreffs des funktionellen Strukturwechsels sehr bemerkenswerte Befunde. — Meines Erachtens ergeben sich aus ihnen nicht nur über den Aufbau der Knorpelzellen, sondern auch über bis jetzt noch wenig gekannte Vorgänge der Funktion wichtige Aufschlüsse. — Vielleicht tragen die nachfolgenden Schilderungen dazu bei, die Lehre von dem funktionellen Strukturwechsel mehr zur Geltung zu bringen. — Wiederholt habe ich schon darauf hingewiesen, daß bei den Untersuchungen über Plasmastrukturen die biochemischen Vorgänge, insofern sie mikroskopisch nachweisbar sind, mehr berücksichtigt werden müssen.

Material und Methoden.

Material. Es wurden verschiedene Knorpel von Menschen und von Tieren untersucht. Die folgenden Darstellungen beziehen sich aber hauptsächlich auf Befunde am knorpeligen Episternum und Hyposternum des Frosches.

Untersuchungen am lebenden und überlebenden Objekt. — Prudden hat eine Methode angegeben, mittelst welcher man das knorpelige Episternum des Frosches, ohne daß es aus dem Zusammenhang mit dem Sternum gelöst zu werden braucht, und ohne daß die Ernährungsvorgänge in ihm wesentlich alteriert werden, tagelang in lebendem Zustande beobachten kann. Die Haut wird durch einen vom Unterkiefer zur Mitte des Sternums verlaufenden Schnitt durchtrennt und nach beiden Seiten zurückgeschlagen. Nach Durchschneidung der Musculi submaxillares kommt das knorpelige Episternum zum Vorschein, das man auf einen Glaswürfel (Objektenträger nach Thoma) lagert, während der Kopf des Frosches rechtwinkelig zurückgebogen wird. — Für viele Zwecke genügt die Beobachtung in überlebendem Zustande; man trägt das knorpelige Episternum durch einen Querschnitt ab und hängt es in einer durch Vaselin verschlossenen Glaskammer am Deckglas auf. Die Einwirkung der verschiedenen Reagentien läßt sich an solchen Präparaten sehr schön nachweisen.

Vitale und supravitale Färbung. Körnige Abscheidungen von Indigkarmin innerhalb der Knorpelkapseln und Knorpelzellen hatten Küttner und ich wahrgenommen. Der erstere infundierte Farbstofflösungen in die Lungen, während ich solche in das Blut und die Lymphsäcke lebender Tiere oder kleine Farbstoffkörnchen unter die Brusthaut einführte.

Später haben O. Schultze, Mitrophanow und Meyer bei ihren Versuchen mit Methylenblau und Neutralrot gefärbte Körner im Knorpel wahrgenommen. Die Farbstoffe waren teils verfüttert, teils in die Lymphsäcke injiziert worden. Bei meinen im Jahre 1900/1901 angestellten Versuchen schob ich Körnchen von Methylenblau und Neutralrot unter die Brusthaut (Verzeichnis Nr. 6).

Unter den zuletzt erwähnten Bedingungen ist es nicht möglich, die Zellen zuerst in ungefärbtem Zustande und dann die einzelnen Phasen der Färbung zu beobachten. Auf der anderen Seite ist das von Prudden angegebene Verfahren etwas kompliziert. Das eben angedeutete Ziel läßt sich erreichen, wenn man die eine Fläche eines Deckglases mit einer Lösung von Neutralrot oder Methylenblau usw. bestreicht, auf diese, nachdem die Farbstoffschichte getrocknet ist, das frisch abgetragene knorpelige Episternum ohne jeglichen Zusatz auflegt und endlich das Präparat in eine Glaskammer einschließt. Ich kann diese Methode angelegentlich empfehlen; sie bietet die Möglichkeit, die Knorpelzellen zuerst in ungefärbtem Zustande wahrzunehmen, und dann die einzelnen Phasen der Tinktion an dem gleichen Objekt zu verfolgen; bei Neutralrot tritt die Färbung nach sehr kurzer, bei Methylenblau erst nach längerer Zeit auf. Wer sich in der Granulafrage ein Urteil bilden will, sollte die Wiederholung dieses lehrreichen Versuchs nicht unterlassen.

Untersuchung konservierter Objekte. Als Konservierungsmittel kamen in Anwendung: Alkohol, Sublimatlösungen und das Bendasche Gemisch: 15 Vol. 1 % Chromsäure, 4 Vol. 2 % Osmiumsäure, 3 Tropfen Acid. acet. glacial. 8—10 Tage; dann Acet. pyrolignos. rect. und 1 % Chromsäure za 24 Stunden; solut. Kal. bichrom. 2 % gleichfalls 24 Stunden, Auswaschen, Alkohol von steigender Konzentration (die ganze Prozedur in der Dunkelkammer).

Einbettung in Celloidin und Paraffin; Anfertigung von Durchschnitten und Flachschnitten; diese wurden in Hämatoxylin-Eosin tingiert. Sehr ausgedehnten Gebrauch machte ich bei Alkohol-, Sublimat- und Chromosmiumpräparaten von der Eisenhämatoxylinfärbung für sich und kombiniert mit Säurefuchsin-Pikrinfärbung oder der neuen Best schen Karminmethode. Glykogennachweis. Am überlebenden Objekt erwies sich als sehr zweckmäßig die oben erwähnte Deckglasmethode. Die Deckgläser wurden mit alkoholischer Jodlösung überstrichen und nach erfolgter Verdunstung das Episternum aufgelegt und in eine Glaskammer eingeschlossen. Bei Anwendung dieser Methode kommt das Glykogen nicht in der Art von größeren Tropfen oder in diffuser Verteilung zur Wahrnehmung; vielmehr erscheint dieses an Granula und Fäden gebunden.

An konservierten Präparaten leistete mir die neue Best sche Karminmethode die besten Dienste; je nach dem Karmingehalt der Mischung genügen 10—15 Minuten oder es ist eine längere Zeit, 30 Minuten bis zu einer Stunde, erforderlich. Eine zu intensive Tinktion muß vermieden werden. Auch die Zelloidinschnitte dürfen nicht über 10 μ dick sein.

Beobachtungen am lebenden und überlebenden Knorpel.

Wird das Episternum nach der oben angegebenen Methode in eine Glaskammer eingeschlossen, so zeigen die Knorpelzellen, auch wenn man mit der Herstellung des Präparates möglichst sich beeilt, ein sehr verschiedenes Verhalten ihres Plasmas. Die einen Zellen erscheinen selbst bei Anwendung stärkster Vergrößerungen gleichmäßig fein bestäubt; in anderen erkennt man Granula und Fäden (Fig. 1—3). Die Granula bieten in vielen Zellen eine eigenartige Anordnung dar, indem sie in Form einer Gruppe neben dem Kern gelagert sind; ich will sie als paranukleäre bezeichnen. Zahl und Größe dieser Granula wechselt; sie laufen zum Teil in gestreckte, seltener gewundene Fäden aus oder erscheinen in solche eingebettet. Die Abgrenzung dieser Granulagruppe gegen das umgebende Plasma ist gewöhnlich keine scharfe. In manchen Zellen habe ich an der Stelle dieser paranukleären Granulagruppen mehr bläschenförmige Gebilde gefunden, über deren feineren Aufbau ich aber keine genaueren Angaben zu machen vermag. Die meisten Zellen enthalten nur e i n e paranukleäre Granulagruppe, manche aber deren mehrere, wenn auch nur ein Kern vorhanden ist. Manchmal sind die geschilderten Granula die einzigen, welche in das Plasma der Knorpelzellen eingebettet sind. Sehr oft enthält dieses aber Granula und Fäden in größerer Zahl; so daß es zur Bildung von Netzfiguren, welche eine verschiedene Ausbreitung über die Zelle zeigen, kommt. Manche Zellen sind mit größeren Granula so dicht erfüllt, daß das übrige Plasma ganz verdrängt wird und auch Fäden nicht mehr sich erkennen lassen.

An den Kernen der meisten Zellen kann man außer der Membran und den Kernkörperchen bald spärliche, bald zahlreichere Karyosomen und Fäden wahrnehmen.

V i t a l e   F ä r b u n g. Es wurde bereits erwähnt, daß bei der vitalen Einführung von Indigkarmin in die Blut- und Lymphbahnen gefärbte Körner und Fäden in den Knorpelzellen, außerdem aber perizelluläre körnige, fädige und netzförmige Abscheidungen zum Vorschein kommen. Die letzteren sind zuweilen so dicht, daß es manchmal unmöglich ist, zu entscheiden, welche dieser Gebilde den Zellen angehören, welche zwischen Zellen und Kapsel gelegen sind. An Stellen, an welchen es zu perizellulären Abscheidungen nicht gekommen ist, kann man sich aber davon überzeugen, daß die Zellsubstanz gefärbte Körner und Fäden enthält. Es haben diese Verhältnisse in den früheren Mitteilungen (Nr. 2 und 3) eine ausführliche Erörterung erfahren; ich darf mich deshalb mit diesem kurzen Hinweis begnügen.

Bei der Verfütterung von Neutralrot und Methylenblau, sowie nach der Injektion solcher Farbstofflösungen haben, wie oben hervorgehoben wurde, O. S c h u l t z e, M i t r o p h a n o w und M e y e r blaue und rote Körner im Knorpel beobachtet. Bei den im Jahre 1900/01 (Nr. 6) angestellten Versuchen führte ich Neutralrot und Methylenblau in Substanz unter die Brusthaut ein und erhielt zahlreiche gefärbte Körner und Fäden in der Zellsubstanz. — R e n a u t erwähnt die Färbung gewisser Granulaarten in den Knorpelzellen durch Neutralrot. Er faßt sie als Sekretgranula auf und hält die Knorpelzelle für eine Drüsenzelle, welche aus dem Gewebe Substanzen aufnimmt, und sie in Form von Sekretgranula im Zelleib deponiert.

Supravitale Färbung. Hat man die Deckgläser, an welchen die Knorpelplättchen in der feuchten Kammer aufgehängt sind, nach der oben angegebenen Methode mit Neutralrot beschickt, so färbt sich die paranukleäre Granulagruppe sehr bald und meistens zuerst; wenigstens findet sie sich in Zellen, welche sonst keine gefärbten Granula enthalten (Fig. 4). Ihre Färbung ist zunächst nur eine sehr schwache, nimmt aber mit der Zeit immer mehr an Intensität zu. Sehr bald färben sich auch andere Granula, vorerst in vereinzelter, endlich in so großer Zahl, daß die Zelle damit mehr oder weniger erfüllt sich zeigt (Fig. 5—8). Stellenweise nehmen auch die Fäden Farbstoffe an; es entstehen dann Netzfiguren von wechselnder Ausdehnung. Ähnliche Bilder, erhält man bei der Anwendung von Methylenblau und Azur II. Ob die mit Neutralrot bzw. Methylenblau gefärbten Gebilde identisch oder verschieden sind, wage ich vorerst nicht zu entscheiden.

Glykogenreaktion. Bei der Jodräucherung (s. o.) bräunen sich die paranukleären Granula gleichfalls sehr frühzeitig, später aber auch andere, sowie Netzfiguren und perizelluläre Gebilde.

In den Kernen habe ich weder mit Neutralrot noch mit Methylenblau oder Jod gefärbte Granula nachweisen können. Allerdings zeigen die paranukleären Granula zuweilen eine solche Lagerung an den Kernen, daß eine Verwechslung mit Karyosomen schwer zu vermeiden ist.

Beobachtungen am konservierten Knorpel.

Alkoholpräparat; Tinktion mit Hämatoxylin und Eisenhämatoxylin. — Wie am überlebenden Objekt so ist auch am konservierten das Strukturbild ein wechselndes. Das Plasma erscheint bald mehr homogen bald sehr fein granuliert, andere Male wabig oder spongiös. Während viele Zellen die Kapseln gleichmäßig ausfüllen, entsenden andere teils feinere, teils stärkere Ausläufer nach dieser, um an sie sich anzuheften oder frei im Kapselraum zu münden. Dieses Verhalten ist wohl zum Teil auf die Einwirkung des Alkohols zu beziehen; doch finden sich solche verästigte Zellen auch an Sublimat- und Chromosmiumpräparaten, allerdings vorwiegend an Stellen, an welchen Metamorphosen z. B. beginnende Verkalkung nachweisbar sind.

Paranukleäre Granula enthält die Mehrzahl der Zellen. Die Gruppe besteht bald nur aus wenigen, bald aus zahlreicheren Granula, deren Beziehung zu Fäden insofern eine wechselnde ist, als die Granula bald in Fäden sich fortzusetzen, bald den Verlauf dieser zu unterbrechen scheinen. Die Abgrenzung dieser paranukleären Granulagruppe ist meistens eine wenig scharfe; zuweilen hat man den Eindruck, als ob sie von einem membranähnlichen Gebilde umgeben wären.

Auch im übrigen Plasma der Zelle kommen Granula in wechselnder Anordnung, was ihre Verteilung, Zahl, Größe und Färbung anbelangt, vor. Manche Zellen enthalten nur einzelne gleich oder verschieden große und verschieden intensiv gefärbte Granula; andere sind mit solchen erfüllt. An Eisenhämatoxylinpräparaten ist die Farbe eine rauchgraue. Während bei den kleineren Granula die vorhin gekennzeichnete Beziehung zu Fäden leicht wahrgenommen werden kann, ist dies bei den größeren Granula zum Teil infolge der dichteren Lagerung öfters nicht möglich; so namentlich an den Zellen, welche an den Rändern der knorpeligen Fortsätze des Sternums gelegen und mit größeren Granula ganz erfüllt sind. Dagegen lassen die Zellen in der folgenden gegen die Mitte gelegenen Zone feinere Granula mit deutlichen Fäden erkennen; daran schließt sich eine Zone, in welcher die Zellen fein bestäubt sind, während andere ein spongiöses Plasma mit eingebetteten oder aufgelagerten Granula und nicht selten eine verästigte Form darbieten.

Die Kerne erscheinen teils hell und bläschenförmig, andere enthalten außer Kernkörperchen zahlreiche zum Teil durch Fäden verbundene Karyosomen. Die Kernmembran zeigt zuweilen Unterbrechungen oder fadenförmige Fortsätze, in ihrer Umgebung granulaähnliche Gebilde. Da ich solche Bilder am überlebenden Objekt und an Flächenpräparaten vermißt habe, möchte ich vermuten, daß es sich um artefizielle Verletzung der Kerne und einen dadurch bedingten Austritt von Karyosomen handelt.

Auf die Struktur der Interzellulärsubstanz will ich nicht eingehen; ich möchte nur erwähnen, daß mit Eisenhämatoxylin gefärbte Kapseln an dem knorpeligen Episternum und Hyposternum in der Umgebung mancher Zellen nachzuweisen sind, bei anderen dagegen, und zwar in dem gleichen Schnitt, vermißt werden. Offenbar hängt dieser Wechsel in der Anordnung von der

Entwicklungsphase der betreffenden Gebilde ab, ebenso das Vorkommen einer zweiten äußeren Kapsel, welche wohl dem zirkum-
kapsulären Zellhof der Autoren entspricht.

G l y k o g e n r e a k t i o n. Am überlebenden Objekt hatte
ich mich davon überzeugt, daß die Jodreaktion positiv ausfällt,
und daß das Glykogen mindestens zum großen Teil an Granula
gebunden ist. Andererseits machte ich die Erfahrung, daß bei
dem konservierten Präparat die B e s t sche Karminmethode vor
der Jodmethode große Vorzüge hat; außer der Dauerhaftigkeit der
Präparate, welche bei länger währenden Untersuchungsreihen von
großem Wert ist, sei hier erwähnt, daß bei Anwendung wässeriger
Jodlösungen der Glykogengehalt der Präparate ein geringerer zu
sein schien als bei der Karminmethode; auch der Wechsel der
Farbenintensität der Granula kommt an Karminpräparaten besser
zum Ausdruck. Sehr zu empfehlen ist die Vorfärbung mit Eisenhämatoxylin, weil an solchen Objekten die Beziehung der Granula
zu den Fäden bzw. zum Spongioplasma deutlicher zur Darstellung
kommt.

Die Anordnung der Glykogengranula zeigt gleichfalls einen
großen Wechsel hinsichtlich ihrer Zahl, Größe, Farbenintensität,
Lage und Verteilung innerhalb der Zelle (Fig. 9—15). — Es kommen
Zellen vor, bei denen nur die paranukleäre Granulagruppe, bald
nur einzelne, bald mehrere Granula, Glykogen führen; doch sind
diese Formen nicht sehr häufig. Die Mehrzahl der Zellen enthält
zahlreichere, verschieden große und verschieden, rot, graurot bis
schwarz gefärbte Granula. Ihre Verteilung in der Zelle ist eine
wechselnde; manchmal sind sie gleichmäßig über die Zelle angeordnet oder sie zeigen eine vorwiegend peripherische Aufstellung.
Es ist mir nicht wahrscheinlich, daß diese die Folge einer postvitalen
Verschiebung ist, weil eine solche immer nur nach der einen Seite
der Zelle erfolgt, somit eine gleichmäßige Verteilung in der ganzen
Zirkumferenz der Zelle kaum bewirken kann. Zuweilen können
Beziehungen der gefärbten Granula zu Fäden nicht nachgewiesen
werden, andermal liegen sie den Fäden an oder es wird der Verlauf
ungefärbter oder gefärbter Fäden durch Granula unterbrochen;
in dem letzteren Falle entstehen gefärbte netzförmige Figuren von
wechselnder Ausbreitung. Die Anordnung des Glykogens ist meistens
eine granuläre; diffuse Färbungen zeigen die Zellen in gewissen

Stadien der Verkalkung. Die Kerne sind immer frei von Glykogen.
— Auf die Übereinstimmung dieser Befunde mit dem am lebenden
und überlebenden Knorpel erhobenen will ich nicht unterlassen
hinzuweisen.

Glykogengranula finden sich in spärlicher oder größerer Zahl
zwischen Kapsel und Zelle. Diese perizelluläre Lage
nimmt manchmal nur einen Teil des Kapselraumes ein und hat
dann eine mehr sichelförmige Gestalt; seltener erfüllt sie den Kapselraum in seiner ganzen Zirkumferenz (Fig. 12, 13 u. 15). Es ist
sehr schwierig, sich darüber ein Urteil zu bilden, ob diese perizelluläre Lage noch der Zelle angehört oder als ein mehr selbständiges
Gebilde angesehen werden muß. Wenn die Zelle von der Kapsel
sich zurückzieht, bleibt sie bald an dieser, bald an der Innenseite
der Kapsel haften. Allerdings findet man solche perizellulären
Massen auch in der Umgebung von Zellen, welche keine oder nur
vereinzelte Glykogengranula erkennen lassen. Sie zeigen weitgehende Übereinstimmung mit den Bildern, welche man bei der
Abscheidung von Indigkarmin erhält.

Sublimatpräparate. Tinktion mit Eisenhämatoxylin
und Bestschem Karmin. — Die Befunde waren im wesentlichen
die gleichen. Die feineren Strukturen sind an ihnen im allgemeinen
deutlicher, die Färbung mit Eisenhämatoxylin ist eine intensivere;
dagegen schienen mir die Glykogengranula weniger gut erhalten.

Chromosmiumpräparate (Benda). Tinktion mit
Eisenhämatoxylin (Fig. 16—18). Das Plasma erscheint auch an
solchen Präparaten homogen oder feingekörnt, andermal mehr
spongiös. In der Mehrzahl der Zellen findet sich eine Gruppe
paranukleärer Granula, welche sich durch ihre rauchgraue bis
schwarze Färbung von dem übrigen Plasma abhebt; ihre Abgrenzung
ist zuweilen eine ziemlich scharfe, als ob sie durch ein membranöses
Gebilde vermittelt würde. Die die Granula verbindenden Fäden
sind nicht immer deutlich, verlaufen bald gestreckt, bald etwas
gewunden. Die Lage zum Kern ist verschieden; gewöhnlich liegen
sie neben, zuweilen mehr über dem Kern oder unterhalb dieses.
Die Mehrzahl der Zellen läßt noch andere Granula und Fäden im
Plasma erkennen, welche durch verschieden starke Färbung von
dem übrigen Plasma sich abheben und im wesentlichen die oben
beschriebene Anordnung darbieten. Sehr schön sind an solchen

Präparaten die Granula in den an den Rändern des Episternum und Hyposternum gelegenen Zellen.

Bei mit Eisenhämatoxylin und Karmin gefärbten Präparaten zeigen die Granula eine rote, rauchgraue bis schwarze Farbe.

Perizelluläre Granulaanhäufungen sind auch bei ihnen nachzuweisen (Fig. 17 u. 18).

M e t a m o r p h o s e n gehen die Zellen in zweierlei Richtung ein. Bei den einen wird das Plasma heller, wabig oder spongiös; in den Maschenräumen finden sich helle Gebilde, von welchen viele die Glykogenreaktion darbieten. Es sind dies gewöhnlich größere; die kleineren Glykogengranula liegen den Spongiosabälkchen auf oder sind in diese oder Fäden eingeschlossen. Zum Teil scheint also die Aufhellung des Plasmas mit der Umsetzung von Glykogen zusammenzuhängen. — Ob noch andere, z. B. mukoide Substanzen umgesetzt bzw. ausgeschieden werden, muß ich, so wahrscheinlich dies ist, unentschieden lassen; Muzingranula habe ich weder an Alkohol- noch an Sublimatpräparaten mittels der üblichen Methoden (Thionin, Muzikarmin usw.) nachweisen können.

. Das Plasma anderer Zellen erfährt eine Trübung. Es erscheint fein bestäubt und enthält an Eisenhämatoxylinobjekten graue bis schwarze, an mit Karmin gefärbten rote Granula. Hat man mit Eisenhämatoxylin vorgefärbt und dann die Glykogenreaktion folgen lassen, so kommen in den Zellen neben roten und schwarzen Granula solche, welche in einem Mischton dieser Farben tingiert sind, vor. Das gleiche Verhalten bieten die an solchen Objekten oft stark entwickelten perizellulären Substanzen dar. Auch die umgebende Interzellularsubstanz ist bald schwarz bald rot bald in einem Mischton gefärbt und zwar am stärksten die Kapsel; nach außen hin nimmt die Färbung allmählich an Intensität ab. Es entstehen so große ovale, polygonale oder mehr längliche Figuren, in deren Mitte die oft zackige, bald mehr grauschwarze, bald mehr graurot gefärbte Zelle gelegen ist; diese wird umgeben von einer verschieden breiten Lage perizellulärer Substanz, welche den gleichen Farbenwechsel aufweist, dann folgt die gleichfalls verschieden gefärbte Kapsel, nach außen von ihr die zirkumkapsuläre Lage der Interzellularsubstanz. — Es ist wohl zweifellos, daß die eben geschilderten Veränderungen zu der Verkalkung in Beziehung stehen. Inwieweit die Färbung der genannten Gebilde durch ihren Kalkgehalt oder durch andere Beimengungen bedingt wird, ist fraglich. Wenn die Verkalkung beendet ist, zeigen solche Partien des Knorpels eine intensive rote Färbung in den peripherischen, eine gelbrote in den zentralen Schichten.

Erwähnen muß ich noch, daß die Knorpelzellen des Episternum, wie Formol-Sudanpräparate lehren, fast immer Fett enthalten (Fig. 19—21). In den meisten Zellen finden sich nur vereinzelte Fettgranula und zwar sind es einzelne Granula der paranukleären Gruppe, welche Fett führen. Außerdem kommen aber namentlich an den Rändern des Knorpels Zellen vor, welche Fettgranula in größerer Zahl enthalten, so daß sie als Fettkörnchenzellen erscheinen. Ob das Fett ausschließlich in bestimmten Granula enthalten ist, oder ob ein und dasselbe Granulum gleichzeitig mehrere Substanzen enthalten kann, darüber lassen sich zurzeit sichere Angaben nicht machen.

Zur Morphologie und Biologie der Knorpelzellen.

Schon in der älteren Literatur finden sich Angaben über das Vorkommen von Fadenbildungen im Plasma der Knorpelzellen (F r o m m a n n , H e i t z - m a n n , F l e m m i n g , J. A r n o l d , S c h l e i c h e r , G e n z m e r u. a.). Besondere Beachtung ist den Darstellungen F l e m m i n g s zuteil geworden, denen zufolge der Zellkörper von ziemlich stark glänzenden Fäden durchzogen wird, welche meistens um den Kern dichter angeordnet und zugleich mehr wellig verschlungen sein sollen, während die Peripherie der Zellen von Fäden gewöhnlich frei bleibe. Von späteren Beobachtern wird das Plasma der Knorpelzelle bald als homogen, bald als fein granuliert, fädig oder wabig geschildert (S o l g e r , D e k h u y s e n , v a n d e r S t r i c h t , S t u d n i c k a , H e i d e n h a i n , S c h a f f e r , H a n s e n , S m i r n o w , R e t t e r e r u. a.). — Nach den Untersuchungen von v a n d e r S t r i c h t haben die Knorpelzellen in jugendlichem Zustande ein zentriertes Mitom. Wie H e i d e n h a i n hervorhebt, wird dieses jedoch bei älteren Knorpelzellen in ein Wabenwerk umgewandelt. Die Vakuolen sollen untereinander konfluieren und so ein Strangwerk entstehen, welches von der ursprünglichen Struktur vollständig verschieden sei und den Wert einer tertiären Struktur besitze. S c h a f f e r schreibt dem Plasma der Knorpelzellen einen grobwabigen Bau mit teilweise radiär vom Kern gegen die Kapsel ziehenden Strängen zu. H a n s e n spricht von einem Spongioplasma der Knorpelzellen. Nach R e t t e r e r setzt sich das Zytoplasma aus chromophilen Elementen, welche die Form von Fäden haben und ein Retikulum bilden, zusammen.

18*

Es ist nicht möglich, einen vollständigen Bericht zu geben; aus diesen Stichproben geht zur Genüge hervor, daß die Fadenbildungen des Plasmas der Knorpelzelle als die morphologisch und funktionell wichtigsten Strukturbestandteile angesehen werden und daß man das Bestreben hatte, den Wechsel in der Struktur, insofern man dessen Vorkommen überhaupt anerkannte, und bei der Beurteilung des Aufbaues der Zelle in Rechnung zog, auf das Mitom zurückzuführen [1]).

Die Granula als wesentliche Strukturbestandteile des Plasmas der Knorpelzelle haben bis jetzt eine allgemeine Anerkennung nicht gefunden. Vielfach wurden solche Bilder als Täuschungen bedingt durch wirkliche oder optische Durchschnitte, Knickungs- und Umbiegungsstellen von Fäden, Quellungszustände solcher oder als Fällungsprodukte aufgefaßt, während andere sie als von außen aufgenommene Gebilde betrachteten oder ihre Entstehung auf Umwandlungen zurückführten, welche infolge regressiver Vorgänge im Plasma sich vollzogen hätten. — In diesen Anschauungen vermochten auch die Erfolge des vitalen und supravitalen Färbungsverfahrens (S c h u l t z e , M i t r o p h a n o w , M e y e r , A r n o l d , R e n a u t u. a.) einen Wandel nicht anzubahnen. Von der Voraussetzung ausgehend, daß lebende Gebilde keinen Farbstoff annehmen, verwertete man vielmehr ihr Verhalten den Farbstoffen gegenüber zugunsten der Anschauung, daß wenn es sich überhaupt um Strukturbestandteile der Zellen handle, sie als lebend nicht angesehen werden können. Es haben diese Verhältnisse neuerdings durch H e i d e n h a i n eine eingehende Erörterung erfahren.

Für die Lehre, daß viele Granulaarten wirkliche Strukturbestandteile der Zellen sind, bin ich von jeher eingetreten, und zwar zunächst aus Gründen, die der Morphologie dieser Gebilde entnommen waren.

In dieser Richtung verwertete ich die Tatsachen: daß zwischen den Granula und Fäden strukturelle Beziehungen bestehen, daß die ersteren den letzteren auf- oder eingelagert sind, und daß viele Fäden aus Plasmosomen bzw. Granula sich zusammensetzen, indem diese vermittelst Bindeglieder sich aneinander reihen oder endlich zu gleichartigen Fäden und Fadennetzen verschmelzen.

[1]) Man vergleiche die Ausführungen von M e v e s : Die Chondriokonten in ihrem Verhältnis zur Filarmasse F l e m m i n g s.

Ich wies ferner darauf hin, daß der mikrosomatische Aufbau dieser sich der Beobachtung entziehen, und erst bei Anwendung bestimmter Untersuchungsmethoden, z. B. bei der vitalen und supravitalen Färbung, Osmiumeinwirkung, Maceration usw., insbesondere aber bei gewissen funktionellen Verrichtungen der Zellen zur Wahrnehmung kommen können. — Mit Rücksicht auf diese Erfahrungen habe ich die Anschauung vertreten, daß die Mikrosomen an dem Aufbau der verschiedenartigsten Fibrillen — Neurofibrillen, Myofibrillen, Bindegewebsfibrillen usw. — beteiligt seien.

Da diese Anschauungen mit der herrschenden Mitomlehre nicht vereinbar schienen, haben sie wenig Beachtung gefunden.

Um so erfreulicher ist es, daß, wie ich hoffe, die Granulalehre aus der Erforschung der Mitochondrien Gewinn ziehen wird. Ich muß mich auf die Erwähnung solcher Befunde an den Knorpelzellen beschränken.

Es wären in dieser Hinsicht die Mitteilungen F l e m m i n g s u. a., sowie die an Indigkarminpräparaten geschilderten Netzfiguren zu berücksichtigen. Meines Wissens hat dann zuerst P e n s a mittelst der G o l g i methode im Innern der Knorpelzellen einen netzförmigen Apparat beschrieben. Dieser soll aus verästelten und sich durchflechtenden Fäden, welche im Innern des Zellkörpers gelegen sind, bestehen. Der Fadenapparat erstrecke sich durch den ganzen Zellkörper. Außerdem beschreibt P e n s a in der Nähe des Kerns einen bläschenförmigen Körper und erörtert die Beziehung seiner Befunde zu der Zentrosphäre einerseits, den Zentrophormien (B a l l o w i t z), Zentralkapseln (H e i d e n h a i n) und Chondromiten (B e n d a) andererseits. — S m i r n o w schildert das Vorkommen durch Osmium geschwärzter fadenförmiger Gebilde in den Knorpelzellen, welche zum Teil in der Nähe des Kerns, zum Teil in einiger Entfernung von diesem gelegen sind, und bald vereinzelt bald in größerer Zahl getroffen werden. — R e t t e r e r hebt hervor, daß die zentralen Partien des Endoplasmas reich an chromophilen Granula (Mitochondrien) und Fäden (Chondromiten) seien. — Auch die von L o e w e n t h a l in den Knorpelzellen geschilderten Gebilde gehören wohl hierher; wenigstens zeigen sie in ihrer Anordnung mit der von mir beschriebenen paranukleären Granulagruppe weitgehende Übereinstimmung. Die am lebenden, überlebenden und konservierten Objekt angestellten Beobachtungen lehren, daß die Plasmosomen und Granula an dem Aufbau der Knorpelzellen in hervorragender Weise beteiligt sind.

So viel zur morphologischen Begründung der Plasmosomengranulalehre. Was deren biologische Seite anbelangt, so verdient die Tatsache hervorgehoben zu werden, daß die Vorgänge der Assimilation, Metathese und Synthese durch Granula vermittelt werden. Für die Knorpelzellen ist oben der Nachweis geführt, daß Glykogen und Fett sowie Farbstoffe in den Granula, und zwar namentlich auch in Fadenkörnern, unter anderen in denjenigen

der paranukleären Gruppe, umgesetzt werden, Da der Gehalt
an Glykogen und Fett eine funktionelle Äußerung zur Voraussetzung
hat, wird man aus der Farbstoffaufnahme nicht ohne weiteres
den Schluß ziehen dürfen, daß die betreffenden Gebilde abgestorben
sind; jedenfalls können sie nicht als von außen aufgenommene
Gebilde angesehen werden; eine solche Annahme ist wegen der
Lagerung in Fäden ausgeschlossen.

Die geschilderten morphologischen Verhältnisse und biologischen Vorgänge berechtigen meines Erachtens zu dem Ausspruch:
auch in den Knorpelzellen stellen die Plasmosomen und Granula,
sowie die Fadenkörner mit wichtigen Funktionen betraute Strukturbestandteile dar.

Metamorphosen. Das Plasma der Knorpelzellen erfährt,
wie oben beschrieben wurde, sehr oft eine Aufhellung; die Granula
werden deutlicher und größer; es kommt eine wabige Struktur zum
Vorschein. Die Glykogenreaktion zeigt, daß diese Aufhellung zum
Teil mit der Umsetzung des Glykogens zusammenhängt, und daß
in solchen Zellen Glykogengranula in wechselnder Zahl und Anordnung und von verschiedener Größe und Farbenintensität enthalten sind. Der Glykogenumsatz ist hauptsächlich, wenn nicht
ausschließlich an die Granula und Fadenkörner gebunden; wenigstens
habe ich eine diffuse Färbung nur an solchen Zellen wahrgenommen,
welche Zeichen einer Rückbildung, namentlich im Sinne der Verkalkung darboten. In den Kernen konnte ich niemals Glykogen
nachweisen.

Über den Glykogengehalt der Knorpel haben zahlreiche Beobachter (Ranvier, Neumann, Jaffe, Barfurth,
Ehrlich, Lubarsch, Fichera, Gierke u.a.) berichtet. Bezüglich der Form, in welcher die Knorpelzellen das
Glykogen enthalten sollen, wird meistens angegeben, daß dieses
in Form von Tropfen angeordnet oder diffus in den Zellen verteilt sei.

Außer Glykogen enthalten die Knorpelzellen wahrscheinlich eine mukoide Substanz; der sichere Nachweis ist mir allerdings
nicht gelungen. Schaffer erwähnt des Vorkommens basophiler Granula, welche er auf das Vorhandensein von Chondro-
mukoid zu beziehen geneigt erscheint. Inwieweit aus der mehr
oder weniger intensiven Färbung mancher Granula mittelst Eisen-

hämatoxylin auf die Anwesenheit solcher Substanzen geschlossen
werden darf, ist deshalb nicht zu entscheiden, weil bei eintretender
Verkalkung gleichfalls eine stärkere Färbung zustande kommt.

Die in vielen Zellen eintretende Trübung des Plasmas und
intensivere Färbung durch Eisenhämatoxylin hängt wohl gleichfalls
mit dem Verkalkungsvorgang zusammen. Bemerkenswert ist,
daß solche Granula auch die Glykogenreaktion zeigen. Bei der
Eisenhämatoxylinfärbung finden sich in solchen Zellen rote und
schwarze Granula, sowie solche, welche in einem Mischton dieser
Farben tingiert sind. Auf die Beteiligung des Glykogens an dem
Verkalkungsprozeß hat übrigens schon G i e r k e aufmerksam
gemacht.

Ein interessantes Licht auf die eben geschilderten intrazellulären
Vorgänge wirft das Vorkommen einer zwischen Kapsel und Zelloberfläche gelegenen — perizellulären — Substanz. Zuerst tat
wohl N e u m a n n einer solchen Erwähnung; wenn ich seine
Mitteilungen richtig verstehe, beziehen sich aber seine Beobachtungen mehr auf ein eigenartiges Verhalten der peripherischen
Abschnitte der Zelle; dagegen sind möglicherweise, den Abbildungen
nach zu schließen, die von ihm an der Peripherie der Zellen wahr-
genommenen Glykogensubstanzen wenigstens zum Teil perizellulär
gelegen. Den oben erwähnten Befunden an Indigkarminpräparaten
zufolge war ich für die Existenz einer perizellulären Substanz
eingetreten. D e k h u y s e n erwähnt, daß eine Mikrosomenlage
an der Peripherie der Zellen vorkommt. Sehr eingehend berichtete
S o l g e r über hyaline perizelluläre Abscheidungen sowie sichelförmige Figuren, welche er gleichfalls als das Produkt der Zell-
ausscheidung betrachtet. Auch H a n s e n hebt hervor, daß
zwischen Zelle und Kapsel eine der Zelle entstammende basophile
Masse perizellulärer Substanz vorkommt. Desgleichen berichtet
S c h a f f e r von dem Auftreten basophiler Granula innerhalb
der Knorpelhöhlen.

Wie bei den früheren, so habe ich mich auch bei diesen Untersuchungen von der Existenz einer perizellulären Substanz überzeugt. An dem überlebenden Objekt konnte ich mittelst der Jodmethode eine Lage granulärer Gebilde zwischen Zelloberfläche und
Zellkapsel nachweisen. An konservierten Objekten fand sich wie
an den Indigkarminpräparaten eine teils granuläre, teils netz-

förmige Masse, welche die Zelle bald sichelförmig bald in der ganzen
·Zirkumferenz einhüllte. Einige Granula waren rot, andere schwarz
oder in einem Mischton gefärbt, wie die intrazellulär gelegenen
Formen. Es wurde oben hervorgehoben, daß es schwierig ist,
die perizelluläre Substanz von den peripherischen Teilen der Zelle abzugrenzen, daß aber bei der Ablösung der Zellen von dem Innenraum
der Kapsel die perizelluläre Substanz an dieser haften bleibt und
solche perizellulären Anhäufungen auch in der Umgebung von Zellen,
welche keine gefärbten Granula enthalten, vorkommen. Meines
Erachtens kann nach der übereinstimmenden Zusammensetzung
der Zelle und der perizellulären Substanz diese nur als ein Ausscheidungsprodukt der Zelle angesehen werden. Wir hätten es
hier mit dem bemerkenswerten Verhalten zu tun, daß das granuläre
Sekret der Knorpelzelle noch eine Zeitlang innerhalb der Kapsel
verbleibt. Die übereinstimmende Färbung der Kapsel und angrenzenden Interzellularsubstanz weist auf die weitere Umwandlung und die Beteiligung der perizellulären Masse an diesen Vorgängen hin, wie dies auch von anderen Beobachtern angenommen
wird.

Schlußfolgerungen.

Welches ist das Ergebnis der berichteten Befunde? Ich glaube
die Antwort kann nur dahin lauten, daß an dem Aufbau des Plasmas
der Knorpelzelle verschiedene Formgebilde beteiligt sind: Plasmosomen (primäre Mikrosomen), Granula und Granulaketten, Fäden
und Fadenkörner. Wie ich schon wiederholt betonte, war der
schwerwiegende Fehler der Mitomlehre F l e m m i n g s der, daß
er das morphologische Wesen und die funktionelle Bedeutung der
Granula verkannte, während A l t m a n n s Granulalehre die Fadenbildungen nicht genügend berücksichtigte. Das Bestreben der
histologischen Forschung hatte lange Zeit zum Ziel, bestimmte
Normen für die Struktur der Zellen aufzufinden; der durch die
Funktion bedingte Strukturwechsel ist viel zu wenig berücksichtigt
worden; es haben die für die Drüsenzellen bahnbrechenden Untersuchungen R. H e i d e n h a i n s für die Prüfung des funktionellen
Strukturwechsels an anderen Körperzellen nicht so befruchtend
gewirkt, wie man dies hätte erwarten sollen.

Was die Beziehung der genannten Strukturbestandteile zueinander anbelangt, so wäre zunächst zu erwähnen, daß die Um-

wandlung der Plasmosomen in Granula am lebenden und überlebenden, sowie am konservierten Objekt nachgewiesen werden
kann. Mittels der von P r u d d e n angegebenen Methode ist es
möglich, an den überlebenden Knorpelzellen wahrzunehmen, wie
die kleinsten Mikrosomen bei Zusatz gewisser Substanz quellen und
so in Granula übergehen. Bei der supravitalen Färbung lassen
sich die verschiedenen Phasen direkt beobachten. Sehr lehrreich
sind in dieser Hinsicht nach der · B e s t schen Methode behandelte
Glykogenpräparate, an welchen man alle Übergänge von den
kleinsten zu den größten Granula oder tropfenförmigen Gebilden
trifft.

Viel schwieriger ist es, über die Beziehung der Granula zueinander und zu den Fäden Aufschluß zu erhalten. Ich muß in
dieser Hinsicht zunächst auf die früheren mittelst der Jodkali-
methode gewonnenen Ergebnisse Bezug nehmen. Diesen zufolge
ließ sich an manchen namentlich größeren Granula ein zentrales
Korn (Endosoma) und eine peripherische (parasomatische) Schicht,
sowie eine in verschiedenen Richtungen erfolgende durch Bindeglieder vermittelte kettenförmige und netzförmige Aneinanderreihung der Plasmosomen und Granula feststellen. Vielfach hatte
man den Eindruck, als ob die Bindeglieder Fortsätze der äußeren
parasomatischen Schicht seien und es auf diese Weise zu einer
reihen- und netzförmigen Verbindung der Plasmosomen und Granula
käme. Außerdem fanden sich aber Fäden, in deren Verlauf solche
Gebilde in wechselnder Zahl eingelagert, seltener aufgelagert waren.
Selbstverständlich konnte man mit Rücksicht auf die angewandte
Methode über die Form der Bindeglieder ein Urteil nur gewinnen,
wenn es sich um fester gefügte Fäden handelte. Um so bedeutungsvoller war es, daß diese Lücke durch Beobachtungen am lebenden
und überlebenden Objekt mit und ohne Anwendung der vitalen
und supravitalen Färbung ausgefüllt werden konnte. An diesem
war es möglich, diskrete und in Fäden eingebettete Granula (Fadenkörner), homogene Fäden und netzförmige Figuren mit und ohne
Körner ungefärbt, sowie die verschiedenen Phasen ihrer Tinktion
direkt zu beobachten. Bald zeigten sich nur die Granula, bald
auch die Fäden oder ganze Netzfiguren gefärbt. Ich will noch
darauf aufmerksam machen, daß aus dem homogenen Aussehen
der Fäden noch nicht geschlossen werden darf, daß sie keine Plasmo-

somen enthalten; wiederholt habe ich gesehen, daß Fäden, welche
zuerst eine homogene Beschaffenheit darboten, später als Fadenkörner sich darstellten; die Plasmosomen scheinen namentlich, wenn
sie sehr klein sind, durch die parasomatische Substanz verdeckt
werden zu können. Damit soll nicht in Abrede gestellt werden,
daß es homogene Fäden gibt; es ist ganz gut denkbar, daß solche
nur aus parasomatischer Fadensubstanz zusammengesetzt sind
oder was mir wahrscheinlicher dünkt, daß sie durch innige Verschmelzung der Plasmosomen und der Fadensubstanz entstehen.

Was die diskreten, d. h. nicht durch Zwischenglieder bzw.
Fäden verbundenen — freien — Granula anbelangt, so sind verschiedene Möglichkeiten in Betracht zu ziehen: entweder sie haben
niemals einem Verband angehört oder aber sie haben sich aus einem
solchen ausgelöst, wie dies im Verlauf der funktionellen Vorgänge
darin sehr häufig vorkommt; die den Fäden aufliegenden Gebilde
sind wohl in diesem Sinne zu deuten. Daß solche funktionellen
Vorgänge in den Fadenkörnern sich abspielen, dafür sind oben die
Beweise beigebracht. Besonders bemerkenswert dünkt mir der
Gehalt der Fadenkörner der Knorpelzellen an Fett und Glykogen,
ohne daß solche Substanzen in der Interzellularsubstanz vorkommen.

Es kann sich unter diesen Verhältnissen nur um synthetische
Vorgänge handeln.

Ob wir ihrem morphologischen Wesen, ihrer Morphogenese
und funktionellen Bedeutung nach verschiedene Granulaarten,
Fadenkörner und Fäden unterscheiden müssen, diese Frage läßt
sich zurzeit noch nicht beantworten. Ich will deshalb nur hervorheben, daß Fadenkörner, welche von manchen Autoren als echte
Mitochondrien anerkannt werden, ich meine die von mir als para-
nukleär bezeichneten, der Assimilation von Fett und Glykogen
dienen.

Die oben erörterten Anschauungen über den Bau des Plasmas
der Knorpelzellen sind auch geeignet, ein Verständnis der Erscheinungen des funktionellen Strukturwechsels anzubahnen. Die
Vorstellung ist meines Erachtens vollständig zulässig, daß in der
ruhenden Zelle die eine, z. B. die fädige Struktur vorherrscht,
während bei lebhafterer Funktion der granulöse Bau mehr in den
Vordergrund tritt; durch Quellung der Granula mögen Waben
entstehen, außerdem aber für besondere Verrichtungen besondere

Einrichtungen existieren. Es können und sollen überhaupt diese Verhältnisse an dieser Stelle nur angedeutet werden.

Schließlich seien noch die an den Knorpelzellen geschilderten bemerkenswerten Sekretionsvorgänge, die Übereinstimmung in der Zusammensetzung dieser perizellulären Sekrete mit dem granulären Inhalt der Zelle und die Bedeutung dieser Vorkommnisse für die Umwandlung der Interzellularsubstanz insbesondere auch bei der Verkalkung hervorgehoben.

Literatur.

1. Altmann, Die Elementarorganismen usw. 2. Aufl. Leipzig, Veit & Cp. 1891.
2. Arnold, J., Über das Verhalten des Indigkarmins in den lebenden Geweben. Zentralbl. f. d. med. Wissensch. 1875.
3. Derselbe, Die Abscheidung des indigschwefelsauren Natrons im Knorpelgewebe. Dieses Arch., Bd. 73. 1878.
4. Derselbe, Über feinere Struktur der Zellen usw. Dieses Arch., Bd. 77, 1879.
5. Derselbe, Über Struktur und Architektur der Zellen. Arch. f. mikrosk. Anat., Bd. 52. 1898.
6. Derselbe, Über vitale Granulafärbung in den Knorpelzellen usw. Arch. f. mikrosk. Anat. Bd. 55. 1901.
7. Derselbe, Zur Morphologie des Leberglykogens usw. Dieses Arch. Bd. 192. 1908.
8. Derselbe, supravitale Färbung Mitochondrien ähnlicher Granula etc. Anatom. Anzeig. Bd. 32. 1908.
9. Barfurth, Vergleichend histochemische Untersuchungen über das Glykogen. Arch. f. mikrosk. Anat. Bd. 25. 1885.
10. Dekhuysen, Onderzoek. Physiol. Labórat. te Leiden. 1879.
11. Fichera, Verteilung des Glykogens usw. Zieglers Beitr. zur pathol. Anat. Bd. 36. 1904.
12. Flemming, Beiträge zur Kenntnis der Zelle usw. Arch. f. mikrosk. Anat. Bd. 16. 1878.
13. Derselbe, Zellsubstanz, Kern und Zellteilung. Leipzig; Vogel. 1882.
14. Frommann, Über die Struktur der Knorpelzellen. Sitzungsber. d. Jenaer Gesellsch. f. Med. u. Naturw. 1879.
15. Genzmer, Über die Reaktion des Hyalinknorpels usw. Dieses Arch. Bd. 67. 1876.
16. Gierke, Das Glykogen in der Morphologie des Stoffwechsels. Zieglers Beitr. Bd. 37. 1905.
17. Derselbe, Physiologische und pathologische Glykogenablagerung. Lubarsch Ergebn. Jahrg. XI. 1907.
18. Hansen, Untersuchungen über die Gruppe der Bindesubstanzen; der hyaline Knorpel. Anatom. Hefte. Bd. 27. 1905.

19. Heidenhain, A., Über die Zentralkapseln usw. Anat. Anzeiger, S. 18. 1900.

20. Derselbe, Plasma und Zelle. G. Fischer, Jena. 1907.

21. Heitzmann, C., Untersuchungen über das Protoplasma. Wien. Sitzungsber. Bd. 67. 1873.

22. Derselbe, Morphologie. New York. 1883.

23. Küttner, Die Abscheidung des indigschwefelsauren Natrons in den Geweben der Lunge. Zentralbl. f. d. med. Wissensch. 1875.

24. Loewenthal, Zur Kenntnis der Knorpelzellen. Anat. Anzeiger. Bd. 30. 1907.

25. Lubarsch, Über die Bedeutung der pathologischen Glykogenablagerung. Dieses Arch. Bd. 183. 1900.

26. Meves, Die Chondriokonten in ihrem Verhältnis zur Filarmasse Flemmings. Anat. Anzeiger. Bd. 31. 1907.

27. Meyer, Über die Wirkung der Farbstoffe usw. Sitzungsber. des Deutsch. naturw. Vereins f. Böhmen. 1896.

28. Mitrophanow, Über die Zellgranulationen. Biolog. Zentralbl. Bd. IV. 1889.

29. Neumann, Bemerkungen über das Knorpelgewebe usw. Arch. d. Heilk. Bd. XI. 1870.

30. Derselbe, Die Jodreaktion der Knorpel- und Chordazellen. Arch. f. mikr. Anat. Bd. 14. 1877.

31. Pensa, Osservaz. sull struttur. delle cellul. cartilag. Schwalb. Jahresber. 1901.

32. Prudden, Beobachtungen am lebenden Knorpel. Dieses Arch. Bd. 78. 1879.

33. Renaut, Les grains et les réticules d. ségrégation intraprotoplasmatique des cellules du cartilage hyalin. Schwalb. Jahresber. 1904.

34. Retterer, De la structure réticulée de la cellule cartilagineuse. C. R. de l. soc. d. Biol. T. 63. 1904.

35. Schaffer, Knorpelkapseln und Chondrinballen. Anat. Anzeiger. Bd. 23. 1903.

36. Derselbe, Über den feineren Bau und die Entwicklung des Knorpelgewebes. Zeitschr. f. wissenschaftl. Zoologie. Bd. 80. 1905.

37. Schleicher, Nouvelles communications sur la cellule cartilagineuse vivante. Bull. d. l' acad. roy. d. Belg. Ser. II. T. 47. 1879.

38. Smirnow, Über die Mitochondrien. Anat. Anzeiger. S. 32. 1907.

39. Schultze, O., Die vitale Methylenblaureaktion der Zellgranula. Anat. Anzeiger. Bd. II. 1887.

40. Solger, Über perizelluläre und interzelluläre Ablagerungen im Hyalinknorpel. Arch. f. mikr. Anat. Bd. 34. 1889.

41. Derselbe, Über Rückbildungserscheinungen im Gewebe des hyalinen Knorpels. Arch. f. mikr. Anat. Bd. 42. 1893.

42. Spronck, Zur Kenntnis des Hyalinknorpels. Anat. Anzeiger. Bd. II. 1887.

43. Spuler, Beiträge zur Histologie und Histogenese der Bindesubstanzen. Anat. Hefte, Bd. 7.
44. van der Stricht, Recherches sur le cartilage hyalin. Arch. d. Biol.; Gand.; Bd. 7 1887.; Bd. 10. 1890.
45. Studnicka, Über die Histologie und Histogenese des Knorpels. Arch. f. mikr. Anat. Bd. 48. 1897.; Bd. 51. 1898.

Erklärung der Abbildungen auf Taf. VIII.

Fig. 1. Überlebende Knorpelzelle aus dem Episternum des Frosches (R. esculenta); paranukleäre Granulagruppe mit ziemlich deutlicher Abgrenzung gegen das übrige Plasma.

Fig. 2. Das gleiche Objekt; die paranukleäre Granulagruppe ausgedehnter und weniger deutlich begrenzt.

Fig. 3. Das gleiche Objekt; Ausbreitung der Fadenkörner über das Plasma.

Fig. 4. Das gleiche Objekt; supravitale Färbung der paranukleären Granula mit Neutralrot.

Fig. 5. Das gleiche Objekt; supravitale Färbung der Fadenkörner mit Neutralrot.

Fig. 6. Das gleiche Objekt; supravitale Färbung zahlreicher Granula mit Neutralrot.

Fig. 7. Das gleiche Objekt; supravitale Färbung der paranukleären und anderer Granula mit Methylenblau.

Fig. 8. Das gleiche Objekt; supravitale Färbung zahlreicher Fadenkörner mit Methylenblau.

Fig. 9. Knorpelzelle aus dem Episternum des Frosches; Alkoholkonservierung; Tinktion mit Hämatoxylin und Bestschem Karmin; glykogenhaltige paranukleäre Granulagruppe.

Fig. 10. Das gleiche Objekt; Konservierung und Tinktion wie in Fig. 9; zahlreiche Glykogengranula im Plasma der Knorpelzelle.

Fig. 11. Objekt und Methoden wie bei Fig. 9; glykogenhaltige Granula und Fäden im Plasma der Knorpelzelle.

Fig. 12. Objekt und Methoden wie bei Fig. 9; einzelne Glykogengranula im Plasma der Knorpelzelle, solche zahlreicher in der sichelförmigen perizellulären Zone.

Fig. 13. Objekt und Methode wie bei Fig. 9; Knorpelzelle fein bestäubt; zahlreiche feine Granula im Plasma, größere in der perizellulären Substanz.

Fig. 14. Knorpelzelle aus dem Episternum des Frosches; Alkoholkonservierung; Tinktion mit Eisenhämatoxylin und Bestschem Karmin; feinfädiges Spongioplasma, schwarze und rote Granula.

Fig. 15. Objekt und Methoden wie bei Fig. 14; schwarze und rote Granula im Plasma; rote Granula in der perizellulären Zone.

F i g. 16. Knorpelzelle aus dem Hyposternum des Frosches; Konservierung in Chromosmiumsäure nach B e n d a; Tinktion mit Eisenhämatoxylin; größere und kleiner Granula.

F i g. 17. Objekt und Methoden wie bei Fig. 16; feine Granula im Plasma der Knorpelzelle und in der sichelförmigen perizellulären Lage.

F i g. 18. Objekt und Methoden wie bei Fig. 16; an der Kapsel haftende perizelluläre Schicht.

F i g. 19. Knorpelzelle aus dem Episternum des Frosches; Formolhärtung; Sudanfärbung; einzelne lipofere Granula.

F i g. 20. Objekt und Methoden wie bei Fig. 19; mehrere lipofere Granula.

F i g. 21. Objekt und Methode wie bei Fig. 19; zahlreichere lipofere Granula.

XVII.
Über Entartungs- und Heilungserscheinungen in der Amyloidniere.
(Aus dem Pathologischen Institut in Köln.)

Von

Dr. R i c h a r d S a r r a z i n,
ehem. Assistenten am Institut.

(Hierzu eine Textabbildung.)

I. E n t a r t u n g s v o r g ä n g e.

Die von A l t m a n n festgestellte Tatsache, daß sich im Protoplasma der gesunden Körperzelle feinste Körnchen, die sog. Granula, finden, hat sich auch die pathologische Anatomie nutzbar gemacht. In dieser Richtung liegen im besondern für die Nierenzellen Untersuchungen von B u r m e i s t e r[6], L a n d s t e i n e r[8], P f i s t e r[10] und R a u b i t s c h e k[12] vor.

Alle fanden übereinstimmend eine unter krankhaften Verhältnissen auftretende Veränderung in der Körnelung der Nierenepithelien, vorzugsweise der Epithelzellen der gewundenen Harnkanälchen, die sie als einen regressiven Vorgang deuten. Während B u r m e i s t e r, L a n d s t e i n e r und P f i s t e r diese Verhältnisse für verschiedene Formen von Nierenerkrankung untersuchen, streift R a u b i t s c h e k im besondern kurz die Körnerbildung in den Epithelien der Amyloidniere, die auch L a n d s t e i n e r und P f i s t e r vergleichsweise untersucht haben. Die letztgenannten drei Beobachter sind auf die Eigenart der Granulabildung gerade in der Amyloidniere nicht ausführlich eingegangen. R a u b i t s c h e k erwähnt nur ganz kurz gequollene Epithelien, die ein deutlich grobgekörntes Protoplasma zeigen. L a n d s t e i n e r

und P f i s t e r haben nur je einen Fall von Nierenamyloidose genauer beschrieben, so daß sie die charakteristischen Merkmale dieser Verhältnisse in
der Amyloidniere nicht beobachten konnten.

Es ergab sich, daß in den Epithelien der gewundenen Harnkanälchen
amyloid veränderter Nieren stets „Körnchen" gefunden wurden, die größer
als die A l t m a n n schen Granula, zum Teil in Reihen, zum Teil ganz unregelmäßig in den Epithelien angeordnet waren. Die Epithelzellen selber schienen
dabei geschwellt und buckelförmig in die Lichtung des Harnkanälchenquer-
schnittes vorspringend.

Mein Chef, Herr Professor Dr. J o r e s , dem ich schon an
dieser Stelle für die Anregung, die er mir hat zuteil werden lassen,
und für die liebenswürdige Überlassung des Materials meinen ver-
bindlichsten Dank ausspreche, machte mich darauf aufmerksam,
daß in diesen Epithelzellen sich oft eine große Menge (im gefärbten
Gefrierschnitt) glänzender Kügelchen von verschiedener Größe
findet, die keine Ähnlichkeit mit Körnern mehr haben.

In den Lehrbüchern der speziellen pathologischen Anatomie ist von
dieser auffallenden Erscheinung nichts erwähnt (B i r c h - H i r s c h f e l d ,
S c h m a u s , O r t h , K a u f m a n n , R i b b e r t , Z i e g l e r ; R o s e n -
s t e i n [15]). Die in Frage stehenden Epithelveränderungen habe ich an 11 Fällen
von Amyloidniere genauer untersucht. Dabei handelt es sich ätiologisch achtmal
um Lungen- oder Knochentuberkulose, einmal um tertiäre Lues, einmal um
Schrumpfniere (W i c h m a n n [13], S c h n a a r [14]); in einem Falle blieb die
Ätiologie unklar, wenn wir nicht eine bei der Leichenöffnung gefundene Eier-
stockzyste für die Amyloidose verantwortlich machen wollen (W i c h m a n n
a. a. O.). Das häufige, fast regelmäßige Vorkommen dieser Veränderungen
bei der Amyloidniere wird aber noch durch eine Reihe weiterer, weniger eingehend
untersuchter Fälle erhärtet. Zum Vergleiche habe ich ferner mehrere Fälle
von vorwiegend parenchymatösen oder interstitiellen Erkrankungsformen der
Niere untersucht, die keine amyloide Entartung zeigen.

Das Alter der Nieren schwankt zwischen 12 und 63 Jahren. Die Ausdehnung der amyloiden Entartung in anderen Organen ist verschieden groß:
in 8 Fällen besteht gleichzeitig Amyloidose der Milz, in einem Falle sind Leber
und Nebennieren mitergriffen, in einem weiteren Falle ist neben Milz und Nieren
die Darmwand amyloid entartet; nur ein Fall zeigt Beschränkung der Entartung
auf die Nieren.

Möglichst frische Nierenstückchen wurden in Formalin, Z e n k e r scher
Flüssigkeit und ein Teil im A l t m a n n schen Gemisch fixiert, eventuell in
aufsteigendem Alkohol gehärtet und in Paraffin eingebettet oder mit dem Ge-
friermikrotom geschnitten. Die Färbung habe ich auf Amyloid (im allgemeinen
Methylviolett), Fett (Scharlach-R oder Sudan III), Hämatoxylin-Eosin, v a n
G i e s o n beschränkt; einzelne Schnitte wurden nach A l t m a n n und B e n d a
(Eisenhämatoxylin) gefärbt.

Ich gehe zunächst auf die Veränderungen in dem Protoplasma der Epithelien der gewundenen Harnkanälchen ein. Ich habe bestätigt gefunden, daß sich in einem Teil dieser Epithelzellen eine ganz charakteristische Veränderung im Bau des Protoplasmas beobachten läßt. Andere Entartungserscheinungen in den untersuchten Nieren, die durch fettige Degeneration, Absterben und Abschuppung der Epithelien, Anfüllung der Harnkanälchenlichtungen mit Gewebetrümmern usw. gekennzeichnet sind, übergehe ich dabei zunächst. Der erhobene Befund ist folgender:

Die Epithelzellen der gewundenen Harnkanälchen, die weit in die Harnkanälchenlichtung vorgebaucht erscheinen, sind angefüllt mit einer großen

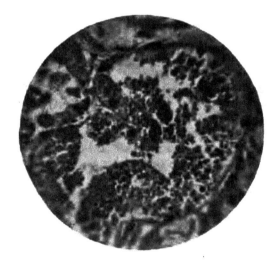

Menge von homogenen, glänzenden Körperchen, die meist rund oder auch oval sind. Sie sind durchscheinend, bei der Untersuchung im frischen Zustande gelbgrünlich schimmernd, fast wie rote Blutkörperchen, nur viel weniger intensiv. Ihre Größe schwankt zwischen kleinsten Körperchen und solchen, die die Größe des Kernes der Epithelzelle erreichen. Schon auf den ersten Blick hat man den Eindruck, als sei die ganze Zelle mit Tropfen angefüllt.

Es lassen sich überall deutlich zwei verschiedene Grade dieser Veränderung erkennen; einmal handelt es sich um Epithelien, die bläschenförmig in die Lichtung des Harnkanälchens vorspringen, mit derartigen Körperchen vollständig erfüllt sind und eine unbeschädigte Membran besitzen. Anderseits aber — und das ist offenbar ein vorgeschrittenes Stadium des beschriebenen Vorganges — findet man Epithelien, deren der Lichtung zugekehrter Saum durchbrochen erscheint, so daß die Körperchen nicht mehr in der Zelle allein, sondern teilweise nun unregelmäßig zerstreut im Lumen liegen.

Das Verhalten der Kerne dieser Epithelien ist verschieden: nur ein kleiner Teil zeigt noch das mikroskopische Bild des gesunden Kernes (deutliche Membran, Kerngerüst und Kernkörperchen.) Die meisten Kerne sind abgeblaßt, erscheinen wie homogene blaßgefärbte Scheiben, oder sie sind verkleinert, unregelmäßig begrenzt und diffus tief dunkel gefärbt, so daß die Unterscheidung der Bestandteile unmöglich ist. Wieder in anderen Fällen — vor allem bei durchbrochener Zellmembran — sind sie gar nicht mehr nachzuweisen.

Die vorstehende Abbildung gibt einen Teil dieser Verhältnisse ziemlich deutlich wieder; sie ist nach einem Mikrophotogramm (Färbung mit B e n d a s Eisenhämatoxylin) angefertigt und zeigt ein im Querschnitt nierenförmiges Harnkanälchen, dessen Epithelien — zumal auf beiden Seiten des „Hilus" — zerfallen erscheinen, während an einer Epithelzelle der Saum noch deutlich zu sehen ist. Wie die Abbildung zeigt, haben die Gebilde runde bis ovale Formen. Die gefärbten Schnitte lassen besonders bei den mittelgroßen und größten Körperchen deutlich erkennen, wie die Mitte dieser Gebilde stärker gefärbt ist als die Peripherie und wie die Stärke der Färbung vom Zentrum zu den Randpartien allmählich abnimmt. Danach haben wir es also mit Gebilden zu tun, die kugelig sind oder die Form einer abgeplatteten Kugel haben.

Daß es sich hierbei nicht um „Körner", z. B. im Sinne der Altmannschen Granula, handeln kann, beweist unzweifelhaft das mikroskopische Bild und vor allen Dingen der Befund, daß sich bei der Altmann-Färbung stets noch Altmannsche Granula in unveränderter Form in den beschriebenen Epithelien finden.

Raubitschek (a. a. O.) spricht nur von „grob gekörntem Protoplasma", während Landsteiner und Pfister (a. a. O.) die Bezeichnung „Granula" und „Tropfen" nebeneinander anwenden. Mit dem Begriff „Granulum" ist aber für uns die Vorstellung des festen Aggregatzustandes verbunden, während es mir für die in Frage kommenden Gebilde mehr als zweifelhaft erscheint, daß sie in physikalischem Sinne „feste" Körper darstellen. Die Entscheidung dieser Frage ist schwer, zumal durch die Untersuchungen von A. Fischer[7] und E. Albrecht[1, 2, 3] ganz neue Gesichtspunkte für die Diagnose der feineren Zellenveränderungen aufgestellt worden sind.

So hat Albrecht darauf aufmerksam gemacht, daß bei der Beurteilung derartiger Bilder stets die Möglichkeit einer Ausfällung während der Fixation in Betracht gezogen werden muß. Ich habe nun ganz frische Nierenstückchen ohne vorherige Fixation mit dem Gefriermikrotom geschnitten und dann in destilliertem

Wasser untersucht; dabei haben sich genau dieselben Bilder innerhalb der Epithelzellen gefunden, während die Lichtungen der Harnkanälchen naturgemäß keine Tropfen aufwiesen. Die Gebilde
haben o h n e u n d m i t F i x a t i o n (und zwar mit drei verschiedenen Fixierungsflüssigkeiten) ganz gleichmäßig dieselbe
Form bewahrt, so daß in diesem Falle eine fällende oder entmischende
Wirkung a u c h d e s W a s s e r s (A l b r e c h t) ausgeschlossen
werden kann.

Somit ist es wohl sicher, daß es sich bei den tropfigen Gebilden jedenfalls nicht um durch die Fixation entstandene Artefakte handelt.

Eine „tropfige Entmischung" des Protoplasmas, wie sie von
A l b r e c h t (a. a. O.) beschrieben ist, liegt hier nicht vor. A l -
b r e c h t hat seit längerer Zeit nachdrücklich darauf hingewiesen,
daß bei dem Studium des Zellbaues in viel weitgehenderem Maße
als bisher die physikalischen Verhältnisse berücksichtigt werden
müssen. Er hat die Grundfrage gestellt: Welchem Aggregat-
zustande gehören die Bildungen an, die wir als die gewöhnlichen
Zellbestandteile bezeichnen? Und auf Grund seiner Untersuchungen
an der überlebenden Zelle hat A l b r e c h t gezeigt, daß das Protoplasma sich bei Zusatz von physiologischer Kochsalzlösung aus
dicht gemengten kleinen Tröpfchen zusammengesetzt zeigt, die
eine fettähnliche, „lipoide" Oberflächenschicht besitzen und in
einer flüssigen Grundsubstanz nach Art einer Emulsion suspendiert
sind.

Während aber bei der Fixation dieser durch die Kochsalzlösung herbeigeführten „tropfigen Entmischung" stets ausgesprochene Wabenstrukturen auftreten, das Zentrum des Tropfens
also als Lichtung der Wabe imponiert, zeigen die Tropfen in der
Amyloidniere bei Fixation und Nichtfixation ein gleichartiges
Verhalten: sie behalten ihre Form unter allen Verhältnissen bei.

Über d i e c h e m i s c h e B e s c h a f f e n h e i t d e r
t r o p f i g e n G e b i l d e läßt sich etwas Bestimmtes nicht
sagen. Irgend eine für sie charakteristische mikrochemische
Reaktion habe ich nicht finden können; sie färben sich — wie alle
hyalinen und kolloiden Stoffe — mit den sauren Anilinfarben (Eosin,
Pikrinsäure, Säurefuchsin) sehr intensiv, ebenso mit B e n d a s
Eisenhämatoxylin. Bei der Untersuchung im ungefärbten Zu-

stande zeigen die Tropfen weder bei Wasser- oder Glyzerineinbettung noch bei Untersuchung in Brunnenwasser unter Zusatz
von konzentrierter Essigsäure oder Kalilauge irgend eine Veränderung. Auch das Einlegen ungefärbter Gefrierschnitte für
mehrere Stunden in Ätheralkohol zu gleichen Teilen verändert
ihr Aussehen nicht.

Die tropfigen Gebilde als physiologische Absonderungsprodukte
anzusehen, ist nicht angängig, da die betreffenden Zellen unzweifelhaft im Untergang begriffen sind. Vielmehr dürften wir es mit
einer E n t a r t u n g s e r s c h e i n u n g zu tun haben. die vielleicht dadurch entsteht, daß bei Amyloidose durch die Epithelien
der gewundenen Harnkanälchen irgend ein schädlicher Stoff ausgeschieden wird, der nach kürzerer oder längerer Zeit durch Einwirkung auf das Protoplasma die Zelle unter den eben beschriebenen
Erscheinungen vernichtet, ähnlich wie es bei akuten Vergiftungen
häufig zu schweren degenerativen Veränderungen kommt. Es
liegt im Wesen und Verlauf der Amyloiderkrankung, daß hier die
Vernichtung der Epithelien langsam und unter weniger stürmischen
Erscheinungen vor sich geht, dafür aber stetig unterhalten wird.

Wir haben ja in den gewundenen Harnkanälchen absondernde
Epithelien vor uns (R i b b e r t), und gerade auch körperfremde
Stoffe werden von ihnen ausgeschieden (B i b e r f e l d[5]). Tatsächlich finden wir nun an einem Teil gerade dieser Epithelien-
alle Zeichen des fortschreitenden Zerfalls: Die gewohnte Proto-
plasmastruktur ist verschwunden; an ihre Stelle ist eine große
Zahl homogener kugliger Gebilde getreten. Die Kerne sind zum
größten Teil verkleinert, unregelmäßig begrenzt und intensiv
dunkel gefärbt — Zeichen der Verdichtung und des dadurch ein-
geleiteten Kernschwundes — oder sie haben ihre Färbbarkeit teilweise oder ganz eingebüßt.

Das mikroskopische Bild der Zellen bei noch nicht durch-
brochener Zellenmembran erweckt durch die starke buckelförmige
Vorwölbung in das Lumen des Kanälchens und durch die pralle
Füllung den Eindruck, als sei der Zellinhalt in Quellung begriffen,
als steige infolge davon der intrazelluläre Druck beständig, bis die
Zellwand an der nachgiebigsten — der dem Lumen zugekehrten
— Stelle berstet und den Zellinhalt zum Teil in die Lichtung ent-
leert.

Ich möchte diese Erscheinungen — nach den bei den verschiedensten Fixierungen gleichartigen mikroskopischen Bildern z u n ä c h s t v o m r e i n m o r p h o l o g i s c h e n S t a n d - p u n k t a u s — im folgenden kurzweg als „t r o p f i g e E n t - a r t u n g" d e s P r o t o p l a s m a s bezeichnen.

Hierbei betone ich besonders, daß mit der Bezeichnung „tropfige Entartung" nicht etwa ein anatomischer Name vorgeschlagen werden soll. Bei der Wahl eines Namens wäre selbstverständlich nicht das m o r p h o l o g i s c h e Verhalten maßgebend, sondern wir müßten eine Bezeichnung nach dem W e s e n der Entartung wählen, etwa hyaline oder kolloide Entartung des Protoplasmas. Doch möchte ich mich bei der Unsicherheit unseres Wissens in diesem Punkt eines abschließenden Urteils enthalten.

Die Frage, ob es sich bei der tropfigen Entartung vielleicht um trübe Schwellung oder um fettige Degeneration handelt, läßt sich leicht beantworten. Fettige Degeneration zunächst ist auszuschließen: Die Tropfen färben sich mit Fettfarbstoffen gar nicht und zeigen sich auch nach stundenlanger Behandlung mit Ätheralkohol zu gleichen Teilen völlig unverändert.

Dagegen finden sich bei der beschriebenen Entartung, wie bei der trüben Schwellung, Tropfen, mit denen die Zelle ausgefüllt ist. Es müßte sich dann um eine sehr großtropfige Form der trüben Schwellung handeln. Aber auch hier liegen — zunächst morphologische — Verschiedenheiten vor: Die Tropfen sind von ganz verschiedener Größe und weit größer als bei der trüben Schwellung. Sie sind nicht als feinste Spritzer regelmäßig in der ganzen Zelle verteilt und lassen sie nicht wie bestäubt erscheinen. Im Gegenteil: bei schwacher Vergrößerung fallen im frischen und im gefärbten Schnitt tropfig entartete Bezirke sofort durch ihre Helligkeit und Durchsichtigkeit auf, die auch bei starken Vergrößerungen nicht an Stärke verlieren.

Als ein Haupterfordernis für die Diagnose der trüben Schwellung gilt allgemein die Aufhellung des Protoplasmas bei Zusatz von Essigsäure durch Auflösung der Tröpfchen. Wie ich schon erwähnte, trifft auch dies für die tropfige Entartung nicht zu. Die Tropfen bleiben bei Essigsäurezusatz unverändert.

Nun haben in den mehrfach erwähnten Arbeiten L a n d - s t e i n e r [8] und P f i s t e r [10] verschiedene Erkrankungsformen der

Niere auf die Granulabildung hin untersucht und beschreiben für die Fälle von Amyloidniere (es sind deren im ganzen zwei) diese Veränderungen der Epithelien in ganz typischer Weise; bei keiner anderen Nephrose fanden sie so große „Granula", die beide in diesem Falle sogar ebenfalls „Tropfen" nennen.

Wie gesagt, bleiben über die chemische Natur der Tropfen infolge ihres positiven Verhaltens allen möglichen Farbstoffen und ihrer Unveränderlichkeit chemischen Einflüssen gegenüber Zweifel bestehen. Ich will darum schon hier auf das Verhältnis eingehen, das zwischen der Ausbreitung der tropfigen Entartung und der Menge der in derselben Niere vorhandenen hyalinen Zylinder besteht. Das wäre ein Weg, der uns einen Aufschluß über ihre chemische Beschaffenheit näher rücken könnte. P f i s t e r (a. a. O.) hat festgestellt, daß „durchweg mit der wachsenden Anzahl der Granula auch ein größerer Reichtum des Präparates an Zylindern Hand in Hand ging". Diesen Befund, der von P f i s t e r auch für andere Erkrankungen als die Amyloidose festgestellt ist, habe ich bei der Amyloidniere nicht bestätigt gefunden. P f i s t e r glaubt nach seinen Beobachtungen und folgt damit der Annahme B u r m e i s t e r s (a. a. O.), daß die Zellgranula sich am freien Rande der Zelle anhäufen, in das Harnkanälchenlumen austreten, hier zu größeren „Klumpen" zusammensintern, die endlich ganz in hyaline Zylinder übergehen. Dabei ist als selbstverständlich vorauszusetzen, daß die Tropfen nicht etwa allein die Zylinder bilden, sondern daß sie dem aus dem Kapselraum stammenden Transsudat beigemischt werden. Auch ich glaube, daß den Tropfen im Endstadium des Prozesses, d. h. nach Berstung der Zellmembran, eine Mitwirkung an der Zylinderbildung nicht abzusprechen ist. Dazu kommt, daß Tropfen und Zylinder sich gleichartig färben; nur ist der Farbenton bei den Zylindern — infolge der auf dem Wege zu den Sammelröhren eingetretenen Wasserentziehung — etwas dunkler. Diese Erscheinung tritt bei allen Färbungen deutlich und gleichmäßig hervor.

Wir müssen uns also — bei dem Fehlen einer spezifischen mikrochemischen Reaktion und der färberischen Übereinstimmung zwischen Tropfen und Zylindern — vorläufig darauf beschränken, die Tropfen in die große Gruppe der hyalinen und kolloiden (A l - b r e c h t) Substanzen einzureihen.

Was nun die Lokalisation der tropfigen Entartung innerhalb der verschiedenen Nierenbezirke angeht, so ist zunächst festzustellen, daß ich sie lediglich auf die gewundenen Harnkanälchen beschränkt gefunden habe, sie zeigt sich also nur in der Rinde. Ihre Ausdehnung ist sehr verschieden. In einem Harnkanälchenquerschnitt ist sie — wenn überhaupt — in allen Epithelzellen in gleicher Stärke vorhanden. Oft findet man sie in größeren Herden, oft sind nur vereinzelte Harnkanälchenquerschnitte tropfig entartet. Dabei sind meistens beide Entartungsstufen nebeneinander vorhanden, wobei die eine oder andere überwiegt. Für diese so ganz verschieden starke Ausbreitung der Entartung, die auch mit der Stärke der Amyloidose nicht parallel geht, fehlt uns ebenso eine Erklärung wie für das unregelmäßige Verhalten der fettigen Degeneration.

Nur in zwei Fällen habe ich die tropfige Entartung nicht mit Sicherheit nachweisen können. Im ersten Falle handelte es sich um ganz geringe amyloide Entartung der Glomeruli. Erscheinungen von fettiger Degeneration fanden sich an den gewundenen Harnkanälchen überhaupt nicht, das interstitielle Gewebe war ganz intakt. — Im zweiten Falle war die tropfige Entartung höchst wahrscheinlich nicht mehr nachzuweisen, weil neben allgemeiner stärkster Amyloidose nur noch ein kleiner Rest von atrophischem, teilweise in Verfettung begriffenem Parenchym in dem außerordentlich stark vermehrten interstitiellen Bindegewebe vorhanden war.

Wie lange und in welcher Stärke beim ersten Auftreten der tropfigen Entartung die Grundkrankheit und die dadurch bedingte Amyloidose bestanden haben muß, läßt sich nach diesem vereinzelten Befunde nicht mit Bestimmtheit sagen. Jedenfalls tritt die amyloide Entartung früher als die tropfige zutage.

Dieser Umstand veranlaßt zu der Frage, ob die tropfige Entartung eine unmittelbare Folge der Amyloidose ist oder ob sie andere Ursachen hat. Man ist zunächst versucht, an eine amyloide Degeneration der Epithelien selbst zu denken. Abgesehen davon, daß tropfig entartete Zellen niemals die spezifische Amyloid-Farbenreaktion geben, finden sich unter den überaus zahlreichen Untersuchungen über die Amyloiderkrankung nur drei Beobachtungen (von Rindfleisch, Jürgens und Kyber), die amyloid entartete Epithelien gesehen zu haben glauben. W i c h - m a n n (a. a. O.) ist in seiner umfassenden Zusammenstellung der diesbezüglichen Untersuchungsergebnisse zu dem sicheren und berechtigten Schluß gekommen, „daß die Amyloidsubstanz s t e t s i n t e r s t i t i e l l liegt und die anderen Befunde auf Täuschungen beruhen".

Angenommen aber, die Entartung der Epithelien wäre eine unmittelbare Folge der Amyloidose, so könnte es sich nur um eine Ernährungsstörung durch die amyloid entarteten Gefäße handeln. R a u b i t s c h e k (a. a. O.) hat sich aber an Serienschnitten überzeugt, daß die von der Amyloidose betroffenen Gefäße nicht in ihrem ganzen Verlauf, sondern nur stellenweise entartet sind, so daß also nur bei sehr starker, das Gefäß auf größere Strecken in ganzer Zirkumferenz betreffender Amyloidose eine Undurch-gängigkeit bewirkt würde. Daß aber auch bei ausgedehnter Gefäß-entartung der Weg für den Blutstrom noch frei bleibt, habe auch ich aus injizierten Präparaten unzweifelhaft feststellen können.

All das läßt es mehr als zweifelhaft erscheinen, daß im vor-liegenden Falle lediglich durch Ernährungsstörungen aus mecha-nischen Ursachen die parenchymatösen Veränderungen hervor-gerufen werden, und legt die Frage nahe, ob es sich dabei nicht um Einflüsse handelt, die zwar auch auf dem Weg durch die Körper-flüssigkeiten zu den Epithelien gelangen, die aber nicht durch die M e n g e , sondern die B e s c h a f f e n h e i t der ernährenden Flüssigkeit gegeben sind.

v. R e c k l i n g h a u s e n [13] hat die Ansicht vertreten, daß bei der Amyloidose ein „Agens", das aus dem lokalen Krankheits-herde dem Blute zugeführt ist, von gewissen Gewebe- und Zellen-arten fixiert, und daß dadurch eine „Zerlegung des Protoplasmas" veranlaßt wird. Diese Erklärung scheint mir weniger für die Amyloiderkrankung, die sich lediglich auf das I n t e r s t i t i u m beschränkt, als für die bei der Amyloidose auftretenden Ent-artungen des P a r e n c h y m s Berechtigung zu haben.

Die klinischen und anatomischen Erfahrungen über die Ätiologie der Amyloiderkrankung und die Forschungsergebnisse der Bakteriologie lehren, daß durch die Grundkrankheit in den meisten Fällen Giftstoffe hervorgebracht werden, mögen es nun durch Gewebezerfall oder Bakterien oder durch beides produzierte

Toxine sein. Diese Toxine werden, im Blute kreisend, von den sezernierenden Epithelien der Niere — eben den der gewundenen Harnkanälchen —, die schon durch die chronische Anämie, herabgesetzten Stoffwechsel (W i c h m a n n , a. a. O.) in ihrer Widerstandsfähigkeit beeinträchtigt sind, ausgeschieden und üben dabei auf die Epithelien selber ihre Giftwirkung aus und vernichten sie.

A l b r e c h t hat uns gezeigt, wie durch Zusatz von physiologischer Kochsalzlösung eine tropfige Entmischung des Protoplasmas in der überlebenden Zelle herbeigeführt wird. „Gleichviel ob es vorher scheinbar strukturlos gewesen, oder eine Netzstruktur, ob es wie am Basalsaum der Nierenepithelien eine Basalstäbchenstruktur gezeigt hatte, wies es beim Einwirken der Salzlösung eine gleichmäßige Zusammensetzung aus derartigen Tröpfchen auf.‟

Ganz ähnlich könnte unter dem Einfluß der Toxine die tropfige Entartung zustande kommen. Die Rolle der physiologischen Kochsalzlösung übernehmen hier die im Blutserum gelösten Toxine.

Wie ich schon hervorgehoben habe, kann es sich qualitativ nicht um eine Tropfenbildung im Sinne A l b r e c h t s handeln; dazu ist der Unterschied in der Morphologie der fixierten tropfigen Entmischung und Entartung zu auffallend. Bei der Entmischung haben wir Tropfen vor uns, die lediglich in den der Oberfläche zunächst gelegenen Teilen eiweißartige Stoffe angehäuft enthalten, die im Durchschnitt durch den fixierten Tropfen ringförmig gefällt erscheinen. Die Mitte des Tropfens bleibt dabei als eine Lücke im fixierten Bild. Anders bei der tropfigen Entartung: Hier müssen wir nach den beschriebenen mikroskopischen Bildern bei Fixation annehmen, daß die gefällten eiweißartigen Stoffe an allen Stellen des Tropfens in gleicher und — nach der Intensität der Färbung — hoher Konzentration gelöst sind, so daß es bei der Fixierung nicht zu Lückenbildungen kommen kann.

Ob in unserem Fall die Bildung einer Art von Emulsion in Frage kommt, läßt sich nicht entscheiden, weil ich weder über eventuell vorhandene lipoide Oberflächenschichten noch über die Grundflüssigkeit, in der die Tropfen suspendiert wären, etwas aussagen kann. Wahrscheinlich ist, daß auch hier eine entmischende Wirkung auf das Protoplasma ausgeübt wird, d. h. daß es durch den Einfluß der Toxine aus einer mehr homogenen Mischung in ein mechanisches Gemenge nicht mischbarer Lösungen verwandelt wird, deren eine in der anderen tropfenförmig suspendiert ist — ähnlich den Beobachtungen, wie sie A. F i s c h e r bei seinen Versuchen mit Fällungen aus Eiweißlösungen gemacht hat.

Bei der Annahme d i e s e r Entstehungsart der tropfigen Gebilde können wir sie unter Würdigung auch der morphologischen Erscheinungen mit großer Wahrscheinlichkeit als dem flüssigen Aggregatzustand angehörend bezeichnen, so daß der Name „tropfige Entartung" nicht nur in morphologischer, sondern auch in physikalischer Hinsicht berechtigt erscheint.

Da die Zellen bei der tropfigen Entartung mit dem Kern zugrunde gehen, wäre es denkbar, daß in den Tropfen für die Zelle lebenswichtige Substanzen ausgefällt werden, und daß die dadurch eingetretene Entwertung des Protoplasmas seine Wechselbeziehungen mit dem Kern in nachteiliger Weise beeinflußt.

Noch entzieht sich dies alles unserer genauen Kenntnis; ich glaube aber, daß wir später auch diese Vorgänge werden deuten können, wenn auf dem von A l b r e c h t gewiesenen Wege stetig weitergearbeitet wird.

In der Annahme einer solchen Toxinwirkung bestärkt mich auch der Befund, den ich in drei vergleichsweise untersuchten Fällen von Nierenerkrankung bei allgemeiner Sepsis (eine interstitielle, zwei parenchymatöse Erkrankungsformen) erhoben habe. Dabei ist eine ganz erhebliche Toxinwirkung außer Zweifel. Hier fand sich o h n e Amyloidose dieselbe tropfige Entartung wie in der Amyloidniere, nur nicht in derselben Ausdehnung, was sich mit der kürzeren Dauer der Erkrankung erklärt. — In a l l e n anderen mituntersuchten Nephrosen mit vorwiegender Beteiligung des Parenchyms oder des Interstitiums war die tropfige Entartung n i c h t vorhanden.

Diese Tatsachen legen den Wunsch nahe, durch ausgedehntere Untersuchungen in dieser Richtung festzustellen, ob die Annahme, daß wir es bei der tropfigen Entartung mit der Wirkung einer toxischen Schädlichkeit zu tun haben, berechtigt ist.

Die eben beschriebene Entartung ist in der Amyloidniere fast regelmäßig und meist in großer Ausdehnung vorhanden. Wie wir gesehen haben, beteiligt sich die tropfige Entartung höchst wahrscheinlich auch an der Zylinderbildung. Das alles läßt darauf schließen, daß die erwähnte Entartung im Verein mit der Amyloidveränderung und der fettigen Degeneration den Funktionsstörungen der Niere bei Amyloidose zugrunde liegt.

Im Anschluß daran bespreche ich kurz das Intensitätsverhältnis zwischen tropfiger Entartung einerseits und fettiger Degeneration nebst interstitiellen Veränderungen anderseits, soweit sich überhaupt Beziehungen haben beobachten lassen.

Alle einschlägigen Arbeiten ergaben für die **fettige Degeneration in der Amyloidniere**, daß diese Entartung ein außerordentlich wechselvolles Verhalten zeigt — weniger in ihrer Lokalisation als in ihrer Stärke. Vergleicht man die verschiedenen Angaben miteinander, so ergibt sich, daß mit Vorliebe die Epithelien der gewundenen Harnkanälchen betroffen sind (**Wagner**[18], **Orth**, **Kaufmann**), während aber auch die übrigen epithelialen Bestandteile (Glomeruli, Kapselepithel) und das Interstitium fettig entartet sein können (**Ribbert**, **Ziegler**). In meinen Präparaten sind vorzugsweise die Epithelien der gewundenen Harnkanälchen der Sitz der Entartung, wobei sie oft regellos in der ganzen Rinde zerstreut ist, oft auch eine mehr herdförmige Anordnung zeigt, wie **Ribbert** sie beobachtet hat. Nur in dem schon kurz erwähnten Fall von schwacher Amyloidose, der keine tropfige Entartung nachweisen läßt, ist die Fettreaktion auf die Epithelien der geraden Harnkanälchen beschränkt. Doch erscheint es mir fraglich, ob es sich hier um Degenerationserscheinungen handelt — ob wir es nicht vielmehr mit einer Fettinfiltration (**Löhlein**[*]) zu tun haben.

Als besonderer Befund ist hier hervorzuheben, daß nur ganz selten tropfige und fettige Entartung in denselben Epithelien gleichzeitig auftreten. Ist das der Fall, so findet man immer wieder dasselbe Bild. Das Fett sitzt in Form von feinsten Spritzern und Tröpfchen, in einem schmalen Saum angeordnet, der Basis der Zelle auf, während der übrige Zelleib nur von homogenen Tropfen eingenommen wird. Die seltene Beobachtung derartiger Bilder macht die Entscheidung, daß in diesen Fällen beide Erscheinungen koordiniert sind, oder in einem ursächlichen Abhängigkeitsverhältnis zueinander stehen, sehr schwer, welche von beiden Degenerationen die primäre ist.

Die **Veränderungen im Interstitium** der Amyloidniere will ich nur ganz kurz streifen, da sich irgendwelche

Anhaltspunkte, die zur Klärung dieser Frage beitragen könnten, nicht ergeben haben. Während es auf der einen Seite keinem Zweifel unterliegen kann, daß bei jahrelangem Bestehen der Amyloidose mit Entartungszuständen im Parenchym das Interstitium sekundär geschädigt wird (K a u f m a n n), stehen andererseits eine Reihe von Untersuchern auf dem Standpunkte, daß — zumal bei der sog. Amyloidschrumpfniere — die Amyloidose als Folgeerscheinung der Bindegewebsvermehrung aufzufassen ist (L i t t e n C o h n h e i m, O r t h, S c h n a a r). Andere wieder (K l e b s, O r t h) geben zu, daß beide Veränderungen koordiniert sein können. Hier vermögen nur größere Untersuchungsreihen unter Würdigung aller in Betracht kommenden ursächlichen Gesichtspunkte Aufklärung zu schaffen.

Ich hatte bereits kurz vermerkt, daß einer meiner Fälle, der außerordentlich hochgradige Schrumpfung darbietet, die tropfige Entartung vermissen läßt. Zwei weitere Fälle mit minder starker, aber auch schon recht erheblicher Vermehrung des Bindegewebes lassen tropfig entartete Epithelien nur in mäßiger Zahl erkennen. Demnach scheint es, als nähme mit der Ausbreitung der interstitiellen Wucherung die tropfige Entartung an Stärke ab. Diese Erscheinung findet ihre einfache Erklärung darin, daß mit dem Wachsen des Bindegewebes ein immer größerer Teil des Parenchyms zugrunde geht. Und da überhaupt nur ein Teil der Epithelien tropfig entartet, sinkt ihre Zahl beständig, bis sie bei hochgradiger Schrumpfung überhaupt verschwinden.

II. H e i l u n g s e r s c h e i n u n g e n.

Bei der Untersuchung der Amyloidnieren habe ich weiterhin festzustellen versucht, ob sich in amyloid entarteten menschlichen Nieren Vorgänge beobachten lassen, die auf einen Wiederersatz verloren gegangenen Parenchyms hindeuten.

Aus klinischen Erfahrungen wissen wir, daß akute Nierenentzündungen, die beispielsweise nach Infektionskrankheiten auftreten, heilen können, d. h. im klinischen Sinne: Die für die Nierenerkrankung charakteristischen Zeichen schwinden, die Harnabsonderung kehrt auch qualitativ wieder zur Norm zurück. Die anatomische Grundlage für derartige, beim Menschen auftretende Heilungen bleibt uns dabei aus leicht ersichtlichen Gründen unbekannt. Darum haben sich viele Untersucher des Tierexperimentes bedient, um bei Nierenaffektionen eventuell auftretende Heilungsprozesse auch pathologisch-anatomisch verfolgen zu können. Dabei haben sie entweder die Niere mechanisch verletzt und dann die an der Stelle des Traumas auftretenden Veränderungen fortlaufend beobachtet (P o d w y s s o t z k y [11], R i b b e r t, B a r t h [4] u. a.) — oder sie haben eine Nephritis im klinischen Sinne durch toxische Einwirkungen (Injektion von doppeltchromsaurem Kali, T h o r e l [17]) erzeugt und die gleichzeitig krank gemachten Tiere nach verschieden langen Zeiträumen getötet.

Hier tritt uns schon eine ungeheure Schwierigkeit für die Beurteilung von Heilungsvorgängen in der Amyloidniere entgegen. In all den angegebenen Fällen handelt es sich um eine e i n m a l i g e, mehr oder minder schwere Läsion des Nierengewebes, die stets bisher ganz gesunde und infolge dessen wesentlich widerstandsfähigere Tiere trifft. Und zwar liegen bei den traumatischen Verletzungen (Stich, Exzision) die Verhältnisse insofern besonders günstig, als hier vor allem ein narbiger Verschluß der Kontinuitätstrennung, erst in zweiter Linie eine Neubildung von Nierengewebe in Frage kommt. Anders bei den experimentell erzeugten toxischen Nephritiden: hier geht unter der Einwirkung des Giftes fast der größte Teil der absondernden Epithelien zugrunde, so daß hier die Hauptforderung die Bildung neuer, funktionstüchtiger Zellen ist.

Betrachten wir unter diesen Gesichtspunkten die Heilungsmöglichkeit der Amyloidniere, so müssen wir zugeben, daß in dieser Beziehung für die amyloid entartete Niere recht ungünstige Verhältnisse vorliegen. Hier handelt es sich um eine D a u e r w i r k u n g derselben Schädlichkeit, die die Amyloidose hervorgerufen und die im Verein mit dieser den betroffenen Körper durch chronische Anämie und herabgesetzten Stoffwechsel in seiner Widerstandsfähigkeit erheblich geschwächt hat. Die nachteilige Beeinflussung der Körperzellen, deren Ergebnis W i c h m a n n (a. a. O.) in sinkender Oxydationsfähigkeit sieht, bleibt nicht aus. Sehr bemerkenswert scheint mir die von P o d w y s s o t z k i [11] in seinen Tierversuchen festgestellte Tatsache, daß bei kranken oder schlecht genährten Tieren die Regeneration ausblieb.

Auch bei der Amyloiderkrankung sind klinische Heilungen beobachtet worden. W i c h m a n n (a. a. O.) hat eine Reihe solcher Fälle zusammengestellt und erwähnt als eigene Beobachtung zwei Amyloidosen infolge von Osteomyelitis, bei denen „Eiweiß im Harn auftrat (Nephritis war ausgeschlossen), ebenso Leberbeschwerden; beide Patienten wurden operiert. Die Wunden heilten unter feuchtem Blutschorf. Es verloren sich die Erscheinungen von seiten der Leber, ebenso schwand das Eiweiß aus dem Harn, und beide Patienten befanden sich nach einem Jahre noch vollkommen gesund." In diesen Fällen hat also wahrscheinlich die f r ü h z e i t i g e Beseitigung der ätiologischen Schädlichkeit bei b e g i n n e n d e r Amyloidose — wie auch in anderen von W i c h m a n n gesammelten Krankheitsgeschichten — zu einer Heilung im klinischen Sinne geführt. Dafür fehlen uns aber auch hier die anatomischen Belege.

Wenn wir daher über eventuell zu beobachtende a n a t o m i s c h e H e i l u n g s v o r g ä n g e bei der Amyloidentartung der Niere etwas ermitteln wollen, müssen wir die allgemeinen Gesetze der Regeneration neben den im Tierversuch festgestellten Reparationserscheinungen bei akuten Nephritiden mit der notwendigen Beschränkung zu verwerten suchen.

T h o r e l (a. a. O.) hat am Schlusse seiner Arbeit aus den im Tierversuch gewonnenen Ergebnissen die Nutzanwendung auf die menschliche Niere zu ziehen versucht. Er hat verschiedene Erkrankungsformen der menschlichen Niere auf Heilungsvorgänge untersucht und gefunden, daß man derartige Veränderungen am meisten bei chronischen, vorzugsweise das Parenchym betreffenden Erkrankungen, niemals bei akuten beobachten kann.

Auf die Tatsache, warum gerade in akuten Fällen Regenerationserscheinungen nicht zu finden sind, brauche ich hier nicht näher einzugehen. Ich will nur hervorheben, daß der umgekehrte Schluß — als handle es sich beim Fehlen von Heilungserscheinungen um akute Formen — selbstverständlich nicht erlaubt ist. Denn wir haben, abgesehen davon, daß bei Nierenamyloidose beim Tode wohl stets chronische Veränderungen vorliegen, noch eine ganze Reihe anderer Punkte zu berücksichtigen, mit denen das Fehlen von Reparationserscheinungen in ursächlichem Zusammenhange stehen kann und die nachher noch kurz ausgeführt werden sollen.

In meinen Fällen bieten die meisten Nieren chronische Erkrankungsformen mit vorwiegender Beteiligung des Parenchyms, eventuell mit Übergang in Schrumpfung dar — der nach T h o r e l günstigste Fall für die Beobachtung von Heilungserscheinungen. Bei der Mitteilung des in dieser Hinsicht erhobenen Befundes kann ich mich sehr kurz fassen.

Ich habe nämlich nur in e i n e r Niere sicher Veränderungen gesehen, die das Bestreben anzeigen, zugrunde gegangenes Parenchym durch Neubildung von Zellen zu ersetzen.

Zunächst sind hier die M i t o s e n zu erwähnen. Ich habe eine kleine Zahl von Mutter- und Tochtersternbildungen gefunden, deren Vorhandensein Vorbedingung für Proliferationsvorgänge am Epithel ist. Denn daß dabei in der Niere die direkte Zellteilung eine Rolle spielt, ist nicht erwiesen. Diese Kernteilungsbilder sind auf die gewundenen Harnkanälchen beschränkt. Und zwar liegen sie entweder in Querschnitten, deren übrige Epithelien im Untergang begriffen sind, so daß sich der Stern schön deutlich gegen die kaum noch erkennbaren Epithelkerne abhebt, oder sie finden sich inmitten von Epithelien, die ein vollkommen gesundes Aussehen zeigen; ihre Kerne sind, wie die der benachbarten Epithelien, regelrecht gefärbt, infolgedessen etwas blasser als das Gewirr von Schleifen im Stern.

Bei der ersten Art der Lokalisation handelt es sich um den Ersatz zugrunde gegangenen Parenchyms in d e m s e l b e n Harnkanälchen — Regeneration —, während es im zweiten Falle zweifelhaft ist, ob hier nicht ein Ausgleichbestreben in gesund gebliebenen Harnkanälchen für a n d e r w ä r t s verlorenes Epithel vorliegt — Kompensation. Auf alle Fälle zeigt die Niere also das Bestreben, den Verlust an Parenchym auf die eine oder andere Weise wieder wettzumachen. Warum sie dabei in den Anfängen stecken bleibt und warum in anderen Amyloidnieren derartige Erscheinungen überhaupt fehlen, werde ich gleich besprechen.

Eng anschließend an die Regenerationsbestrebungen in Harnkanälchen, die von Epithel entblößt sind, findet man in dieser Niere — ebenso selten wie die Mitosen — sog. K e r n z e l l e n, d. s. leistenförmig angeordnete Epithelzellen, die kleiner als in der Regel sind und deren Kerne verkleinert, unregelmäßig begrenzt und stark gefärbt erscheinen. Solche Kernzellen enthalten 2—14 Kerne und sitzen der Tunica propria der gewundenen Harnkanälchen auf. Oft finden sich in demselben Querschnitt noch verblassende Kerne von regelrechter Größe. An manchen Stellen sind die Kernzellen in toto von der Tunica propria abgestoßen. Riesenzellenartige Gebilde, d. h. Anhäufungen kleinerer Kerne in Riesenzellenform auf der Membrana propria habe ich ebensowenig finden können wie die von T h o r e l beschriebenen „kern- und zellgefüllten Schläuche".

Wie gesagt, stellte sich der beschriebene Befund nur bei e i n e r Amyloidniere ein, während alle übrigen nicht einmal Mitosen, geschweige denn höher ausgebildete Regenerationserscheinungen aufwiesen.

Woher kommt dieser im allgemeinen negative Befund bei der Nierenamyloidose, der sich auch von der Stärke der amyloiden Entartung unabhängig zeigt?

Ich hatte bereits angedeutet, weshalb mit Bezug auf Heilungsvorgänge in der Amyloidniere so besonders ungünstige Verhältnisse vorliegen, und fasse noch einmal kurz zusammen:

Die bei Nierenamyloidose fortdauernd einwirkende ursächliche Schädlichkeit, die ja die Nierenaffektion geradezu unterhält, macht von vornherein auf etwa eintretende Reparationsvorgänge ihren hemmenden und zerstörenden Einfluß geltend, so daß es ohne Beseitigung der kausalen Schädlichkeit im besten Falle zu schwachen Heilungs- und Ersatzversuchen kommt, im allgemeinen aber eine regenerative oder ausgleichende Tätigkeit überhaupt unmöglich gemacht oder gleich im Keime erstickt wird.

Liegen so die Verhältnisse schon im Hinblick auf die dauernde Einwirkung der ursächlichen Schädlichkeit sehr ungünstig, so gestalten sich die Aussichten auf Ersatz oder Heilung noch viel schlechter, wenn wir die bei Amyloidose vorherrschende allgemeine Körperbeschaffenheit in Rechnung ziehen.

Auf der einen Seite sind störende Einflüsse in Gestalt der ursächlichen Schädlichkeit (Tuberkulose, Lues usw.) vorhanden. Auf der anderen Seite aber fehlen die für eine Regenerationstätigkeit notwendigen Vorbedingungen: es handelt sich gewöhnlich um erschöpfte und durch längeres Krankenlager geschwächte Menschen. Auch diese allgemeinen Verhältnisse haben sicher für die Hemmung oder Verhinderung der Heilung eine große Bedeutung. Weiterhin leidet die notwendige Zufuhr von Nährmaterial durch die Blutbahn, und zwar sinkt infolge der chronischen Blutarmut im Verein mit der ursächlichen Krankheit der für Zellaufbau und -ernährung notwendige Wert des Blutes nach Menge und Beschaffenheit.

Ziehen wir unter diese Rechnung den Strich, so ergibt sich, daß für den vorliegenden Fall keine der für eine Heilung erforderlichen Vorbedingungen erfüllt ist. Den Beweis, daß die Regenerationsvorgänge in der Tat außerordentlich gering sind, haben die Ergebnisse der mikroskopischen Untersuchung erbracht.

Zusammenfassung.

1. In der Amyloidniere kann man fast regelmäßig bei einer noch genauer anzugebenden Dauer der Grundkrankheit in einem großen Teil der Epithelien der gewundenen Harnkanälchen die Bildung von homogenen, glänzenden, verschieden großen tropfigen Gebilden im Protoplasma beobachten (tropfige Entartung). Diese Tropfenbildung führt zum Untergang der Zelle, deren der Harnkanälchenlichtung zugekehrter Saum bei höheren Graden der Entartung zu bersten scheint und den Zellinhalt zum Teil in das Harnkanälchenlumen entleert. Die Zellkerne gehen ebenfalls zugrunde.

Den Tropfen ist eine Mitwirkung bei der Zylinderbildung nicht abzusprechen. Ihrer chemischen Natur nach müssen wir sie vorläufig in die Gruppe der hyalinen und kolloiden Stoffe einreihen.

Die Tropfenbildung beruht vielleicht auf dem Einfluß von Toxinen, die auf das Protoplasma eine im Albrechtschen Sinne entmischende Wirkung ausüben.

Wir können die Gebilde morphologisch und höchst wahrscheinlich auch physikalisch als Tropfen, d. h. dem flüssigen Aggregatzustand angehörend bezeichnen.

Auch bei Nephrosen, die als Folgeerscheinung allgemeiner Sepsis auftreten, ließ sich die tropfige Entartung in mäßiger Ausdehnung beobachten.

Das fast regelmäßige und ausgedehnte Vorkommen der tropfigen Entartung läßt den Schluß zu, daß sie im Verein mit der amyloiden und fettigen Degeneration den Störungen der Nierentätigkeit bei Amyloidose zugrunde liegt.

Bestimmte ursächliche Beziehungen der tropfigen Entartung zur fettigen Degeneration und zu interstitiellen Wucherungsprozessen ließen sich nicht feststellen.

2. Heilungs- oder Ausgleicherscheinungen werden in der amyloid entarteten Niere bei nicht behinderter Einwirkung der ätiologischen Schädlichkeit nur äußerst selten beobachtet. Sie treten in Gestalt von wenig Mitosen und — zum Teil in toto abge-

stoßenen — Kernzellen zutage. Die Gründe für ihr seltenes Auftreten liegen darin, daß bei der Amyloidose die für die Heilungsvorgänge notwendigen Vorbedingungen fehlen, die vorzugsweise die Ätiologie und den allgemeinen Körperzustand bei Amyloiderkrankung betreffen.

Literatur.

1. Albrecht, E., Pathologie der Zelle. Lubarsch-Ostertag, Bd. VI, 1901; Bd. XI, 2, 1907.

2. Derselbe, Verhandlungen der Deutschen pathologischen Gesellschaft, 1900 und 1903.

3. Derselbe, Die physikalische Organisation der Zelle. Frankfurter Zeitschr. f. Path. I. Bd., 1908.

4. Barth, A., Über die histologischen Vorgänge bei der Heilung von Nierenwunden und über die Frage des Wiederersatzes von Nierengewebe. Arch. f. klin. Chirurgie, Bd. 45, 1893.

5. Biberfeld, Zur Kenntnis der Sekretionsstelle körperfremder Substanzen in der Niere. Habilit.-Schrift. Breslau 1904.

6. Burmeister, Th., Beiträge zur Histogenese der akuten Nierenentzündung. Dieses Arch., Bd. 137, 1894.

7. Fischer, A., Fixierung, Färbung und Bau des Protoplasmas. 1899.

8. Landsteiner, K., Über trübe Schwellung. Zieglers Beiträge, Bd. 33, 1903.

9. Löhlein, Über Fettinfiltration und fettige Degeneration der Niere des Menschen. Dieses Arch., Bd. 180, 1905.

10. Pfister, M., Zur Granulabildung bei Nierenentzündung. Zieglers Beitr., Suppl.-Bd. 7, 1905.

11. Podwyssotzki, Experimentelle Untersuchungen über die Regeneration der Drüsengewebe. (II. Teil.) Die Regeneration des Nierenepithels, der Meibomschen Drüsen und der Speicheldrüsen. Zieglers Beitr., Bd. 2, 1887.

12. Raubitschek, Über Nierenamyloidose. Dieses Arch., Bd. 182, 1905.

13. v. Recklinghausen, Handbuch der allg. Pathologie des Kreislaufs und der Ernährung. Deutsche Chirurgie, 1883.

14. Ribbert, Beiträge zur kompensator. Hypertrophie und zur Regeneration. Mit einem Abschnitt über die Regeneration der Niere von Dr. Peipers. Arch. für Entwicklungsmechanik, Bd. I, 1895.

15. Rosenstein, Pathologie und Therapie der Nierenkrankheiten. 1894.

16. Schnaar, Über Amyloidosis bei Granularatrophie der Nieren. Inaug.-Diss., München, 1907.

17. Thorel, Patholog.-anatom. Beobachtungen über Heilungsvorgänge bei Nephritis. Deutsches Arch. für klin. Medizin, Bd. 77, 1903.

18. Wagner, Beiträge zur Kenntnis der Amyloidniere. Arch. für klin. Medizin, Bd. 28, 1881.

19. Wichmann, Die Amyloiderkrankung. Zieglers Beitr., Bd. 13, 1893.

XVIII.
Zur Genese der multiplen Milzzysten.

(Aus dem Pathologischen Institut des Allgemeinen Krankenhauses Hamburg-
Eppendorf.)
Von
Dr. Friedrich Wohlwill.

Hierzu Taf. IX.

Im folgenden soll über die histologischen Befunde bei einigen
Fällen von multiplen Milzzysten, die im Pathologischen Institut
des Eppendorfer Krankenhauses zur Beobachtung gekommen sind,
berichtet werden. Die Literatur über Milzzysten und ihre Genese
ist in den neueren dies Thema behandelnden Arbeiten, namentlich
in der zuletzt erschienenen Dissertation von Zieglwallner
so vollständig angeführt und so eingehend besprochen worden,
daß es wohl genügt, auf diese Arbeit hinzuweisen. Ich beschränke
mich daher darauf, nur kurz, unter Übergehung der älteren sich·
meist auf solitär vorkommende größere Zysten beziehenden Arbeiten
die Ansichten der verschiedenen Autoren über die Entstehung dieser
Bildungen zu rekapitulieren.

Böttcher faßt sie in seinem Fall, der eine Amyloidmilz betraf, als
Erweichungszysten auf. Als Lymphgefäßerweiterungen werden die Zysten
von Fink und Aschoff angesehen. Nach Renggli entstehen sie durch
eine Abschnürung von Peritonäalepithel, welche ihrerseits durch bindegewebig-
zottige Wucherungen der Kapsel — eine Folge einer Oberflächenentzündung —
zustande kommt. Dieser Ansicht stimmt im allgemeinen Welti zu, während
Kühne nur den einen seiner Fälle durch diese Theorie erklären zu können
glaubt, für die anderen beiden aber an der Entstehung aus präformierten Lymphbahnen festhält. Dann haben M. B. Schmidt und Ramdohr unabhängig
voneinander auf das gleichzeitige Vorkommen von Milzzysten und sog. Milzgewebshernien — d. h. Austritten von Milzpulpa durch einen Riß in der Milzkapsel — und das Auftreten von Zysten in solchen Hernien hingewiesen, sind
dabei aber doch zu verschiedenen Ansichten über die Deutung dieser Vorgänge
gekommen. Ramdohr leitet die Zysten vom Peritonäalepithel ab, sei es,
daß durch Berührung eines Punktes der Hernienoberfläche mit der Milzoberfläche ein von Peritonäalepithel ausgekleideter Hohlraum eingeschlossen wird,
der sich dann selbständig weiter vergrößert, sei es, daß vereinzelte bei dem Einriß in die Milzpulpa verlagerte Epithelien nach Analogie der Epidermoide zu
Zysten auswachsen. Demgegenüber glaubt Schmidt diese Deutung, die
er wohl in Erwägung zieht, fallen lassen zu müssen und greift nun wieder an der

Hand eingehender Studien über die Lymphgefäßversorgung der Milz auf erweiterte Lymphbahnen zurück, ohne jedoch dabei den auch von ihm postulierten Zusammenhang zwischen Hernien und Zysten näher zu begründen.

Von den zuletzt erschienenen Arbeiten schließt sich die von H o e f t im allgemeinen S c h m i d t an, während die Ansichten Z i e g l w a l l n e r s sich im großen und ganzen mit denen R a m d o h r s decken. Vorher noch hatte O t t o zwei Fälle veröffentlicht, in denen multiple Zysten unter einer ganz unversehrten Kapsel gefunden wurden. Auf Grund dieser Befunde nun leugnet O t t o den Zusammenhang zwischen Zysten und Hernien überhaupt und fügt hinzu, daß Prof. v. B a u m g a r t e n sowohl diese Zysten, wie insbesondere Rupturen der Milzkapsel für äußerst seltene Befunde erklärt und die von S c h m i d t und B e n e c k e beobachteten Milzgewebshernien für postmortale Kunstprodukte hält.

Um diese Frage nachzuprüfen, habe ich auf Anregung von Herrn Dr. E. F r a e n k e l, die in der Sammlung des Pathologischen Instituts vorhandenen Präparate von Milzzysten einer genauen Untersuchung unterzogen. Es handelt sich im ganzen um fünf Präparate; von diesen scheidet eines, bei welchem sich eine solitäre Zyste von Kartoffelgröße findet, aus; denn zur Diskussion stehen hier nur die kleinen multiplen Zystenbildungen. Ich lasse zunächst die bei den übrigen vier Präparaten erhobenen Befunde folgen, indem ich nur kurz erwähne, daß die Präparate zur mikroskopischen Untersuchung in Paraffin eingebettet, in möglichst zahlreiche Schnitte, eventuell in lückenlose Serien zerlegt wurden, und die Schnitte mit Hämatoxylin-Eosin, nach v a n G i e s o n sowie nach verschiedenen Elastikamethoden gefärbt wurden.

F a l l 1. 8 jähriger Knabe. Klinisch: Scharlach. Sektionsdiagnose: Angina necroticans. Oesophagitis necroticans. Bronchitis.

Ziemlich derbe Milz (10 : 5 : 3,5). Am konservierten Präparat Follikel und Trabekel nicht erkennbar. Kapsel im allgemeinen glatt, stellenweise etwas gerunzelt. Der Margo crenatus zeigt eine tiefere Kerbe. Im Bereich derselben und je 2 cm seitlich davon ist der ziemlich stumpfe Milzrand dicht besetzt mit kleinen, roten Knöpfchen und etwas größeren Zystchen. Die letzteren erreichen aber auch höchstens Hanfkorngröße. Sie lassen unter der durchsichtigen Wand deutlich eine grünlich schimmernde Flüssigkeit erkennen. Nur an einer umschriebenen Stelle geht die Affektion von der Kante ein Stück weit auf die konvexe Fläche über. An beiden Polen ist auch die Kante frei von Zysten. .

Zur mikroskopischen Untersuchung wird dem Milzrand nahe der erwähnten Kerbe ein Stück entnommen. Das Milzparenchym zeigt mikroskopisch keine Besonderheiten. Die Milzkapsel ist ziemlich dünn und auf weite Strecken vollkommen unterbrochen. An solchen Stellen finden sich zahllose Hohlräume, dicht aneinander gereiht, nur durch schmale Streifen von Milzpulpa voneinander getrennt. Die nach außen gerichtete Oberfläche dieser Zystenkette, wie ich es nennen möchte, schließt annähernd mit einer geraden Linie ab und liegt durchweg über dem Niveau der unversehrten Kapsel. Diese setzt sich noch eine kurze Strecke unter die Zysten fort, um dann, wie gesagt, ganz aufzuhören. An der Oberfläche der Zysten sind auch Reste von Kapselgewebe nicht zu erkennen, die Hohlräume liegen demnach insgesamt über einem Kapselriß. An den von Zysten freien Partien sieht man — allerdings nur vereinzelt — einen kleinen Riß in der Kapsel, durch den Milzgewebe ausgetreten ist: Milzgewebshernien. Das Peritonäalepithel ist über der intakten Kapsel sehr gut erhalten, die Hernien und Zysten überzieht es nur zum Teil. Besonders schön und hoch ist es in den Buchten zwischen normaler Kapsel und Zysten. Die innere Auskleidung der Hohlräume besteht aus einer einschichtigen Lage ziemlich platter Zellen, die dem Oberflächenepithel durchaus gleichen und dort, wo die Zystenwand tangential getroffen ist, eine dem Plattenepithel ähnliche Struktur darbieten. Nach außen davon folgt eine ziemlich dünne, bindegewebige Schicht, welche meist nur spärliche elastische Fasern enthält. Die Zysten liegen so dicht aneinander, daß sie vielfach nur durch diese schmalen Bindegewebszüge voneinander getrennt sind. Vielfach kann man sogar beim Durchmustern mehrerer aufeinander folgender Schnitte eine Verschmelzung zweier Zysten zu einer größeren verfolgen. Der Inhalt besteht aus einem homogenen, sich mit den Protoplasmafarbstoffen intensiv färbenden Material, vereinzelten großen, sich schlecht färbenden Zellen, welche denen der Wandauskleidung entsprechen, gelegentlich einzelnen Erythro- und Leukozyten. In den kleineren finden sich bisweilen einzelne zarte Fasern, die zum Teil Fibrinreaktion geben.

Fall 2. 27 jährige Frau. Sektionsdiagnose: Tuberculosis pulmonum. Ulcera tuberculosa intestini. Abscessus renis utriusque.

Milz ziemlich erheblich vergrößert (etwa 14 : 8 : 3,5) von sehr weicher Konsistenz. Kapsel glatt, etwas gespannt. Neben einer Kerbe am Margo crenatus findet sich eine haselnußgroße und eine reichlich erbsengroße Zyste mit ziemlich dicker, etwas gefalteter, gelb durchscheinender Wand. Beiderseits hiervon in 2 cm breitem Bezirk am Rand zahlreiche, meist hanfkorngroße Zysten von gelblicher Farbe; dazwischen sind ganz vereinzelt rötliche Knöpfchen zu sehen. An einer zweiten, dem oberen Pol näheren Kerbe des Vorderrandes eine einzelne erbsengroße Zyste. Auf der Fläche keine Zysten.

Zur mikroskopischen Untersuchung gelangt die zahlreichere Zysten enthaltende Partie neben der ersten Kerbe. Befund: Das dreieckige Stück zeigt an dem der Milzkante entsprechenden Winkel eine Gruppe von Zysten. Das Milzgewebe ist ziemlich arm an Trabekeln, die zudem wenig kräftig gebildet sind. Auch die Kapsel ist sehr schmal, verschmälert sich dann an dem mit Zysten besetzten Winkel noch weiter, um sich — vielfach durch mehr oder weniger scharf begrenzte Lücken unterbrochen — zwischen den Hohlräumen fortzusetzen. Diese liegen also sowohl ober- wie unterhalb der Kapsel, zum Teil auch in den Kapsellücken selbst. Gerade die größten Zysten liegen unter dem Kapselniveau. Die innere Zellauskleidung ist der beim ersten Fall beschriebenen analog. Nach außen folgt eine bindegewebige Wand, welche meist, namentlich an den größeren Zysten auffallend kräftige Elastika aufweist. Der Inhalt besteht aus dem auch im ersten Fall beobachteten homogenen Material und diesmal außerordentlich zahlreichen, sehr großen, im Durchschnitt kreisrunden Zellen mit sehr stark gefärbtem Kern, dagegen fast unfärbbarem Protoplasma. In einzelnen Hohlräumen sieht man auch zahlreiche Erythrozyten. Es finden sich nun auch im Innern des Milzparenchyms, ziemlich weitab von der Zystengruppe und ohne nachweisbaren Zusammenhang mit Kapselrupturen, Hohlräume, die nach Inhalt und Wand den beschriebenen völlig analog sind, jedoch fällt auf, daß sie meist viel unregelmäßiger geformt sind und auch nirgends den wohlausgeprägten, epithelähnlichen Zellbelag der Innenwand aufweisen, wie er an den der Kapsel nahen Zysten, auch wenn sie unterhalb derselben liegen, nur ausnahmsweise vermißt wird. Seitlich von der Zystengruppe findet sich eine typische solide Milzgewebshernie, bei der am Kapselriß das eine Kapselende tief ins Innere der Milz verzogen ist. Sowohl über der Hernie wie über den Zysten findet sich ein ziemlich zellreiches, sehr lockeres Gewebe, dessen Grundsubstanz sich mit Eosin gar nicht färbt, während van Gieson-Färbung feine Bindegewebsfasern erkennen läßt. Dieses lockere Gewebe, das nirgends einen deutlichen Übergang in das straffe Kapselgewebe erkennen läßt, ist wohl am ungezwungensten als über dem ausgetretenen Milzgewebe neugebildetes Bindegewebe aufzufassen.

Fall 3. 34 jähriger Mann. Sektionsdiagnose: Milzbrandödem. Atrophia fusca cordis. Atheromatosis Aa. coronar. Stauungsorgane. Ödema glottidis. Im Blut: Zahllose Kolonien Bac..anthracis und Staphyloc. pyogen. albus.

Milz (13,5 : 8 : 3) von sehr brüchiger Konsistenz. Follikel deutlich zu erkennen, Trabekel nicht. Kapsel, soweit frei von Veränderungen, gerunzelt. Fast die ganze konvexe Fläche und ein großer Teil der Facies interna — nur ein 2 cm breiter Saum nach vorn von der Hiluslinie bleibt frei — sind über und über bedeckt mit rotbraunen Knöpfchen und mehr grünlich schimmernden Zysten. Die Knöpfchen erlangen an diesem Präparat die Größe einer Linse, sind ebenso wie die Zysten flach und mit breitem Stiel der Oberfläche aufsitzend. An vielen dieser Gebilde ist makroskopisch nicht zu entscheiden, ob sich ein Hohlraum unter der etwas gefalteten Wand befindet oder nicht. Eine Bevorzugung der Kanten liegt in diesem Falle nicht vor.

Mikroskopischer Befund: Milzpulpa ohne Besonderheiten. Sehr zahlreiche, auffallend kräftige Trabekel. Auch die Kapsel ist dort, wo sie erhalten ist, besonders dick. Sie zeigt nun sehr zahlreiche, besonders scharfrandige Einrisse, durch welche Milzgewebe nach außen getreten ist, dort pilzförmige, über die Ränder weit überhängende Gebilde darstellend. Viele dieser Hernien sind vollkommen solide, nur enthalten sie besonders häufig sogar dickere mit kräftiger Elastika versehene Gefäße venösen wie arteriellen Charakters. Andere dagegen sind vollkommen ausgefüllt mit massenhaften Zysten der verschiedensten Größe, zwischen denen stellenweise kaum geringe Reste von Milzpulpa übrig bleiben. Auch in diesen zystösen Hernien sind vielfach Gefäße enthalten. Ein besonders schön ausgebildetes Peritonäalepithel überzieht die unversehrte

Oberfläche sowie zum größten Teil auch die Außenfläche der Hernien und Zysten. Reste der bindegewebigen Kapsel finden sich über letzteren nicht. Auch die zellige Auskleidung der inneren Zystenwand ist hier besonders gut ausgebildet, dem Peritonäalepithel völlig entsprechend. Die dann nach außen wiederum folgende bindegewebige Hülle ist meist, wenn auch nicht immer, sehr reich an elastischen Fasern. An einzelnen Stellen kann man an den auf Elastika gefärbten Schnitten beobachten, daß die elastischen Fasern des Kapselgewebes am Rißrand nach außen umbiegen, um in die Hülle der Zysten einzugehen. Ferner findet man elastische Fasern, die von der Kapsel ins Innere des zur Hernie gewordenen Milzgewebes ausstrahlen, ohne mit der Wand einer Zyste in Verbindung zu treten, und endlich losgerissene Fetzen Elastika, bei denen man an einer längeren Serie einen Zusammenhang weder mit der Kapsel noch mit den Zysten konstatieren kann. Der Inhalt der Zysten ist in diesem Falle je nach der Größe etwas verschieden. In den großen Hohlräumen finden wir die mehrfach erwähnte homogene Masse und die großen, dem Wandbelag analogen Zellen, in den kleineren dagegen vielfach rote Blutkörperchen und bisweilen etwas Fibrin. —Sämtliche Zysten liegen oberhalb der Kapsel, nur ganz wenige reichen mit einem ganz kleinen Zipfel in die Kapsellücke hinein. Unterhalb der Kapsel finden sich in diesem Falle keine Hohlräume.

Fall 4. 29 jährige Frau. Sektionsdiagnose: Phthisis pulmonum tuberculosis chronica. Intumescentia albuminosa renum. Hyperaemia hepatis.

Milz (12 : 7 : 3,5) glatt, derb, blaurot; Trabekel- und Follikelzeichnung deutlich. Die Kapsel ist mäßig gerunzelt. Am Margo crenatus finden sich zwei sehr tiefe Kerben, die fast bis zur Mitte der konvexen Fläche reichen. Die zwischen beiden liegende Brücke ist dicht besetzt mit meist erbsengroßen und etwas kleineren Zysten. Die etwas gefaltete Wand läßt grünliche und gelbliche Flüssigkeit durchschimmern. Die Affektion geht bis in die Tiefe beider Kerben hinein. In diesen Partien sind Knöpfchen nicht deutlich zu erkennen, wohl aber vereinzelte im ganzen Bereich der konvexen Fläche, in der auch die Zysten nur vereinzelt vorkommen — bis auf eine Partie am oberen Pol, an dem sie wieder dichter gedrängt stehen. An dem von Kerben freien Teil des Margo crenatus sind noch zwei je 1 cm breite Partien unweit beider Pole mit Zysten und Knöpfchen besetzt. Hilusfläche völlig frei.

Mikroskopischer Befund: Die Follikel sind erheblich vergrößert, die Trabekel zahlreich aber schmal. An dem zur Untersuchung gelangten Stück nur vereinzelte Kapselrisse mit Hernien. Das ausgetretene Milzgewebe ist zum Teil solide, zum Teil von Zysten durchsetzt, die in Anordnung und Form den in den früheren Fällen beschriebenen gleichen. In zahlreichen Zysten besteht kein deutlich erkennbarer Zellbelag an der Innenwand, in andern wieder ist er gut ausgebildet und epithelartig. Elastische Elemente in der Wand finden sich nur in einem Teil der Hohlräume. Das Peritonäalepithel ist in ganzer Länge und grade besonders gut über den Hernien und Zysten erhalten. Abweichend von den vorher beschriebenen Befunden ist in diesem Fall die große Menge der subkapsulär gelegenen Zysten. Die größeren unter ihnen liegen zwar meist dicht unter der Kapsel, zumal unter dem Kapselriß, bzw. in Schnitten, wo letzterer nicht getroffen ist, den Hernien gegenüber. Kleinere finden sich jedoch durch die ganze Breite des Schnitts zerstreut. Man findet sie teils ganz frei im Gewebe, teils lehnen sie sich an eine Trabekel an, teils sieht man sie mitten zwischen den auseinander gewichenen Fasern einer Trabekel liegen. Im allgemeinen sind sie von viel unregelmäßigerer Begrenzung als die über oder unmittelbar unter der Kapsel gelegenen. Eine eigentliche Wand fehlt ihnen meist. Wohlausgebildete epithelähnliche Auskleidung findet man ebensowenig wie elastische Fasern. Man hat den Eindruck, als ob sich die Zellen der Umgebung, wo sie den Hohlraum berühren, nur etwas regelmäßiger geordnet haben. Der Inhalt dagegen entspricht ganz dem der oberflächlich gelegenen Zysten.

Um die Ergebnisse kurz zusammenzufassen, so lagen in allen Fällen von multiplen Zystenbildungen an der Milzoberfläche auch gleichzeitig Milzkapselrupturen mit Austritt von Milzgewebe vor. In zweien der Fälle lagen die Zysten ausschließlich in solchen Hernien, in den andern beiden fanden sich außerdem noch Hohlräume im Innern.

Von besonderem Interesse für die Frage nach dem Zusammenhang dieser beiden Gebilde erscheinen mir die Untersuchungsergebnisse von zwei in der letzten Zeit zur Sektion gekommenen Fällen, in denen es sich im wesentlichen nur um das Auftreten von Hernien handelte.

Fall 5. 63 jährige Frau. Sektionsdiagnose: Fettgewebsnekrose. Haemorrhagiae et necrosis capitis pancreatis.

Milz (9 : 4 : 3). Konsistenz normal. Follikel und Trabekel deutlich., Kapsel etwas gerunzelt. An der Oberfläche, namentlich der Facies externa finden sich sehr zahlreiche, wenig oder gar nicht über das Niveau der Umgebung prominierende, hellrote, etwa hanfkorn- bis linsengroße Knöpfchen. Sie sind ziemlich regelmäßig verteilt, der Rand ist nicht bevorzugt. Zysten sind nicht zu erkennen.

Mehrere Stücke von verschiedenen Stellen werden zur Untersuchung eingelegt. Es finden sich mikroskopisch die vielfach für die Hernien beschriebenen Verhältnisse. Der Kapselriß findet vorzugsweise neben der Ansatzstelle einer Trabekel statt; er ist meist vollkommen scharfrandig. Die Kapsel hat sich vorher entweder etwas verschmälert oder unter Auflockerung etwas verbreitert. Das ausgetretene Milzgewebe hängt pilzförmig häufig sehr weit über die Rißränder über und liegt der Milzoberfläche entweder ganz dicht an, oder es bleibt eine sehr schmale Bucht zwischen beiden. Diese Buchten sind die einzigen Stellen, an denen noch gut erhaltenes Peritonäalepithel erkennbar ist; an der glatten Oberfläche sind nur ganz vereinzelte Epithelien erhalten, über den Hernien gar keine. Die Rißenden der Kapsel sind vielfach ins Innere der Milz hinein verzogen. An manchen Stellen sieht man elastische Fasern nach außen umgeschlagen, entweder das ausgetretene Milzgewebe nach außen abgrenzend oder ins Innere der Hernien verschlagen.

Nicht nur auf die Kapsel macht sich die zur Ruptur führende Gewalteinwirkung geltend, auch Trabekel sieht man von ihrer Kapselansatzstelle
losgerissen, so daß beide nur noch durch einige lose Fäden miteinander zusammenhängen. In die entstandene Lücke ist wiederum Milzpulpa eingedrungen. Ebenso
sind die Stellen zu deuten, an denen sich Milzgewebe zwischen den auseinander
gewichenen Fasern der Kapsel selbst eingeschlossen findet. — Beim Durchmustern sehr zahlreicher Schnitte von drei Blöcken erwiesen sich nun alle
Hernien als frei von Zysten bis auf eine. In dieser sieht man zunächst mitten
zwischen der ausgetretenen Milzpulpa eine kleine Gruppe polygonaler Zellen in
epithelialer Anordnung. Auf dem folgenden Schnitt ist eine kleine Lücke
zwischen diesen Zellen sichtbar, bis auf den nächsten Präparaten endlich eine
richtige mit Zellen und etwas Fibrin erfüllte Zyste von kleinsten Dimensionen
in die Erscheinung tritt, wie sie in Abbildung 5 wiedergegeben ist. Die Wand-
bekleidung ist an diesem Schnitt nicht sehr charakteristisch, doch belehrt uns
der vorangegangene Tangentialschnitt, daß es sich auch hier um dem Peritonäalepithel ähnliche Zellen handelt.

Fall 6. Etwa 50 jähriger Mann. Sektionsdiagnose: Lysolvergiftung.
Oesophagitis et Gastritis necroticans. Nephritis parenchymatosa acuta. Em-
physema pulmonum.

Milz (12 : 7 : 4) von normaler Konsistenz; Follikel und Trabekel deutlich.
Kapsel gerunzelt. An der Oberfläche, namentlich an der konvexen, zahlreiche,
meist einzeln stehende Knöpfchen der wiederholt beschriebenen Art. In der
Mitte des Margo crenatus dicht nebeneinander zwei hanfkorngroße Zysten.

Zur mikroskopischen Untersuchung gelangten die eine von den Zysten
sowie die makroskopisch als solide Hernien imponierenden Gebilde von zwei
verschiedenen Stellen. Es erweist sich, daß die Zyste in einem einer Milzhernie
entsprechenden Kapselriß gelegen ist und die entstandene Lücke vollkommen
ausfüllt. Sie wird durch die beiden Kapselenden taillenartig eingeschnürt
und baucht sich sowohl oberhalb in der Hernie wie unterhalb weit über die
Grenzen der Kapsellücke vor. Auf späteren Schnitten, in denen der Kapselriß
nicht mehr zu erkennen ist, sieht man infolgedessen zwei getrennte Zysten und
zwischen ihnen die ununterbrochene Kapsel. Auskleidung und Inhalt der Zyste
sind die wiederholt beschriebenen. Am Rißende sieht man Bindegewebs- sowie
elastische Fasern in die Wand der Zyste übergehen.

Bei der Durchmusterung der beiden anderen Blöcke erkennt man, daß
nicht alle der sehr zahlreichen Hernien, wie makroskopisch angenommen,
solider Natur sind. Vielmehr findet man in einzelnen wiederum Hohlräume.
Diese zeigen durchgängig nur sehr geringe Dimensionen, so daß es nicht wundernehmen kann, daß sie dem unbewaffneten Auge entgangen sind. Eine nähere
Beschreibung dieser Zysten erübrigt sich, da sie gegenüber den beschriebenen
nichts Neues bieten. Außerhalb der Hernien finden sich keine Zysten.

Der Zusammenhang zwischen Hernien und Zysten ist nach
alledem wohl kaum anzuzweifeln. Wo die Zysten im Vordergrund
des makroskopischen Bildes stehen, finden sich in unseren Fällen

stets auch Hernien und die Zysten mit Vorliebe i n den Hernien; wo makroskopisch ausschließlich oder doch ganz vorwiegend solide Hernien vorzuliegen scheinen, findet man bei genauer Untersuchung doch auch in diesen die Neigung zu Zystenbildung. Vielleicht würde doch auch in den Fällen, wo, wie Z i e g l w a l l n e r be- richtet, Hernien ohne jede Hohlraumbildung bestehen, eine weitere Untersuchung noch Ansätze von Zystenbildung zu erkennen geben. Wir müssen jedenfalls den Schluß ziehen, daß das aus dem Kapsel- riß ausgetretene Milzgewebe zur Bildung von Zysten disponiert ist. Die Vorstellung, daß es sich bei den Rupturen und Hernien um postmortale Kunstprodukte handelt, wird schon eben durch dies Auftreten von Zysten in den Hernien widerlegt, denn diese können sich doch kaum post mortem gebildet haben; und daß, wenn sie schon vorher vorhanden gewesen sind, gerade überall da, wo Zysten bestehen, das Milzgewebe aus der Kapsel post mortem ausgetreten wäre, ist erst recht nicht anzunehmen. Im übrigen wird man, wenn man die schönen, regelmäßigen Bildungen sieht, meines Erachtens schwerlich auf den Gedanken kommen, daß es sich dabei nicht um intravitale Vorgänge handeln könnte.

Wenn wir nunmehr einen Versuch machen wollen, die Ent- stehung der Zysten zu deuten, so werden wir von dem inneren Zusammenhang zwischen Hernien und Zysten als gegebener Tat- sache ausgehen müssen. Aus diesem Grunde sind die Erklärungen, welche auf erweiterte Lymphbahnen zurückgreifen, so unbefrie- digend. Zwar sind für diese Theorie von S c h m i d t gewichtige Gründe angeführt, und es dürfte schwer sein, einwandsfreie Beweise gegen dieselben zu finden. Als solcher kann weder die Tatsache gelten, daß ein Zusammenhang mit normalen Gefäßbahnen sich nicht nachweisen läßt (R a m d o h r), denn die Zystenbildung kann aufgetreten sein, nachdem der Zusammenhang verloren gegangen ist, noch die Form der die Hohlräume auskleidenden Zellen (Z i e g l w a l l n e r), denn zweifellos können unter Um- ständen auch Endothelien sich zu solchen plattkubischen Zellen umbilden, wie wir sie in unseren Zysten finden. Aber es bleibt immer die Frage: Warum sollen gerade in den Hernien und unterhalb derselben die Lymphräume sich erweitern, in den von Hernien freien Milzen aber nicht?

Viel besser paßt sich dem von uns geforderten Zusammenhang der beiden Prozesse die Erklärung an, welche die Zysten vom Peritonäalepithel ableitet. Wie schon kurz angedeutet, sind hierfür von den Autoren zwei Möglichkeiten namhaft gemacht. Einmal sollen die Zysten durch Abschnürung des Oberflächenepithels entstehen, indem „Teile des Peritonäalepithels durch die überhängenden Milzpulpastückchen bedeckt und eventuell ganz eingeschlossen werden", ein Zustand, aus dem sich dann durch die Wachstums- energie der Epithelien sowie ihre Fähigkeit, zu sezernieren, weiterhin Zysten entwickeln, oder es sollen bei der Ruptur aus ihrem Zu- sammenhang gelöste und ins Milzgewebe verlagerte Epithelien durch selbständiges Auswachsen nach Analogie der traumatischen Epidermoide zur Zystenbildung führen. Ich möchte mit Z i e g l - w a l l n e r die erste der genannten Möglichkeiten, die von R a m - d o h r bevorzugt wird, für die bei weitem seltener in Betracht kommende halten. Sie kann nach meiner Auffassung die weitaus überwiegenden Fälle, wo die Hernien mit zahllosen, nicht mit- einander kommunizierenden Zysten angefüllt sind, gar nicht er- klären. Auch ich habe in einem Falle (Fall 3) bei Untersuchung einer zusammenhängenden Serie konstatieren können, daß in einer schmalen Bucht zwischen Hernie und Milzoberfläche durch Be- rührung der beiden Flächen ein allseitig von Peritonäalepithel umschlossener Hohlraum entstand, der dann für eine Reihe weiterer Schnitte eine Zyste vortäuschte. In Wirklichkeit handelt es sich aber, wenn man die Schnitte wieder zum Körperlichen vereinigt denkt, im besten Fall um eine Halb- bis Dreiviertelkugel oder noch wahrscheinlicher um eine Art Tunnel, der nach zwei Seiten mit der Außenwelt kommuniziert. Daß es sich aber in der überwiegen- den Mehrheit bei unsern Hohlräumen nicht um solche durch den Querschnitt vorgetäuschte Scheinzysten, sondern um allseitig abgeschlossene Räume handelt, kann man unschwer konstatieren, wenn man kleinere Zysten von ihrem ersten Auftreten in einer Schnittserie bis zum Verschwinden verfolgt. Es findet sich da nicht die geringste Kommunikation mit der Außenwelt.

Bleibt also die Ableitung aus verlagerten Peritonäalepithelien als die wahrscheinlichere der beiden Möglichkeiten. Zumal die in der Kapsellücke und unmittelbar unter ihr gelegenen Zysten lassen sich durch Abschnürung kaum erklären, während man sich woh vorstellen kann, daß bei dem gewaltsamen Einriß der Kapsel Epithelien auch dorthin verschlagen werden können.

Große Schwierigkeiten stehen allerdings auch bei dieser Annahme der Deutung der tiefer im Inneren gelegenen Zysten entgegen, wie sie in zweien meiner Fälle beobachtet wurden, ein Befund, der ja gerade vor allem S c h m i d t veranlaßt hat, von dieser Annahme abzusehen. Ich glaube, mich über diese Schwierigkeit nicht so leicht hinwegsetzen zu dürfen wie Z i e g l w a l l n e r, der in seinem Fall Binnenhohlräume nicht fand und in dem Hinabreichen der Zysten bis 1 cm Tiefe wie bei S c h m i d t keinen zwingenden Gegenbeweis sieht. Ausnahmsweise mag ja wohl auch einmal eine Zelle in größere Tiefen verlagert werden. Wenn es sich aber um so zahlreiche Zysten handelt wie in meinem Fall 4, so scheint mir diese Annahme doch zu gewagt. Ich glaube nun aber, daß die im Innern gelegenen Zysten, die ich in zwei Fällen fand, gar nicht absolut identisch sind mit den in unmittelbarer Beziehung zu den Hernien stehenden. Wie sich aus der Beschreibung ergibt, sind sie 1. an Form viel unregelmäßiger und 2. zeigen sie nirgends eine wohlcharakterisierte epitheliale Auskleidung. Dies tritt namentlich zutage, wenn man eine Zyste soweit verfolgt, bis sie im Schnitt tangential getroffen ist. Während man bei den oberflächlichen Zysten hierbei zuletzt auf eine regelrechte, aus polygonalen Zellen bestehende Epithelwand trifft (vgl. Fig. 3), scheinen die inneren Hohlräume ganz unvermittelt im Gewebe zu liegen. Auf dem Querschnitt durch die Mitte der Zysten tritt dieser Unterschied viel weniger deutlich hervor, weil die umgebenden, der Milzpulpa angehörigen Zellen anscheinend um den Hohlraum herum eine regelmäßige Anordnung annehmen und so den teilweise auch nur sehr flach kubischen Zellen der oberflächlichen Zysten durchaus gleichen können. Endlich fehlt die an elastischen Fasern reiche äußere Wand bei den inneren Zysten regelmäßig, während sie bei den oberflächlichen nur ausnahmsweise vermißt wird.

Während also für die mit Hernien in Beziehung stehenden Zysten die bei der Ruptur verlagerten Elemente der Milzkapsel eine große Rolle spielen, scheint es sich bei den tiefer gelegenen um einfache zystenartige Lücken im Milzgewebe zu handeln. Das Nächstliegende ist, daß diese derselben Gewalteinwirkung ihren Ursprung verdanken, wie die Kapselrupturen. Man könnte sich

z. B. vorstellen, daß bei der plötzlichen Druckerniedrigung, die
sich bei dem Einreissen der stark gespannten Kapsel auch im Inneren
geltend machen muß, in der Milzpulpa Verschiebungen und Zer-
rungen stattfinden können, die zu Lücken im Gewebe führen. Wenn
dann in den so entstandenen Hohlraum noch Flüssigkeit trans-
sudiert — eine Art Hydrops ex vacuo — und eventuell die umliegenden Milzpulpazellen sich den veränderten Verhältnissen an-
passend dem Hohlraum eine Art Wand geben, so ist die Zyste fertig.
Möglicherweise ist etwas Ähnliches auch bei der Bildung der in den
Hernien gelegenen Zysten das Primäre; das Hinzukommen ver-
lagerter Peritonäalepithelien würde dann nur die regelmäßige
Gestalt und die echt epitheliale Auskleidung dieser oberflächlichen
Zysten bedingen. Diese Deutung kommt übrigens auch der von
Z i e g l w a l l n e r gegebenen sehr nahe, der in den Gebilden
eine Art Erweichungszyste im weiteren Sinne erblickt. Die Pulpa
erleidet nach ihm durch das Vorquellen durch die gerissene Kapsel
eine starke Beeinträchtigung der Lebensfähigkeit: „in solch einem
kranken, der Nekrose nahen Gewebe haben dann die widerstandsfähigen Serosazellen leichtes Spiel."

Die angeführte Erklärung hat den großen Vorteil, einmal den
Zusammenhang zwischen Zysten und Hernien zu berücksichtigen
und doch auch die im Innern gelegenen Zysten auf die gleiche
Ursache zurückzuführen wie die oberflächlichen. Sie wird, soweit
ich sehe, allen Tatsachen gerecht. Nach S c h m i d t besitzen
zwar die im Inneren gelegenen Zysten ebenfalls eine Epithel-
membran, wenn auch keine eigene bindegewebige Wand. Leider
findet sich von diesem Typus keine Abbildung in seiner Abhandlung.
Ich glaube aber doch, daß sie mit den von mir gefundenen Innen-
hohlräumen identisch sein können: warum sollen nicht die Milz-
zellen unter den veränderten Verhältnissen auch einmal wirklich
epithelähnlichen Charakter annehmen können, wozu sich doch
Ansätze auch in meinen Präparaten finden. — Den Fall von R e n g g -
l i wird man mit R a m d o h r und Z i e g l w a l l n e r mit
Recht als ein späteres Stadium der Hernienbildung ansprechen
und damit den unsern als analog betrachten dürfen. Es bleiben die
von F i n k und O t t o beschriebenen Fälle, in denen, wie ausdrücklich hervorgehoben, die Kapsel über allen Zysten intakt war.
Es muß zunächst betont werden, daß diese Fälle (je zwei) nicht

zahlreich genug sind, um die Auffassung, zu der die verschiedensten
Autoren auf Grund der übereinstimmenden Befunde bei einer
viel größeren Zahl von Fällen gekommen sind, als nicht zu Recht
bestehend erscheinen zu lassen. Es bleibt nur die Frage: Handelt
es sich in diesen Fällen um prinzipiell andre Prozesse, oder lassen
auch diese Bildungen sich auf einen analogen Vorgang zurückführen, wie die unsrigen? Für die beiden von F i n k beschriebenen
Fälle habe ich sowohl aus der Beschreibung der makroskopischen
und mikroskopischen Präparate wie aus den Abbildungen den
Eindruck gewonnen, daß es sich da um etwas wesentlich anderes
handelt als bei den von uns erhobenen Befunden. Es liegt dort
ein richtiges kavernöses Gewebe vor, wovon bei uns nicht die Rede
ist. Die Deutung als Lymphangiome dürfte für diese Bildungen
zweifellos zutreffend sein. Anders die von O t t o beschriebenen
Zysten. Diese zeigen bis auf das Fehlen der Hernienbildung so
weitgehende Übereinstimmung mit den unsern, daß es nahe liegt,
sie mit ihnen zu identifizieren. Ich glaube aber, daß sehr wohl
auch in diesen Fällen früher einmal Kapselrupturen vorgelegen
haben können, welche durch Verschiebungen im Milzgewebe und
Epithelverlagerung zu Zystenbildung geführt haben. Hat dann
das ausgetretene Milzgewebe, was ja aus vielen Gründen leicht
denkbar ist, seine Lebensfähigkeit verloren und ist zugrunde
gegangen, so kann sich der Riß, zumal wenn er nicht groß war,
durch neugebildetes Bindegewebe wieder geschlossen haben, und
von dem ganzen Prozeß bleiben nur die unter der Kapsel gelegenen
Hohlräume übrig. Diese Annahme klingt vielleicht etwas gezwungen und ist zumal ohne Einsicht in die betreffenden Präparate
kaum zu beweisen, hat aber, da es sich um die Erklärung eines
einzelnen Ausnahmefalles handelt, vielleicht doch ihre Berechtigung.

Die Entstehung der Rupturen selbst wird von den Autoren
übereinstimmend durch eine akute Überdehnung der Kapsel bei
mehr oder weniger schnell eintretender Milzschwellung erklärt
(Septische Milztumoren, Stauungsmilzen) usw. Auch in meinen
Fällen lagen teils infektiöse Milztumoren vor — einmal bei Scharlach, einmal bei Milzbrand, einmal septischer Milztumor bei Phthise
— teils zeigte eine mehr oder weniger erhebliche Runzelung der
Kapsel, daß das Organ früher einmal größer gewesen ist.

Um nun festzustellen, ob nicht Hernien- und Zystenbildung vielleicht koordinierte Vorgänge darstellen, beide durch dieselbe Ursache, die Volumszunahme der Milz, bedingt, habe ich eine große Reihe von Stauungsmilzen und septischen Milztumoren der mikroskopischen Untersuchung unterzogen und hauptsächlich auf Innenhohlräume geachtet, die bei äußerer Inspektion unbemerkt hätten bleiben können. Das Resultat war vollkommen negativ, ein weiterer Beweis dafür, daß die Rupturen und Hernien das Primäre, die Zysten von diesen abhängig sind. Nur zwei Befunde sind bemerkenswert: In dem einen Fall — einem derben Milztumor bei Leberzirrhose — handelt es sich um eine einzelne Zyste der oft beschriebenen Art in einer typischen Milzgewebshernie. Dicht seitlich vom Kapselriß findet sich eine zweite, kleinere Zyste. Es ist dies nur ein Beweis, daß derartige Hernien mit Zysten auch einmal ganz vereinzelt in Stauungsmilzen vorkommen können. Wären sie in irgendwie nennenswerter Zahl an der Milzoberfläche vorhanden gewesen, so wären sie sicher der eigens auf diesen Punkt gerichteten Beobachtung schon makroskopisch nicht entgangen. Es kommt dieser Fall also als siebenter zu den eingangs ausführlich dargestellten hinzu. In einem weiteren Falle — es handelt sich um eine Stauungsmilz bei Mitralstenose und Aorteninsuffizienz — wurde ein Hohlraum beobachtet, der wohl kaum in das von uns behandelte Gebiet gehört. An dem der Milzkante entsprechenden Winkel des Präparats sieht man die äußeren Lagen der Kapsel sich auflockern und dadurch verbreitern. In diesem aufgelockerten Bindegewebe findet sich nun ein im Durchschnitt ovaler Hohlraum, wie ihn Abbildung 6 darstellt. Die Wandauskleidung besteht aus ziemlich uncharakteristischen Zellen, ein Inhalt ist nicht vorhanden. Einen Deutungsversuch dieses einzelnen Vorgangs versage ich mir. Vielleicht handelt es sich hier in der Tat um eine Lymphangiektasie.

Nach Abschluß der Arbeit wurde mir die Abhandlung von J a m a s h i t a über die Entstehung der Milzzysten bekannt. Von Interesse sind darin die fünf Fälle, in denen Zysten ohne Hernien gefunden sind. Aber mit Ausnahme von einem Fall waren auch hier stets weitgehende Veränderungen — partielle Zerreissungen usw. — in der Kapsel vorhanden, bei einem sogar komplette Rupturen, so daß auch diese Fälle wohl in dieselbe

Kategorie gehören wie die unseren. Im übrigen kommt J a m -
a s h i t a zu dem Schluß, daß ein Teil der Zysten dem Peritonäalepithel, ein anderer erweiterten Lymphgefäßen seine Entstehung
verdankt. Wenn sich diese Ansicht auch, wie oben auseinander-
gesetzt, nicht widerlegen läßt, so ziehe ich doch die hier vorge-
brachte Erklärung als die einheitlichere vor.

Literatur.

1. B ö t t c h e r , „Über die Entwicklung von Milzzysten". Dorpater med.
Zeitschr., 1. Bd.; zitiert nach A s c h o f f.
2. F i n k , „Zur Kenntnis der Geschwulstbildungen in der Milz". Zeitschr.
f. Heilkunde, 6. Bd., 1885.
3. R e n g g l i , „Über multiple Zysten der Milz". Inaug.-Diss. Zürich 1894.
4. A s c h o f f , Zysten in Lubarsch' und Ostertags Ergebnissen d. allg. Path.
usw. 2. Jahrg. 1895. (Wiesbaden 1897.)
5. K ü h n e , „Kasuistische Beiträge zur pathologischen Histologie der Zystenbildung". Dieses Arch. f. path. Anat. usw. 158. 1899.
6. W e l t i , „Multiple Zysten der Milz". Inaug.-Diss. Zürich 1901; zitiert
nach Z i e g l w a l l n e r.
7. R a h m d o r , „Über Milzzysten und ihre Beziehungen zu Rupturen der
Milzkapsel". Dieses Arch., Bd. 164, 1901.
8. S c h m i d t , M. B., „Über Milzzysten und Milzgewebshernien". Ebenda.
9. H o e f t , „Über Rupturen der Milzkapsel, Milzgewebshernien und multiple
Zystenbildungen in der Milz". Inaug.-Diss. Würzburg 1902; zitiert
nach Z i e g l w a l l n e r.
10. O t t o , „Über die Genese der genuinen Zysten der Milz". Baumgartens
Arbeiten aus dem Gebiete der pathol. Anatomie usw., Bd. V. 1906.
11. Z i e g l w a l l n e r , „Über multiple seröse Zysten der Milz". Inaug.-Diss.
München 1907.
12. J a m a s h i t a , „Über die Entstehung der Milzzysten". Inaug.-Diss.
Freiburg i. Br. 1908.

Erklärung der Abbildungen auf Taf. IX.

F i g. 1. Zystengruppe aus Fall 2 mit lockerem — wahrscheinlich neugebil-
detem — Bindegewebe. Orcein-Methylenblau. 40 : 1.

F i g. 2. Eine einzelne Zyste dieser Gruppe bei Vergr. 175 : 1.

F i g. 3. Fast tangential getroffene Zystenwand von Fall 3. 200 : 1.

F i g. 4. Im Innern gelegene Zyste (b), sich an eine Trabekel (a) anlegend.
Von Fall 4. Hämatoxylin-Eosin. 60 : 1.

F i g. 5. Hernie mit deutlicher Kapselruptur (a). Darin eine einzelne kleine
Zyste, Fibrin und Zellen enthaltend (b). Von Fall 5. Hämatoxylin-
Eosin. 150 : 1.

F i g. 6. Vereinzelter Hohlraum in den aufgelockerten äußeren Partien der
Milzkapsel. (Lymphangiektasie?) Hämatoxylin-Eosin. 60 : 1.

XIX.
Über Vermehrung erkrankter Lymphdrüsen.

Von

Dr. Rud. Hammerschlag-Schlan.

(Hierzu 23 Textfiguren.)

Die Zahl der Lymphdrüsen an bestimmten Stellen des menschlichen Körpers ist unter normalen Verhältnissen eine ziemlich konstante. — Wenn jedoch ihr Wurzelgebiet Sitz entzündlicher oder neoplastischer Prozesse wird oder die Lymphdrüsen allein infolge einer generalisierten Infektion erkranken, dann kann sich ihre Zahl bedeutend vermehren.

Es ist ein besonderes Verdienst Bayers[1] in einer gediegenen Arbeit auf diese Tatsache nicht bloß hingewiesen, sondern sowohl auf experimentellem Wege, als auch durch Untersuchung tuberkulöser, karzinomatöser und sarkomatöser Lymphdrüsen das Auftreten dieser Vermehrung ergründet zu haben.

Er fand, daß nach vollkommener Entfernung axillarer oder inguinaler Lymphdrüsen des Hundes schon nach kurzer Zeit sich neue Lymphdrüsen entwickeln. Als Bildungsstätte mußte das hier vorhandene die Blutgefäße begleitende Fettgewebe angesehen werden. Es entstehen in den Interstitien des Fetts gruppenweise, kleine Infiltrate, welche von Bayer als wucherndes Fettgewebe angesehen werden. Diese Häufchen nehmen die Gestalt kleiner Lymphknötchen an, bei weiterer Vergrößerung bilden sich auch Markstränge aus und endlich vollendet ein Hilus, wie auch eine Kapsel das Bild einer Lymphdrüse. Dieselben Beobachtungen machte er auch in unmittelbarer Nähe von Lymphdrüsen, welche tuberkulös, karzinomatös oder sarkomatös erkrankt waren. Überall konnte nachgewiesen werden, daß die Zahl der Lymphdrüsen in den entsprechenden Regionen bis auf das Dreifache zuweilen angewachsen ist. Er führt diese Vermehrung einzig und allein auf neugebildete Drüsen zurück, welche die zerstörten Lymphdrüsen ersetzen.

Diese interessante Tatsache fand eine besonders wertvolle Bestätigung bei Saxer[2] und Zehnder[5]. Ersterer erwähnt, daß schon im Embryo sich die Drüsen nicht bloß durch die Vermehrung ihrer ursprünglich vorhandenen Bestandteile vergrößern, sondern auch durch Umwandlung des im Hilus sich befindlichen Binde- und Fettgewebes in adenoides.

Daß solche Vorgänge postembryonal und bei Gesunden sich abspielen, ist auch aus den Studien S t ö h r s [3] ersichtlich, welche lehren, daß junges fibrilläres Bindegewebe durch einwandernde Lymphozyten in adenoides verwandelt werden könne.

Bei Untersuchungen tuberkulöser und hyperplastischer Lymphdrüsen kam ich zur Überzeugung, daß die im Fett und Bindegewebe neugebildeten Lymphdrüsen nicht die einzige Ursache für die vermehrte Anzahl in einer bestimmten Region sein könne. Hierbei machte ich auch die überraschende Wahrnehmung, daß die Feststellung der Zahl nicht so einfach sei, wie man sich das gemeiniglich vorstellen möchte. Es klingt fast als selbstverständlich, daß man eine Lymphdrüse dann als ein isoliertes Organ ansehen muß, wenn sie allseitig von einer Kapsel umgeben ist und hierdurch von einem ähnlichen Gebilde geschieden erscheint. Unwillkürlich trachtet der untersuchende Finger eine gegenseitige Verschieblichkeit zu konstatieren. Diese grob anatomischen und mechanischen Momente jedoch berechtigen uns noch nicht, solche Teile als morphologisch getrennt und gleichwertig anzusehen. Es ist häufig notwendig, um die Zahl feststellen zu können, die Grenze von Drüsen mikroskopisch zu kontrollieren. Alle diese Schwierigkeiten sind in den morphologischen Veränderungen begründet, denen erkrankte Lymphdrüsen unterworfen sind. Ihre mehr weniger ovoide Grundform wird bei fortschreitendem Wachstum mannigfach umgestaltet. Die Oberfläche ist mit sphärischen, zungenförmigen und wulstartigen Buckeln versehen, welche entweder leicht verschieblich oder mit der Unterlage fest verwachsen sind. Beim Anlegen von dünnen Querschnitten kann man schon makroskopisch Fortsätze wahrnehmen, welche entweder von der Mitte oder von einem Scheitel parallel der großen Achse sich entwickeln, der Drüse sich mehr oder weniger anlegen und eine verschiedene Länge erreichen. Eine solche Drüse ist in Figur 1 abgebildet und entspricht einer Supraklavikulardrüse eines 18 jährigen Mannes. Vermöge ihrer mikro-

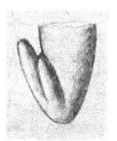

Fig. 1.

skopischen Beschaffenheit gehört sie in die Gruppe I, nach dem Schema[1]), wie es A r n o l d [4] für die Tuberkulose der Lymphdrüsen aufgestellt hat. Welch komplizierte Formen tuberkulöse Lymphdrüsen annehmen können, sieht man an einer retroperitonäalen

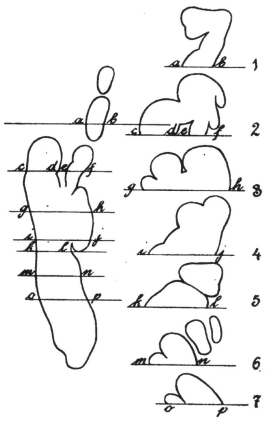

Fig. 2.

Lymphdrüse eines 12 jährigen Mädchens, welches einer fortschreitenden Tuberkulose beider Lungenspitzen erlegen ist. (Fig. 2.)

[1]) A r n o l d I: Totale weitausgedehnte zentrale Verkäsung. II: Verkäsung in Form größerer oder kleinerer Knoten, die durch schmale oder breitere Züge lymphatischen, fibrösen oder hyalinen Gewebes getrennt werden. III: Zahlreiche rundliche Herde mit epithelioiden und Riesenzellen, geringe Verkäsung. IV: Gleichmäßige Hyperplasie im Zentrum, hyperplastische Follikel an der Peripherie.

Die Sektion ergab folgenden Befund: Meningitis basilaris tuberculosa. Tuberculosis chron. pulmonum cum phtisi. Tuberculosis chron. gland. lymph. colli et bronchial. Ulc. tub. intestini. Tuberculosis chron. gland. lymph. meseraic. et retroperiton. Tuberculosis chron. lienis. Diese Lymphdrüse, welche an anderer Stelle noch genauer besprochen werden wird, muß vermöge ihres Baues zur Gruppe A r n o l d I gezählt werden. Sie hat eine länglich bohnenförmige Gestalt, deren längster Durchmesser 6 cm, deren Breite 7 mm beträgt. An dem Querschnitt, in der Ebene des größten Durchmessers sieht man seitlich einen größeren Lappen aufsitzen, ferner einen gestielten Fortsatz, welcher in das Gebiet des Hilus hineinragt. Die sechs Querschnitte, welche senkrecht zum größten Durchmesser angelegt wurden und von denen bloß die halbe Peripherie gezeichnet ist, zeigen die mannigfachsten Zungen, welche in verschiedener Höhe ihre Form verändern. Von besonderem Interesse sind die Querschnitte 5 und 6, deren Entstehung uns späterhin erst vollkommen klar werden dürfte. Bei 5 schiebt sich ein Bindegewebstreifen zwischen die Drüse und ihren Appendix, welcher in einem tieferen Querschnitt in zwei weitere, verschieden lange Zapfen geteilt ist.

Zuweilen findet man jedoch diesen innigen Zusammenhang zwischen aufsitzenden Drüsenteilen und ihrer Unterlage nicht. Und wenn man eine solche Drüse durchschneidet, so findet man ein trennendes Bindegewebsband, welches uns den Gedanken nahelegt, daß eine kleine Drüse sich an eine große angelehnt habe. Spätere Untersuchungen werden jedoch zeigen, daß eine derartige Annahme selten gerechtfertigt erscheint.

Wenn man zahlreiche Drüsen durchschneidet und dem H i l u s - g e b i e t e seine Aufmerksamkeit zuwendet, bemerkt man, daß von hier aus die größte Variabilität der Drüsenform ihren Ursprung nimmt. Makroskopisch ist er bei Drüsen mit ausgedehnter Nekrose häufig schwer zu finden, bei andern ist er durch seine dunklere Farbe, durch die oft auffallend weiten Arterien und Venen deutlich zu sehen. Seine Form ist konisch oder rechteckig und erstreckt sich mehr oder weniger tief in die Lymphdrüsensubstanz. An der Reihe von Lymphdrüsenquerschnitten in Fig. 3—11 ist klargestellt, wie das Hilusgebiet sich verändern könne. Diese Drüsen stammen von sieben Personen, deren Krankengeschichte ich hier kurz anführe.

Fig. 3, 5, 6, 10 sind zervikale, hyperplastische Lymphdrüsen eines vierjährigen Knaben, bei dem kein Verdacht auf Tuberkulose bestand, und der auch späterhin frei von Rezidiven blieb. Die Untersuchung des Blutes, welche in der Klinik des Herrn Prof. B a y e r vorgenommen wurde, ergab normale Verhältnisse. Drüse 4 rührt von einem 10 Jahre alten Knaben her, welcher wegen eines Hydrops universalis und Tuberculosis chron. peritonei an der pädiatrischen Klinik G a n g h o f n e r s lag. Die Sektionsdiagnose lautete: Tuberculosis chron. gland. lymph. colli, thoracis et abdominis, hepatis, lienis

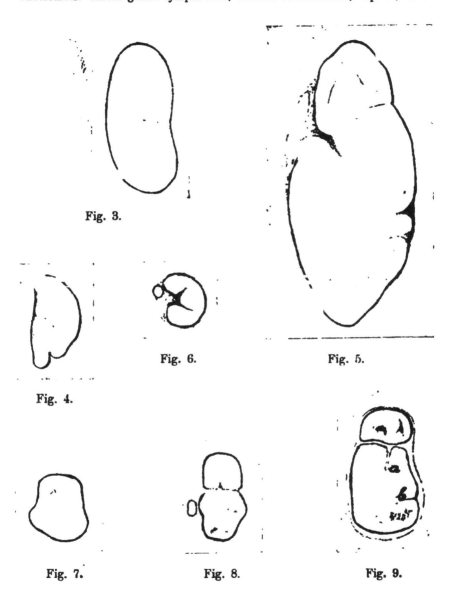

Fig. 3.

Fig. 6.

Fig. 5.

Fig. 4.

Fig. 7.

Fig. 8.

Fig. 9.

et gland. suprarenalium, Pleuritis bilat. et peritonitis chron. Pneumonia lob. infer. sin.

In Fig. 8 ist die Zervikaldrüse einer 21 jährigen Frau darges;ellt, welche an der chirurgischen Klinik Prof. W ö l f l e r s exstirpiert wurde. Im Laufe eines Jahres entwickelte sich die Lymphdrüsentuberkulose auf beiden Seiten des Halses. Bei der mikroskopischen Untersuchung fand ich, daß diese Lymphdrüse zum Typus I (Arnold) gehörte.

Fig. 7 ist der Querschnitt einer tuberkulösen Lymphdrüse eines 27 jährigen Mannes, welche in zwei Monaten zu dieser Größe heranwuchs und an der Klinik W ö l f l e r s exstirpiert wurde.

Fig. 9 ist die Kopie eines Bildes aus V i r c h o w s ' krankhaften Geschwülsten. Sie ist beigefügt dem Kapitel über skrophulöse Drüsengeschwülste.

Eine deutliche Dreiteilung fand ich auch bei einer karzinomatösen Lymphdrüse, deren größter Durchmesser 14 mm betrug. Es war eine Drüse aus der linken Axilla einer Frau, deren linke Mamma wegen Karzinom amputiert wurde.

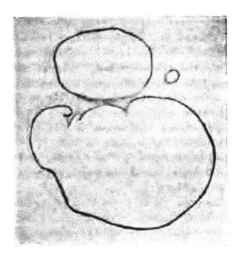
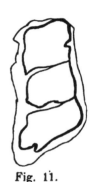

Fig. 11.

Fig. 10.

Schon diese kleine Auswahl von Bildern belehrt uns, daß vom Hilus aus dunkle Stränge mehr oder weniger tief ins Drüsengewebe sich erstrecken, welche entweder senkrecht gegen die große Achse ziehen, oder auch einen schrägen Verlauf nehmen. Ohne daß eine Einsenkung an der Peripherie der Drüse bemerkbar wäre, zieht ein graues Band von variabler Breite durch die Drüsensubstanz.

Bei anderen ist der Hilus sehr breit, und keilförmig gräbt er sich ins Gewebe, das bis in die Mitte der Drüse auseinander gedrängt erscheint.

Bei der Drüse 6 ist der rechteckige Hilus tief in die Lymphdrüse eingesenkt und überdies sieht man zwei divergierende Linien der gegenüber liegenden Kapsel zustreben. — Vom Hilus der Drüse 5, welcher gleichfalls schon sehr weit ins Drüsengewebe zu verfolgen ist, zieht eine graue, feine Linie wellenförmig gegen den Rand der Drüse hin, obgleich schon makroskopisch zu sehen ist, daß dieser feine Strang anders beschaffen ist als Drüsen oder Kapselgewebe, und obgleich die Konfiguration dieser Linie darauf hinweist, daß sie dem Binnenraum der Drüse angehört und keine Grenze zweier Drüsen bilden könne, so ist man doch imstande, die beiden Drüsenteile dies- und jenseits dieser Linie gegenseitig ein wenig zu verschieben. An diesem Querschnitte ist aus Gründen, welche später erläutert werden sollen, weiters zu beachten, daß diese Hiluslinie sich am Ende gabelförmig erweitert und einen ovalen Drüsenteil unter der Kapsel umschließt.

An den folgenden Figuren ist zu ersehen, wie dieses Band immer deutlicher wird, wie es sich verbreitert und vertieft. Schon makroskopisch fällt die Dilatation der Hilusgefäße ins Auge.

An Fig. 7 und 8, wo das Hilusband quer durch die ganze Drüse zieht, kann man beobachten, daß von der Mitte desselben kurze Einschnitte senkrecht in den oberen oder unteren Teil der Drüse sich erstrecken. Dieses intermediär vom Hilus ausgehende Gewebe wird, wenn man die weiteren Figuren betrachtet, immer breiter, bis endlich zwei, in der Regel ungleich große Teile entstehen. Sie weichen infolge dessen räumlich immer mehr auseinander; das Fehlen jedoch einer reinen, bogenförmigen Kapselbegrenzung weist darauf hin, daß diese Teile aus einer ursprünglich einheitlichen Drüse hervorgegangen sind.

Dieselben Verhältnisse finde ich an der Drüse 9. V i r c h o w, dem diese Figur entlehnt ist, deutet die Querfurchen a, b an dem unteren, größeren Teile als Verschmelzungslinien dreier Lymphdrüsen.

Einem komplizierteren Bau begegnen wir bei Drüse 10. Sie machte von außen den Eindruck eines einheitlichen Körpers. Obgleich im Querschnitt der obere Teil als isolierte Drüse uns imponiert, so belehrt uns die obere Begrenzung der unteren Drüse, daß wir vor uns zwei Teile haben, die wohl sich gegenseitig abzugrenzen beginnen, daß jedoch dieser Prozeß im oberen Abschnitt sich vollkommen vollzogen hat. An dem oberen Rand der unteren Drüse ist deutlich zu sehen, daß sich hier kein Kapselgewebe entwickelt hat wie an den anderen Teilen der Peripherie. Überdies trägt diese Begrenzungslinie zahlreiche Kerbungen, wie man das auch sonst zu beiden Seiten des Hilus zu sehen gewohnt ist, und an der linken Seite sitzt ein kleiner Tumor auf, der durch eine feine Linie von der übrigen Drüse getrennt ist, und welche uns andeutet, daß sich hier ein ähnlicher Prozeß zu entwickeln beginnt, wie zwischen den unteren und oberen Drüsenteilen.

Die hier angedeutete Dreiteilung wird bei anderen Drüsen noch prägnanter, indem die Bindegewebssepta breiter und tiefer werden.

Eine fast identische Septierung fand ich auch bei einer karzinomatösen axillaren Lymphdrüse.

Es ist nicht schwer, Drüsen aufzufinden, bei welchen auch eine Vierteilung ganz deutlich nachgewiesen werden kann.

Die Reihe der Bilder schließe ich mit Fig. 11 ab. Es ist hier der Durchschnitt einer sarkomatösen Lymphdrüse dargestellt, welche von außen den'
Eindruck einer einheitlichen Lymphdrüse machte. Im Querschnitte sieht man
Teilungslinien, welche nicht wie bei den früher beschriebenen Formen nach
einem an der Peripherie sich befindlichen Punkte konvergieren oder von dem
horizontalen Hilusseptum ausgehen, sondern hier streben die Stränge einem
außerhalb der Lymphdrüsenkontur befindlichen Punkte zu. —

Wenn man die Septa in ihrer seitlichen Ausdehnung senkrecht
auf die Zeichenebene verfolgt, so überzeugt man sich in der Regel,
daß sie in einer gewissen Beziehung zum Hilusstrang der Hauptebene steht. Je breiter der letztere ist, je stärker ausgeprägt,
desto weiter läßt er sich auch seitlich verfolgen. Man sieht
schon bei schwacher Vergrößerung, daß das Hilusband nicht allein
im größten Querschnitt sich in mehrere getrennte Züge auflöst,
sondern man kann dasselbe Verhalten zu beiden Seiten konstatieren.

Ebenso muß hervorgehoben werden, daß diese Zonen durchaus nicht immer eine gegenseitige Verschieblichkeit der Drüsenteile bedingen. Wie wenig man überhaupt auf dieses mechanische
Moment achten darf, ersieht man am besten bei großen karzinomatösen Drüsen. Da werden die Trabekel zuweilen so breit,
daß die Follikelgruppen besonders beweglich werden, obgleich
nichts darauf hinweist, daß eine morphologische Trennung sich
vorbereitet.

Diese besprochenen Stränge sind von Anatomen häufig beschrieben worden, sie sind in Beziehung zu den Oberflächenver-
änderungen gebracht worden, ja man hat ihnen sogar eine diagnostische Bedeutung beigelegt.

Lancereaux[7] z. B. weist in dem Kapitel über die Lymphadenitis
tuberculosa auf die dünnen Züge hin, welche vom Hilus zur Peripherie der Drüse
ausstrahlen und dieses Organ in mehrere Segmente oder Lappen teilen. Es
geschähe das zuweilen in einer Form, daß man glauben könnte, das Organ
sei aus distinkten Lappen zusammengesetzt.

Cornil[8] hebt bei der Adenitis syphilitica hervor, daß die mandelgroßen
Drüsen an ihrer Oberfläche ein lobuläres Relief zeigen, welches durch Verdickung
fibröser Traktus bedingt ist. Diese Züge strahlen vom Hilus zur Peripherie
aus, das ganze Organ in Segmente oder Lobuli teilend, von denen jedes eine
ovoide Form aufweist. Das ist eine derartige Akzentuation der Traktus, verbunden mit entzündlicher Hypertrophie des retikulären Gewebes, welches schon
dem bloßen Auge den Eindruck eines gelappten Organs macht.

B i l l r o t h [9] und B e r g m a n n [10] haben die bizarren Formen, welche erkrankte Lymphdrüsen häufig bieten, auf eine Verschmelzung benachbarter wuchernder Drüsen zurückgeführt. Im Kapitel „Klinisches über Hypertrophie der Lymphdrüsen" sagt B i l l r o t h , daß die einzelnen, geschwollenen Drüsen bei weiterem Wachstum nicht mehr isoliert gefühlt werden können, sie verschmelzen nämlich miteinander und es entsteht auf diese Art eine feste, oft unbewegliche, in die Tiefe zwischen die Gefäße dringende Geschwulst mit knolliger und gleichmäßig runder Oberfläche. Auf dem Durchschnitt erscheine die Schnittfläche gleichmäßig eben, versehen mit einzelnen festeren Strängen, so daß das Zusammenschmelzen aus wahren Drüsen anatomisch wohl nicht nachweisbar ist, aus der klinischen Beobachtung jedoch ergebe sich diese Entwicklung sehr leicht. Die Ursache für diese Verschmelzung sei in Kapselveränderungen zu suchen. Durch die Einlagerung von neugebildeten Zellen in rundlichen oder länglichen Gruppen schließt sich die so veränderte Struktur der Kapsel unmittelbar an die alveoläre der Drüsenelemente an und gehe allmählich in dieselbe über. Auch sei dabei schon zu übersehen, wie zwei nebeneinander liegende Drüsen miteinander verschmelzen können und überhaupt Verschmelzungen mit Nachbarteilen zustande kommen.

B e r g m a n n [10] ist hingegen der Ansicht, daß es bei leukämischen und pseudoleukämischen Drüsenpaketen zu keinerlei Verwachsung kommt, daß sie stets voneinander zu trennen und gegeneinander zu verschieben seien, im Gegensatze zu den Drüsenskropheln. Über diese sagt er auf S. 320: „Je größer die einzelnen Drüsen werden, desto mehr nähern sie sich einander, sie schließen sich alsdann nicht nur wie Glieder einer Kette zusammen, sondern verschmelzen zu einzelnen, mächtigen Tumoren, deren exquisit höckerige Oberfläche ihre Entstehung aus der Agglutination ursprünglich gesonderter Knollen verrät."

Daß auch V i r c h o w [9] eine vollkommene Verschmelzung benachbarter skrophulöser Drüsen für möglich hält, sieht man an den erläuternden Worten, welche er in den „Krankhaften Geschwülsten" der Fig. 9 beifügt. Der untere Teil dieser Drüse wird als ein Konglomerat konfluierter käsiger Drüsen beschrieben, deren Grenzen bei a und b noch undeutlich zu sehen sind.

Bei der Betrachtung der hier dargestellten Lymphdrüsenformen, sowie zahlreicher Zwischenstufen, die leicht auffindbar sind, wird man auf einen Standpunkt gedrängt, der sich mit dem der angeführten Autoren nicht deckt. Schon die makroskopischen Bilder legten mir den Gedanken nahe, daß die Wucherung der Lymphdrüsensubstanz nicht bloß zu einer Größenzunahme führt, sondern daß auch ein Zerfall nach bestimmten Linien eintritt. Man muß wohl zugeben, daß es bei den mächtigen Lymphomen leukämischen und aleukämischen Charakters zu Formveränderungen kommt, die durch gegenseitigen Druck bedingt sind. Sehr oft stößt man jedoch auf derartige Bilder nicht. Gerade bei den voluminösesten Tumoren sieht man, wie eine zentrale große Lymph-

drüse eine ovoide Form aufweist. Auch stößt man auf Kontur-
veränderungen, welche durch gegenseitige Pressung entstanden
sind. Es war mir jedoch nicht möglich, in meiner großen Präparaten-
sammlung, welche ich der außerordentlichen Güte des Herrn Hofrats
C h i a r i und des Herrn Professors W ö l f l e r s verdanke, Formen
zu finden, welche mich gezwungen hätten, einen Verschmelzungsprozeß als Grund ihrer Bildung anzunehmen. Dazu gelangte ich
aber nicht durch bloße makroskopische Durchmusterung der verschiedensten Drüsenformen. Wohin man auf diese Art gelangt,
ersieht man an der ganz entgegengesetzten Beurteilung komplexer
Drüsenformen bei Skrophulose und der reinen Hyperplasie durch
B i l l r o t h [9] und B e r g m a n n [10].

Um einen klaren Einblick in diese Verhältnisse zu gewinnen,
untersuchte ich die Gestaltsveränderungen bei verschiedenen pathologisch veränderten Drüsen in ihrem Anfangsstadium und will
die Schilderung bloß auf jene beschränken, welche über eine
V e r ä n d e r u n g d e r O b e r f l ä c h e , oder über die T e i -
l u n g d e r G e s a m t s u b s t a n z einen Aufschluß zu geben
imstande sind.

An erster Stelle muß ich auf eine merkwürdige P r o l i f e -
r a t i o n v o n L y m p h k n ö t c h e n hinweisen, welche über
manche Formen großer Drüsen mich aufklärten. Es kommt
nämlich vor, daß ein Rindenknötchen sich durch eine besondere
Hyperplasie auszeichnet. Es wächst sphärisch über seine Nachbarn
hinaus, wölbt die Kapsel weit vor und man wäre geneigt anzunehmen,
daß sich dieses Knötchen bloß durch seine Größe und zahlreichere
Mitosen von den übrigen unterscheidet. Verfolgt man jedoch in
Serienschnitten seine Form, so sieht man, daß es nicht bloß in
r a d i ä r e r Richtung gewachsen ist, was zu einer Kugelsegment-
bildung geführt hätte, sondern es wuchert gleichzeitig in t a n -
g e n t i e l l e r Richtung. Das ist eine so wichtige typische Veränderung der Drüsenoberfläche, daß ich zu ihrer Erläuterung ein
Photogramm hier beifüge.

Es rührt von einer Lymphdrüse her, welche auf operativem Wege aus
dem linken Submaxillarisgebiete eines 21 jährigen Mannes entfernt wurde.
Sie war linsengroß und lag unmittelbar neben einer pflaumengroßen, in ihrem
Zentrum vereiterten Lymphdrüse. Das Gewebe, welches den Abszeß umgab,
war eine Lymphdrüsentuberkulose vom Typus III (A r n o l d). An der Peri-

pherie mehr oder weniger deutliche Lymphknötchen mit Tuberkeln, die Mark-stränge auffallend breit, mit inselförmigen Nekrosen, an deren Rande spärliche Riesenzellen sich befanden.

Die Schnitte der kleinen Lymphdrüse sind zur besonders scharfen Illustrierung der besprochenen Knötchenveränderungen nach M a l l o r y [11] - R i b - b e r t [12] gefärbt worden. Bei dieser Methode treten die blassen, bindegewebs-armen Knötchen mit ihren Blutgefäßen ungemein scharf hervor und durch die sattblau gefärbten Bindegewebsfibrillen wird in der Fig. 12 klar ersichtlich, wie das in die Umgebung proliferierende Knötchen durch dichtes Bindegewebe abgeschnürt wird. Auch bemerkt man, daß es sich parallel zur großen Achse der Drüse entwickelt, und daß sein Durchmesser immer kleiner wird, bis es endlich mit einer stumpfen Spitze als zungenförmiger Fortsatz im Fettgewebe endet.

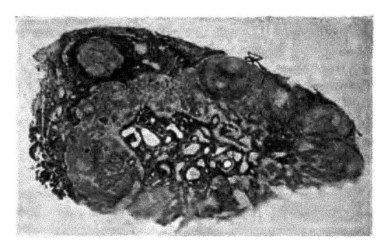

Fig. 12.

Es handelt sich also hier offenbar um einen Sprossungsvorgang in seinem ersten Stadium, und ich glaube, daß wir uns die Entstehung von Gebilden, wie ich sie in Fig. 1, 2, 10 dargestellt habe, nur auf diese Art zu erklären imstande sind.

Welchen Wandlungen sprossende Lymphknötchen unterliegen können, hatte ich Gelegenheit an einer komplizierten Lymphdrüse zu sehen, welche wegen ihrer Seltenheit und ihrer Bedeutung ausführlich besprochen werden soll. Es war eine Zervikaldrüse von demselben Kranken, dessen retroperitonäale Drüse in Fig. 2 abgebildet wurde. Was mich veranlaßte, dieselbe in Serien zu durchforschen, war eine Delle, welche sich am Scheitel befand und

auf mich den Eindruck machte, als ob es sich hier um eine weit-
gediehene Verschmelzung zweier Lymphdrüsen handeln würde.
Hierbei bediente ich mich der Methode von B u m p u s , wie sie
von B r ū c h a n o w [13] beschrieben wurde.

In den Fig. 13—22 habe ich aus den Serien eine derartige Auswahl getroffen, daß der Bau der ganzen Drüse vollkommen verständlich wird. Im Schnitt

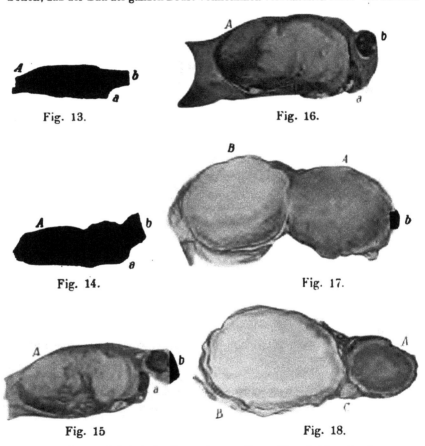

Fig. 13.   Fig. 16.

Fig. 14.   Fig. 17.

Fig. 15   Fig. 18.

13 ist der oberste Scheitel der Drüse A getroffen. Sie zeigt bereits eine ausgedehnte zentrale Nekrose und sehr dilatierte Vasa afferentia. Im umliegenden
Fettgewebe sind zwei kleine lymphadenoide Gebilde mit ungemein stark gefärbten, dicht gelagerten Lymphozyten. Von diesen offenbar jungen Gebilden
a, b ist nur ein Teil zu sehen, der andere ist bei der Präparation verloren gegangen. Das sind jedoch nicht wie man glauben möchte, isolierte Neubildungen,
wie sie B a y e r beschreibt, denn in Fig. 14 sehen wir, daß sowohl a als b sich
der Drüse A nähern. Überdies verändert a auch insofern seine Eigenschaft,
als es hier nicht mehr wie in Fig. 13 als ein bloßes Infiltrat der Fettzellen er-

scheint, sondern bereits eine Kapsel und einen Hilus hat. Auch kommen in diesem bereits mit Marksträngen ausgestatteten Schnitte Tuberkeln mit stellenweise auftretender Nekrose und Riesenzellen vor.

Während sich a und b der Drüse A immer mehr nähern, erleidet die Drüse a hierbei auch eine Gestaltsveränderung. Sie schmiegt sich nämlich der Drüse A vollkommen an, bekommt eine Halbkreisform, die äußeren, gefäßhaltigen Kapselfasern schlagen sich um die konvexe Begrenzung derselben herum. An dem einen der beiden Punkte des Halbkreises, der den Vereinigungspunkt der beiden Kapseln darstellt, bemerkt man, wie d a s v e r e i n i g t e K a p s e l - g e w e b e z w i s c h e n d i e b e i d e n D r ü s e n h i n e i n z i e h t. Die Rindenzone der Drüse A, auf welcher a aufruht, unterscheidet sich von den anderen Randpartien dieser Drüse durch ein ungemein lockeres, zellenreiches Binde-

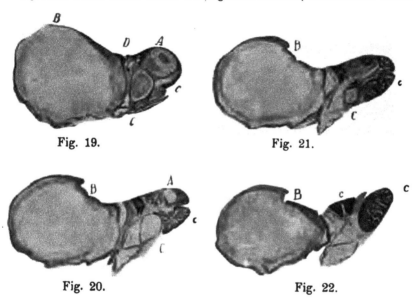

Fig. 19.   Fig. 21.

Fig. 20.   Fig. 22.

gewebe. Die hier noch angedeuteten Trabekeln ziehen bis in die Drüse a, ein Zeichen, daß a in eine innige Beziehung zu A gebracht werden muß. Die Drüse b erscheint in ähnlicher Form wie a in früheren Schnitten. Je weiter wir in dem Drüsenkörper vordringen, desto größer wird der Querschnitt der Drüse A, desto weiter schreitet die Nekrose vor, a verschmächtigt sich immer mehr und mehr und endet in einem mit dilatierten Blut- und Lymphgefäßen versehenen Kapselteil. b rückt in derselben Weise an die Drüse A heran wie a.

Im Querschnitte 16 taucht eine neue Drüse B auf, welche histologisch dieselben Charaktere zeigt wie A. Sie ist in ihrem oberen Teil ebenso der Präparation zum Opfer gefallen, wie die oberen Scheitelteile von a und b. Die Drüsen A und B rücken nun mit ihren medialen Teilen immer mehr zusammen, so daß wie es in Fig. 17 dargestellt ist, ein zarter, schmaler Bindegewebsstreifen sie voneinander trennt. In diesem Querschnitte ist der untere Scheitel von b

ersichtlich. Hiebei muß ich bemerken, daß diese, mit frischen Lymphozyten
erfüllte Drüse sich nirgends dermaßen an A anlegt wie a, sie erscheint bloß mit
ihrem untersten Scheitel wie eingespießt in der Kapsel der großen Drüse. Ich
war lange der Ansicht, daß a und b neugebildete Lymphdrüsen im Sinne B a y e r s
seien, bis mich Drüsen, wie Fig. 12, sowie eine Randpartie der Lymphdrüse
im Querschnitte 18 eines Besseren belehrten.

In einem der beiden Winkel, zwischen den Drüsen A und B wird eine
kleine Lymphdrüse sichtbar, die der früher gültigen Ansicht gemäß, uns als
der Scheitel einer Lymphdrüse erscheinen müßte, welche mit A teilweise verschmolzen ist. Es ist nur sonderbar, daß diese Drüse fast dreieckig ist und daß
sie mit ihrer Basis der Drüse A anliegt. Zwischen beide zieht fibrilläres Bindegewebe, welches anfangs noch deutlich gefärbt erscheint, in den tieferen Schnitten
jedoch schmäler und blässer wird, bis es durch Käsemasse vollständig verdrängt
wird. Die Beschaffenheit dieser neuauftauchenden Drüse, welche C genannt
werden soll, ist ganz dieselbe wie A. Die Übereinstimmung in der entwickelten
Nekrose geht soweit, daß in denjenigen Schnitten, wo sich die Riesenzellen
in besonders großer Zahl in A vorfinden, sie auch in C beobachtet werden können,
ja sie zeigen in manchen Schnitten eine zur Trennungslinie der beiden Drüsen
symmetrische Anordnung. Das ist ein Verhalten, welches darauf hinweist,
daß diese beiden Drüsenkörper in einer viel innigeren Beziehung zueinander
stehen, als wenn sie als fertige Drüsen einen Verschmelzungsprozeß eingegangen
wären. Dieser Querschnitt 18 hatte jedoch für mich noch eine ganz besondere
Bedeutung. An dem äußeren Schenkel der kleinen Drüse C zeigt die Kapsel
an einer Stelle einen Buckel. Dieser fällt durch eine besonders dunkle Tinktion
auf. Die genaue histologische Untersuchung dieses Bogens hat mich darüber
belehrt, auf welche Art die Sprossung bei den Lymphdrüsen zustande kommt.
Der Rest der Knötchenpartie rafft sich zu einer bedeutenden Proliferation
auf, strebt aus dem Rahmen der Drüse heraus, der fibrilläre und muskuläre Teil
der Kapsel beginnt zu wuchern und es sammeln sich an der konkaven Seite
derselben Lymphozyten. Gleicherzeit kommt es zur Entwicklung von Bindegewebe in der Art, daß aus der Nachbarschaft Züge von Bindegewebe die Basis
für dieses neue Keimzentrum zu bilden bestrebt sind. Obendrein werden diese
Fibrillen noch verstärkt durch Bindegewebe, das von der Kuppe dieses ganzen
Gebildes im Bogen herabzieht. Diese Bindegewebszüge sind von ziemlich zahlreichen Lymphozyten begleitet.

In einem tieferen Teil kann man beobachten, wie neben der Proliferation
des zentralen großzelligen Teiles auch von der anderen Seite Bindegewebe
sowohl von der Kuppe als auch von der basalen Partie zu wuchern beginnt.
In anderen Schnitten treten die epithelioiden Zellen mehr in den Hintergrund,
die Lymphozyten, welche anfangs in spärlicher Art die seitlich hereintretenden
Bindegewebszüge infiltrieren, erscheinen immer zahlreicher. Der Fußpunkt
dieses ganzen Gebildes stellt uns dar, wie die räumliche Trennung dieses sproßen-
den Drüsenteiles sich vollzieht. Die Basis wird eingenommen von parallelen,
ziemlich dichten und auch ununterbrochenen Bindegewebszügen. Die epithelioiden Zellen sind auf ein kleines Gebiet eingeengt und haben einer dichten

Gruppe von Lymphozyten Platz gemacht. Das Ganze ist bereits extrakapsulär, denn die frühere bogenförmige Begrenzung hat ihren Charakter insofern geändert, als die Fasern ungemein zart und auch weniger tingibel wurden. Dieser Prozeß erinnert an Veränderungen, wie sie R i b b e r t[14] bei der Regeneration von lädiertem Lymphdrüsengewebe schildert, mit dem Unterschiede, was dort ziemlich auseinander liegt, ist hier an einem Objekt bloß räumlich getrennt wahrzunehmen.

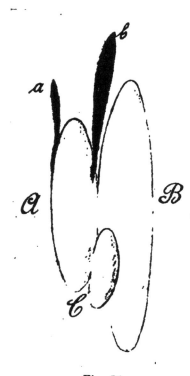

Fig. 23.

Es war mir also geglückt, die allererste Phase des Sprosssungsvorganges an Serienschnitten zu studieren. Fehlt diese zusammenhängende Darstellung, und würde man nur die mittlere Partie des eben beschriebenen Gebildes isoliert betrachten, so könnte man sich leichthin zu jener Anschauung B i l l r o t h s hinneigen, nach welcher sich Kapselgewebe unter Umständen in lymphadenoides umwandeln könne. Hier ist jedoch klar ersichtlich, daß das scheinbar in der Kapsel sich befindliche Gewebe der Lymphdrüse angehört hat und von der Kapsel hinterdrein a b g e s c h n ü r t wurde. Ebenso wird die Genese des kleinen Lymphozytenhaufens im tiefsten Teil des sprossenden Drüsengewebes vollkommen verständlich und seine Zugehörigkeit zur großen Lymphdrüse klar ersichtlich. Mittels dieses Gebildes und der schon sehr deutlich ausgesprochenen Knötchenwucherung, von welcher in Fig. 12 eine Phase abgebildet ist, können wir uns die Entstehung der Lymphdrüsen a, b (Fig. 23) leicht erklären. Während bei Fig. 12 sowie an der Knospe, welche an der Peripherie von Drüse C sich zu entwickeln beginnt, das Wachstum bloß in einer Richtung längs der Kapseloberfläche erfolgt, wuchert a und b in zwei Richtungen. Der untere Teil von a erscheint noch wie angelötet an die Drüsenoberfläche, der obere Teil wächst aber frei ins umliegende Fett, und es ist genau zu verfolgen, wie gegen die Spitze hin die neugebildete Kapsel schmäler wird und der höchste Punkt als eine einfache Infiltration der Fettzellen sich darstellt. Bei b ist die Separation noch weiter gediehen, diese Drüse hat in toto eine schlanke, spindelförmige Gestalt und nur ihr Fußpunkt zeigt, daß sie sich auf ähnliche Art wie a gebildet habe.

In den Fig. 19, 20, 21 ist ersichtlich, wie die untere Hälfte dieses komplizierten Drüsenbaues aussieht. Die dominierende Rolle spielt B, welche an Größe alle anderen übertrifft. Die Drüse A wird in ihrem Durchmesser ziemlich rasch sehr schmal und ihr unterer Pol zerfällt wie Fig. 19 zeigt, in einen äußeren längeren und einen inneren kurzen Fortsatz. In diesem Schnitte kann man auch wahrnehmen, daß die Drüse C, die sich in dem unteren Teile von A entwickelt hat, gleichfalls nur in ihrer medialen Zone mit A verschmolzen erscheint. Ihre untere freie Hälfte übertrifft jedoch an Länge die Drüse A, so daß im Querschnitte 21 bloß B und C zu sehen sind. Am deutlichsten werden die gegenseitigen Größe- und Lageverhältnisse der beschriebenen fünf Drüsen in dem stereographischen Bilde 23. Merkwürdigerweise haben sich ebenso wie auf dem oberen Pole auch am unteren regenerative Prozesse etabliert, welche jedoch morphologisch gewisse Differenzen zeigen. Es ist nämlich die untere Spitze der Drüsen A, D und C wie eingetaucht in ein frisches, lymphadenoides Gewebe. Wenn man die Fig. 20, 21, 22 genauer betrachtet, so erkennt man ohne weiteres den Zusammenhang dieser neuen Lymphdrüse mit A. Diese Lymphdrüse c bildet in ihrem obersten Anteil einen kleinen Bogen in der Nähe der Drüse A, von welcher sie durch einen breiten Bindegewebsstreifen noch getrennt ist. Bei Fig. 20 umfaßt das junge lymphadenoide Gewebe vollkommen den untersten Teil von A, auch die Kapsel der letzteren Drüse ist hier geschwunden. A macht in gewissen Schnitten den Eindruck einer scharf umschriebenen verkästen Stelle, welche sich mitten in der lebensfähigen Drüse c entwickelt hat. Es ist also klar, daß c dem Randgebiete von A seine Entstehung verdankt. Nur nimmt hier das neugebildete Gewebe nicht jene typische Spindel- oder Walzenform an, sondern es wuchert zwischen C und auch B, überallhin seine Knötchen und Markstränge aussendend. Es umschließt wie eine gesunde Schale einen toten Kern. Wie Fig. 22 zeigt, wächst c über die Drüsen A und C hinaus und nimmt erst dann eine ovoide Form an. In dem Bilde 23 ist diese Drüse nicht eingezeichnet, weil dadurch die Deutlichkeit der ganzen Gruppe gelitten hätte.

Es dürfte nach all dem Gesagten diese merkwürdige Drüsengruppe auf folgende Art entstanden sein. Das primäre Gebilde war die Drüse B. Frühzeitig, im ersten Beginne ihrer Erkrankung hat sich durch Sprossung aus einem oder mehreren Lymphknötchen die Drüse A gebildet. In einem viel späteren Zeitpunkte haben sich an der Peripherie von A die zwei kleinen, zarten Drüschen a und b entwickelt, die der Tuberkulose noch nicht verfallen sind. Seitlich von A und zwar an der unteren Hälfte bereits sprießt die Drüse C hervor, die gleichfalls rasch total verkäst ist. Daß die Behauptung über den zeitlichen Ablauf dieser Entwicklung wohl richtig ist, beweisen nicht allein die früher auseinandergesetzten Argumente, sondern auch die abnehmende Größe der jüngeren Drüsen und ihre eigentümlich spiralige Anordnung. Sehr interessant sind die lymphadenoiden Kolonien jüngsten Datums, welche sich fast ganz von der verkästen Drüsengruppe loslösen und bei denen dieser Prozeß der Absonderung in verschiedenem Grade ausgebildet ist.

Bei der Besprechung der verschiedenen Drüsenformen welche in Fig. 1—11 abgebildet sind, wies ich darauf hin, daß nicht allein die O b e r f l ä c h e, sondern auch die Q u e r s c h n i t t e eine mannigfache Gestalt annehmen können. Es ist insbesondere das Hilusgebiet, welches hierauf den größten Einfluß ausübt. Sowie durch pathologische Veränderungen der gleichmäßige, kavernöse Charakter verloren geht, strahlen vom H i l u s a u s L i n i e n n a c h b e s t i m m t e n R i c h t u n g e n. Diese Teilungslinien haben, wie ich gleich anfangs ausgeführt habe, die Bedeutung, daß an diesen Stellen ein Z e r s p r e n g e n d e r D r ü s e i n m e h r e r e T e i l e eintritt.

D a s R e s u l t a t e i n e s s o l c h e n P r o z e s s e s i s t e i n e b e d e u t e n d e V e r m e h r u n g d e r L y m p h - d r ü s e n i n d e m e r k r a n k t e n G e b i e t e. Es bleibt insolange dem Belieben jedes Beobachters anheim gestellt, in diesen Formen Teilungs- oder Verschmelzungsprodukte zu sehen, so lange nicht eine fortlaufende lückenlose Reihe von

Drüsenveränderungen zur Anschauung gebracht wird, aus welcher sich ganz ungezwungen ergibt, daß d i e L y m p h d r ü s e n s i c h d u r c h A n b i l d u n g v e r g r ö ß e r n u n d s o d a n n i n T e i l e z e r f a l l e n k ö n n e n , k l e i n e r e D r ü s e n z u g r ö ß e r e n D r ü s e n k ö r p e r n s i c h j e d o c h n i e v e r - e i n i g e n.

Um darüber ins Klare zu kommen, habe ich eine Reihe von kleinen Lymphdrüsen, welche eine intermediäre dunkle Zone auf- wiesen, nach B u m p u s in Serien durchforscht.

Die erste Phase eines solchen Teilungsprozesses fand ich bei Drüse 4; Innerhalb der einheitlichen Drüsenkontour sind zwei ovale von schmalem Bindegewebe eingeschlossene sphärische Drüsenteile. Zwischen diesen breitet sich vom Hilus ausgehend ein abnorm breites Bindegewebsband aus, in welchem weite Blutgefäße mit sehr stark entwickelten Adventitien eingelagert sind. In dieses bei der G i e s o n schen Färbung schon mit freiem Auge als breites Band erscheinende Bindegewebe ist das hyperplastische Drüsengewebe gleich- mäßig eingestreut, was beweist, daß sich hier Bindegewebe neu gebildet hat und dem Sprossungsvorgang nachgefolgt ist.

Diese Bindegewebsentwicklung fand ich in schwächerem Maße bei einer Drüse, welche als das Urbild der Drüse 5 gelten könnte. Es zieht durch die ganze Drüse in ihrem größten Querschnitte ein Kanal von derselben Form wie bei 5. Diese Verbindung quer durch die ganze Drüse wird von Blutgefäßen hergestellt, die von schmalen Adventitien begleitet sind. So wie man diese Hauptebene verläßt, bemerkt man, daß Markstränge und Lymphknötchen diese Kommunikation unterbrechen.

Diese Drüse wurde der Leiche eines 8 jährigen Knaben entnommen, bei welchem die pathologisch-anatomische Diagnose lautete: Scarlatina, Morbus Brighti, Tonsillitis. Die bronchialen und mesenterialen Lymphdrüsen vermehrt und vergrößert, die Lymphknötchen des Magen und Darmkanals durchwegs vergrößert. Die Lymphdrüse, welche eben besprochen wurde, hatte eine ein- heitliche breite Knötchenzone, verbreiterte Markstränge, allenthalben kleine Herde von fibrinösem Exsudat.

Viel deutlicher fand ich die Sonderung der wuchernden Drüsenteile bei einer hyperplastischen Lymphdrüse angedeutet. Hilus war konisch in der Drüsensubstanz eingegraben. Die weiten Blutgefäße mit den breiten, dichten Adventitien erstrecken sich fast bis zur gegenüber liegenden Kapsel, ohne sich weder in der Hauptebene noch lateralwärts mit ihr zu vereinigen. Auch hier ist leicht ersichtlich, daß das Bindegewebe sich erst zu bilden angefangen hat als die Sprossung eingesetzt hat. Die Blutgefäße und das dichte Bindegewebe umschließen mehrere Inseln Lymphdrüsengewebes, das entweder von der Drüse gänzlich isoliert ist oder zungenförmig in das Hilusgebiet hineinragt.

Die Ausbildung einer ununterbrochenen bindegewebigen Trennungsschicht fand ich bei einer kleinen Lymphdrüse, welche von demselben Kranken herrührt, dessen Drüse in Fig. 9 abgebildet ist. Es ist eine Lymphdrüsentuberkulose Typus A r n o l d I. Vom Hilus, welcher ziemlich breit ist, strahlen nach oben hin und in horizontaler Richtung zwei Bindegewebszüge aus. Der vertikale verliert sich mitten in der Käsemasse, der horizontale reicht bis zur gegenüberliegenden Kapsel, mit dessen Bindegewebe er sich vollkommen vereinigt. Auch in diese Bindegewebszüge sind Inseln von Drüsensubstanz eingelagert, was beweist, daß hier keine Vereinigungsstelle benachbarter Drüsen ist, sondern, daß sich Bindegewebe mitten in der Drüse neugebildet hat.

Wir sehen somit bei dieser ziemlich kleinen Lymphdrüse eine vollkommen trennende Lamelle zwischen zwei Drüsenteilen.

Der vertikale Bindegewebsstreifen muß als beginnende Teilungszone der oberen Drüsenhälfte angesehen werden, wodurch eine Gruppierung von Drüsen entstände, wie man sie häufig zu sehen Gelegenheit hat. Daß bei lockerem Gefüge des Bindegewebes die entstandenen Teile sich werden gegenseitig verschieben lassen, ist selbstverständlich.

So hat man sich die Entstehung von Drüsenformen vorzustellen, wie sie in Fig. 7, 8, 9, 10, 11 abgebildet sind. An den meisten ist ersichtlich, wie parallel mit einer gleichförmigen Vergrößerung die Drüse vom Hilus aus in mehrere Teile geschieden wird. Bei Drüse 10 z. B. ist die Vergrößerung eine ungleichmäßige. Die Proliferation von Knötchen oder Knötchengruppen überholt andere, es kommt zu einer Sprossung im engeren Sinne an der Peripherie der untern Drüse. So entsteht ein Buckel an der Oberfläche der Drüse, wenn er in festem Zusammenhange mit der Drüse bleibt; er wird eine selbständige, isolierte Drüse, wenn entweder von der Kapsel oder vom Hilus aus Bindegewebe die Abschnürung besorgt.

Von diesem Gesichtspunkte die Drüse 9 betrachtet, können die Einkerbungen a, b durchaus nicht, wie V i r c h o w annimmt, als teilweise verwischte Grenzen ursprünglich selbständiger Gebilde angesehen werden, sondern als abgesteckte Linien, nach welchen ein Selbständigwerden von Drüsenteilen hätte erfolgen sollen. — Hiebei will ich noch auf einen Umstand aufmerksam machen, der mir bei vielen Drüsen auffiel, die im Stadium der Teilung sich befinden. Es sitzt in der Regel eine kleinere Drüse auf einer größeren wie ein Kopf auf einem plumpen Rumpf. Dieses Größenverhältnis wird leicht erklärlich, wenn man bedenkt, daß der Hilus bei kranken Drüsen auch nicht in der Mitte gelegen ist. Insbesondere bei den hyperplastischen Lymphdrüsen rückt sehr häufig der Hilus an die Grenze zwischen das obere und mittlere Drittel. Bei der von diesem Hilus ausgehenden Separation resultiert sodann die erwähnte Verschiedenheit der Drüsenteile. —

Man würde jedoch enttäuscht sein, wenn man die geschilderten morphologischen Veränderungen bei allen Erkrankungen der Lymphdrüsen suchen möchte. Meinen Untersuchungen gemäß sind sie am deutlichsten bei der Hyperplasie und bei der Tuberkulose, in geringerem Grade bei dem Sarkom und Karzinom und zuweilen auch bei der Adenitis.

Nach dem mir eingeschickten Material, welches entweder von einer Region stammte oder einzelne Exemplare verschiedener Körperregionen umfaßte, kann ich die Behauptung aufstellen, daß die Sprossungen und Teilungen einen prägnant individuellen Zug tragen. Bei manchen Kranken bleiben die Drüsen, sie mögen welche Größe immer haben, stets oval. Dann giebt es wieder Fälle, bei denen diese Erscheinungen nur kümmerlich angedeutet sind, und so kann man Nuancen finden, bis zu solchen Individuen, bei welchen jede etwas vergrößerte Drüse Sprossungs- und Teilungserscheinungen verschiedenen Grades aufweist. Dieses morphologische Verhalten bildet ein Analogon zum histologischen Bau. Wenn z. B. die Halsdrüsen einen großzelligen Charakter zeigen, dann findet man denselben Typus auch bei den mesenterialen und bronchialen. Kurzum die Sprossungs- und die mit ihr parallel einhergehende Teilungstendenz ist ebenso eine individuelle Eigenschaft wie das gegenseitige Verhältnis der Bestandteile in einer krankhaft veränderten Drüse.

Es dürfte hier die Biologie der Lymphdrüse, die Konstitution des Trägers, sowie auch die Art und Virulenz des krankmachenden Agens eine Rolle spielen.

Die kausale Genese eines solchen Sprossungs- und Abtrennungsprozesses ist in einer kompensatorischen Hypertrophie von ganzen Drüsen oder Drüsenteilen zu suchen. Um einen genauen Einblick in diese komplizierten Verhältnisse zu gewinnen, müßte man sie genauer studieren und sich hiebei an jene Grundsätze halten, wie sie von Nothnagel[20] in seinen gehaltvollen

Abhandlungen: „Über Anpassungen und Ausgleichungen bei pathologischen Zuständen" aufgestellt wurden.

Die formale Genese für die Zerfallserscheinungen ist höchstwahrscheinlich in der Embryologie der Lymphdrüsen begründet. Alle Autoren, welche die Entwicklung der Lymphdrüsen studiert haben, leiten deren Bau aus Einheiten ab, die in ihrer Anordnung von keinem strengen Plane bestimmt sind. Bei Engel[16] und Teichmann[17] sind es verschieden gruppierte Wundernetze der Lymphgefäße, welche durch Lymphozyteninfiltration zu Lymphdrüsen werden. Bei Orth[18] und Saxer[2] sind die primären Anlagen Bindegewebskerne. Die Lymphdrüsen sind also aus einer variablen Zahl gleichwertiger Elemente aufgebaut und es ist ihnen nach Saxer im embryonalen Leben eine gewisse Plastizität in Form und Inhalt eigentümlich. Die Lymphknötchen, welche den Wundernetzen und Bindegewebskernen entsprechen, bewahren sich auch postembryonal eine gewisse Autonomie und eine Veränderlichkeit ihrer Form.

Die Lehre von der Vermehrung erkrankter Lymphdrüsen läßt sich sonach in drei Sätze zusammenfassen:

1. Neue Lymphdrüsen können sich in der Nähe erkrankter im benachbarten Fett und Bindegewebe entwickeln (Bayer).

2. Bei tuberkulösen, hyperplastischen, in beschränkterem Maße auch bei karzinomatösen und sarkomatösen Lymphdrüsen vergrößert sich die Zahl dadurch, daß die Lymphdrüsen in gleichmäßiger oder ungleichmäßiger Weise sprossen, und daß parallel mit diesem Vorgang vom Hilus aus eine Trennung der vergrößerten Drüsen in mehrere selbständige Drüsenkörper erfolgt. Diese Veränderungen sind an bestimmte Individuen geknüpft und mit dem ätiologischen Faktor in einer gewissen Beziehung. Die Teilungslinien folgen bestimmten Bahnen, zu allererst den weiten Lymphwegen (Billroth[9] — Brückes[15] Chyluswege), ferner den Berührungslinien, in welchen die

von Saxer beschriebenen Bindegewebskerne
zu Bildungen höherer Ordnung zusammen-
treten und die sich zumeist an gewisse Tra-
bekelzüge anschließen.

3. Die Veränderungen der Oberfläche entstehen hauptsächlich durch Proliferation
der Rindenfollikel. Das kann zu verschiedenen Zapfenbildungen führen, es kann aber
auch durch Sprossung und Abschnürung eine
Vermehrung der Lymphdrüsenzahl daraus
resultieren. Die neuen Lymphdrüsen lehnen
sich entweder an den Mutterkörper an oder
entwickeln sich ins umliegende Gewebe, um
sich völlig zu isolieren. Es kann aber auch
vorkommen, daß die jungen Lymphdrüsen die
kranken förmlich umfassen und in deren
Achse sich weiter entwickeln.

Literatur.

1. B a y e r , C., Über Regeneration und Neubildung der Lymphdrüsen.
   Zeitschr f. Heilk., Bd. VI, 1885.

1. D e r s e l b e , Weitere Beiträge zur Lehre von der Regeneration und Neubildung der Lymphdrüsen. Zeitschr. f. Heilk., Bd. VII, 1886.

1. D e r s e l b e , Altes und Neues über kranke Lymphdrüsen. Arch. f. klin.
   Chirurg. Bd. 49, Heft 3.

2. S a x e r , F. R., Über die Entwicklung und den Bau normaler Lymphdrüsen. 1896.

3. S t ö h r , Ph., Über die Mandeln und deren Entwicklung. Korrespondenzbl.
   f. Schweizer Ärzte, Jahrg. 20, 1890.

3. D e r s e l b e , Die Entwicklung des adenoiden Gewebes, der Zungenbälge
   und der Mandeln des Menschen. Festschr. z. Feier d. fünfzigjähr.
   Doktorenjub. von Nägeli u. Kölliker, gewidmet v. d. Univ., d. Poly-
   techn. und der Tierarzneischule in Zürich. 1891.

4. A r n o l d , J., Über Tuberkulose der Lymphdrüsen und der Milz. Dieses
   Arch., Bd. 87, 1882.

5. Z e h n d e r , Über regenerative Neubildung der Lymphdrüsen. Dieses
   Arch., 120. Bd., 1890.

6. V i r c h o w , R., Die krankhaften Geschwülste. II. Bd., 1. Hälfte, 1864.

7. L a n c e r e a u x , E., Traité d'anatomie pathologique. Tome II, 1879.

8. C o r n i l , M. V., Des altérations anatomiques des ganglions lymphatiques
   dans la syphilis, la scrofule, la tuberculose, la dégénérescence amyloide

et les tumeurs. Journ. de l'anat. et de la phys. norm. et pathol. de l'homme et des animaux, 1878.

9. B i l l r o t h , Beiträge zur pathologischen Histologie. III. Beobachtungen über die feinere Struktur pathologisch veränderter Lymphdrüsen. 1858.

10. v. B e r g m a n n , E., Erkrankungen der Lymphdrüsen. Handb. d. Kinderkrankh., Bd. VI, Heft 1.

11. R i b b e r t , Über die Anwendung der von M a l l o r y für das Zentralnervensystem empfohlenen Farblösung auf andere Gewebe. Zentralbl. f. allg. Path. u. path. Anat., Bd. VII, 1896.

12. S t ö h r , Ph., Lehrbuch der Histologie. 1898.

13. B r ü c h a n o w , N., Über die B u m p u s sche Schnittserienmethode. Prag. med. Wochenschr., 1899, Nr. 1.

14. R i b b e r t , Über Regeneration und Entzündung von Lymphdrüsen. Zieglers Beitr. z. path. Anat., VI. Bd.

15. B r ü c k e , Über die Chylusgefäße und die Resorption des Chylus. Denkschr. d. Kais. Akad. d. Wiss. Math. naturw. Klasse, 6. Bd., Wien.

16. E n g e l , Bau und Entwicklung der Lymphdrüsen. Vierteljahresschr. f. prakt. Heilk., 1850, Bd. 2.

17. T e i c h m a n n , L., Das Saugadersystem vom anatomischen Standpunkte bearbeitet. Leipzig 1861.

18. O r t h , Untersuchungen über Lymphdrüsenentwicklung. Diss. Bonn 1870.

19. B a u m g a r t e n , Tuberkel und Tuberkulose. Zeitschr. f. klin. Med., IX, X.

20. N o t h n a g e l , Über Anpassungen und Ausgleichungen bei pathologischen Zuständen. Zeitschr. f. klin. Med., X, XI, XV, 1886, 1889.

XX.

Zur Bedeutung des proteolytischen Leukozytenfermentes für die pathologische Physiologie

(Resorption, Autolyse, Fieber, Änderung der Gerinnungstendenz des Blutes).

(Aus der Infektionsabteilung des Rudolf Virchow-Krankenhauses zu Berlin.)

Von

Privatdozent Dr. G e o r g J o c h m a n n .

Nachdem wir durch eine einfache Methode[1]) in die Lage versetzt waren, die proteolytische Fermentwirkung der multinukleären neutrophilen Leukozyten genauer studieren zu können, lag es mir

---

[1]) M ü l l e r und J o c h m a n n , Münchner Med. Wochenschr. 1906, Nr. 26.

daran, die Beziehungen dieses eiweiß-lösenden Fermentes zur pathologischen Physiologie etwas näher kennen zu lernen. Da zu diesem Zwecke u. a. auch die Einwirkung des Fermentes auf den Tierkörper zu prüfen war, so wurde zunächst der Versuch gemacht, es in reiner Lösung darzustellen, was in einigermaßen zufriedenstellender Weise auch gelang. Ich habe darüber an anderer Stelle mit L o c k e m a n n zusammen näheres mitgeteilt.

M ü l l e r hat kürzlich im Deutsch. Arch. für klin. Med. zusammenfassend über unsere Methode und die bis dahin damit erzielten Ergebnisse berichtet und dabei auch fünf Arbeiten referiert, die ich teils mit ihm, teils mit Z i e g l e r zusammen publizierte. Es bedarf daher hier nur einiger kurzer einleitender Bemerkungen.

Die Methode des Nachweises der Fermentwirkungen besteht bekanntlich darin, daß die heterolytische Eigenschaft des Fermentes benutzt wird, um durch ihre Einwirkung auf die Oberfläche von erstarrtem Blutserum die eiweißverdauende Fähigkeit zu veranschaulichen. Bringt man also kleinste Quanten des zu untersuchenden Materials auf die Oberfläche von Serumplatten und setzt sie 24 Stunden einer Temperatur von 55° aus, so gibt sich die proteolytische Wirksamkeit durch Dellenbildung zu erkennen (M ü l l e r - J o c h m a n n).

Durch Anwendung dieses Verfahrens gelangten wir zu einer Reihe von Feststellungen, die für die Pathologie von Bedeutung sind und von denen hier im wesentlichen nur zu erwähnen ist, was für die Physiologie pathologischer Geschehnisse Interesse bietet.

Unter pathologischen Verhältnissen tritt das Ferment überall dort in Wirksamkeit, wo eine größere Leukozytenansammlung stattfindet, also in erster Linie bei Entzündungen und Eiterungen. So sehen wir, daß die Lymphdrüsen, die normalerweise wegen des Fermentmangels der Lymphozyten keine Verdauungskraft entfalten, sofort verdauende Wirkung zeigen, sobald Entzündungsprozesse darin Platz greifen. So verdauen entzündlich geschwollene Lymphdrüsen bei sekundären Kokkeninfektionen im Verlaufe von Scharlach, Diphtherie, Masern usw. zum Teil recht lebhaft die Serumplatte.

Anders ist es dagegen mit den rein tuberkulösen Lymphdrüsenerkrankungen. Bleibt hier die Affektion ohne Mischinfektion, so tritt auch hier ebenso wie beim tuberkulösen Eiter, keine Verdauungswirkung auf. Treten Streptokokken oder andere Eitererreger hinzu, so kommt es auch hier zur Zuwanderung multinukleärer Leukozyten und damit zur Fermentwirkung.

Interessant ist auch das Verhalten der Lymphdrüsen bei der myelogenen Leukämie. Hier konnte ich mit Z i e g l e r zusammen feststellen, daß der Grad der myeloiden Umwandlung einer Lymphdrüse, der durch mikroskopische Untersuchung bei Schnittpräparaten erwiesen war, parallel geht mit dem Grade der Verdauungskraft, den die Drüsen besitzen. Wenn keine oder nur spärliche myelozytäre Zellen vorhanden waren blieb die Verdauungswirkung aus. Bei partieller myeloider Umwandlung trat die Verdauung nur in mäßiger Intensität ein, und bei totaler Umwandlung waren die durch die Lymphdrüsen erzeugten Verdauungserscheinungen ebenso stark wie die des Knochenmarks.

Wir konnten dieses Verhalten an frischen unter unserer Behandlung zur Autopsie gekommenen Fällen beobachten, aber auch an einer Reihe von älteren, schon vor Jahren gewonnenen Präparaten, da das Ferment gegen Formalin und Alkohol eine bemerkenswerte Resistenz besitzt.

Die Schwellung der Lymphdrüsen bei der lymphatischen Leukämie sowie bei der H o d g k i n schen Krankheit ist naturgemäß nicht von Fermentwirkung begleitet.

Unter den pathologischen Sekreten enthält die größte Menge des Fermentes der Kokkeneiter. Jeder Tropfen davon ruft eine Dellenbildung auf der Serumplatte hervor, ja selbst bei Verdünnung des reinen Eiters mit physiologischer Kochsalzlösung bis zum 700 fachen ist häufig noch deutliche Verdauungswirkung zu erkennen. Das Eiterserum, das beim Zentrifugieren sich oberhalb der Leukozyten absetzt, enthält ebenfalls viel Ferment, weil hier das ursprünglich vorhandene Antiferment des Blutserums abgesättigt ist durch die überwiegende Menge des Fermentes. Die Rolle, die das Ferment bei Eiterungen spielt, besteht wohl hauptsächlich darin, die zerfallenen Leukozyten und nekrotischen Gewebsträger zu verflüssigen und zur Resorption vorzubereiten. Ferner hat es die durch die bakterizide Kraft der Leukozyten abgetöteten Bakterien zu verdauen. Eine weitere, dem Ferment zufallende Tätigkeit ist die Arrosion und schnelle Einschmelzung der Gewebe, die wir bei ausgedehnten Eiterungen, Phlegmonen, großen Abszessen, ferner bei Empyema necessitatis usw. beobachten. Der Vorgang wird dabei in der Regel so verlaufen, daß das dem Eiter benachbarte Gewebe zunächst einer Nekrose verfällt infolge der überhaupt zur Eiterung führenden Faktoren, mögen sie toxischer oder bakterieller Natur sein, und daß dann erst das abgestorbene Gewebe den heterolytischen Kräften des Ferments erliegt. Gesundes, gut vom Blut durchströmtes Gewebe dürfte, wegen seines Antifermentgehaltes, sehr lange diesen Verdauungskräften widerstehen.

Die durch die verschiedenen Kokken verursachten Eiterarten verhalten sich bezüglich ihres Fermentgehaltes annähernd gleich. Auch Aktinomyzeseiter zeigt lebhafte Verdauung, wie ich jüngst in einem Fall beobachten konnte.

Ein wichtiger Unterschied besteht jedoch in dem Verhalten tuberkulösen Eiters zu anderen Eitersorten. Wie ich mit M ü l l e r zusammen gezeigt habe, und wie K o l a c z e k und M ü l l e r bestätigen konnten, entbehrt rein tuberkulöser Eiter des Fermentgehaltes völlig, so daß wir diesen Unterschied geradezu als differentialdiagnostisch wertvoll bezeichnen konnten, und zur Unterscheidung der Herkunft verschiedenartigen Eiters empfohlen haben. Die Bedeutung dieses Verfahrens bedarf freilich insofern der Einschränkung, als wir sagen müssen, daß der negative Ausfall der Untersuchung auf der Serumplatte wohl mit Sicherheit beweist, daß es sich um einen tuberkulösen Prozeß handelt, während positiver Ausfall sowohl von Kokkeneiter hervorgerufen wird, als auch von solchen tuberkulösen Eiterungen, die mit Mischinfektion einhergehen oder die bereits mit Jodoformglyzerin oder ähnlichem behandelt sind. Es stellte sich nämlich heraus, daß Eiter aus tuberkulösen kalten Abszessen so lange der Verdauungskraft entbehrte, als der Prozeß noch unbehandelt war. Wurde Jodoformglyzerin eingespritzt, so zeigte der danach entnommene Eiter alsbald Fermentwirkung. Dieses Verhalten erklärt sich sehr einfach dadurch, daß im reinen tuberkulösen Eiter die Lymphozyten überwiegen und die multinukleären Leukozyten ganz in den Hintergrund treten, während durch die Jodoformglyzerinbehandlung ein starker Reiz auf die Gewebe ausgeübt wird, der zu einer Herbeiführung reichlicher Mengen von multinukleären Leukozyten führt, so daß nun eine ausgiebige Fermentbildung eintreten kann.

Diese Beobachtung deckt sich mit Anschauungen, die H e i l e schon früher auf Grund seiner experimentellen Untersuchungen ausgesprochen hat. Bei Mischinfektionen tuberkulöser Prozesse mit Eitererregern treten ebenfalls reichlich multinukleäre Leuko-

zyten auf, so daß es auch hier zur Fermentwirkung kommt. Wir
fanden daher auch in tuberkulösen Fisteln meist verdauenden
Eiter, weil hier die Kommunikation mit der Außenwelt fast stets
Mischinfektion bedingt. Differentialdiagnostisch wichtig ist der
Unterschied besonders bei Empyemen und Gelenkeiterungen oder
dgl., weil hier geschlossene Höhlen vorliegen, wo eine Mischinfektion
nicht so häufig aufzutreten pflegt.

Die Tatsache, daß wir bei tuberkulösen Gelenkeiterungen durch
Jodoformglyzerinbehandlung gute Erfolge erzielen, oder mit
anderen Worten, die Beobachtung, daß wir in diesen des Fermentes
entbehrenden eiterigen Gelenkprozessen erst in dem Moment eine
Resorption anbahnen, wo wir Leukozyten hineinlocken und damit
Ferment zuführen, gibt uns einen Fingerzeig für die Bedeutung
des Fermentes bei der Resorption von Entzündungsprodukten
überhaupt.

Bedeutung für die Resorption.

Wir müssen wohl annehmen, daß das Ferment überall dort
im Körper seinen Zweck erfüllt, Eiweiß zur Verdauung und damit
zur schnelleren Resorption zu bringen, wo abgestorbenes Gewebe
vorhanden ist, und wo sich Fibrin als Ausscheidungsprodukt
von Entzündungen gebildet hat.

Daß es bei der Lösung von Pneumonien die Fibrinmassen
zur Verflüssigung bringt und abbaut, hatte schon F r i e d r i c h
M ü l l e r erkannt. Wir müssen uns dabei vorstellen, daß im Stadium der grauen Hepatisation eine größere Menge Leukozyten
zerfällt, wobei das entstehende Ferment sowohl die Reste der zerfallenen Fermentträger spaltet, wie auch das vorhandene Fibrin.
Die Tatsache, daß die normale Umgebung nicht durch dasselbe
Ferment angegriffen wird, hat darin seinen Grund, daß dieselbe
fortwährend von antifermenthaltigem Blut durchspült wird, so daß
sie gegen die Verdauung geschützt ist.

Ein Spiegelbild von den fermentativen Vorgängen in der Lunge
erhalten wir durch die Betrachtung des Fermentgehaltes von Auswurf, Blut und Harn im Verlaufe der croupösen Pneumonie.
B i t t o r f hat unter Verwendung unserer Methode diese Verhältnisse untersucht und gefunden, daß der Auswurf im Beginn der
typisch verlaufenden Erkrankung trotz seines reichen Gehaltes

an Leukozyten keine verdauende Wirkung auf der Löffler-Platte entfaltet, wie das von anderem gleich leukozytenhaltigem Auswurf von uns nachgewiesen worden war. Hier vermag das dem rostfarbenen Auswurf beigemischte Serum so stark zu hemmen, daß alles freiwerdende Leukozytenferment abgesättigt werden kann. Mit Beginn der Lösung tritt dann auch im Sputum reichliches Ferment auf, entsprechend der Vermehrung desselben in den Alveolen. Die Menge des in das Blut eintretenden Fermentes hat Bittorf dadurch zu bestimmen versucht, daß er nach unserer Methode den Antifermentgehalt des Blutes feststellte, um daraus auf die Menge des Fermentes zu schließen. Er fand dabei, daß bei typisch verlaufenden Fällen im Anfang der Lösung die tiefste Senkung des Hemmungsgehaltes vorhanden war, entsprechend der vermehrten Fermentmenge, und späterhin bisweilen eine reaktive Antifermentvermehrung sich einstellte.

Diesen Verhältnissen entsprechend zeigt sich auch bei der Untersuchung des Harns ein Übergang von tryptischem Ferment. Der Urin vermag nach Bittorf zur Zeit der Lösung der Pneumonie Fibrin vollkommen aufzulösen, während er vorher höchstens in Spuren solche Eigenschaften besitzt.

Weiterhin spielt das Ferment vermöge seiner fibrinlösenden Eigenschaft aller Wahrscheinlichkeit nach eine Rolle bei der Resorption eiweißreicher Exsudate, die mit ausgedehnten Fibrinbildungen einhergehen, serofibrinösen Gelenkergüssen, Pleuritiden usw. Es ist in diesem Zusammenhang von Interesse, zu erwähnen, daß Umber bei der Autolyse von Exsudaten Albumosen, Leuzin und Tyrosin (dagegen kein Pepton) nachwies und zeigte, daß nach dem Entfernen dieser Flüssigkeiten aus dem Körper unter der Einwirkung eines Fermentes eine Aufspaltung der Eiweißsubstanzen sich vollzieht unter Bildung von relativ großen Mengen von Ammoniak. Daß in vielen Fällen dieses Ferment das Leukozytenferment sein dürfte, und daß solche Aufspaltungen auch in vivo bei der Resorption vor sich gehen mögen, ist um so wahrscheinlicher, als dieses ja selbst aus Eiweiß Leuzin und Tyrosin zu spalten vermag. Dem Einwande, daß in solchen Exsudaten meist freies Antiferment nachgewiesen werden kann, ist damit zu begegnen, daß die Resorption von den Wänden der serösen Höhle ihren Ausgang nimmt, wobei durch die Zuwanderung größerer Mengen von Leukozyten an zirkumskripten Stellen größere Fermentmengen produziert werden, so daß eine lokale Absättigung des Antifermentes erfolgen und eine Verdauung des anliegenden Fibrins stattfinden kann. Zum Teil werden die Leukozyten vermutlich auch auf dem Umwege der Phagozytose viel Fibrin aufnehmen und intrazellulär verdauen.

Daß überhaupt überall, wo es sich um Resorption von Zelltrümmern handelt, nach Wunden, Quetschungen u. dgl. das proteolytische Leukozytenferment eine große Rolle spielt, ist von vornherein klar. Ob dabei die größere Menge von Zelltrümmern erst durch Phagozytose aufgenommen wird, um weggeschleppt und dann teils intrazellulär, teils nach Zerfall der Zellen verdaut zu werden, oder ob nicht ein großer Teil schon durch das an Ort und Stelle infolge des Leukozytenzerfalls freiwerdende Ferment aufgespalten und zur Resorption geführt wird, ist schwer zu entscheiden. Ich meine jedoch, daß die letztgenannte Form der Verdauung etwas mehr Beachtung als bisher verdient.

Die Tatsache, daß dort, wo nekrotische Gewebsteile lange unverändert bleiben, wie bei Lungeninfarkten und ischämischen Infarkten anderer Organe das Fernbleiben der fermenttragenden Leukozyten die Schuld an der mangelnden Resorption ist, erkannte bereits F. Müller. Solche Teile schrumpfen dann allmählich und werden vom Bindegewebe ersetzt, wenn sie nicht durch die Fermente einwandernder Bakterien aufgelöst werden.

Im Zusammenhang mit der Resorption kann hier noch einer weiteren Rolle des Leukozytenfermentes gedacht werden, die für die Pathologie von Interesse ist; ich meine seine Bedeutung für das Zustandekommen der Peptonurie. Überall dort, wo Leukozyten zerfallen und Ferment frei wird, werden Eiweißstoffe in Albumosen übergeführt, die ins Blut und in den Harn übergehen können.

Ausschließlich auf die Wirkung des Fermentes zurückzuführen ist die pyogene Form der Peptonurie bei eitriger Pleuritis, Bronchoblennorrhöe, Lungenabszessen, Knochenmarkeiterungen usw. Die Größe der Peptonausscheidung beim Empyem betrug nach Maixner in einem Fall 0,66 % des Harns oder 4,96 g in der Tagesmenge. In einem Falle von Peritonitis suppurativa fand derselbe Autor 0,33—0,74 %. Bei der croupösen Pneumonie finden sich ebenfalls entsprechend der starken Leukozytenwirkung im Lösungsstadium größere Mengen Albumosen im Harn (bisweilen über 4 g in der Tagesmenge nach M a i x n e r). Bei der myelogenen Leukämie, wo man besonders viel Albumosen im Harn erwarten sollte, wurde sie seltener gefunden; doch berichtet K ö t t - n i t z und E. R o b a t s c h e k über positive Untersuchungsergebnisse. Vermutlich findet bei der Leukämie nur schubweise eine größere Zerstörung von Leukozyten statt, so daß nicht beständig Albumosen zur Ausscheidung kommen.

Bedeutung des Fermentes für die Autolyse.

Durch die Arbeiten S a l k o w s k y s und seiner Schule wissen wir, daß fast alle Organe, wenn man sie unter aseptischen oder antiseptischen Kautelen (Toluolzusatz oder dgl.) im Brütschrank hält, einer regressiven Metamorphose verfallen, wobei die Eiweißstoffe in weitgehendster Weise gespalten werden und Leuzin, Tyrosin, reduzierende Zucker usw. namentlich aber Ammoniak gebildet werden. Man nimmt an, daß für diese Eiweißspaltung besondere, jedem Organ eigentümliche Fermente vorhanden sind, die sogar eine gewisse Spezifität besitzen. So zeigte J a c o b i z. B., daß autolysierter Lebersaft die Eiweißsubstanzen des Lungengewebes nicht anzugreifen vermag.

Von einer Bedeutung des proteolytischen Fermentes für die Autolyse zu sprechen, ist eigentlich eine Ungenauigkeit, da streng genommen ja eigentlich nur die Verdauung der Leukozyten selbst durch ihr eigenes Ferment die Bezeichnung der Autolyse verdient. Aber schon bei der Autolyse von Kokkeneiter sehen wir, daß das Ferment nicht nur die eigenen Wirte, die multinukleären Leukozyten verdaut, sondern auch die Lymphozyten, die Fibrinflocken und die roten Blutkörperchen, die dem Eiter beigemischt sind. Die Selbstverdauung des Eiters unter dem Einfluß des Fermentes geschieht unter Bildung von Leuzin, Tyrosin, Xanthin, Hypoxanthin, Guanin und Ammoniak.

Wie wichtig das Ferment für die Eiterautolyse ist, zeigt der Umstand. daß der des Fermentes ermangelnde tuberkulöse Eiter so gut wie gar keine Selbstverdauung besitzt, während frischer Kokkeneiter, wenn man ihn bei 55° im Reagenzglas ohne jeden Zusatz stehen läßt, sich mehr und mehr verflüssigt, wobei die Eiterzellen verschwinden. Es sammelt sich bei den aus einem kalten Abszeß stammenden Proben tuberkulösen Eiters nach 24 Stunden über einem reichlichen, weißgelblichen und krümeligen Bodensatz eine klare durchsichtige, gelatinös erstarrende Masse an, die zur Eintrocknung neigt. Tuberkulöser Käse zeigt dementsprechend so gut wie gar keine Autolyse.

Auch für die Autolyse des Blutes spielt das Leukozytenferment eine bis vor kurzem noch nicht bekannte Rolle. Indem E r b e n nach unserem Vorgange zur Autolyse höhere Temperaturen verwandte (50°) konnte er nach dreitägiger Bebrütung des normalen Menschenblutes durch Ammonsulfat aussalzbare biurete Eiweißspaltungsprodukte, Albumosen, dagegen kein Pepton nachweisen. Damit war die Autoproteolyse des normalen Blutes erwiesen.

Auch P f e i f f e r kam auf chemischem Wege zur Bestätigung unsrer Versuche über die Anwesenheit eines eiweißspaltenden Fermentes in den neutrophilen polymorphkernigen Leukozyten und fand, daß je größer die Zahl dieser Leukozyten in der Volumeinheit Blut ist, desto ausgiebiger die Bildung inkoagulablen Stickstoffs verläuft. Deshalb ist sie am kleinsten im normalen Blute, größer im leukozytotischen, am größten im leukämischen Blute.

Genauer untersucht war schon länger die Autolyse des Blutes bei der myelogenen Leukämie, wobei unter dem Einfluß des hier sehr reichlich vorhandenen Fermentes sich Albumosen, Tryptophan, Ammoniak, Amidosäuren und Eiweißbasen bilden (S c h u m m).

Auch die Selbstverdauung des Knochenmarks und der Milz wird durch dasselbe Ferment bewirkt. Wie sehr die Autolyse dieser Organe durch die Menge des vorhandenen Fermentes beeinflußt bzw. beschleunigt wird, zeigt der Vergleich zwischen der Autolyse normaler und leukämischer Milz. S c h u m m hatte bereits gezeigt, daß in der leukämischen Milz innerhalb vier Wochen eine umfangreichere Spaltung stattfindet als in der normalen Milz innerhalb acht Wochen, da bei der ersten in einer seiner Autolyseuntersuchungen nur noch $\frac{1}{10}$, bei der letzteren dagegen $\frac{1}{4}$ vom Gesamtstickstoff infolge von unverdauten Substanzen vorhanden war.

Setzt man, wie ich das neuerdings in einer großen Reihe von Fällen getan habe, die Milz bei 55° ohne jeden Zusatz der Selbstverdauung aus, so kann man beobachten, wie fabelhaft schnell das Ferment die Auflösung des Organes bewirkt und um wieviel schneller Milzen von myelogener Leukämie verdaut werden als normale oder von anderen Krankheiten herrührende. Über kindskopfgroße harte, leukämische Milzen sind nach 20 stündigem Aufenthalt im Brütschrank bei 55° vollkommen aufgelöst und in eine dunkelrote Flüssigkeit verwandelt, auf der nur der bindegewebige Überzug des Organs schwimmt. Das Autolysat zeigt dabei starke proteolytische Wirksamkeit auf der Serumplatte. Bei normalen Milzen dauert die Verflüssigung etwas länger, doch ist sie nach 30—40 Stunden auch stets vollendet. Ließ ich dann das Autolysat, das bei der benutzten hohen Temperatur (55°) meist steril ist, gut verschlossen einige Tage bei Zimmertemperatur stehen, so konnte ich reichlich Tyrosin, Leuzin und Ammoniak darin nachweisen, und zwar ebenso im Autolysat der normalen Milz wie in dem der leukämischen.

Mit besonderer Geschwindigkeit wurden bei meinen Versuchen auch die Milzen mit akuter Hyperplasie bei den verschiedenen Formen von Sepsis verflüssigt. Ein gewisser Grad von Weichheit und Zerfließlichkeit der Pulpa gehört bei solchen septischen Milzen ja zum charakteristischen Sektionsbefund. Man spricht von pulpöser Milz, und es liegt nahe, für diese weiche Beschaffenheit die Wirkung der in solchen Milzen angesammelten multinukleären Leukozyten verantwortlich zu machen. Soll das geschehen, so muß zuerst erklärt werden, warum die Milz bei myelogener Leukämie trotz ihres großen Gehaltes an Fermentträgern und einer bei 50° so rapid einsetzenden Autolyse bei der Autopsie meist von derber Konsistenz ist, im Gegensatz zur zerfließlichen, septischen Milz. Der Grund scheint mir darin zu liegen, daß bei der Milz von Sepsisfällen die zahllosen, meist darin nachweisbaren Eitererreger Streptokokken und Staphylokokken, eine Schädigung der Leukozyten herbeigeführt haben, die sich durch Verfettung und Zerfall der Zellen auch mikroskopisch deutlich nachweisen läßt. Auf diese Weise wird eine relativ große Menge von Ferment frei, die schon gegen Ende des Lebens ihre verdauende Wirksamkeit entfaltet und bald nach dem Tode, wenn sich das Ferment der übrigen abgestorbenen Leukozyten nun hinzu addiert, die Pulpa immer weicher und zerfließlicher werden läßt. Daß übrigens auch vergleichende Untersuchungen der Eiweißspaltungsprodukte in den Autolysaten leukämischer Milzen einerseits und akut hyperplastischer, septischer Milzen andererseits ein Bild von ihrer annähernden gleich schnellen Autolyse gibt, lehrte ein Befund von S c h u m m , der bei der achttägigen Autolyse einer Milz in einem Fall von eitriger Peritonitis (nach Perityphlitis) annähernd dieselbe Menge nicht koagulierter Stickstoffsubstanzen fand, wie bei einer leukämischen Milz.

Die oben erörterte Tatsache, daß auch normales Blut Autolyse zeigt infolge der Tätigkeit des Leukozytenfermentes macht es wahrscheinlich, daß das Ferment auch bei der Autolyse der stark durchbluteten Organe, wenn auch nicht in erster Reihe, beteiligt ist. Es war, um diese Annahme zu bekräftigen, notwendig zu erweisen, daß die von J a c o b i angenommene Spezifität der autolytischen Fermente für das proteolytische Leukozytenferment nicht zutrifft, daß es vielmehr imstande ist, die verschiedensten Organe durch Heterolyse anzugreifen.

Daß der Eiter, also die Leukozyten, imstande sind, verschiedene Organe zur Auflösung zu bringen, zeigte Fr. M ü l l e r. Von einem Stückchen Lunge, das mit Eiter versetzt war, blieb nach ein- bis zweitägigem Stehen im Brütschrank fast nur das elastische Gewebe und etwas Bindegewebe übrig. Muskelfasern wurden vom Eiter unter Verlust der Querstreifung stark verändert. Selbst Gehirnsubstanz erlitt zwar keine Erweichung, aber Erscheinungen einer bedeutenderen chemischen Veränderung. Ich machte ganz ähnliche Versuche mit d e r r e i n h e r g e s t e l l t e n F e r m e n t l ö s u n g, die ich möglichst wenig verdünnte, um recht wirksame, verdauende Kräfte zu erzielen. Dabei zeigte sich, daß Lungenstückchen nach einigen Tagen Bebrütung bei 55° in wirksamer Fermentlösung Veränderungen ganz derselben Art zeigten, wie das Fr. M ü l l e r als durch Eiter hervorgerufen, beschrieben hatte, und daß Muskelstückchen fast völlig verdaut waren.

Weitere Versuche zeigten, daß auch Organstückchen (Lunge, Herz, Leber, Milz), die vorher im Wasserbade ¼ Stunde auf 70° erhitzt waren, um die in ihnen enthaltenen eigenen autolytischen Fermente abzutöten und deren Wirkung auszuschalten, von der Fermentlösung stark verändert wurden, wobei sich nach einigen Tagen Ammoniak nachweisen ließ.

Es konnte also dadurch gezeigt werden, daß das Leukozytenferment die verschiedensten Organe anzugreifen und zu verdauen vermag, also bei der Autolyse der meisten Organe eine nicht unbeträchtliche Rolle spielen dürfte.

Das proteolytische Leukozytenferment in seinen Beziehungen zum Fieber.

Weiterhin war es nötig, der Frage näher zu treten, ob vielleicht irgendwelche Beziehungen zwischen dem Ferment und dem Fieber bestehen. Der Gedanke, daß die Resorption größerer Mengen dieses Fermentes zu Temperatursteigerungen Anlaß geben kann, lag um so näher, als ja die verschiedensten Fermente, wenn sie in die Blutbahn gebracht werden, bei Menschen sowohl wie bei Tieren Fieber zu erzeugen vermögen.

Am bekanntesten ist diese Tatsache von Fibrinferment, das in geringen Mengen eingespritzt bei Hunden, Kaninchen und Meerschweinchen starke Temperaturerhebungen verursacht. Aus den Arbeiten von K ö h l e r , E d e l b e r g u. a. wissen wir, daß überall dort, wo Gelegenheit zur Entstehung dieses Fermentes in der Blutbahn gegeben ist, Fieber aufzutreten pflegt, so z. B. bei der Transfusion artfremden Blutes, das die Blutkörperchen der anderen Spezies löst, bei der Einspritzung defibrinierten fermenthaltigen Blutes, ja sogar nach der Einspritzung großer Wassermengen (mehr als 10 ccm), das an sich schon Blutkörperchen lösen und so zur Fermententwicklung Anlaß geben kann. Aber auch andere Fermente in ihren mehr oder weniger reinen Lösungen vermögen bei Tieren und bei Menschen Fieber zu erzeugen. M e n d e l s o h n erzeugte bei Hunden Fieber durch Pepsin, wobei der Blutdruck stark gesteigert wurde. H i l d e b r a n d t konnte durch subkutane Injektion von Invertin, Myrosin, Diastase, Emulsin, Chymosin bei Kaninchen Temperaturerhöhungen hervorrufen. Die Steigerung betrug durchschnittlich 2 C (bis 41° etwa). Sie begann meist $1\frac{1}{2}$ Stunden nach der Injektion, erreichte nach 4—6 Stunden ihr Maximum, erhielt sich auf dieser Höhe meist einige Tage lang und sank oft am Tage vor dem Tode unter die Höhe der Anfangstemperatur; bei intravenöser Injektion stieg die Temperatur schneller. Konnte man mit F e r m i eventuell einwenden, daß die Mittel H i l d e b r a n d t s , die er zur Sterilität verwandt hatte, nicht ganz die Möglichkeit ausschalteten, daß das Fieber durch Mikroorganismen verursacht gewesen war, so bestätigte K i o n k a H i l d e b r a n d t s Resultate mit einwandsfreien, sterilen Fermentlösungen. K r e h l untersuchte Pepsin,

Lab, Diastase, Invertin, Papajotin auf ihre fiebererregenden Wirkungen und fand, ebenso wie G o t t l i e b , die merkwürdige Erscheinung, daß diese Enzyme in frischem Zustande sowohl wie auch gekocht Fieber erzeugten.

Da das Leukozytenferment ein tryptisches Ferment ist, so sind von besonderem Interesse für die vorliegende Frage die Angaben über die Erzeugung von Fieber durch Trypsin. O t t und C o l m a r sahen wiederholt bei Kaninchen nach Injektion von Trypsin hohe Temperatursteigerungen. Auch G o t t l i e b injizierte Trypsin bei Kaninchen und sah bei 7 ccm sehr wirksamer Lösung die Temperatur von 39 bis 40,2⁰ steigen, bei derselben Lösung im gekochten Zustande (6 ccm) von 38,9 bis 40,3⁰. B e r g m a n n und A n g e r e r konnten durch subkutane Injektion von Pankreatin bei Kaninchen Fieber erzeugen.

Nach diesen Versuchen war es recht wahrscheinlich, daß auch das Leukozytenferment fiebererregende Eigenschaften besitzen würde. Sobald es mir daher gelungen war, eine wirksame Fermentlösung herzustellen, machte ich mich daran, ihren Einfluß auf die Eigenwärme von Tieren zu studieren. Dabei ist nun gleich vorauszuschicken, was alle Autoren, die über künstliche Erzeugung von Fieber bei Tieren arbeiteten, als Übelstand empfunden haben, daß nämlich die Schwankungen der Eigenwärme der gebräuchlichen Tiere, Hund, Meerschweinchen und Kaninchen, auch in der Norm sehr große sind. Es war also notwendig, die Tiere erst einige Tage zu beobachten und als Fieber nur dann eine Steigerung anzusehen, wenn der Anstieg über die höchste Spitze der normalen Temperatur mindestens $\frac{1}{2}$⁰ hinausging und namentlich, worauf K r e h l aufmerksam machte, wenn die Steigerung in Gestalt eines steilen Anstieges erfolgte.

Die normale Temperatur beträgt bei Kaninchen 38,3—39,9⁰ (K r e h l), bei meinen Versuchen 37,2—39,8⁰. Ich wiederholte zunächst, um ein Bild von künstlich erzeugtem Fieber zu bekommen, die schon früher angestellten und oben erwähnten Versuche, durch Pankreatin Temperatursteigerungen hervorzurufen. Es wurde dazu ein Präparat von R i e d e l verwendet, das in Form eines grauen Pulvers in den Handel kommt, welches in den verschiedensten Verdünnungen eingespritzt wurde. Die Einspritzung erfolgte teils subkutan, teils intravenös. Mehr als 3 ccm Flüssigkeit wurden in der Regel nicht injiziert, weil nach den Erfahrungen von H i l d e b r a n d t Flüssigkeitsmengen von 10 ccm an bei Kaninchen bereits die Temperatur zu steigern vermögen. Auch die Verwendung von destilliertem Wasser zur Aufschwemmung der Präparate wurde vermieden, weil nach B e r g m a n n schon bei 5 ccm destilliertem Wasser Kaninchen mit Temperaturerhöhungen reagieren. Ferner wurde darauf gesehen, nur ungebrauchte Tiere zu den Versuchen zu verwenden, da nach K r e h l und M a t h e s die Tiere viel leichter mit Fieber reagieren, wenn sie bereits eine eiweißhaltige Flüssigkeit eingespritzt bekommen haben. Die Sterilität der Lösungen wurde durch den Zusatz von Chloroform oder in einigen Fällen von Borsäure gewahrt. Gelegentlich wurden vor der Injektion noch Sterilitätsprüfungen vorgenommen, um alle Täuschungen auszuschalten. Im folgenden werden die Versuchsprotokolle kurz wiedergegeben:

Versuchsprotokolle.

1. Kaninchen silbergrau, groß.
   12 h. Temp. 38,6,
intravenöse Injektion von 0,3 g Leukozyten-Ferment in 3 ccm phys. Kochsalzlösung:

2 h. Temp. 40,6		8 h. Temp. 39,1
6 h. „ 41,6		10 h. „ 38,9.

2. Kaninchen braun, mittelgroß.
   2 h. Temp. 38,6,
intravenöse Injektion von 0,3 g Leukozyten-Ferment in 3 ccm phys. Kochsalzlösung;

4 h. Temp. 40,1	6 h. Temp. 39,2.

3. Kaninchen schwarz, mittelgroß.
   2 h. Temp. 39,0,
intravenöse Injektion von 2 ccm 10 prozentiger Leukozyten-Fermentlösung;

3 h. Temp. 40,6	7 h. Temp. 39,8
5 h. „ 40,0.	

4. Kaninchen schwarzweiß, groß.
   1,30 h. Temp. 38,9,
intravenöse Injektion von 2 ccm 25 prozentiger Leukozyten-Fermentlösung;
   2 h. Temp. 40,6.
   Das Tier abortiert.

4 h. Temp. 40,6	6 h. Temp. 38,9.

5. Kaninchen grau, groß.
   1 h. Temp. 38,0,
subkutane Injektion von 5 ccm Leukozyten-Fermentlösung.

3 h. Temp. 41,6	7 h. Temp. 40,0
5 h. „ 41,5.	

6. Kaninchen weiß, langhaarig.
   2 h. Temp. 38,1,
intravenöse Injektion von 2½ ccm sehr starker Leukozyten-Fermentlösung;

3 h. Temp. 40,9	7 h. Temp. 39,8
5 h. „ 40,9.	

7. Kaninchen weiß, glatt.

    1 h. Temp. 38,2,

intravenöse Injektion von 7 ccm starker Leukozyten-Fermentlösung;

    3 h. Temp. 41,0   7 h. Temp. 39,8

    5 h. ,,   40,9.

   8. Kaninchen weiß.

    2 h. Temp. 38,0,

intravenöse Injektion von 3 ccm $\frac{1}{4}$ Std. auf 80° e r h i t z t e r Leukozyten-Fermentlösung;

    3 h. Temp. 40,9   6 h. Temp. 40,0

    5 h. ,,   40,1.

   9. Kaninchen braun.

    2 h. Temp. 38,2,

intravenöse Injektion von 3 ccm $\frac{1}{2}$ Std. auf 90° e r h i t z t e r Leukozyten-Fermentlösung;

    3 h. Temp. 40,8   7 h. Temp. 38,5.

  10. Kaninchen braun.

    1 h. Temp. 38,5,

subkutane Injektion von 3 ccm 15 prozentiger Pankreatinlösung;

    3 h. Temp. 40,1   7 h. Temp. 40,0

    5 h. ,,   40,2.

  11. Kaninchen grau.

    2 h. Temp. 38,4,

intravenöse Injektion von 3 ccm einer 5 prozentigen Pankreatinlösung;

    3 h. Temp. 41,4   5 h. Temp. 40,0.

  12. Kaninchen schwarz.

    2 h. Temp. 38,1,

subkutane Injektion von 3 ccm 15 prozentiger Pankreatinlösung.

    6 h. Temp. 41,8.

Es stellte sich also heraus, daß die intravenöse Injektion von 2—3 ccm etwa 10 prozentiger Leukozytenfermentlösung ebenso wie die Einverleibung von Pankreatinlösungen bei Kaninchen Fieber verursacht, das schon nach einer Stunde zu beobachten ist, bisweilen bis zum Ablauf von zwei Stunden noch etwas steigt, um dann wieder zu fallen. Die subkutane Injektion bringt dasselbe Ergebnis. Die temperaturerhöhende Wirksamkeit zeigt sich in gleicher Weise, ob man die Lösung frisch, d. h. im Besitze ihrer stark verdauenden Kräfte einspritzt oder aber ob man sie vorher $\frac{1}{4}$ Stunde bei 80—90° im Wasserbade erhitzt und sie ihrer proteolytischen Kräfte beraubt. Es geht daraus hervor, daß die erzeugten Fieberwirkungen nicht allein durch die verdauenden Kräfte, sondern auch durch die Eiweißsubstanzen, aus denen das Ferment besteht, bedingt ist.

Wenn wir nun die am Tier gewonnenen Ergebnisse auf die Pathologie des Menschen übertragen und annehmen, daß auch hier durch das freiwerdende Leukozytenferment Fieber entstehen kann, so erhebt sich die Frage, welche Fieberbewegungen im besonderen damit erklärt werden können.

A priori müssen wir annehmen, daß überall dort, wo sich größere Fermentmengen entwickeln, also dort, wo Leukozyten in größerer Menge zerfallen, Temperatursteigerung hervorgerufen werden kann. Hier drängt sich zunächst der Vergleich zwischen den kalten tuberkulösen Eiterungen und denjenigen auf, die durch andersartige Eitererreger bedingt sind. Der reine tuberkulöse Abszeß verursacht in der Regel kein Fieber, weil hier die Beteiligung der multinukleären Leukozyten ganz in den Hintergrund tritt. Das stimmt mit der Tatsache überein, daß Eiter aus rein tuberkulösen kalten Abszessen keine verdauende Wirkung auf der Serumplatte ausübt. Sobald aber Leukozyten in den Abszeß in größeren Mengen hineinkommen, also z. B. nach einer Einspritzung von Jodoformglyzerin, zeigen sich Fieberbewegungen, weil das sich entwickelnde Ferment, das zur Beförderung der Resorption zweckdienlich ist, auch gleichzeitig Fieber hervorruft.

Auch die Mischinfektion mit anderen Eitererregern veranlaßt die Zuwanderung multinukleärer Leukozyten in dem tuberkulösen Prozeß und verursacht dabei Fieberbewegungen, an deren Zustandekommen nun aber gleich mehrere Faktoren mitwirken, die Eitererreger, das Ferment und vermutlich auch die Resorption der eiweißspaltenden Produkte.

Ich glaube, daß bei allen Eiterungen, bei denen Leukozyten die Hauptrolle spielen, das Leukozytenferment an der Entstehung des Fiebers neben den Eitererregern einen nicht unbeträchtlichen Anteil hat, und zwar denke ich mir die Wirkungsweise des Leukozytenfermentes dabei teils direkt teils indirekt.

Die direkte Wirkung ist bedingt durch die Aufnahme des Fermentes selbst in die Blutbahn, die dann ebenso wie beim Tierversuch, eine Wärmesteigerung nach sich zieht. Die indirekte Wirkung ist bedingt durch die Aufnahme von Stoffwechselprodukten, die durch die Tätigkeit des Fermentes entstehen. Aus Untersuchungen, die ich an anderer Stelle[1]) publizierte, wissen wir, daß

---

[1]) Vgl. Jochmann und Lockemann, Hofmeisters Beiträge, 1908.

das Ferment eine tryptische Wirkung ausübt und Eiweißkörper in
sehr weitgehender Weise (bis zur Entstehung von Leuzin und
Tyrosin) aufzuspalten vermag.

Untersuchungen K r e h l s lehrten uns, daß Albumosen
fiebererregend wirken, wenn sie in die Blutbahn gelangen. Daß
der Leukozyteneiter Albumosen enthält, ist bekannt, ebenso daß
bei der Autolyse des Eiters weitgehende Spaltungen des Eiweißes
stattfinden, wie aus dem Vorhandensein von Amidosäuren hervorgeht. Wenn das Fieber also bei Eiterungen seine tryptische Verdauungstätigkeit beginnt und teils Eiterkörperchen, teils Fibrin
oder nekrotische Gewebsteile verdaut, so werden dabei auch Albumosen frei, die ihrerseits ebenfalls Fieber erzeugen können, wenn
sie zur Resorption gelangen.

Ein gewisser Anteil der fiebererregenden Tätigkeit des Fermentes bei allen Kokkeneiterungen scheint mir auch dadurch
illustriert zu werden, daß nach der Entleerung größerer Eiter-
mengen, z. B. abgekapselten Exsudaten, Abszessen oder dgl. das
Fieber oft wie mit einem Schlage beseitigt ist. Es werden dabei
natürlich auch eine Menge Bakterien nebst ihren Toxinen entfernt,
die auch ihren Teil an dem vorliegenden Fieber gehabt haben
mögen. Aber es bleibt doch noch eine große Anzahl Bakterien
mit ihren Toxinen zurück, die trotz ihrer Anwesenheit nun kein
Fieber verursachen. Stockt aber aus irgendeinem Grunde der
Abfluß des Eiters, gibt es eine Eiterretention, so steigt das Fieber
sofort wieder an, ohne daß die in dem Eiter vorhandenen
Kokken eine besonders starke Vermehrung erfahren zu haben
brauchen.

Eine nicht zu unterschätzende Rolle spielt das Leukozytenferment ferner bei dem Auftreten des a s e p t i s c h e n F i e b e r s.
Unter diesen Begriff fallen zunächst alle jene Temperatursteigerungen, die schlechthin als Resorptionsfieber bezeichnet
werden. Die geringen Temperaturanstiege nach aseptisch ausgeführten Operationen haben ihre Hauptursache meines Erachtens
in der teils direkten, teils indirekten Wirkung des Leukozytenfermentes, indem die zur Wundstelle gewanderten und dort zerfallenen Leukozyten ihr Ferment abgeben, das nun zu einem
Teil selbst resorbiert wird, zum anderen Teil die Gewebstrümmer
auflöst, verdaut und die Aufnahme der Spaltungsprodukte der

Eiweißkörper vorbereitet. Das Leukozytenferment wird sich bei
diesem Resorptionsfieber vermutlich noch mit dem Fibrinferment
in die Urheberrolle zu teilen haben, je nachdem größere oder kleinere
Blutextravasate dabei vorhanden sind. Daß die Resorption
größerer Blutergüsse Fieber verursacht, zeigte schon A n g e r e r,
sowohl experimentell wie an klinischen Beispielen. Hunde, denen
er subkutan die Femoralis durchschnitt und dadurch größere
Blutextravasate setzte, bekamen Fieber.

Die Tatsache, daß bei vielen subkutanen Verletzungen, großen
Quetschungen und Gelenkkontusionen Fieber auftritt, welches
nicht durch Bakterien bedingt sein kann, haben schon G e n s m e r
und V o l k m a n n betont, Sie hoben dabei hervor, daß dieses
a s e p t i s c h e F i e b e r mit auffallendem subjektiven Wohl-
befinden einhergeht. Es fehlte Benommenheit des Sensoriums,
die Prostration der Kräfte, das Darniederliegen der Verdauungs-
funktionen usw., wie es bei septischen Fiebern die Regel ist. Verantwortlich für diese Temperatursteigerung machten sie die Aufnahme von Stoffen, „die nicht allzu verschieden seien von denen,
welche die physiologische, regressive Gewebsmetamorphose und
der physiologische Stoffwechsel liefern." Ich möchte bei dieser
Art Fieber ebenfalls dem Leukozytenferment einen großen Urheber-
anteil zusprechen. Die Zertrümmerung größerer Gewebsmassen
bedingt stets eine große Leukozytenzuwanderung, die mit ihrem
Ferment die Resorption einleiten und dabei Fieber erzeugen.

Bei s u b k u t a n e n F r a k t u r e n kommt noch hinzu,
daß hier auch mehr oder weniger große Knochenmarkspartien
zerstört werden, wobei viel fermenthaltige Myelozyten und multinukleäre Leukozyten mit ihren Vorstufen zerfallen und in den
Kreislauf gelangen.

' Auch die leichten T e m p e r a t u r s t e i g e r u n g e n n a c h
e i n e r n o r m a l v e r l a u f e n d e n G e b u r t sind hierher
zu rechnen. Ich konnte nachweisen, daß das Lochialsekret schon
in den ersten Tagen außerordentlich starke proteolytische Wirkungen auslöste, was ja erklärlich ist, wenn man bedenkt, daß es
zum größten Teil aus Leukozyten besteht. Allem Anschein nach
hat die große Ansammlung von Leukozyten und damit von Ferment
in der Umgebung der Plazenta am Ende der Schwangerschaft den
Zweck, die Lösung der Plazenta zu erleichtern und vor allem

möglichst schnell die zurückbleibenden Deziduareste, Fibrin usw.
zur Auflösung und zur Resorption zu bringen.

Ebenso ist meines Erachtens auch durch das Leukozytenferment das in der Regel am dritten oder vierten Tage nach der
Geburt auftretende sogenannte M i l c h f i e b e r zu erklären.
Wie wir nachweisen konnten, ist im Kolostrum eine große Menge
proteolytischen Fermentes enthalten, da ja die Kolostrumkörper-
chen Leukozyten darstellen. Es ist also sehr einleuchtend, daß
kurz vor der beginnenden Milchabsonderung, wo also die Kolostrum-
mengen ihr Maximum erreicht haben, auch nicht unbeträchtliche
Mengen davon resorbiert werden und zu leichten Fiebersteigerungen
Veranlassung geben. L a n d o i s erklärte dieselben als von einer
lebhaften Erregung der Vasomotoren herrührend. Die eben gegebene Erklärungsweise dürfte etwas näher liegen.

Auch die Fiebersteigerungen, die bisweilen b e i s t o c k e n -
d e m L o c h i a l s e k r e t auftreten, sind offenbar durch das
Ferment bedingt. Verstopft ein Eihautfetzen oder dergleichen
den Zervixausgang oder tritt sonst ein Umstand ein, der eine zeitweilige Verhaltung der Lochien herbeiführt, Kompression durch
die Blase, Abknickung des Korpus gegen den Zervix, so tritt, wie
B u m m anschaulich schildert, wenige Stunden nach Versiegen
des Lochialflusses Frösteln, Unbehagen und Anstieg der Temperatur bis auf 39⁰ auf. Entleert sich dann bei geeigneten Maß-
regeln eine große Menge Sekret, so fällt die Körperwärme am
nächsten Tage bereits zur Norm herab.

Wahrscheinlich ist auch das in vielen Fällen von m y e l o g e -
n e r L e u k ä m i e auftretende Fieber durch das Leukozytenferment bedingt. Schreitet die Krankheit nur langsam fort, so
hat der Körper Zeit, die großen Mengen Antiferment zu bilden,
die zur Absättigung des durch den vermehrten Leukozytenzerfall
entstehenden Fermentes erforderlich sind. Treten aber schubweise Verschlimmerungen auf, die zu plötzlich vermehrtem Leukozytenzerfall führen, so wird die vorhandene Antifermentmenge
nicht mehr zur Absättigung genügen und die Fermentresorption
wird Fieber veranlassen. Ähnliches ist auch bei der Behandlung
der Leukämie mit Röntgenstrahlen zu beobachten. Man bekommt
dabei nicht selten im Anschluß an die Bestrahlung Temperatursteigerungen, die gar nicht anders als durch den vermehrten

Leukozytenzerfall erklärt werden können. P. K r a u s e erwähnt mehrere Fälle, bei denen in den ersten Tagen der Röntgenbehandlung nach jeder Bestrahlung eine Temperatursteigerung erfolgte. In dem einen dieser Fälle trat im Laufe der Behandlung nach insgesamt 150 Minuten Bestrahlung hohes Fieber auf bis 39,2°, das dann intermittierend einige Zeit anhielt. Daß in dem durch den Leukozytenuntergang bewirkten Zerfall von Nukleinsubstanzen die Ursache des Fiebers zu suchen sei, wie K r a u s e meint, ist natürlich denkbar, doch dünkt mir die Urheberrolle des Fermentes zum mindesten ebenso wahrscheinlich.

Auch andere Radiotherapeuten haben über Temperatursteigerungen nach Röntgenstrahlenbehandlung berichtet. So erwähnt L i n s e r in einem zusammenfassenden Referat über die Behandlung der Leukämie mit Röntgenstrahlen unter anderen unangenehmen Erfahrungen, die bei dieser Therapie gemacht worden sind, auch plötzliche Fiebersteigerungen. Eine Reihe von Leukämikern, die unter Einfluß der Bestrahlung nach allen objektiven Symptomen auf dem besten Wege der Besserung zu sein schienen, erkrankten plötzlich unter den bedrohlichsten Erscheinungen. Neben Fieber trat rapider Gewichtsverlust, Diarrhöe und Albuminurie auf; dazu gesellte sich Somnolenz, die in nicht ganz seltenen Fällen zum Tode führte. Nach L i n s e r stimmen die Beobachtungen solcher Fälle darin überein, daß es sich um ausgesprochene Vergiftungssymptome, um Toxämien, gehandelt hat.

Noch eine andere Art Fieber hängt mutmaßlicherweise mit dem plötzlichen Freiwerden von Leukozytenferment zusammen, nämlich die durch Kollargolinjektionen auftretenden Temperatursteigerungen. D u n g e r machte darauf aufmerksam, daß in der Regel 1—5 Stunden nach der intravenösen Injektion von Kollargol ganz charakteristische Erscheinungen sich abspielen. Ein heftiger Schüttelfrost setzt ein zugleich mit hoher Temperatursteigerung. Letztere tritt auch bei vorher fieberfreien Kranken auf, während bei schon Fiebernden besonders hohe Steigerungen erfolgen (bis 41°). Das Fieber hält gewöhnlich nur 1—3 Stunden an. Ich habe derartige Reaktionen nach Kollargolinjektionen in einer großen Reihe von Fällen ebenfalls gesehen. Nach den Beobachtungen des genannten Autors folgte auf die Einspritzung des Kollargols ein bedeutender Leukozytenzerfall. Dieser Zerfall macht sich in einem mächtigen Leukozytensturz bald nach der Injektion bemerkbar, so daß z. B. in einem Falle D u n g e r s die Leukozytenzahl in ¼ Stunde von 18 000 auf 8000 sank. Bei so plötzlichem Leukozytenzerfall wird natürlich eine Menge Leukozytenferment neben Fibrinferment frei, und es ist daher die Vermutung D u n g e r s durchaus gerechtfertigt, daß der Organismus auf eine solche plötzliche Fermentintoxikation mit heftigen, klinischen Erscheinungen, insbesondere Fieber, reagiert.

Auch die Erklärung des Umstandes, daß der Schüttelfrost erst 1—2 Stunden nach der Injektion erfolgt, erscheint mir recht plausibel. Das im Blut kreisende Antiferment sättigt zunächst die entstehenden Fermentmengen ab und paralysiert damit ihre Wirksamkeit. Schließlich aber erlangt das Ferment das Übergewicht und veranlaßt die Temperatursteigerung.

Die Erfahrung, daß die zweite und dritte, innerhalb von 3—4 Tagen sich folgende Kollargollösungsinjektion weit geringere Injektionserscheinungen auslösen, obgleich der Leukozytenzerfall und die Fermentproduktion genau so wie bei der ersten Injektion eintritt, führt D u n g e r auf reaktive vermehrte Antifermentbildung zurück. Nach der zweiten Injektion blieb der Schüttelfrost aus und nur eine kleine Temperatursteigerung machte sich bemerkbar. Bei der dritten fehlte die Reaktion ganz. Dieser Erklärungsversuch findet auch durch die von mir mitgeteilten Tierexperimente eine Stütze, wonach auf die Injektion von Ferment zunächst eine Phase der Absättigung des Antiferments erfolgt und darauf eine vermehrte Antifermentbidlung, also eine Art Immunität gegen das Ferment auftritt.

Einfluß des Fermentes auf die Gerinnungstendenz des Blutes.

Eine weitere physiologische interessante Eigenschaft des Leukozytenfermentes, die es mit vielen Fermenten teilt, ist sein Einfluß auf die Gerinnungstendenz des Blutes.

Vom Pankreatin hat A l b e r t o n i bereits gezeigt, daß es die Gerinnungstendenz verzögert. Fing er Blut aus den Gefäßen eines lebenden Tieres in einer Pankreatinlösung auf, so gerann es nicht. Auch durch Injektion in den Blutstrom eingeführtes Pankreatin verlangsamte oder verhinderte die Gerinnung des bald nachher aus den Gefäßen ausgelassenen Blutes. Dabei war die Fibrinmenge, welche nach der Injektion des Pankreatins noch aus dem Blut gewonnen werden konnte, wenigstens um $\frac{1}{3}$ geringer als der Fibringehalt einer vorher entnommenen Blutprobe. Auch Pepsin übte nach den Untersuchungen desselben Autors eine Gerinnungsverzögerung des Blutes bei Hunden aus.

Von anderen Fermenten (Invertin, Myrosin) hat H i l d e b r a n d t Ähnliches beobachtet. Zu frisch entleertem Blut zugesetzt hatten diese Fermente die Eigenschaft, die Gerinnung zu verzögern. Auch im Tierkörper verursachten sie zunächst eine Phase der Gerinnungsverzögerung. Später jedoch trat eine vermehrte Gerinnungstendenz auf, so daß Thrombose und Gerinnung im Körper zustande kamen, die den Tod herbeiführten.

In meinen Versuchen wurde zunächst die Einwirkung des Leukozytenfermentes auf menschliches Blut festgestellt. In Salznäpfchen mit je 1 ccm einer Fermentlösung wurden je 2 ccm normales Blut gebracht, das durch Venenpunktion mit der L u e r schen Spritze gewonnen wurde. Zur Kontrolle kamen in einem Näpfchen statt des Blutes 2 ccm physiologische Kochsalzlösung. Als Beginn der Gerinnung wurde der Moment bezeichnet, in welchem an einem probeweise hineingetauchten Holzstäbchen ein Fibrinflöckchen hängen blieb. Als Beispiel von mehreren Versuchen nur folgende:

I. Normaler Mensch.

Schwache Leukozyten-Fermentlösung	Kochsalzlösung
Beginn der Gerinnung ....nach 17 Minuten	nach 8 Minuten
Gallerte .... „ 23 „	„ 9 „

II. Normaler Mensch.

Starke Leukozyten-Fermentlösung	Kochsalzlösung
Beginn der Gerinnung gerinnt überhaupt nicht.	nach 8 Minuten
Gallerte .... „ „ „	„ 10 „

Aus diesen Versuchen geht hervor, daß das Leukozytenferment zu frisch entleertem Blut zugesetzt die Gerinnungstendenz verringert.

Die Frage, ob auch innerhalb des Organismus eine solche Wirkung zustande kommt, wurde durch folgende Versuche beantwortet:

1. Kaninchen:
Blut vor der Injektion gerinnt nach 4 Min.
Injektion von 3 ccm Leukozyten - Fermentlösung in die Ohrenvene. 8 Min. später Herzpunktion.
Beginn der Gerinnung nach 26 Min.
Gallerte nach 30 Min.
2. Kaninchen:
Blut vor der Injektion gerinnt nach 3 Min.
Injektion von 8 ccm Leukozyten-Fermentlösung. Gleich darauf Blutentnahme.
Beginn der Gerinnung nach 25 Min.

Es wird also auch im Tierkörper durch Injektion des Fermentes in den Blutstrom eine Verzögerung der Gerinnungstendenz bewirkt, dazu ist nun aber zu bemerken, daß s e h r h o h e D o s e n d e s F e r m e n t e s n a c h a n f ä n g l i c h e r V e r r i n g e r - u n g d e r G e r i n n u n g s t e n d e n z s p ä t e r e i n e B e - s c h l e u n i g u n g d e r G e r i n n u n g s f ä h i g k e i t b e - w i r k e n. Spritzt man nämlich einem Tier sehr große Dosen Leukozytenferment, z. B. 15 ccm einer starken Lösung ein, so stirbt das Tier etwa nach einer halben Stunde, und man findet in der Regel ausgedehnte Gerinnungen in den Pulmonalgefäßen, obgleich z. B. etwa 5 Minuten nach der Einspritzung entnommene Blutproben noch geringe Verzögerung zeigten.

Hier ist also auf eine Phase der Gerinnungsverzögerung eine solche der Beschleunigung der Gerinnungstendenz gefolgt. Mit Pankreatinlösungen konnte ich dieselben Wirkungen am Kaninchen erzielen.

Fragen wir nun nach der Ursache dieser auffälligen Änderung der Gerinnungstendenz durch das Leukozytenferment, so müssen wohl irgendwelche chemischen Einflüsse auf das Blut angenommen werden. Um eine richtige Verdauungswirkung, wie sie A l b e r - t o n i für das Pankreatin und Pepsin annehmen wollte, dürfte es sich nicht handeln, da nach H i l d e b r a n d t auch nicht peptoni- sierende Fermente dieselbe Eigentümlichkeit haben. Es scheint eine Eigenschaft aller hydrolytischen Fermente zu sein. Die Erhöhung der Gerinnungstendenz nach hohen Dosen starker Lösung halte ich für eine reine Giftwirkung, ähnlich wie wir sie bei den verschiedenen Blutgiften, Kali chloricum usw. kennen. Es kommt dabei zum Zerfall von Blutkörperchen und damit zum Freiwerden von Fibrinferment.

Eigenartig ist der Gegensatz zwischen den Resultaten der Einspritzung von Leukozyteneiter einerseits und der reinen Leu- kozytenfermentlösung andererseits. Spritzt man nämlich einem Hunde große Mengen Leukozyten in die Blutbahn, so tritt in der Regel bald der Tod ein infolge diffuser Gerinnungsbildungen. Über- steht das Tier aber bei mäßiger Koagulation die unmittelbare Todes- gefahr, so ist das Blut völlig gerinnungsunfähig (G r o t h). Indessen gerinnt es auf Zusatz von Fibrinferment. Also bei der Injektion von Leukozyten folgt auf die Phase der vermehrten Gerinnungsfähigkeit eine solche der verringerten Gerinnungstendenz. Umgekehrt ist es bei Einspritzung von reiner Leukozytenfermentlösung. Dieser Unterschied liegt offenbar darin, daß bei der Aufnahme von Eiter ins Blut durch die Zerstörung so vieler Leukozyten in erster Linie das entstehende Fibrinferment zur Wirksamkeit kommt und später erst das proteolytische Ferment.

Irgendwelche größere Bedeutung für die Pathologie dürfte diesem Einfluß des Leukozytenfermentes auf die Gerinnungstendenz des Blutes kaum zukommen.

Literatur.

A l b e r t o n i , Zentralbl. med. Wissenschaft. 1878, Nr. 36.

B e r g m a n n und A n g e r e r , Festschrift zur Feier des 300 jährigen Bestehens der Universität Würzburg. 1883.

B i t t o r f , Über die Verteilung des proteolytischen Leukozytenfermentes und seines Antifermentes in Harn. Blut und Auswurf im Verlauf der croupösen Pneumonie. Deutsch. Arch. f. klin. Med. Bd. 91.

B u m m , Grundriß zum Studium der Geburtshilfe. Wiesbaden 1903.

D u n g e r , Das Verhalten der Leukozyten bei intravenöser Kollargolinjektion. Deutsch. Arch. f. klin. Med. Bd. 91.

E d e l b e r g , Arch. f. experiment. Path. u. Pharmak. Bd. XII.

E r b e n , Wien. klin. Wochenschr. 1902, p. 276.

D e r s e l b e , Zeitschr. f. Heilkunde. 1903, XXIV.

D e r s e l b e , Hofmeisters Beiträge, Bd. V, 1904.

D e r s e l b e , Münchner med. Wochenschr. 1906, Nr. 52.

D e r s e l b e , Zentralbl. f. innere Med. 1907, Nr. 3.

F e r m i , Arch. f. Gynäkol. 24. 1884.

D e r s e l b e , Zentralbl. f. Gynäkol. 23. 1889.

G e n s m e r und V o l k m a n n , Volkmanns klin. Vorträge Nr. 21.

G o t t l i e b , zit. nach K r e h l.

G r o t h , zit. nach L a n d o i s , Lehrbuch d. Physiologie.

H e i l e , Zeitschr. f. klin. Med. Bd. 55. 1904.

H i l d e b r a n d t , Zur Kenntnis der physiol. Wirkung der hydrolytischen Fermente. Dieses Arch., Bd. 121.

J a k o b i , Über die Autolyse der Lunge. Zeitschr. f. phys. Chemie. 33. 1901.

J o c h m a n n und M ü l l e r , Weitere Ergebnisse unserer Methode zum Nachweis proteolyt. Fermentwirkungen. Münchner med. Wochenschr. 1906, Nr. 41.

J o c h m a n n und Z i e g l e r , Zur Kenntnis der akuten myeloiden Leukämie. Deutsch. med. Wochenschr., 1907, Nr. 19.

D i e s e l b e n , Über das Leukozytenferment in Milz, Lymphdrüsen und Knochenmark bei Leukämie und Pseudoleukämie. Münchner med. Wochenschr., 1906, Nr. 43.

K i o n k a , Zur Kenntnis der physiol. Wirkung der hydrolyt. Fermente.
Deutsch. med. Wochenschr., 1896, 612.

K o l a c z e k und M ü l l e r , Über ein einfaches Hilfsmittel zur Unterscheidung tuberkulöser und andersartiger Eiterungen. Deutsche med.
Wochenschr., 1902, Nr. 17.

K ö t t n i t z , Berl. klin. Wochenschr., 1890, Nr. 33.

K r a u s e , P a u l , Zur Röntgenbehandlung von Bluterkrankungen. Fortschritte auf dem Gebiete der Röntgenstrahlen, Bd. VIII.

D e r s e l b e , Zur Röntgenbehandlung der Leukämie und Pseudoleukämie.
Fortschritte auf dem Gebiete der Röntgenstrahlen, Bd. VIII.

K r e h l , Versuche über die Erzeugung von Fieber bei Tieren. Arch. f. experim.
Pathol. 35, p. 222.

K r e h l und M a t t h e s , Deutsch. Arch. f. klin. Med. 54, p. 501.

L a n d o i s , Arch. f. experim. Pathol., 36, p. 437.

L i n s e r , Med. Klinik, 1908, Nr. 5.

M a i s e n e r , Zeitschr. f. klin. Med., 11. 1886.

M e n d e l s o h n , Dieses Arch. C.

M ü l l e r und . J o c h m a n n , Über eine einfache Methode zum Nachweis
proteolytischer Fermentwirkungen. Münchner med. Wochenschr.,
1906, Nr. 26.

D i e s e l b e n , Über proteolytische Fermentwirkungen der Leukozyten.
Münchner med. Wochenschr., 1906, Nr. 31.

D i e s e l b e n , Zur Kenntnis des proteolytischen Leukozytenferments und
seines Antifermentes. Verhandl. d. Kongresses f. innere Medizin.
Wiesbaden 1907.

M ü l l e r und K o l a c z e c , Weitere Beiträge zur Kenntnis des proteolyt.
Leukozytenfermentes und seines Antifermentes. Münchner med.
Wochenschr., 1907, Nr. 8.

M ü l l e r , Über das Verhalten des proteolyt. Leukozytenferments und seines
Antiferments in den normalen und krankhaften Ausscheidungen des
menschlichen Körpers. Deutsch. Arch. f. klin. Medizin. Bd. 91.
p. 291; Bd. 92, p. 199.

M ü l l e r , F r i e d r i c h , Über die Bedeutung der Selbstverdauung bei
einigen krankhaften Zuständen. Verhandl. d. Kongresses f. innere
Medizin. 1902.

O t t und C o l l m a r , Journ. of Physiol. VIII.

P f e i f f e r , Über Autolyse leukämischen und leukozytotischen Blutes.
Wien. klin. Wochenschr., 1906, Nr. 42.

S c h u m m , Über ein proteolyt. Ferment im Blute bei myelogener Leukämie.
Hofmeisters Beiträge, Bd. IV, II. 9/11.

D e r s e l b e , Über die Autolyse der leukämischen Milz. Hofmeisters Beiträge, Bd. III.

D e r s e l b e , Beiträge zur Kenntnis der Autolyse. Hofmeisters Beiträge,
Bd. VII.

U m b e r , Über autolytische Vorgänge in Exsudaten. Münchner med.
Wochenschr., 1902, Nr. 28.

XXI.
Zur Jodreaktion der Leukozyten.
(Aus der Bakteriologischen Abteilung des städtischen Krankenhauses am
Friedrichshain.)
Von
Dr. A. Hirschberg - Berlin.

Überblickt man die Literatur über die jodophile Substanz
in den weißen Blutkörperchen, so kann man zwei Epochen voneinander trennen. Die erste ist im wesentlichen an die Publikationen S. Kaminers geknüpft, während die zweite mit den
Arbeiten A. Wolff (-Eisner)s beginnt. Hatte man vordem die
verschiedensten pathologischen Prozesse für den positiven Ausfall
der Jodreaktion verantwortlich zu machen gesucht, so stellte
Kaminer auf Grund seiner Untersuchungen die Behauptung
auf, der Befund von intrazellulärem Glykogen im Blute sei der
morphologische Ausdruck einer Infektion oder Intoxikation des
Gesamtorganismus. Bei seinen Untersuchungen hatte sich Kaminer der sog. feuchten Methode Ehrlichs bedient, dabei
aber bemerkt, daß die sog. Joddampfmethode Ehrlichs die
gleichen Resultate liefere. Daraufhin hat A. Wolff (-Eisner)
die Ergebnisse Kaminers mittels der letztgenannten Methode
einer Nachprüfung unterzogen und sie in keiner Weise bestätigen können.

Ein Verständnis dieser Differenz wurde angebahnt, als es
Wolff (-Eisner) mittels einer neuen, der von ihm als „vitale
Jodfixation" bezeichneten Methodik gelang, fast in jedem Leukozyten des normalen Blutes sowie in denen der hämatopoëtischen Organe Glykogen deutlich nachzuweisen. Damit war
gezeigt, daß die Differenz beider Befunde auf die Untersuchungstechnik resp. auf Differenzen des in Betracht kommenden Glykogens unter normalen und pathologischen Verhältnissen zu beziehen war. Bemerkenswert ist, daß schon vier Jahre vorher
(1899) B. Zollikofer mittels der gleichen Methode im normalen Blut intrazelluläres Glykogen nachgewiesen hat; Zollikofers Arbeit aber, als Dissertation in Bern erschienen, war
völlig unbeachtet geblieben, bis A. Wolff (-Eisner), der die Be-

funde selbständig erhoben hat, beim Studium der Literatur sie auffand und so der Vergessenheit entriß. Die Arbeiten W o l f f s brachten eine neue, überraschende Wendung in die Glykogen-frage.

In m e i n e r 1904 in der „Zeitschrift für klinische Medizin" publizierten Arbeit habe ich die Resultate W o l f f s nachgeprüft; ich habe gezeigt, daß in den multinukleären und einzelnen uninukleären Leukozyten des Blutes wie des Knochenmarks und der Milz mittels der Methode der vitalen Fixation k o n s t a n t auch bei G e s u n d e n jodophile Substanz nachzuweisen ist. Ja noch mehr, ich habe auch bei vielen Tieren bis herab zu den Reptilien konstant intrazelluläres Glykogen im normalen Leukozyten bei Anwendung der vitalen Fixation gefunden.

Die beispiellose Differenz in den Befunden K a m i n e r s und A. W o l f f (-Eisner)s hat nun darin ihre Aufklärung gefunden, daß W o l f f die Löslichkeitsverhältnisse des Glykogens in Betracht zog. In meiner oben erwähnten Arbeit habe ich mich W o l f f (-Eisner) angeschlossen, so daß unser Standpunkt in folgendem präzisiert ist: Daß das intrazelluläre Glykogen bei gesunden Indivi-duen nur durch die feuchte Joddampfmethode nachzuweisen ist, liegt an seiner enorm leichten Löslichkeit; es ist auch an Trocken-präparaten durch Jodgummi nachzuweisen, wahrscheinlich jedoch nur dann, wenn es durch irgendwelche Einflüsse (Infektion, Intoxi-kation) schwerer löslich geworden ist. Am schwersten ist es durch die Joddampfmethode an getrockneten Präparaten nachzuweisen (im Gegensatz zu den feuchten).

Ich sehe mich darum veranlaßt, alles dies hier noch einmal zur Sprache zu bringen, weil sowohl die Untersuchungsergebnisse W o l f f s wie die meinigen, trotzdem sie in verbreiteten medizi-nischen Zeitschriften veröffentlicht sind, von den späteren Autoren nicht genügend oder überhaupt nicht berücksichtigt werden. Eine erst jüngst auf diesem Gebiet erschienene Arbeit gibt für unsere Befunde und Erklärungen eine weitere Stütze.

Es handelt sich um die vor kurzem im „Archiv für Dermatologie und Syphilis" veröffentlichte Arbeit F. W i n k l e r s[1]), welche

---

[1]) F. W i n k l e r, Über die jodophile Substanz in den Leukozyten des gonorrhoischen Eiters. Arch. f. Dermatol. u. Syph. 1908. Bd. 89, Heft 2.

sich mit der jodophilen Substanz in den Leukozyten des gonorrhoischen Eiters befaßt. W i n k l e r hat bei seinen Untersuchungen
die vitale Jodfixation benutzt, und zwar in einer Modifikation,
die er als „G i e r k e sche Methode" bezeichnet. Letztere besteht
darin, daß das feuchte Deckglaspräparat auf die Höhlung eines
ausgeschliffenen Objektträgers gelegt wird, auf deren Boden sich
ein kleines Jodkriställchen befindet. Die Arbeit G i e r k e s [1]),
in der von dieser Methodik die Rede ist, erschien im Jahre 1905
(in dieser Zeitschrift); aber schon im Jahre 1904 habe ich die gleiche
Methodik angegeben, ohne allerdings von G i e r k e zitiert zu
sein. Da ich damals nicht widersprochen habe, hat W i n k l e r
in gutem Glauben die Angaben G i e r k e s als richtig angenommen;
damit sich nun dieser Irrtum nicht weiter in die Literatur ein-
schleiche, muß ich hier die Bezeichnung „G i e r k e sche Methode"
als zu unrecht bestehend zurückweisen.

Mit der erwähnten Untersuchungstechnik kommt W i n k l e r
zu gleichen Resultaten wie W o l f f und ich, soweit wenigstens
die Leukozyten des Eiters in Betracht kommen. Auch er hat
jene braunen Körner und Schollen im Protoplasma der Leukozyten
gesehen, während der Zellkern stets frei blieb; in uninukleären
fand er gleichfalls Glykogen, was durchaus unsren Befunden entspricht. Wenn aber W i n k l e r schreibt, daß im n o r m a l e n
Blut die Leukozyten meist frei von jodophiler Substanz sind,
so widerspricht diese Ansicht durchaus den von W o l f f und mir
gefundenen Tatsachen. Ich muß dabei festhalten, daß icb fast
in jedem Leukozyten des normalen Blutes Glykogen nachweisen
konnte, wenn nur die Untersuchungstechnik genau den gegebenen
Vorschriften entsprach. Das Normale ist das Vorhandensein von
Glykogen, das Pathologische sein Verschwinden aus der Zelle.
Ohne auf die Wichtigkeit des Glykogens für den Stoffwechsel
der Leukozyten hier näher einzugehen, kommt dem Vorhandensein
von Glykogen in den Leukozyten offenbar auch eine klinische
Bedeutung zu.

Hat doch erst vor kurzem W o l f f (-Eisner [2]) gezeigt, daß
gerade iń den Leukozyten des erkrankten Blutes bei der myeloiden

[1]) E. G i e r k e, Das Glykogen in der Morphologie des Zellstoffwechsels.
Zieglers Beitr., XXXVII, 1905.
[2]) Deutsche Med. Wochenschr. 1907. Nr. 44.

Leukämie das Glykogen anscheinend konstant fehlt, und damit einen biologischen Unterschied nicht nur zwischen normalem und leukämischem Blut, sondern auch zwischen normalem Knochenmark und leukämischem Blut aufgestellt. Nach E h r l i c h deutete man die myeloide Leukämie als einen aktiven Übergang von Knochenmarksgewebe ins Blut, eine Auffassung, die sich nunmehr mit den neugefundenen Tatsachen nicht verträgt.

Die ganzen Fortschritte auf dem so schwierigen Gebiet der Glykogenforschung beruhen auf der a b s o l u t e n T r e n n u n g d e r m i t d e r t r o c k e n e n u n d f e u c h t e n M e t h o d e e r h a l t e n e n R e s u l t a t e. Dieser Fortschritt ist wieder vollkommen illusorisch geworden, seitdem G i e r k e und der auf seine Literaturangaben sich stützende W i n k l e r die Ergebnisse beider Methoden einfach wieder gleichsetzen. Hat sich doch gerade herausgestellt, daß die D i f f e r e n z der Befunde K a - m i n e r s und W o l f f (-Eisner)s, die die Veranlassung zu den weiteren Untersuchungen bildete, darin ihre Erklärung findet, daß sogar die Joddampf- und die Jodgummimethode differente Resultate liefern, die ebenfalls auf den Löslichkeitsverhältnissen des intrazellulären Glykogens beruhen (wie leicht aus den oben zitierten Arbeiten zu ersehen ist). Die W i n k l e r sche Arbeit selbst gibt die Bestätigung dafür, daß das intrazelluläre Glykogen enorm leicht löslich ist; auch findet W i n k l e r , daß das extrazelluläre Glykogen widerstandsfähiger sei wässerigen Lösungsmitteln gegenüber als das intrazelluläre, eine Beobachtung, die ebenfalls meinen Befunden entspricht. Ich habe das daraus geschlossen, daß ich mit der Jodgummimethode noch dort extrazelluläres Glykogen fand, wo intrazelluläres fehlte, und wo letzteres mittels der vitalen Jodfixation leicht nachzuweisen war.

XXII.
Über die bei der Luft- und Gasfüllung des Knochengewebes auftretenden Phänomene und ihre Deutung, insbesondere über die sogenannten „Gitterfiguren".

(Aus der Pathologisch-Anatomischen Anstalt des Städtischen Krankenhauses im Friedrichshain-Berlin.)

Von

Dr. Georg Axhausen,

vormaligem Volontärarzt der Anstalt, Assistenzarzt an der Chirurgischen Klinik des Charité-Krankenhauses zu Berlin.

Hierzu Taf. X.

Seitdem von v. Recklinghausen im Jahre 1891 die Methode der Luft- resp. Kohlensäurefüllung in der pathologischen Histologie angewendet wurde, und seitdem die hierbei beobachteten Phänomene, die „Gitterfiguren", von ihm als ein Wahrzeichen destruierender, dem Abbau dienender Vorgänge hingestellt wurden, ziehen sich die „Gitterfiguren" bis zum heutigen Tage durch alle Darstellungen hindurch, die die Frage des Knochenumbaus, die Frage nach dem Wesen von Osteomalazie und Rachitis und ähnliche Probleme zum Gegenstand haben.

Sieht man jedoch näher zu, so findet man fast überall nur unbestimmt gehaltene Angaben über den genannten Gegenstand; man gewinnt den Eindruck, als ob die den Angaben zugrunde liegenden Untersuchungen nicht immer bis in die Tiefe der Vorgänge eingedrungen seien. Man überzeugt sich leicht, daß die von v. Recklinghausen und seiner Schule angegebene Technik (Untersuchung an ausgebrochenen Spongiosabälkchen und an Knochenspänen, die mit scharfem Skalpell abgehobelt wurden) die Ursache darstellt, daß die Mehrzahl der Untersucher sich mit der Methode nicht recht befreunden konnte. Die Unsicherheit der Methodik führte dazu, daß die angegebenen Befunde meistenteils an Bestimmtheit und Überzeugungskraft durchaus zu wünschen übrig lassen. Nur vier Forscher sind es, die sich in den 15 Jahren

seit der ersten Veröffentlichung von v. Recklinghausen[1]) eingehender mit dieser Frage befaßt haben (Apolant[2]), Hanau[3])[4]),
Bertschinger[5]) und E. Meyer[6])). Sie alle benutzten aber das
gleiche Untersuchungsmaterial wie v. Recklinghausen
selber (Balken und Späne). Es liegt auf der Hand, daß bei einer
so groben Methode und bei der Dicke der erzielten Objekte die
Bilder wenig übersichtlich sein mußten, so daß Täuschungen und
Mißdeutungen Tor und Tür geöffnet war.

Die Fragen, die von v. Recklinghausen und Apolant auf der einen Seite, von Hanau und Bertschinger
auf der anderen Seite umstritten wurden, bewegten sich fast nur
auf dem Boden der diagnostischen Bedeutung der
Gitter; und nicht einmal hierin konnte bis auf den heutigen Tag
eine Einigung erzielt werden. Demgegenüber trat in jener Diskussion die Frage nach ihrem eigentlichen Wesen und nach den
Gründen ihres Zustandekommens ganz zurück.
Und doch sollte man meinen, daß hier zunächst der Hebel zur
Klärung auch des ersten Punktes einzusetzen hätte. Schon die
Frage, ob denn alle Bilder, die als Gitter beschrieben wurden,
als einheitliche Erscheinungen aufzufassen seien, harrte der Erledigung. Vergleicht man die Abbildungen in der ersten Arbeit
v. Recklinghausens mit denen Apolants, Hanau-
Bertschingers und Meyers, so muß sich diese Frage
als berechtigt sofort aufdrängen.

[1]) v. Recklinghausen, Die fibröse oder deformierende Arthritis,
die Osteomalazie und die osteoplastische Karzinose usw. Festschrift
für R. Virchow. Berlin 1891.

[2]) Apolant, Über die Resorption und die Apposition von Knochengewebe
bei der Entwicklung bösartiger Knochentumoren. Dieses Arch. 131,
S. 40, 1893.

[3]) Hanau, Bericht über die anatomische Untersuchung der Knochen usw.
Correspondenzbl. f. Schweizer Ärzte, XXII, 1892.

[4]) Derselbe, Über Knochenveränderungen in der Schwangerschaft.
Fortschr. d. Med. 1892, Nr. 7.

[5]) Bertschinger, Über das Vorkommen und die Bedeutung der
v. Recklinghausenschen Gitterfiguren. Dieses Arch. 147, S. 341,
1897.

[6]) Meyer, Über Rippenbrüchigkeit bei Geisteskranken. Arch. f. Psych.
XXIX, S. 850, 1897.

Den Anregungen des Herrn Prosektor Dr. L u d w i g   P i c k
folgend, habe ich diese für die grundlegende Auffassung der feineren
Vorgänge im pathologischen Knochen prinzipiell wichtige Frage
zum Gegenstand eingehender Studien gemacht. Einen außerordentlichen, kaum hoch genug anzuschlagenden Vorsprung vor den
früheren Untersuchern hatte ich durch die Möglichkeit der Anwendung des Gefriermikrotoms, das mir gestattete, gerade von dem
in Frage stehenden Knochenmaterial direkt in frischem oder in
gehärtetem Zustande oder auch nach unvollkommener Entkalkung
durch M ü l l e r sche Flüssigkeit glatte, rißfreie Schnitte bis herunter
zu 20 μ anzufertigen. Weiter fand ich, daß auch Zelloidinschnitte
der verschiedenen Knochen nach der Entfernung des Zelloidins
durch Alkoholäther zur Herstellung der Luftfüllung vorzüglich
geeignet sind; es gilt dies ganz besonders für die unvollkommen
entkalkten Stücke. Ja ich fand, daß auch vollkommen mit Salpetersäure — nach S c h a f f e r — entkalkte Schnitte bei geeigneter
Technik sehr gut zur Luftfüllung brauchbar sind, was von v. R e c k -
l i n g h a u s e n vollkommen in Abrede gestellt wurde. Auf diese
Weise stand mir ein fast unbegrenztes Untersuchungsmaterial zur
direkten und vergleichenden Untersuchung zur Verfügung.

Wenn ich auch keineswegs behaupten will, daß das bisher
Festgestellte das Gebiet der in Rede stehenden Fragen vollkommen
erschöpft, wenn ich im Gegenteil hier und da Punkte berühren muß,
die wiederum eine weitere Verfolgung verdienten, so glaube ich
doch sagen zu dürfen, daß wir in den wesentlichen Punkten zur
Klarheit gekommen sind, daß wir, wie ich glaube, das Wesen der
optischen Phänomene aufzudecken vermögen.

Dementsprechend glaube ich auch, von der diagnostischen
Bedeutung der Gitterfiguren eine besser begründete Vorstellung
gewonnen zu haben, die allerdings von den bisher giltigen Anschauungen in den Hauptpunkten abweicht.

Als wesentliches Ergebnis der folgenden Untersuchungen
möchte ich bezeichnen, daß wir d i e   A n n a h m e   e i n e r   d i a -
g n o s t i s c h e n   B e d e u t u n g   d e r   G i t t e r f i g u r e n   i m
S i n n e   h a l i s t e r e t i s c h e r   P r o z e s s e   a l s   u n z u -
t r e f f e n d   a b l e h n e n   m u ß t e n,   u n d   d a ß   w i r   d i e
v o n   v.   R e c k l i n g h a u s e n   u n d   s e i n e r   S c h u l e   v e r -
t r e t e n e   A u f f a s s u n g   d e s   o s t e o m a l a z i s c h e n

Prozesses überhaupt in den wesentlichen
Punkten als nicht haltbar erweisen konnten.

Wenn wir den begreiflichen Wunsch haben, daß in diesen
prinzipiellen Dingen einmal Klarheit auf Grund einer einheitlichen
Anschauung geschaffen werden möchte, so sei es mir gestattet, eine
ausführliche Darlegung der ganzen Verhältnisse zu geben und eine
genaue Angabe der Befunde zu machen, die uns zu der angegebenen
Stellungnahme veranlaßten.

I. Die bisher über die Gitterfiguren bekannten Tatsachen und deren Deutung.

1. Die Lehre der v. Recklinghausenschen Schule: Die
   Gitterfiguren als Ausdruck eines regressiven Vorganges.

Den Anlaß zu den betreffenden Untersuchungen boten gewisse optische
Unterschiede in dem Aussehen der Knochenkörperchen der kalklosen Säume
und der kalkhaltigen Substanz — Unterschiede, auf die übrigens schon vorher von
Pommer eingehend hingewiesen worden war. Sie erweckten in v. Recklinghausen die Vermutung, daß in den Säumen ein Schwund von
Knochenkörperchen erfolge. Um dieser Vermutung weiter nachzugehen, war
es sein Bestreben, „alle Höhlen und Kanälchen der Knochensubstanz bis in
die feinsten Verzweigungen hinein kenntlich zu machen". Hierzu diente ihm
zunächst die von der normalen Anatomie her bekannte Luftfüllung der Knochenkörperchen, und in zweiter Linie benutzte er chemisch freiwerdende Kohlensäure zur Füllung der Hohlräume. Über die Einzelheiten der Methodik werde
ich später kurz zu sprechen haben. Bei gelungener Gasfüllung konnte nun
v. Recklinghausen an dem Verhalten der Knochenkörperchen (samt Ausläufer) im kalkhaltigen Knochen einerseits und im kalklosen Knochengewebe andererseits Unterschiede feststellen. „Ist die Füllung gelungen, so überzeugt man
sich leicht, daß die vollständig kalklose Zone gänzlich freibleibt. In
ihr sind die Leiber der Knochenkörperchen noch zu erkennen, wenn auch oft
verblaßt." Dies erklärt sich v. Recklinghausen so, daß „die Kohlensäure in sie auch von ihren Nachbarn her nicht eindringt, trotzdem gerade
diese besonders stark gefüllt und äußerst kräftig sind". Er hat den Eindruck,
daß „die Knochenkörperchen schließlich schwinden und damit die kalklose
Zone zu einer ganz hyalinen Substanz werden kann, indem die Überreste der
alten Knochensubstanz miteinander verschmelzen."

Als neues, bisher unbekanntes Phänomen fand nun v. Recklinghausen bei gleicher Behandlung der Präparate die Gasfüllung von Räumen,
die neben den Knochenkörperchen existieren mußten. Diese Räume mußten
nach dem Bilde, das die Gasfüllung ergab, feinste Spalträume darstellen, da
die Bilder sich im großen und ganzen aus feinsten Strichen zusammensetzten.
Und da diese Striche vielfach sich kreuzten, bezeichnete v. Reckling-

h a u s e n die gefundenen Bilder als „Gitterfiguren". Über die Einzelheiten
der Morphologie dieser Gitter verweise ich auf die Originalarbeit.

Über das Auftreten der Gitter gibt v. R e c k l i n g h a u s e n an, daß
sie g a n z v o r z u g s w e i s e a n d e r G r e n z e d e s k a l k l o s e n
G e w e b e s g e g e n d a s k a l k h a l t i g e g e l e g e n s i n d, also an
der Stelle, die der körnig-krümeligen Grenzzone P o m m e r s entspricht.
„Wo kalklose Säume deutlich hervortreten, kann man am sichersten auf das
Erscheinen von Gittern rechnen." Ganz besonders aber hebt v. R e c k l i n g -
h a u s e n hervor, daß „die Gitter nur die Grenze dieser kalklosen Säume
erreichen, jedoch r e g e l m ä ß i g d a s k a l k l o s e G e b i e t n i c h t
b e s c h r e i t e n; höchstens sind hier vereinzelte luftgefüllte Kanälchen oder
auch federartige Figuren vorhanden". Weiter fand v. R e c k l i n g h a u s e n,
daß sich die Gitter gerade an der Grenzlinie der P o m m e r - Säume gegen
die kalklosen Säume am längsten hielten und hier noch lange als „kleine Schraffie-
rungen auf bräunlichem Grunde hervortreten". Hieraus schloß er, daß „hier
die Spalträume am weitesten sind, aber auch daß sie gegen die kalklose Substanz
hin abgeschlossen sind".

Wenn aber auch die Grenzzone den bevorzugten Lokalisationsort der
Gitter darstelle, so fehlen sie auch keineswegs innerhalb der kalkhaltigen Abschnitte. v. R e c k l i n g h a u s e n beschreibt sie hier als „dunkle Streifen,
welche sich aus richtigen Gitterfiguren zusammensetzen, größtenteils konzentrisch mit den Lamellen in einigem Abstande von den Rändern des Bälkchens
verlaufen, bald gleichmäßig breit sind, bald aus vergrößerten, nebeneinander
aufgereihten Knochenkörperchen entstanden zu sein scheinen. Derartige dunkle
Streifen, welche ganze Reihen von Gitterfiguren darstellen, stehen nicht nur
parallel den Balkenrändern, sondern durchbrechen auch die Lamellensysteme
nach der Art der perforierenden Kanäle. Andererseits treten sie auch innerhalb
der Kittlinien als schalenförmige Gebilde hervor".

Die Morphologie der Gitter ergab eine so auffallende Analogie mit der
fibrillären Struktur des Knochengewebes, daß v. R e c k l i n g h a u s e n die
Spalträume unmittelbar mit den I n t e r f i b r i l l ä r r ä u m e n v. E b n e r s
identifizierte. Es handelte sich nach ihm bei den luftgefüllten Spalträumen
um „natürliche, eine Flüssigkeit enthaltende Hohlräume, welche nicht erst durch
Zerstörung oder künstliche Auflösung fester Fasern erzeugt worden sind, welche
also, nach ihrem ganzen Verlauf zu urteilen, zwischen den Knochenfasern innerhalb der hier anzunehmenden Kittsubstanz gelagert erscheinen." Nicht recht
vereinbar hiermit jedoch erscheint die weitere Angabe, daß „die Interfibrillär-
spältchen nachweislich aus den Knochenkanälchen entstehen, indem diese ihre
schlanke Gestalt und ihre glatte Kontur einbüßen, indem sie erweitert werden
auf Kosten der festen Knochensubstanz".

Alle diese Spalträume faßt v. R e c k l i n g h a u s e n als intra vitam
im fertigen Knochen n e u g e b i l d e t auf und erblickt in ihrer Entstehung
einen r e g r e s s i v e n V o r g a n g. „Es ist ersichtlich, daß die hier geschilderten Zustände inmitten des alten fertigen Knochengewebes beginnen mit
einer Bildung von Kanälen und Spalten auf Kosten der festen Grundsubstanz,

also mit einem Schwund derselben, zunächst desjenigen Bestandteils, welcher die Kittsubstanz zwischen den Knochenfasern darstellt. Später können die Fasern selbst zerstückelt, in Körner zerlegt werden, aber ebenso kann auch eine allmähliche Abschmelzung des kalklosen Knochenknorpels erfolgen, Schicht für Schicht, ohne daß derselbe krümelig würde. Denkbar ist es sogar, daß die Fasern des Knochenknorpels, selbst ihre Stücke zu der homogenen Masse, als welche die osteomalazischen Zonen sich darstellen, zusammenbacken, indem in ihr gleichzeitig alle alten Kanäle und neue Spalten schwinden. Berücksichtigt man die außerordentliche Feinheit der jüngsten Interfibrillärspalten, den ferneren Umstand, daß die Knochenzelle auch da, wo die Gitterfigur recht in dem Leib des Knochenkörperchens ihren Sammelpunkt findet, schwer nachzuweisen ist, also sicherlich in keinen aktiven Zustand der Zellteilung usw. geraten ist, bedenkt man ferner das anfängliche Fehlen solcher Öffnungen gegen die Markräume hin, welche den Zelleintritt von dieser Seite her ermöglichten, so muß man in dem ganzen Vorgang sicherlich eine chemische Auflösung mittels des durchströmenden Gewebssaftes sehen. Da diese Einschmelzung inmitten des kalkhaltigen Knochens undenkbar ist, ohne daß von Anfang an die Kalksalze mit der Kittsubstanz gleichzeitig gelöst werden, so können wir logischerweise nicht umhin, anzunehmen, daß hierbei die noch eine längere Zeit fest und sichtbar bleibende Zone kalkloser Knochensubstanz nicht verflüssigt wird, wenn nicht etwa das Knochenmark seine Pioniere zum lakunären Abbau gegen diesen Knochenknorpel aussendet."

Aber sogar den Anfang gröberer Veränderungen erblickt v. Recklinghausen in diesen Spalträumen. Einmal sollen durch Häufung der feinen interfibrillären Spalträume (durch vorschreitende Einschmelzung der Grundsubstanz) „förmliche interlamelläre Spalten" entstehen, die, wenn sie die kalklosen Lamellen eines Haversschen Systems ringförmig umgeben, diese völlig von der knöchernen Umgebung abtrennen können. In gewissem Umfange möchte v. Recklinghausen solchen gröberen Spalten der Nutrition dienende Funktionen zuschreiben. „Liegt es doch nicht fern, die gittrigen Interfibrillärspalten, da sie die erweiterten alten Knochenkanälchen, die Saftkanälchen des Knochens mit einschließen, als Saft- und die durch ihren Zusammenfluß entstandenen längeren Straßen als Lymphspalten des Knochengewebes zu betrachten."

Weiter aber glaubt v. Recklinghausen, daß schließlich diese Spalten Markzellen und Gefäße eintreten lassen und so zu Volkmannschen Gefäßkanälen oder auch zu Resorptionsräumen sich umwandeln.

Nach allem erblickt v. Recklinghausen in dem Auftreten der Gitterfiguren „ein Wahrzeichen der Einschmelzung."

Da nun aber von ihm ausdrücklich angegeben wurde, daß die gleichen Figuren auch am rachitischen und am normalen, besonders am wachsenden Knochen gefunden werden, mußte v. Recklinghausen in richtiger Konsequenz auch hier das Vorkommen einer halisteretischen Einschmelzung unter Spaltraumbildung als vorhanden nahe legen.

Von Apolant, einem Schüler v. Recklinghausens, wurden die Phänomene der Gasfüllung im einzelnen weiter verfolgt. Die Hauptidee

v. Recklinghausens kommt in seinen Ausführungen noch schärfer zum Ausdruck; er spricht es deutlich aus, daß „die unter pathologischen Verhältnissen auftretenden Gitter ganz vorzugsweise als Ausdruck einer Entkalkung angesehen werden müssen". Nach ihm handelt es sich „sowohl bei der Auffaserung des hyalinen Knorpels, wie bei der Gitterbildung im Knochen um eine Zerlegung der Grundsubstanz in ihre elementaren Bestandteile, in die Fibrillen", und er nimmt an, daß an der Grenze des kalklosen Anteils gegen den kalkhaltigen Knochen (in der körnig-krümeligen Grenzzone Pommers) „neben einer Einschmelzung der zwischen den Fibrillen liegenden Substanz auch ein Untergang der Fibrillen selbst zustande kommt".

Die durch die Gasfüllung nachgewiesenen Räume teilt Apolant in zwei Gruppen:

1. solche, die durch Erweiterung präformierter Höhlen und Kanäle entstehen;

2. solche, die wirkliche Neubildung von Kanälen darstellen.

An erster Stelle beschreibt Apolant Erweiterungen von Knochenhöhlen und ihren Ausläufern, die schließlich zu einem Zusammenfluß derselben führen; er bildet große gasgefüllte Räume ab, die noch vielfach ihre Entstehung aus zusammengetretenen erweiterten Knochenhöhlen anzeigen sollen. Apolant beruft sich im Zusammenhang hiermit auf die von Lossen, Soloweitschick u. a. beschriebenen Bilder, bei denen die einfache mikroskopische Untersuchung eine Erweiterung vorhandener Knochenhöhlen und ihren Zusammenfluß zu Gefäßkanälen nachgewiesen haben soll. Schon neben diesen Erweiterungen soll nun auch eine Neubildung feinster Kanäle in der unmittelbaren Umgebung solcher Knochenhöhlen entstehen können, wofür Apolant ebenfalls Abbildungen gibt. Unabhängig aber von ihnen sollen solche Neubildungen an anderen Stellen in dichtgedrängter Anordnung entstehen, deren Ausdruck bei Gasfüllung die typischen Gitterfiguren sind. Apolant beschreibt zwei Arten von Gitterfiguren — auf alle diese Einzelheiten komme ich später noch zurück —: die einen, die innerhalb des kalkhaltigen Knochengewebes liegen und sich oft über eine größere Fläche ausdehnen, sind zarter und durchsichtiger; sie bestehen „aus kleinen Strichelchen und machen oft bei flüchtiger Betrachtung den Eindruck von „oberflächlichen Kratzeffekten". Von ihnen gibt die Fig. 8, Taf. X der Arbeit Apolants eine Vorstellung. Ich will sie Gitter I nennen (vgl. meine Fig. 7, Taf. X). Dies müssen auch wohl die Gitter gewesen sein, die der bei v. Recklinghausen gegebenen halbschematischen Zeichnung zugrunde gelegen haben.

Die andern sind im Gegensatz hierzu so dicht gedrängt, und die sie zusammensetzenden Linien so tiefschwarz, daß ihre Zusammensetzung zunächst schwer zu erkennen ist; erst beim Abblassen erkennt man hier und da das Gewirr der sich regelmäßig durchkreuzenden scharfen Linien. Das sind die Gitter, die ganz vornehmlich der körnig-krümeligen Grenzzone angehören, und die auch von v. Recklinghausen im Text eingehend beschrieben wurden. Ich will sie als Gitter II bezeichnen (vgl. meine Figg. 4 und 7, Taf. X).

Wie v. R e c k l i n g h a u s e n, gibt auch A p o l a n t an, daß diese Gitterfiguren auf die P o m m e r - Zone beschränkt seien und besonders n i c h t in die kalklosen Säume hineinreichen. Er glaubt auch, einen sicheren Beweis erbringen zu können, daß die Annahme v. R e c k l i n g - h a u s e n s zutrifft, daß nämlich die Gitterfiguren in der P o m m e r - Zone einer p a r t i e l l e n E n t k a l k u n g ihre Entstehung verdanken m ü ß t e n. Dies in dem Sinne, daß in diesem Bezirk durch die partielle Entkalkung an vielen Stellen, wo vorher Kalk gewesen war, Flüssigkeit getreten sei, die dann durch das Gas verdrängt wurde, während an anderen Stellen der noch vorhandene Kalk für die „Versteifung der Interfibrillärräume sorge"; andererseits sollte am völlig entkalkten Saum durch das Fehlen jeden Kalks ein Zusammensinken resp. ein Zusammenbacken der Fibrillen zustande kommen, wodurch eine Injektion zwischen ihnen gelegener Spalträume nicht möglich sei. Diesen Beweis glaubte A p o l a n t dadurch erbringen zu können, daß er ähnliche Symptome, nämlich Erweiterung präformierter Höhlen und Neubildungen von gasfüllbaren Spalträumen auch im n o r m a l e n K n o c h e n feststellen zu können glaubte, wenn er ihn mit v. E b n e r schem Gemisch u n v o l l k o m m e n e n t - k a l k t e. Er benutzte hierzu Knochen s c h l i f f e, die er nach Austrock- nung in hartem Balsam einschloß. A p o l a n t ging von der folgenden Voraus- setzung aus: „Wenn dem Schliff so viel Kalk entzogen ist, daß seine Steifigkeit darunter nicht gelitten hat, daß also das Gewebe nicht zusammenbackt, so müssen an Stelle derjenigen Partien, an denen vorher Kalk gewesen ist, Räume entstehen, die sich nunmehr mit Luft füllen." Es müßten dann also ähnliche Bilder ent- stehen wie in der P o m m e r - Zone des osteomalazischen Knochens. Diese Voraussetzung schien sich zu erfüllen.

Zunächst sah A p o l a n t bei unvollkommener Entkalkung „die Kanäl- chen und Höhlen in auffälliger Plumpheit; die Querschnitte der Kanälchen erscheinen als recht erhebliche Löcher". Je länger die Entkalkung dauerte, desto reichlicher wurden diese Bilder. „Werden nun diese Räume allseitig erweitert, so sind derartige Bilder von den bei Osteomalazie vorkommenden Gittern kaum zu unterscheiden." Und weiter: A p o l a n t fand, daß „neben diesen einfachen Erweiterungen in hervorragendem Grade durch die Entkalkung Figuren erzeugt werden konnten, die mit den präformierten Kanälen absolut nichts zu tun haben, sondern frei im Gewebe entstehen und in direkteste Analogie mit den richtigen Gittern gebracht werden können". „Bei noch stärkerer Ent- kalkung entsteht über ausgedehnte Flächen gleichmäßige Körnung, die sich bei stärkerer Vergrößerung als dichteste Kanalinjektion erweist." Und wenn schließlich A p o l a n t bei der weiteren Entkalkung unter Anwendung der Luftfüllung „neben der dichtesten Injektion, die kaum noch Details erkennen ließ, v ö l l i g h y a l i n e Massen fand, bei denen so gut wie keine In- jektion mehr zu beobachten war", so glaubte er, daß in diesen hyalinen Partien die E n t k a l k u n g v o l l k o m m e n erfolgt sein mußte, und daß hier, gerade wie in den osteoiden Säumen, die Verbackung der Fibrillen erfolgt war, die eine Injektion der interfibrillären Räume nicht mehr zuließ.

So schien auch der experimentelle Nachweis für die von v. R e c k l i n g - h a u s e n angenommene Natur der Gitterfiguren erbracht zu sein.

Dieser Anschauung ist v. R e c k l i n g h a u s e n und seine Schule[1]) meines Wissens bis zum heutigen Tage treu geblieben; auf die weiteren Angaben feinerer Details, die von v. R e c k l i n g h a u s e n[2]) noch vor wenigen Jahren gemacht wurden, will ich hier nicht eingehen, weil sie die folgenden Ausführungen nicht zu beeinflussen vermögen.

2. Die Lehre H a n a u s: Die Gitter als Zeichen einer unvollkommenen Verkalkung neugebildeten Knochengewebes.

Die Ausführungen H a n a u s gründeten sich zunächst auf die Befunde, die er an den teilweise kalklosen Osteophyten des Schädeldaches von normalen Puerperis und an den übrigen Knochen desselben Materials machte, an denen sich ebenfalls unverkalkte Anteile in reicher Verbreitung vorfanden. Hier, wo insbesondere das gefundene g e f l e c h t a r t i g g e o r d n e t e Knochengewebe mit Bestimmtheit annehmen ließ, daß der vorhandene kalklose Anteil n e u - g e b i l d e t e s u n v e r k a l k t e s Knochengewebe darstellte, fand H a n a u überall an den Stellen der beginnenden Verkalkung (P o m m e r - Zone) des geflechtartig geordneten Knochens die ausgedehntesten Gitterfiguren; und genau so auch an der P o m m e r - Zone der kalklosen l a m e l l ö s e n Säume des gleichen Materials. Hieraus glaubte H a n a u schließen zu dürfen, daß die Gitterfiguren keineswegs eine p a r t i e l l e E n t k a l k u n g beweisen könnten, sondern daß sie einzig und allein einen unvollkommenen Kalkgehalt bewiesen, der ebensogut durch eine u n v o l l k o m m e n e V e r k a l k u n g hervorgerufen werden konnte. Seine Anschauungen ließ H a n a u später durch seinen Schüler B e r t s c h i n g e r weiter ausführen, dem wir eine ausgezeichnete Arbeit über diesen Gegenstand verdanken.

B e r t s c h i n g e r wies zunächst darauf hin, daß die Deutung der w e i t e n gasgefüllten Knochenkörperchen, wie A p o l a n t sie beschrieben hatte, als e r w e i t e r t e Knochenhöhlen ebensowenig zwingend sei, wie die gleichen Angaben L o s s e n s und S o l o w e i t s c h i c k s, weil nicht hinlänglich ausgeschlossen werden konnte, ob es sich nicht bei diesen Knochenhöhlen um die s t e t s w e i t e n Knochenhöhlen g e f l e c h t a r t i g g e o r d - n e t e n Knochengewebes handle. Weiter wies B e r t s c h i n g e r darauf hin, daß die im Innern des kalkhaltigen Knochens auftretenden Gitterfiguren leicht dadurch verständlich werden konnten, daß es sich um T a n g e n t i a l - s c h n i t t e unterhalb oder oberhalb der Schnittebene liegender kalkloser Säume oder richtiger deren körnig-krümeliger Grenzzone handeln konnte. Und

---

[1]) Vgl. M. B. S c h m i d t, Allg. Pathologie und patholog. Anatomie der Knochen. Lubarsch-Ostertags Ergebnisse 4. Jahrg. 1898 S. 531.

[2]) v. R e c k l i n g h a u s e n, Thioninfärbung am rachitischen Knochen. Verhandl. der Deutschen Patholog. Gesellschaft 1901.

auch wenn dies nicht zuträfe, wäre das Vorkommen unvollkommen kalkhaltiger Bezirke im kalkhaltigen Knochenanteil nach den Untersuchungen P o m m e r s viel eher als eine ungleichmäßige Verkalkung denn als Zeichen der Entkalkung aufzufassen. Gerade das Auftreten solcher Stellen m i t t e n im kalkhaltigen Knochengewebe bereite der Vorstellung der Entkalkung eine große Schwierigkeit. Denn wie könnte die entkalkende Flüssigkeit, die vom Knochenmark her, von den Säumen andrängt, gerade die Mitte angreifen, während sie die zunächstliegenden Teile intakt läßt?

Die Richtigkeit der Befunde A p o l a n t s bei seinen Entkalkungsversuchen wird von B e r t s c h i n g e r in keiner Weise bestritten. Wohl aber weist er mit voller Berechtigung darauf hin, daß diese Versuche nur die M ö g l i c h k e i t beweisen, daß die Gitter a u c h auf dem Wege der Entkalkung entstehen können, nicht im geringsten aber die N o t w e n d i g k e i t, daß sie unter natürlichen Verhältnissen dieser und keiner anderen Ursache ihre Entstehung verdanken m ü s s e n.

Die eigenen Untersuchungen B e r t s c h i n g e r s erstrecken sich auf weitere Fälle von physiologischer Osteomalazie von Puerperis, auf Fälle von Rachitis, auf Kallusteile, fötalen Knochen u. a. m. Bei der Darstellung der Gitterfiguren, die nach der Austrocknungsmethode (Näheres später) erfolgte, fand B e r t s c h i n g e r eine außerordentlich reiche Entwicklung der Gitter, eine viel reichere, als sie von v. R e c k l i n g h a u s e n angenommen wurde. Die Untersuchungen ergaben unterschiedslos, daß „sich in sämtlichen nach der Austrocknungsmethode angefertigten Präparaten, welche kalklosen oder unvollkommen kalkhaltigen Knochen enthielten, auch typische Gitterfiguren nachweisen ließen".

Nach den Angaben B e r t s c h i n g e r s war die Lage dieser Gitter die Grenze des kalklosen Knochens gegen den kalkhaltigen, also die Zone des unvollkommen kalkhaltigen Knochens (P o m m e r - Zone). Da nun bei dem größten Teil des untersuchten Materials nichts für das Vorhandensein von Entkalkungsprozessen spräche (geflechtartig geordnetes Knochengewebe des puerperalen Osteophyts! Kallus! wachsender Knochen!), so müsse das Auftreten der Gitterfiguren in diesen Fällen einzig und allein als ein Zeichen einer u n v o l l k o m m e n e n V e r k a l k u n g aufzufassen sein. B e r t - s c h i n g e r schloß, daß „die Gitterfiguren wohl fast stets gerade im Knochengewebe vorkommen, welches, neugebildet, seinen mangelhaften Kalkgehalt lediglich einer unvollkommenen Verkalkung verdankt". Objektiv betrachtet, seien sie nichts weiter als „e i n K r i t e r i u m e i n e r o d e r m e h r e r e r F o r m e n d e s u n v o l l k o m m e n e n K a l k g e h a l t s d e s K n o c h e n - g e w e b e s". Und hieraus ergebe sich als weitere Folge, daß „die Gitterfiguren im besonderen auch nicht als Beweismittel für das Zustandekommen einer Kalkberaubung bei Osteomalazie oder bei Knochengeschwülsten zu verwenden sind". Nach alledem gelangten H a n a u - B e r t s c h i n g e r in Übereinstimmung mit der Auffassung, die P o m m e r in seiner klassischen Arbeit niedergelegt hatte, zu einer A b l e h n u n g h a l i s t e r e t i s c h e r P r o - z e s s e im osteomalazischen Knochen überhaupt.

3. Die gegenwärtige Beurteilung der Streitfrage.

Sieht man die Literatur daraufhin durch, welche von beiden Anschauungen bei maßgebenden Untersuchern Unterstützung findet, so erkennt man, daß bis zum heutigen Tage eine Einigung nicht erzielt worden ist.

In den Untersuchungen, die E. M e y e r unter O r t h 1897 an den Rippen von Geisteskranken anstellte, folgte er in der Technik und in der Deutung der Befunde durchaus den von v. R e c k l i n g h a u s e n gezogenen Bahnen. Auch er untersuchte ausgebrochene Spongiosabalken, und die beigegebenen Abbildungen zeigen deutlich, wie wenig charakteristisch die schwarzen dicken Massen im Innern des kalkhaltigen Knochens bei dieser Technik sind. Von Interesse ist, wie ich nebenbei bemerken möchte, daß M e y e r diese Bilder ebenso im Innern des kalkhaltigen Knochengewebes fand, wenn der untersuchte Knochen osteomalazisch oder wenn er nicht osteomalazisch war.

Aber auch in den Veröffentlichungen der letzten Zeit findet sich eine durchaus getrennte Stellungnahme der Autoren.

Während S c h m o r l sich z. B. auf Grund eigener Erfahrungen den Standpunkt H a n a u s zu eigen macht, während O r t h sich dahin ausspricht, daß die von v. R e c k l i n g h a u s e n angenommene diagnostische Bedeutung der Gitterfiguren sich „leider nicht hat bestätigen lassen", bezeichnet M. B. S c h m i d t die Gitterfiguren als einen Begriff, der „als das geforderte histologische Merkmal der Halisterese betrachtet werden kann", und nimmt auch gegenüber den Ausführungen H a n a u s und B e r t s c h i n g e r s für die Richtigkeit der Angaben und Deutungen v. R e c k l i n g h a u s e n s Partei. Seine Ausführungen gründen sich vor allem auf die von v. R e c k - l i n g h a u s e n gegebenen detaillierten Befunde bei der Luft- und Gasfüllung (das Fehlen der Interfibrillärräume und Knochenkörperchen in den osteoiden Säumen, der auffällig exakte Abschluß der Füllung innerhalb des kalkhaltigen Knochens gegen den kalklosen Saum hin, das Eintreten von Markzellen in die Spalträume u. a. m.). Den Befunden H a n a u - B e r t s c h i n g e r s an den Schädelosteophyten normaler Puerperis hält er die Möglichkeit entgegen, daß es sich hier schon wieder um R ü c k b i l d u n g s v o r g ä n g e handle, die ebenfalls wieder unter dem Bilde der halisteretischen Einschmelzung vor sich gingen. Er zieht als Stütze für diese Annahme die Tatsache heran, daß H a n a u nur selten Osteoblasten auf den Säumen antraf.

Ebenso schließt sich Z i e g l e r und R i b b e r t der Auffassung v. R e c k l i n g s h a u s e n s an. Und auch K a u f m a n n, was ich ganz besonders hervorheben möchte, folgt bei der Darstellung dieser Verhältnisse in der neuesten Ausgabe seines Lehrbuchs in allen Beziehungen den Angaben und der ganzen Lehre v. R e c k l i n g h a u s e n s. Ebenso wird auch in den neuesten Angaben der Lehrbücher der Allgemeinen Chirurgie (z. B. L e x e r, 3. Aufl. 1908) und in dem kürzlich gegebenen Sammelreferat von Z e s a s [1])

---

[1]) Z e s a s, Die neueren Forschungen auf dem Gebiete der Osteomalazie. Zentralblatt f. d. Grenzgebiete. 1907. Nr. 21—23.

der Standpunkt v. R e c k l i n g h a u s e n s zur Grundlage der Ausführungen
genommen ; und nur in der schönen zusammenfassenden Arbeit L o o s e r s[1])
ist in neuester Zeit der Lehre H a n a u s ein Verteidiger entstanden.

Nach alledem dürfte es wünschenswert erscheinen, durch eine noch-
malige genaue Nachprüfung aus dem Zwiespalt heraus zu einer sicher ge-
stützten, einheitlichen Auffassung der Dinge zu gelangen.

4. Die bisher geübte Untersuchungstechnik.

Als Untersuchungsmaterial wurden von v. R e c k l i n g h a u s e n ,
wie schon erwähnt, ausschließlich ausgebrochene Spongiosabalken und Schnitte
benutzt, die mit scharfem starkem Messer aus freier Hand geschnitten wurden.
Sehr häufig erfolgt hierbei eine Aufrollung der Schnitte nach Art der Hobel-
spähne, und sie enthalten dann Sprünge und Risse. Doch gibt v. R e c k -
l i n g h a u s e n an, daß man „diese von den natürlichen Spalträumen bald
unterscheiden lerne".

Das gleiche Material benutzte A p o l a n t; doch fügte er für seine Entkalkungsversuche noch feine Schliffe hinzu. Das gleiche Material benutzten
ferner auch E. M e y e r , R i b b e r t und B e r t s c h i n g e r. Wenn B e r t-
s c h i n g e r auch seine diesbezügliche Technik nicht genauer angibt, so zeigt
doch die Tatsache, daß er von der „Notwendigkeit, die Schnitte aus freier
Hand anzulegen", spricht, deutlich an, daß er mit dem gleichen Material
gearbeitet haben muß.

Zur Kenntlichmachung der feinen Räume des Knochengewebes gab
v. R e c k l i n g h a u s e n zwei Methoden an:

1. Methode der L u f t füllung: Behandlung mit absolutem Alkohol;
darauf mit Äther oder Chloroform; hierauf flüchtiges Antrocknen der Schnitte
auf dem Objektträger und endlich Bettung in Glyzerin oder in Knochenöl oder
in dickflüssigem Wasserglas.

2. Methode der K o h l e n s ä u r e füllung: Die Kohlensäurefüllung
sollte schon erfolgen durch einfache Einbettung der Schnitte aus Wasser in
Glyzerin. Da hierbei oft die Knochenkörperchen und Ausläufer schwarz auf
hellem Grunde hervortreten, nahm v. R e c k l i n g h a u s e n an, daß „Kohlensäure aus dem Gewebssaft des Knochens als absorbierte oder auch aus der
Knochengrundsubstanz als locker gebundene, durch das Glyzerin freigemacht
werde". Reichlicher erfolge die Kohlensäurefüllung durch Behandlung der
Schnitte mit starker Alaunlösung. „Vollkommen genügt schon ein minuten-
langes bis einviertelstündiges Eintauchen in eine starke, namentlich stark
alaunhaltige Lösung von Alaunkarmin. Nachweislich besteht der Effekt dieses
Verfahrens darin, daß alle Kanälchen mit Kohlensäuregas gefüllt werden,
wesentlich mit demjenigen, welches durch den säureartig wirkenden Alaun,
bezüglich auch schon durch saures Glyzerin aus dem kohlensauren Kalk des
Knochengewebes freigemacht wird." Später wurde von v. R e c k l i n g -

[1]) L o o s e r, Über Spätrachitis und die Beziehungen zwischen Rachitis
und Osteomalazie. Mitteilungen aus d. Grenzgebieten. XVIII. S. 678. 1908.

h a u s e n die Kohlensäurefüllung mit Vorliebe dadurch erzielt, daß der Schnitt einige Zeit abwechselnd in starke Alaun- und Natrium bicarbonicum-Lösung gelegt und im Zustande der vollsten Injektion in Glyzerin eingebettet wurde.

· Die gleichen Methoden benutzte A p o l a n t , nur fügte er als Modifikation der ersteren die Einbettung in alten harten Kanadabalsam zu, wie sie von v. E b n e r nach dem Vorgange von K r u k e n b e r g zum Studium der feineren Knochenhistologie verwendet worden war. Das Verfahren besteht darin, daß man zu dem ausgetrockneten Schnitt einige Bröckel völlig harten Balsams zusetzt, das Deckglas aufsetzt und nun unter Erwärmen und leichtem Druck das Eindringen des weichwerdenden Balsams in den Knochen bewirkt, wobei die Luft allmählich herausgetrieben wird. Nach A p o l a n t gibt diese Methode die vollständigste Luftfüllung; doch wird von ihm als Schattenseite angegeben, daß das Verfahren umständlicher sei, daß die dicken Schnitte oft nicht durchsichtig seien, und daß künstliche Risse in derselben Vollkommenheit injiziert würden, wodurch die Untersuchung sehr erschwert werde. Der letzte Punkt gerade ergebe einen besonderen Vorteil der Alaunmethode, die auch sonst einfach sei und überzeugende Bilder liefere. Auch die einfache Glyzerinmethode wurde von A p o l a n t benutzt; ihre Wirkung führte er, wie v. R e c k l i n g h a u s e n , auf die Entstehung von Kohlensäure zurück. Aber gerade für die Entkalkungsversuche benutzte er ausschließlich die Kanadabalsammethode — ein Punkt, der für die spätere Erklärung der von ihm angegebenen Befunde wichtig ist.

Aus demselben Grunde ist es auch von Bedeutung, daß B e r t s c h i n g e r die von ihm beschriebenen und gezeichneten Bilder nur unter Benutzung der Methode I (Luftmethode) erhielt; er benutzte als Einbettungsmaterial teilweise Glyzerin, besonders aber dicken Syrup. Alle anderen Methoden, so auch die Kanadabalsammethode (K r u k e n b e r g), wurden nur versuchsweise angewandt.

Von den übrigen Autoren (E. M e y e r , R i b b e r t u. a.) wurden die Methoden von v. R e c k l i n g h a u s e n in der angegebenen Weise benutzt und die Bilder nach den Angaben v. R e c k l i n g h a u s e n s gedeutet. Ausschließlich die Alaun-Natronmethode benutzte S c h m o r l[1]), der sie auch auf Gefrierschnitte anwandte; er folgte in der Deutung der Befunde der Auffassung H a n a u s . (Den Vorschlag E. M e y e r s , man solle die Stücke nach der Kohlensäurefüllung direkt in Balsam bringen, habe ich in dieser Fassung nicht verstanden; Wasser und Balsam vertragen sich nicht, und durch Zwischenschaltung der Alkoholreihe geht die Kohlensäurefüllung natürlich verloren.)

II. E i g e n e U n t e r s u c h u n g e n .

1. Untersuchungsmaterial.

Nach orientierenden Untersuchungen, die nach den Angaben v. R e c k - l i n g h a u s e n s an frischen herausgebrochenen Spongiosabalken und feinen

[1]) S c h m o r l , Über Rachitis tarda. Arch. f. klin. Medicin. 85. S. 174, 1905.

herausgestemmten Knochenlamellen, sowie an Knochenspähnen, die mit dem Skalpell abgehobelt wurden, angestellt wurden, ging ich alsbald zum Gefriermikrotom über. Es wurde reichliches Material von atrophischen und dystrophischen (rachitischen und osteomalazischen) Knochen untersucht, ferner Material von osteoplastischer Karzinose, sowie Kallus und heterotopisches, durch Periostimplantation erzeugtes Knochengewebe. Weiter wurde normaler Knochen zur vergleichenden Untersuchung herangezogen. Der Übersichtlichkeit wegen will ich den folgenden Ausführungen die Befunde an einigen besonders charakteristischen Präparaten zugrunde legen, und ferner möchte ich einige Abkürzungen einschalten, um die stete Wiederkehr bestimmter Wortgruppen zu vermeiden.

M I (Material I): Q u e r s c h n i t t   e i n e r   o s t e o m a l a z i s c · .i R i p p e (älteres Formalinmaterial).

Der Fall, der der Privatsammlung des Herrn Dr. L. P i c k entstamm stellt eine schwere puerperale Osteomalazie dar, mit allen klassische Symptomen. An dem Querschnitt der Rippe sieht man eine dünne Kortikali die sich aus bunt geordneten Lamellensystemen zusammensetzt und von zah reichen länglichen Markräumen durchsetzt ist. Die äußere Fläche ist eine Re sorptionsfläche, nur an einer Kante, dem Ansatz der Ligamente entsprechend findet sich Apposition kalklosen Knochens, aus einigen Maschen geflechtartig geordneten Knochengewebes bestehend. Das gleiche kalklose Knochengewebe findet sich auch an einigen Stellen der Markhöhle und im Innern einiger kortikaler Markräume. Die Wandung dieser Markräume besteht an den meisten Stellen aus breiten kalklosen Säumen lamellös geordneten Knochengewebes („osteomalazische Säume"); an anderen Stellen fehlt die Auflagerung kalklosen Gewebes den hier lakunär konturierten Wandungsabschnitten (Resorptionsflächen).

Dieses Material wurde teils unentkalkt verarbeitet: M I O (Original), teils nach P o m m e r in M ü l l e r scher Flüssigkeit, die zuerst täglich, später wöchentlich gewechselt wurde und im Brutschrank einwirkte, entkalkt. Die Entkalkung wurde einmal nur so weit getrieben, daß zwar dünne Schnitte erhältlich waren, aber noch deutlich der Kalk an den kalkhaltigen Partien färberisch nachweisbar war: M I P$_1$ (1. Grad der Entkalkung nach P o m m e r); ein anderes Mal wurde die Entkalkung auf diesem Wege so weit getrieben, daß durch keine Methode mehr die Anwesenheit von Kalk erkennbar war: M I P$_2$. Ein weiteres Mal wurde nach der Methode v. E b n e r s (Salzsäure + konzentrierte Kochsalzlösung) vollkommen entkalkt: M I E.

Wieder ein anderer Teil wurde in Salpetersäure in der von S c h a f f e r angegebenen Weise (Nachbehandlung in 5% Natrium sulfuricum-Lösung) vollkommen entkalkt: M I S.

M II (Material II): S c h n i t t   a u s   e i n e m   d i c k e n   r a c h i t i - s c h e n S c h ä d e l d a c h.

Nach der Dura zu alte Kompakta, mit zahlreichen länglichen Markräumen, deren Wandungen größtenteils von breiten osteoiden Säumen bedeckt sind; K ieser Schicht auflagernd ein dichtes Knochennetz, dessen Maschen von einem dem verkalkten, geflechtartig geordneten Knochengewebes und einem Mantel parallelfaserig resp. lamellös oder auch geflechtartig geordneten k a l k l o s e n Knochengewebes gebildet sind. Weiter nach außen ein dichtes Netzwerk völlig kalklosen, geflechtartig geordneten Knochengewebes, aus der Proliferationsschicht des Periosts hervorgehend.

Von diesen Stücken wurde das verschiedene Material in gleicher Weise gewonnen.

M III: K a l l u s e i n e r F r a c t u r a c r u r i s b e i e i n e m e i n - j ä h r i g e n K i n d e.

Die Stücke wurden so gewählt, daß die äußeren Schichten der Kortikalis mitgenommen wurden, denen das umfangreiche, teilweise kalklose Kallusgewebe aufsitzt. Auch hier in den Markräumen allerdings schmale osteoide Randsäume.

M IV: S t e r n u m e i n e s F a l l e s v o n o s t e o p l a s t i s c h e r K a r z i n o s e, der in einer anderen Arbeit[1]) ausführlich beschrieben werden wird.

Kortikalis von erweiterten Markräumen durchzogen, in denen Karzinommassen liegen, deren radiär gestellte Septen teilweise verknöchert sind; die Verknöcherung der Septen schreitet von den Wandungen zum Zentrum vor, die zentralen Kuppen derselben sind in etwas verschiedener, im ganzen nur geringer Ausdehnung kalklos. An den Wandungen der Markräume schmalste Randsäume, die zarte Karminfärbung annehmen. In der Spongiosa umfangreiche Knochenneubildung, in Abhängigkeit von dem bindegewebigen Anteil des Karzinoms, das die Räume ausfüllt; auch hier immer die jüngsten Partien in geringer Ausdehnung kalklos.

Nur unvollkommen oder vollkommen entkalkte Stücke kamen hier zur Untersuchung.

M V: H e t e r o t o p i s c h g e b i l d e t e s K n o c h e n g e w e b e, gewonnen d u r c h I m p l a n t a t i o n v o n P e r i o s t l a p p e n der Tibia-Vorderfläche eines Hundes in die Wadenmuskulatur desselben Hundes. Auf dem Querschnitt sieht man ein rundliches Knochenstück von der Größe des Durchschnitts einer kleinen Erbse; es besteht aus einem dichten Netz verkalkten, geflechtartig geordneten Knochengewebes, das ringsum von wucherndem Periost umgeben ist. Nur ein sehr schmaler Saum unter der Wucherungsschicht des Periostes und die zartesten Randsäume der Maschen sind kalklos.

M VI: N o r m a l e H u m e r u s - u n d F e m u r r i n d e e i n e s 1 2 j ä h r i g e n M ä d c h e n s.

Hiervon kamen nur vollkommen entkalkte Stücke zur Untersuchung.

2. Untersuchungstechnik.

Von diesem Material wurden entweder Gefrierschnitte angelegt: G-Schnitte; oder Zelloidin-Schnitte, die weiterhin von Zelloidin durch Behandlung mit Alkoholäther befreit wurden: C-Schnitte.

---

[1]) A x h a u s e n , Histologische Studien über den Knochenumbau im osteoplastischen Karzinom. Dieses Archiv (im Druck).

So würde z. B. ein M I P₂ C-Schnitt einen von Zelloidin befreiten Zelloidin-schnitt eines osteomalazischen Rippenstücks darstellen, das durch M ü l l e r - sche Flüssigkeit vollkommen entkalkt wurde.

Es wurden zu den folgenden Untersuchungen nur dünne rißfreie Schnitte benutzt, die von geeigneten O-Präparaten (M I, M II äußerer Teil, M III) bis herunter zu 20 μ mit dem Gefriermikrotom angelegt werden konnten; von P₁-Präparaten gelang es mühelos, G-Schnitte und C-Schnitte bis zu 15 μ an-zufertigen; das P₂-, E- und S-Material machte natürlich überhaupt keine Schwie-rigkeiten.

An den Schnitten wurden die von v. R e c k l i n g h a u s e n angegebenen Methoden zur Kohlensäure- resp. Luftfüllung, soweit wie irgend möglich, an allen verschiedenen Bereitungen jedes einzelnen Materials angewandt; ich bezeichne in abgekürzter Form die Methoden der K o h l e n s ä u r e füllung (K-Methoden):

K Gl₁: Einfaches Einbetten des Schnittes aus Wasser in Glyzerin.

K Gl₂: Behandlung mit konzentrierter Alaunlösung resp. mit stark alaun-haltigem Alaunkarmin; dann Einbetten in Glyzerin.

K Gl₃: Abwechselndes Eintauchen in starke Alaun- und Natrium bicar-bonicum-Lösung; Einbetten in Glyzerin.

In allen Fällen wurde in vergleichenden Präparaten statt Glyzerin dick eingedampfte Zuckerlösung benutzt: ich bezeichne dieses Verfahren als: K Z₁, K Z₂, K Z₃.

Als Methoden der L u f t füllung benutzte ich die folgenden:

L Gl: Austrocknen der Schnitte durch Alkohol-Chloroform, Untersuchung in Glyzerin.

L Z: Austrocknen der Schnitte durch Alkohol-Chloroform, Untersuchung in dicker Zuckerlösung.

L B: Austrocknen der Schnitte durch Alkohol-Chloroform, Einschluß in harten Kanadabalsam nach K r u k e n b e r g.

Über die A n w e n d b a r k e i t d i e s e r M e t h o d e n für dünne G- und C-Schnitte ist das Folgende zu sagen:

A. K o h l e n s ä u r e m e t h o d e n:

a) Methode K Gl₁.

Schon lange war es bekannt, daß das Einlegen feuchter Knochenschliffe oder Knochenstücke in Glyzerin die Knochenkörperchen und Ausläufer deutlich sichtbar mache. v. R e c k l i n g h a u s e n erinnert an die diesbezüglichen Angaben K l e b s s, die diesen Forscher veranlaßten, mit einer Luftfüllung dieser Hohlräume intra vitam zu rechnen, analog den luftgefüllten Röhren-knochen der Vögel. Auch v. R e c k l i n g h a u s e n glaubt dieses Phänomen nur durch eine Gasfüllung dieser Hohlräume erklären zu können. Er nimmt an (vgl. oben), daß das Glyzerin entweder die locker gebundene Kohlensäure aus den Gewebssäften befreie, oder daß es aus dem Kalk des Knochens Kohlen-säure in Freiheit setze.

Gelegentlich einer Unterredung mit Herrn Dr. A r n d t (zurzeit Assistenz-arzt der chirurg. Abteilung des Rudolf-Virchow-Krankenhauses) wurde mir, und zwar noch vor Beginn der vorliegenden Arbeit, von ihm an dünnen Knochenschnitten, die mit Hilfe der von ihm angegebenen Doppelsäge [1]) angelegt worden waren, demonstriert, wie jedesmal, wenn die Schnitte aus Wasser, in dem sie einige Minuten liegen mußten, in Glyzerin gelegt wurden, die Kanälchen des Schnittes sofort auf das schönste kenntlich wurden. Sie verblaßten dann allmählich, ohne daß Luftblasen hierbei auftraten. Dies führte ihn zu der Annahme, daß das optische Hervortreten der Kanälchen nicht einer Luftfüllung seine Entstehung verdankt, sondern Lichtbrechungsverschiedenheiten zwischen dem Wasser, das zunächst noch die feinen Kanälchen ausfülle, und der darüber befindlichen Glyzerinschicht. Erst mit vollendeter Diffusion mußte die Erscheinung verschwinden.

Es lag nahe, diesen Vorgang auch an G-Schnitten zu prüfen. Auch hier werden bei nicht zu dünnen O-Präparaten, wenn man überschüssiges Wasser entfernt und einen Tropfen Glyzerin hinzufügt, nicht immer, aber häufig hier und da gruppenweise eine Anzahl von Knochenkörperchen mit ihren Ausläufern sichtbar. Hierbei muß jedoch sofort eine Fehlerquelle ausgeschlossen werden. Wenn ich nämlich einen Gefrierschnitt aus dem Wasser auf den Objektträger bringe und das Wasser durch Aufdrücken von Fließpapier entferne, erhalte ich bei Zusatz von Glyzerin jedesmal eine sehr erhebliche L u f t füllung der Hohlräume, die dadurch bedingt ist, daß durch die Austrocknung Luft in die Hohlräume eingetreten ist, die durch das Glyzerin nicht sofort verdrängt wird (siehe später). Wenn man nun den Schnitt aus dem Wasser auflegt und das Wasser, wie man es vor dem Hinzufügen des Glyzerins tun muß, um nicht eine sofortige Vermischung zu erhalten, durch Umkippen des Objektträgers und Absaugen aus der Umgebung entfernt, so besteht die Möglichkeit, daß aus den höchsten Partien des niemals ganz glatten Schnittes bei diesen Manipulationen etwa noch vorhandenes Wasser verdunstet. So könnte auch hier eine Luftfüllung eintreten, so daß die Erscheinung weder mit der supponierten Kohlensäureentstehung noch mit Brechungsverschiedenheiten zweier flüssiger Medien etwas zu tun hätte. Auf der anderen Seite darf man nicht erwarten, daß man s t e t s beim Verschwinden offenkundiger Gasfüllung (Luft- oder Kohlensäure) aufsteigende Bläschen finden müßte. Auch bei sicherer Luftfüllung (Methode L G oder L Z) sieht man nicht selten Verschwinden der Füllung eines ganzen Gesichtsfeldes o h n e erkennbare Blasenbildung, sei es daß die Luft von den flüssigen Medien absorbiert wird, sei es daß sie in feinster, nicht sichtbarer Form austritt und sich an Stellen abseits vom Gesichtsfeld zu größeren Blasen vereinigt. So ließ auch der Umstand, daß das Entstehen von Gasblasen nicht gesehen werden konnte, keineswegs die Existenz einer Gasfüllung ausschließen.

Nun kann man aber in der Tat auch das g l e i c h e Bild kleiner verstreuter Bezirke schwarz sichtbarer Knochenkörperchen erhalten, wenn man auf den Objektträger einen Tropfen Glyzerin bringt und das Präparat mit der Pinzette aus dem Wasser herausnimmt und s o f o r t auf den Tropfen legt,

---

[1]) A r n d t, Zeitschr. f. wissenschaftl. Mikroskopie, Bd. 18 u. 22.

resp. wenn man das Präparat aus dem Wasser rasch in ein Glyzerinschälchen bringt und den Schnitt sofort bei schwacher Vergrößerung im S c h ä l c h e n untersucht.

Bei diesem Vorgehen dürfte wohl eine unbeabsichtigte Luftfüllung mit Sicherheit auszuschließen sein. Aber auch um eine Kohlensäurefüllung kann es sich nicht handeln:

1. weil das Sichtbarwerden stets u n m i t t e l b a r erfolgt, während man doch für die Entwicklung der Kohlensäure durch Wirkung des Glyzerins eine gewisse, wenn auch kurze Zeit der Einwirkung erwarten müßte;

2. weil das Sichtbarwerden stets unmittelbar am stärksten ist und im weiteren Verlauf allmählich abnimmt, niemals aber zunimmt;

3. weil in vielen Fällen beim Abklingen der Erscheinungen im g a n z e n Präparat n i r g e n d s etwas von Gasblasen zu finden ist;

4. weil, wie mir von chemischer Seite bestätigt wird, das säurefreie Glyzerin puriss. der Pharmakopoe nicht die behaupteten chemischen Eigenschaften entfalten kann, und schließlich

5. weil auch eine dicke Zuckerlösung in manchen Fällen die gleichen Bilder hervorruft wie das Glyzerin.

Ich muß mich damit der Annahme A r n d t s anschließen, daß es bei diesem Wasserglyzerinverfahren nur die v e r z ö g e r t e D i f f u s i o n und der verschiedene Brechungsexponent der beiden Flüssigkeiten sein kann, der die geschilderten optischen Erscheinungen hervorruft, und nicht die Entwicklung von Kohlensäure, wie v. R e c k l i n g h a u s e n und A p o l a n t angenommen haben. Daß die Diffusion der beiden Flüssigkeiten bei dicken Spähnen, ausgebrochenen Bälkchen und Schliffen noch mehr verzögert ist als bei dünnen Gefrierschnitten, und daß daher an jenen die optischen Bilder viel verbreiteter und länger anhaltend sein müssen, liegt auf der Hand.

Zugleich sieht man aber auch schon hier eine deutliche Abhängigkeit der Erscheinungen von dem Kalkgehalt der Knochen. Man findet nämlich, daß das Sichtbarwerden der Knochenkörperchen und ihrer Ausläufer nur im kalkhaltigen Anteil des Präparats erfolgt, und daß das Phänomen bei P_2-, E- und S-Präparaten nicht auftritt. Da aus dem bereits Angeführten mit Deutlichkeit hervorgeht, daß der vorhandene Kalk eine c h e m i s c h e Rolle für das Zustandekommen des Phänomens nicht spielen kann, muß man schließen, daß es p h y s i k a l i s c h e E i g e n s c h a f t e n sein müssen, die dieses Phänomen auf den kalkhaltigen Knochen beschränken, wahrscheinlich wohl so, daß die Kalkeinlagerung in der Form der Kanälchen oder in der Beschaffenheit ihrer Wandungen gewisse Veränderungen hervorbringt, die das Zustandekommen der Diffusion in den Kanälchen hinausschiebt. Dazu kommt, daß, wie wir später sehen werden, für Knochenkörperchen im kalklosen Knochengewebe besonders reichliche Abzugskanäle für gasige oder flüssige Füllung vorhanden sind.

Auf alle Fälle ist das Sichtbarwerden der Knochenkanälchen auf diesem Wege bei G- und C-Schnitten so unzuverlässig und räumlich und zeitlich so beschränkt, daß die Methode hierfür nicht brauchbar ist. Außerdem ist von einem Sichtbarwerden von Gitterfiguren überhaupt nichts zu bemerken.

b) Anders liegen die Dinge bei der Methode K Gl₂.

Hier konnte zunächst gleichfalls die Annahme berechtigt erscheinen, daß die Bilder einer verzögerten Diffusion ihre Entstehung verdankten. Daß dies n i c h t der Fall ist, ergibt sich aus den folgenden Tatsachen:

1. der Grad der Gasfüllung s t e i g t mit der Zeit der Einwirkung des Alauns bis zu einem Maximum;

2. man sieht zuweilen Gasblasen aus den gefüllten Knochenkörperchen austreten;

3. man sieht im ganzen Präparat nach Verschwinden der Kanälchenzeichnung zahlreichere Gasblasen als vorher;

4. Alaunlösung reagiert stark sauer und vermag aus Knochen Kohlensäure in Freiheit zu setzen.

Es handelt sich also hier um eine wirkliche Kohlensäurefüllung der Höhlen und Kanälchen, indem der Alaun bei längerer Einwirkung aus dem kohlensauren Kalk des Knochens Kohlensäure freimacht, die in den feinen Hohlräumen des Knochens haften bleibt. Das gleiche kann man übrigens, wie A p o l a n t zeigte, auch durch irgend eine andere anorganische oder organische Säure erreichen. Hieraus ergibt sich aber, daß bei der K Gl₂-Methode die Zeichnung n u r i m k a l k h a l t i g e n K n o c h e n a u f t r e t e n k a n n , d a z u r E n t s t e h u n g d e r K o h l e n s ä u r e d a s V o r h a n d e n s e i n v o n k o h l e n s a u r e m K a l k e i n e u n u m g ä n g l i c h e V o r a u s s e t z u n g i s t . In der Tat zeigte es sich bei meinen Untersuchungen, daß auf diese Weise nur O-Präparate eine ausgedehnte Injektion des kalkhaltigen Knochens zuließen; bei solchen war, wenn sie nicht zu dünn waren, manchmal das Hohlraumsystem des ganzen überhaupt vorhandenen kalkhaltigen Knochens gasgefüllt, und auch Gitterfiguren wurden hier und da sichtbar. Dagegen wurde die Luftfüllung sehr rasch unvollkommen und hinfällig, wenn auch nur mäßig Entkalkungsprozeduren vorgenommen worden waren. Schon w e n i g e n t k a l k t e P₁-Präparate waren nicht recht brauchbar, weil die Luftfüllungserscheinungen zu unvollkommen vor sich gingen; P₂-, E- und S-Präparate waren aus begreiflichen Gründen völlig unbrauchbar. Aber auch schon ein zu langer Aufenthalt im Alaun schädigt durch die vor sich gehende Entkalkung den Gasfüllungsprozeß. Man darf allerdings die Entkalkungskraft des Alauns ü b e r h a u p t nicht überschätzen; auch nach zwölfstündiger Einwirkung starker Alaunlösung war aus einem M II P₁-Schnitt von etwa 25 μ Dicke noch keineswegs aller Kalk entfernt, wie sich färberisch leicht nachweisen ließ, wenn auch der Kalkgehalt nicht unwesentlich herabgesetzt war. Wenn trotzdem hier und selbst bei Schnitten, die viel kürzer (bis zwei, ja eine Stunde) in der Alaunlösung gelegen haben, die Gasfüllung nicht oder nur schlecht gelingt, so fällt dies mit dem zusammen, was ich eben über unvollkommen entkalkte Präparate überhaupt sagte. Es mag sein, daß nicht mehr genügend Gas entwickelt wird, um die Kanäle vollkommen zu füllen, oder daß es aus den bereits berührten physikalischen Gründen zu rasch entweicht; es mag aber auch sein — und dies möchte ich für das Wahrscheinlichste halten —, daß durch den Alaun ganz vornehmlich der k o h l e n s a u r e K a l k angegriffen wird, so daß dieser zunächst zersetzt wird und schon ganz aus dem Knochen verschwunden sein kann, während noch Kalk in anderer Verbindung vorhanden ist. In diesem Falle ist natürlich auch die Bildung von Kohlensäure trotz färberisch nachweisbarem Kalk unmöglich. Und die sauren Salze der M ü l l e r schen Flüssigkeit werden das gleiche bewirken können wie die Alaunlösung.

Aber auch bei gelungener Gasfüllung t r i t t d a s S i c h t b a r w e r d e n d e r K a n ä l c h e n u s w. s t e t s e r s t b e i d e m G l y z e r i n z u s a t z a u f. Daß der Glyzerinzusatz erst die Kohlensäurefüllung bewirke, ist selbstverständlich auszuschließen; übrigens gilt das gleiche auch für die Benutzung einer dicken Zuckerlösung. Man kann also nur annehmen, daß die Lichtbrechungsverhältnisse zwischen Luft und Alaunlösung nicht so sind, wie zwischen Luft und Glyzerin resp. Zuckerlösung; denn während die Kanälchen, so lange nur Alaunlösung über dem Schnitt sich befindet, bei totaler Füllung in durchfallendem Licht überhaupt nicht hervortreten, tritt die bekannte typische Zeichnung, die grauschwarze Färbung der Kanälchen auf weißem Grunde sofort ein, wenn Glyzerin oder Zucker denselben Schnitt bedeckt. Das gleiche Phänomen ergibt sich bei der Methode K Gl₂ (vgl. unten).

Nimmt man statt einfacher Alaunlösung eine stark alaunhaltige Lösung von Alaunkarmin, so kann man bei geeignetem Material gleichzeitig die Karminfärbung des kalklosen Gewebes erzielen. Es trifft dies für frisches oder in M ü l l e r scher Flüssigkeit fixiertes resp. unvollkommen entkalktes Material zu. Hier nimmt das osteoide Gewebe begierig den Farbstoff auf, so daß bei Unterbrechung der Behandlung zwecks Kohlensäurefüllung eine genügende Färbung des kalklosen Gewebes bereits erreicht ist. Anders bei Formalin-, besonders älterem Formalin- und älterem Alkoholmaterial.

Auf diese Verschiedenheiten der Karminfärbung ist meines Wissens bisher nirgends eindringlich genug hingewiesen worden, und doch geben sie, namentlich wenn man mit den Knochenuntersuchungen beginnt, oft zu Überraschungen und Störungen Anlaß. Färbte ich nämlich in derselben Karminlösung von M 1 (älteres Formalinmaterial) gleichzeitig einen O- und einen P₁-Schnitt, so fand ich bei gleicher Zeit der Einwirkung bei dem letzteren das osteoide Gewebe kirschrot gefärbt, während das kalkhaltige fast farblos geblieben war; dagegen war bei dem ersteren das osteoide Gewebe nahezu farblos, während das kalkhaltige eine deutliche blau-rötliche Färbung angenommen hatte — und dies trotz vorausgegangener gründlicher Wässerung des Formalinmaterials. Auch bei weiteren Versuchen konnte ich feststellen, daß die spezifische und differentielle Färbung zwischen kalklosem und kalkhaltigem Knochengewebe durch Karmin bei dem obengenannten Material entweder nicht auftritt oder sogar in das Gegenteil umschlägt. Auf zweierlei Weise kann man nach meinen Erfahrungen auch dieses refraktäre Material der charakteristischen Färbung wieder zugänglich machen: entweder indem man die Knochenstücke einige Zeit der Einwirkung der M ü l l e r schen Flüssigkeit im Brutschrank aussetzt, oder indem man den fertigen Schnitt vorher auf einige Stunden (am besten über Nacht) in starke Alaunlösung bringt. Gerade im letzteren Falle wurde z. B. die vorher fast völlig ausbleibende Färbung der osteoiden Säume in M III O G-

Schnitten (älteres Alkoholpräparat) durchaus deutlich. Ja, es trat hier eine Erscheinung auf, die man sonst bei der Karminfärbung in der Regel vermißt. Man sah nämlich neben den osteoiden dunkelrot gefärbten Randzonen, nach innen zu eine schmalere, parallelgehende Zone, die sich nur hier und da an Stellen von Nischen oder Buchten verbreiterte, und die sich durch ein wesentlich helleres, matteres Rot auszeichnete. Diese Zone entspricht nach ihrem ganzen Verhalten der körnig-krümeligen Grenzzone P o m m e r s. Während diese Zone jedoch für gewöhnlich — wenigstens in ihrem größeren, nach dem kalkhaltigen Knochengewebe zu gelegenen Abschnitt — ungefärbt bleibt, wegen des hier schon reichlicher vorhandenen Kalks, hat sie bei der genannten Modifikation der Färbung, wegen des noch vorhandenen unverkalkten Anteils, ein, allerdings zarteres, Rot angenommen. Auch im Innern des kalkhaltigen, völlig ungefärbten Anteils zeigten sich bei diesem Vorgehen in viel größerer Ausdehnung als sonst rot gefärbte Fleckchen und Strichelchen; die letzteren besonders traten an vielen Stellen als Gruppen parallel laufender, kurzer, zur Lamellenrichtung fast senkrecht oder schräg stehender Fäserchen auf, die in ihrer Aneinanderordnung den quergeschnittenen Fibrillenbündeln einer Lamelle entsprachen. Diese Reihen von kleinen Fäserchen entsprechen in ihrer Anordnung und Form etwa der Zeichnung, die in Fig. 6, Taf. X, bei Qu gegeben ist, wobei freilich zu bemerken ist, daß dort die schwarzen kurzen Strichelchen die luftgefüllten i n t e r fibrillären Spältchen (vgl. unten) bedeuten. Man kann sich daher dem Eindruck nicht verschließen, daß es sich hierbei um die unverkalkten Fibrillenbündel einer quergetroffenen Lamelle handelt, die um ein weniges aus dem Schnitte herausragen und starke elektive Färbung angenommen haben. Dieser Annahme ist die Auffassung v. E b n e r s zugrunde gelegt, daß im kalkhaltigen Knochen die kollagenen Fibrillen selber unverkalkt enthalten sind, während die Kalkablagerung in der Kittsubstanz vor sich geht. Hierfür geben die angeführten Befunde eine Stütze ab, wie auch alle weiteren Bilder, auf die ich noch zurückzukommen habe, in die gleiche Richtung weisen. Nach allem, was ich gesehen habe, gibt die Auffassung v. E b n e r s eine näherliegende Deutung der Befunde als die K ö l l i k e r s, nach der die Fibrillen selber das Substrat der Verkalkung darstellen.

c) Auch die Methode K Gl₂ eignet sich im wesentlichen nur für O-Präparate. Dies betone ich um so mehr, als hier die Entstehung der Kohlensäure gewiß a n s i c h u n a b h ä n g i g v o n d e m K a l k g e h a l t ist, da sie durch den Zusammentritt der Flüssigkeiten, in die der Schnitt nacheinander gelegt wird, entsteht und in alle vorhandenen Hohlräume eintreten kann.

Das E i n d r i n g e n der Kohlensäure geschieht n a c h w e i s b a r ebenso in die Kanälchen des k a l k l o s e n Knochens; dies konnte ich z. B. bei der Behandlung der M II P₁-Präparate feststellen. Wenn ich einen Tropfen Zuckerlösung auf einen Objektträger brachte und das Ganze so lange frei der Luft aussetzte, bis der Zucker ganz dickflüssig geworden war, und wenn ich dann den Schnitt im Stadium der höchsten Gasfüllung auf diesen Tropfen legte und das Ganze mit einem Deckgläschen bedeckte, konnte ich mehrfach bei unmittelbarer Beobachtung sehen, daß auch a l l e K n o c h e n k ö r p e r c h e n d e s

kalklosen Knochens, selbst die Knochenhöhlen des
jüngsten, ganz kalklosen, geflechtartig geordneten
Knochengewebes, gasgefüllt waren. Nur wenige Augen-
blicke dauert jedoch dieser Zustand, dann tritt das Gas unter lebhafter Blasenbildung aus den Knochenhöhlen des kalklosen Gewebes heraus. Hierbei sieht
man oft Bilder, die sehr leicht Erweiterung der Knochenhöhlen vorzutäuschen
imstande sind, wenn nämlich das Gas aus den Knochenhöhlen sich zu Gasblasen sammelt. In wenigen Sekunden ist dieser Austritt beendigt. Dann
sieht man nur noch die starke Injektion durchaus beschränkt auf
den kalkhaltigen Anteil, wo sie sich noch lange Zeit mit scharfen
Grenzen gegen den kalklosen Anteil hält, um dann allmählich auch zu verschwinden. Benutzt man, wie oben angegeben, die eingedickte Zuckerlösung,
so erstarrt die Schicht unter dem Deckglas in kurzer Zeit vollkommen, und es
kann die Gasfüllung im kalkhaltigen Anteil sich tagelang halten.

Aus dem eben beschriebenen Vorgange sieht man wieder von neuem die
große Bedeutung der physikalischen Verhältnisse des
kalkhaltigen Knochens für das Zustandekommen einer länger
dauernden Gasfüllung. Denn hier ist eine chemische Einwirkung
ausgeschlossen. Die Kohlensäure entsteht in dem Substrat, und man kann
ihr Eindringen auch in die Höhlen des kalklosen Knochens bei geeignetem Verfahren einwandfrei feststellen. Wenn bei gewöhnlicher Beobachtung nur die
Höhlen des kalkhaltigen Anteils gefüllt sind, so liegt dies daran, daß aus dem
kalklosen Anteil die Kohlensäure fast momentan austritt, während sie sich,
abhängig von Wandrauhigkeit, Oberflächenspannung und ähnlichen Faktoren sowie, wie wir weiter sehen werden, von dem Fehlen der als Abzugskanäle dienenden Interfibrillärräume, nur in den kalkhaltigen Teilen länger hält.

Das gleiche Verhalten wie im kalklosen Knochen findet sich auch im
vollkommen entkalkten Knochengewebe. Hier zeigen dicht gedrängte, über
das ganze Präparat zerstreute feine Gasblasen die ursprüngliche Füllung der
Knochenhöhlen an, und nur hier und da sieht man noch im ersten Augenblick
einige gefüllte Höhlen und Ausläufer.

Etwas reichlicher als nach der Methode K Gl₂ findet man bei der Methode
K Gl an O-Präparaten Gitterfiguren, und zwar sowohl in der Pommer-
Zone, als auch im Innern der kalkhaltigen Anteile. Und bei dem beschriebenen
flüchtigen Sichtbarwerden der Knochenhöhlen im kalklosen Anteile (unmittel-
bares Beobachten von K Z₂-Präparaten) sieht man neben diesen auch zarte
gittrige Figuren. Jedoch im ganzen genommen sind auch bei dieser Methode
an G- und C-Schnitten die auftretenden Gitterfiguren selbst in der Pommer-
Zone spärlich und wenig ausgedehnt.

Auch bei dieser Methode gilt die vordem gemachte Angabe, daß alle
optischen Erscheinungen erst durch den Glyzerinzusatz sichtbar werden. Ein Schnitt, der sich durch
Glyzerinzusatz als total gasgefüllt erweist, läßt vorher bei Untersuchung in der Alaun- oder Natrium bicarbonicum-Flüssigkeit nicht das
geringste von der Füllung erkennen. Deshalb kann ich den Angaben

Schmorls[1]) nicht zustimmen, man soll „die Schnitte von unentkalkten Knochen abwechselnd in starke Alaun- und Natrium bicarbonicum-Lösung bringen, bis man unter dem Mikroskop erkennt, daß die Knochenkanälchen bis in ihre Ausläufer mit Gas injiziert sind. Man tupft dann die Präparate mit Fließpapier ab und bringt sie in Glyzerin". Ich habe eine optisch erkennbare Gasfüllung vor dem Glyzerinzusatz niemals erhalten können.

B. Luftmethoden.

Ganz anders sind die optischen Erscheinungen bei richtiger Ausführung der Luftfüllung.

Zunächst möchte ich bemerken, daß man von vornherein nicht die K-Methoden und die L-Methoden einfach in Parallele setzen kann, wie dies von v. Recklinghausen geschehen ist. A priori wird es wohl nur für den starren verkalkten Knochen anzunehmen sein, daß seine Struktur durch den Akt der Austrocknung unverändert bleibt, so daß hier das Bild dem durch die K-Methoden gewonnenen wird gleichen müssen. In der Tat wird auf diese Weise im wesentlichen nichts anderes dargestellt, als ein feinster trockener Schliff. Anders jedoch in den kalklosen Anteilen. Hier werden infolge des Austrocknungsprozesses durch Schrumpfung der Gewebe leicht gewisse Veränderungen entstehen können, die verständlicherweise ganz besonders dahin führen werden, daß z. B. vorhandene feinste Spalträume erweitert werden. Immerhin besteht die Möglichkeit, auch jetzt noch über die Natur etwaiger Spalträume Aufschluß zu erhalten. Vor allem aber muß darauf hingewiesen werden, daß schon Apolant sich vorwiegend der L-Methoden zur Darstellung der von ihm diagnostisch verwerteten charakteristischen v. Recklinghausenschen Figuren bediente, und daß Hanau und Bertschinger dieser Methode ausschließlich ihre Befunde verdankten. Hieraus geht mit Sicherheit hervor, daß wir nicht etwa bei den von uns mit der Austrocknungsmethode dargestellten Bildern etwas ganz anderes gesehen hätten als die von den früheren Autoren beschriebenen Figuren. Von vornherein mußte jedoch das Augenmerk darauf gerichtet werden, ob denn die durch Trocknung und Luftinjektion erzeugten Gitterfiguren mit jenen, die man bei der K-Methode gewinnt, in allen Teilen identisch sind.

a) Was die Technik der LGl- und LZ-Methoden anlangt, so habe ich nur das zu wiederholen, was ich in meiner ersten Arbeit über diesen Gegenstand [2]) ausgeführt habe.

Vollkommene Luftfüllung der Knochenkörperchen und ihrer Ausläufer ist hier nicht allein an O-Präparaten, sondern auch an P_1-Präparaten zu erzielen; ja, man erhält sie auch an E- und S-Präparaten, wenn die Entkalkung

[1]) Schmorl, Histologische Untersuchungsmethoden. 1907.
[2]) Axhausen, Über das Wesen und die diagnostische Bedeutung der v. Recklinghausenschen Gitterfiguren. Zentralbl. f. allg. Pathol. u. pathol. Anat., XIX, S. 97, 1908.

n i c h t b i s z u E n d e g e f ü h r t w u r d e. So lange nur etwas Kalk
vorhanden ist, kann man auf das Gelingen der Luftfüllung mit Sicherheit rechnen.
Auf diese viel ausgedehntere Anwendbarkeit der L-Methoden gegenüber den
K-Methoden wurde übrigens schon von A p o l a n t kurz hingewiesen. Bei
P_z-Präparaten wird die Luftfüllung der Knochenkörperchen und ihrer Ausläufer durch die von der fibrillären Struktur des Knochens abhängige Zeichnung
verdeckt und verschwindet mit ihr sehr rasch. Bei E- und S-Präparaten ist
auf diese Weise eine Luftfüllung der Beobachtung nicht zugänglich.

Zur Anwendung der Methode sind ebenso G-Schnitte wie C-Schnitte
geeignet. Zu G-Schnitten aller Art benutzt man zweckmäßig unentfettetes
Material. Vorfärbung mit Ammoniakkarmin empfiehlt sich stets, und zwar
aus dem Grunde, weil nur dann die Beziehung der Luftfüllungserscheinungen
zu der Verbreitung des kalklosen Gewebes einwandsfrei erkennbar ist.

Will man das ideale Bild der LG- oder LZ-Methode erhalten, so muß man
vornehmlich zweierlei beachten: 1. daß die Austrocknung eine v o l l k o m m e n e
ist, und 2. daß die Beobachtung dem Einschluß in Glyzerin oder Zucker u n -
m i t t e l b a r folgt. Das Verfahren, das uns immer wieder die gleich schönen
Bilder lieferte, gestaltet sich im einzelnen in folgender Weise:

Einlegen des vorgefärbten Schnittes aus 75 % Alkohol in Alkohol absolut.
Nach 1—2 Minuten Überführen in Chloroform. Nach $^1/_2$—1 Minute Auflegen
auf den Objektträger. Überschüssiges Chloroform ablaufen, das übrige Chloroform verdunsten lassen. Während dieser Zeit wird ein Tropfen Glyzerin resp.
Zucker auf ein Deckglas gebracht und dies in die rechte Hand genommen.
Die linke Hand faßt den Objektträger und beendigt unter leichtem Schwenken
die Austrocknung. Man sieht das Weiße des kalkhaltigen Knochens deutlich
hervortreten, und der Schnitt kräuselt sich etwas ein. Auch jetzt noch wartet
man einige Augenblicke; über das zuerst angenommene Maß der Kräuselung
geht der Schnitt bei weiterer Austrocknung nicht hinaus. Und nimmt man
den Schnitt nicht zu groß, ist die Kräuselung fast niemals so stark, daß sie nicht
durch das nunmehr auffallende Deckglas ausgeglichen würde. Sobald das Deckglas, das den Glyzerin- resp. Zuckertropfen trägt, aufgefallen ist, wird das Präparat unter das Mikroskop gelegt, das man zweckmäßigerweise vorher einstellt.

Dieses ganze Verfahren ist so einfach und das hierbei gewonnene Bild
so schön und instruktiv, daß es mit großem Vorteil auch z. B. für Kurszwecke
angewendet werden könnte. Neben den luftgefüllten Knochenhöhlen und
Ausläufern, die sich in dem dünnen Schnitt auf dem weißen Untergrunde der
Grundsubstanz durch ihre zierliche, tiefschwarze Zeichnung wundervoll abheben, sieht man in den rot gefärbten osteoiden Säumen die totale Füllung
mit Gitterfiguren, ihr Zurücktreten u. a. m.

Will dieses Bild nicht recht herauskommen, so sind dafür einige Punkte
verantwortlich, die leicht abzustellen sind. Erstens nämlich: man hat die Austrocknung nicht vollkommen gemacht; dann sieht man die Gitterfiguren gewöhnlich nur in der P o m m e r - Zone, und die Füllung der Knochenhöhlen
ist unvollkommen. Oder aber man hat den unentfetteten Schnitt zu lange
in Alkohol resp. Chloroform gelassen, so daß das gelöste Fett in die Spalträume

eingedrungen ist; dann ist das ganze Bild weniger klar und einheitlich. Oder schließlich man hat in dem Präparat zu wenig kalkhaltigen lamellösen Knochen; ein gewisser Rest alter kalkhaltiger Kompakta gehört dazu, um alle Erscheinungen bei dieser Methode zur v o l l e n Geltung zu bringen. Deswegen eignen sich auch am besten zur Demonstration Rippen-, Femur- oder Humerusquerschnitte, Schnitte aus dem Schädeldach und ähnliches. An Schnitten, wo fast nur kalkloses, geflechtartig geordnetes Knochengewebe mit einigen kalkhaltigen Kernen vorhanden ist, wird das Bild nicht so klar und überzeugend. Es kommt dies daher, weil es nicht immer gelingt, die Luftfüllung in dem geflechtartig geordneten kalklosen Knochengewebe in einer für die Orientierung genügenden Zeit zu erhalten. Für diese Präparate ist die folgende LB-Methode die gegebene; sie liefert alles, was billigerweise verlangt werden kann.

b) Die alte K r u k e n b e r g sche Methode der Einschließung trockener Schliffe in erstarrendem Kanadabalsam, auf ausgetrocknete Gefrierschnitte angewandt, stellt nicht nur alle hier in Rede stehenden Einzelheiten in vollkommener Weise dar, sondern sie gibt auch, wie ich bei weiterer Fortführung der Untersuchungen fand, die Möglichkeit an die Hand, sich von der fibrillären Struktur des Knochengewebes, am kalklosen Knochen leicht und sicher zu überzeugen; sie gewährt die Möglichkeit, an vollkommen durch Salpetersäure entkalkten Schnitten ursprünglich kalkhaltiges ·von ursprünglich kalklosem Knochengewebe ohne Schwierigkeit zu trennen; sie verschafft, an g e g l ü h t e n Gefrierschnitten ausgeführt, mühelos einen genauen Einblick in den feineren Bau des kalkhaltigen Knochengewebes, der bislang nach dem Vorgange v. E b n e r s nur durch die Untersuchung schwierig herzustellender feinster Schliffe möglich war; und — wie ich in Parenthese bemerken möchte — wendet man sie auf den Knorpel an, so bietet sich auch hier die Möglichkeit, eine Vorstellung von der feineren Struktur desselben zu gewinnen.

Auch von A p o l a n t und B e r t s c h i n g e r war die gleiche Methode benutzt worden, und ihr wurden manche Vorteile gegenüber der Glyzerinmethode eingeräumt — Vorteile, denen aber als Hauptnachteil die schlechte Durchsichtigkeit solcher Präparate gegenüberstand. Dies trifft nun naturgemäß bei dünnen Gefrierschnitten nicht mehr zu; andererseits bietet diese Technik bei richtiger Ausführung den Vorteil, daß die Luftfüllung der trocknen Schnitte in jedem gewünschten Stadium abgestuft und auf längere Zeit erhalten werden kann.

Von Wichtigkeit ist es nur, daß man sich genau an die alten, von K r u k e n b e r g gegebenen Vorschriften hält; die von v. E b n e r angegebene Modifikation, der auch A p o l a n t und B e r t s c h i n g e r folgten, ist für unser Material nach meinen Erfahrungen nicht zu empfehlen.

Ich gebe das von mir ausgeprobte Verfahren im einzelnen an; es deckt sich im wesentlichen mit den Angaben K r u k e n b e r g s, die nunmehr 60 Jahre zurückliegen und wohl vielfach vergessen sein dürften.

Auf die Mitte eines Objektträgers und auf ein Deckgläschen kommt je ein kleiner Tropfen gewöhnlichen Kanadabalsams — nimmt man ihn zu groß, so wird die später erstarrende Schicht so dick, daß der Gebrauch der Ölimmersion unmöglich wird —, durch mehrfaches Erwärmen über der Flamme und Aufblasen werden beide Tropfen eingedickt, was bei einiger Übung zusammen etwa eine Minute in Anspruch nimmt. Etwaige Blasen vergehen bei der weiteren Prozedur gewöhnlich wieder von selber. Wenn nicht, führt man nach dem Erkalten den Objektträger resp. das Deckglas, mit dem Tropfen nach unten, nochmals kurz in die Flamme; alsdann platzen die an die Oberfläche gerückten Blasen sofort. Fängt der Balsam gelegentlich Feuer, so schadet dies an sich nichts, nur leidet der äußere Anblick der Präparate durch die zarte Rußbildung. Nach dem Erkalten bildet der Balsam auf Deckglas und Objektträger eine dünne, steinharte Auflagerung. Jetzt wird der Schnitt, der wie bei der L Gl-Methode behandelt wird, aus dem Chloroform auf den Objektträger n e b e n den Balsam gelegt, so daß aber überschüssiges Chloroform n i c h t mit dem Balsam in Berührung kommt. Vollständiges Austrocknen. Der trockne Schnitt wird jetzt mit der Pinzette a u f den Balsam des Objektträgers gelegt und das Deckglas mit dem Balsam heraufgelegt. Fürchtet man wegen der Kräuselung des Schnitts, daß das Deckglas den Schnitt nicht streckt, so kann man vorher die gegenüberliegenden Kanten mit zwei Fingern sanft gegen den Balsam des Objektträgers andrücken. Läßt man die Finger einige Augenblicke darauf ruhen, so genügt die Erwärmung, um den Schnitt für die Zeit auf dem Balsam zu fixieren, bis das Deckglas aufgelegt ist. Liegt alles gut, so wird das Präparat 1—2 Sekunden über die Flamme gehalten, bis der Balsam weich geworden ist, und es wird das Deckglas sanft angedrückt. Alsdann umschließt der Balsam den Schnitt, der aber zunächst noch weiß bleibt. Unter dem Mikroskop erscheint er noch vollständig schwarz und undurchsichtig. Bei Wiederholen der Prozedur beginnt der Schnitt sich an einigen Stellen eben aufzuhellen, und durch weiteres Vornehmen des gleichen Verfahrens kann man jeden erwünschten Grad der Luftfüllung erreichen, den man unter dem Mikroskop leicht kontrollieren kann.

Bei richtiger Anwendung erhält man auf diesem Wege Bilder, die den für die erste Beobachtung der L Gl-Präparate beschriebenen durchaus nahekommen. Außerdem aber ist hier die Luftfüllung auch an allen Abschnitten des vorhandenen g e f l e c h t a r t i g   g e o r d n e t e n kalklosen Knochengewebes ·in voller Ausdehnung sichtbar. Setzt man die Erwärmung usw. fort, so läßt sich·das Abklingen der Luftfüllung, das bei der Glyzerineinbettung so überaus rasch erfolgt, in allen Stadien in Muße beobachten. Man erkennt das Vorhandensein der Knochenhöhlen neben den gittrigen Figuren; man findet Bilder, die für die Deutung der vermeintlich erweiterten Knochenhöhlen eine Rolle spielen u. a. m. Hierbei läßt sich auch die fibrilläre Struktur des Knochengewebes, die Anordnung und Richtung der Fibrillen u. a. m. an den osteoiden Säumen auf das schönste erkennen. Besser als alle Worte zeigt diese Verhältnisse ein Blick auf die Figg. 5 und 6, Taf. X.

Die eben geschilderten Bilder beziehen sich auf O- und P_1-Präparate. Die gleiche Methode auf P_2- und E-Präparate angewandt, zeigt die fibrilläre Struktur des g e s a m t e n Knochengewebes sehr deutlich; die bewirkte Zeichnung verdeckt die Knochenhöhlen vollkommen, und mit dem Verlöschen der gittrigen Luftfüllung durch Eindringen des Balsams schwindet meist auch die Luftfüllung der Knochenhöhlen gleichzeitig. Manchmal verschwindet die fibrilläre Zeichnung rascher — dann treten die luftgefüllten Knochenhöhlen an einzelnen Stellen klar und scharf heraus; ein anderes Mal verschwindet erst die Luftfüllung in den Knochenhöhlen und in ihrer unmittelbaren Umgebung — dann treten rundliche Lücken in der fibrillären Zeichnung auf.

Ganz anders verhalten sich höchst bemerkenswerter Weise S-Schnitte, sowohl SG-, wie SC-Schnitte. Wendet man die Methode von K r u k e n b e r g auf normale Femurrinde, nach S c h a f f e r entkalkt, an, so sieht man, ebenso wie an dem übrigen Material, n i c h t s v o n d e n f i b r i l l ä r e n N e t z e n wie bei der P₂- und E-Entkalkung. Beim Aufhellen der Schnitte treten im Gegenteil g e n a u w i e b e i d e n K n o c h e n m i t g e s c h l o s s e n e m K a l k g e h a l t d i e K n o c h e n h ö h l e n u n d i h r e A u s l ä u f e r h e r a u s , w ä h r e n d d e r G r u n d v ö l l i g k l a r u n d d u r c h - s i c h t i g w i r d. Nur die lamelläre Struktur wird z. B. bei den H a v e r s - schen Systemen durch Abwechseln von hellen und dunkeln Ringen in einem bestimmten Stadium der Aufhellung deutlich sichtbar. Aber auch wenn diese Zeichnung verschwunden ist, auch wenn die Grundsubstanz z. B. eines H a v e r s schen Systems vollkommen durchsichtig und strukturlos ist, sind die Knochenkörperchen in ihrer konzentrischen Anordnung und mit ihren radiären Ausläufern vollkommen schwarz auf das schönste sichtbar. Es verhält sich in der Tat der S-Knochen in dieser Beziehung fast genau so wie der O-Knochen oder wie trockne Schliffe. Erst später fand ich eine kurze Notiz von F l e m m i n g¹), der im Jahre 1886 darauf hinwies, daß man auch salpeter-säureentkalkten Knochen zur Luftfüllung der Knochenhöhlen mit Vorteil benutzen könne. Nur gab F l e m m i n g eine recht umständliche, tagelang dauernde Methode an, um die Schnitte während der Austrocknung gestreckt zu erhalten. Nimmt man nicht zu große Schnitte, so z. B. nur ein Viertel der Femurrinde, so ist dies umständliche Verfahren nach meinen Erfahrungen nicht nötig; es gelingt vielmehr, in der oben von mir beschriebenen Weise fast stets den Schnitt glatt zur Einbettung zu bekommen.

Worin dies unterschiedliche Verhalten des S-Knochens begründet ist, ist nicht leicht zu sagen. Hierauf werde ich später ausführlicher einzugehen haben.

Wendet man nun die LB-Methode, um sich über die Natur etwaiger Spalträume zu orientieren, auf g e g l ü h t e O-Schnitte an, so kann man sich mit großer Leichtigkeit von der Existenz der Bilder überzeugen, die v. E b n e r mit so großer Mühe an feinsten geglühten Schliffen erhalten hat. Man vergleiche hierzu die Figg. 9 und 10, Taf. X. Über die Übereinstimmung dieser Figuren mit den luftfüllbaren Spalträumen des kalklosen Knochens werde ich später ausführlicher sprechen.

Das Glühen der Schnitte selber ist außerordentlich einfach. Man legt einen O-Schnitt oder auch, was aber nicht ganz so gut geht, einen P₁-Schnitt

---

¹) F l e m m i n g , W., Surrogate für Knochenschliffe. Zeitschr. f. wissensch. Mikroskopie, Bd. III, S. 47, 1886.

auf einen Objektträger und diesen auf ein Drahtnetz; zunächst vorsichtiges Erwärmen; dann läßt man den Bunsen-Brenner unter dem Objektträger stehen. Man sieht, wie der Schnitt schwarz wird, sich krümmt usw. Nach fünf Minuten etwa ist er schon wieder größtenteils weiß geworden, und nach etwa zehn Minuten ist das Glühen beendigt. der kalkhaltige Anteil des Knochens ist als schneeweißes Blättchen zu sehen. Bei diesem Glühen springt wohl der Schnitt manchmal in zwei oder mehrere Stücke: es bleiben aber immer noch genügend große Stücke zur Untersuchung übrig. Nur sind diese begreiflicherweise außerordentlich brüchig, so daß man sie, ohne sie wieder zu zertrümmern, nur so auf den harten Balsam bringen kann, daß man sie von dem schräg gestellten Objektträger auf den Balsamtropfen des zweiten Objektträgers hinübergleiten läßt. Das weitere Verfahren gestaltet sich genau wie vordem angegeben.

3. Über das Zustandekommen und die Morphologie der Gitterfiguren.

Die orientierenden Voruntersuchungen legten mir den Gedanken nahe. daß es sich bei den durch Luftfüllung entstehenden Gebilden nicht um einheitliche Dinge handele. Manche innerhalb des kalkhaltigen Knochengewebes sichtbare, unregelmäßig geformte, massige, schwarze Gebilde. wie sie z. B. auch von M e y e r abgebildet wurden, lassen auch beim Abblassen keine Struktur erkennen; sie machen den Eindruck von Luftansammlungen, die an Rauhigkeiten der Oberfläche haften geblieben sind und sich in ihrer Konfiguration in rohen Zügen der Struktur des Knochengewebes anpassen. Manchmal stieß ich auch an einer Kittlinie auf schalenförmige schwarze Gebilde, wie sie auch von v. R e c k l i n g · h a u s e n beschrieben wurden, und hier konnte ich dann leicht eine ausgesprochene Niveaudifferenz der die Kittlinie zusammensetzenden Knochenabschnitte feststellen. Zum Unterschiede hiervon ließen die eigentlichen G i t t e r f i g u r e n ihre Struktur namentlich beim Abblassen im allgemeinen gut erkennen. Aber erst bei der Untersuchung von G e f r i e r s c h n i t t e n war es möglich, in die Details der Phänomene einzudringen.

a) Befunde bei Anwendung der Luftmethoden.

Ich beginne mit der Schilderung der Bilder, die ich bei der L Gl- und L B-Methode in M I O- und M I P-₁Präparaten erhielt, weil aus ihnen schon die wichtigsten Tatsachen zur Aufklärung der ganzen Verhältnisse sich ergeben.

Bei der Untersuchung eines ausgetrockneten dünnen Gefrierschnittes der unentkalkten oder unvollkommen nach P o m m e r entkalkten osteomalazischen Rippe fand ich nach der Einbettung in Glyzerin das folgende Bild:

Man sieht im kalkhaltigen Knochengewebe die Knochenhöhlen in idealer Weise mit allen Ausläufern aus der farblosen Grundsubstanz hervortreten und hier und da in ihm ein meist kurzes und schmales Gitter. In einer ganz ungeahnten Reichhaltigkeit finden sich aber die Gitter in der Umgebung der Markräume und Gefäßkanäle, d. h. an den Stellen, wo durch v e r g l e i c h e n d e Karminfärbung die Anwesenheit osteoider Säume festgestellt worden war. Man kann sagen, daß kaum ein Punkt vorhanden ist, wo nicht auch an der Stelle der osteoiden Säume Gitter liegen. Sie reichen nicht bis an den Markraum heran, sondern lassen einen verschieden breiten Saum markraumwärts frei. Sie bilden daher in diesem Stadium des Präparats langgestreckte dunkle Säume und geschlossene Ringe. Dabei sind die Gitter entsprechend der Feinheit der Schnitte von einer überraschenden Klarheit und lassen ihre Zusammensetzung aus sich rechtwinklig oder spitzwinklig kreuzenden Stäben, entsprechend der Fibrillenrichtung, auf das deutlichste erkennen. Das ganze Bild gleicht, wie aus der Beschreibung hervorgehen dürfte, etwa den von H a n a u - B e r t - s c h i n g e r beschriebenen Befunden.

Erst die weitere Beobachtung dieser Bilder führte auf Befunde, die mit den Angaben B e r t s c h i n g e r s nicht mehr vereinbar waren, und die die Anschauung v. R e c k l i n g h a u s e n s als nicht haltbar erkennen ließen.

Sehr rasch nämlich ändert sich das Bild unter den Augen des Beobachters: die Gitter verschmälern sich zusehends, indem sie sich nach dem kalkhaltigen Knochen hin zurückziehen. Diese Erscheinung kann man am besten vergleichend so bezeichnen, daß die Gitter vom freien Rande her „einschmelzen", während die dem axialen Teile zugekehrte Seite unverändert bleibt. Auftretende feinste Luftbläschen über dem Bezirk des Einschmelzens lassen über die Natur dieses Vorgangs keinen Zweifel.

Dieser Umstand, zusammen mit der Tatsache, daß die von der Gitterbildung zunächst freibleibenden Säume doch erheblich schmaler erschienen, als die vordem bei der Karminfärbung gesehenen osteoiden roten Säume, veranlaßten mich, die gleiche Untersuchung an karminvorgefärbten Präparaten anzustellen. Hier ließ sich nun sofort mit absoluter Sicherheit stets und ohne Ausnahme erkennen, daß i m G e g e n s a t z z u d e n A n g a b e n v. R e c k l i n g h a u s e n s u n d a l l e r ü b r i g e n A u t o r e n d i e G i t t e r z u m g r ö ß t e n T e i l i n n e r h a l b d e s o s t e o i d e n, i n t e n s i v r o t g e f ä r b t e n G e w e b e s l i e g e n, und daß sie nur mit einem kleinen Randteil in den ungefärbten kalkhaltigen Knochen hinüberreichen.

Diese Topographie der Gitterfiguren ergibt sich nicht allein von vornherein aus dem Durchschimmern des roten Grundes, sowie aus der Schmalheit der von den Gittern nach dem Markraum zu freigelassenen roten Randsäume, die in gar keinem Verhältnis zu der bekannten Breite der osteoiden Säume stehen, sondern ganz besonders auch dadurch, daß bei dem bereits erwähnten Zurücktreten der Gitterfiguren nach dem kalkhaltigen Knochen zu der von Gitterbildung unter unsern Augen freiwerdende Abschnitt sich als karmingefärbt erweist.

Wenn nun bei dem ersten Zusehen der größere Teil der kalklosen Säume luftgefüllte Spalträume zeigte, und die Luftfüllung bei der weiteren Beobachtung nach dem kalkhaltigen Anteil zu einschmolz, so ließ sich vermuten, daß es sich bei diesen Bildern um eine dem k a l k l o s e n K n o c h e n g e - g e w e b e g a n z a l l g e m e i n bei der Luftfüllung zukommende Erscheinung handelte, deren völlige Ausbreitung nur deshalb nicht beobachtet wurde, weil der Schnitt zu einer Zeit untersucht wurde, wo s c h o n e i n T e i l d e r L u f t m a r k w ä r t s e n t w i c h e n w a r.

Ich wiederholte daher die Versuche, indem ich erstlich auf die völlige Austrocknung der Schnitte großen Wert legte und dann das Präparat u n - m i t t e l b a r nach dem Auffallen des den Glyzerintropfen tragenden Deckgläschens untersuchte. Meine Erwartungen wurden nicht getäuscht. Unter diesen Bedingungen sah ich sehr häufig, daß nicht allein, wie bisher beschrieben, an dem weitaus größten Teil des osteoiden Gewebes die Gitterbildung auftritt, sondern daß i m e r s t e n A u g e n b l i c k d i e g a n z e n ü b e r h a u p t v o r h a n d e n e n o s t e o i d e n S ä u m e b i s a n d e n M a r k r a u m h e r a n v o n d i c h t e r G i t t e r b i l d u n g e r f ü l l t s i n d.

Ein Bild dieses Zustandes ist in Fig. 1, Taf. X wiedergegeben. Es reicht jedoch die Zeichnung an die Schönheit und Zierlichkeit des mikroskopischen Bildes nicht heran; wie die Knochenhöhlen und Ausläufer, sind auch die Gitter bei der Dichte und Feinheit der sie zusammensetzenden Linien außerordentlich schwer zeichnerisch wiederzugeben.

In dieser Figur sieht man angedeutet, was häufig beobachtet werden konnte, daß nämlich auch im Innern des kalkhaltigen Knochens gittrige Figuren auftreten, die denen der Randsäume durchaus wesensgleich sind. Es läßt sich sofort erkennen, daß ein Teil derselben dadurch entsteht, daß die osteoiden Säume von darunter oder darüber liegenden Gefäßkanälen resp. Markräumen tangential angeschnitten wurden. Ein anderer Teil besteht entsprechend den Beschreibungen von v. R e c k l i n g h a u s e n aus konzentrischen Halbkreisen oder Kreisabschnitten, die parallel den osteoiden Säumen, namentlich dort, wo diese tief einschneidende Buchten auskleiden, verlaufen. Sofort erinnert man sich an die Beobachtungen P o m m e r s, daß in solchen Fällen die Verkalkung des Knochengewebes oft unregelmäßig erfolgt, so daß hier zuweilen kalklose (karminfärbbare) Lamellenzüge mit partiell verkalkten und völlig verkalkten in unregelmäßiger Weise abwechseln. Die Lokalisation und Form der im Innern des kalkhaltigen Knochens auftretenden Gitter vom Typ der Gitter II im einzelnen anzugeben, würde auf eine Wiederholung der von P o m m e r gelieferten topographischen Beschreibung der innerhalb des kalkhaltigen Knochens vorhandenen Inseln oder vermeintlichen Inseln kalklosen und partiell verkalkten Knochengewebes hinauslaufen.

Sehr rasch wandelt sich nun dieses Bild durch Einschmelzen der Gitter von den freien Rändern her in die Bilder um, die ich zuerst beschrieb, und von hier aus lassen sich auch die weiteren Stadien der Einschmelzung leicht verfolgen. Hierbei lassen sich manche Einzelheiten beobachten, die namentlich mit Rücksicht auf die Angaben v. R e c k l i n g h a u s e n s recht interessant sind, und die durch die Fig. 2 bis 4 Taf. X illustriert werden sollen.

Schon bei voller Ausbildung der Gitter lassen sich hier und da durchschimmernde dunklere Stellen finden, die die Existenz luftgefüllter Knochenhöhlen vermuten lassen (Fig. 2, Taf. X). Bei dem Zurücktreten der Gitter werden nun hier und da die Knochenhöhlen in dem roten Saum samt ihren Ausläufern in voller Schönheit sichtbar, da sich in ihnen die Luftfüllung meist eine kurze Spanne länger erhält (Fig. 3, Taf. X). Doch sehr rasch schwinden auch sie. Es entstehen so schmalere Säume und Ringe, die auf die Grenzzone selber beschränkt sind und zum Teil noch im osteoiden Gewebe, zum Teil in der angrenzenden ungefärbten P o m m e r - Zone liegen, während in dem roten Hauptteil des osteoiden Gewebes nur mehr die abgeblaßten Knochenkörperchen erkennbar sind (Fig. 4, Taf. X).

Wiederum nach ganz kurzer Zeit ändert sich das Bild weiter, indem die schmalen Säume, Ringe und Streifen sich noch weiter zurückziehen und hier und da durchbrochen werden, dadurch, daß an manchen Stellen das Gitter ganz schwindet. So finden sich dann statt der zusammenhängenden Gebilde reichliche, nebeneinander liegende, auf die P o m m e r - Zone und besonders auf ihren ungefärbten Anteil lokalisierte Gitter neben den spärlicheren Gittern und den luftgefüllten Knochenhöhlen innerhalb der kalkhaltigen Knochensubstanz selbst, während gleichzeitig die osteoiden roten Säume homogen erscheinen und nichts mehr von gefüllten Knochenkörperchen oder Spalträumen erkennen lassen. In diesem Zustande erhalten sich die Glyzerinpräparate einige Zeit fast unverändert. U n d   d i e s e r   Z u s t a n d   d e r   L u f t f ü l l u n g   m u ß   e s   g e w e s e n   s e i n ,   d e r   d e n   B e o b a c h t u n g e n   u n d   D e u t u n g e n   v .   R e c k l i n g h a u s e n s   z u g r u n d e   g e l e g e n   h a t . Darauf vornehmlich baute v. R e c k l i n g h a u s e n seine Anschauungen von dem F e h l e n der Spalträume und der Knochenhöhlen in den kalklosen Säumen und dem A b s c h l u ß der Ausläufer des kalkhaltigen Knochens gegen den kalklosen Saum auf.

Schließlich schwinden zusammen mit den Knochenkörperchen der kalkhaltigen Teile auch alle noch vorhandenen Gitterzeichnungen.

Richtet man nun sein Augenmerk auf die in den M I-Präparaten vorhandenen Züge g e f l e c h t a r t i g   g e o r d n e t e n Knochengewebes, so sieht man in vielen Fällen bei unmittelbarer Beobachtung überall da, wo solches Gewebe vorhanden ist, luftgefüllte Spalträume, die entsprechend den sich wirr durchflechtenden Fibrillen hier ein d i c h t e s   F i l z w e r k , eine Art Rasen bilden. Wir wollen diese Figuren gegenüber den oben erwähnten Gitterfiguren als R a s e n f i g u r e n bezeichnen. Überall da, wo inmitten der Züge schon kalkhaltige Bezirke liegen, entspricht die Anordnung der Rasenfiguren der für die Gitterfiguren angegebenen Lokalisation. Sie füllen im ersten Augenblick den ganzen kalklosen Anteil aus und reichen nur mit einem schmalen Saum in den kalkhaltigen ungefärbten axialen Teil hinein. Der ganze Vorgang des Luftaustritts vollzieht sich im geflechtartig geordneten Knochengewebe prinzipiell genau so wie im lamellös geordneten, nur noch erheblich rascher, was bei der Zahl und Größe der Knochenkörperchen in diesem Gewebe nicht wundernehmen kann.

Es kommt daher häufig vor, daß man auch beim ersten Zusehen nicht mehr ganz luftgefüllte kalklose Züge antrifft, daß sich die Gitter schon überall nach der Mitte zurückgezogen haben. Manchmal sieht man zum größten Teil nur noch die luftgefüllten Knochenhöhlen, und auch diese sind vielfach im Begriff, die Luft austreten zu lassen, und gewinnen hierdurch stark verzerrte Formen.

Diese ganzen Verhältnisse lassen sich mit viel größerer Muße an den gleichen Schnitten studieren, wenn man sie, wie oben ausgeführt, nach der

Krukenbergschen Methode behandelt. Man hat dann die Möglichkeit, jedes Stadium der Luftfüllung zu erzielen und auf längere Zeit zu fixieren.

Untersucht man einen ausgetrockneten MIO-Schnitt nach Krukenberg - Einbettung ohne weitere Behandlung, oder nachdem durch leichte Erwärmung und Druck nur erst der eben warm gewordene Balsam sich um das Präparat herumgelegt hat, so erscheint das Knochengewebe überall schwarz. Wie schon von Krukenberg für Schliffe ausgeführt wurde, kommt dies dadurch zustande, daß nicht nur sämtliche Knochenhöhlen und Kanäle der Schnitte mit Luft gefüllt sind, sondern daß auch die zahlreichen Unregelmäßigkeiten der Oberfläche so ausgedehnte Lichtbrechungen bewirken, daß der Schnitt für durchfallendes Licht undurchsichtig bleibt. Gerade darin bestand der große Fortschritt der von Krukenberg eingeführten Methode, daß durch den engen Anschluß des warmen Balsams an die Knochenoberfläche alle diese Unregelmäßigkeiten in ihrer störenden optischen Wirkung beseitigt wurden.

Gibt man nun dem wieder erwärmten Balsam Gelegenheit sich auszubreiten, so ist die nächste Folge, daß er sich an die Unregelmäßigkeiten der Oberfläche anpaßt, hier die verschieden gestaltete Luftschicht verdrängt und so die optischen Hindernisse für die Durchsichtigkeit aus dem Wege räumt: die Folge ist die Aufhellung der Schnitte. Diese erfolgt jedoch zunächst nur an den kalkhaltigen Anteilen der Präparate. Hier wird bei genügender Aufhellung die Grundsubstanz vollkommen durchsichtig, und nur die Knochenkörperchen heben sich durch ihren Luftgehalt und ihre schwarze zierliche Zeichnung aus der weißen Grundsubstanz heraus. Alles kalklose Gewebe bleibt jedoch im Gegensatz hierzu zunächst vollkommen schwarz, und mehrfach lassen die schwarzen Bezirke schon erkennen, daß sie sich aus dichtgedrängten schwarzen Linien zusammensetzen. Dieses Verhalten gilt ebenso für das geflechtartig geordnete, wie für das lamellös geordnete Knochengewebe. Alle kalklosen Züge des Knochengewebes ersterer Art sind vollkommen schwarz durch dichte Erfüllung mit wirr angeordneten schwarzen Linien. Sobald die Aufhellung überhaupt einen Einblick in die Struktur dieser schwarzen Gebilde gestattet, zeigt es sich, daß die Zeichnung den eben erwähnten Rasenfiguren entspricht. Bei G_1 Fig. 5, Taf. X ist eine solche Stelle gezeichnet.

Man erhält also auf diese Weise das Bild, wie es für die unmittelbare Beobachtung der L Gl-Präparate beschrieben wurde. Unterbricht man jetzt das weitere Eindringen des Balsams und hebt den Schnitt kühl auf, so erhält man Wochen und Monate hindurch haltbare Dauerpräparate dieses Zustandes. Darüber, daß die durch Bestehenbleiben der Luftfüllung in den kalklosen Abschnitten entstehenden Figuren mit den bei der Gl-Methode erhaltenen Gitterfiguren und Rasenfiguren übereinstimmen, kann ein Zweifel nicht bestehen: ebensowenig darüber, daß sie in ihrem Wesen mit den oben als Gitter II bezeichneten Figuren der früheren Autoren identisch sind.

Zwischen diesen beiden Stadien — totale Schwärzung einerseits und dem bei der L Gl-Methode erhaltenen Bild (völlige Aufhellung des kalkhaltigen

Knochens bis auf Knochenhöhlen und Ausläufer, schwarze gittrige Luftfüllung des kalklosen Gewebes) andererseits — liegen nun Zwischenstufen, die in ihrer Gestaltung von Niveaudifferenzen der Oberfläche abhängig sind, und die im Zusammenhang mit entsprechenden Bildern bei der Kohlensäurefüllung den Schlüssel für das Verständnis der in den einleitenden Ausführungen als Gitter I bezeichneten Figuren geben.

Beginnt nämlich die Aufhellung, so erfolgt sie nicht in allen Teilen des kalkhaltigen Knochens gleichmäßig, sondern es werden zunächst in dem Gebiet der zunehmenden Aufhellung d i e L a m e l l e n z ü g e d e r l ä n g s - g e t r o f f e n e n F i b r i l l e n d u r c h s i c h t i g, während die Lamellen, deren Fibrillen q u e r getroffen sind, noch dunkel bleiben. Hierdurch wird erstlich einmal die lamellöse Zeichnung deutlich; dann aber sieht man bei weiterer Aufhellung, daß die dunkleren Züge sich aus z a h l r e i c h e n f e i n s t e n r u n d e n u n d l ä n g l i c h e n T r ö p f c h e n z u s a m m e n s e t z e n. So sieht man manchmal innerhalb eines völlig aufgehellten Gebietes, das nur noch die Knochenkörperchen und Ausläufer aufweist, hier und da dunkle Linien, die sich bei stärkerer Vergrößerung als solche Tröpfchen erweisen, die im Verlaufe e i n e s Lamellenzuges mit quergetroffenen Fibrillen auftreten. Ist diese Zeichnung über ein größeres Gebiet ausgedehnt, so entstehen Bilder ganz ähnlich dem, das in Fig. 7, Taf. X für die nach der KZ_s-Methode behandelten Schnitte gezeichnet ist. Nur sind die Einzelheiten nicht so zart wie dort. Auf diese Bilder und ihre Deutung komme ich später noch zurück.

Treibt man nun aber das Eindringen des Balsams noch über das der ersten L Gl-Beobachtung entsprechende Stadium hinaus, so ist die nächste Folge, daß auch die schwarzen Bezirke kalklosen Knochens sich aufzuhellen beginnen. Man erkennt dies daran, daß bei karmingefärbten Präparaten das Rot des kalklosen Knochengewebes mehr und mehr durchzuschimmern beginnt und gleichzeitig d i e f i b r i l l ä r e S t r u k t u r d e s k a l k l o s e n K n o c h e n - g e w e b e s m i t ü b e r r a s c h e n d e r D e u t l i c h k e i t z u t a g e t r i t t.

Hier macht sich ein kleiner Unterschied der L B-Methode gegenüber der L Gl-Methode geltend. Während bei letzterer die Luftfüllung der kalklosen Säume so schwindet, daß der Gittersaum vom freien Rande her sozusagen einschmilzt, d. h. daß der äußere Teil in zunehmender Ausdehnung sich völlig aufhellt, während nach dem kalkhaltigen Knochen zu die Zeichnung fast unverändert bleibt (vgl. Fig. 2 bis 4, Taf. X), liegen bei der L B-Methode die Verhältnisse insofern etwas anders, als hier die Aufhellung zunächst über den ganzen Saum gleichmäßig erfolgt, wodurch eben gerade die Sichtbarmachung der fibrillären Struktur erzeugt wird; dann erst erfolgt das Schwinden dieser zierlichen Zeichnung in der gleichen Weise wie bei der Gl-Methode, durch Einschmelzen vom Rande her. Eine gute Illustration hierfür gibt, wie ich glaube, die Fig. 6, Taf. X. Sie ist einem M II P_1 C-Schnitt entnommen. Der Schnitt wurde mit Hämalaun vorgefärbt; Nachbehandlung mit Salzsäurealkohol entfernte das Hämalaun aus dem kalklosen Knochen (OKn), während der kalkhaltige Knochen (K Kn) leicht gefärbt blieb. Nachfärbung mit Ammoniakkarmin färbte das kalklose Knochengewebe rot. Nach der L B-Methode weiter behandelt. Man erkennt nun in dem gezeichneten Abschnitte die folgenden Einzelheiten: die Mitte wird eingenommen von einem Kern geflechtartig geordneten, völlig verkalkten Knochengewebes, das zahlreiche ungeordnete, gut injizierte Knochenhöhlen einschließt. Bei O Kn findet sich eine Neuauflagerung lamellösen Knochengewebes; der eine Lamellenzug geht der Achse des Bälkchens parallel, der andere kreuzt sie, wofür die gezeichneten kammähnlichen Figuren der optische Ausdruck sind. Auf der anderen Seite (OKn¹) findet sich eine Auflagerung geflechtartig geordneten Knochengewebes. In den lamellös geordneten Knochensäumen sind die Knochenkörperchen in typischer Anordnung erkennbar; in dem anderen Saum haben sie, wie dies zuweilen geschieht, schon relativ frühzeitig den Luftgehalt verloren. Was auch an letzter Stelle aus der Zeichnung hervorgeht, ist die Tatsache, daß in der P o m m e r - Zone die Gitterfiguren ganz besonders dicht und ungeordnet liegen, was von dem später zu beschreibenden Bau dieser Zone abhängig ist.

Ganz besonders geeignet sind nun die L B-Präparate zum Studium der ·Erscheinungen, die sich beim Abklingen der Luftfüllung im geflechtartig geordneten Knochengewebe einstellen, erstlich deswegen, weil diese Erscheinungen, wie schon erwähnt, bei der L Gl-Methode manchmal gar nicht zu Gesicht kommen, da die Luft hier allzu rasch entweicht, und ferner weil man häufig in einem Präparat, manchmal in einem Gesichtsfeld, die verschiedenen Stadien des Luftaustritts nebeneinander beobachten kann. Einen solchen Fall stellt z. B. die Fig. 5, Taf. X dar, die von einem Präparat eines anderen Rippenabschnittes des Falles 1 entnommen ist. Auch hier findet sich zunächst eine Aufhellung der schwarzen Züge, die dann die Zusammensetzung der schwarzen Zeichnung aus sich wirr durchflechtenden Linien deutlicher erkennen läßt (Fig. 5, Taf. X, G₁). Dann tritt die Zeichnung allmählich nach der Mitte hin zurück, so daß ringsum ein schmaler roter Saum frei wird; hier und da sieht man jetzt schon Knochenkörperchen durch das Gewirr hindurchschimmern (Fig. 5, Taf. X, G₂). Bei weiterem Zurücktreten der Rasenfiguren werden nun nicht selten wohlgeformte, völlig luftgefüllte Knochenhöhlen (Fig. 5, Taf. X, J. Knkp) inmitten des roten Knochengewebes sichtbar. Daneben findet sich aber jetzt häufig eine Zeichnung, die besonders mit Rücksicht auf die von A p o l a n t abgebildeten „erweiterten Knochenhöhlen mit Neubildung von Kanälen in der Umgebung" von hohem Interesse ist. Es zeigt sich nämlich, daß häufig aus dem zentralen dichten Rasen Fortsätze herausstehen, die im ganzen starren Spießen vergleichbar sind, die sich aber bei stärkerer Vergrößerung als sich kreuzende feinste Linien erweisen (Fig. 5, Taf. X, G₂). Mit Rücksicht auf die oben (Fig. 6, Taf. X) beschriebenen und abgebildeten Figuren dürfte es einem Zweifel nicht unterliegen, daß es sich hier um R e s t e d e r u r s p r ü n g l i c h t o t a l e n R a s e n b i l d u n g, also um Luftfüllung der Spalträume des geflechtartig geordneten Knochengewebes handelt, die sich um ein ebenfalls luftgefülltes Knochenkörperchen herum gruppieren. Beim weiteren Abklingen der Luftfüllung gewinnen oft die Knochenkörperchen dadurch besonders plumpe Formen, daß sich die Luft über ihnen zu sammeln beginnt (G₄); manchmal werden schon die Zeichen der Blasenbildung inmitten eines solchen Knochenkörperchens sichtbar. Schließlich verschwindet die

ganze Luftfüllung, und man sieht nur noch die gewöhnlichen blassen Knochenhöhlen in dem roten Knochengewebe. Auf die Übereinstimmung dieser beim
V e r s c h w i n d e n d e r L u f t f ü l l u n g entstehenden Figuren mit den
von A p o l a n t gezeichneten Bildern, die er als E r w e i t e r u n g p r ä -
f o r m i e r t e r H ö h l e n und N e u b i l d u n g v o n K a n ä l e n in der
Umgebung deutete, habe ich später ausführlich hinzuweisen.

Wenn nun das Auftreten gittriger Luftfüllung eine charakteristische
Erscheinung des kalklosen Knochengewebes darstellt, so war hiermit den weiteren Untersuchungen die Richtschnur gegeben. Es lag nahe, zu untersuchen,
inwieweit k ü n s t l i c h k a l k l o s g e m a c h t e s K n o c h e n g e w e b e
die gleichen Erscheinungen zeigte. Dies erschien um so notwendiger, als
dadurch auch die Folgerungen, die A p o l a n t aus seinen Entkalkungsversuchen zog, einer Prüfung unterzogen werden konnten.

Ich benutzte hierzu P_2-, E- und S-Präparate und unterzog sie der L Gl-
und L B-Methode. Hierbei ergab sich Folgendes:

Ganz zum Unterschiede von den O- und P_1-Präparaten z. B. des M I
zeigt sich bei P_2-Präparaten, unter Anwendung der L Gl-Methode kein Unterschied mehr zwischen dem ursprünglich kalkhaltigen und dem ursprünglich
kalklosen Anteil. I s t d i e E n t k a l k u n g w i r k l i c h v o l l k o m m e n,
so ergibt sich bei der L Gl-Behandlung das überraschende Bild, daß jetzt d e r
g a n z e K n o c h e n, d e r u r s p r ü n g l i c h v e r k a l k t e e b e n s o
w i e d e r k a l k l o s e A n t e i l, g a n z d i f f u s d i e d i c h t e s t e
G i t t e r b i l d u n g e r k e n n e n l ä ß t, die sich vordem nur an dem
osteoiden Anteil darstellen ließ. Diese Gitterbildung ist naturgemäß sehr
vergänglich; sie ist daher nicht immer über das ganze Präparat hin
gleichmäßig zu erhalten, weil hier und da schon rasch die Aufhellung
erfolgt. Auch hier vollzieht sich der Luftaustritt vom Rande der Markräume her, ohne aber daß jetzt — vollkommene Entkalkung vorausgesetzt
— an der Grenzzone eine Verzögerung der Luftentweichung stattfände, wie
für die unentkalkten und unvollkommen entkalkten Schnitte angegeben
wurde. Noch während vom Rande her der Luftaustritt vor sich geht, bemerkt
man auch im Innern der ursprünglich kalkhaltigen Abschnitte die Zeichen des
Luftaustritts, und zwar erfolgt dieser stets in der Form regelmäßiger, sich langsam vergrößernder Kreise, in deren Mitte dann immer ein abgeblaßtes Knochenkörperchen zu erkennen ist. Durch Zusammenfließen der sich vergrößernden
Kreise entstehen größere Flächen; bei weiterer Vergrößerung scheint
eine gewisse Abhängigkeit von der Formation der Lamellensysteme vorhanden
zu sein. Jedenfalls ist die Übereinstimmung des ganzen Vorganges der Luftfüllung zwischen diesem künstlich „osteoid" gemachten Knochengewebe und dem
ursprünglich osteoiden der früheren Präparate unverkennbar.

Benutzt man nun Präparate, die noch nicht g a n z vollkommen entkalkt
sind, so erhält man hier Bilder wie bei den P_1-Präparaten, nur daß hier im
kalkhaltigen Knochen v e r s t r e u t, manchmal auch zu kleineren Flächen
zusammengeordnet, sich kreuzende dunkle Linien und Strichelchen, sowie
punktförmige Figuren auftreten, die in ihrer dichten Zusammensetzung den
Bildern der Luftfüllung der P_2-Präparate durchaus nahe kommen.

Anders liegen die Dinge bei der Anwendung der L Gl-Methode auf E- und S-Präparaten; hier gelang es mir nicht, eine Luftfüllung zu erzielen, weil das Eindringen des Glyzerins momentan erfolgt.

Was durch die L Gl-Methode nicht möglich war, erreichte ich aber sehr leicht durch die L B-Methode. Nach dieser Methode behandelte M I E- resp. M II E-Schnitte zeigten eine dichte gittrige, gleichmäßige Luftfüllung des gesamten Knochengewebes, die im allgemeinen etwas zarter erschien als die Luftfüllung der P_2-Gl-Präparate. Auch hier erfolgte die Aufhellung an den Rändern, unter raschem Zarter- resp. Durchsichtigwerden der gittrigen Zeichnung, dem dann rasch das gleichmäßige Verschwinden folgt.

Ganz anders waren zu meiner Überraschung die Bilder, die ich bei der L B-Methode von S-Präparaten erhielt. Hier entspricht merkwürdigerweise, wie ich schon bei den Angaben über die Technik kurz erwähnte, der g a n z e Vorgang fast vollständig den O-Präparaten, d. h. die Aufhellung erfolgt hier zunächst nur im ursprünglich kalkhaltigen Anteil, so daß zu einer bestimmten Zeit der Untersuchung der u r s p r ü n g l i c h k a l k h a l t i g e A n t e i l d u r c h s i c h t i g i s t und nur die Zeichnung der Knochenkörperchen aufweist, während alles u r s p r ü n g l i c h k a l k l o s e G e w e b e d u r c h L u f t f ü l l u n g s c h w a r z b l e i b t. Neben den Knochenkörperchen sieht man im ursprünglich kalkhaltigen Anteil bei nicht zu starker Aufhellung zunächst auch die Lamellenzeichnung verhältnismäßig deutlich. Wenn auch die Bilder nicht den für die O-Präparate geschilderten vollauf entsprechen, so sieht man doch, daß die Lamellen quergetroffener Fibrillen sich als dunklere Linien gegen die der längsgetroffenen abheben. Über dieses eigenartige Verhalten der S-Präparate werde ich später noch mehr zu sagen haben.

b) B e f u n d e b e i A n w e n d u n g d e r K o h l e n s ä u r e m e t h o d e n.

Über die Anwendbarkeit der K-Methoden für feine Schnitte verschiedener Bereitung im allgemeinen habe ich bereits gesprochen. Ich erwähnte auch bereits, daß diese Methoden den Luftmethoden nicht ohne weiteres gleich zu setzen sind, wie dies von allen früheren Untersuchern geschehen ist. Nur A p o - l a n t berührte kurz diesen Punkt, indem er angab, daß die Luftfüllung viel vollständiger sei als die Kohlensäurefüllung und oft sehr ausgesprochen auftrete, wenn die K-Füllung versage. Man darf nicht vergessen, daß die L-Methoden ein Verfahren darstellen, bei dem aller Voraussicht nach etwa vorhandene Spalträume (durch den Akt der Austrocknung) erweitert werden müssen; die K-Methoden dagegen finden die Spalträume in ihren natürlichen, wohl feineren Verhältnissen vor. Aber auch die drei K-Methoden sind unter sich ebensowenig gleichwertig. Wie ich bereits vorher zeigte, kommt bei der K Gl,-Methode überhaupt keine Kohlensäurefüllung zustande, sondern die bei Schliffen und dicken Schnitten auftretenden Bilder entstehen durch die verschiedenen Lichtbrechungsverhältnisse der nicht sofort in allen Teilen diffundierenden flüssigen Medien. Bei den von uns angewandten dünnen Schnitten erfolgt nun die Diffusion so rasch, daß nur ab und zu an umschriebenen Stellen die Knochenkörperchen optisch hervortreten. Daß hier die Gitterbildungen überhaupt nicht kenntlich werden, kann nicht wundernehmen.

Und bei der K Gl₂-Methode ist die Entstehung der K-Füllung streng an den Kalkgehalt des die Kanälchen umgebenden Knochengewebes gebunden, da eben aus diesem Knochen die Kohlensäure entsteht. Schon bei P₁-Präparaten gelingt die Füllung der Knochenkörperchen auf diesem Wege bei weitem nicht in der Vollständigkeit wie bei den O-Präparaten. Wo also überhaupt kein Kalkgehalt ist, kann man auch keine Kohlensäurebildung und daher weder gefüllte Knochenkörperchen, noch Gitter erwarten. Die Folge ist, daß bei der Untersuchung von O-Schnitten nach dieser Methode die o s t e o i d e n S ä u m e und die o s t e o i d e n Z ü g e g e f l e c h t a r t i g g e o r d n e t e n K n o c h e n g e w e b e s v o n g a s g e f ü l l t e n K n o c h e n h ö h l e n u n d G i t t e r n vollständig f r e i s e i n m ü s s e n.

Nach den vorausgegangenen Ausführungen dürfte es aber wohl verständlich sein, daß sowohl die Knochenkörperchen im kalkhaltigen Anteil gasgefüllt sind, als auch die Knochenhöhlen und die Spalträume in der P o m m e r - Zone; denn auch in den letzteren, besonders in dem ungefärbten, stärker kalkhaltigen Anteil, genügt der Kalkgehalt zur Bildung von Kohlensäure, die nun die Spalträume des eingeschlossenen kalklosen Knochengewebes zu füllen imstande ist. Nur ist die Gitterbildung hier auch nicht annähernd so über das ganze Präparat verbreitet wie bei den L-Methoden. Man sieht sie auch bei sofortiger Untersuchung immer nur an einzelnen Stellen in kurzen Strecken, ganz besonders an den Stellen tiefer Buchten, in denen bekanntlich die P o m m e r - Zone stets eine besondere Breite aufweist. Hier finden sich zuweilen auch die konzentrisch übereinander gelagerten Gitter, entsprechend den durch die etappenweise erfolgende Verkalkung konzentrisch übereinander geschichteten P o m m e r - Zonen. Es entstehen also auf diese Weise genau die Bilder, die v. R e c k l i n g - h a u s e n seinen Ausführungen zugrunde gelegt hat. Es ist die Luftfüllung der Knochenkörperchen streng gegen die kalklosen Säume abgeschlossen; Gitter treten vorwiegend an den Grenzzonen auf, gehören aber durchaus dem kalkhaltigen Anteil an und reichen nicht in den kalklosen Saum hinein. Und auch das gelegentliche Auftreten von Gittern des Typus II im Innern des kalkhaltigen Knochengewebes dürfte nach dem Vorangegangenen verständlich sein. Viel häufiger finden sich aber die Gitter des Typs I (vgl. Fig. 7, Taf. X); sie entstehen hier ebenso wie in der folgenden K Gl₃-Methode, wo ich ihnen noch einige Worte widmen werde.

Auch die K Gl₃-Methode ist wieder von den anderen beiden wesentlich unterschieden, und zwar, wie schon erwähnt, dadurch, daß hier die Kohlensäurebildung nicht an den Kalkgehalt aus chemischen Gründen gebunden ist, weil sie aus den Medien während der Behandlung selber entsteht.

Daß bei dieser Methode die Kohlensäure auch in die Räume des k a l k - l o s e n Knochens e i n d r i n g t, konnte ich, wie bereits erwähnt, erweisen. Sind die Knochenhöhlen des kalklosen Anteils gefüllt, so finden sich auch hier und da zarte g i t t r i g e Figuren innerhalb des kalklosen Gewebes. Beides verschwindet aber fast momentan. Hierzu paßt vorzüglich die Angabe v. R e c k - l i n g h a u s e n s, daß in dem kalklosen Anteil „höchstens einmal vereinzelte gefüllte Knochenkörperchen und federfahnenartige Gebilde vorhanden sind".

Es ergibt sich daraus, daß die Kohlensäure auch in die Knochenkörperchen und Spalträume des kalklosen Knochengewebes eindringt, daß sie aber bei Gl- oder Z-Zusatz so rasch wieder entweicht, daß die entstehenden Bilder einer Beobachtung kaum zugänglich sind, viel rascher jedenfalls als die Luft bei der L Gl- oder L Z-Methode. Es ist eben die Kohlensäure ein anderes Gas als die Luft und daher auch in ihrem Verhalten gegenüber feinsten Spalträumen und gegenüber dem andringenden Glyzerin nicht unbedingt den gleichen Gesetzen unterworfen wie die Luft. Und andererseits ist nicht zu verkennen, daß durch die Austrocknung auch eine Veränderung der Spalträume (Erweiterung oder dgl.) vor sich gehen mag, die für das unterschiedliche Resultat von Bedeutung sein mag. Vielleicht dringt auch die Kohlensäure bei der Feinheit der n a t ü r - l i c h e n Spalten nur in den oberflächlichen Anteil derselben ein, während die Erweiterung der Spalträume beim Austrocknen die Luft auch in die tiefer gelegenen Spalträume dringen läßt, wo sie dann auch begreiflicherweise fester und länger haftet.

Genau so aber wie bei der L Gl-Methode bleibt die Gasfüllung aus physikalischen Gründen in dem kalkhaltigen Anteil längere Zeit bestehen, so daß auch hier für die einfache Beobachtung Bilder entstehen, die den vorher bei der K Gl₂-Methode gemachten Angaben entsprechen. Hier aber läßt sich dann eben auch direkt nachweisen, daß die Spalträume oder die von ihnen abhängigen Gitterfiguren zunächst a u c h a u f d a s k a l k l o s e K n o c h e n g e w e b e s i c h a u s d e h n e n, und daß die der gewöhnlichen Beobachtung zugänglichen Bilder nur einem S c h w i n d e n d e r u r s p r ü n g l i c h e n G a s - f ü l l u n g und einem aus physikalischen Gründen auftretenden l ä n g e r e n H a f t e n b l e i b e n a n d e n S t e l l e n v o r h a n d e n e n K a l k g e h a l t s i h r e E n t s t e h u n g v e r d a n k e n.

Recht häufig und oft in großer Verbreitung finden sich hier die bereits bei der K Gl₂-Methode erwähnten Gitter I. In Fig. 7, Taf. X ist ein solches Präparat gezeichnet, das bei der K Z₃-Methode gewonnen wurde. Auch hier ist die zarte Zeichnung, wie bei der L B-Methode beschrieben, aus zarten, rundlichen und länglichen Tröpfchen zusammengesetzt, die in ihrer Anordnung dem Verlauf der quergetroffenen Lamellen entsprechen. Der morphologische Unterschied der beiden Gitterarten geht aus der in dem gleichen Präparat gezeichneten Gitterbildung in der P o m m e r - Zone deutlich hervor.

Zweierlei ist hier für die Gitter I zu bemerken: Erstlich liegen die gefüllten Knochenkörperchen n i e m a l s i n d e r g l e i c h e n E b e n e w i e d i e s e G i t t e r — im Gegensatz zu Gitter II. Man kann durch verschiedenes Einstellen des Tubus leicht feststellen, daß die Lage der Gitter fast immer der Unterfläche des Präparats, seltener der Oberfläche entspricht, ein Punkt, der auch von v. R e c k l i n g h a u s e n gelegentlich kurz erwähnt wurde. In Fig. 7, Taf. X sind die Knochenkörperchen nur zum Vergleich scharf gezeichnet worden. Weiter konnte ich mehrfach beobachten, daß mit d e m p l ö t z - l i c h e n V e r s c h w i n d e n d e r L u f t f ü l l u n g i n e i n e m K n o c h e n k ö r p e r c h e n gleichzeitig d i e G l - F i g u r u m e i n i g e A n s ä t z e g l e i c h e r F o r m s i c h v e r g r ö ß e r t e. Es ist also durch einen Luftaustritt aus der Tiefe unter unseren Augen ein Bild gleicher Art entstanden. Auf alles dieses komme ich noch bei der Deutung der Gitter I zurück.

Nach dem, was ich vorher ausgeführt habe, glaube ich den Beweis erbracht zu haben, daß das Phänomen der gittrigen Luftfüllung, wie es durch die L-Methoden so überaus schön darzustellen ist, nicht an einen unvollkommenen Kalkgehalt geknüpft, sondern an dem ganzen überhaupt vorhandenen k a l k l o s e n Knochengewebe selber darstellbar ist und in dem Bau des kalklosen Knochengewebes seinen Grund findet. Die gegenteiligen Angaben der früheren Autoren erklären sich entweder durch eine unzutreffende Deutung der Befunde (s. später), oder dadurch, daß die Beobachter erst spätere Stadien zu Gesicht bekamen, in denen die Luft zum Teil schon wieder ausgetreten war. Da dieser Luftaustritt nachweislich von dem dem Markraum zugekehrten Rande her nach dem kalkhaltigen Knochen resp. der P o m m e r - Zone zu fortschreitet, so stellen die von v. R e c k l i n g h a u s e n , A p o l a n t u. a. beschriebenen, auf die Grenzzone beschränkten Gitter (Gitter II) nur die R u d i m e n t e d e r u r s p r ü n g l i c h e n G i t t e r b i l d u n g d a r , die sich über das ganze kalklose Knochengewebe hin ausdehnte.

Und weiter! Am wenigsten der Beobachtung zugänglich wegen der Vergänglichkeit der Gasfüllung sind die Gitterbildungen des kalklosen Anteils bei der KGl_3-Methode. Und bei der KGl_2-Methode k ö n n e n im kalklosen Anteil die zweifellos ebenfalls vorhandenen Spalträume nicht sichtbar gemacht werden, weil zum Entstehen der Kalkgehalt die notwendige Voraussetzung ist. Hier m ü s s e n die Gitterfiguren auf den stark kalkhaltigen (ungefärbten) Anteil der P o m m e r - Zone beschränkt sein. Hieraus ergibt sich, daß bei der vorzugsweisen Benutzung der K-Methoden die von v. R e c k l i n g h a u s e n gegebenen Bilder als das Typische erscheinen müssen, und die von ihm gegebene Deutung, wenn sie auch an sich nicht zutrifft, wird hierdurch verständlich.

4. Über das Wesen der Gitterfiguren.

Ich beginne mit den zarten Gittern I (vgl. Fig. 7, Taf. X), die immer nur innerhalb des kalkhaltigen Knochens an unentkalkten Schnitten auftreten, und die sich sowohl bei der L B-Methode bei richtiger Unterbrechung der Aufhellung, als auch durch die KGl_2- und KGl_3- resp. KZ_2- und KZ_3-Methoden darstellen lassen. Den Schlüssel für das Verständnis dieser Bilder gibt die LB-Methode.

Wie schon erwähnt, erscheint ein ausgetrockneter Knochenschnitt wie ein trockner Schliff bei durchfallendem Lichte durchweg schwarz. Wir kennen seit K r u k e n b e r g und v. E b n e r als Ursache hierfür neben der Luftfüllung sämtlicher Hohlräume die Unregelmäßigkeiten der Schnittoberfläche. Um gröberen Störungen dieser Art zu begegnen, wurde von v. E b n e r u. a. stets auf das Polieren fertiger Schliffe als ein notwendiges Erfordernis hingewiesen, und gerade in dem Ausgleich dieser Unregelmäßigkeiten bestand, wie schon betont, der durch die K r u k e n b e r g - sche Methode gegebene große Fortschritt.

Daß solche Unregelmäßigkeiten bei einem Schnitt durch kalkhaltigen lamellösen Knochen, in dem unverkalkte Fibrillen und verkalkte Kittsubstanz zusammengelagert sind und eine innige Durchkreuzung aufweisen, auf den Schnittflächen entstehen müssen, liegt auf der Hand. Gerade in der wechselnden Anordnung der Lamellen liegt eine reiche Quelle von Niveaudifferenzen der Schnittfläche beschlossen. Hiervon kann man sich leicht auf die folgende Weise überzeugen: Nimmt man einen SC-Schnitt einer normalen Kompakta und wendet man die Methode K r u k e n - b e r g s an, so sieht man bei stärkerem Eindringen des Balsams jede Struktur verschwunden; findet man aber in dem gleichen Präparat, wie das nicht selten vorkommt, an einer oder der anderen Stelle eine ausgedehnte flache Luftschicht (flache Luftblase) über dem Schnitt in dem Balsam eingeschlossen, so zeigt sich genau in dem gleichen Bezirk die lamellöse Struktur des Knochens in überraschender Deutlichkeit. Daß diese Erscheinung nur von der darüber liegenden Luftschicht abhängig sein kann, darüber kann sich bei dem jedesmaligen Zusammentreffen der beiden Faktoren ein Zweifel nicht erheben; dazu kommt, daß sonst an diesen Stellen von einer Luftfüllung im Innern des Knochens nicht das Geringste mehr zu erkennen ist. Es scheint mir, soviel ich sehe, daß es für diese Erscheinung nicht recht eine andere Erklärung gibt, als das Bestehen von Niveaudifferenzen, die von der lamellären Struktur abhängig sind.

Bei dem Eindringen des Balsams bei O-Schnitten und Anwendung der L B-Methode entstehen nun, bevor die Aufhellung
der Grundsubstanz vollkommen ist, d. h. bevor alle Niveaudifferenzen der Oberfläche ausgefüllt sind, die zarten Figuren, die ich
als Gitter I zusammenfaßte. Wie sind diese Bilder zu erklären?

Nach dem, was vorher über die Wirkung des Kanadabalsams
überhaupt gesagt wurde, ist meiner Ansicht nach die einzig mögliche Erklärung die, daß der Balsam sich zunächst den Lamellen
mit längs getroffenen Fibrillen anschmiegt und noch zwischen
sich und den quer getroffenen Fibrillen einige Zeit eine feinste
Luftschicht beläßt. Hier sind also die optischen Erscheinungen
ähnlich wie bei den oben geschilderten Verhältnissen der deckenden
Luftschicht bei S-Schnitten, nur ist alles den Verhältnissen entsprechend viel feiner und zarter. Vor allem aber setzt sich hier
die dunklere Zeichnung der quergetroffenen Fibrillen deutlich aus zahlreichen rundlichen und länglichen Tröpfchen zusammen (vgl. Fig. 7,
Taf. X). Wenn nun aber der Balsam beim Einwirken auf die freie
Oberfläche des Schnittes sich zunächst mit den Lamellen l ä n g s -
getroffener Fibrillen verbindet, und es erst weiterer Erwärmung
bedarf, bis er sich auch den Lamellen q u e r getroffener Fibrillen
in allen Teilen anschmiegt, so folgt daraus, daß örtliche Verhältnisse vorhanden sein müssen, die das Andringen des Balsams an
die Lamellen q u e r getroffener Fibrillen erschweren. Es kann
dies wohl mit dem Verlauf der Fibrillen in diesen Bezirken in
Zusammenhang gebracht werden, sei es, daß die unverkalkten
Fibrillen hier und da in kurzen Stummelchen vorstehen, sei es,
daß sie sich nach dem Durchschneiden etwas in ihren Kanal zurückgezogen haben. Für die erstere Annahme sprechen die Bilder, die
ich bei der Karminfärbung von alaunvorbehandelten Schnitten
besprach (vgl. S. 391); für die letztere lassen sich andere unter-
stützende Befunde unschwer erheben.

Die zweite Annahme wird besonders für die Trockenmethode
in Frage kommen können. Hier wird eine Verkürzung der Fibrillen
durch Schrumpfungen bei der Austrocknung leicht vorstellbar
sein. Hierbei würden sie sich von der Schnittfläche innerhalb
ihrer verkalkten Scheide zurückziehen können, wodurch an der
Oberfläche der Anfangsteil der Scheide leer wird, also eine kleine,
kanalartige Vertiefung der Oberfläche entsteht. Hier wird der

Balsam nicht ebenso rasch eintreten können, wie er sich der übrigen Oberfläche anschmiegt, so daß optisch bei einem bestimmten Grad der Luftfüllung diese blinden, kurzen Kanälchen als feinste rundliche oder längliche Luftbläschen erscheinen müssen, was in der Tat, wie schon erwähnt, der Fall ist. Bei der Kürze dieser Luftkanälchen — es handelt sich nur um oberflächliche Niveaudifferenzen — müssen die optischen Erscheinungen naturgemäß zart sein, was, wie erwähnt, ebenfalls zutrifft. Der gleiche Vorgang kann sich bei den längsgetroffenen Fibrillen deswegen nicht abspielen, weil diese ihrer ganzen Länge nach, z. B. in den konzentrischen Lamellen eines H a v e r s schen Systems, an ihrer Stelle gehalten werden dadurch, daß sie einen in sich geschlossenen Ring bilden und in ganzer Länge in den Kalkmantel eingeschlossen sind.

Die gegebene Deutung für das optische Hervortreten der quergetroffenen Lamellenzüge bei bestimmten Stadien der Luftfüllung wird nun sehr wesentlich in ihrer Verläßlichkeit durch die Bilder unterstützt, die man durch die K r u k e n b e r g sche Methode an g e g l ü h t e n G-Schnitten von O-Präparaten machen kann. Hier sind die kollagenen Fibrillen durch den Akt des Glühens vollständig zerstört: wir erhalten also statt der oberflächlichen Vertiefungen an der Stelle der quergetroffenen Fibrillen durch das Präparat hindurchziehende feinste Kanälchen. Optisch muß die Erscheinung in diesen Bezirken ähnlich sein wie an den gleichen Stellen der zuletzt besprochenen Präparate, nur müßten die entstehenden Zeichnungen dunkler sein. Da aber die Zeichnungen, um als solche erkennbar zu werden, einer relativ hohen Aufhellung bedürfen, die nur durch Eindringen des Balsams in die Anfangsteile dieser Röhrchen geschaffen werden kann, so wird es im wesentlichen darauf hinauskommen, daß auch im geglühten Präparat die quergetroffenen Fibrillen bei genügender Aufhellung als dichtgedrängte, feinste Punkte erscheinen müssen, wenn die oben gegebene Deutung richtig ist. Die Fig. 9, Taf. X zeigt nun mit völliger Deutlichkeit, daß diese Annahme zutrifft. An Stellen, wo das zunächst sichtbare, undurchdringliche Gewirr von Punkten und Strichen sich durch Eindringen des Balsams in die Kanäle optisch aufhellt, sehen wir die feinen Luftpünktchen der quergetroffenen Fibrillenkanäle mit hinreichender Deutlichkeit. Zum Unterschiede

von einfachen ausgetrockneten O G-Präparaten müssen hier natürlich auch die längsgetroffenen Lamellenzüge ein optisches Bild
geben, da sie von längslaufenden Röhrchen, den nach dem Glühen
leeren Fibrillenkanälchen, durchsetzt werden. In völliger Übereinstimmung hiermit sieht man in der Fig. 9, Taf. X die längsgetroffenen Lamellen aus feinsten Strichelchen und dichtgedrängten
Linien zusammengesetzt. Man muß nach allen diesen Bildern annehmen, daß auch die interfibrilläre, nicht nur die inter-
faszikuläre Kittsubstanz verkalkt ist. Insofern unterscheidet sich
dieses Bild von dem von v. E b n e r gezeichneten, da der letztere
diese längsgetroffenen Lamellen als eine einheitliche dunkle Linie
zeichnet, während sie sich in den von mir beobachteten Bildern
deutlich als Züge dichtgedrängter paralleler oder annähernd paralleler
laufender Linien zusammensetzen. Es mag wohl der Unterschied
nicht zum wenigsten in der Dünne meiner Schnitte liegen, die auch
wohl der feinste Schliff nicht erreichen kann. Jedenfalls sprechen
diese, wie alle sonstigen von mir erhobenen Befunde, in voller
Übereinstimmung für die Richtigkeit der Annahme v. E b n e r s
über die Anordnung des Kalks im Knochengewebe.

Daß aber die durch die Austrocknung gegebene Verkürzung
der Fibrillen allein das Ausschlaggebende nicht sein kann,
beweist die Tatsache, daß ähnliche, wenn auch im allgemeinen
noch zartere und durchsichtigere Bilder auch bei den K-Methoden
erhältlich sind. Es muß also wohl schon die einfache Durchschneidung der Fibrillen in querer Richtung zu Unregelmäßigkeiten der
Oberfläche an den betreffenden Stellen führen, in der Art, wie ich
es oben vorher angab, — zu Unregelmäßigkeiten, die die Lamellen
mit längsgetroffenen Fibrillen in der gleichen Reichhaltigkeit
nicht abgeben können.

Daß es wirklich Niveaudifferenzen der äußeren Oberfläche
sind, die die zarten Gitter I auch bei den K-Methoden hervorrufen,
geht neben der Übereinstimmung mit den Bildern, die man beim
allmählichen Eindringen des Balsams·erhält, auch noch aus anderen
Momenten hervor. Ich erwähnte vorher, daß die Gitter I nicht
mit den gefüllten Knochenkörperchen in einer Ebene liegen,
sondern in ihrer Lage der Oberfläche oder, noch gewöhnlicher,
der Unterfläche des Präparates entsprechen. Ferner ist die
Abhängigkeit von der lamellösen Struktur und die Zusammen-

setzung aus feinsten Tröpfchen, die besonders bei stärkster Vergrößerung erkennbar ist, höchst bemerkenswert. Und schließlich ist auch sonst die Anpassung der deckenden Luftschicht an vorhandene Niveaudifferenzen g r ö b e r e r Art oft genug zu konstatieren. In Fig. 8, Taf. X ist z. B. das Bild gezeichnet, das ich in demselben Präparat (also o h n e Austrocknung) in dem derben Bindegewebe des Periosts erhielt. Auch hier ist die Anpassung der Luftblase an die fibrilläre Struktur unverkennbar. ebenso die Bildung von — sit venia verbo — Luftwürstchen, die als Vergrößerung und Vergröberung der angegebenen länglichen Tröpfchen der Gitter I imponieren. Und auch eine weitere Analogie ließ sich konstatieren. In dem gezeichneten Falle trat nämlich mehrfach ruckweise, unter Verkleinerung der Blase, ein Ausschießen, eine Verlängerung der parallel laufenden Luftwürstchen auf. Genau den entsprechenden Vorgang konnte ich nun auch mehrfach bei der Beobachtung der Gitter I feststellen. Ich sah mehrfach, daß plötzlich ein oder zwei luftgefüllte Knochenhöhlen verblaßten, und gleichzeitig wie mit einem Ruck sich die zarten Figuren der Gitter I etwas weiter über die Fläche a u s d e h n t e n. Es ist dieser Vorgang im Zusammenhang mit jener Beobachtung wohl nur so zu deuten, daß die aus den Knochenkörperchen austretende Kohlensäure sich in allerdünnster Schicht an der Unter- resp. Oberfläche des Knochenschnittes ausdehnte und sich in feinste Tröpfchen auflöste, die sich den vorhandenen feinen Unregelmäßigkeiten dieser Oberfläche in der beschriebenen Weise anpaßten.

Nach allem, was ich gesehen habe, dürfte es keinem Zweifel unterliegen, daß das optische Hervortreten der quergetroffenen Lamellen eine Folge der geschilderten Niveaudifferenzen ist, und daß die zarteren Figuren, die durch Ausdehnung solcher Zeichnungen über eine größere Fläche entstehen, und die mit dem von A p o l a n t in Fig. 8, Taf. X gezeichneten Bilde eine so auffallende Übereinstimmung haben, ebenfalls diesem Umstande ihre Entstehung verdanken. Danach wären diese als Gitter I bezeichneten Figuren n i c h t s a n d e r e s a l s d e r d u r c h d i e A u f l a g e r - u n g f e i n s t e r G a s p a r t i k e l c h e n b e w i r k t e o p t i s c h e A u s d r u c k v o n N i v e a u d i f f e r e n z e n a n d e r O b e r f l ä c h e, d i e d e r K n o c h e n s c h n i t t infolge seiner Struktur aufweist. Daß sie nur im kalkhaltigen Anteil zur Beobachtung gelangen, kann schon deswegen nicht wundernehmen, weil im kalklosen Knochen und in der Pommer-Zone die durch die Spalträume bewirkten Bilder (Gitter II) das ganze Bild beherrschen, so daß die optischen Phänomene feinerer Art nur dort erkennbar sein können, wo keine luftgefüllten Spalträume vorhanden sind.

Im allgemeinen haben jedoch diese zarten Figuren (Gitter I) nicht so sehr im Vordergrunde der Diskussion gestanden. Die Figuren, die die Hauptstütze der ganzen Auffassung von v. Recklinghausen und seiner Schule abgeben und die allein von Hanau und Bertschinger berücksichtigt wurden, um die sich in der Tat die ganze Streitfrage dreht, das sind die dichten, aus gekreuzten Linien zusammengesetzten Figuren, die von allen bisherigen Beobachtern ausschließlich auf die Pommer-Zone lokalisiert wurden. Es dürfte aus dem Vorangegangenen mit Sicherheit hervorgehen, daß die Annahme, die Gitterbildung sei auf die Zone eines partiellen Kalkgehalts beschränkt, durchaus unhaltbar ist. Es handelt sich hierbei vielmehr um eine Eigenschaft des kalklosen Knochengewebes, die ihm wegen seiner Struktur innewohnt, und die ihm auch bei partiellem Kalkgehalt erhalten bleibt.

Worin besteht nun das Wesen dieser gittrigen Zeichnung?

Ich will zuerst die bei der L-Methode gewonnenen Bilder berücksichtigen. Daß es sich hierbei um feinste, luftfüllbare Spalträume handelt, geht aus der ganzen Morphologie mit Sicherheit hervor.

Wenn man berücksichtigt, daß das kalklose Knochengewebe sich aus dichtgedrängten Fibrillen zusammensetzt, die zu Bündeln zusammengeordnet sind, und daß diese Bündel teils sich wirr durchflechten (geflechtartig geordnetes Knochengewebe), teils nebeneinander gereiht Lamellen bilden, die in ihrem Zusammenschluß eine regelmäßige Abwechslung der Fibrillenrichtung aufweisen (lamellöser Knochen), so kann die Deutung der durch die Gasfüllung entstandenen gittrigen Figuren nicht auf Schwierigkeiten stoßen. Wenn die Fibrillen in ihrer Anordnung durch eine weiche Kittsubstanz zusammengehalten werden, so ist es ersicht-

lich, daß im ganzen kalklosen Knochengewebe zahlreiche Spaltbildungen vorhanden sein müssen, von denen man drei Arten
unterscheiden kann:

1. die zwischen den Fibrillen und der interfibrillären Kittsubstanz liegenden,

2. die zwischen den Fibrillenbündeln und der interfaszikulären
Kittsubstanz liegenden,

3. die zwischen den Lamellen und der interlamellären Kittsubstanz liegenden.

Auf diese Verhältnisse wurde schon in der grundlegenden
Arbeit v. E b n e r s kurz hingewiesen. Ich möchte für die folgenden Ausführungen alle diese Spaltbildungen als „I n t e r f i b r i l -
l ä r s p a l t e n" zusammenfassen. Ob nun diese Spalten schon
intra vitam r ä u m l i c h e Ausdehnung haben und dann vielleicht von Gewebsflüssigkeit erfüllt sind, oder ob die Räume an
diesen Stellen a l s s o l c h e erst durch die Behandlung entstehen,
das muß ich dahingestellt sein lassen. In jedem Falle ist es vollkommen verständlich, daß bei der A u s t r o c k n u n g s methode,
die begreiflicherweise zu einer Schrumpfung nicht nur der kollagenen
Fibrillen, sondern auch der organischen Kittsubstanz führen wird,
nachweisbare R ä u m e an den Stellen der Spalten auftreten, so
daß jetzt das kalklose Knochengewebe von einem zusammenhängenden dichten Kanalsystem leerer, lufthaltiger Spalträume
durchsetzt ist, das in seiner Anordnung der Anordnung der Fibrillen
durchaus entsprechen muß. Und wenn wir, wie in der L B-Methode,
ein so feines Mittel zur Darstellung lufthaltiger feinster Räume
besitzen, so ist es durchaus verständlich, daß die interfibrillären usw.
Spalträume zu den beschriebenen Figuren führen m ü s s e n.
Dafür, daß auch unter n a t ü r l i c h e n Verhältnissen eine
gewisse Raumausdehnung der Spalten vorhanden ist, spricht der
Befund bei der Kohlensäurefüllung f r i s c h e r Präparate, es sei
denn, daß schon die Alaunbehandlung Veränderungen der organischen Substanz bedingt, die zur Entstehung von nachweisbaren
Räumen an den Stellen der Spalten führen. Sicher ist, daß die
l u f t g e f ü l l t e n g i t t r i g e n F i g u r e n m i t d e n I n -
t e r f i b r i l l ä r - usw. S p a l t e n v. E b n e r s d e r L a g e
n a c h z u s a m m e n f a l l e n. Nicht aber treten diese luftfüllbaren Spalten nur da auf, wo die Interfibrillärräume durch

partielle Kalkablagerung „abgesteift" werden, wie dies von allen früheren Autoren angenommen wurde, sondern, wie ich zeigen konnte, in dem g a n z e n k a l k l o s e n K n o c h e n g e w e b e ü b e r h a u p t als Zeichen der fibrillären Struktur und infolge fehlender Kalkeinlagerung.

Daß nach erfolgter vollkommener Kalkeinlagerung die Luft-füllung von Spalträumen unmöglich ist, ergibt sich von selber: Die organische Kittsubstanz wird durch den Kalkgehalt in ihrer Lage festgehalten; eine Schrumpfung ist nicht möglich. Und auch die Fibrillen sind in der verkalkten Umgebung zu fest eingemauert, um mehr entstehen zu lassen, als — auf Querschnitten — die Gitter I.

Daß aber der Kalkgehalt eine v o r h a n d e n e Luftfüllung relativ lange festhält, das ergibt sich am besten aus dem verschie-denen Verhalten der Luftfüllung in den Knochenkörperchen des kalkhaltigen und kalklosen lamellösen Knochengewebes. Schon wenn die Luft aus allen Knochenkörperchen der kalklosen Säume geschwunden ist, hält sie sich in den benachbarten, im kalkhaltigen Knochenanteil gelegenen Knochenkörperchen noch längere Zeit unverändert; dabei ist die Grenze, abhängig vom Kalkgehalt, absolut scharf. Nicht aber rührt dieses Faktum davon her, daß, wie v. R e c k l i n g h a u s e n annahm, die Knochenkörperchen des kalklosen Knochens gegen den kalklosen Saum hin abgeschlossen seien, oder daß gar in den kalklosen Säumen die Knochenkörperchen überhaupt geschwunden wären, sondern einzig und allein daher, daß die Luft aus dem kalklosen Knochengewebe unverhältnismäßig leichter entweicht. Denn es ließ sich leicht nachweisen, daß zunächst auch in den kalklosen Säumen Knochenhöhlen, wie Interfibrillär-räume aufs schönste gefüllt sind. Man wird nicht fehlgehen, wenn man in physikalischen Verhältnissen (Rauhigkeit der Wandungen, Oberflächenspannung usw.) den Grund für das unterschiedliche Verhalten der Luftfüllung sucht. Auch ist es denkbar, daß die feinen Kanäle der Ausläufer durch die Einlagerung von neuen Substanzen bei der Verkalkung der Grundsubstanz noch weiter eingeengt werden. Dazu kommt, daß die gleichzeitige Anwesen-heit des interfibrillären Kanalsystems im kalklosen Knochen-gewebe reichliche Wege für den Austritt der Luft gewährt, die dem kalkhaltigen Knochen vollkommen fehlen.

Das gleiche Moment ist nun auch zweifellos der Grund, warum die Gitter sich in der P o m m e r-Zone relativ lange halten. Der Vorgang des Verschwindens der Gitter ist nicht so, daß die Erscheinung vom freien Rande her bis zum völligen Abblassen in gleichmäßiger Bewegung fortfährt; dies ist nur so lange der Fall, bis der Rand der P o m m e r-Zone erreicht ist; dann sistiert der Vorgang zunächst auf einige Zeit, und die Reste der Gitter in der P o m m e r-Zone verblassen erst, kurz bevor die Knochenkörperchen im kalkhaltigen Knochen selber verschwinden. In der P o m m e r - Zone ist einerseits noch genügend kalkloses Knochengewebe vorhanden, um die Erscheinung der Gitterbildung zuwege zu bringen, andererseits wird aber durch den schon vorhandenen Kalkgehalt bewirkt, daß aus den oben erwähnten Gründen der Austritt der Luft verzögert wird. Noch ein weiterer Umstand kommt jedoch bei der P o m m e r-Zone hinzu, der hier zu einer leichten morphologischen Eigenheit der gittrigen Zeichnung führen kann. Aus dem Wechsel von verkalkter und unverkalkter Kittsubstanz — hier liegt nach P o m m e r das Wesen der partiellen Verkalkung — ergeben sich morphologische Verhältnisse, die wohl geeignet sind, auch bei der Austrocknung und Luftfüllung einen sichtbaren Unterschied gegenüber dem einfachen kalklosen Knochengewebe hervorzurufen. Ein solcher Unterschied ist nach dem, was ich gesehen habe, bei der L Gl-Methode n i c h t wahrnehmbar; die Dichte der Gitter und das rasche Einschmelzen lassen hier wohl die Beobachtung feinerer Nuancen nicht zu. Wohl aber läßt sich ein solcher Unterschied bei der LB-Methode feststellen (man vergleiche hierzu die Fig. 6, Taf. X). Während schon im reinen kalklosen Knochengewebe die dichte Füllung geschwunden ist, besteht in der P o m m e r - Zone, und zwar deutlich abgesetzt gegen die Umgebung, eine dichte Füllung, die z w e i f e l l o s g e g e n - ü b e r d e r L u f t f ü l l u n g a n d e m k a l k l o s e n G e - w e b e U n t e r s c h i e d e zeigt. Es kommt eben durch die partielle Verkalkung ein Umstand hinzu, der eine Variation der Spaltraumbildung und damit eine Nuance der Luftfüllungsbilder zuwege bringt. Doch muß daran festgehalten werden, daß im Wesen die Gitterbildung in der P o m m e r - Zone mit der der kalklosen Säume durchaus identisch ist und im Prinzip auch morphologisch mit ihr übereinstimmt.

Drei weitere Momente sind es, die die gegebene Deutung der Gitter II als Luft- resp. Gasfüllung der interfibrillären usw. Spalträume noch mehr unterstützen: Erstens sieht man nicht selten auch in einem gewissen Stadium der Luftfüllung eine deutliche Zeichnung in dem straffen kollagenen B i n d e g e w e b e des Periosts auftreten. Die Zeichnung besteht hier im wesentlichen aus parallel laufenden, dichten, tiefschwarzen Linien, die dem Verlauf der Fibrillen folgen. Auch hier muß es sich um Spalträume handeln, die zwischen den Fibrillenbündeln resp. zwischen den einzelnen Fibrillen vorhanden sind, und in denen die vorhandene Gewebsflüssigkeit durch Luft ersetzt wird. Der Unterschied der Zeichnung entspricht durchaus dem Unterschied der Anordnung und Form der Fibrillen in den Geweben beider Art.

Nicht unerwähnt lassen möchte ich hier, daß man auf diesem Wege sich auch von der feinen fibrillären Struktur des Faserknorpelgewebes überzeugen kann.

Bei meinen Untersuchungen über die osteoplastische Karzinose fand ich an den Knorpelstücken, die den untersuchten Wirbeln anhafteten, anderweitig interessante Bilder. Wenn hier die ursprüngliche Schwärzung allmählich durch Eindringen des Balsams in die Spalträume verschwindet, sieht man, daß der Schwund nicht gleichmäßig erfolgt, sondern es löst das Ganze sich in eine große Anzahl von elliptischen feinfibrillären Figuren auf, deren Zeichnung aus dem Schwarz mehr in ein lichtes Braun übergeht. Diese Braunfärbung ist schon von v. E b n e r bei dichter Füllung von Knochenkanälen beschrieben und in ihrer optischen Bedeutung gewürdigt worden. Das zwischen diesen Ellipsen liegende Knorpelgewebe zeigt ebenfalls eine fibrilläre Struktur, doch ist die Zeichnung zarter und die Anordnung der Fibrillen mehr unregelmäßig. Bei weiterer Aufhellung tritt nun das Schwinden der Luftfüllung immer zunächst in dem Zentrum jeder einzelnen elliptischen Figur auf, und man sieht, daß hier jedesmal eine Knorpelzelle liegt. Ist die Aufhellung fast bis zum Rande der Ellipsen vorgeschritten, so besteht das ganze Knorpelgewebe aus zartfibrillären elliptischen Ringen, in deren Mitte jedesmal eine Knorpelhöhle liegt. Diese Ringe verschwinden dann allmählich auch. Man hat hier den bestimmten Eindruck, daß die interfibrillären Spalträume jedes einzelnen „Z e l l t e r r i t o r i u m s" gegeneinander abgeschlossen sind.

Diese Dinge weiter zu verfolgen, lag nicht in dem Rahmen dieser Arbeit.

Und z w e i t e n s: Wenn durch die Behandlung zwischen den Fibrillen und im engen Anschluß an sie luftgefüllte Spalträume darstellbar sind, so ergibt sich aus der vorhandenen Struktur als wahrscheinlich, daß durchaus ähnliche „Negativbilder" sich werden erzeugen lassen müssen, wenn man im kalkhaltigen Knochen die Fibrillen durch Glühen entfernt. Nur kann man hier für die Interfaszikulär- und Interlamellärspalten ein Analogon nicht erwarten, wohl aber durchaus für die Interfibrillärspalten, die schließlich den Gitterfiguren das charakteristische Gepräge verleihen. Ein Blick auf die Fig. 10, die eine Stelle eines geglühten M II P₁ C-Schnittes nach der LB-Methode behandelt wiedergibt, zeigt sehr schön, wie richtig diese Vermutung ist, und wie schön das hierbei entstandene Bild z. B. mit dem durch Luftfüllung des kalklosen Knochengewebes hergestellten Bilde der Fig. 6 (M II P₁ C-Schnitt) übereinstimmt.

Und an dritter Stelle stehen die Ergebnisse der durch Müllersche Flüssigkeit vollkommen entkalkten Knochen; an dem auf diese Weise künstlich kalklos gemachten Knochengewebe entsprechen die Phänomene der Gitterbildung durchaus dem am ursprünglich kalklosen Knochengewebe erhobenen Befunde.

Allerdings stimmen hiermit die Bilder bei anderen Entkalkungsarten, wie oben erwähnt, nicht immer vollkommen überein. Schon bei der als schonend angesehenen E-Methode zeigt sich ein Unterschied, insofern die E-Präparate der Luftfüllung nach der L Gl-Methode nicht mehr zugänglich sind. Immerhin ist auch bei E-Präparaten nach der LB-Methode die fibrilläre Struktur des gesamten Knochens durch die Luftfüllung der Interfibrillär- usw. Räume noch nachweisbar, wenn auch feinste Unterschiede in dem Aussehen der Bilder vorhanden sind.

Ganz anders ist dagegen das Verhalten der S-Präparate, insofern als ich hier im vorher kalkhaltigen Gewebe auch durch die LB-Methode niemals gittrige Luftfüllung herstellen konnte. Vielmehr gleicht das Bild im wesentlichen denjenigen Bildern, die man bei der Luftfüllung gänzlich unentkalkter Schnitte durch die LB-Methode gewinnt.

Man muß jedoch ohne weiteres zugeben, daß diese unterschiedlichen Ergebnisse nicht so vollständig unverständlich sind. Zunächst ist es noch keineswegs sicher, ob der kalkhaltige Knochen

einfach als kalkloses Gewebe plus Kalksalz anzusehen ist. Wir
kennen die Bilder der präliminaren Eisenablagerung, die durch
G i e r k e und S c h m o r l aufgedeckt wurden; es liegt nahe
anzunehmen, daß auch im fertigen verkalkten Knochengewebe
außer den Kalksalzen noch andere Salze sich finden, die
durch die Entkalkungsmethoden nicht in gleicher Weise
beeinflußt werden. Wir wissen ferner noch keineswegs sicher,
wie die verschiedenen Entkalkungsmittel außer der Kalkentziehung
auf die chemischen und physikalischen Verhältnisse des verkalkten
Knochengewebes einwirken. Daß hier Unterschiede bestehen
müssen, lehrt uns am besten die Karminfärbung. Färbt man
zwei Stücke des gleichen Knochenstücks, die im übrigen völlig
gleich behandelt wurden, von denen aber eins durch M ü l l e r -
sche Flüssigkeit, das andere nach S c h a f f e r durch Salpetersäure völlig entkalkt wurde, in der gleichen Karminlösung die
gleiche Zeit, so nimmt das gesamte Knochengewebe des P_2-Schnittes
eine tiefkirschrote Farbe an, genau der entsprechend, die bei P_1-
Präparaten an dem kalklosen Knochengewebe a l l e i n auftritt, während das kalklose Knochengewebe der S-Schnitte kaum
überhaupt die rote Farbe angenommen hat.

Man konnte also wohl darauf gefaßt sein, daß auch bei den
Luftfüllungsmethoden, die in hohem Grade von der physikalischen
Beschaffenheit der Fibrillen und der Kittsubstanz, insbesondere
wohl auch von dem Freisein der Kittsubstanz von irgendwelcher
besonderer Einlagerung abhängig sind, Unterschiede an dem
Material verschiedener Entkalkungsart auftreten würden. Und
bevor die Einzelheiten der Wirkung der verschiedenen Flüssigkeiten völlig klargelegt sind, wird man gut tun, sich einfach an die
Tatsachen zu halten. Immerhin scheint es mir von besonderer
Bedeutung zu sein, daß gerade bei d e r Entkalkungsart (P-Methode),
die auch t i n k t o r i e l l (Karminfärbung) das entkalkte, ursprünglich kalkhaltige Knochengewebe dem ursprünglich kalklosen gleichstellt, auch die bei der Luftfüllung auftretenden Bilder
in beiden Anteilen völlig gleich sind. In diesem Falle finden wir
sowohl bei der LGl- wie bei der LB-Methode in dem gesamten
Knochengewebe die gleiche Erscheinung wie an dem kalklosen
Anteil der O und P_1-Präparate — gewiß ein Beweis, daß das Auftreten der gittrigen Figuren ganz allgemein von der Anwesen-

heit kalklosen Knochengewebes und seiner fibrillären Struktur abhängig ist.

Mit einigen Worten sei noch des eigenartigen Verhaltens der S-Schnitte gedacht.

Ich glaubte bei den Befunden zunächst, daß die Schnitte doch noch etwas Kalk enthielten, überzeugte mich aber durch entsprechende Behandlung bald, daß diese Annahme nicht zutreffend sein konnte. Da auch zahlreiche andere Präparate, vor allem auch normaler Femur- und normaler Humerus-Knochen in SC-Schnitten das gleiche Verhalten des kalkhaltigen Knochens aufwiesen, mußte ich hierin ein gesetzmäßiges Verhalten erblicken. Der Gedanke, der zunächst auftritt, ist wohl der, daß durch die Salpetersäurebehandlung eine Veränderung, vielleicht eine Quellung der Fibrillen erfolgt ist, so daß die spätere Austrocknung nicht in gleicher Weise das Auftreten der Spalträume herbeiführt. Dies kann aber aus dem Grunde nicht zutreffen, weil dann unbedingt auch die Fibrillen des kalk l o s e n Anteils das gleiche Schicksal treffen müßte. Und doch ist hier im Gegensatz zum kalkhaltigen Anteil eine dichte Gitterbildung nachweisbar. Man wird sich den Vorgang kaum anders erklären können, als daß entweder bei der Verkalkung neben den Kalksalzen noch andere Stoffe abgelagert werden, die bei der Salpetersäurebehandlung nicht in gleicher Weise weichen oder aber daß durch die aus der Behandlung folgenden chemischen Umsetzungen bei der Entfernung der Kalksalze in der Kittsubstanz ein anderer Stoff niedergeschlagen wird, der seinerseits von der Säure nicht gelöst werden kann.

Jedenfalls ist es sicher, daß die Befunde an den P_2-Präparaten, in denen auch tinktoriell das kalklos gemachte Knochengewebe dem ursprünglich kalklosen Knochengewebe gleicht, die schönste Bestätigung für die von mir gegebene Deutung der gittrigen Figuren ergeben. Die abweichenden Befunde bei der S-Entkalkung dürften einer Erklärung in anderer Richtung zugänglich sein.

5. Über die diagnostische Bedeutung der Gitterfiguren und über die halisteretisch-destruktive Theorie der Osteomalazie.

Wenn ich auf Grund der neu gewonnenen Erkenntnis auf die einzelnen Angaben der früheren Autoren einzugehen habe, so kann ich gleichzeitig hiermit auch die praktisch im Vordergrunde stehende Frage nach der diagnostischen Bedeutung dieser Figuren erledigen, weil alle diesbezüglichen Angaben stets die diagnostische Wertschätzung zum Hintergrunde haben.

a) Was zunächst die Angabe von v. R e c k l i n g h a u s e n anlangt, daß bei gelungener Gas- resp. Luftfüllung an den osteoiden Säumen jenseits der Gitterfiguren weder Knochenkörperchen noch Interfibrillärräume nachweisbar seien, so dürfte sich nach meinen Feststellungen als sicher ergeben, daß diese Annahme unzutreffend ist. Gewiß stößt man auf solche Bilder; sie kommen aber allein dadurch zustande, daß erst ein späteres Stadium der Luftfüllung zu Gesicht kommt, oder daß die gewählte Methodik die Luftfüllung im kalklosen Anteil unmöglich macht (KG_2-Methode). Hieraus ergibt sich nun, daß auch die von diesem Forscher gezogenen Folgerungen, als seien in den osteoiden Säumen die Fibrillärspalten durch Verbacken der Fibrillen geschwunden und als seien auch die ursprünglich vorhandenen Knochenkörperchen verschwunden, nicht zu Recht bestehen können. Durch geeignete Technik läßt sich im Gegenteil nachweisen, daß überall in sämtlichen osteoiden Säumen sowohl Knochenkörperchen samt Ausläufern, als auch Interfibrillärräume vorhanden sind. Damit schon ist die Basis beseitigt, die der Annahme eines regressiven Vorgangs bei der Osteomalazie zugrunde liegt.

Ich möchte hierbei nicht zu erwähnen vergessen, daß v. R e c k - l i n g h a u s e n keineswegs a l l e osteoiden Säume für entkalktes Knochengewebe ansah; er mußte zugeben, daß an vielen Stellen offenkundige Osteoblastenbesätze den Beweis lieferten, daß an diesen Stellen der osteoide Saum als neugebildetes, unverkalktes Knochengewebe aufzufassen sei.

Nun glaubte aber v. R e c k l i n g h a u s e n , eine Trennung beider Arten osteoider Säume ermöglichen zu können auf Grund der Beobachtung, daß in den eben erwähnten Fällen s i c h e r e r Neubildung die Gitterfiguren an den Grenzzonen fehlten. Hierdurch glaubte er nahelegen zu können, daß man gerade das Auftreten der Gitterfiguren in der P o m m e r - Zone für eine differentialdiagnostische Trennung solcher Säume verwerten könne.

Die erwiesene Tatsache nun, daß die Gitterbildung eine Erscheinung j e d e s kalklosen Knochengewebes ist, daß die Gitter sich in jedem lamellös geordneten kalklosen und in jedem geflecht-

artig geordneten kalklosen Knochengewebe darstellen lassen,
dürfte jene Beobachtungen v. R e c k l i n g h a u s e n s als
einen Zufall und die daraus gezogenen diagnostischen Schlüsse
als unberechtigt erscheinen lassen. Auf die übrigen Befunde an
den Säumen, die von v. R e c k l i n g h a u s e n zur Stütze
seiner Annahme einer regressiven Natur derselben beigebracht
wurden (atrophische Knochenhöhlen, matt gefärbte Kerne usw.),
glaube ich nicht eingehen zu müssen. Es handelt sich hier, wie
ich in der in diesem Archiv demnächst erscheinenden Arbeit über
die osteoplastische Carcinose weiter ausführen werde, meiner
festen Überzeugung nach entweder um Trugbilder, die von optischen und tinktoriellen Eigenheiten, besonders bei der Karminfärbung, abhängig sind oder aber um Erscheinungen, die sich in
gleicher Weise auch beim sicher neugebildeten Knochen finden
(vgl. S c h m o r l, l. c.). Und gerade auch da, wo an der Natur
des kalklosen Knochengewebes als neugebildet, unverkalkt kein
Zweifel sein kann, so vor allem bei M V (durch Periost-Implanta-
tion experimentell erzeugtes Knochengewebe), wo eine schmale
Zone kalklosen Knochengewebes ringsum in der Peripherie zwischen
der periostalen Wucherungsschicht und dem kalkhaltigen Knochen
liegt, tritt die gittrige Füllung mit der gleichen Deutlichkeit in die
Erscheinung wie überall sonst. Hiermit stimmen die Angaben
S c h m o r l s überein, der Gitter (allerdings nur in der Grenzzone)
auch an solchen Stellen sah, wo der osteoide Saum von Osteoblasten bedeckt war.

Und wenn schon ein gewisser Widerspruch in den beiden
Angaben v. R e c k l i n g h a u s e n s besteht, einmal daß die
Spalträume mit den Interfibrillärräumen v. E b n e r s identisch
seien, und das andere Mal, daß die Spalträume aus den Knochenkanälchen durch Erweiterung entstünden, so dürfte sich aus meinen
Befunden als sicher ergeben, daß die letztere Annahme nicht zutrifft. Im kalklosen Knochengewebe sind beide Arten von feinsten
Kanälchen nebeneinander vorhanden. Nirgends ist der Vorgang
so, daß sich erst Spalträume durch Umwandlung von Knochenkanälchen oder auch sonst irgendwie b i l d e n. Auch ein solcher
Vorgang, der wieder in die Richtung regressiver Veränderungen
wiese, muß zweifellos als irrtümliche Deutung vorhandener Bilder
angesprochen werden.

Auch alle weiteren Folgerungen, die v. R e c k l i n g h a u s e n
aus seinen Befunden ziehen zu müssen glaubte, der Zusammenfluß
der neugebildeten Interfibrillärräume zu interlamellären Spalten,
die einerseits die Bedeutung von Lymphbahnen gewinnen sollten,
andererseits zur Abspaltung von Lamellen und ganzen Ringen
führen und schließlich sich durch Eintreten von Zellen zu Resorptionsräumen umbilden sollten, — alle diese Folgerungen müssen allein
schon nach den mitgeteilten Befunden über die wahre Natur der
Gitterfiguren hinfällig sein. Aber auch abgesehen von dieser Tatsache
habe ich bei meinen ausgedehnten Untersuchungen niemals Bilder
gesehen, die mir die Möglichkeit einer lamellösen Abspaltung oder
einer Abtrennung ganzer Ringe oder schließlich die Entstehung von
Resorptionsräumen oder von V o l k m a n n schen Kanälen auf
diesem Wege als einen natürlichen Vorgang annehmbar machten;
vielmehr habe ich mich im Laufe der Untersuchungen davon überzeugt, daß es sich bei Bildern, die solche Vorgänge zu illustrieren
scheinen, stets um Kunstprodukte handelt. Die eigenartige Form
der Artefakte entsteht dadurch, daß bei dem lamellösen Bau des
Knochens auch an den Zertrümmerungsprodukten oft die lamellöse
Struktur, die konzentrische Schichtung usw. bewahrt bleiben.

Gewiß erhält man nicht selten, besonders beim Gebrauch ·
von Gefrierschnitten, Bilder, die das Vorhandensein einer lamellösen
Abspaltung nahezulegen scheinen. Man sieht jedoch, daß die Bilder
mit besonderer Vorliebe an Stellen der Schnitte auftreten, wo auch
sonst Zeichen der Gewalteinwirkung unverkennbar sind, besonders an den Randpartien. Aber auch an anderen Stellen
zeigt sich eine Bevorzugung für die Spaltbildung. So sah ich
z. B. bei meinen Untersuchungen über die Knochentransplantation[1][2][3] an den Stellen, wo auf erweiterte H a v e r s sche Kanäle
(H a v e r s sche Räume) sich ein wandständiger Halbring neuen

---

[1] A x h a u s e n , Histologische Untersuchungen über Knochentransplant.
am Menschen. Deutsche Zeitschr. f. Chir. 91, S. 385.

[2] A x h a u s e n , Die pathologisch-anatomischen Grundlagen der Lehre
von der freien Knochentransplantation. Beiheft 2 der „Medizinischen
Klinik", 1908.

[3] A x h a u s e n , Die histologischen und klinischen Gesetze der freien
Osteoplastik auf Grund von Tierversuchen. Arch. f. klin. Chir. Bd. 88,
Heft 1, 1908.

Knochens abgelagert hatte, der sich durch intensive Kernfärbung
als lebender, neugebildeter Knochen von dem umgebenden kernlosen Knochengewebe sofort unterschied, nicht selten den Halbring ganz von der Umgebung gelöst. Und auffallend war es, wie
gleichmäßig sich das Markgewebe in den Spalt hineingelegt hatte.
Daß es sich hier um einen regressiven Vorgang handeln könnte,
ist bei der Natur des Knochengewebes als Neuanlagerung auf
totes Gewebe selbstverständlich ausgeschlossen. Und es ist ja auch
vollkommen verständlich, daß gerade an den Stellen, wo eine einfache Anlagerung durch Kittsubstanz erfolgt, während das Knochengewebe (altes wie neues) s e l b s t durch die Verfilzung der
Fibrillen eine so überaus dichte, feste Textur hat, eine Lösung
besonders leicht erfolgen muß. Zum Überfluß zeigen aber auch
vorsichtig angefertigte Zelloidinschnitte der gleichen Stücke,
daß es sich um Kunstprodukte handeln m u ß; denn hier fehlen
die Abspaltungsbilder an den entsprechenden Stellen vollkommen.
Ähnlich war auch das Verhältnis bei der Ablagerung sicher neugebildeten Knochengewebes auf die lebenden oder nekrotischen Bezirke alter Kompakta im osteoplastischen Karzinom (M IV). Aber
auch sonstige artefizielle Spaltbildungen, Sprünge, die die Lamellen
.quer durchtrennen, gewinnen oft eine verzweifelte Ähnlichkeit
mit V o l k m a n n schen Kanälen, die noch dadurch erhöht wird,
daß sich das Markgewebe hier und da in die Spalten hineinlegt.
Ich hatte in der ersten Zeit meiner Untersuchungen, namentlich
bei einem Falle von Osteodystrophia juvenilis (frühe Osteomalazie),[1]
selber den bestimmten Eindruck, daß hier natürliche Kanal-
bildungen vorlagen, und glaubte — wie ich meinte — V o l k -
m a n n sche Kanäle zu erweiterten Knochenkörperchen in Beziehung setzen zu können. Erst weitere Untersuchungen, namentlich unter Benutzung vorsichtig angefertigter Zelloidinschnitte
und weitere Studien von Knochenbildern überhaupt, haben mir
unzweideutig gezeigt, daß es sich bei diesen Bildern ebenfalls
um Kunstprodukte handelte.

Wenn schon hier bei den Gefrierschnitten am völlig entkalkten Knochen solche Mißdeutungen möglich waren, wird es

---

[1] A x h a u s e n , Osteogenesis imperfecta oder frühe Osteomalazie als
Grundlage der idiopathischen Osteopsathyrosis? Deutsche Zeitschr. f.
Chir. Bd. 92, S. 42, 1908.

unschwer zu verstehen sein, daß gleiche Täuschungen bei herausgebrochenen Spongiosabalken und bei Spähnen kalkhaltigen Knochens noch in viel höherem Grade vorkommen können. Von diesem Gesichtspunkte aus mahnen auch die älteren Angaben von S o l o w e i t s c h i k u. a. über das Entstehen V o l k m a n n scher Kanäle durchaus zu skeptischer Beurteilung.

Hier nicht einbegriffen sind natürlich die Ringe osteoider Substanz, die zwar an einem Abschnitt der Peripherie mit dem umgebenden Knochen fest in Verbindung sind, mit dem übrigen, größeren, jedoch frei in einen Markraum hineinragen — Bilder, die schon von P o m m e r eingehend gewürdigt wurden, und die von v. R e c k l i n g h a u s e n ebenfalls mit seinen Anschauungen in Verbindung gebracht wurden. Für sie kann nur die Erklärung herangezogen werden, die schon P o m m e r nahelegte, und auf die kürzlich L o o s e r[1]) von neuem zurückkam, daß nämlich der lakunäre Abbau das umgebende kalkhaltige Knochengewebe in ungleich stärkerem Grade betroffen hat als den kalklosen Innenteil eines H a v e r s schen Systems (vgl. die Abbildungen bei P o m m e r und L o o s e r).

Und was nun die von v. R e c k l i n g h a u s e n angegebene Häufigkeit der Gitter im Innern des kalkhaltigen Knochens anlangt, so dürfte auch hierfür die Erklärung jetzt nicht schwer sein. Von vornherein standen ja der Deutung v. R e c k l i n g h a u s e n s daß hier im Innern die Entkalkung beginne, schwere Bedenken gegenüber, wie ich bereits erwähnte. Auf der anderen Seite wurde von B e r t s c h i n g e r eingehend auf die notwendige Häufigkeit von Tangentialschnitten kalkloser Säume im osteomalazischen und rachitischen Knochen hingewiesen.

Erstlich wissen wir ja durch P o m m e r s klassische Untersuchungen, daß die Verkalkung des osteoiden Gewebes bei der Osteomalazie und bei der Rachitis oft etappenweise erfolgt. Dadurch entstehen nicht selten an den Stellen ausgedehnter Knochenanlagerung, so besonders bei der Ausfüllung tiefer Buchten und Nischen, abwechselnd kalklose und kalkhaltige Schichten, und ebenso, und zwar noch häufiger, abwechselnde Schichten von total

[1]) L o o s e r, Über Spätrachitis und die Beziehungen zwischen Rachitis und Osteomalazie. Mitteilungen aus den Grenzgebieten. XVIII, S. 678, 1908.

und partiell verkalktem Knochengewebe. Bei weiterer Entwicklung müssen solche Bezirke partieller Verkalkung weiter ins Innere vorrücken, und so kann es nicht wundernehmen, daß gerade im osteomalazischen Knochen, wie übrigens auch in seltenen Fällen im normalen Knochen (P o m m e r), im kalkhaltigen Anteil relativ häufig Lamellenzüge mit partiellem Kalkgehalt sich vorfinden. Auch hier müssen nach den vorangegangenen Ausführungen Gitter entstehen und sich länger halten. Nehmen wir dazu, daß außerdem im Innern des kalkhaltigen Anteils oft in großer Ausdehnung jene Zeichnungen sich finden, die ich vorher als optischen Ausdruck von Niveaudifferenzen der Oberfläche erweisen konnte die schon A p o l a n t morphologisch von den anderen Figuren trennte, und die ich im Anschluß hieran als Gitter I bezeichnete, nehmen wir weiter hinzu, daß, wie schon erwähnt, bei den älteren Untersuchungsmethoden oft gröbere Luft- resp. Gasansammlungen, die der Oberfläche anhaften, als schwarze Gittermassen erscheinen, so dürfte wohl verständlich sein, daß auch innerhalb des kalkhaltigen Anteils mancherlei gittrige und gitterähnliche Figuren gesehen werden konnten.

Nach allem dürfte es einem Zweifel nicht unterliegen, daß die ganze Lehre v. R e c k l i n g h a u s e n s, in dem Auftreten der Gitterfiguren die Zeichen eines regressiven Vorgangs zu erblicken, unhaltbar ist, und daß die im einzelnen geschilderten Stadien der Einschmelzung und Abschmelzung in Wirklichkeit nicht existieren. In gleicher Weise dürfte es sicher sein, daß luftresp. gasfüllbare Spalträume, wo sie auch vorkommen mögen, irgendeine diagnostische Bedeutung nicht besitzen, daß sie nichts weiteres anzeigen, als die Anwesenheit kalklosen oder partiell kalklosen Knochengewebes, und daß sie im besonderen in genetischer Richtung nicht das geringste für die Deutung der Natur dieses Gewebes besagen.

Hiermit werden auch die Schwierigkeiten beseitigt, auf die v. R e c k l i n g h a u s e n bei der konsequenten Durchführung seiner Auffassung stoßen mußte. Da v. R e c k l i n g h a u s e n die gleichen Bilder, wenn auch nicht mit derselben Häufigkeit, im normalen Knochen fand, mußte er schließen, daß auch physiologisch diese Einschmelzungsprozesse sich abspielten. Und da er sie auch in reichlicher Verbreitung im rachitischen Knochen nachweisen konnte, mußte er annehmen, daß auch hier der gleiche Vorgang beim Abbau eine große Rolle spiele. Gerade dieser letzte Punkt führte ihn zur Annahme einer Kombination von Rachitis und Osteomalazie bei gewissen Fällen. Alle diese Anschauungen müssen nach dem Vorangehenden als unhaltbar oder wenigstens als durchaus unbewiesen angesehen werden. Da überall das Knochengewebe kalklos angelegt wird und dann erst, wenn auch beim normalen Knochen fast unmittelbar, verkalkt, so müssen wir auch beim normalen Knochen, der, wie P o m m e r uns lehrte, in stetem Umbau begriffen ist, auf Gitterfiguren in Form schmaler Randsäume stoßen. Und daß v. R e c k l i n g h a u s e n gerade beim jugendlichen Knochen, gemäß der vom Wachstum abhängigen massenhaften Anbildung und dem dauernd tätigen formativen Umbau, solche Bilder so häufig fand, kann gewiß nicht überraschen.

Ich komme zu den ergänzenden Ausführungen A p o l a n t s.

Nach dem von mir Ausgeführten und nach allem, was wir sonst wissen, kann es keinem Zweifel unterliegen, daß die Angaben A p o l a n t s über die Vorgänge bei der Entkalkung im einzelnen auf Irrtum beruhen.

Was zunächst die Erweiterung der präformierten Hohlräume des kalklosen Knochengewebes anlangt, so wurde schon von B e r t - s c h i n g e r darauf hingewiesen, daß diese Angaben keinen Wert besäßen, weil nicht deutlich aus ihnen hervorging, daß die Bilder am l a m e l l ö s e n Knochen gesehen wurden. Und daß die Knochenhöhlen des geflechtartig geordneten Knochengewebes von vornherein weit und plump sind, ist allgemein bekannt. Der gleiche Fehler wurde auch, wie wir jetzt wissen, von L o s s e n begangen, auf dessen Angaben sich A p o l a n t im übrigen ebenfalls bezieht.

Die Bilder der plumpen Knochenhöhlen des geflechtartig geordneten Knochengewebes werden nun noch in ihrer Eigenheit verstärkt, wenn die in ihnen enthaltene Luft resp. Kohlensäure sich sammelt und sich zur Entweichung anschickt. (Vergl. Fig. 5, Taf. X.) Aber hiermit nicht genug. Die beschriebene und abgebildete K o n f l u e n z der Knochenhöhlen, die nach A p o - l a n t von einer N e u b i l d u n g v o n K a n ä l e n in ihrer Umgebung begleitet ist, stellt nichts weiter dar a l s d i e R e s t e

der Luftfüllung in den benachbarten Interfibrillärräumen. Die von Apolant beschriebenen
verschiedenen Formen der Erweiterung und Kanal-
bildung entstehen einfach durch die verschiedenen Stadien
des Luftaustrittes, die 'man unter der von mir angegebenen
Technik leicht an derselben Stelle nach einander
beobachten kann. Um sich von der Richtigkeit dieser Erklärung
zu überzeugen, ist es nur nötig, die von Apolant gegebenen
Zeichnungen mit den gleichen Bildern auf meiner Fig. 5, Taf. X
zu vergleichen. Und ebensowenig wie hier in der Umgebung der
Knochenhöhlen Spalträume neugebildet sind, sind sie es
auch in der Pommer-Zone; hierfür gelten die Ausführungen,
die ich v. Recklinghausens Lehre gegenüber stellte,
in gleicher Weise. Voll verständlich ist hiernach die kurze,
nebenbei geäußerte Bemerkung Apolants, daß er bei der
LB-Methode von karmingefärbten Schnitten die Gitter zuweilen
bis in die osteoide Zone selber hereinreichen
sah. Und auf der anderen Seite gibt gerade die von Apolant
in Fig. 8, Taf. X gegebene Zeichnung der zarten, im Innern nachweisbaren Gitter und ihre völlige Übereinstimmung mit meiner
Fig. 7, Taf. X die beste Stütze für die Annahme, daß auch die
von mir als Gitter I bezeichneten, zweifellos von Niveaudifferenzen
der Oberfläche abhängigen Figuren unter die Reihe der von
v. Recklinghausen und Apolant gesehenen und als
Entkalkungszeichen gedeuteten Phänomene gehören.

Gleich erheblich für die vorliegende Frage sind die Irrtümer,
denen Apolant bei der Deutung seiner Entkalkungsversuche
unterlag. Wenn er angab, daß auch bei der künstlichen Entkalkung eine Erweiterung der präformierten Hohlräume auftritt,
so daß auch im lamellösen normalen, Knochengewebe „die Kanälchen und Höhlen eine auffällige Plumpheit" aufweisen und „die
Querschnitte der Kanälchen als recht erhebliche Löcher erscheinen", so lehrt schon ein einfacher Blick auf ein nach Schmorl
gefärbtes v. Ebner-Präparat, daß hier ein Irrtum vorliegen muß.
Aber auch bei richtig angewandter Luftfüllung konnte ich an Präparaten aller Entkalkungsstadien, besonders auch an vollkommen
entkalkten Präparaten der verschiedenen Methoden (P$_2$-, E-, S-
Schnitte) nachweisen, daß von einer Erweiterung der prä-

formierten Kanäle keine Rede sein kann. Selbst beim vollkommen mit Salpetersäure entkalkten Knochen sind bei der Luftfüllung die feinen Kanälchen, z. B. eines Havers-schen Systems, in der Anordnung und Form mit der gleichen Feinheit und Zierlichkeit zu erkennen wie am Knochenschliff. Es ist ja auch von vornherein schwer zu verstehen, warum die Entkalkung zu einer Erweiterung der Höhlen führen sollte. Ist doch nicht der Kalk allein dasjenige, was die Form der präformierten Kanäle garantiert; wissen wir doch durch Brösicke, daß gerade die Wandung der präformierten Höhlen eine besonders resistente organische Substanz enthält. Hier muß sich also Apo-lant durch Bilder, die vielleicht durch den Luftaustritt entstanden sind, haben täuschen lassen.

Daß Apolant bei zunehmender Kalkentziehung gittrige Zeichnungen in zunehmender Verbreitung fand, wird nach meinen Ausführungen vollkommen verständlich sein. Allein sie sind nicht für partielle Entkalkungsvorgänge pathognomonisch, sondern sie zeigen einzig und allein an, daß an den betreffenden Stellen kalkloses Gewebe vorhanden ist. Da Apolant die LB-Methode für diese Versuche ausschließlich anwandte und zur Entkalkung v. Ebnersches Gemisch benutzte, mußte bei richtiger Luftfüllung das nunmehr vorhandene kalklose Knochen-gewebe Gitterbildung zeigen. Auch bei vollkommen nach v. Ebner entkalkten Knochenstücken läßt sich ja nach dieser Methode eine, nun natürlich totale Gitterbildung dar-stellen.

Ein Irrtum von Apolant war es aber, daß er in seinen Präparaten die Stellen, die vollkommen durchsichtig, wie hyalin erschienen, als Stellen vollkommener Entkalkung ansprach, während er die gittrigen als unvollkommen entkalkt ansah. Diese vollkommen durchsichtigen Stellen, die man genau so auch an völlig unentkalkten Schnitten und Schliffen erzielen kann, entstehen nur dadurch, daß hier das Eindringen des Balsams komplett geworden, die Aufhellung voll-ständig ist, während in Wirklichkeit auch die voll-kommen entkalkten Schnitte eine totale, dich-teste Gitterbildung bei richtiger Luftfüllung erkennen lassen, wie ich schon im einzelnen ausführte.

b) Aber auch die Anschauungen H a n a u s und B e r t -
s c h i n g e r s, die beide manchem offenkundigen Irrtum der
Lehre v. R e c k l i n g h a u s e n s mit Erfolg entgegentraten,
brachten nicht eine vollständig richtige Deutung der vorliegenden
Verhältnisse, weil beide Autoren in der Annahme befangen waren,
daß die Gitterbildung a u f d i e B e z i r k e u n v o l l s t ä n -
d i g e r V e r k a l k u n g b e s c h r ä n k t sei. Der Gegensatz
zwischen ihrer Auffassung und der v. R e c k l i n g h a u s e n s
konzentrierte sich im wesentlichen darin, daß sie den Nachweis er-
brachten, daß die Gitterbildung auch in den Bezirken unvollkommenen Kalkgehalts auftrat, die mit Sicherheit als neugebildet
und unvollkommen verkalkt anzusehen waren. Sie schlossen
daraus, daß den Gittern die von v. R e c k l i n g h a u s e n gegebene diagnostische Bedeutung nicht innewohnen konnte, und sie
schlossen weiter, daß auch nach diesem Phänomen im osteomalazischen Knochen die osteoiden Säume ebenso durch Ausbleiben
der Verkalkung, wie durch Entkalkung erklärt werden konnten.

Die der Arbeit B e r t s c h i n g e r s beigegebenen Zeichnungen zeigen die Gitterbildung in solcher Verbreitung, und die
Photogramme lassen die Gitter in so kontinuierlichen, bis an die
Markräume heranreichenden Säumen und die Rasenfiguren in
solcher Ausdehnung erkennen, daß man kaum verstehen kann,
warum B e r t s c h i n g e r nicht auf die richtige Deutung der
Befunde gekommen ist; so sind z. B. in Tafel 8 offenkundig sämtliche osteoiden Säume in ganzer Ausdehnung luftgefüllt. Diese
Erscheinungen sind auch B e r t s c h i n g e r wohl aufgefallen:
aus seinen Angaben geht deutlich hervor, daß er den Kontrast
zwischen der Breite der osteoiden Säume bei einfacher Karminfärbung und der Breite der bei Luftfüllung (L Z-Methode) mark-
wärts von den Gittern freibleibenden Säume sowie das Fehlen derselben bei der L B-Methode wohl bemerkt hat. Er nahm als Erklärung
dafür an, „daß die osteoiden Zonen durch die Eintrocknungs-
methoden (sowie infolge der zur Entfernung des Marks vorgenommenen Auspinselung der Schnitte) u n d e u t l i c h u n d z u m
T e i l g a n z u n s i c h t b a r g e w o r d e n s i n d". Daß diese Annahme
nicht den wahren Sachverhalt trifft, dürfte wohl aus meinen Ausführungen klar hervorgehen. Unter dieser Annahme hielt B e r t -
s c h i n g e r an der Anschauung der früheren Autoren fest, daß näm-

lich die Gitter **ausschließlich auf die Grenzzone lokalisiert seien.** Und weil beide Autoren nicht zum vollen Verständnis der Phänomene vordrangen, konnten sie auch die prinzipiellen Ausführungen v. Recklinghausens über die Einzelheiten des regressiven Prozesses und die vermeintlichen Ergebnisse
der Entkalkungsversuche Apolants nicht auf ihr richtiges
Niveau zurückführen.

c) Wenn nun auch die Darstellung der luftfüllbaren Spalträume als diagnostisches Hilfsmittel zur Erkennung einer vermeintlichen halisteretischen Einschmelzung nicht in Betracht kommt,
so muß auf der anderen Seite betont werden, daß deswegen nicht
etwa das ganze Phänomen als diagnostisches Mittel unverwert-
bar sei.

Ganz im Gegenteil bin ich der festen Überzeugung, daß die
Darstellung der Interfibrillärspalten ein wertvolles diagnostisches
Hilfsmittel darstellt, ganz besonders nach der von mir eingehend
beschriebenen Methode von Krukenberg, aber nicht zum
Nachweis von halisteretischen Prozessen, sondern zum Nachweis
von kalklosem Knochengewebe oder überhaupt von Apposition
neuen Knochengewebes. Wie allgemein bekannt, erfolgt bei der
gewöhnlichen Karminfärbung nur zum kleinen Teil die Rotfärbung
der Pommer-Zone, während der breitere Abschnitt farblos
bleibt. Zum Unterschied hiervon findet bei der Luftfüllung die
Gitterbildung im kalklosen Gewebe **samt** der ganzen Pommer-
Zone statt. So kann man z. B. beim normalen Knochenumbau
und bei den normalen Verkalkungsverhältnissen, wie sie die Knochenanbildung fast stets im osteoplastischen Karzinom aufweist, sehr
häufig an Stellen offenkundiger Apposition einen deutlichen Karmin-
saum nicht nachweisen. Höchstens, daß der durch Hämalaun
blau gefärbte kalkhaltige Knochen eines P_1-Präparats am Rande
einen zarten rosa Beiton hat. Im Gegensatz hierzu ist in diesen
Fällen leicht durch die Luftfüllung ein deutlicher schwarzer gittriger
Saum darzustellen, weil eben auch in dem partiell verkalkten,
der Karminfärbung nicht mehr zugänglichen Anteil noch die Luftfüllung auftritt. Aber auch im sonstigen pathologischen, besonders
dystrophischen Knochen ist diese Methode des Nachweises des
kalklosen Knochengewebes deswegen so empfehlenswert, weil sie
ohne besondere Färbmittel mit den stets vorhandenen Flüssig-

keiten Alkohol, Chloroform und Balsam, möglich ist, weil sie zum mindesten ebenso rasch herzustellen ist wie die Karminfärbung, und weil gleichzeitig mit der Differenzierung auch die fibrilläre Struktur des kalklosen Knochens und die zierliche Zeichnung der Knochenkörperchen und Ausläufer erhältlich ist (vgl. Fig. 1, Taf. X). Nimmt man weiterhin den schwerwiegenden Umstand hinzu, daß die Methode auch die Differenzierung des ursprünglich kalklosen vom ursprünglich kalkhaltigen Knochengewebe in solchem Knochen, der mit Salpetersäure vollkommen entkalkt wurde, bei vorsichtiger Anwendung gestattet, so glaube ich wohl, daß die Methode Krukenbergs auch heute noch einen Platz in der histologischen Diagnostik der Knochenpathologie verdient.

Zusammenfassung.

Überblickt man noch einmal die Ergebnisse der Untersuchungen, so sieht man, daß alle Befunde durchaus einheitlich sind und sich gegenseitig in befriedigender Weise ergänzen. Das gleiche Verhalten findet sich in jedem kalklosen Knochengewebe, gleich ob wir es im osteomalazischen Knochen (M I), ob im rachitischen Knochen (M II) oder im Kallusgewebe (M III), ob in der Knochenanbildung der osteoplastischen Karzinose (M IV), oder ob wir es schließlich im heterotopischen, experimentell erzeugten Knochen (M V) untersuchen; das gleiche Bild entsteht im lamellös geordneten, wie im geflechtartig geordneten kalklosen Knochengewebe, variiert nur entsprechend den Anordnungen der Fibrillen in beiden Typen; und das gleiche Verhalten zeigt auch der durch Müllersche Flüssigkeit vollkommen entkalkte, ursprünglich kalkhaltige Knochen. Und im Wesen das Gleiche ist es auch, was die verschiedenen Methoden erzeugen, wenn auch im Einzelnen Unterschiede bestehen, die von der Verschiedenartigkeit der gewählten Methodik nachweisbar abhängig sind.

Das Vorhandensein darstellbarer Interfibrillärräume stellt eine ganz allgemeine Eigenschaft des kalklosen Knochengewebes dar, die ihm infolge seiner Struktur zukommt. Diese Eigenschaft zeigt das kalklose Knochengewebe auch noch dann, wenn es schon zum Teil Kalkeinlagerungen enthält; hier sind die optischen Phänomene nur unwesentlich different, nachweisbar nur durch die Anwendung der feinen Methode der dosierten LB-Behandlung.

Eben dieser partielle Kalkgehalt aber bewirkt die bei der früher geübten Methodik so auffällige Bevorzugung der P o m m e r - Zone für die Gitterbildung, sei es daß er die Ursache für das Zustandekommen der Gitter an dieser Stelle überhaupt ist (KGl_2-Methode), sei es daß er das längerdauernde Haften der Gitter an diesen Stellen zur Folge hat (KGl_3- und LGl-Methode).

Aus den Einzelheiten der vorangehenden Ausführungen dürfte es wohl mit Sicherheit hervorgehen, daß die universelle, durch Gasfüllung der Interfibrillärräume entstehende gittrige Zeichnung des kalklosen Knochengewebes (Gitter II) mit den von v. R e c k l i n g - h a u s e n , A p o l a n t und H a n a u - B e r t s c h i n g e r beschriebenen Gitterfiguren der Grenzzone im Wesen identisch ist. Die Gitterfiguren jener Autoren stellen nichts anderes dar, als die R e s t e der ursprünglich universellen Luftfüllung des ganzen kalklosen Knochengewebes, die beim Schwinden der Füllung zurückgeblieben sind; oder aber sie stellen eine p a r t i e l l e Gasfüllung der über das g a n z e kalklose Knochengewebe ausgebreiteten Interfibrillärräume dar — p a r t i e l l nur, weil dies durch die gewählte Methode (KGl_2) bedingt ist.

Was die innerhalb des kalkhaltigen Anteils auftretenden Gitter anlangt, so handelt es sich bei ihnen entweder um tangential getroffene Partien kalklosen resp. partiell kalkhaltigen Knochengewebes oder um die Bezirke der von P o m m e r aufgedeckten ungleichmäßigen, etappenartigen Verkalkung (konzentrisch übereinander gestellte Halbringe usw.), oder aber sie stellen als eine Erscheinung differenter Art (Gitter I) einfach den optischen Ausdruck von Niveaudifferenzen der Oberfläche des Schnittes dar.

Weiter glaube ich bewiesen zu haben, daß alle jene regressiven Erscheinungen, die v. R e c k l i n g h a u s e n und A p o l a n t an dem kalklosen Knochengewebe des osteomalazischen Knochens beobachtet zu haben glaubten (Erweiterung praeformierter Knochenhöhlen, Neubildung von Kanälen und Spalten, Verschwinden der Knochenkörperchen und Spalträume u. a. m.) auf irrigen Deutungen beruhen, die darauf zurückzuführen sind, daß jene, wie auch die übrigen Autoren infolge der gewählten Technik die wahre Verbreitung und das Wesen der Gitterfiguren nicht zu erkennen und die beim S c h w i n d e n d e r L u f t f ü l l u n g auftretenden Phänomene nicht richtig zu bewerten vermochten.

Mit zwingender Notwendigkeit ergibt sich hieraus die Folgerung, daß die Anschauung der v. Recklinghausenschen Schule, als seien die Gitterfiguren als ein Kennzeichen einer halisteretischen Einschmelzung zu verwerten, nicht mehr haltbar ist. Die Kenntnis der wahren Natur dieser Gitterfiguren lehrt, daß die ganze Vorstellung einer typisch osteomalazischen, d. i. halisteretisch-regressiven Knochenveränderung, soweit sie sich auf jene Annahme gründet, nicht aufrechterhalten werden kann. Und die Summe jener Tatsachen, die für eine einheitliche Genese des kalklosen Knochens im ostemalazischen und rachitischen Knochen sprechen in dem Sinne, daß es sich stets um neugebildeten, noch unverkalkten Knochen handele — sie wurden noch kürzlich von Looser in so überzeugender Weise zusammengestellt, — die Summe jener Tatsachen läßt es jetzt, nach Beseitigung der vermeintlichen Bedeutung der „Gitterfiguren", als sicher erscheinen, daß die Annahme des Vorkommens halisteretisch-regressiver Vorgänge überhaupt für den osteomalazischen und rachitischen Knochen wie für den normalen fallen gelassen werden muß.

Zusammenstellung der im Text gebrauchten Abkürzungen.

M I = Material I (Querschnitt einer osteomalazischen Rippe).

M II = Material II (Schnitt aus einem rachitischen Schädeldach).

M III = Material III (Längsschnitt aus der Bruchstelle einer Fractura cruris von einem einjährigen Kinde mit reichlichem Callus).

M IV = Material IV (Schnitt aus einem osteoplastischen Karzinom des Sternums).

M_1V = Material V (Schnitt aus einem durch Periostimplantation erzeugten Knochens tück vom Hund).

M VI = Material VI (Querschnitt des normalen Femurs eines 12 jährigen Mädchens).

O = Original (unentkalkte Stücke).

P_1 = unvollkommene Entkalkung durch Müllersche Flüssigkeit nach Pommer.

P_2 = vollkommene Entkalkung durch Müllersche Flüssigkeit.

E = vollkommene Entkalkung durch v. Ebners Gemisch (Salzsäure + konzentrierter Kochsalzlösung).

S = vollkommene Entkalkung durch Salpetersäure nach Schaffer.

G-Schnitte = Gefrierschnitte.

C-Schnitte = durch Alkoholäther von Zelloidin befreite Zelloidinschnitte.

L Gl-Methode = Austrocknung durch Alkohol-Chloroform; Glyzerineinschluß.

L Z-Methode = Austrocknung durch Alkohol-Chloroform; Einschluß in dicke
Zuckerlösung.

LB-Methode = Austrocknung durch Alkohol-Chloroform; Einschluß in harten
Kanadabalsam nach K r u k e n b e r g.

K Gl₁-Methode = Einbetten aus Wasser in Glyzerin.

K Gl₂-Methode = Vorbehandeln mit starker Alaunlösung; Einbetten in Glyzerin.

K Gl₃-Methode = Abwechselndes Eintauchen in starke Alaun- und Natrium
bicarbonicum-Lösung; Einbetten in Glyzerin.

K Z₁-Methode = ⎫
K Z₂-Methode = ⎬ den K Gl-Methoden entsprechend; aber Einbettung in dicke
K Z₃-Methode = ⎭   Zuckerlösung.

Erklärung der Abbildungen auf Taf. X.

Fig. 1. Gefrierschnitt aus einer o s t e o m a l a z i s c h e n R i p p e nach
unvollkommener Entkalkung durch M ü l l e r sche Flüssigkeit. Vorfärbung mit neutralem Ammoniakkarmin. Austrocknungsmethode.
Glyzerineinschluß.

    Die Figur stellt den Befund u n m i t t e l b a r nach dem
Auffallen des Deckgläschens dar. Ka. Kn. = kalkhaltiger Knochen;
zierliche Zeichnung der luftgefüllten Knochenhöhlen und Knochenkanälchen. O.S. = osteoide Säume, von dichten gittrigen Gebilden
total erfüllt; nur schwach schimmert noch das Rot der Karminfärbung
durch. T.O.S. = tangential angeschnittene osteoide Säume, zu
Gittern innerhalb des kalkhaltigen Knochens führend. U.V. = Ungleichmäßige Verkalkungszone, zu übereinander gereihten, konzentrischen Gittern führend (Näheres im Text). Rfl. = Resorptionsflächen. M = Markraum.

Fig. 2—4. Verlauf der Luftentweichung an einer Stelle des vorigen Präparates
bei stärkerer Vergrößerung.

Fig. 2. U n i v e r s e l l e G i t t e r b i l d u n g; Typ der Gitter II (1. Stad.)
Ka. Kn. = kalkhaltiger Knochen. G.O. = Gitterbildung im
osteoiden Gewebe. G.Pz. = Gitterbildung der P o m m e r -
Zone. G.Ka. = Gitterbildung innerhalb des kalkhaltigen
Knochens (vgl. U.V. Fig. 1, Taf. X). D.Knkp. = Durch-
schimmerndes Knochenkörperchen.

Fig. 3. P a r t i e l l e G i t t e r b i l d u n g (2. Stadium).
O.S. = osteoider, karmingefärbter Saum mit wohlgeformten,
luftgefüllten Knochenkörperchen. H. Knkp. = aus der Gitterbildung heraustretendes Knochenkörperchen. G.Ka. = Gitterbildung im kalkhaltigen Knochen. G.Pz. = Gitterbildung in
der P o m m e r - Zone. L. Bl. = Luftbläschen.

Fig. 4. A u f d i e G r e n z z o n e b e s c h r ä n k t e G i t t e r b i l -
d u n g (3. Stadium).
G.Ka. = Gitterbildung im kalkhaltigen Knochen. G.Pz. =

Gitterbildung der Grenzzone (P o m m e r - Zone). A.Knkp. =
Abgeblaßtes Knochenkörperchen (durch Luftaustritt).

Fig. 5. Gefrierschnitt aus einer o s t e o m a l a z i s c h e n Enostose (Rippe)
nach unvollkommener Entkalkung durch M ü l l e r sche Flüssigkeit.
Vorfärbung mit Ammoniakkarmin. Austrocknung. Einbetten in
erstarrenden Kanadabalsam (K r u k e n b e r g).

Die verschiedenen S t a d i e n d e r L u f t f ü l l u n g im
g e f l e c h t a r t i g g e o r d n e t e n kalklosen Knochengewebe.

$G^1 =$ totale gittrige Luftfüllung (Rasenfigur). $G^2 =$ Zurücktreten der Rasenfiguren vom Rand nach der Mitte zu. $G^3 =$ Reste
der Luftfüllung in der Umgebung einiger Knochenhöhlen. Knochenhöhlen teils selbst noch luftgefüllt (J. Knkp.), teils abgeblaßt. Bei
$G^4 =$ Knochenhöhlen kurz vor dem Luftaustritt; zum Teil verblaßte
Knochenhöhlen.

Fig. 6. Knochenbalken aus einem r a c h i t i s c h e n Schädeldach. Unvollkommene Entkalkung durch M ü l l e r sche Flüssigkeit. Zelloidin.
Aus dem Schnitt Zelloidin durch Alkoholäther entfernt. Vorfärbung
mit Hämalaun. Differenzierung durch Salzsäurealkohol. Nachfärbung mit Ammoniakkarmin. Austrocknungsmethode. Erstarrender
Kanadabalsam.

K.Kn. = kalkhaltiges, geflechtartig geordnetes Knochengewebe
mit luftgefüllten Knochenhöhlen. O.Kn. = osteoide lamellös geordnete
Knochenauflagerung mit luftgefüllten Knochenhöhlen und Fibrillenzeichnung. $O.Kn^1.$ = osteoides, geflechtartig geordnetes Knochengewebe mit deutlicher Fibrillenzeichnung. Pz. = dichtere, unregelmäßige Luftfüllung der P o m m e r - Zone (Näheres im Text). Qu. =
Zeichnung der quergetroffenen Fibrillen.

Fig. 7. Schnitt aus dem K a l l u s einer Fractura cruris (einjähriges Kind):
das gezeichnete Stück stellt den Randteil der alten Kortikalis dar.
Unentkalkt. Gefrierschnitt. Kohlensäurefüllung (K Gl.-Methode).
Einbettung in dicker Zuckerlösung. Ka.Kn. = kalkhaltiger Knochen.
In ihm bei G I die zarte Zeichnung eines Gitters I (Näheres siehe im
Text). Die Striche setzen sich aus feinsten Tröpfchen zusammen und
sind abhängig von der Lamellenanordnung. O.S. = kalkloser Saum.
G II = Gitterfigur der Grenzzone (P o m m e r - Zone) vom Typ der
Gitter II. l.Knkp. = luftgefüllte Knochenkörperchen. a.Knkp. = ab-
geblaßte Knochenkörperchen.

Die luftgefüllten Knochenkörperchen sind nur zum Vergleich
scharf gezeichnet; sie liegen im Präparat jedoch nicht in derselben
Ebene wie das Gitter I, sondern höher.

Fig. 8. Aus demselben Präparat.
Anpassung des Kohlensäuregases an grobe Niveaudifferenzen des
derben Bindegewebes.

Fig. 9. Schnitt aus dem K a l l u s einer Fractura cruris (einjähriges Kind);
unentkalkter Gefrierschnitt. G e g l ü h t. Erstarrender Balsam.

Die gezeichnete Stelle entspricht dem Randbezirk alter Kompakta. Man sieht bei Ölimmersion auf das Schönste die feine Struktur des lamellösen Knochengewebes. Qu. F. = quergetroffene luftgefüllte Fibrillenröhrchen. L. F. = längsgetroffene luftgefüllte Fibrillenröhrchen. Knkp. = Knochenhöhlen samt Ausläufern.

Fig. 10. Schnitt aus einem rachitischen Schädeldach. Unvollkommen entkalkt. Zelloidin. Zelloidin entfernt. G e g l ü h t. Einschluß in erstarrenden Balsam.

Man sieht die sich wirr durchflechtenden Fibrillenröhrchen in dem geflechtartig geordneten, verkalkten Knochenbälkchen.

XXIII.
Über das Vorkommen von Glykogen in den Kernen von Leberzellen.

Von

Dr. J. Karamitsas.

(Aus dem Pathologischen Institute der Universität München.)

Hierzu Taf. XI.

Das Glykogen findet sich in den normalen Leberzellen diffus in Tropfenform abgelagert. Seine Menge hängt im wesentlichen von der Kohlehydratzufuhr ab. Nach dem Tode wandelt sich das Glykogen in Zucker um; dieser Vorgang geht zuerst sehr schnell vor sich, bis er eine gewisse Grenze erreicht hat, sodann nimmt diese Umwandlung wieder mehr und mehr ab, so daß sich noch nach Tagen in den ausgeschnittenen Leberstücken reichliche Glykogenmengen finden können. Diese Zuckerbildung wird durch ein Ferment bedingt, welches von der Leberzelle selbst produziert wird (vgl. Pflüger).

Bei Diabetes mellitus hat man bisher sehr wechselnde Bilder gesehen; dabei hängt natürlich das Vorhandensein von Glykogen zum Teil von den verschiedenen Graden des Diabetes ab. Nach Naunyn besteht Dyszoamylie bei Pankreasdiabetes speziell in der Leber, trotz starken Zuckergehaltes des Blutes, d. h. er fand in den Leichen an Diabetes verstorbener Menschen die Leber in der Regel glykogenfrei.

Da auch die Fermentbildung eine wechselnde ist, so wird auch das Glykogen bei starker Fermentbildung sofort in Zucker umgewandelt. Bei allen Lebern ist schließlich zu berücksichtigen, ob es sich um ausgehungerte Individuen handelt, oder solche, welche entweder in gutem Ernährungszustand sich befinden, oder kurz vor dem Tode Nahrung aufgenommen hatten, oder gar schließlich im Moment des Todes in voller Verdauung waren.

Das Glykogen war bisher nur im Protoplasma der Leberzellen beobachtet und der Kern stets frei davon gefunden worden. Insbesondere darf in dieser Hinsicht an die umfassende Arbeit B a r f u r t h s erinnert werden, welcher bei Studien über den Glykogengehalt der verschiedensten Gewebe in allen Tierklassen niemals Glykogen in Kernen gefunden hat.

Im Jahre 1906 beschrieb aber M e i x n e r glykogenhaltige Kerne, welche er in Diabeteslebern gesehen habe.

Von A s k a n a z y und H ü b s c h m a n n wurde dann unabhängig von dieser kurzen Notiz derselbe Befund in mehreren Fällen von Diabetes erhoben. H ü b s c h m a n n fand unter fünf untersuchten Diabeteslebern stets glykogenhaltige Kerne. — Unter 35 nicht diabetischen Fällen waren 14 Lebern mit glykogenhaltigen Kernen. Bei diesen letzteren positiven Befunden kamen besonders Stauungslebern verschiedenen Grades in Betracht. In bezug auf die Lokalisation hebt er das Vorkommen von Glykogenkernen in hypertrophischen Zonen in der Peripherie der Lobuli hervor.

In der Diskussion zu H ü b s c h m a n n s Vortrag bestätigte R ö s s l e den Befund für die Diabetesleber und analogisierte ihn mit dem Vorkommen von Pigment im Kern, da das Pigment unter normalen Verhältnissen ebenfalls nur im Zellprotoplasma gesehen wird. Es schien also R ö s s l e der Glykogengehalt von Kernen mit einer krankhaften Störung der Chromidialbildung zusammenzuhängen; man sieht ja auch, wie er hervorhob, gelegentlich bei überstürzter Melaninbildung echtes melanotisches Pigment im Kerne auftreten (vgl. M e i r o w s k i). Die Herkunft des Pigments aus Chromidien (ausgetretener Nukleolarsubstanz) hat R ö s s l e für die Melanosarkomzellen, M e i r o w s k i für das Epidermispigment festgestellt.

Es war daher von Interesse zu erfahren, ob für den Glykogengehalt von Kernen ähnliche Vorgänge verantwortlich gemacht werden könnten, und ich unternahm es, auf Veranlassung von Herrn Dr. R ö s s l e , diese Frage am Material des Münchener Pathologischen Institutes zu prüfen.

Die Leberstücke wurden in der üblichen Weise in absolutem Alkohol gehärtet und in Zelloidin eingebettet. Die Schnitte wurden nach der B e s t schen Methode gefärbt. Die zur Untersuchung gelangten Lebern wurden zu sehr verschiedenen Zeiten nach dem Tode der Leiche entnommen, jedoch fand sich reichlich Glykogen auch bei Lebern, welche etwa zwölf Stunden und darüber post mortem eingelegt wurden.

Unter zehn Fällen von Diabetes fand ich in acht Fällen glykogenhaltige Kerne in der Leber. Die glykogenhaltigen Kerne sind sämtlich dadurch ausgezeichnet, daß sie chromatinarm und meist blasig aufgetrieben sind, wobei

die in den übrigen Leberkernen in Ein- oder Mehrzahl vorhandenen Kernkörperchen in Form einer geringen Anschwellung der leicht hyperchromatischen
Kernwand anliegen. Es kommen so siegelringartige Formen zustande. Das
Innere des blasigen Kernes erscheint dann meist bis auf die eingelagerten Gly-
kogenmassen vollkommen leer. Das Glykogen ist den Kernen in Form von
stark lichtbrechenden roten Staubkügelchen eingelagert; oft ist nur in der Mitte
des Kernes ein großer Tropfen zu sehen, und den Rand zwischen dem Tropfen
und der Kernmembran können dann kleine Kügelchen ausfüllen. Diese letzteren
sind oft intensiver rot gefärbt als der Tropfen in der Mitte, welcher wiederum
nicht immer von runder Form ist; andere Bilder zeigen im Zentrum des Kernes
einen einzigen runden starkgefärbten Tropfen. Andere Kerne, und auf dieses
Bild möchte ich besonders aufmerksam machen, enthalten nur eine Menge
roter Kügelchen, welche fast alle gleich groß sind und sehr häufig ausschließlich der Kernwand anliegen (siehe Fig. 12, Taf. XI).

Oder den blasigen Kern nimmt ein großer Tropfen ein, dessen Peripherie
allein stark gefärbt ist. Dieser „Ringtropfen" (vgl. S c h m a u s s' „Ring-
körner") liegt jedoch nicht überall der Kernmembran an. Zwischen dem Ringtropfen und der Kernmembran bleibt eine schmale Spalte, welche nur durch
starke Vergrößerungen sichtbar ist. Oft ist der ganze Kern in toto von einer
diffusen roten Masse gefärbt. In Zellen, deren Kerne sehr reichlich Glykogen
enthalten, bemerkt man zuweilen dicht neben der Kernmembran, welcher von
innen zahlreiche Glykogentropfen anliegen, in Protoplasma gleich große Tropfen.
Da sonst ein gleichzeitiges Vorhandensein von Glykogen im Kern und im Protoplasma nicht die Regel ist, so würden solche Bilder wohl für einen Austausch
von Glykogen zwischen diesen beiden Zellteilen sprechen. Niemals aber gelang
es, ein Austreten von Glykogentropfen in der Form zu sehen, daß Kügelchen
von der Kernwand überschnitten oder Tropfen durch diese sanduhrförmig
eingeschnürt gewesen wären. Auch in Präparaten, die nicht auf Glykogen
gefärbt waren, ist die Diagnose von Glykogengehalt der Kerne durch die eigentümliche blasige Beschaffenheit der Kerne mit einiger Sicherheit möglich,
weil meines Wissens kein anderer Prozeß die Kerne in ähnlicher Weise auftreibt.

Bemerkenswert ist auch die Erscheinung, daß neben den glykogenführenden
Kernen auch solche vorhanden sind, welche zwar stark aufgetrieben und in
jeder Hinsicht den glykogenhaltigen ähnlich sind, jedoch ohne daß in ihnen
Glykogen nachweisbar wäre.

Andere wiederum enthalten ungefärbte Tropfen mit leicht rötlicher Hülle.
Dies sind wohl Übergänge zu den oben erwähnten „Ringtropfen".

Dies widerspricht aber nicht der obigen Angabe, wonach blasige Kerne
nur in Fällen von Glykogengehalt der Kerne zu finden sind, weil blasige Kerne
überhaupt eben nur in Lebern vorkommen, deren Zellkerne Glykogen enthalten
k ö n n e n.

Was die Form aller dieser Kerne anlangt, so ist sie meist rund oder oval.
Es kommen aber viele Kerne von geschrumpftem Aussehen mit zerknitterter
Kernmembran vor, wobei meist das Glykogen, wenn es überhaupt vorhanden,
in Form eines runden Tropfens im Zentrum des Kerns liegt. Viele leere blasige

Kerne sehen wie eingedrückte Gummibälle aus. Es kommt auch vor, daß
eine und dieselbe Zelle zwei Kerne trägt, von denen nur der eine glykogen-
haltig ist.

Der von A s k a n a z y und H ü b s c h m a n n betonte Antagonismus
des Glykogengehaltes zwischen Kern und Protoplasma traf im allgemeinen
auch für meine Präparate zu. Er ist aber durchaus keine Regel ohne Ausnahme.
Es sind auch Bilder zu sehen, in welchen das Glykogen in einer und derselben
Zelle, sowohl im Kern, wie im Protoplasma, in Halbmondform vorhanden ist.
Was die Lokalisation der glykogenhaltigen Kerne betrifft, so treten dieselben
meist in Gruppen, auf und zwar in der überwiegenden Mehrzahl der Fälle in der
Nähe des G l i s s o n schen Gewebes. Die Menge der glykogenhaltigen Kerne
schwankt in den diabetischen Lebern, in denen sie überhaupt gefunden wurde,
sehr bedeutend. In zwei Fällen von Diabetes war das Zellprotoplasma fast
ganz frei von Glykogen, und nur spärlich gruppenweise fanden sich glykogenhaltige Kerne.

Die Kontrolluntersuchungen über den Glykogengehalt von Zellkernen
nicht diabetischer Lebern ergaben unter 20 untersuchten Fällen 6 mit positivem
Befund. Unter diesen wieder waren glykogenhaltige Kerne in zwei Fällen nach
einigem Suchen leicht, bei den übrigen aber erst nach sehr langem Suchen
ganz vereinzelt oder in kleiner Anzahl stellenweise zu finden. Die Bilder waren
in jeder Hinsicht den glykogenhaltigen Kernen bei Diabetes gleich. Diese
Lebern stammten fast ausschließlich von Patienten mit Herzkrankheiten, bei
denen Stauung und Ödeme konstatiert waren.

Da, worauf R ö s s l e neuerdings wieder hingewiesen hat, die diabetische
Leber eine exquisit hypertrophische Leber ist, und damit der Glykogengehalt
der Kerne zusammenhängen könnte, so wurde für die positiven nicht diabetischen
Kontrollfälle das absolute und relative Lebergewicht festgestellt. Aber nur
in drei Fällen von sechs war das absolute und relative Lebergewicht vergrößert,
und bei den drei anderen, welche keine Erhöhung aufwiesen, war mikroskopisch
starke Stauung zu konstatieren. Deshalb könnte aber der Glykogengehalt
der Kerne doch mit lokalen Hypertrophien des Leberparenchyms zusammenhängen.

So machen auch A s k a n a z y und H ü b s c h m a n n auf die etwaige
Beziehung der Stellen mit Glykogenkernen zu hypertrophischen Zonen aufmerk-
sam. Damit stimmt auch die vorwiegende Lokalisation in peripherischen
Azinusteilen, wo besonders leicht Hypertrophien eintreten können.

Es sei auch kurz erwähnt, daß die Erzeugung von experimentellem Diabetes
an Kaninchen sowohl durch Piquure, als auch durch länger dauernde Phloridzin-
vergiftung negative Resultate ergab. Niemals wurden hierbei glykogenhaltige
Kerne gefunden.

Es ist in den vorliegenden Untersuchungen nicht möglich gewesen, aus den morphologischen Befunden die Bedeutung und die
Entstehung des Glykogengehaltes der Kerne zu erschließen. Von
vornherein wären ja, den Austausch von Glykogen zwischen Kern

und Plasma vorausgesetzt, zwei Annahmen möglich: einmal die, daß das Glykogen aus dem Protoplasma in den Kern gelangt; hierfür hat sich nicht der geringste Anhaltspunkt ergeben, und es steht auch keine Analogie ähnlicher Vorkommnisse, wenn wir von dem Hineingelangen von Hämoglobin in den Kern der Leberzelle (B r o w i c s) absehen, zur Verfügung. Die andere Annahme ist die schon von R ö s s l e gemachte, daß das Glykogen unter pathologischen Verhältnissen, ähnlich wie das melanotische Pigment in gewissen Fällen, schon im Kerne gebildet und ins Plasma ausgestoßen würde. Für gewöhnlich wären die Vorstufen des Glykogens, falls es durch Vermittlung chromidialer Elemente im Protoplasma gebildet würde, im Kerne als solche nicht erkennbar: gewöhnlich sind auch ebenso die nukleolaren Substanzen, die im Protoplasma der Pigment bildenden Zelle zu Melanin werden, nicht im Kerne als solches zu erkennen. In Fällen überstürzter Pigmentbildung treten aber, wie M e i r o w s k i bei Bestrahlung menschlicher Haut mit einer Finsenlampe gezeigt hat, Pigmentschollen schon im Kerne auf. Die Analogie zwischen Leberzelle und pigmentbildender Epidermiszelle wäre aber nur schlagend, wenn für die Kerne der Leberzellen sekretorische Funktionen erwiesen wären. Dies scheint nun tatsächlich der Fall zu sein: wenigstens glaubt B r o w i c s durch eine Anzahl von Befunden den „aktiven Anteil des Leberzellkernes an den Sekretionsvorgängen", insbesondere an der Gallenfarbstoffbereitung, erwiesen zu haben.

Diese Analogieschlüsse sind nicht zwingend, und ein morphologischer Beweis für die Entstehung des Glykogens i m Kern und für seinen Austritt aus demselben ins Plasma hat sich, wie gesagt, freilich nicht erbringen lassen. Immerhin sind gewisse Bilder mit Wahrscheinlichkeit auf den eben stattgehabten oder den bevorstehenden Austritt von Glykogen aus dem Kern zurückzuführen; wir meinen jenen obenerwähnten von uns oft erhobenen Befund, daß das Glykogen des Kernes in zahlreichen feinen Tröpfchen der Kernwand anliegt und außerhalb und nahe dieser im Protoplasma einige wenige rote Tröpfchen erkennbar sind, während der übrige Zelleib frei erscheint. Sodann sei auf Bilder, wie sie die Figg. 10 und 11, Taf. XI, zeigen, hingewiesen: In Fig. 10, Taf. XI, ist eine Leberzelle mit einem großen blasigen Kern abgebildet, Glykogen ist an benachbarten Stellen in je einem größeren Tropfen nahe der Kernwand im Protoplasma und im Kern vorhanden. Eine Zusammengehörigkeit beider Tropfen scheint zum mindesten bei dem Fehlen anderweitigen Glykogens in dieser Zelle nicht unwahrscheinlich. Fig. 11, Taf. XI, ferner zeigt eine einen Glykogentropfen enthaltende blasige Protuberanz der Kernmembran.

Der Vorgang des Austritts selbst dürfte vielleicht so rasch verlaufen, daß er histologisch nicht festzuhalten ist und in dem Plasma der mit glykogenhaltigem Kerne ausgestatteten Zellen dürfte vielleicht jenes eingangs erwähnte zuckerbildende Ferment so wirksam sein, daß alles jeweils aus dem Kern als Glykogen oder dessen Vorstufe ausgetretene Material sofort in Zucker verwandelt wird. Daß andererseits ein sehr rascher Transport aus der Zelle hinaus stattfindet, beweist der auch jüngst von A r n o l d erwähnte häufige Befund von Glykogen in den perivaskulären Lymphspalten. Im ganzen wird man nicht fehlgehen, den Gehalt von Kernen an fertigem Glykogen für einen durchaus krankhaften Zustand zu erklären. Inwieweit der Glykogengehalt an der blasigen Auftreibung der Zellkerne schuld ist, vielleicht infolge starker Wasseranziehung des pathologischen Kerninhalts aus dem Plasma, dürfte vorläufig dahingestellt bleiben.

Wir glauben, daß zurzeit über die zytologische Bedeutung des Befundes von Glykogen in Leberzellkernen und seine Entstehungsweise nach den vorliegenden Untersuchungen nichts Zwingendes gesagt werden kann, weil die wichtigste der Vorfragen ihrer Erledigung noch harrt, die nämlich, ob das Glykogen im Protoplasma seine Entstehung Teilen des Chromidialapparates verdankt oder, allgemeiner ausgedrückt, ob die Glykogenbereitung eine Sekretion darstellt, bei der eine Beteiligung von Kernstoffen in irgendeiner Weise vorliegt. Diese Frage wird sich am pathologischen Materiale vorläufig nicht lösen lassen, sondern es werden dazu Experimente mit besonders rasch bewirkter Anreicherung an Glykogen notwendig sein. [1])

[1]) Ein vorläufig in dieser Richtung unternommener Versuch hatte keinen positiven Erfolg: Ein Kaninchen, welches zuerst 3 Tage gehungert und dann mittels Schlundsonde innerhalb 4 Stunden zwei reichliche Dosen Rohrzuckers, in Wasser gelöst, erhalten hatte, sodann nach weiteren 2 Stunden getötet wurde, zeigte in seiner Leber eine außerordentliche Glykogenanhäufung, jedoch fand sich das Glykogen ausschließlich im Protoplasma der Leberzellen.   R ö s s l e.

Literatur.

Arnold, Haben die Leberzellen Membranen und Binnennetze? Anat. Anz. 1908, Heft 9/10.

Askanazy und Hübschmann, Über Glykogenschwellung der Leberzellkerne besonders bei Diabetes. Zentralbl. f. allg. Path. und path. Anat., Bd. XVIII, Heft 16, 1907.

Barfurth, Vergleichende histochemische Untersuchungen über Glykogen. Arch. f. mikrosk. Anat., Bd. 25, 1885.

Browics, Über die sekret. Funktion des Leberzellkernes. Bull. Akad. Krakau, März 1905.

Hübschmann, Über Glykogenablagerung in den Leberzellen. Verhandl. d. Deutschen Pathol. Gesellsch., 11. Tagung, Dresden 1907.

Meirowski, Beiträge zur Pigmentfrage. Monatsh. f. prakt. Dermatol., Bd. 43, 1906.

Meixner, Mikroskopischer Glykogennachweis. Münchner med. Wochenschr. Nr. 44, 1906. Sitzung der Biologischen Abteilung des Ärztlichen Vereins Hamburg vom 19. Juni 1906.

Naunyn, Der Diabetes mellitus. Wien 1906.

Pflüger, Das Glykogen. Bonn 1905.

Erklärung der Abbildungen auf Taf. XI.

Fig. A. Schnitt aus der Leber eines Diabetischen mit zahlreichen glykogenhaltigen Kernen und spärlichem Protoplasmaglykogen. Vergr. Zeiß Obj. D, Ok. 4, Tub. 135.

Fig. B. Schnitt aus der Leber eines Nichtdiabetischen mit reichlichem und ausschließlich im Kern vorhandenem Glykogen. Vergr. Zeiß D, Ok. 2, Tub. 160.

Fig. 1. Leberzelle mit glykogenhaltigem Kern und glykogenfreiem Zelleib. Beginnende Blähung des Kerns.

Fig. 2. Weitere Blähung des glykogenführenden Kerns. Kernwandhyperchromatose. Einzelne Ringtropfen im Kern. Spuren von Glykogen im Protoplasma nahe der Kernwand.

Fig. 3. Mit Glykogen überladener Leberzellkern; Chromatinlosigkeit des Kerns. Glykogenfreiheit des Zelleibs.

Fig. 4. Riesenleberzelle mit glykogengefülltem Kern.

Fig. 5. Rotgefärbter Ringtropfen im Kern einer glykogenlosen Zelle.

Fig. 6 und 7. Gleichzeitiges Vorhandensein von Kern- und Protoplasmaglykogen.

Fig. 6. Faltung des Kerns. Glykogengehalt von Kern und Plasma.

Fig. 7—9. Doppelkernige Zellen mit verschiedenem Kernbefund.

Fig. 7. Doppelkernige Leberzelle mit Glykogengehalt des einen Kerns und des Plasmas.

Fig. 8. Dasselbe unterschiedliche Verhalten zweier Kerne einer Zelle bei glykogenfreiem Plasma.

Fig. 9. Glykogenfreiheit der beiden Kerne und des Protoplasmas. Der eine Kern ist jedoch hochgradig gebläht, der andere pyknotisch.

Fig. 10. Leberzelle mit geblähtem Kern und je einem Tropfen Glykogen in Kern und Protoplasma, beide an derselben Stelle der Kernwand dicht benachbart.

Fig. 11. Schwach glykogenhaltige Leberzelle. Der vergrößerte, aber leicht zerknitterte Kern zeigt eine prolapsähnliche, von einem größeren Glykogentropfen zum Teil erfüllte Ausstülpung des Kernes.

Fig. 12. Glykogentröpfchen dicht der Kernmembran anliegend.

Die Figg. 1—11 sind bei gleicher Vergrößerung gezeichnet:

Zeiß, Homogene Immersion $^1/_{12}$, Ok. 2; Tub. 160.

XXIV.

Beitrag zur Kenntnis der sarkomatösen Geschwülste der Speiseröhre.

(Aus dem Pathologisch-anatomischen Institute der K. K. Universität Innsbruck.)

Von

Dr. med. Kurt Donath,

ehemaligem zweiten Assistenten des Institutes, derzeit Assistenten der mediz. Universitäts-Poliklinik zu Halle a. S.

Hierzu Taf. XII.

Unter den Neubildungen, die wir in der Speiseröhre antreffen, steht zweifellos das K a r z i n o m bei weitem an erster Stelle, während a n d e r e , ihrem Wesen nach b ö s a r t i g e Geschwülste hier äußerst selten angetroffen werden, wozu noch kommt, daß man diese meist, wenigstens bei makroskopischer Betrachtung, für Krebse anzusehen pflegt.

Es sei in dieser Beziehung zunächst angeführt, daß E. K a u f m a n n [1]) über die n i c h t k r e b s i g e n bösartigen Neubildungen der Speiseröhre folgende Angaben macht: „Primäre Sarkome sind sehr selten; sie können aber rasch größeren Umfang erreichen und zur Kompression der Trachea und Larynxödem führen. Sie sind oft knollig, glatt und derb, und weniger zur Ulzeration geneigt als Krebse; die makroskopische Unterscheidung von diesen kann aber mitunter unmöglich sein. Ein großes Rhabdomyom beschrieb W o l f e n s - b e r g e r , eine polypöse Mischgeschwulst mit quergestreifter Muskulatur G l i n s k y . — Ein sekundäres Lymphosarkom sah S c h l a g e n h a u f e r ."

In den anderen gebräuchlichen pathologisch-anatomischen Lehrbüchern und Kompendien findet man nur äußerst wenige Angaben über die sarkoma-

---

[1]) K a u f m a n n , E., Lehrb. der spez. pathol. Anatomie, IV. Aufl. Berlin 1907, S. 388.

tösen Neubildungen der Speiseröhre. Nach Z i e g l e r s [1] Aussage sind „Bindesubstanzgeschwülste des Ösophagus selten, doch kommen Fibrome, Lipome, Myome und Sarkome vor. Sie bilden kugelige Tumoren, welche die Gestalt, eines Polypen annehmen können". B i r c h - H i r s c h f e l d [2]), K l e b s [3]), B o l l i n g e r [4]), D ü r c k [5]), L a n g e r h a n s [6]) und S c h m a u s [7]) erwähnen die Ösophagussarkome gar nicht. O r t h [8]) spricht den nicht krebsigen Speiseröhrengeschwülsten nur eine geringe klinische Bedeutung zu und bemerkt über die Sarkome nur folgendes: „In einzelnen Fällen sind Sarkome, einmal ein polypöses Adenom beobachtet worden."

In ähnlicher Weise wie O r t h äußern sich auch Z e n k e r und v. Z i e m s s e n [9]) in ihrer Monographie über die Krankheiten des Ösophagus: „Die im Ösophagus vorkommenden Neubildungen und Gewächse sind wenig mannigfaltig und haben auch mit Ausnahme des Karzinoms eine geringe pathologische Bedeutung, da die einen, an sich häufigen, mit keinerlei Funktionsstörung verbunden sind, andere aber, die gelegentlich zu schweren Störungen führen, so überaus selten sind, daß bei weitem die meisten Ärzte und selbst die beschäftigsten Kliniker nie einen solchen Fall zu Gesicht bekommen."

Die angeführten Darlegungen bleiben in verschiedener Beziehung ungleich weit hinter dem zurück, was in der kasuistischen Literatur an einschlägigen Mitteilungen verzeichnet ist.

Nach Z i e g l e r s Angaben müßte man sogar glauben, daß es nur kugelige und polypöse Formen von Sarkomen gibt.

Demgegenüber muß hier betont werden, daß bereits S t a r c k [10]) (1900) nach ihrem anatomischen Verhalten, wie nach ihrer Bedeutung „z w e i K l a s s e n" v o n S a r k o m e n unterschieden hat: „Das sind einmal ziem-

[1]) Z i e g l e r, E., Lehrb. der spez. pathol. Anatomie. XI. Aufl., Jena 1906, S. 584.

[2]) B i r c h - H i r s c h f e l d, Spez. pathol. Anatomie, IV. Aufl., Leipzig 1894, S. 618.

[3]) K l e b s, E., Handbuch der pathol. Anatomie, Berlin 1869, I. Bd., I. Abt., S. 161.

[4]) B o l l i n g e r, O., Atlas und Grundriß der pathol. Anatomie. II. Aufl. München. 1901.

[5]) D ü r c k, H., Atlas und Grundriß der pathol. Histologie, spez. Teil, München. 1900.

[6]) L a n g e r h a n s, Grundriß der pathol. Anatomie. III. Aufl. Berlin 1902, S. 516.

[7]) S c h m a u s, Grundriß der pathol. Anatomie. VIII. Aufl., Wiesbaden 1907, S. 443.

[8]) O r t h, Lehrb. der spez. pathol. Anatomie, Berlin 1883, S. 683.

[9]) Z e n k e r und Z i e m s s e n, Krankheiten des Ösophagus. v. Z i e m s s e n s Handbuch der speziellen Pathologie, Bd. VII, 1. Hälfte, Anhang, Leipzig 1877, S. 163.

[10]) S t a r c k, H u g o, Sarkome des Ösophagus. 1900, Dieses Arch., Bd. 162, S. 256—282.

lich scharf u m s c h r i e b e n e , geschwürige und polypöse Tumoren, die sich in ihrer Wachstumstendenz mehr an das Mutterorgan halten und wenig zur sekundären Verbreitung neigen. Die zweite Form bilden mehr diffuse, wenig umschriebene Sarkome, die große Tendenz zum Wachstum und zur sekundären Verbreitung haben; sie sind weich, zerfallen rasch, neigen zu Metastasen und sind deshalb viel maligner als die erstbeschriebenen Formen."

S t a r c k , der aus eigener Beobachtung zwei Fälle von Ösophagussarkom schildert, hat außerdem nur sieben Fälle davon aus der Literatur zusammengestellt, nämlich die von C h a p m a n [1]), T a r g e t t [2]), S t e p h a n [3]) S h a w [4]), R o l l e s t o n [5]), O g l e [6]), G a s t p a r [7]).

Durch diese Sachlage dürfte es an sich gerechtfertigt erscheinen, wenn hier zwei Fälle von sarkomatösen Speiseröhrengeschwülsten mitgeteilt werden, die in dem Innsbrucker pathologisch-anatomischen Institute (Prof. G. P o m m e r) unter den während der elf Jahre 1891—1902 vorgenommenen Obduktionen — 3274 an der Zahl — zur Beobachtung kamen und die ihrer Form und ihrem Bau nach große Verschiedenheiten bieten. Überdies gibt aber diese Mitteilung auch Gelegenheit, die Mitteilungen S t a r c k s zu ergänzen und darzutun, — was auch für den Kliniker Interesse hat, — daß diese Geschwülste doch etwas häufiger sind, als nach S t a r c k s Zusammenstellung erscheinen möchte, da ich in der kasuistischen Literatur außerdem noch 13 Fälle von Speiseröhrensarkom auffinden konnte.

Bereits S t a r c k hat versucht, das k l i n i s c h e B i l d d e s S p e i s e r ö h r e n s a r k o m s aufzustellen.

[1]) C h a p m a n , Sarcoma of inferior constrictor of the pharynx and inlet of the Oesophagus. 1877. The American Journ. of the med. Science, Vol. 74, p. 433.

[2]) T a r g e t t , Sarcoma of Oesophagus. 1889. Transactions of the pathological society of London, Vol. 40, p. 76.

[3]) S t e p h a n , Zur Kasuistik der Dysphagie bei Kindern. Baginsky Hensch, Jubelschrift. 1890.

[4]) S h a w , L a u r i s t o n , Sarcoma of the Oesophagus perforating the trachea. 1891. Transactions of the pathological society of London. Vol. 42, p. 90.

[5]) R o l l e s t o n , H. D., Sarcoma of the Oesophagus, with secondary growth in bone. 1893. Transactions of the pathological society of London. Vol. 44, p. 65.

[6]) O g l e , C y r i l , Sarcoma of the Oesophagus. 1896. Transactions of the pathological society of London. Vol. 47, p. 40.

[7]) G a s t p a r , A., Ein Fall von Ösophagussarkom. 1900. Zentralbl. f. allg. Path. u. path. Anat., Bd. XI, Nr. 3 u. 4.

Er gibt dabei folgende Punkte an, die ich hier nur kurz zusammenfassen möchte:

1. Beginn entweder akut, oder es gehen dyspeptische Symptome oder auch Druckgefühl hinter dem Sternum und in der Herzgegend voraus;

2. frühzeitiger, intermittierender Schmerz (namentlich nachts), unabhängig von der Nahrungsaufnahme;

3. Stenoseerscheinungen können bei rasch zerfallenden Tumoren lange fehlen; bisweilen können sie mehr durch subjektives Empfinden wahrgenommen, als durch die Sonde festgestellt werden. Perioden mit Schluckstörungen können mit beschwerdefreien Intervallen wechseln.

Bei den mehr zirkumskripten, wandständigen und polypösen Formen verursacht die Stenose die ersten Krankheitserscheinungen: Regurgitieren, event. Erbrechen von meist fauligriechenden unverdauten Massen, häufig mit Blut, Eiter und schmierigem Gewebsmaterial vermischt, tritt namentlich beim Schlucken größerer Mengen auf. Bisweilen fötider Atemgeruch.

4. Langandauernder Husten bei verjauchenden hochsitzenden Tumoren infolge des ständigen Druckes der erweichten Massen auf die Kehlkopfschleimhaut.

5. Verschlechterung des Allgemeinbefindens infolge der Stenose und Schlaflosigkeit (nächtliche Schmerzen und andauernder Husten).

6. Bei einer o b j e k t i v e n, k l i n i s c h e n U n t e r s u c h u n g würde sich, wie S t a r c k angibt, mit Hilfe der Sondenpalpation zunächst eine Stenose feststellen lassen, dann sich aber auch entscheiden lassen, ob ein weicher zerfallender oder ein fester, solider Tumor zugrunde liegt.

Mit Hilfe des Ösophagoskops oder, bei hochsitzenden Tumoren, auch des Kehlkopfspiegels ließe sich die Form der Neubildung bestimmen; es läßt sich aber auch noch erkennen, ob und inwieweit sie ulzeriert ist.

Perkutorisch mag unter Umständen, wie S t a r c k anführt, über dem Sternum oder in der Gegend der Wirbelsäule eine Dämpfung nachzuweisen sein.

Überblickt man das hier Gesagte, so läßt sich wohl nicht bezweifeln, daß dem Kliniker nur die Erkennung des Bestandes eines bösartigen Tumors leicht möglich sein wird, nicht aber die Differentialdiagnose gegenüber dem Krebs.

Diese letztere wird nur dann mit Sicherheit zu stellen sein, wenn man, wie auch S t a r c k andeutet, genügend große Partikelchen ulzerierter Geschwülste, die mit Hilfe einer weichen Sonde oder durch Erbrechen herausbefördert werden, zur Untersuchung erhält, und es wird Sarkom wahrscheinlich sein, wenn man mit Hilfe des Ösophagoskopes größere knotige oder polypöse, wenig oder nicht ulzerierte Neubildungen nachweisen kann. Denn die gutartigen Speiseröhrengeschwülste pflegen zumeist, wie auch O r t h und K a u f m a n n angeben, ziemlich klein zu sein und die seltenen fungösen, knotigen und unregelmäßig papillären Krebse, im Gegensatz zu derartigen Sarkomformen, zu frühzeitigem Zerfall zu neigen.

Auf den Umstand aber, daß die meisten Krebse ringförmig sind, wird man sich bei der Differentialdiagnose nicht unbedingt verlassen dürfen, weil auch — wenn schon selten, wie die beiden Fälle von R o l l e s t o n und S h a w zeigen, ringförmige Sarkome beobachtet wurden.

Bevor ich jetzt auf eine Darlegung der beiden zu schildernden Innsbrucker Fälle eingehe, dürfte es sich empfehlen, dasjenige in Kürze anzuführen, was ich bei Durchsicht der einschlägigen Literatur ermitteln konnte. Dabei möchte ich vor allem auf die Angaben S t a r c k s verweisen, in dessen Abhandlung wir mit Einschluß seiner beiden Fälle im ganzen, wie bereits erwähnt, n e u n F ä l l e zusammengestellt finden. Seit dieser Zeit sind, soweit ich wenigstens mich aus der einschlägigen Literatur überzeugen konnte, noch vier Fälle von Speiseröhrensarkom beobachtet worden. Die Zahl der im ganzen publizierten Fälle ist jedoch größer, da S t a r c k einige Fälle (nämlich fünf Fälle) unerwähnt gelassen hat, die ebenfalls v o r 1900 beschrieben wurden.

Es dürfte wohl genügen, wenn ich, an S t a r c k s Zusammenstellung anknüpfend, diese letztgenannten und mit ihnen zusammengereiht die nach 1900 bekannt gewordenen Fälle anführe, ehe ich zur Mitteilung der beiden Innsbrucker Fälle übergehe.

I. In D u b r u e i l s [1]) Falle handelte es sich um einen 49 jährigen Mann, der seit fünf Monaten an Schluckbeschwerden litt. Die Speiseröhre war für die dickste Sonde noch durchgängig; jedoch stieß dieselbe in der Höhe der oberen Brustapertur auf ein Hindernis. Rechts neben der Klavikula und hinter ihr herabsteigend fand sich ein runder, nur wenig beweglicher Tumor. D. legte denselben durch einen bogenförmigen Schnitt mit dem Thermokauter bloß, verursachte aber bei dem Versuche, den Tumor weiter mit den Fingern herauszuschälen, eine starke Blutung infolge Verletzung der Vena jugul. int. Nach der Unterbindung der Enden dieser Venen wurde die Operation abgebrochen. Tod durch Sepsis.

II. A l b r e c h t [2]) demonstrierte in der k. k. Gesellschaft der Ärzte in Wien einen Ösophagustumor, welcher an der vorderen Speiseröhrenwand rechts

[1]) D u b r u e i l, A., Tumeur du cou. Sarcome de l'oesophage. Gaz. méd. de Paris. 1885. Nr. 24.

[2]) A l b r e c h t, referiert nach Wiener klin. Wochenschr., 1895, S. 332—333 (offiz. Protokoll).

von der Mittellinie, knapp über dem unteren Schildknorpelrande sitzt. Er ist mehr wie bohnengroß und besitzt Bohnengestalt und glatte Oberfläche; er penduliert frei an einem 2 mm langen Stiele, der von der abgehobenen Mukosa und Submukosa gebildet wird. Das Präparat stammt von einem 64 jährigen Manne, welcher an kroupöser Pneumonie und metastatischer Meningitis zugrunde ging. An den mikroskopischen Präparaten erweist sich der Tumor als Sarkom, welches, mit nekrotischer Schleimhaut bedeckt, von der Submukosa ausgeht und alveolären Bau zeigt.

III. In P a g e t s [1]) Falle handelte es sich um einen 64 jährigen Mann, der an Dyspnoe und Blutspucken litt und bei dem die Tracheotomie ausgeführt wurde. P a g e t schildert den großen, geschwürigen, im oberen Teil des Ösophagus befindlichen Tumor ungefähr folgendermaßen: Im Verhältnis zur Größe der Geschwulst war ihre Verwachsungsstelle mit den Gießbeckenknorpeln äußerst schmal; sie kann daher wirklich gestielt genannt werden. Sie ist hauptsächlich aus Bindegewebe zusammengesetzt, dessen locker gewellte Bündel ödematös aufgequollen sind. Mit diesem Bindegewebe sind Massen schmaler, kleiner Zellen, meist von embryonalem Typus, gemischt. Hier und da finden sich auch zerstreute, sehr große, multinukleäre Zellen. Nach dem ganzen Aussehen der Schnitte scheint es sich um ein weiches (myeloid) Sarkom zu handeln.

Für den Ausgangspunkt dieses in der Hauptsache spindelzelligen Sarkoms sahen T a r g e t t , P i t t und S h a t t o c k , die diese Geschwulst begutachteten, die Submukosa an.

IV. v. N o t t h a f t [2]) fand bei einem 84 jährigen, an Leberzirrhose gestorbenen Manne in der Speiseröhre, etwa zwei Finger tief unter der Luftröhrengabelung eine etwa welschnußgroße Neubildung, an deren Rand die Schleimhaut intakt hinzog, und die sämtliche Schichten der Speiseröhre ergriffen hatte, indem sie dieselben nach außen weiter als nach innen überragte. Die Geschwulst war markweiß, fest und hart, ihre äußere Oberfläche hügelig. Ihre Oberfläche gegen die Speiseröhre war teilweise zerfallen; von der Schnittfläche streifte sich milchiger Saft ab. Mikroskopisch bestand der Tumor aus lauter kleinen Spindelzellen, ohne Interzellularsubstanz; ihr Sitz war die Muskularis; doch griff sie auch in die Schleimhaut über. Die Speiseröhrenschleimhaut überzog überall die Geschwulst.

V. In dem von B r o o k s b a n k [3]) beschriebenen Falle bestanden seit drei Monaten Störungserscheinungen im Halse, denen sich später Schluckbeschwerden hinzugesellten. Die Sonde konnte nicht passieren. Am unteren Abschnitte der Speiseröhre befand sich eine weiße, weiche Neubildung, die fast völlig die Speiseröhre in einer Ausdehnung von vier englischen Zoll umgab. —

[1]) P a g e t , S t e p h a n , Myeloidsarcoma of the oesopharynx. Transactions of the pathological society of London, 1895, XLVI, S. 44.

[2]) v. N o t t h a f t , Mors subitanea durch Platzen einer varikösen Ösophagusvene. Münchner med. Wochenschr., 1895, Nr. 15, S. 350.

[3]) B r o o k s b a n k , J a m e s , Sarcoma of the oesophagus with secondary deposit in tongue (card specimen). Transaction of the pathological society of London, 1898, Jahrg. 49, p. 91.

Mikroskopisch sah man weite Alveolen, bepackt mit spindelig gestalteten Zellen. Die Geschwulst in der Zunge und die Metastasen in den Halslymphdrüsen waren von gleichem Charakter.

VI. v. E i c k e n [1]) beschreibt einen Fall von Speiseröhrensarkom, das sich 36 cm unter der Zahnreihe bei einem 29 jährigen Manne fand und anfangs die Erscheinungen eines Ösophagusabszesses hervorrief. Später traten hochgradige Stenoserscheinungen auf. Die Geschwulst bestand aus Spindelzellen, die, an manchen Stellen zu Faszikeln angeordnet, dicht nebeneinander lagen. An andern Stellen fand sich ein weitmaschiges, zum Teil myxomatöses Stützgewebe, zwischen dem zahlreiche, verschiedenartige Zellen mit intensiv färbbaren Kernen lagen. Auch fanden sich zahlreiche Riesenzellen.

VII. In dem Falle von L i v i n g o o d [1]) bestanden bei einem 55 jährigen Manne seit acht Monaten inkonstante Schmerzen, die namentlich beim Schlucken fester Speisen auftraten und sich von der Sternalgrube bis zum Magen ausbreiteten. Guter Appetit; weder Regurgitieren noch Erbrechen von Speisen; keinerlei Atembeschwerden; Abmagerung um 30 Pfund innerhalb 3½ Monaten. Um diese Zeit (3½ Monate seit Beginn der Schmerzen) konnte man zum erstenmal 44 cm von den Lippen entfernt, mittelst der Sonde eine auf Druck schmerzhafte Resistenz wahrnehmen, die jedoch die Sonde passieren ließ. (Blutbefund damals: 88 % Hämoglobin, 5 040 000 Erythrozythen, 7500 Leukozyten.) Es trat bald darauf Besserung und eine geringe Gewichtszunahme ein, später aber heftige Schmerzen, die Nahrungsaufnahme fast unmöglich machten. Dabei brachte P. beim Husten Schleimhaut und nekrotische Gewebsstücke hervor, über die jedoch die mikroskopische Untersuchung keinen Aufschluß zu geben vermochte. Am vierten Tage vor dem Tode heftige Schmerzen in der Lendengegend und zwischen den Schultern und starke Auftreibung des Leibes. In den letzten drei Tagen allmählich zunehmender Kollapszustand.

Bei der Obduktion fand man etwa 4 cm unter der Luftröhrengabelung das Speiseröhrenlumen durch eine scharf abgegrenzte, 6 cm lange, 1½ cm dicke und bis auf 2 cm die ganze Wand einnehmende Hauptgeschwulst verengert, unterhalb derer sich zwei kleinere, polypöse Geschwulstknoten vorfanden, während 4 cm oberhalb der Hauptgeschwulst sich beim Durchschnitt durch die verdickte Speiseröhrenwand ein bohnengroßer, anscheinend isolierter Geschwulstknoten erkennen ließ. Die von wallartigen Rändern umgebene Hauptgeschwulst zeigte im Zentrum einen mit nekrotischen, jauchigen Massen erfüllten, kraterähnlichen Substanzverlust, von dem aus eine Gangränhöhle der (durch pleuritische Adhäsionen mit der Speiseröhre verwachsenen) rechten Lunge zugängig war. Abgesehen von den nekrotischen, bröckligen Anteilen war die Geschwulst glatt oder feinknotig, gelbweiß, im Durchschnitt weiß oder rötlichweiß, saftlos, feucht, glänzend und durch Bindegewebszüge in knötchen-

---

[1]) v. E i c k e n , C., Ein Sarkom der Speiseröhre. — Deutsche Zeitschr. f. Chirurgie, 1902, Bd. 65, S. 380.

[1]) L i v i n g o o d , L. E., A case of sarcoma of the oesophagus. — The Johns Hopkins Hospital Bulletin. Baltimore 1898. Vol. IX, Nr. 88, S. 159—163.

artige Bezirke geteilt. Die Geschwulst lag vor allem im Bereiche der Muskulatur, erreichte jedoch auch das periösophageale Zellgewebe, in dem sich einige Geschwulstknötchen vorfanden. Die benachbarten Lymphdrüsen waren nicht sarkomatös infiltriert.

Die verschiedenen Geschwulstgebieten entnommenen Schnitte ließen eine Sonderung der Geschwulst in Bezirke erkennen, ohne daß aber ein deutlich alveoläres Aussehen geboten war. Die tieferen Tumorgebiete fanden sich am zellreichsten, die oberflächlichen oft nekrotisch oder ödematös. Es handelte sich hauptsächlich um ziemlich große, von .m. m. Interzellularsubstanz umgebene Spindelzellen, von denen die einen kleinere, dunkler gefärbte, unregelmäßige und schmalere, die anderen größere, blasse, bisweilen sehr geschwollene. bläschenartige Kerne besaßen. Zumeist waren beide Zellarten gemischt; jedoch konnte Livingood auch die größeren, blasseren Zellen um einen kleinen Raum gelegen finden, wobei letztere Zellen von den kleineren, dunkleren Elementen umgeben waren. Die größeren Zellen waren nach seinen Angaben den Endothelien der Gewebsspalten und Gefäße, die kleineren den Fibroblasten des jungen Bindegewebes ähnlich. Nach Livingood fanden sich nur in den tieferen Gewebsteilen normale Blutgefäße, während in den oberflächlichen jüngeren ihre Wand oft nur von einer einfachen Endothellage gebildet war. Außer der gelegentlich dargebotenen konzentrischen Anordnung endothelähnlicher Elemente fand sich kein Beleg für die Annahme eines vaskulären Ursprungs der Geschwulst. Dieselbe schien von der Muskularis oder Submukosa auszugehen. Der Rand der Perforation wurde nicht von Geschwulstgewebe, sondern von nekrotischem, mit Leukozyten infiltrierten Bindegewebe gebildet.

VIII. In dem von Wegener[1]) publizierten Falle handelte es sich um einen 32 jährigen Mann, der seit längerer Zeit an Schmerzen in Brust und Rücken litt, aber erst seit einem Vierteljahre Erscheinungen geringgradiger Ösophagusstenose aufwies. Ungefähr in der Mitte der Speiseröhre stieß man mit der Sonde auf ein leicht zu überwindendes Hindernis. Nach einer kurzen Besserung trat Appetitlosigkeit, übler Geschmack, Abmagerung, Fieber, Stechen in der rechten Brustseite und eine leichte (von Atelektase und Bronchopneumonie herrührende) Dämpfung über beiden Unterlappen, schließlich reichlicher stinkender Auswurf ein.

Bei der Sektion fand sich — unterhalb einer sich auf die Länge von 4 cm erstreckenden Dilatation der oberen Speiseröhrengebiete — 14 cm von dem Kehlkopfeingange entfernt eine, besonders an der vorderen und den seitlichen Ösophaguswandungen sich fast ringförmig ausbreitende, polypös, teils flach-, teils papillär-knotig vorragende Geschwulst, deren überwiegend weiches, gelblichweißes, vielfach ulzeriertes und schmierig belegtes Zellgewebe bis zur Kardia (auf eine Strecke von 17 cm) herabreichte und eine Dicke von ½—5 cm besaß. Die Ränder der scharf abgegrenzten Geschwulst waren wallartig und zum Teil

. ¹) Wegener, Arnold, Über das Sarkom des Ösophagus. — Inaug.-Diss. med. Gießen 1904.

mit Schleimhaut überkleidet. In den oberen Speiseröhrenanteilen erreichte die Geschwulstbildung die Muskulatur, in den unteren das periösophageale Zellgewebe. Erbsengroße Perforation nach der Bifurkation der Trachea. Außerdem fistulöse Kommunikation der Speiseröhre mit zwei kleinen an der Umschlagstelle des Perikards gelegenen, infolge Sequestrierung von Lymphdrüsenmetastasen entstandenen Höhlen. Metastasen nur in den Lymphdrüsen an der Trachea und eine kleine im rechten Unterlappen. Die anatomische Diagnose wurde auf Sarkom gestellt und zwar wegen des Mangels an Verengerung der Speiseröhre im Bereiche der Geschwulst und wegen des jugendlichen Alters des betroffenen Individuums.

Tatsächlich fand sich bei mikroskopischer Untersuchung ein großzelliges Rundzellensarkom mit vereinzelten ungewöhnlich großen Zellen, die wie die ersterwähnten Zellen auch häufig mehrere Kerne und einen noch stärkeren Chromatinreichtum aufwiesen. Die Geschwulstzellen lagen den nicht sehr zahlreichen Kapillaren direkt an. Der Ausgangspunkt war wahrscheinlich die Submukosa.

IX. Der Fall B a u r s [1]) betraf einen 69 jährigen Bauern und bot das klinische Bild eines Karzinoms. Es wurden Stenoseerscheinungen unterhalb des Kehlkopfes durch eine von der Vorderwand der Speiseröhre in ihr Lumen hervorragende, wallnußgroße, knorpelharte, auf dem Durchschnitte weißliche, stellenweise schieferige Geschwulst hervorgerufen. Mikroskopisch ergab sich das Bild eines melanotischen Spindelzellensarkoms; zwischen den Spindelzellen fanden sich in geringen Mengen auch Zellen von runder, ovaler und unbestimmter Form. In anderen Präparaten alveoläre Anordnung von Zellgruppen. Es fanden sich da, nach der Angabe des Autors, weite und enge Alveolen, angefüllt mit Zellen, die teils rundlich waren, teils vieleckig; manche besaßen deutliche Fortsätze, die sie zwischen die Nachbarzellen hineinsandten. Manche Zellen waren von erheblicher Größe und vielgestaltiger Form. In v. G i e s o n - Schnitten trat der alveoläre Bau besser hervor. Der Autor schloß aber aus der von den Epithelien abweichenden Zellform und aus dem äußerst feinmaschigen, aus Bindegewebsfibrillen bestehenden Netzwerke, das mit der umgebenden Alveolenwand in Verbindung stand, daß es sich hierbei um kein Karzinom, sondern um ein Sarkom handelte.

Endlich sind noch zwei Fälle von r h a b d o m y o m a t ö s e n Speiseröhrengeschwülsten anzuführen, die, nach ihrer Beschreibung zu schließen, sarkomatösen Charakter angenommen hatten.

X. So fand W o l f e n s b e r g e r [2]) bei der Autopsie eines 75 jährigen Mannes im unteren Teile an der vorderen Wand der Speiseröhre einen großen gestielten Polyp, der augenscheinlich aus kleineren, zusammengewachsenen, weichen Tumoren bestand und mit seiner Spitze bis auf zwei Finger oberhalb

[1]) B a u r , E.. Fall von primären Melanom des Ösophagus. — Arbeiten aus dem pathol. Institute zu Tübingen. 1905, Bd. 5, Heft 2.

[2]) W o l f e n s b e r g e r , Über ein Rhabdomyom der Speiseröhre. Zieglers Beiträge 1894, Bd. 15, S. 491 ff.

der Kardia reichte. Oberhalb des beschriebenen Tumors fanden sich an der vorderen Wand einzelne, weißliche, zum Teil polypöse Knötchen. In der Gegend der Kardia (in der Bauchhöhle) begegnete er einer Metastase in einer Lymphdrüse. Die mikroskopische Untersuchung der Speiseröhrenneubildung ergab den Befund eines Rhabdomyoms, während sich in der Lymphdrüsenmetastase vor allem Rundzellen, weiter kleine, spindelförmige Zellen und endlich kürzere und längere Fasern fanden, in denen sich Querstreifung erkennen ließ.

XI. G l i n s k y[1]) beschrieb einen ähnlichen Fall wie W o l f e n s b e r g e r Es handelte sich dabei um einen 68 jährigen Mann, der seit drei Monaten an wechselnden Schluckbeschwerden, Erbrechen und Schmerzen in der Magengegend litt. Er fand bei der Autopsie im unteren Drittel an der vorderen Wand der Speiseröhre eine hühnereigroße, kurzgestielte Neubildung, die deren Lumen völlig obturierte. Die Oberfläche des Polypen war höckerig, uneben und, besonders im unteren Drittel, zerfallen. Samt dem Polypen ließ sich die benachbarte Schleimhaut dank der lockeren Submukosa abheben. Die Konsistenz des Polypen war neben derberen Partien im allgemeinen weich, die Schnittfläche glatt, weißlich, an anderen Stellen mehr durchscheinend, gallertartig, grau. Oberhalb dieses Polypen fand sich noch ein kleinerer, der an einem dünnen Stiele hing.

Mikroskopisch war die Geschwulst zusammengesetzt „aus Bindegewebsfasern, aus Herden myxomatösen Gewebes, quergestreiften Muskeln und hauptsächlich aus Zellen verschiedener Form: runden, ovalen, spindelförmigen von verschiedener Länge, Riesenzellen mit zahlreichen Kernen, außerdem aus einer Reihe von Übergangsformen".

XII. In dem von F r a t t i n[2]) beschriebenen Falle, bei welchem wegen Ösophagusstenoseerscheinungen die Gastroenterostomie ausgeführt war, fand sich bei der Autopsie in der Höhe des Ringknorpels eine 5 cm lange, nur für einen dünnen Katheter durchgängige Speiseröhrenstenose, unter welcher ein Divertikel saß. Die Stenose beruhte auf einer von letzterem ausgehenden, Submukosa und Muskularis einnehmenden Geschwulstbildung, die das Epithel ganz intakt ließ.

Auf Grund des histologischen Befundes konnte F r a t t i n nachweisen, daß es sich um ein L y m p h a n g i o e n d o t h e l i o m handelte, welches aus dem Endothel der Lymphräume der Submukosa des Ösophagus entstanden war.

Außerdem fand ich noch einige Fälle in der Literatur als Sarkome der Speiseröhre verzeichnet, die aber, nach dem Eindruck der betreffenden Angaben, diese Bezeichnung nicht verdienen dürften, wie dies z. B. in betreff des

---

[1]) G l i n s k y , L. K., Über polypenförmige Mischgeschwülste des Ösophagus. 1902. Dieses Arch., Bd. 167, S. 383.

[2]) F r a t t i n , G. Due case di tumore primitivo in diverticoli del canale digerente. 1903. Policlinico, Ser. chir. X, G. 11 (referiert nach Zentralbl. f. Chirurgie, 1904, Nr. 23, S. 727).

Falles O p p e n h e i m e r s [1]), vielleicht auch bezüglich des von H u i s -
m a n s [2]) wahrscheinlich ist.

Eine Anzahl von weiteren Fällen wäre dann noch zu erwähnen, die mir
aber nicht zugänglich waren, wie der von H o w a r d [3]) und M o r a l e s
P e r e z [4]), ferner der von B u t l i n , der in W e g e n e r s Arbeit [5]) ohne

[1]) O p p e n h e i m e r , L. S., Fibrosarcoma of the oesophagus. Louisville
Med. News, 1879, S. 74 (mir nicht zugänglich; zitiert nach L i v i n g o o d
a. a. O. S. 162). Der Tumor schien die Speiseröhre infolge direkten Einbruches von der Außenseite komprimiert zu haben. Nach O p p e n -
h e i m e r s Beschreibung ist L i v i n g o o d der Ansicht. daß man es
mit einem Aneurysma der Ösophagusarterie zu tun habe, in dem sich
ein organisierter, blättriger Thrombus befand.

[2]) H u i s m a n s demonstrierte im allg. ärztl. Verein zu Köln (referiert
nach Münchner med. Wochenschr. 1901, Nr. 53, S. 2147/8) einen Fall, den
vorher A r n o l d (Heidelberg) auf Grund der Untersuchung der ihm
zugesandten Geschwulst als Metastase eines myelogenen Oberschenkel-
sarkoms gedeutet hatte. Es bestand bei einem 58 jährigen Manne seit
einem halben Jahre eine Ösophagusstenose und ein rasch wachsender
Knoten des rechten Oberschenkels. der zur Spontanfraktur führte und
zu dem sich später auch analoge Schwellungen am linken Trochanter und
an der linken Tibia gesellten. — Bei der Autopsie fand sich ein ring-
förmiger, 3 cm dicker und 15 cm hoher, bis auf 10 cm an die Kardia
reichender, an „Krebssaft" reicher Tumor der Speiseröhre und
in den erwähnten Knochen spindelige, mit einer dünnen Knochen-
schale bedeckte, markig-weiße, weiche, mit „Sequestern" durchsetzte Geschwülste. — Mikroskopisch ließ sich ein großalveoläres
Rundzellensarkom mit nekrotischen Herden im Zentrum der Alveolen
erkennen, nirgends Riesenzellen. Da sich innerhalb des Ösophagustumors
Reste hyalinen Knorpels auffinden ließen, und mit Rücksicht auf die
ringförmige Ausdehnung des Tumorgewebes glaubt H u i s m a n s die
Annahme nicht abweisen zu dürfen, daß es sich um ein primäres Sarkom
handele, das sich aus einem in die Speiseröhrenwand versprengten knorpel-
haltigen Keimgewebe entwickelt habe.

[3]) H o w a r d , Primary sarcoma of the oesophagus and the stomach. Journ.
of the american. med. assoc., 1902 febr. (Nach dem Referate im Zentralbl.
f. Chir., 1902, Nr. 16, S. 445 handelte es sich dabei um ein Sarkom des
unteren Speiseröhrenabschnittes mit Metastasen im Magen.)

[4]) P e r e z , M o r a l e s , Estrechez esofágica sarcomatosa resultado opera-
torio, muerte por el sarcoma cuarenta y siete diás despuės. — Siglo mėd.
Madrid 1903. I., S. 166—170.

[5]) und auch in der Arbeit S c h l a g e n h a u f e r s : Zwei Fälle von
Lymphosarkom der bronchialen Lymphdrüsen mit sekundärer Lympho-
sarkomatose des Ösophagus. Dieses Arch., 1901, Bd. 164, S. 148.

nähere Angaben angeführt ist. Über den von K r a u s [1]) erwähnten und abgebildeten Fall eines im Grazer Museum aufbewahrten polypösen Sarkoms
im unteren Drittel der Speiseröhre waren keine näheren Angaben auffindbar.

Überblicken wir die im Vorhergehenden angeführten Fälle,
so ergibt sich zunächst, daß sie mit den in S t a r c k s Arbeit
verzeichneten zusammen die Zahl 24 und mit Einschluß der beiden
hier mitzuteilenden Innsbrucker Fälle die Zahl 26 erreichen. Hinsichtlich des A l t e r s und G e s c h l e c h t e s der von dem Leiden
Betroffenen läßt sich in betreff dieser Fälle hervorheben, daß es
sich fast durchwegs um Personen männlichen Geschlechtes und
höheren Alters handelt. Nur der Fall S t e p h a n s betrifft einen
4 jährigen Knaben, bei dem im unteren Drittel der Speiseröhre
ein aus vier ungleich großen, pallisadenähnlichen Säulen bestehendes
Lymphosarkom angetroffen wurde. Beim weiblichen Geschlecht
wurde das Speiseröhrensarkom nur dreimal beobachtet, und zwar
von C h a p m a n (45 jähr.), Lauriston S h a w (38 jähr.) und in
dem einen Falle S t a r c k s (64 jähr. Frau).

Was nun den Sitz der Geschwulst anlangt, so begegnen wir
bei den Sarkomen ähnlichen Verhältnissen wie bei den Krebsen, da
bei b e i d e n , namentlich aber bei den Sarkomen, das untere Drittel
bevorzugt erscheint. Letzteres wurde in der Hälfte der beschriebenen Fälle (in zwölf Fällen) als der Sitz der Geschwulst vorgefunden,
während das obere und mittlere Drittel annähernd gleich häufig
befallen wurde (fünf bzw. sechs Fälle) [2]).

[1]) K r a u s , Die Krankheiten der Mundhöhle und der Speiseröhre. 1902.
N o t h n a g e l s spez. Pathol. und Therapie, XVI., Bd. I, S. 304 u. 305.

[2]) Was die Angaben der Lehrbücher in betreff des häufigsten Sitzes der
Speiseröhrenkrebse anlangt, so lauten dieselben keineswegs übereinstimmend. Nach B i r c h - H i r s c h f e l d (a. a. 0. S. 618) wird am
häufigsten das untere und mittlere Drittel des Ösophagus betroffen. Ähnlich äußert sich K a u f m a n n (a. a. 0. S. 390), der 14 mal das obere,
45 mal das mittlere, 47 mal das untere Drittel betroffen fand. K l e b s
(a. a. 0. S. 161) hingegen fand die Krebse zumeist in der Höhe der Bifurkation. O r t h (a. a. 0. S. 686) macht folgende Angaben: „Englische
Statistiken zeigen als häufigsten Sitz das obere Drittel, deutsche das
untere und diesen wenig nachstehend das mittlere. Auch meine Erfahrungen stimmen mit letzteren Angaben überein." Auch in der kasuistischen, deutschen Literatur findet sich zumeist die Angabe, daß das untere
Drittel der Speiseröhre vorwiegend vom Krebs befallen wird. So fand

Hinsichtlich der makroskopisch-anatomischen Form der Speiseröhrensarkome wurden, wie gesagt, die Fälle von Shaw und Rolleston als völlig ringförmig, der von Brooksbank als fast völlig zirkulär beschrieben. In einer Anzahl von Fällen fanden sich wie im Innsbrucker Falle I auf einem größeren Gebiete nebeneinander mehr oder minder ulzerierte, miteinander konfluierende Herde und Knoten zu einer einheitlichen Geschwulst vereinigt; hierzu gehören die Fälle Wegeners, Chapmans und der zweite Fall Starcks, und wohl auch der erste Fall Starcks und der Fall v. Eickens, die eine mehr diffuse Ausbreitungstendenz aufwiesen. Auch in den übrigen Fällen handelte es sich überwiegend um knotige Bildungen, die teils breitbasig aufsaßen (Dubrueil, v. Notthaft, Livingood, Baur, Gastpar und Innsbrucker Fall II), teils gestielt und polypenähnlich waren (Ogle, Wolfensberger, Glinsky, Paget, Albrecht).

Dem histologischen Bau nach bieten sich folgende Verhältnisse dar. In den beiden Fällen Starcks und in denen von Rolleston, Wegener und Shaw handelte es sich um Rundzellensarkome.

Ein primäres Lymphosarkom schilderte nur Stephan. Gemischtzellige Sarkome sind von Targett und Gastpar beschrieben worden. Um Spindelzellensarkome handelte es sich in den Fällen von Ogle, v. Notthaft, v. Eicken wie auch in dem Innsbrucker Falle Nr. I. In den Fällen Wolfensbergers und Glinskys fanden sich, wie gesagt, Rhabdomyosarkome. Bei den überwiegend aus spindelzelligen Zellen zusammengesetzten Geschwülsten der Fälle von Chapman, Brooksbank, Livingood und Baur (letzteres zugleich melanotisch) wird, abgesehen von dem Falle Livingoods, der Bau als zum Teil alveolär bezeichnet. Ebenso hebt auch Albrecht in dem von ihm demonstrierten Falle den alveolären Bau der Geschwulst hervor, ohne sich aber auf eine nähere Schilderung der Zellformen und sonstige Eigentümlichkeiten einzulassen. Frattin wählte für seinen Fall direkt die Bezeichnung Lymphangioendo-

z. B. Wendland (Erkrankungen der Speiseröhre. Inaug.-Diss. med. Göttingen 1896) unter 100 Fällen das Karzinom 57mal im unteren, 34mal im mittleren und nur 9mal im oberen Drittel der Speiseröhre.

theliom. Hier ist auch der Innsbrucker Fall Nr. II einzureihen, bei dem es sich um ein überwiegend alveoläres, stellenweise plexiform und faszikulär gebautes Endothelsarkom handelt, an dessen Entwicklung augenscheinlich die Endothelien von Lymphbahnen beteiligt sind.

Ich wende mich nach diesen einleitenden Worten zur Darlegung der beiden Fälle, deren einer eine weniger eingehende Schilderung erfordert, während der zweite wegen gewisser, ihn komplizierender Befunde zu eingehenderen Erörterungen nötigt.

I.

Ulzeriertes kleinspindelzelliges Sarkom des Ösophagus.

Sektionsprotokoll Nr. 6122/166, 17. Juli 1902.

Bezüglich dieses Falles, der den 58 Jahre alten Taglöhner Josef P. betrifft und dessen Krankengeschichte leider nicht auffindbar ist, läßt sich in dieser Hinsicht nur aus einer Anmerkung des Obduktionsbefundes entnehmen, daß auf der chirurgischen Abteilung, welche die Leiche einschickte, offenbar nach dem Ergebnisse einer ausgeführten Probelaparotomie — wohl auf Grund eines im Anschluß daran von den Chirurgen gewonnenen mikroskopischen Befundes — die Diagnose auf inoperables Sarkom des M a g e n s gestellt wurde.

In dem (von Dr. K r o p h) über die Obduktion aufgenommenen Befunde ist in dieser Beziehung angegeben, daß sich in der Mittellinie des Unterleibes eine 4 cm oberhalb des Nabels beginnende, beiläufig 6 cm lange, auf 5 cm klaffende Kontinuitätsdurchtrennung der Bauchdecken fand, die mit Gazestreifen austamponiert war. Nach Entfernung letzterer zeigte sich die bei der Laparotomie eröffnete Bursa omentalis gegen die übrige Bauchhöhle allenthalben teils durch Verwachsung der Dünndarmschlingen, teils durch Verwachsung des Netzes mit der Bauchwand abgeschlossen und mit braunroten klumpigen, zum Teil auch mit rahmähnlich aussehenden Massen unvollständig gefüllt. Die Lymphdrüsen an der Porta hepatis werden als bis pflaumengroß, ziemlich weich und am Durchschnitt von rahmiger Beschaffenheit geschildert.

Über den Magen selbst enthält der Obduktionsbefund k e i n e Angaben; es muß daher angenommen werden, daß sich an demselben keine auffälligen Veränderungen vorfanden.

Als Ausgangspunkt der metastatischen Geschwulstbildungen, von denen sich die Lymphdrüsen im Operationsgebiete, sowie die um die Leberpforte (und auch die an der Teilungsstelle der Trachea) eingenommen zeigten, kommt daher nur die Neubildung in Betracht, die sich im untersten Drittel der Speiseröhre 3—4 cm oberhalb der Kardia in ulzeriertem Zustande vorfand und von der im Obduktionsbefunde angegeben ist, daß sich an besagter Stelle des Ösophagus ein beiläufig fünfkronenstückgroßer Substanzverlust befand, „dessen

Ränder wallartig erhaben sind und dessen Grund von nekrotischen Massen bedeckt ist."

Im Sektionsbefunde ist weiterhin beigefügt, daß sich am Durchschnitte
die Ösophaguswand von weicher Neubildungsmasse eingenommen findet, und
daß sich aus dieser „reichlich milchiger Saft abstreichen läßt".

Letzterer Umstand zusammengehalten mit den bereits erwähnten Veränderungen der Lymphdrüsen veranlaßten den Obduzenten, bei d e r S e k -
t i o n die pathologisch - a n a t o m i s c h e Diagnose dahin zu stellen, daß es
sich um ein exulzeriertes, nekrotisierendes, medulläres Karzinom des Ösophagus
handle.

Als sonstige Veränderungen verzeichnet der Obduktionsbefund: Akutes
Ödem der Lungen und beginnende (linksseitige) hypostatische Pneumonie bei
doppelseitiger Bronchitis. Adhäsive rechtsseitige Pleuritis. Atheromatose der
Aorta. Lipomatose des Herzmuskels des rechten Ventrikels. Allgemeine
hochgradige Anämie besonders des Gehirns, der Leber, Milz, sowie der Nieren
mit trüber Schwellung derselben.

Von dem veränderten Ösophagus wurden Stücke zu mikroskopischer Untersuchung genommen, auf Grund deren dann Dr.
K r o p h selbst die Diagnose dahin änderte, daß die Geschwulst
ein „kleinzelliges, größtenteils stumpfspindelzelliges Sarkom" darstelle. Da die metastatisch veränderten Lymphdrüsen des Abdomens nicht zu mikroskopischer Untersuchung aufbewahrt
wurden, wird sich nachstehende Mitteilung auf die mikroskopischen
Befunde beschränken, welche die besagten (7) Stücke des Neu-
bildungsgebietes aufweisen.

Sie wurden zur Untersuchung in Zelloidin eingebettet, in Mikrotomschnitte
zerlegt, und mit Hämatoxylin und Eosin sowie nach v a n G i e s o n s Methode
gefärbt.

Aus den, wie gesagt nur für mikroskopische Zwecke aufbewahrten Stücken
des Tumors läßt sich natürlich kein genaues Bild von der Geschwulst und ihrer
Ulzeration entwerfen. Sie stellen sämtlich in querer Richtung der Geschwulstbildung bzw. dem Ösophagus entnommene Stücke dar, von denen sich zum Teil
nicht mehr genau sagen läßt, welchen Geschwulstgebieten sie entstammen.
Deutlich als R a n d s t ü c k e d e r U l z e r a t i o n sind vier Stücke dadurch
gekennzeichnet, daß sie diese auf einer Seite noch von erhalten gebliebener
Schleimhaut begrenzt zeigen, während es sich bei den übrigen drei aufbewahrten
Stücken um i n d e r W a n d d e r S p e i s e r ö h r e g e l e g e n e Ge-
s c h w u l s t k n o t e n handelt.

Was zunächst die R a n d s t ü c k e anlangt, so lassen sie schon
mit f r e i e m Auge, noch deutlicher bei Lupenvergrößerung, erkennen, daß
das Geschwulstgewebe in ihnen als eine mächtige, knotige Infiltration vor allem
die Submukosa einnimmt, aber auch einen großen Teil der Schichten der Mus-

kularis besiedelt und in einem Stücke sogar bereits die Längsmuskulatur durchbrochen hat.

Über dem auf diese Weise wallartig verdickten R a n d e d e s S u b s t a n z v e r l u s t e s findet sich auf eine entsprechende Strecke hin die Schleimhaut infolge ihrer Vorwölbung verdünnt und ihr abgeflachter Papillarkörper in der Nachbarschaft der Ulzeration zugleich nicht nur des Epithels, sondern auch auf wechselnde Tiefe hin der Färbbarkeit seiner Kerne beraubt, also in die nekrotisierende Veränderung des Geschwürsgrundes einbezogen. Nur in einem der Randgebiete zeigt sich im Papillarkörper eine umschriebene und zum Teil bis an das unveränderte Epithel heranreichende Anhäufung von Geschwulstzellen; ein direktes Übergreifen der Neubildung aus der Submukosa auf die Muscularis mucosae läßt sich an manchen Randgebieten erkennen.

Was die U l z e r a t i o n s e l b s t betrifft, so wird ihr Grund nicht nur von nekrotischen Geschwulstmassen gebildet, sondern es sind auch an einzelnen Stellen infolge deren völliger Abstoßung die tiefsten Schichten der Muskularis freigelegt und in die Nekrose einbezogen. Die nekrotische Veränderung greift in einem dieser Bezirke auch über die Muskularisreste hinaus bis in die Nähe der Nerven der umgebenden Faserhaut vor.

Wie gleich hier beigefügt werden kann, zeigen sich sowohl die nekrotischen Geschwulstteile als auch die nekrotischen Gebiete der Organwand selbst in den mit Kernfarbstoffen gefärbten Präparaten bei Anwendung stärkerer Vergrößerungen vielfach von einem Geflechte zahlloser dünner, leptothrixartiger Fäden, ferner von andern Bakterien besiedelt. In mancher Gruppe zerfallender Geschwulstzellen stößt man auch auf gewundene Stränge von Fäden, die jenen ähneln, die man z. B. in den Körnermassen von Tonsillen finden kann [1]). Was die im Geschwürsgrunde sich vorfindenden Kokken anlangt, so liegen diese zumeist in paarigen Verbänden und auch in Haufen, nicht aber lassen sich Kettenverbände nachweisen.

In betreff der anderen drei, K n o t e n e n t h a l t e n d e n W a n d s t ü c k e ist anzugeben, daß der eine Knoten, welcher in der S u b m u k o s a gelegen und je etwa 7 mm breit und tief buchtig ulzeriert ist, ähnliche Verhältnisse wie die zuerst erwähnten Randstücke darbietet.

Auf beiden Seiten der Ulzeration zeigt die Schleimhaut, abgesehen von einer durch den Wachstumsdruck der Geschwulst bedingten Verdünnung und außer der örtlich oberflächlich vorgreifenden Nekrotisierung, der hauptsächlich das Epithel zum Opfer fiel, auch eine umschriebene, nicht mit dem großen, submukösen Knoten in Verbindung stehende Anhäufung von Geschwulstzellen. In der Nähe eines Randes dieses Stückes trifft man auch einen kleineren Geschwulstknoten, der bis auf ein kleines Ulzerationsgebiet noch von verdünnter, nicht von Geschwulstgewebe infiltrierter Schleimhaut überzogen ist.

---

[1]) Vgl. A. G a p p i s c h, Zur Kenntnis der aktinomyzesähnlichen Körner in den Tonsillen. Mitteilung aus dem Innsbrucker pathologisch-anatomischen Institute in den Verhandlungen der Deutschen patholog. Gesellschaft zu Meran. 1905, S. 135.

Eine in diesem Ösophagusstücke der Wand außen anliegende, kleine Lymphdrüse enthält keine Geschwulstzelleneinlagerungen, wohl aber eine höchst auffällige Zellvermehrung und Infiltration der Kapsel und Umgebung, zu deren Erklärung wohl von Belang ist, daß in der Kapsel und in der Nachbarschaft mit Kokken gefüllte, erweiterte Kapillaren sich finden.

In einem andern der hier gemeinten drei Wandstücke zeigt sich ein flacher Knoten getroffen, der ebenfalls in seiner ganzen Ausdehnung (in einer Breite von 7 mm) ulzeriert ist, aber besonders die S c h l e i m h a u t einnimmt.

Derselbe ist beiderseits von noch gut erhaltener Schleimhaut begrenzt, greift nur wenig in die Ringsmuskelschichte ein und hat nur zu einer geringen Verdickung der Speiseröhrenwand geführt. Seine völlige Ulzeration wie seine Flachheit — er besitzt eine Tiefe von kaum 2½ mm — sprechen dafür, daß er in der Papillarkörperschichte selbst bzw. in der Schleimhautschichte seine Entwicklung genommen hat.

Was endlich das letzte zu besprechende Ösophagusstück anlangt, so handelt es sich bei ihm um einen fast nur in der S u b m u k o s a gelegenen, nicht ulzerierten Knoten, der v ö l l i g m i t S c h l e i m h a u t b e d e c k t i s t und eine Breite von 6—7 mm bei einer Höhe von 4—5 mm aufweist. Die Schleimhaut zeigt hier infolge der stärker ausgesprochenen Vorbuckelung eine noch größere Verdünnung und ausgeprägte Abflachung des Papillarkörpers als über den ulzerierten Geschwulstbezirken. Eine in diesem Stücke gelegene Lymphdrüse zeigt sich gleichfalls frei von Geschwulstbildung, aber auch frei von Infiltration mit kleinen Rundzellen.

Frei von Rundzelleninfiltraten findet sich in diesem letztbesprochenen Stücke auch die Schleimhaut, während, wie hier nachträglich noch anzuführen ist, der Schleimhautrand der Ulzerationsgebiete fast durchgehends, besonders in der näheren Nachbarschaft der Substanzverluste, eine Durchsetzung mit kleinen Rundzellen zeigt. Ebensolche umgeben auch die in einem der Randstücke und in der Nähe des ulzerierten Knotens gelegenen, kleinen Geschwulstherde der Schleimhaut.

Ich wende mich nun zur Darlegung der B e f u n d e , die sich b e i A n - w e n d u n g s t ä r k e r e r V e r g r ö ß e r u n g e n ergeben. Es bietet sich hierbei ohne weiteres das ausgesprochene Bild eines k l e i n s p i n d e l i g e n S a r k o m s , dessen Zellen nur hier und dort eine mehr plumpe, unregelmäßige Gestalt zeigen. Die kleinen Spindelzellen bilden dabei, ob sie nun in feineren oder gröberen Strängen oder in verschieden gestalteten Feldern aneinandergehäuft sein mögen, nirgends größere, auf weitere Strecken hin verfolgbare Bündel, sondern kurze Zellzüge, die sich äußerst mannigfach durchkreuzen und verflechten und fortwährend ihre Richtung wechseln, so daß man Längs-, Schräg- und Querschnitte im buntesten und regellosesten Durcheinander vor sich hat. Zwischen den Zellen der Geschwulst läßt sich durchweg eine feine, zartfaserige oder strukturlose Zwischensubstanz erkennen, während die Abgrenzung der erwähnten Stränge und Felder, welche die Geschwulstbildung darbietet, von den mehr oder minder dichteren oder zarteren Bindegewebszügen der Schleimhaut oder der Submukosa gebildet wird.

In manchen tieferen Geschwulstbezirken sind in den bindegewebigen Stromabalken auch zerstreut liegende Muskelzellen, auch Stücke von Muskelbündeln eingesprengt, bei denen es sich, je nach der Lage der betreffenden Gebiete, teils um Reste der Muscularis mucosae, teils um solche der Rings- und Längsmuskelschichte handelt.

Anzuführen ist auch noch, daß außer den, erwähnten Stromabildungen auch die die Geschwulst überhaupt in reichlichem Maße durchsetzenden Kapillaren insofern Einfluß 'auf die Anordnung der Geschwulstzellen ausüben, als man diese bisweilen um die Kapillargefäße gruppiert findet.

Hinsichtlich der Beschaffenheit der Geschwulstelemente wäre noch nachzutragen, daß die peripherisch sich findenden, also jüngeren Zellstränge, auch runde und ovale Zellen in sich schließen, während die übrigen, mehr zentral gelegenen, älteren Zellstränge und Zellhaufen, wie gesagt, lediglich die besprochenen spindeligen Geschwulstzellen nachweisen lassen.

Nach alledem bietet die Feststellung der Art der Geschwulst keine Schwierigkeiten; und es ist bei ihrer Beschreibung nur insoweit zu verweilen, als es notwendig ist, wenn ermittelt werden soll, in welcher Wandschichte der Speiseröhre die Geschwulst ihre Entstehung nahm. Zu diesem Zwecke will ich nochmals auf ihre Beziehungen zur Schleimhaut zurückgreifen, dann ihr Verhältnis zur Submukosa und Muskularis, und endlich auch die Beziehungen der Geschwulstbildung zu den Blut- und Lymphgefäßen bzw. ihre Verbreitungsweise erörtern.

Bezüglich des Verhaltens der Schleimhaut der untersuchten Stücke, die ja bereits ziemlich eingehend geschildert wurde, ist nur noch hervorzuheben, daß ihr Epithel außerhalb der geschwürigen Gebiete und ihrer in die Nekrose einbezogenen Randteile als ein meist 0,04—0,1 mm dicker Belag gut färbbarer, typischer, geschichteter Plattenepithelien erhalten ist.

Was die Submukosa anlangt, so ist sie in allen untersuchten Stücken, mit Ausnahme eines, in überwiegendem Maße von der Geschwulstbildung eingenommen, während nur in dem gemeinten einen Stück die Schleimhaut den Hauptsitz eines Geschwulstknotens ausmacht. Außerdem schließt ja die Schleimhaut nur an drei schon erwähnten, beschränkten Stellen kleine Geschwulstherdchen in sich.

Wenn wir demnach, wie schon von vornherein wahrscheinlich ist, annehmen müssen, daß das Geschwulstgewebe, ehe es zur Entstehung der ulzerösen Substanzverluste kam, in der Schleimhaut seine Ausbreitung genommen hat, so wird uns doch durch

die hauptsächliche Ausbreitung der Geschwulst im B e r e i c h e
d e r S u b m u k o s a die Auffassung nahe gelegt, daß sie in dieser
vor allem zur Entstehung gekommen sein dürfte. Hierfür könnte
wohl auch das Verhalten der an die Geschwulstgebiete angrenzenden
Submukosabezirke insofern herangezogen werden, als die in den
Randpartien der Knoten noch erhalten gebliebenen Bindegewebszüge der Submukosa besonders an ihren Gefäßen entlang hie und
da Zellenanhäufungen zeigen, in denen vielleicht Entwicklungs-
stufen bzw. Ausläufer der Geschwulst zu erblicken wären.

Wenigstens dringt in ganz ähnlicher Weise die Geschwulstbildung auch in die Schichten der M u s k u l a r i s vor, deren
Muskelzellen in mehr oder minder großer Ausdehnung durch sie ersetzt sind. Die in den Randpartien noch erhalten gebliebenen,
teils einzeln, teils in mehr oder minder großen Bündeln abgesprengten, oft leitersprossenartig geschichteten Reste der Muskularis bieten vielfach Mangel an Kernfärbbarkeit dar.

Bilder, die auf Zellteilung der Muskelzellen oder etwa auf
Entwicklung derselben zu Geschwulstzellen hinweisen würden,
konnte ich nirgends wahrnehmen. Die Muskelzellen verhalten
sich demnach gegenüber den in sie eindringenden Geschwulstbildungen passiv und gehen, wie sich aus dem Gesagten ergibt,
teils atrophisch, teils nekrotisch innerhalb des Geschwulstgewebes
zugrunde.

Zu dieser Auffassung wird man auch bereits bei Anwendung
ganz schwacher Vergrößerungen hingeleitet, indem sich schon
hierbei erkennen läßt, daß die Geschwulstbestandteile, indem sie
aus der Submukosa nach außen vordringen, in die R i n g s -
m u s k u l a t u r sich einbetten, wobei sie manche Bündel derselben
in seitlicher Richtung verdrängen und so zusammenschieben, daß
hierdurch örtliche Verdickungen der Ringsmuskulatur als um-
rahmende Zone der Geschwulstgebiete sich ergeben. In den direkt
radiärwärts von den vorwachsenden Geschwulstteilen verdrängten
und durch sie zusammengedrückten Bezirken der Ringsmuskulatur
erscheint diese aber natürlich demgemäß verdünnt und muldig
ausgebuchtet, wodurch eben der erwähnte Eindruck der sekundären
Einbettung der Geschwulst in die Ringsmuskulatur erweckt wird.

Wie bereits erwähnt, läßt sich ein Übergreifen der Geschwulst
auf die L ä n g s m u s k u l a t u r nur an wenigen Stellen unter

Auseinanderdrängung ihrer Zellen wahrnehmen, und nur an einer Stelle wird sie völlig vom Geschwulstgewebe durchwuchert.

Eine Durchdringung der äußeren Faserhaut der Speiseröhre ist nirgends gegeben, geschweige denn ein Übergreifen der Geschwulst auf jene Lungengebiete, die sich in der Gegend der am weitesten nach außen vorwuchernden Geschwulstknoten mit dem Ösophagus verwachsen zeigen.

In betreff der Verbreitungsweise der Geschwulst ist zu erwähnen, daß sich nur hier und da im Bereiche der Geschwulstgebiete, und zwar besonders in ihren tieferen Schichten, Venen antreffen lassen, in denen sich neben Blut ausgesprochene Geschwulstzellen vorfinden. Im übrigen macht sich hauptsächlich nur ein Vordringen der Geschwulstzellen auf dem Wege der Gewebsspalten, also der Saftbahnen, bemerkbar.

Besonders hervorzuheben ist ferner, daß sich an ziemlich zahlreichen Stellen die Durchschnitte verschieden großer, sehr dünnwandiger Räume finden lassen, deren dünne Wand mit zarten Endothelzellen ausgekleidet ist, und die mit Geschwulstzellen mehr oder minder prall erfüllt sind.

Bezüglich dieser Räume gewinnt dadurch, daß sie in der Nähe mit Blut gefüllter Gefäße liegen, aber selbst keine roten Blutkörperchen enthalten, die Annahme an Wahrscheinlichkeit, daß es sich hierbei um von Geschwulstzellen eingenommene und durch ihre Anhäufung erweiterte Lymphgefäße handelt. Eben darauf und auf die Annahme, daß die Geschwulst hauptsächlich in Lymphbahnen einbrach und in diesen zu metastatischer Ausbreitung gelangte, weisen aber auch die eingangs mitgeteilten Befunde hin, die gelegentlich der Laparotomie bzw. der Obduktion im Bereiche der Bursa omentalis und an den Lymphdrüsen der Porta hepatis aufgenommen wurden.

Es wäre auch noch des Umstandes zu gedenken, daß nicht nur, wie schon angeführt wurde, auf dem Geschwürsgrunde und in den nekrotischen Massen, sondern auch im Bereiche mancher Leukozyteninfiltrate der Schleimhaut, sowie innerhalb mancher ihrer kapillaren und venösen Blutgefäßchen, insbesondere aber in denen der Submukosa, der Rings- und Längsmuskelschichte und in denen der Kapsel der erwähnten kleinen Lymphdrüse Anhäufungen von Staphylokokken liegen, die zumeist die

Gefäßlumina völlig ausfüllen, zum Teil aber auch den Erythrozyten
beigemischt in den Gefäßen sich vorfinden.

Bisweilen sieht man auch in diesen tieferen Lagen um solche
kokkenhaltige Gefäße herum kleinzellige Infiltrate entwickelt;
häufiger aber lassen sich in den gemeinten Leukozyteninfiltraten
nur z e r s t r e u t liegende Kokken antreffen. An vereinzelten
Stellen sieht man übrigens um diese in den tieferen Schichten
liegenden Kokkenhaufen herum auch umschriebene, kleine, nekrotische Gewebspartien, ohne daß sich dabei eine auffällige Leuko-
zyteninfiltration erkennen läßt.

Schließlich muß noch hervorgehoben werden, daß innerhalb
der gut erhaltenen Geschwulstmassen keine größeren Kokkenhaufen,
sondern nur einzeln oder in geringer Anzahl (meist paarweise nebeneinander) liegende Kokken aufgefunden werden konnten, und zwar
auch hier zumeist nur in der Nachbarschaft nekrotischer Geschwulstgebiete, bzw. in der Gegend des Geschwürsgrundes.

Ohne mich hier in eine nähere Erörterung der Frage
einzulassen, ob und inwiefern den erwähnten Bakterienbefunden
eine primäre oder sekundäre Bedeutung gegenüber der ulzerösen
Zerstörung des Geschwulstgebietes zukommt, — an der wohl vor
allem chemische und mechanische Fremdkörperwirkungen beteiligt waren — möchte ich nur noch einer Annahme gedenken,
die durch diese Befunde nahegelegt wird.

Ich meine die Annahme, daß nicht nur die Geschwulstzellen,
sondern mit ihnen zugleich auch die Mikrokokken auf dem Wege
der Lymphbahnen zu metastatischer Verbreitung kamen, und daß
vielleicht durch diese bedingte, kleinzellige Infiltrationen innerhalb
der M e t a s t a s e n des Bursa omentalis-Gebietes und der
L y m p h d r ü s e n an der Porta hepatis zur Entwicklung gelangten. Vielleicht war hierdurch die im S e k t i o n s b e f u n d e
als so auffällig hervorgehobene r a h m i g e B e s c h a f f e n h e i t
d e r D u r c h s c h n i t t e bedingt, die diese metastatischen Geschwulstbildungen darboten.

II. Knotiges, überwiegend alveoläres Endothelsarkom des Ösophagus mit örtlichen Epithelverlagerungen.

Sektionsprotokoll Nr. 2848/82, 23. Mai 1891.

Der Fall betrifft den 52 jährigen Tagelöhner Josef G., der am 3. April 1891
auf die Dermatologische Klinik aufgenommen wurde und daselbst bis zum

22. Juni 1891 wegen Pemphigus foliaceus in Behandlung stand. Die Krankengeschichte bietet nur Daten über den Verlauf dieser Krankheit sowie auch über Lungen-, Nerven- und Blutkreislaufbefunde des Patienten, aber keine Anhaltspunkte für die Annahme einer Erkrankung der Speiseröhre oder überhaupt des Verdauungstraktus.

Die am 23. Juni 1891 (von Herrn Professor Dr. G. P o m m e r) ausgeführte Obduktion ergab nebst den Befunden von Pemphigus foliaceus: Myelitis centralis chronica cum residuis haemorrhagicis praecipue in parte cervicali superiore et lumbali, Atrophia cerebri cum hydrocephalo et oedemate, Pachymeningitis cerebralis interna, Pachymeningitis indurativa cervicalis, Marasmus; und als Todesursache: Pneumonia crouposa bilateralis incipiens (Pleuritis fibrinosa incipiens).

Außerdem fand sich in der Speiseröhre die uns hier beschäftigende Geschwulstbildung, die bei der Obduktion als Karzinom in frühem Entwicklungsstadium gedeutet wurde.

Aus den einschlägigen Angaben des Sektionsbefundes sei angeführt: Im Ösophagus lichtgelblichweiße Flüssigkeit, Schleimhaut blaß; durch ihr verdicktes Epithel schimmern in der oberen Hälfte reichliche V e n e n n e t z e durch. Zwei Querfinger oberhalb der Gegend der Luftröhrengabelung ragt in die Speiseröhre hinein von ihrer vorderen Wand aus eine über haselnußgroße, kugelig gestaltete, nach unten zu in einen abgeflachten Zapfen auslaufende Geschwulst von derber Konsistenz, in deren Umgebung feine N e t z e injizierter Venen sichtbar sind. Auch die teils ebene, teils leicht höckerige Oberfläche der Geschwulst zeigt sich rötlich injiziert, dabei nur von einzelnen oberflächlichen Substanzverlusten eingenommen.

In der Nachbarschaft der Geschwulst wie auch drei Querfinger unter dem Schildknorpel einzelne kleine, weißliche, ziemlich derbe Lymphknötchen fühlbar. Die Bronchialdrüsen bis haselnußgroß, feucht, zum Teil pigmentiert. Einzelne perikardiale Lymphdrüsen fallen durch Erbsengröße und feuchte, wie gallertige Schnittfläche auf. Im übrigen fanden sich keine vergrößerten Lymphdrüsen vor.

Dieser dem Protokolle entlehnten Schilderung seien hier noch folgende, am Spirituspräparat (Museumpräparat Nr. Vw. 37) gefundene Tumormaße beigefügt: Die Basis der knopfartig aufsitzenden Geschwulst besitzt eine maximale Länge von 21 mm, eine Breite von ungefähr 10 mm; der Tumor selbst hat eine Länge von 31 bis 32 mm, wovon je die Hälfte auf den oberen kugelig gestalteten H a u p t k n o t e n (siehe Fig. 1 H, Taf. XII) und auf den von ihm nach unten zu die vordere Speiseröhrenwand einnehmenden und in ihr wurzelnden konischen Z a p f e n (siehe Fig. 1 Z, Taf. XII) kommt. Letzterer überragt mit seinem linksseitigen Anteile unter Bildung einer Bucht, die sich seiner ganzen Länge nach bis zu seiner Spitze herabzieht, die betreffende Strecke der Ösophagusinnenfläche. In diesem seinem lateralen, überhängenden Gebiete mißt er in sagittaler Richtung 4 mm bei einer Gesamtbreite von 4 bis 5 mm und einer Länge von 9 mm.

Zwecks mikroskopischer Untersuchung wurde ein ungefähr 2 mm breiter Längsstreifen aus den mittleren Teilen der ganzen Geschwulst samt den Nachbargebieten der Ösophaguswand entnommen, ein Streifen, der außer dem W u r z e l g e b i e t e d e s Z a p f e n s auch seine linksseitigen f r e i ü b e r h ä n g e n - d e n A n t e i l e betrifft.

Außerdem wurde noch von zwei Tracheallymphdrüsen, deren eine unter- halb der Gabelung der Luftröhre lag, während die andere oberhalb und zugleich untenzu vom rechten Schilddrüsenlappen lag, zur Untersuchung genommen.

Die nach der Zelloidineinbettung hergestellten Mikrotomschnitte wurden teils mit Hämatoxylin und Eosin, teils nach v a n G i e s o n s Methode gefärbt.

Wenden wir uns nun zur Beschreibung der Schnittbefunde, so ist zunächst zu erwähnen, daß sich vor allem schon bei L u p e n v e r g r ö ß e r u n g der besagte Unterschied zwischen den Schnitten, die das Wurzelgebiet, und denen, die das frei überhängende Gebiet des Zapfens in sich schließen, sehr auffällig macht.

An allen Schnitten lassen sich dabei außer dem H a u p t k n o t e n (siehe Fig. 2 und 3 H, Taf. XII) und dem G e s c h w u l s t z a p f e n (siehe Fig. 2 Z) noch einige andere Gebiete unterscheiden, die besonders und einzeln zu be- sprechen sein werden: so ein zwischen Hauptknoten und Zapfen liegender Bezirk, in dem das Geschwulstgewebe unter später noch zu erörternden Um- ständen ins Innere der Speiseröhre durchbricht, ein Bezirk, der als D u r c h - b r u c h s b e z i r k (siehe Fig. 2 und 3 D, Taf. XII) bezeichnet sei; ferner die vom Geschwulsthauptknoten nach aufwärts liegende o b e r e W a n d s t r e c k e (siehe Fig. 2 ow) des Ösophagus mit dem hier, und zwar in den mehr median- wärts durchgelegten Schnitten in beschränkter Ausdehnung zu besonders auf- fälliger Dicke entwickelten Epithel und Papillarkörper der Schleimhaut, eine Stelle, von der weiterhin als h y p e r t r o p h i s c h e m E p i t h e l b e z i r k e (siehe Fig. 2 h, Taf. XII) die Rede sein wird.

Zwischen der oberen Wandstrecke und dem Hauptknoten läßt sich an den meisten Schnitten eine mehr oder minder tiefe in die Schleimhaut eingreifende, aber sehr enge, spaltförmige E p i t h e l e i n s e n k u n g (siehe Fig. 3 i) be- merken, in deren Bereiche — gleichwie in dem nach unten zu angrenzenden A b d a c h u n g s g e b i e t e des Hauptknotens und in der an die Epithelein- senkung nach oben zu anstoßenden Schleimhautgegend der oberen Wand- strecke — manche Schnitte, und zwar namentlich in Betreff des Epithelüber- zuges und bezüglich eines in den l a t e r a l gelegenen Schnitten auffallenden, von Geschwulstzellen infiltrierten Follikelgebietes (siehe Fig. 3 Sg), — Besonder- heiten zeigen, die eine eigene Besprechung erfordern.

Im besonderen zu besprechen sind auch gewisse andere Teile der l a t e r a l - w ä r t s durchgelegten Schnitte, so ein ziemlich weit oberhalb des Durchbruchs- gebietes in der Tiefe des Hauptknotens gelegener und ein anderer, der unterhalb des Durchbruchsgebietes liegt und bis an die den Geschwulstzapfen untergreifende Bucht herabreicht; diese Gebiete enthalten, wie sich im späteren Verlaufe ihrer Beschreibung ergeben wird, innerhalb tieferer Bezirke der Muscularis mucosae und Submucosa m e t a s t a t i s c h e T o c h t e r k n o t e n b i l d u n g e n (siehe Fig. 2 und 3 ot, ut, mt).

Auch diese am tiefsten liegenden Geschwulstanteile reichen nicht über das Bindegewebe der Submukosa hinaus, und auch dort nicht in die R i n g s - m u s k e l s c h i c h t e (siehe Fig. 2 und 3 r) der Speiseröhre hinein.

Diese Ringsmuskelschichte, die übrigens in den oberen Schnittgebieten auch quergestreifte Muskelfasereinlagerungen enthält, zeigt sich unter der Geschwulstbildung vielfach mehr oder minder ausgebuchtet: am stärksten im Bereiche des unteren Tochterknotens (vgl. Fig. 2 b), in geringerem Maße im Bereiche des oberen; überdies werden seichtere Ausbuchtungen auch vom Durchbruchsgebiete und von der oben daran angrenzenden Basisgegend des Hauptknotens verursacht.

Um die Geschwulst hinsichtlich ihrer Lageverhältnisse näher zu kennzeichnen, sei hier noch ihrer Beziehungen zur Muscularis mucosae und zur Submukosa gedacht.

Was zunächst die von der M u s c u l a r i s m u c o s a e (siehe Fig. 2 und 3 mm) dargebotenen Befunde anlangt, so ist hervorzuheben, daß sich Teile der Geschwulst unterscheiden lassen, in die sie mit einbezogen ist, von solchen Anteilen, die nach innen von ihr liegen und von solchen, die eine etwas tiefere Lage darbieten.

Das ersterwähnte Verhalten zeigt der Geschwulstzapfen, innerhalb dessen sich die Muskelzellen selbst in die innersten, oberflächlichsten Bezirke verfolgen lassen.

Im Bereiche anderer Geschwulstgebiete zeigen sich auch — und geradezu hauptsächlich — tiefer, d. h. nach außen liegende Anteile muskelzellhaltig; und es ist da durch die Geschwulstanteile die Muscularis mucosae auseinandergedrängt und in verschieden dicke Bündelchen von glatten Muskelzellen zerteilt.

Erst bei näherer Verfolgung der muskulären Bestandteile des Geschwulststromas unter Anwendung stärkerer Vergrößerungen läßt sich erkennen, daß ein ziemlich beträchtlicher innerster Anteil des Hauptknotens und das ganze Durchbruchsgebiet der Geschwulst keine Muskelzellzüge (der Muscularis mucosae) in sich einschließt, ohne daß aber etwa nach außen zu vom Durchbruchsgebiete Reste der Muscularis mucosae erkennbar wären.

Hingegen ist die Muscularis mucosae in gewissen andern Schnittgebieten von der Geschwulstbildung verschont. So zunächst einmal im Gebiete der oberen Wandstrecke, wo ihre knapp aneinander der Länge nach dahinstreichenden Bündel eine Gesamtdicke von 0,17 bis 0,26 μ zeigen, ferner in den lateralen, überhängenden Zapfenteilen, wo die Muscularis mucosae durch die diese Teile untergreifende Bucht (siehe Fig. 2 B) in zwei ungleich dicke Lagen geschieden ist, nämlich in eine dünnere, die die untere Wandstrecke der Speiseröhre begleitet und 0,11 bis 0,17 mm mißt, und in eine 0,26 bis 0,29 mm dicke Lage, welche an der (äußeren) Peripherie des Geschwulstzapfens, bedeckt vom Papillarkörperüberzuge seines Buchtgebietes, bis in die Gegend der Spitze des Zapfens dahinzieht, um hier in die schon erwähnten Muskeleinlagerungen der übrigen Zapfengebiete auszustrahlen.

Wie sich bei der Verfolgung der Serienschnitte erkennen läßt, kommt es mit dem Übergange des überhängenden Zapfengebietes in die Wurzelgegend des Geschwulstzapfens zur Vereinigung der beiden erwähnten, von der Einbuchtung gespaltenen Lagen der Muscularis mucosae zu einem geschlossenen Streifen von beträchtlicher Breite (0,55 bis 0,65 mm), der jedoch nach wenigen Schnitten weiter medianwärts sein Ende findet und hier durch-einen besonders (bis 1,4 mm) breiten Streifen submukösen Bindegewebes vertreten wird.

Erwähnenswert ist noch, ehe wir die Erörterung der Muscularis mucosae verlassen, daß sie an der Stelle, an welcher die Muscularis mucosae der unteren Wandstrecke der Speiseröhre in die des überhängenden Geschwulstzapfenteiles übergeht, innerhalb ihrer Schichten den später noch zu beschreibenden unteren Tochterknoten einschließt, in dessen Umrahmung ihre Muskelbündel mit einbezogen erscheinen.

Endlich ist hinsichtlich der Muscularis mucosae noch anzuführen, daß sie im Bereiche der sogenannten oberen Wandstrecke (entsprechend den im Sektionsbefunde schon hervorgehobenen Venenbefunden) stark e r w e i t e r t e , vielfach auch buchtige und v a r i k ö s   v e r ä n d e r t e Venen (siehe Fig. 3 v) in sich schließt bzw. von solchen überdeckt ist, die hier ja selbst in ganz oberflächlicher Lage in der Schleimhaut auffallen. In diesem Wandgebiete sind sogar auch im Bindegewebe der Submukosa dünnwandige Phlebektasien bemerkbar, während sich im Bereiche der erwähnten Vorwölbungen der Geschwulst gegen die Ringsmuskulatur zu im komprimierten, submukösen Bindegewebe zumeist nur spaltförmig-enge Venenlumina erkennen lassen.

Etwas weitere, unregelmäßig gestaltete Venendurchschnitte, zum Teil neben geschlängelten, dickwandigen Arterien finden sich in diesem Bereiche nur innerhalb der Strecke zwischen dem Durchbruchsgebiete und dem unteren Tochterknotenbezirke sowie zwischen diesem und dem Geschwulstzapfen.

Für manche der oben mitgeteilten Befunde läßt sich bei näherer Erwägung der funktionellen und mechanischen Beeinflussungen, unter deren Einwirkung das betreffende Ösophagusgebiet stand bzw. sich die Geschwulstbildung entwickelte, eine genügende Erklärung finden.

Es dürfte sich empfehlen, die betreffenden Annahmen erst später zu berühren, und hier nur noch die bisherigen auf die S u b m u k o s a sich beziehenden Angaben etwas zu ergänzen.

Es sei in dieser Beziehung hier noch hervorgehoben, daß die Submukosa (siehe Fig. 2 und 3 s) in geschlossener Lage (von 0,15 mm Dicke) im Bereiche der oberen Wandstrecke und des größten Teiles des Hauptknotens dahinzieht, wobei sie in den lateralen Schnitten durch eine dünne Schichte der Muscularis mucosae von den Geschwulstfeldern getrennt ist. In denjenigen tiefliegenden Gebieten aber, in welchen der Hauptknoten an das Durchbruchsgebiet angrenzt, und in denen, welche zwischen dem Durchbruchsgebiete und der Ringsmuskelschichte liegen, bildet die Submukosa, die überall mindestens bis zu zwei Drittel der Höhe des Durchbruchsgebietes verfolgbar ist, ein breit auseinanderweichendes Gebiet, und es erstrecken sich einzelne ihrer Bündel in den Hauptknoten und in das Durchbruchsgebiet hinein.

An der unteren Grenze des Durchbruchsgebietes wird die hier noch ver-
breitete Submukosa in zwei annähernd gleich dicke Bündel geschieden, deren
eines unter dem erwähnten unteren Tochterknoten hindurchzieht und in die
Submukosa der unteren Wandstrecke der Speiseröhre übergeht, während das
obere Bündel mit dem Durchbruchsgebiete eine Strecke weit nach einwärts zu
hinzieht und somit das Durchbruchsgebiet von diesem Tochterknoten scheidet,
dann aber als geschlossene Lage (vgl. Fig. 2 s z) zusammen mit der den Tochterknoten einschließenden Muscularis mucosae eine gewisse Strecke in den Zapfen
hinein verfolgbar ist.

Nach dieser Erörterung der Lageverhältnisse der Geschwulst und der
sie begrenzenden tieferen Wandschichten geht nun unsere nächste Aufgabe
dahin, den B a u   d e r   G e s c h w u l s t zu kennzeichnen, wobei wir uns
selbstverständlich vor allem mit den Bildern zu beschäftigen haben, die durch
ihre Vorherrschaft die Geschwulst charakterisieren. Erst nach diesen Erörterungen und nachdem wir hierauf das Verhalten des Oberflächenepithels sowie der
drüsigen Bestandteile der Speiseröhrenwand im Bereiche der Geschwulst untersucht haben, werden die durch Besonderheiten ausgezeichneten Geschwulstgebiete zu schildern und zu besprechen sein.

Was also zunächst die am meisten hervortretenden und übereinstimmenden
Befunde anlangt, so fällt in allen Schnitten schon bei Lupenvergrößerung hinsichtlich des Baues der Geschwulst vor allem die Neigung zur Ausbildung von
Z e l l e n a n h ä u f u n g e n   i n   F e l d e r n   u n d   A l v e o l e n (vgl. Fig. 4 of
und tf, Fig. 6 gzf, Taf. XII) auf, dann macht sich aber auch, besonders im Bereiche des oberen Abhanges des Hauptknotens, ferner nach abwärts und nach
außen von seiner höchsten Kuppe sowie im Durchbruchsgebiete, dann im obersten
und auch im überwiegenden unteren Bezirke des Zapfens die Entwicklung
n e t z i g e r   Z e l l s t r ä n g e (vgl. Fig. 4 st und Fig. 5 g) auffällig. Letztere
lassen sich teils in die Felder und Alveolen unter buchtiger Verbreiterung direkt
hineinverfolgen, teils ist kein solcher Zusammenhang gegeben und nach alledem
die Annahme einer Entstehung der Felder und Alveolen durch Abschnürung
von den Zellsträngen nahegelegt.

Bevor ich aber noch auf eine nähere Schilderung der Befunde eingehe,
ist zu erwähnen, daß man vielfach die Zellstränge der Geschwulst in den betreffenden Geschwulstpartien an die erwähnten ektasierten Venen heranreichen und
dieselben vorbuckeln sieht.

Die in ihrer Größe sehr voneinander verschiedenen Felder zeigen überwiegend runde oder ovale oder unregelmäßig buchtige Durchschnitte, außerdem
aber auch an gewissen Stellen — so im oberen Kuppengebiete des Hauptknotens,
namentlich aber im oberen und unteren Tochterknoten — eine Anordnung zu
großen, zusammenhängenden Verbänden von eichenblattähnlicher Form.

Die verhältnismäßig einfachsten Befunde bieten die Zellstränge der erwähnten Netzwerke dar, die in ihrer Anordnung an die von Lymphkapillaren
erinnern, und zwar um so mehr, wenn sich an ihren Durchschnitten bei stärkerer
Vergrößerung erkennen läßt, daß solchen Zellsträngen ein runder oder ovaler
Querschnitt zukommt. An einigen solchen Stellen lassen sich aber überhaupt

keine Querschnittsbilder der Geschwulstzellstränge nachweisen, so daß man den Eindruck eines Netzwerkes von Strängen gewinnt, durch welches sich anscheinend die Bindegewebszüge wie eingelagert durchwinden. Die schmächtigsten dieser Zellstränge lassen nur zwei, drei, die massigeren aber auch mehr Reihen von Zellen unterscheiden, die in Größe und Form zumeist sehr übereinstimmen, indem sie kleinspindelig-ovale Elemente mit gleichmäßig stark gefärbten runden oder ovalen Kernen darstellen.

In den Querschnitten der etwas breiteren Zellstränge von über 0,06 mm Durchmesser, und zwar besonders innerhalb des Geschwulstzapfens, ist aber bereits eine Sonderung in zwei Schichten insofern erkennbar, als die zentralen, ungeordneten Zellanhäufungen von den zu einem Ringe geordneten radiärstehenden peripherischsten Zellen umfaßt sind. In solchen größeren Zellsträngen bzw. in deren Querschnitten wird auch hier und dort innerhalb der zentralen Zellanhäufungen die Entwicklung einer Interzellularsubstanz und eine Sonderung der Zellen bemerkbar, von der im folgenden noch besonders zu sprechen sein wird.

In manchen Durchschnitten, besonders in den breiteren dieser Zellstränge, läßt sich hier und da auch eine Anhäufung von hyaliner, vielfach auch von körniger Substanz bemerken.

Weitaus mannigfaltigere Verhältnisse bieten jedoch die großfelderigen Teile der Geschwulst dar, in welchen wir offenbar ihre älteren oder ihre stärker ausgebildeten Gebiete zu erblicken haben, während in den oben geschilderten netzigen Zellsträngen augenscheinlich jüngere oder weniger weit fortentwickelte und ausgebildete Teile der Neubildung vorliegen.

Die Verschiedenheiten des Befundes, welche die größten der Felder und auch besonders ihre lappig gestalteten Verbände darbieten, beziehen sich vor allem darauf, daß viele von ihnen in ihren mittleren, tieferen Anteilen eigentümliche nekrotische Bezirke (siehe Fig. 6 N, Taf. XII) enthalten, die sich mit Eosin rot, bei der van Gieson - Färbung blaßgelb oder orange gefärbt zeigen. Solche Bezirke fallen besonders in den großen Feldern des Hauptknotens auf, ferner auch in denen der tieferen Teile des Durchbruchgebietes und in den ihm benachbarten oberen Teilen des Geschwulstzapfens, namentlich aber auch in den Tochterknotenterritorien.

Diese in so auffallendem Maße der Kernfärbung entbehrenden, zumeist zentral gelegenen Felderbezirke zeigen sich bei der Anwendung stärkerer Vergrößerungen überwiegend aus nekrotischen Rundzellenkernen und daneben auch aus noch kleineren, blassen Rundgebilden zusammengesetzt, neben denen sie überdies amorphe Substanz und vereinzelte Pigmentkörnchen erkennen lassen. An einzelnen Stellen enthalten sie außerdem noch sehr große, helle, wie geblähte Zellen mit blassem Kern, die den Eindruck von ödematösen Endothelzellen erwecken.

Durchgehends ist bei alledem an den großen Feldern, und zwar noch mehr als an den kleineren, eine Sonderung ihrer Zellen in verschiedene Lagen auffällig. Wir können häufig drei völlig voneinander verschiedene Lagen unterscheiden. Sowohl die zu äußerst als die zu innerst sich findenden Zellelemente zeichnen sich vor allem durch starke Kernfärbbarkeit aus, ferner dadurch, daß sie einen relativ schmalen Protoplasmasaum besitzen. Dabei sind die Zellen der äußersten Schichten, die überwiegend nur in ein- oder zweifacher Lage aneinandergereiht getroffen werden, zumeist deutlich kurzspindelig gestaltet. Den zu innerst, und zwar meist regellos, mehr oder minder dicht gelagerten Zellen eignet hingegen neben einer ebenfalls starken Kernfärbbarkeit eine mehr runde Gestalt. Letztere Zellenelemente umschließen nur selten einen Hohlraum mit körnigem oder hyalinem Inhalte und erfüllen, sofern sie nicht die Umgrenzung nekrotischer Innenbezirke bilden, das innerste Gebiet der Felder zumeist vollständig. Was nun aber die Zellschichte anlangt, die zwischen den zu äußerst und zu innerst gelagerten Elementen zu unterscheiden ist, so erscheint sie zumeist aus etwas lockerer gelagerten, ziemlich gleichmäßig rund oder oval gestalteten Zellen gebildet, deren rundlicher Kern eine etwas geringere Färbbarkeit und bisweilen ein bläschenartiges Aussehen besitzt.

Ehe ich in die nähere Besprechung der Verschiedenheiten eingehe, die außer den angegebenen an den größten Feldern bemerkbar sind, wäre noch zu erwähnen, daß hier und da auch Felder sich finden lassen, deren Inneres ganz aus den zuletzt besprochenen Zellen mit blässer färbbaren Kernen gebildet wird. In den kleinen Feldern können diese letztgenannten Zellen nebst den sie durchsetzenden, retikulär zusammenhängenden Spindelelementen völlig die Vorherrschaft erlangen, indem diese Felder der als äußerste Lage geschilderten Spindelelemente entbehren.

Was die weiteren Verschiedenheiten anlangt, welche die größeren Felder darbieten, so ist noch hervorzuheben, daß die nächste Nachbarschaft der nekrotischen Bezirke regelmäßig von besonders kleinen, dunkler gefärbten Zellelementen gebildet wird.

Bisweilen läßt sich auch an diesen eine gewisse Anordnung und Gruppierung erkennen. In weit höherem Grade ist dies der Fall, wenn sie oder auch die spindeligen Elemente der äußersten Lage, wie es an den mittleren Zellagen der größeren Felder häufig zu bemerken ist, mit den eigentümlichen, blässer gefärbten Zellen der mittleren Schicht vermischt auftreten.

Dann finden sich die dunkler gefärbten, spindeligen oder auch dreieckig gestalteten Zellen zu kleinen, einreihigen, seltener auch mehrreihigen Zügen und zu verzweigten Verbänden vereinigt, so daß auch hier wieder vielfach der vorhin schon erwähnte Befund eines Retikulums sich ergibt, das auf diese Art für die rundlichen, mehr blassen Zellen gebildet wird. Häufig sieht man diese feinen Züge spindeliger dunkler Zellen mit jenen gleichartigen Elementen, die als eine einschichtige oder zweischichtige Reihe die Zellfelder zu äußerst umgeben, in Verbindung stehen.

An zahlreichen Stellen läßt sich aber innerhalb der Zellfelder nicht nur eine Sonderung der Zellen, sondern die Bildung von I n t e r z e l l u l a r - s u b s t a n z nachweisen, die vielfach ein ganz h y a l i n e s Verhalten zeigt, jedoch hier und da auch wie aus feinen Fäserchen aufgebaut erscheint. In den großfelderigen Bezirken, und zwar in ihrer peripherischsten Schichte, erfüllt diese Zwischensubstanz an manchen Orten (besonders im Hauptknoten, aber aber auch im Zapfen und in den Tochterknoten) die rundlichen, engen Maschenräume, die durch das Retikulum der geschilderten Spindelzellreihen gebildet werden. An andern Orten zeigt sich aber auch eine so ausgesprochene gegenseitige Verflechtung der spindeligen Elemente, daß die betreffenden Stellen mehr oder minder völlig den Eindruck eines Spindelzellensarkoms erwecken.

In manchen Bezirken zeigen die spindeligen Zellen auch geradezu eine Anordnung zu feinen, im Längs- oder Querschnitt getroffenen Röhrchen, und zwar — wie noch hervorzuheben ist — nicht nur in jenen Bezirken, in denen die geschilderte Zwischensubstanz zur Entwicklung gekommen ist, sondern auch innerhalb der peripherischen, blaßkernigen Zellschichten vieler Felder.

Gleichwie durch diese Zellenanordnungen, so erscheint die Peripherie mancher größerer Zellfelder, und zwar namentlich innerhalb der tieferen Teile des Durchbruchsgebietes und in den oberen Teilen des Zapfens, ganz besonders aber innerhalb der Tochterknoten, vielfach auch dadurch in a l v e o l ä r e Z e l l e n b e z i r k e (siehe Fig. 6 g z f, Taf. XII) geteilt, daß faserige, teils gefäßhaltige, teils gefäßlose S t r o m a b ä l k c h e n zwischen den Zellen auftreten. Diese Stromabälkchen stehen oft in deutlichem Zusammenhange mit dem die Zellfelder umgebenden Zwischengewebe.

Noch eine stärkere, massigere Entwicklung erreicht die I n t e r z e l l u l a r s u b s t a n z innerhalb mancher Zellfelder, vor allem in der Tiefe des Durchbruchsgebietes in d e r Weise, daß sie gegen die Peripherie der betreffenden Zellfelder hin in diffuser Ausbreitung vollends in den Vordergrund tritt. Es kommen damit Übergänge zum Fasergewebe des Stromas der Umgebung zustande, während sich dieses, im Gegensatze dazu, auch vielfach, so namentlich im Hauptknoten und Geschwulstzapfen, von den großen Zellfeldern scharf abhebt.

Es sei gleich hier nebenbei ausgeführt, daß gerade durch die vorhin genannten Befunde, namentlich aber durch eine eigentümliche, gedrehte Verlaufsanordnung der hier besonders dichtfaserigen Stromabälkchen, die häufig mit plumpen Vorsprüngen in die mehr oder minder zusammengeschobenen oder auch locker gelagerten Anhäufungen überwiegend dunkelkerniger, spindeliger Zellen hineinragen, das D u r c h b r u c h s g e b i e t ausgezeichnet ist.

Weiterhin fällt auf, daß es im genannten Gebiete ganz an regelmäßig rund oder oval geformten Zellfeldern fehlt und in ihm nur unregelmäßig grobnetzige und spitzfächerig gestaltete Zellanhäufungen vorkommen. Dementsprechend sind auch hier die nekrotischen Einschlüsse der Zellanhäufungen schmal gestreckt gestaltet, geradezu wie durch seitliche Druckwirkung umgeformt. In vielen der Schnitte zeigten sich die innersten Anteile dieser Zellanhäufungen samt ihren nekrotischen Einschlüssen und auch samt ihren Stromabälkchenvorsprüngen zu einem spitzen Kegel (siehe Fig. 2 K, Taf. XII) vereinigt, der zwischen der unteren Abdachungsgrenze des Hauptknotens und dem Anfangsteile des Geschwulstzapfens in die Lichtung der Speiseröhre frei vorragt und in sie durchbricht. Ermöglicht wurde die bis zum Durchbruch gediehene Vorschiebung der Massen dieses Geschwulstgebietes augenscheinlich dadurch, daß hier wie auch an später noch zu bezeichnenden Stellen der Vorbuckelungen des Hauptknotens die Zellfelderbildung k n a p p b i s u n t e r d a s s e h r v e r d ü n n t e E p i t h e l (vgl. Fig. 4 a und o f, Taf. XII) vorgerückt war. Auch die Befunde von blutigen Infiltrationen, die im Bereiche des Durchbruchsgebietes sich finden, könnten vielleicht, sofern es sich hierbei nicht um Folgen des eingetretenen Durchbruches handelt, zur Erklärung herbeigezogen werden.

Zur Ergänzung der Befunde des Durchbruchsgebietes ist hier noch anzuführen, daß sein geschildertes Verhalten nicht in allen, sondern nur in dem größeren Teile der Schnitte (und zwar in den aus den medialen Geschwulstanteilen gewonnenen) sich zu erkennen gibt. Wenn man mit den Schnitten lateralwärts vorrückt, verliert sich der Durchbruchskegel; und es zeigt sich das eigentümliche Gewebe dieses Geschwulstgebietes durch eine nicht durchbrochene, einheitliche und dabei ziemlich dicke (0,15 bis 0,3 mm) bindegewebige Schichte von dem Lumen des Ösophagus abgegrenzt. In solchen Abschnitten des Durchbruchsgebietes lassen sich in dem es nach innenzu abgrenzenden Bindegewebsstreifen hier und da feine Stränge von Muskelzellen der Muscularis mucosae und komprimierte Venen erkennen. In den übrigen Stromabalken, solcher Anschnitte des Durchbruchsgebietes sind aber, wie schon an anderer Stelle angedeutet, ebensowenig wie in dem Gewebe unter ihm Reste der Muscularis mucosae zu finden.

Zurückkehrend zur Erörterung der allgemeinen Befunde der Geschwulstbildung wären nun noch zu den bisherigen eingestreuten Angaben über das Verhalten ihres Stromas Ergänzungen zu bieten.

Es ist in dieser Beziehung vor allem darauf hinzuweisen, daß das S t r o m a keineswegs in allen Teilen der Geschwulst gleichartigen Bau zeigt. Durch besonders dichte Faserung fällt es, wie schon gesagt, in den Bindegewebsbalken im Innern des Durchbruchsgebietes bezw. in seinem in den lateralen Anschnitten gefundenen Abgrenzungsstreifen (vgl. Fig. 3 D, Taf. XII) auf; eine solche Dichtigkeit erreicht es nur noch in einigen der oberflächlicheren, d. h. dem Lumen näher liegenden Teilen des Hauptknotens in der Umgebung besonders großer Zellfelder, sichtlich unter der Druckwirkung ihres Wachstums. Im größten Teile des Geschwulstzapfens zeigt das Stroma entsprechend der geringeren Größe der Felder und ihrer ziemlich gleichmäßigen Ausbreitung keine derartigen V e r d i c h t u n g e n. Das in mäßigem Grade dichtfaserige Gewebe enthält dabei spindelige Zellen und Blutkapillaren. Dort, wo die Zellfelder sehr knapp aneinander liegen, bilden demgemäß nur ganz dünne, gefäßlose Streifchen faserigen Stromagewebes (vgl. Fig. 6, Taf. XII) die Scheidewände zwischen ihnen.

Erwähnenswert ist noch der Umstand, daß die Umgebung einzelner größerer Zellfelder des Hauptknotens und des Geschwulstzapfens sowie auch das Stroma einiger netziger Gebiete in ihrer Tiefe bei überwiegender Ausbildung heller, flüssiger Interzellularsubstanz eine verhältnismäßig geringere Entwicklung von Fäserchen und demgemäß auch eine vergleichsweise sehr geringe Färbbarkeit mit Eosin zeigen. Am auffälligsten erscheint diese Stromabeschaffenheit in der Umgebung jener tiefstgelegenen Teile der Geschwulst, auf die bereits im Beginne bei der Erörterung der Muscularis mucosae und der Submukosa aufmerksam gemacht wurde. Die hier zu eichenblattähnlichen, lappigen Gruppen zusammengereihten Zellfelder umzieht, mehr oder minder ringförmig geschlossen,

ein durch solchen l o c k e r e n B a u , durch geringe Faserentwicklung sich
vom übrigen Stroma abhebender Gewebsstreifen, der auch nebst Spindelzellen
mehr unregelmäßige, dreieckige (an Schleimgewebe erinnernde) Zellen enthält
und dessen Kapillaren vielfach durch besonders reichliche Endothelzellenent-
wicklung ausgezeichnet sind. In betreff der Beschaffenheit dieser Umrahmung
stimmen die gemeinten tiefstgelegenen Geschwulstbezirke, der Bezirk oberhalb
und der unterhalb des Durchbruchsgebietes, die, wie noch zu erörtern ist, als
Tochterknoten aufzufassen sind, miteinander überein. Der Eindruck der auffälligen Abgrenzung, der diesen beiden Geschwulstgebieten eigen ist, wird, wie
gleich hier angeführt sei, noch dadurch erhöht, daß die geschilderten eigenartigen,
0,11 bis 0,27 mm langen Stromastreifen von Muskelzügen (vgl. Fig. 6 mu,
Taf. XII) mehr oder minder umgriffen bezw. begleitet werden.

In einer Beziehung aber besteht zwischen dem oberen größeren und dem
unteren kleineren dieser beiden tiefstgelegenen Knoten ein Unterschied, nämlich
darin, daß der untere Knoten nicht nur in seinem Umrahmungsringe, sondern
auch i m S t r o m a z w i s c h e n s e i n e n Z e l l f e l d e r g r u p p e n
u n d a u c h z w i s c h e n d e n e i n z e l n e n F e l d e r n vielfach einen
ganz besonders hervortretenden Reichtum an verschieden dicken M u s k e l -
z e l l b ü n d e l n zeigt, während derartige Muskelzelleinlagerungen im
Stroma zwischen den Zellfeldergruppen des größeren oberen Knotens bis auf
seine lateralsten Anteile nicht auffallen. Es wird auf den hier angegebenen
Befund und auf sonstige Eigentümlichkeiten dieser Knoten später noch zurückzukommen sein.

Überblicken wir nun das im vorausgehenden geschilderte
Verhalten der Zellfelder und -stränge, so erscheint vor allem bemerkenswert, daß die in diesen Geschwulstgebieten angehäuften
Zellen vielfach und ausgeprägt die Befähigung zur S o n d e r u n g
i n z w e i e r l e i Z e l l a r t e n und zur Bildung eines zelligen
Retikulums, auch in Form gefäßähnlicher Röhrchen, ferner überhaupt die Eignung zur B i l d u n g v o n I n t e r z e l l u l a r -
s u b s t a n z bis zum Aufbau faserigen Stromas besitzen. Dadurch ist unmittelbar nahegelegt, daß es sich bei ihnen keineswegs
um Abkömmlinge von Oberflächen- oder Drüsenepithel handeln
dürfte, sondern daß man sie auf die Wucherung des Endothels
von Lymphgefäßen zurückzuführen hat.

Um diesen Gedanken, daß eine e n d o t h e l i a l e N e u -
b i l d u n g hier vorliegen dürfte, näher zu begründen, möchte
ich zunächst darauf verweisen, daß die morphologischen Eigentümlichkeiten dieser Geschwulst den von B r a u n , besonders
aber von V o l k m a n n und später von B o r s t aufgestellten
Forderungen entsprechen.

Nach Volkmann[1]) ist die charakteristische morphologische Eigen-- tümlichkeit der Endothelgeschwülste die Anordnung ihrer Geschwulstzellen zu Strängen und Schläuchen; und indem es in solchen Zellsträngen zu einer ver- hältnismäßigen Steigerung des Dickenwachstums kommt, nimmt nach Volk- mann[2]) die Neubildung ein alveoläres und karzinomähnliches Verhalten an.

Volkmann[3]) weist auch bereits auf das Auftreten verschiedener Zellformen und auf die zugleich sich ergebende verschiedene Kernfärbbarkeit derselben hin, indem er die dunkler färbbaren spindeligen Elemente als adventi- tiale ansieht. Nach seinen Darlegungen kommt es häufig zu einer Vermengung der adventitialen Zellen mit den mehr polygonalen endothelialen Elementen, wodurch an den betreffenden Stellen, besonders wenn die Spindelzellen diffus zu wuchern beginnen, ein diffuses, regellos geordnetes, ganz sarkomähnliches Spindelzellgewebe entsteht, das Volkmann dann als Mischform von Endo- theliom und Sarkom ansieht. Es handelt sich bei alledem um Bilder, die mit den hier vom Falle Nr. 2 beschriebenen volle Übereinstimmung zeigen.

Vor Volkmann hat bereits H. Braun[4]) darauf hingewiesen, daß es in den interfaszikulären Endotheliomen zur Bildung von zylindrischen Zell- strängen komme, die den Lymphgefäßen entsprechen und auch in der Grund- substanz ein zierliches Netzwerk entwickeln könnten. Weiterhin führt Braun auch aus, daß innerhalb größerer Zellhaufen sich die Zellen zu mannigfach durchflechtenden Zügen anordnen; nach ihm aber sollen die Zellen wesentlich deshalb und insofern spindelig erscheinen, weil es sich um endotheliale Zellplatten handelt, die, worauf schon Neumann und Robin[5]) hingewiesen haben, auf die Kante gestellt seien.

Diese Angaben Brauns und Volkmanns ergänzt noch Borst[6]) insofern, als er als charakteristisches Merkmal der Lymphangioendotheliome hinzufügt, daß infolge der vielfachen Verbindung der längs- und quergetroffenen Zellstränge sinusartige Erweiterungen der Knotenpunkte und Bogenlinien ähnlich den Begrenzungen der Lymphbahnen, zustande kommen.

Auch L. Burkhardts[7]) Untersuchungen, die 93 Fälle sarko- matöser Geschwülste betreffen, lassen sich hier verwerten. Er über- zeugte sich dabei, daß überhaupt an der Ausbildung der Sarkome am stärksten

---

[1]) Rudolf Volkmann: Über endotheliale Geschwülste, zugleich ein Beitrag zu den Speicheldrüsen- und Gaumentumoren. Deutsche Ztschr. f. Chir. 41. Bd. 1895. S. 12.

[2]) Volkmann: a. a. O. S. 14.

[3]) Volkmann: a. a. O. S. 55.

[4]) Braun, H., Über die Endotheliome der Haut. Arch. f. klin. Chir. 1892, Bd. 43, S. 197 u. 198.

[5]) Neumann, Arch. f. Heilkunde, Bd. XIII bzw. Robin, Journal de l'anatom. et de phys., 1869; zitiert nach Braun.

[6]) Borst, Lehre von den Geschwülsten, Wiesbaden 1902, Bd. I, S. 300.

[7]) Burkhardt, L., Sarkome und Endotheliome. Beitr. z. klin. Chir., 1902, Bd. 36, S. 85.

die Endothelien der Lymphwege (besonders der Saftspalten) beteiligt sind, in viel geringerem Maße die fixen Bindegewebszellen, am seltensten die Endo- und Perithelien der Blutgefäße.

Burkhardt[1]) konnte nur in wenigen Fällen (bei zwei faszikulären, zwei diffusen spindelzelligen Sarkomen und bei einem polymorphzelligen Sarkom) eine überwiegende Wucherung der Bindegewebszellen wahrnehmen; jedoch fand er auch in diesen Fällen eine, wenn auch untergeordnete Beteiligung des Endothels. In allen anderen Fällen stand die Wucherung der Endothelien im Vordergrund, und zwar bei den alveolären[2]) Sarkomen meist die Wucherung der Endothelien der Lymphgefäße, bei den plexiformen die der Saftspaltenendothelien. Die häufige Kombination dieser beiden Arten erklärt sich nach Burkhardt daraus, daß die alveoläre Lagerung gewöhnlich durch Abschnürung von seiten des bindegewebigen Stromas aus der plexiformen Struktur entsteht.

Burkhardt[3]) spricht sich auf Grund seiner Erfahrungen dahin aus, daß eigentlich alle Sarkome mehr oder weniger Endotheliome seien, sodaß nach ihm am besten die Scheidung zwischen diesen und den „echten" Sarkomen aufzuheben und statt Endotheliom die Bezeichnung „endotheliales Sarkom" zu wählen sei.

Soviel aus der Literatur zur Begründung der gestellten Diagnose und in betreff der Wahl der Bezeichnung Endothelsarkom!

Um die sich so aufdrängende Annahme, daß in der geschilderten Geschwulst eine Endothelneubildung vorliegt, noch mehr zu stützen, muß im folgenden auf einige Fragen bzw. Befundpunkte näher eingegangen werden, die für diese Annahme von Belang sind. Es handelt sich vor allem um die Frage, ob sich eine genetische Beziehung der Zellfelder und -stränge zu den Auskleidungszellen von Lymphgefäßen bzw. etwa von Blutgefäßen nachweisen läßt, bzw. um die Frage, ob etwa auch die Annahme einer solchen Beziehung des Inhaltes der Zellfelder zu Blut oder Lymphe Wahrscheinlichkeit besitzt, und es ist dabei gewisser besonderer Befunde zu gedenken, die in den bisher geschilderten Bildern noch nicht Erwähnung fanden.

Aber auch in anderer Richtung läßt sich die ausgesprochene Diagnose noch sichern, wie sich bei der Erörterung des Verhaltens des Oberflächenepithels und der Drüsen gegenüber dem Geschwulst- gewebe zeigen wird.

---

[1]) Burkhardt, a. a. O. S. 86.
[2]) Burkhardt, a. a. O. S. 90.
[3]) Burkhardt, a. a. O. S. 116.

Was nun zunächst die e r s t e r w ä h n t e n Punkte betrifft,
so lassen sich, und zwar am häufigsten in den netzig gebauten Gebieten, Stellen auffinden, die innerhalb von längs oder quer im
Schnitt getroffenen Bahnen auf der einen Seite ihres Lumens eine
einfache, auf der anderen aber eine mehrschichtige Lage von dicht
aneinander gedrängten Zellen zeigen, die teils kurzspindelig, teils
oval und kubisch gestaltet sind. Auch lassen sich, wie schon
angedeutet wurde, in relativ zahlreichen Zellsträngen dieser Gebiete
scharf umgrenzte, je nach der Durchschnittsrichtung der Stränge
gangartig länglich- oder oval- oder rundgestaltete Hohlräume
von meist geringer Weite erkennen, die meist von einem mehr
oder minder eosinophilen, teils feinkörnigen, teils f i b r i n a r t i g
faserigen I n h a l t e unvollständig erfüllt sind, seltener einen
h y a l i n e n I n h a l t führen, nicht so selten aber auch blasse
Zellreste in sich schließen.

Die in nächster Umgebung der geschilderten Lumina gelegenen Zellen
zeigen sich dabei in bemerkenswerter Weise zu M a n t e l z o n e n zusammen-
gefügt, wenn es sich um die d u n k e l gefärbten spindeligen Zellen handelt,
was häufiger beobachtet wird, während die b l a ß färbbaren Zellen nur in mehr
lockerer Aneinanderreihung solche Lumina umgeben.

Die oben ausgesprochene Annahme erscheint schon durch diese verschiedenen Befunde sehr nahegelegt, wenn auch im Inhalte der wenigsten Zellstrang-
lumina der direkte Nachweis gut erhaltener Lymphozyten oder Erythrozyten
geführt werden kann. Es kommt hierbei aber auch in Betracht, daß in dem
der L e i c h e entnommenen Untersuchungsobjekte überhaupt, so auch innerhalb der varikösen Venen und innerhalb der Blutgefäße des Geschwulststromas
die roten Blutkörperchen nur in e n t f ä r b t e m Zustande sich vorfinden,
und daß der Inhalt der Gefäße nebst den gut erkenn- und färbbaren weißen
Blutkörperchen meist nur stark abgeblaßte runde Scheibchenreste von Erythrozyten oder nur kleine Anhäufungen körniger oder fädig geronnener Plasma-
bzw. Fibrinsubstanz unterscheiden läßt.

Auf Grund dieser Sachlage drängt sich daher auch die Annahme auf,
daß es sich bei dem geschilderten Inhalt der Lumina, die innerhalb der Zellstränge sich finden, um verschiedenartig v e r ä n d e r t e s B l u t o d e r
auch um geronnene P l a s m a - oder L y m p h e substanz handelt; durch
ihre Umwandlung in Hyalin würden sich dann andrerseits jene Bilder erklären
lassen, in denen man hyaline Interzellularsubstanz antrifft. Im analogen Sinne
lassen sich auch die Stellen verwerten, in denen man, und zwar mitten innerhalb
der nur blaßfärbbaren Zentrengebiete der großen Felder, Kapillaren dahin-
ziehen sieht, deren wohlerhaltene Endothelröhren amorph-feinkörnigen bzw.
feinnetzigen Inhalt umschließen.

Endlich muß hier nochmals darauf hingewiesen werden, daß manche Zentrenbezirke der großen Felder neben den sich mit Eosin stärker rot färbenden (nekrotischen) Tumorzellkernen und den körnigen Massen auch noch mehr oder minder erhaltene und gut färbbare weiße Blutkörperchen oder freie Kerne solcher enthalten, die sich nur noch mit Eosin färben, andrerseits aber auch kleine, blaßrote Scheibchen in sich schließen, die sich wohl nur als abgeblaßte Erythrozyten deuten lassen.

Auch der bereits erwähnte Befund von feinen Pigmentkörnchen in solchen Bezirken läßt sich zugunsten der vertretenen Auffassung anführen; besonders aber der an einzelnen Stellen der mittleren Zellschichten der mittelgroßen Felder sich darbietende Befund von mit T h r o m b u s m a s s e n erfüllten Gefäßkanälchen, deren Umrahmung von dunkel färbbaren, meist spindeligen Elementen gebildet ist. Solche Bilder sind überdies geeignet, an die schon von verschiedener Seite ausgesprochene Anschauung zu erinnern, daß die in solchen Geschwülsten häufig auftretenden Nekrosen durch Thrombose oder Embolisierung von Kapillaren hervorgerufen werden können.

Ich wende mich jetzt zur Besprechung der auf das E p i t h e l sich beziehenden Befunde.

Zunächst sei erwähnt, daß ein größerer Teil des Kuppen- und unteren Abdachungsgebietes des Hauptknotens sich in den meisten Präparaten überhaupt o h n e E p i t h e l b e k l e i d u n g findet, was sich wohl auf Verletzungen des Epithels bei der Sektion und bei der Herstellung des Präparates zurückführen läßt, da bei dem sonst guten Erhaltungszustande des Epithels nicht so sehr an Mazeration infolge Leichenveränderung zu denken ist. Andrerseits fehlt, wie bei Gelegenheit der Erörterung des Durchbruchs- gebietes angegeben wurde, im Bereiche eben dieses Gebietes das Epithel samt Anteilen der innersten Geschwulststrecken selbst.

Als ein Vorstadium dieser Veränderungen wurde bereits auf jene Stellen der am weitesten nach innen vorragenden Gebiete des Hauptknotens hingewiesen, in denen sich große, glattkonturierte, rundliche Zellfelder, die nur durch einen wenige μ messenden dünnen Rest faserigen Schleimhautgewebes gegen das Lumen hin abgegrenzt sind, in dasselbe vorbuckeln.

Wie durch diese letzterwähnten Befunde an den von Epithel entblößten Gebieten, so wird von den übrigen Oberflächenteilen des Hauptknotens (vgl. Fig. 4a, Taf. XII) und auch an den gegen das Lumen des Ösophagus vorragenden Teilen des Geschwulst- zapfens durch die hier besonders auffällige D ü n n h e i t   i h r e s E p i t h e l ü b e r z u g e s sowohl für die a t r o p h i e r e n d e

Wirkung des Wachstumsdruckes der Geschwulst als auch dafür der Beweis geliefert, daß dem Oberflächenepithel des Ösophagus — wenigstens in diesen Geschwulstgebieten — nur eine p'assive Rolle zukommt. Große Strecken der letztbezeichneten Geschwulstgebiete sind bei völlig glatter oder bei nur andeutungsweise noch papillär-niederbuckeliger Begrenzung mit einem, wenn nicht gar einreihigen, so nur zwei- oder dreireihigen Belage von Plattenepithelzellen überkleidet. Nur gegen die obere Abdachung des Hauptknotens hin und in beschränkter Ausdehnung an der Oberfläche des Geschwulstzapfens (und zwar unmittelbar unter der Durchbruchsstelle sowie an seiner Spitze) finden sich kurze Papillenvorragungen der Schleimhaut unausgezerrt erhalten, die sich auch dachziegelartig überdecken.

Ihr Epithelbelag von mehreren Zellreihen überschreitet aber auch hier nicht die Dicke von etwa 30 μ, während er an den übrigen abgeflachten Strecken höchstens 15—18 μ mißt.

Im Bereiche der Einbuchtung unter dem überhängenden Zapfengebiete ist die Geschwulst von einem beiläufig 0,14 mm messenden Belage geschichteten Plattenepithels glatt überkleidet, innerhalb dessen das Schleimhautstroma zu ziemlich niedrigen, breiten Papillen entwickelt ist. Durchgehends ist die Abgrenzung des, wie sich ergibt, auch in diesen Strecken verhältnismäßig verdünnten Epithelüberzuges gegenüber dem Schleimhaut- bzw. Geschwulststroma eine völlig s c h a r f e. Es gilt dies auch für jene vereinzelten Stellen, an denen man, wie hier und da im Gebiete der oberen Abdachung des Hauptknotens (siehe Fig. 5 E, Taf. XII) und am Geschwulstzapfen schmale Zellstränge oder kleine Zellfelder der Geschwulstbildung unmittelbar bis zu einer interpapillären Epitheleinsenkung vorgreifen sieht. Es macht sich an solchen Punkten sichtlich s e k u n d ä r e n t s t a n d e n e r V e r b i n d u n g e n der d u r c h g r e i f e n d e U n t e r s c h i e d z w i s c h e n d e n Z e l l e n d e s P l a t t e n e p i t h e l s u n d d e n b i s z u i h m v o r g e d r u n g e n e n, k l e i n e n, m e h r d u n k e l k e r n i g e n u n d m e h r s p i n d e l f ö r m i g e n G e s c h w u l s t z e l l e n ü b e r a u s d e u t l i c h. Es können daher auch die hier gemeinten Bilder k e i n e s w e g s f ü r die Annahme einer e p i t h e l i a l e n A b s t a m m u n g d e r G e s c h w u l s t z e l l e n in Anspruch genommen werden. Ebendasselbe gilt für einige andere Befunde, die allerdings belegen, daß an beschränkten Stellen, im Bereiche der oberen Wandstrecke (vgl. Fig. 2 h, Taf. XII) und an dem benachbarten Abhange des Hauptknotens (vgl. Fig. 5 P̂, Taf. XII) der Geschwulst, das oberflächliche Epithel des Ösophagus nebenbei oder wahrscheinlicher erst sekundär, im späteren Verlaufe der Geschwulstentwicklung in eine hypertrophische Ausbildung und in Wucherung geraten ist, die aber zugleich auch zeigen, daß an solchen Stellen ebenfalls die gewucherten epithelialen Zellen durchweg von den Zellen der Geschwulstfelder und -Netze sich scharf und deutlich unterscheiden lassen.

Was die gemeinte hypertrophische Epithelentwicklung anlangt, so findet sich diese nur in einem, wie gesagt, beschränkten Gebiete der oberen Wandstrecke (siehe Fig. 2 h, Taf. XII) unmittelbar oberhalb der bereits wiederholt erwähnten Epitheleinsenkung. Die geringe Ausdehnung dieses Gebietes erhellt daraus, daß es in kaum einem Viertel der Schnitte vorhanden ist, in die das zur Untersuchung genommene Lamellenstück zerlegt wurde. In der überwiegenden Mehrzahl der Schnitte ist die schon eingangs erwähnte, mehr oder minder spaltähnlich enge Epitheleinsenkung (siehe Fig. 3 i, Taf. XII) oberhalb des Hauptknotens — die offenbar eben durch dessen Vorwölbung zur Entstehung gelangt und bedingt ist, und daher auch je nach dem Grade seiner Vorwölbung verschieden tief eingreift — durchgehends deutlich erkennbar und dabei stets entsprechend dem hier wirkenden Drucke nur mit einer sehr dünnen Plattenepithellage bekleidet.

In dem besagten kleinen Gebiete aber, das man nur in der Minderzahl (eines Viertels der Schnitte) antrifft, fehlt diese Epitheleinsenkungsspalte; an ihrer Stelle findet sich hier oberhalb des Hauptknotens die erwähnte hypertrophische Epithelentwicklung, die infolge der stärkeren Wucherung des Papillarkörpers der Schleimhaut (vgl. Fig. 2 h und Fig. 5 P, Taf. XII) zur Ausbildung gelangt ist.

Im Bereiche des hypertrophischen Epithelbezirkes mißt das geschichtete Pflasterepithel der Speiseröhre entsprechend der besondern Höhenentwicklung seiner Papillen durchschnittlich 0,63 mm, also beiläufig das Dreifache seiner normalen Dicke [1]. In einer Anzahl von Schnitten findet sich aber, und zwar in nächster Nähe des oberen Hauptknotensabhanges, dieses Gebiet zu einer bis 1,68 mm messenden, papillär gebauten Epithelschichte entwickelt, deren Zellen jedoch hier nicht, wie im übrigen Hypertrophiegebiete die Schichtung und Stachelzellbildung des typischen Speiseröhrenepithels aufweisen, sondern durchweg, dem Charakter der tiefsten Epithelkeimschichte entsprechend, durch

[1] Vgl. v. Ebner in A. Koellikers Handbuch der Gewebelehre. Leipzig 1899. III. Band, S. 133.

ˢtärkere Kernfärbbarkeit und geringere Protoplasmaentwicklung auffallen. Auch in diesen Gebieten der besonders hochgradigen und augenscheinlich äußerst rapiden Epithelwucherung ist die A b g r e n z u n g des Epithels vom Schleimhautstroma trotz einer reichlichen Infiltration mit Lymphozyten, die in diesem Bezirke das Stroma a d e n o i d gestaltet, g u t v e r f o l g b a r u n d d e u t l i c h.

Es wird später noch auf gewisse Eigentümlichkeiten dieses adenoiden Schleimhautgebietes zurückzukommen sein; hier sei nur erwähnt, daß überhaupt durch die Befunde in den betreffenden Schnittteilen die Annahme einer ödematösen Infiltration und Lockerung der Gewebe dieses Bezirkes nahegelegt wird, womit auch das geschilderte Verhalten der Zellen der stärkstentwickelten Epithelpartie seine Erklärung finden könnte.

Was aber die geschilderte h y p e r t r o p h i s c h e Epithelentwicklung selbst anlangt, die an der angegebenen, b e s c h r ä n k t e n Stelle oberhalb der Geschwulst zur Entwicklung kam, so dürfte zu ihrer Erklärung immerhin die Erfahrung herangezogen werden können, d a ß ü b e r h a u p t d i e i n d e r N a c h b a r s c h a f t v o n G e s c h w ü l s t e n l i e g e n d e n e p i - t h e l i a l e n G e b i l d e z u W u c h e r u n g e n n e i g e n[1]).

Außer den bisher dargelegten ist nun noch anderer Befunde zu gedenken, die das E p i t h e l im Bereiche der untersuchten Geschwulstteile darbietet. Es macht sich nämlich a n m e h r e r e n P u n k t e n ein a t y p i s c h e s V e r h a l t e n des Ösophagusepithels insofern bemerkbar, als es z w i e b e l s c h a l e n ä h n - l i c h g e s c h i c h t e t e K u g e l n entwickelt.

In dieser Beziehung muß vor allem hervorgehoben werden, daß im besprochenen Gebiete der stärksten Epithelhypertrophie nur in einigen wenigen Schnitten einzelne, meist kleine Schichtungskugeln (vgl. Fig. 5 schk, Taf. XII) sich antreffen lassen, zwischen deren locker gelagerten Zellen ziemlich zahlreiche Leukozyten liegen. Zu verhältnismäßig reichlicherer Bildung solcher Kugeln kam es dagegen namentlich i m B e r e i c h e d e r schon erwähnten, s c h m a l e n, n u r e t w a 10 bis 30 ᵘ b r e i t e n E p i t h e l s ä u m e d e r s p a l t f ö r m i g e n E p i t h e l - e i n s e n k u n g; und es finden sich hier in zahlreichen Schnitten auch nebeneinander zwei, drei kleine, etwa 25 ᵘ im Durchmesser große, zwiebelschalenähnliche Epithelkugeln, die teils innerhalb dieser Epithelsäume und in ihnen e i n g e s c h l o s s e n sind, teils auch ihrer Basis, gegen die Schleimhaut zu, wie abgeschnürt, knapp a n l i e g e n.

[1]) Siehe T h o m a , R., Lehrbuch der allg. pathologischen Anatomie. Stuttgart 1894 S. 684.

Es kann auch gleich hervorgehoben werden, daß sich solche basal entwickelte kugelige Epithelzellgruppen auf diese Art vielfach den in dieser Gegend oberflächlich bis unter das Epithel reichenden Lumina zarter Phlebektasien (vgl. Fig. 5 v, Taf. XII) nahegerückt zeigen; ebenso ist hier schon anzuführen, daß sich h i e r u n d d a a u c h Stellen finden, an welchen in dieser Gegend bis zur Oberfläche v o r g r e i f e n d e Z e l l s t r ä n g e der Geschwulst, also Ausläufer ihrer Netzbildungen, (vgl. Fig. 5 g) bis knapp an solche Epithelkugeln h e r a n r e i c h e n.

Zwiebelschalenähnlich geschichtete Epithelkugeln, überwiegend von 20—40 μ Durchmesser, von denen aber einzelne auch bis zu dem beträchtlichen Durchmesser von 75 μ angewachsen sind, finden sich im übrigen noch an einer ganz b e s c h r ä n k t e n Stelle im Bereiche des papillär begrenzten oberen Abhanges des Geschwulsthauptknotens. Auch hier sind sie in die keineswegs auffällig breiten, sondern, wie schon vorn angegeben wurde, s c h m a l e n Epithelsäume der Papillen eingelagert; örtlich finden sie sich (was z. B. besonders in betreff der erwähnten großen Hornkugeln [siehe Fig. 5 sohk, Taf. XII] der Fall ist) im tiefsten Teile der betreffenden Epitheleinsenkungen gelagert. In diesem kleinen Gebiete der oberen Knotenabdachung trifft man ebenfalls Bilder, die den bei der spaltförmigen Epitheleinsenkung geschilderten sehr gleichen: Schichtungskugeln in der Nähe ektasierter Venen [siehe Fig. 5 v, Taf. XII), auch in sekundärer Verbindung mit vorgreifenden Geschwulstzellsträngen.

Endlich ist noch zu erwähnen, daß hier und da an ganz vereinzelten Stellen auch der s c h m a l e E p i t h e l s a u m d e s Z a p f e n t e i l e s der Geschwulst (und zwar im Bereiche seiner oberen, inneren Gebiete) ebenfalls kleine Epithelkugeln enthält.

Die geschilderten Epithelkugelbildungen lassen bei ihrer Entwicklung in d u r c h a u s s c h m a l e n u n d n i c h t i n v o r g r e i f e n d e r W u c h e r u n g b e g r i f f e n e n Gebieten des Oberflächenepithels, die augenscheinlich unter der schädlichen Einwirkung des Wachstumsdruckes der Geschwulst stehen, k e i n e s w e g s die Annahme zu, daß hierbei eine atypische Epithelbildung karzinomatösen Charakters vorliege. Und ebenso nötigt uns auch nicht — in Anbetracht der bekannten Bilder der Pachydermie — zu dieser Annahme der einschlägige, früher erwähnte Befund innerhalb einzelner Schnitte des hypertrophischen Epithelbelages der oberen Wandstrecke.

Auf Grund der bisher mitgeteilten und erörterten Befunde läßt sich wohl gleichwie die Annahme einer epithelialen Abkunft der Geschwulstbildung auch d i e Annahme ablehnen, daß den an beschränkten Bezirken des Geschwulstbereiches sich findenden, teils hypertrophischen, teils atypischen epithelialen Bildungen ein anderer Charakter als der s e k u n d ä r e n t s t a n d e n e r , z u m T e i l u n t e r a t r o p h i e r e n d e n E i n w i r k u n g e n w i e d e r v e r k ü m m e r t e r P r o l i f e r a t i o n e n zukomme.

Schwieriger gestaltet sich die Beurteilung, wenn man seine Aufmerksamkeit einigen Stellen des untersuchten Objektes zu-wendet, die bisher noch nicht in Erörterung gezogen wurden und nun im folgenden zu schildern und zu besprechen sind.

Es handelt sich dabei vor allem um den Befund von E p i t h e l - v e r l a g e r u n g e n , wie sich solche sowohl an beschränkten, ziemlich oberflächlichen Stellen im Bereiche des bindegewebigen Stromas des Hauptknotens der Geschwulst, als auch in einem eigentümlichen, großzelligen Infiltrationsbezirke der oberen Wand-strecke in der Tiefe des bereits erwähnten adenoiden Schleimhaut-gebietes in ihrer Muscularis mucosae antreffen lassen, aber auch — was besonders auffällt — in den als Tochterknoten bereits hervor-gehobenen Geschwulstbezirken, und zwar hier innerhalb von Zellfeldern, vorkommen (vgl. Fig. 6 Ee, Taf. XII).

Indem ich zur Beschreibung und Erörterung dieser inter-essanten Stellen übergehe, wäre zunächst derjenigen zu gedenken, an denen sich i n e i n z e l n e n S c h n i t t e n d e s o b e r e n A b d a c h u n g s g e b i e t e s d e s H a u p t k n o t e n s in mäßiger Entfernung vom Epithelsaume i n n e r h a l b d e s S t r o m a s hier und da v e r e i n z e l t e E p i t h e l k u g e l n vorfinden.

Sie zeigen sich dabei zumeist direkt und dicht umschlossen vom fasrigen Bindegewebe des betreffenden o b e r f l ä c h l i c h e n Stromabezirkes, w i e a b -g e k a p s e l t ; und, da ein mehr oder minder großer Teil ihrer Zellen keine oder nur schwache Kernfärbung besitzt, weist wohl dieser Befund unmittelbar auf atrophische Verhältnisse und zur Annahme hin, daß diese Schichtungs-kugeln aus beim Wachstum der Geschwulst abgeschnürten Zellen der inter-papillären Epitheleinsenkungen entstanden. Dabei konnten diese Zellen, wie sich annehmen läßt, unter dem Einflusse des Wachstumsdruckes der Geschwulst nur in beschränktem Maße zur Wucherung gelangen, um dann in abgekapseltem Zustande zu atrophieren.

Schwieriger erscheint von vornherein die Erklärung für die Entstehung jener Epithelkugeln, die, wie erwähnt, an gewissen einzelnen Stellen i n t i e f e r e r L a g e sich auffinden lassen.

Vor einer näheren Erörterung der hier gemeinten Stellen wäre freilich zunächst dem Einwande und Verdacht zu begegnen, daß es sich bei diesen in tiefer Lage befindlichen S c h i c h t u n g s - k u g e l n um solche e n d o t h e l i a l e r Abstammung handle, die ja bekanntlich in endotheliomatösen Geschwülsten häufig vorkommen. In dieser Beziehung muß besonders hervorgehoben werden, daß überhaupt mit Ausnahme der auf bestimmte einzelne Stellen beschränkten Zellkugeln, von denen im weiteren noch zu handeln sein wird, n i r g e n d s, i n k e i n e m der unzähligen Zellfelder und Zellstränge der Geschwulst Gruppierungen von Zellen zu geschichteten Kugeln anzutreffen sind.

Weiterhin ist darauf hinzuweisen, daß die in Frage stehenden Zellkugeln tieferer Lage ihrem ganzen Aussehen und Verhalten nach völlig mit jenen bereits besprochenen übereinstimmen, deren oberflächliche Lage innerhalb des Oberflächenepithels und knapp an dessen Basis einen Zweifel an ihrer e p i t h e l i a l e n Ab- kunft von vornherein ausschließt. So wie diese oberflächlich liegenden Schichtungskugeln sind auch die tiefliegenden aus Zellen aufgebaut, die durch ihr massiges, mit Eosin sich stark rotfärbendes Protoplasma und durch ihre Größenverhältnisse mehr oder minder auffällig von den gewöhnlich weit zarteren, platten Zellen endotheliomatöser Schichtungskugeln sich unterscheiden.

Bei der Methode van G i e s o n s finden sich namentlich die größeren Schich- tungskugeln, sowohl die oberflächlichen als die tiefliegenden, intensiv leuchtend gelb in ihrem Zentrum wie gut gefärbte Muskulatur gefärbt, während ihre Umgrenzung wie die kleinsten der Kugeln gelblichrot erscheinen.

Leider war bei dem vereinzelten, spärlichen Vorkommen der besagten, tieflagernden Schichtungskugeln die Aufmerksamkeit auf dieselben erst ge- richtet worden, als bereits die zur Untersuchung entnommene, in Zelloidin eingebettete Geschwulstlamelle völlig in Schnitte zerlegt und diese nach den angegebenen Methoden gefärbt waren.

Nähere auf den Nachweis von Keratohyalinkörnern und Epithelfasern innerhalb der Schichtungskugeln gerichtete Untersuchungen stehen daher allerdings aus, doch dürfte schon aus den angegebenen Gründen nicht daran zu zweifeln sein, daß es sich auch bei den in Frage stehenden, t i e f g e l a g e r - t e n e b e n s o w i e b e i d e n o b e r f l ä c h l i c h e n um E p i t h e l - k u g e l n handelt.

Nach dieser Auseinandersetzung haben wir uns der näheren Betrachtung der Stellen zuzuwenden, an denen sich die gemeinten, t i e f l a g e r n d e n Schichtungskugeln vorfinden, um dann auf

Grund der betreffenden Bilder über die Entstehung und Bedeutung dieser auffälligen Befunde urteilen zu können.

Anhaltspunkte hierfür bieten uns einerseits die hervorgehobenen nachbarlichen˙ Beziehungen, die zwischen dem Oberflächenepithel und einzelnen subepithelial vorgreifenden G e - s c h w u l s t z e l l s t r ä n g e n bestehen, andererseits jene Stellen, an denen, wie erwähnt, in solche Beziehungen a u c h V e n e n einbezogen sind. Diese Bilder legen den Gedanken nahe, daß möglicherweise in solchen Geschwulstzellsträngen, d. i. auf dem Wege endotheliomatös gewucherter Lymphgefäße, die bis an das Oberflächenepithel vordringen bzw. auf venöse Gefäßbahnen vorgreifen, a u s d e m V e r b a n d e d e s E p i t h e l s l o s - g e l ö s t e Z e l l e n˙ m i t d e n G e s c h w u l s t z e l l e n z u - g l e i c h i n a n d e r e G e b i e t e v e r s c h l e p p t werden konnten. Des näheren weisen darauf namentlich Befunde hin, die sich in den lateralwärts durchgelegten Schnitten darbieten, nämlich die Bilder eines eigentümlichen, großzellig sarkomatös infiltrierten Gebietes, das oberhalb des Hauptknotens in der adenoiden Schichte der oberen Wandstrecke lagert, andererseits die Befunde an den als Tochterknoten bezeichneten, tiefstgelegenen ˙Teilen der Geschwulst.

Es sei jetzt zunächst auf das besagte, g r o ß z e l l i g e I n - f i l t r a t i o n s g e b i e t (siehe Fig. 3 Sg, Taf. XII) näher eingegangen, das˛in den meisten aus den lateralen Geschwulstteilen gewonnenen Schnitten in mehr ode˙ minder auffälligem Maße ˙hervortritt, anderseits aber, wie hervorzuheben ist, in etwa zwei Fünfteln der Schnitte, und zwar in den aus den medianen Geschwulstteilen hergestellten, gänzlich˙ f e h l t.

Begreiflicherweise zeigt es sich in den verschiedenen Schnitten nicht in gleich großer Ausdehnung getroffen; in den Bezirken seiner größten Ausdehnung nimmt das besagte, großzellige Infiltrationsgebiet auf $3^{1}/_{2}$ mm, ja 4 mm hin die Schleimhaut und Muscularis mucosae der oberen Wandstrecke ein, bei einer größten Dickenentwicklung von ungefähr 2 mm. Im ganzen mißt hier die im Bereiche der großzelligen Infiltration z u g l e i c h auch von l y m p h a - t i s c h e m, a d e n o i d e m Gewebe eingenommene Schleimhaut samt der Muscularis mucosae ihrer Dicke nach 3 mm.

Die augenscheinlich im Bereiche eines L y m p h f o l l i k e l s der Speiseröhrenschleimhaut zur Entstehung gelangte auffällige infiltrative Einlagerung läßt nur noch in den oberflächlichsten subepithelialen Teilen der Schleimhaut

durch ihren Druck zu Spalten verengte venöse Bluträume bestehen; auch innerhalb der Muscularis mucosae und Submukosa dieses Gebietes ist infolge der Ausbildung der Geschwulstinfiltration nichts von varikösen Venenräumen zu bemerken, während solche oberhalb des Infiltrationsgebietes gerade in der Muscularis mucosae und Submukosa — und zwar noch mehr wie in den subepithelialen, oberflächlichen Geschwulstteilen — sehr auffällig entwickelt sind.

Das besagte Infiltrationsgebiet überlagert dabei mit seinen obersten
Ausläufern zum Teil eine später noch zu erwähnende, innerhalb der Bündel
der Muscularis mucosae gelegene t u b u l o - a z i n ö s e D r ü s e , die sich
nur in den aus den lateralsten Teilen der untersuchten Geschwulstlamelle hergestellten Schnitten findet.

Diese, den lateralsten Partien entnommenen Schnitte sind es auch, die
über die Entstehung des hier abzuhandelnden großzelligen Infiltrationsgebietes
Klarheit bieten. Sie zeigen nämlich im oberen Abhange des Hauptknotens
Netzstränge von Geschwulstzellen, die um die spaltförmige Epitheleinsenkung
herum aus dem Hauptknoten nach aufwärts in die Schleimhautbezirke der
oberen Wandstrecke vorgreifen und die sich unter Anschwellung und Lockerung
ihrer Zellen zu durch Größe, plumpe Gestalt und andere Eigentümlichkeiten
ihrer Zellen besonders ausgezeichneten Zellfeldern innerhalb der angrenzenden,
adenoid infiltrierten Mukosagebiete der oberen Wandstrecke ausbilden.

Je mehr man bei der Schnittführung aus den lateralsten in die etwas
mehr medianwärts liegenden Gebiete der oberen Wandstrecke gelangt, desto
weniger zeigen sich die Anhäufungen der großen plumpen Zellen von der adenoiden, mit kleinen Rundzellen und mit ödematöser Flüssigkeit infiltrierten Mukosa
bzw. der Muscularis mucosae in Form von deutlich abgegrenzten Feldern abgesondert. In der Mehrzahl der lateralen Schnitte ist in dem besagten Infil-
trationsgebiete von einer solchen Abgrenzung der großzelligen Einlagerungen
gegenüber dem umgebenden adenoiden Gewebe nichts mehr zu bemerken
und daher vielfach der E i n d r u c k e i n e r i n Z e l l s c h w ä r m e n
v o r d r i n g e n d e n ,   p o l y m o r p h z e l l i g e n   s a r k o m a t ö s e n
W u c h e r u n g gegeben, deren Einlagerungen die Muskelzellstreifen der Muscularis mucosae häufig durchbrechen. Auch in diesen Schnitten zeigt allerdings
das angrenzende Gewebe des Hauptknotenabhanges netzige Stränge, aber doch
keine so deutlichen Übergänge von denselben zu dem besagten, großzelligen
Infiltrationsbezirke. Daß es aber im Bereiche der Netzstränge der Geschwulst
durch örtliche, hochgradig ö d e m a t ö s e L o c k e r u n g des sie umgebenden
Stromas bzw. durch Schwellung, Wucherung und Lockerung ihrer Zellen selbst
zur Entstehung der besagten, augenfälligen Bilder kommt, wird in einigen
Schnitten noch weiter medianwärts dadurch deutlich, daß hier die oberen
Abhangsbezirke des Hauptknotens außer den netzigen Strängen ebenfalls,
aber in beschränkter Ausdehnung, eine derartige großzellige Infiltration zeigen.

Durch die Anschwellung, die das großzellige Infiltrationsgebiet der oberen
Wandstrecke im Bereiche der l a t e r a l e n Schnitte verleiht, erweist sich
an ihr der Papillarkörper nach innen vorgewölbt, ohne selbst, wie aus dem früher
Erörterten hervorgeht, hier eine besondere Verbreiterung des Epithels darzu-

bieten, denn die auffallendste, breiteste und am meisten papilläre Epithelentwicklung bietet ja, wie erwähnt, hauptsächlich ein beschränkter Bezirk
der noch weiter m e d i a n w ä r t s folgenden Schnitte dar, in die das gemeinte
großzellige Infiltrationsgebiet nicht hineinreicht.

Zu dieser Darlegung der topographischen Verhältnisse des
besagten Gebietes sehe ich mich hauptsächlich deshalb genötigt,
weil hervorgehoben werden muß, daß gewisse Eigentümlichkeiten
dieses großzelligen, sarkomähnlichen Infiltrationsgebietes zu den
hypertrophischen Epithelveränderungen des betreffenden Bezirkes
der oberen Wandstrecke nicht in Beziehung stehen.

Es handelt sich bei den gemeinten Eigentümlichkeiten zunächst um das allerdings spärliche und zerstreute, aber sehr auffällige Vorkommen ausgebildeter, wenn auch zumeist sehr kleiner,
a u s   d e u t l i c h   c h a r a k t e r i s i e r t e n   P l a t t e n -
e p i t h e l z e l l e n   a u f g e b a u t e r   S c h i c h t u n g s -
k u g e l n   i n n e r h a l b   mancher, auch sogar zu tiefst gelegener,
die Muscularis mucosae durchsetzender Teile   d e s   g r o ß -
z e l l i g e n , s a r k o m a t ö s e n I n f i l t r a t i o n s g e b i e t e s.
Auch für die Entstehung dieser Epithelkugeln liegt die schon vor-
hin angedeutete Erklärung am nächsten, · und es weist auf ihre
H e r k u n f t   a u s   v e r s c h l e p p t e n   E p i t h e l z e l l e n
unmittelbar die Tatsache hin, daß man in einzelnen der erwähnten
Z e l l s t r ä n g e   i m   o b e r e n   A b h a n g s b e z i r k e   d e s
H a u p t k n o t e n s , die in die Zellfelder und -schwärme des
Infiltrationsgebietes sich hineinerstrecken, hier und da ebenfalls
kleine, kugelige Gruppen von Epithelzellen antreffen kann.

Als w e i t e r e E i g e n t ü m l i c h k e i t des großzelligen Infiltrationsgebietes wäre noch hervorzuheben, daß viele Zellen desselben durch plumpe,
atypische Mitosen und auch durch Riesenkernbildungen in hohem Grade auffallen. Weiterhin wäre noch zu erwähnen, daß die großen Zellen dieses Gebietes
vielfach in plumpen Reihen zusammenhängen, wie dies unter den Verhältnissen
rapider Proliferationen erklärlich ist.

Endlich ist noch zu bemerken, daß zwischen den Zellen und Zellreihen
des beschriebenen Gebietes nebst heller Gewebsflüssigkeit auch durchweg in
mehr oder minder auffälligem Maße teils rundlich konturierte und auch in die
Länge gezogene polymorphkernige Leukozyten, teils die Reste zerfallener
Leukozyten eingelagert sind.

Es herrschen demnach augenscheinlich i n   d e m   a d e n o -
i d e n   G e w e b e der betreffenden Wandstücke und im Bereiche
ihrer Phlebektasien ausgesprochen   e n t z ü n d l i c h   ö d e m a -

t ö s e Z u s t ä n d e , die wohl für die eigenartige Lockerung
der Geschwulstzellen dieses Gebietes mit verantwortlich zu machen
sind, wenn man auch diese Eigentümlichkeit und überhaupt die
Ausbildung dieses sarkomartig sich verhaltenden Geschwulstgebietes wesentlich darauf zurückführen kann, daß den Geschwulstzellsträngen von vornherein i m a d e n o i d e n F o l l i k e l -
g e w e b e dieses Schleimhautbezirkes besondere Gelegenheit zu
unbegrenzter, d i f f u s e r Ausbreitung gegeben war.

Abgesehen von diesem Gebiete ließ sich nirgends der Nachweis
führen, daß Lymphfollikel zur Besiedelung mit Geschwulstzellen
gedient hätten. Es spielen, wie schon erwähnt wurde, die L y m p h -
f o l l i k e l , die sich z. B. in der Nähe der Tochterknoten usw.
örtlich vorfinden, durchaus eine p a s s i v e Rolle, indem sie sich
komprimiert finden.

Im Zusammenhange mit diesem Sachverhalte steht wohl
auch die Tatsache, daß die L y m p h d r ü s e n , welche aus der
Nachbarschaft der Speiseröhre bzw. des Geschwulstgebietes zur
Untersuchung genommen wurden, k e i n e r l e i m e t a s t a -
t i s c h e E i n l a g e r u n g e n erkennen ließen.

Ich konnte bei der Untersuchung der beiden erwähnten,
unweit der Luftröhrengabelung gelegenen Lymphdrüsen, keine
Einlagerung irgendwelcher Geschwulstelemente bemerken.

Die Schilderung des besprochenen, großzelligen Infiltrationsgebietes wäre
unvollständig, wenn nicht noch kurz das Verhalten der erwähnten, in den lateralsten Schnitten sich findenden t u b u l o a z i n ö s e n Speiseröhrendrüse
besprochen würde. Diese Drüse, deren Länge beiläufig 1 mm, deren größte
Dicke ungefähr 0,7 mm mißt und die 2¹/₂—3 mm von der oberen Grenze des
Geschwulsthauptknotens entfernt liegt, zeigt abgesehen davon, daß sie infolge
ihrer Lage in der Nähe des entzündlich infiltrierten, adenoiden Gebietes gleichfalls eine reichliche Durchsetzung mit kleinen Rundzellen aufweist, keine auffallende Veränderung. Sie bietet, wie ausdrücklich zu betonen ist, k e i n e r -
l e i M e r k m a l e e i n e r W u c h e r u n g ihrer Drüsenzellen dar, so daß
diese, wie schon vorher erwähn wurde, an der Entstehung des Geschwulstgewebes n i c h t beteiligt erscheinen und ebenso auch n i c h t zu den im
Geschwulstbereiche stellenweise auffallenden Epithelkugelbildungen, auf die
hier im besonderen einzugehen war, in Beziehung gebracht werden können.

Es erübrigt jetzt noch, in weiterer Verfolgung der gestellten
Aufgabe, auf die Verhältnisse jener am tiefsten liegenden Geschwulstgebiete einzugehen, die zugleich mit dem besprochenen, sarkomartig gebauten, großzelligen Infiltrationsbezirke der oberen Wand-

strecke eine auffallende Besonderheit der lateralwärts
durch die Geschwulst gelegten Schnitte bilden und von denen
bereits wiederholt als Tochterknotenbildungen (vgl.
Fig. 2 und 3 ot, ut, mt, Taf. XII) die Rede war.

Es ist dabei vor allem an die bezüglichen Erörterungen über das diese Knoten umgebende und auch durch-
ziehende Stroma und an die Schilderung ihrer Lage innerhalb
der tiefsten Submukosateile anzuknüpfen. Denn dieser Lage
entspricht es, daß sich, analog den ebenfalls in der Submukosa
angetroffenen, hochgradig varikös erweiterten Venen der oberen
Wandstrecke, auch hier zwischen den Tochterknoten und in ihrer
mächtig bindegewebig verdichteten Umgebung Durchschnitte von
größeren Venen sowie von Arterien antreffen lassen. In jeder
dieser Beziehungen sind Anhaltspunkte für die Annahme
geboten, daß es sich bei den gemeinten beiden Tochterknoten um
örtliche, metastatische Geschwulstbildungen
innerhalb zweier Stellen des submukösen
Venengeflechtes handelt.

Zugunsten dieser Annahme ist bereits im früheren darauf
hingewiesen, daß ebenso an der Umrahmung des unteren Tochterknotens (vgl. Fig. 6 mu, Taf. XII) wie auch an dem Aufbau der
seine Zellfelder trennenden Septen glatte Muskelzellzüge auffällig
beteiligt sind, wie man das erwarten kann, wenn innerhalb der
benachbarten Räume eines Venenplexus abgelagerte Geschwulstzellen wuchern und zu Knotenbildung führen.

Derartige Bilder, die vorhin besonders bei der Schilderung
des unteren Tochterknotens hervorgehoben wurden, vermißt
man übrigens auch nicht gänzlich, wie hier noch zu bemerken ist,
in den lateralsten Anschnittgebieten des oberen Tochterknotens, wo sich relativ kleine Geschwulstzellfelder, von sehr dicken,
Muskelzellen enthaltenden, zellig infiltrierten Stromabalken umschlossen, in der Nachbarschaft und nach außen zu von weiten,
varikösen Venenlumina vorfinden.

Zur besonderen Unterstützung der ausgesprochenen Annahme
läßt sich außerdem noch ein weiterer Befund anführen, der ebenfalls in den lateralsten Schnitten und auch noch in einigen, weiter
medianwärts davon durchgelegten (im ganzen beiläufig in einem
Drittel der lateralen Schnitte) auffällt.

Es findet sich nämlich in diesen Schnitten zwischen beiden
Tochterknoten, aber näher dem unteren (und zugleich direkt nach
außen von dem Grunde des Durchbruchsgebietes) ein kleiner,
dritter Tochterknoten (siehe Fig. 3 mt, Taf. XII) vor;
bei vergleichender Zusammenstellung der entsprechenden Schnitt-
teile erweist sich derselbe als eine örtlich beschränkte Geschwulstzellenwucherung innerhalb einer
unter knopfiger Anschwellung zur Obliteration gelangten, in einen solchen Strang umgewandelten Venenbahn.

Diese knopfige Anschwellung wächst in den lateralsten Schnitten bis zur
Länge von 4 mm und bis zu einer Dicke von 3 mm an. Ihr oval rundlicher
Durchschnitt zeigt sich durch einen beiläufig $^1/_4$ mm dicken, muskelzellhaltigen
Zug in zwei ungleich große Geschwulstzellfelder geteilt, deren größeres selbst
wieder durch zwei dünne, bindegewebige Streifen untergeteilt ist. Die ersterwähnte, muskelzellhaltige Zwischenwand geht un-
mittelbar in den noch dickeren (0,3—0,6—1,0 mm messenden) ebenfalls von Muskelzellbezügen durchsetzten,
gemeinsamen Umrahmungsring der Zellfelder über.
Letzterer bietet durch die geringe Annahme von Eosinfärbung und durch seinen
lockeren, schleimgewebsähnlichen Bau die ausgesprochenste Ähnlichkeit mit
den schon früher, gelegentlich der Besprechung des Stromas hervorgehobenen,
eigentümlichen 0,11—0,27 mm dicken Ringzonen der beiden
großen Tochterknoten dar.

Die Ähnlichkeit des Durchschnittes der genannten knopfigen
Anschwellung mit den Anschnitten der beiden großen Tochterknoten ist eine sehr durchgreifende und auffällige. Der Eindruck,
daß es sich hier wie dort um metastatische Ge-
schwulstentwicklungen im Bereiche erweiterter, in ihrer Wand verdickter und eigentümlich umänderter Strecken variköser
Venenbahnen handelt, wird durch die Bilder noch gestärkt,
die das Gebiet des dritten kleineren Tochterknotens in mehr medianwärts gefallenen Schnitten aufweist.

Man sieht da statt der wie kavernös gebauten, knopfigen Anschwellung
des dritten Tochterknoten: ein rundlich-ovales (etwa 1 mm langes, $/_4$ mm
breites) Geschwulstfeld, von dem durch ein dünnes Bindegewebsseptum ein
kleines, halbmondförmiges Gebiet abgespalten erscheint, von einem scharf
umschriebenen, sehr dicken Wandring umzogen, der durch die zerstreut in sein
schleimgewebeähnliches Stroma eingelagerten, überwiegend zirkulär angeordneten Muskelzüge unmittelbar an eine Venenwand gemahnt. Verfolgt man das

geschilderte Gebiet noch weiter medianwärts, so findet sich in diesen Schnitten an seiner Stelle ein vergleichsweise auf etwa zwei Drittel verkleinerter (ungefähr 2 mm langer und über 1$^1/_2$ mm breiter), durch faserige Bindegewebszüge scharf umschriebener Fleck von ganz ähnlicher Beschaffenheit, wie solche der vorhin geschilderte Umrahmungsring des kleinen Tochterknotens darbietet; doch ist derselbe frei von Geschwulsteinlagerungen; und es ist hier augenscheinlich unter Obliteration der betreffenden zuführenden Venenstrecke ihre Wand zu dem sich darbietenden Felde vereinheitlicht. Unter allmählicher Verringerung der Durchmesser dieses Feldes bis auf beiläufig 1 mm herab läßt sich dasselbe als Durchschnitt einer obliterierten Venenbahn so weit medianwärts verfolgen, daß sich kaum die Hälfte der überhaupt aus den lateralen Geschwulstgebieten hergestellten Schnitte von ihm völlig frei erweist. Der o b l i t e r i e r t e V e n e n s t r a n g läuft in einem endlich nur $^1/_2$ mm messenden, rundlich ovalen Durchschnittsfelde aus, das noch immer durch seinen Muskelzellgehalt auffällt und im übrigen durch Färbung und sonstiges Verhalten den früher gegebenen Schilderungen entspricht.

Ergänzend zu erwähnen wäre nur noch, daß sich in den mehr medianwärts gefallenen Schnitten in unmittelbarster Nachbarschaft und auch zum Teil umschlossen von Ausläufern des gemeinten Obliterationsfeldes geschlängelte, dickwandige Arterienverästigungen finden, und daß sich auch, im ganzen Bereiche des obliterierten Venenstranges, namentlich aber in der nächsten Nachbarschaft des dritten Tochterknotens selbst mehr oder minder komprimierte, bzw. in die verdichtenden Veränderungen des adventitiellen Gewebes einbezogene L y m p h - f o l l i k e l antreffen lassen.

Diese Auseinandersetzungen wären vielleicht zu ersparen gewesen, wenn nicht, wie schon früher angedeutet wurde, i n d e n T o c h t e r k n o t e n — und zwar in besonderem Maße im unteren, in geringerem im oberen — a u f f ä l l i g e E i n l a g e r u n g e n sich vorfinden würden, für deren Entstehung sich eine befriedigende Erklärung gerade in dem Umstande darbietet, daß überhaupt im untersuchten Falle Geschwulstverlagerungen auf dem Wege von Gefäßbahnen nachweisbar sind, und zwar solche, die eben die genannten Tochterknotenbildungen verursachten. Bei den eben genannten auffälligen Einlagerungen handelt es sich um die schon an früherer Stelle erwähnten Funde von P l a t t e n - e p i t h e l i e n u n d v o n d a r a u s e n t w i c k e l t e n S c h i c h t u n g s k u g e l n (siehe Fig. 6 Ee, Taf. XII) i n n e r - h a l b d e s B e r e i c h e s d e r b e i d e n T o c h t e r - k n o t e n , namentlich des u n t e r e n . Es muß hier nochmals betont werden, daß auch diese in so tiefer Lage sich findenden Zell-gebilde gleich den betreffenden, vorhin aus oberflächlichen Gebieten beschriebenen ihre e p i t h e l i a l e N a t u r in mehrfacher

Beziehung deutlich bekunden, so namentlich durch die Größe
und Massigkeit ihres Protoplasmasleibes, dessen Neigung zur Färbung mit Eosin und zur Gelbfärbung bei Anwendung der v a n
G i e s o n schen Methode besonders bei Gruppierung der Zellen
zu Schichtungskugeln sehr auffällig ist. Auch sind hie und da
Andeutungen von Zähnelung ihrer Konturen bemerkbar, wenn
auch völlig ausgebildete Stachelzellen sich nicht auffinden lassen.

Besonders in Betracht kommt noch die ö r t l i c h e B e -
s c h r ä n k t h e i t d i e s e r B e f u n d e. V e r g e b e n s sucht
man nach solchen aus Zellplatten aufgebauten Gruppen und Schichtungskugeln in den großen Zellfeldern des Hauptknotens, des Durchbruchsgebietes und des Geschwulstzapfens; auch in den Zellfeldern
des zuletzt beschriebenen, dritten Tochterknotens und in den meisten
des oberen Tochterknotens vermißt man sie völlig. N u r a n v e r -
e i n z e l t e n p e r i p h e r i s c h e n S t e l l e n d e s o b e r e n
T o c h t e r k n o t e n s u n d h a u p t s ä c h l i c h i m u n -
t e r e n T o c h t e r k n o t e n s i n d s i e a n z u t r e f f e n;
und an diesen Stellen wieder k e i n e s w e g s etwa vor allem in
der Mitte der Zellfelder, wie dies wohl der Fall sein würde, wenn die
besagten Schichtungskugeln von den eigentlichen Zellen der Geschwulstfelder herstammten, wenn es sich also bei denselben um
abgeänderte, zu Schichtungskugeln gruppierter Zellgebilde endotheliomatöser Natur handeln würde. Nur an ganz v e r e i n z e l -
t e n Stellen kann man zu Hornkugeln gruppierte Zellen i m
R a n d g e b i e t e der durch ihre mangelhafte Färbbarkeit auffälligen nekrotischen Z e n t r e n g r o ß e r Z e l l f e l d e r des
unteren Tochterknotens antreffen.

Um so bemerkenswerter ist es, daß man einzelne kleine, alveoläre
Felder des unteren Tochterknotens zum größten Teile von den
epithelialen Zellen, zum geringeren von mit Blutkörperchen und
geronnener Lymphmasse vermengten, endothelialen Geschwulstzellen eingenommen finden kann. Und im unteren Tochterknoten
finden sich auch geradezu die zu kugeligen Gruppen aneinander
geklumpten Epithelzellen zusammen mit den ihnen locker aufsitzenden, kleinen, dunkel färbbaren Geschwulstzellen in blutkörper-
chenhaltiger und körnige Gerinnungen führender Flüssigkeit
innerhalb einzelner alveolärer Räume aufgeschwemmt, die durch
ihr in scharfen Bogenlinien umgreifendes, mit zarten, spindeligen

Endothelien belegtes Stroma als noch erhalten gebliebene, kavernöse Räume des Tochterknotens erkennbar sind. In der Hauptsache aber trifft man die großen, auffallenden Plattenepithelien und die daraus geformten Kugelgruppen in der äußersten Peripherie der Geschwulstzellfelder an, augenscheinlich zumeist hier zusammengedrängt und festgehalten durch das Übergewicht des Wachstumsdruckes der Geschwulstzellenwucherung. Nur hier und da sind ansehnlichere Buchtgebiete von den Plattenepithelien eingenommen; diese ragen dann in keilförmig gestalteten Verbänden in das Lumen der Räume des unteren Tochterknotens vor, indem sie dabei durch alle ihre Eigentümlichkeiten scharf von den durch besonders reichliche interzellulare Entwicklung eines hyalinen, aus zylindrischen Bälkchen bestehenden Netzwerkes ausgezeichneten Randzonen der Zellfelder abstechen, von denen die Räume ausgefüllt sind.

Alle die geschilderten Verhältnisse sind geeignet, die ausgesprochene Annahme zu belegen, daß bei der vorgreifenden Entwicklung der endotheliomatösen Geschwulstbildung mit deren Zellen zugleich auch von den Einsenkungen des Oberflächenepithels losgelöste Epithelzellen zur Verlagerung kamen und daß, dadurch in einzelnen, metastatisch entstandenen Geschwulstknoten nebenbei auch die beschriebenen Epithelwucherungen zur Entstehung gelangten. Es sind damit Befunde gegeben, die sich durch eine solche Seltenheit auszeichnen, daß ihre eingehende Darlegung wohl gerechtfertigt erscheint; und es war diese um so weniger zu umgehen, da ja ohne sie eine zutreffende diagnostische Erörterung dieses Falles unmöglich wäre.

Wie schon in der Einleitung dieser Mitteilung ausgesprochen und im Verlaufe des näheren erörtert wurde, liegt hier ein Fall einer endothelialen Sarkombildung vor, der in mehrfacher Beziehung komplizierte Verhältnisse darbietet. Dabei erregt zunächst großes Interesse, daß im Anschlusse an diese Geschwulstbildung in örtlich beschränkter Ausdehnung eine hypertrophische, papilläre Epithelwucherung zur Ausbildung gelangte, dann auch der Umstand, daß daneben wiederum Beschränkungen und Schädigungen des Epithelwachstums eintraten, die sich in der Verhornung einzelner mehr oder minder unter dem Einflusse der vordringenden

Geschwulstbildung zur Absprengung gelangter Epithelgebiete äußerten. Am meisten Interesse erregt aber sicherlich der Umstand, daß es auch zu den geschilderten V e r l a g e r u n g e n v o n E p i t h e l z e l l e n kam, die ja schon in den zu einem großzelligen sarkomatösen Infiltrate entwickelten Geschwulstausläufern im Bereiche eines adenoiden Gebietes der Schleimhaut und Muscularis mucosae sehr auffallen, ganz besonders aber als Befunde innerhalb metastatischer Tochterknoten überraschen und der diagnostischen Beurteilung Schwierigkeiten bieten.

Es erhebt sich in letzterer Beziehung natürlich die F r a g e , ob wir wegen der geschilderten, atypischen Epithelbildungen und insbesondere wegen der Epithelverlagerungen im Bereiche der metastatischen Tochterknoten des Endothelsarkoms die Geschwulst für eine K o m b i n a t i o n eines solchen m i t K a r z i n o m ansehen sollen, o d e r ob es sich hierbei nur um eine K o m b i n a t i o n m i t n i c h t k a r z i n o m a t ö s e n , a t y p i s c h e n E p i t h e l v e r ä n d e r u n g e n u n d - v e r l a g e r r u n g e n handelt. Dieser Frage wären nun im folgenden noch einige Bemerkungen zu widmen, ehe wir zum Schlusse auch der Frage nach dem Ausgangsorte der Geschwulst uns zuwenden und einer genetischen Erklärung der in ihr hervortretenden örtlichen Verschiedenheiten näher zu kommen trachten.

Was zunächst die ersterwähnte Frage anlangt, so könnte sie allerdings in Anbetracht dessen, daß wir es ja mit metastatischen Verlagerungen von Epithel zu tun haben, schon von vornherein zugunsten ihrer Auffassung als karzinomatöser Wucherungen entschieden erscheinen. Denn die Entstehung metastatischer Epithelverlagerungen erscheint an das Eindringen der Epithelzellen in Saft- oder Blutbahnen gebunden, also an ein Ereignis, in dem — sofern es sich hierbei um aktives Einbrechen der Zellen handelt — jedenfalls das entscheidende Charakteristikum für karzinomatöse atypische Epithelwucherungen zu erblicken ist [1]). Wenn wir hier, ohne diesen Grundsatz zu verleugnen, gleichwohl es vorziehen, die uns beschäftigenden Bilder nicht im Sinne einer Kombination des Endothelsarkoms mit Karzinom zu deuten, so sind wir hierzu vor allem dadurch veranlaßt, daß nach den darge-

---

[1]) Vgl. K l e b s , E., Allg. Pathologie, II. Teil. Jena 1889. S. 758.

legten Befunden die e p i t h e l i a l e n B i l d u n g e n d u r c h -
g e h e n d s i n d e n H i n t e r g r u n d t r e t e n g e g e n -
ü b e r d e n s i e e i n s c h l i e ß e n d e n u n d b e h e r b e r -
g e n d e n W u c h e r u n g e n d e r e i g e n t l i c h e n G e -
s c h w u l s t z e l l e n d e s E n d o t h e l s a r k o m s.

Es scheint hier, nach allen Befunden zu urteilen, ein Fall
gegeben, der die Notwendigkeit jener Unterscheidung belegt,
die bereits K l e b s ins Auge faßte, als er erörterte, daß das atypische Einwandern von Epithel, wie solches bei der Regeneration
zur Beobachtung kommt, „keineswegs unter allen Umständen
Karzinom hervorbringt[1]). U n t e r s c h e i d e n m u ß m a n ,
wie K l e b s[2]) aufmerksam macht, „z w i s c h e n d e m
a k t i v e n H i n e i n w a c h s e n" d e s E p i t h e l s in die
mesoblastischen Gewebe u n d „e i n e r m e c h a n i s c h e n
D i s l o k a t i o n", „welch letztere nicht die verderblichen
Folgen der Karzinombildung" besitzt, ein Grundsatz, der sich
auch bereits von C. F r i e d l ä n d e r[3]) vertreten findet, der die
Malignität des Krebses gegenüber den sonstigen atypischen Epithelwucherungen darin erblickt, daß seine Epithelbildungen nicht nur
im neugebildeten Gewebe, sondern auch im alten präformierten
Gewebe d e s t r u i e r e n d f o r t w u c h e r n.

Im Sinne dieser Auffassung ist gewiß für den vorliegenden
Fall von Belang, daß die aus den verlagerten Epithelzellen in den
sarkomatösen Tochterknoten örtlich entstandenen Schichtungskugeln und Wucherungen k e i n d e s t r u i e r e n d e s W a c h s -
t u m b e k u n d e n , da sie ja nirgends in das Stroma der sie
umgreifenden Ringzonen der Tochterknoten vordringen.

Es entspricht aber nicht nur den in der ä l t e r e n , sondern
auch den in der n e u e r e n Literatur niedergelegten A u f -
f a s s u n g e n , wenn unter solchen Umständen davon Abstand
genommen wird, den atypisch verlagerten und gewucherten epithelialen Bildungen, mit denen das beschriebene Endothelsarkom
kombiniert ist, karzinomatösen Charakter zuzuerkennen.

---

[1]) K l e b s , E., Allg. Pathologie, Teil II. Jena 1889. S. 767.
[2]) K l e b s , E., Über das Wesen und die Erkennung der Karzinombildung
(II. Karzinom oder Pachydermie). Deutsche med. Wochenschr. 1890,
Nr. 25, S. 537.
[3]) F r i e d l ä n d e r , C., Über Epithelwucherung und Krebs. Straßburg 1877.

Es sei hier z. B. nur auf die atypischen Epithelwucherungen hingewiesen, die in den bekannten Versuchen B e r n h a r d F i s c h e r s[1][2]) und bei den von J o r e s[3]) und S t a h r[4]) durchgeführten Nachprüfungen seines Verfahrens zur Entstehung gelangten.

Es dürften diese Hinweise genügen, um die hier vertretene Auffassung zu begründen und näher zu kennzeichnen, so daß nun nur mehr erübrigt, mit einigen kurzen Worten die andere vorhin angedeutete Frage in Betracht zu ziehen, nämlich die Frage nach dem Ausgangsorte der Geschwulst und nach der genetischen Erklärung ihrer dargelegten örtlichen Verschiedenheiten.

Was diese Frage anlangt, so ist zunächst hervorzuheben, daß die Geschwulst augenscheinlich im überwiegendsten Maße die Schleimhaut einnimmt, die unter ihrer Entstehung und weiterer Ausbildung die geschilderten, bedeutenden Veränderungen erfahren hat. Die weitestgreifenden, die Submukosa in hohem Maße in sich einbeziehenden Veränderungen treffen wir aber im Durchbruchsgebiete. Letzteres ist wohl nach allen seinen Befunden als der älteste Teil der Geschwulstbildung anzusehen, da sich in ihm keine Reste von Schleimhautgewebe mehr erkennen lassen, während es durch die besonders verdickten, ihn umgebenden und auch nach innen zu umgreifenden Bindegewebszüge in auffällige Beziehung zur Submukosa gebracht erscheint.

Eine sichtlich sehr junge Bildung stellt der größere, untere Teil des Geschwulstzapfens dar. Auch der Geschwulstzapfen greift in ungleich höherem Maße, als am Hauptknoten zu bemerken ist, in die Submukosa ein; eine Erklärung hierfür scheint wohl darin zu liegen, daß sich unterhalb des Durchbruchsgebietes

[1]) F i s c h e r , B., Die experimentelle Erzeugung atypischer Epithelwucherungen und die Entstehung bösartiger Geschwülste. Münchner med. Wochenschr. 1906, Nr. 42.

[2]) F i s c h e r , B., Über experimentelle Erzeugung von Epithelwucherung und Epithelmetaplasie. Verhandl. d. Deutschen Pathol. Gesellsch. 1906, S. 20.

[3]) J o r e s , L., Über Art und Zustandekommen der von B. F i s c h e r mittelst Scharlachöl erzeugten Epithelwucherungen. Münchner med. Wochenschr. 1907, Nr. 18.

[4]) S t a h r , H., Atypische Epithelwucherungen und Karzinom. Münchner med. Wochenschr. 1907, Nr. 24.

die von den Bewegungswellen der funktionierenden Speiseröhren-
muskulatur ausgeübten Zugwirkungen besonders geltend machen
konnten; darauf wäre auch die Vorzerrung des Geschwulstzapfens
über die dadurch entstandene seitliche Einbuchtung zurückzuführen.

Erklärung der Abbildungen auf Taf. XII.

Die mit dem großen Zeißschen Apparat des Innsbrucker path.-anat.
Institutes (unter Verwendung der mit Anastigmat 386 bzw. mit Objektiv 16
und mit Projektionsokular 2) vom Präparator des Institutes N i c. B o c k aufgenommenen Photogramme Fig. 2—6 zeigen Durchschnitte des in Fig. 1 in ⅓
der natürlichen Größe photographisch abgebildeten knotigen Endothelsarkoms
der Speiseröhre (Fall Nr. II).

Fig. 1. Ansicht der vorderen Wand der Speiseröhre, nach oben zu begrenzt
vom Kehlkopf.

H = Geschwulsthauptknoten; Z = Geschwulstzapfen, der auf ein
lange Strecke herab in der Ösophaguswand wurzelt (Wurzelgebiet)
nach links hin aber (dem Schatten entsprechend) dieselbe überragt.

Fig. 2. Längsschnitt aus den mittleren Gebieten der untersuchten Geschwulstscheibe (beiläufig fünffache Vergrößerung).

H = Hauptknoten mit zum Teil im Zentrum nekrotischen, großen,
alveolären Zellfeldern, zum Teil auch kleineren Feldern und netzigen
Zellsträngen; letztere überwiegen in dem Geschwulstzapfen Z. B =
Zapfenbucht. D = Durchbruchsgebiet; bei K = kegelartiger Durchbruch. ot = oberer Tochterknoten; ut = unterer Tochterknoten
(darunter dunkler gefärbte Lymphfollikel). ow = obere; uw = untere
Wandstrecke mit normalem Epithel (e). h = hypertrophische und
papillomatöse Epithelentwicklung. ze = dickes Epithelgebiet des
Zapfens. v = variköse Venen im Bereiche des oberen Abdachungsgebietes. mm = Muscularis mucosae. s = Submukosa; sz = Submukosa des Zapfens. r = Ringsmuskulatur, bei b am stärksten ausgebuchtet durch den unteren Tochterknoten. l = Längsmuskelschichte.

Fig. 3. Längsschnitt aus den lateralsten Gebieten der untersuchten Geschwulstscheibe (beiläufig fünffache Vergrößerung).

H = Hauptknoten. D = Durchbruchsgebiet, noch durch einen
zum Teil im Schnitt zerrissenen) Streifen von Stromagewebe und durch
Fasern der Muscularis mucosae nach innen zu abgeschlossen. v =
varikös erweiterte Venen der Schleimhaut und Submukosa der oberen
Wandstrecke; e = ihr Epithel; i = tiefgreifende Epitheleinsenkung.
Sg = großzellig sarkomatös infiltriertes oberes Grenzgebiet mit (dunkler
gefärbtem) Lymphfollikelgewebe. ot = kleiner lateraler Anschnitt
des oberen Tochterknotens. mt = Geschwulstthrombus innerhalb der
in ihrer Wand knopfig verdickten Venenbahn, auch als dritter mitt-

lerer Tochterknoten bezeichnet. r = Ringsmuskelschichte. l = Längsmuskelschichte

Fig. 4. Unteres Abdachungsgebiet des Hauptknotens aus einem mehr median
gelegenen Schnitte der untersuchten Geschwulstscheibe (ungefähr
100 fache Vergrößerung).

a = dünner atrophischer Epithelüberzug (der bei x fehlt); of =
knapp darunter liegende, tf = tiefer liegende Geschwulstzellfelder
(in oft blässer gefärbte runde und dunklere spindelige Zellen zu unterscheiden). st = zellreiches Geschwulststroma mit Geschwulstzellsträngen.

Fig. 5. Stück des oberen Abdachungsgebietes des Hauptknotens (beiläufig
100 fache Vergrößerung).

P = Schleimhautpapille mit ziemlich dickem, Leukozyten ent-
haltendem Epithelbelag, von dem aus in E ein tiefgreifender Epithel-
strang abgeht; an diesen grenzt (l i n k e r s e i t s) ein kleiner Blutraum,
daneben der rundliche Durchschnitt einer mit Blut gefüllten varikösen
Vene v. Letzterer benachbart die Geschwulstzellfelder- und -stränge-
Durchschnitte g; solche reichen auch an die Spitze des Epithelzapfens E
heran und liegen auch r e c h t e r s e i t s von ihm zwischen kleinen
blutgefüllten Venendurchschnitten (kv). Außerdem liegen hier eine
und in der Nähe des bluthaltigen Venendurchschnittes v (knapp unter
ihrer rechtsseitigen Wand) drei epitheliale Schichtungskugeln (schk),
zwei davon sehr klein.

Fig. 6. Randstück des unteren Tochterknotens (eines lateralen Schnittes),
abgekapselt durch Stromagewebe mit reichlichen, den Knoten rings
umgreifenden Zügen glatter Muskelzellen (mu). gzf = alveolär-sarkoma-
töse Geschwulstzellfelder, voneinander geschieden durch gefäßlose
Stromazüge. Ee = Epitheleinlagerungen mit zum Teil kugelig geschichteten Zellen am Rande der alveolären Geschwulstzellfelder.
Diese bei N zentralwärts nekrotisch; bei c noch innerhalb der nekrotischen Felder Reste von Kapillarnetzen erkennbar.

XXV.
Untersuchungen eines Angiomes der Milz.
(Aus dem Pathologischen Institut zu Bern.)
Von
Elisabeth v. Benckendorff
aus Baku.
Hierzu Taf. XIII.

Angiome der Milz gehören nicht zu den häufigen Befunden.
Der vorliegende Fall zeichnete sich durch seine besondere Größe

aus, so daß er zur chirurgischen Operation Veranlassung gab; die mikroskopische Zusammensetzung ist eine höchst interessante, und ich will von vornherein bekennen, daß manches darin etwas rätselhaft geblieben ist. Aber wenn ich nicht alles aufklären kann, immerhin wird das, was ich mitzuteilen habe, wie ich hoffe, einen nicht unwichtigen Beitrag zur Lehre der „Angiome", des „Hyalins" oder „Kolloids" liefern.

Nikels Rosina, 53 Jahre. Ernährung schlecht. Klinische Diagnose: Tumor in der Milz. Seit mehr als zwei Jahren ist er als sehr leicht beweglicher Tumor im Abdomen fühlbar Der Fall wurde in der chirurgischen Klinik operiert und am 5. Februar 1904 eine flache Scheibe des Tumors dem Pathologischen Institut zugesandt, welche 1 cm dick, 7 cm lang, 3 cm breit war, und den 9. Februar darauf die eine Hälfte der Milz übersandt, die 17 cm lang, 8 cm breit, 4,5 cm dick war. Der von der Kapsel bedeckte Teil der Oberfläche ist zum größten Teil glatt, glänzend, hie und da mit bindegewebigen Auflagerungen versehen, ferner finden sich an einem großen Teil der Außenfläche flache Höcker 1—2 mm im Durchmesser, ½ mm hoch. Die Serosa ist ½—1 mm dick. Auf der Schnittfläche nimmt der Tumor den größten Teil der Milz ein, nur an beiden Polen findet sich ein je halbmondförmiges Stück Milzgewebes, an dem einen ein sehr schmales Stück von ½ cm Dicke und 4 cm Länge, an dem anderen ein größeres Stück in einer Länge von etwa 9 cm, die größte Dicke in seiner Mitte beträgt 2½ cm. Dieses Milzgewebe ist nur mäßig blutreich, die Follikel undeutlich, die Trabekel sehr zahlreich, die Konsistenz derb. Der Tumor selbst ist ziemlich scharf gegen dieses Gewebe abgegrenzt. Er zeigt ein höchst eigentümliches Aussehen: zwischen grau-gelblichen, stark transparenten schmalen Gewebszügen finden sich dunkelrote leicht prominente Körner von 1—2 mm Durchmesser, bald vereinzelt, bald in größeren rosettenförmigen Gruppen zusammengestellt. In diesen roten Körnern sind zahlreiche dunkelgelbe trübe Pünktchen und Streifen; die Konsistenz ist ziemlich derb; außerdem sieht man noch einzelne große klaffende Gefäße von einem Durchmesser von 2—3 mm.

Der Tumor wurde in Formol und Spiritus, einige Scheiben in Sublimat erhärtet. Die Einbettung erfolgte in Zelloidin. Als Hauptfärbungen wurden angewandt diejenige mit Hämatoxylinalaun und diejenige nach van Gieson.

Das Milzgewebe zeigt wesentlich die Erscheinungen der Kompression. Die Follikel sind klein und stehen sehr dicht, sie zeigen die normale Zusammensetzung; man sieht in ihnen also nur wesentlich die Kerne der dichtstehenden Lymphozyten; Keimzentren sind nur in sehr wenigen zu erkennen. Auch die Trabekel stehen sehr dicht, manche nur um 1 ½—2 mm voneinander entfernt.

Was die Pulpa anlangt, so lassen sich an einigen Stellen die kapillaren Venen erkennen, meist komprimiert, das Lumen also länglich, der Kapsel wie auch den Trabekeln parallel gestellt. An vielen Stellen aber sind sie nicht zu erkennen. Das Pulpagewebe selbst zeigt dichter gelagerte Kerne als wie im normalen Zustande, aber das Retikulum ist hie und da verdickt wie man namentlich an Rissen und sehr feinen Stellen erkennen kann Die dünnsten Ba'ken messen 4 μ, die dickeren bis 8 μ.

Was nun das Tumorgewebe betrifft, so kann man bei Hämalaun-Eosin-Färbung mit Lupenvergrößerung hellere rote und dunklere orangerote Partien unterscheiden. Die Anordnung derselben ist an verschiedenen Stellen des Tumors verschieden. An einigen Stellen bilden die dunkler gefärbten Partien runde oder ovale Felder von 1—5 mm Durchmesser; zwischen ihnen verlaufen die hellroten in Form von Bändern, die zum Teil nur 1 mm, zum Teil aber auch 1—1½ cm in der Breite messen, netzförmig zusammenhängen und an einigen Stellen größere Flächen bilden, in welchen kleinere abgesprengte orangerote Felder eingelagert sind. An anderen Stellen dagegen sind die helleren Partien inselförmig in den netzförmig angeordneten dunkleren Partien eingelagert.

Bei schwacher mikroskopischer Vergrößerung erkennt man nun mehr in den dunkleren Partien erweiterte, mit Blut gefüllte Gefäße, deren Inhalt hin und wieder am Rande des Lumens Vakuolen aufweist; in den helleren Partien finden sich ebenfalls solche Gefäßlumina von der gleichen, teilweise sogar von einer erheblich größeren Weite; sie enthalten aber eine eigentümlich hyaline oder auch sehr blaßkörnige, bei Eosin blaßrötliche Masse, die von großen Vakuolen durchsetzt ist. Das hyaline Aussehen sowie die großen Vakuolen erinnern sehr an den kolloiden Inhalt der Schilddrüsenbläschen.

Die blaßroten und die stark orangeroten Partien resp. die blaßroten Körner und die Septa zwischen ihnen haben also die gleiche Architektur, beide bestehen wesentlich aus sehr weiten Gefäßen die dicht zusammenliegen, der Unterschied betrifft nur den Inhalt. Die Lumina, die in beiden Partien in gleicher Weise vorhanden sind, sind rund, oval, hie und da von länglicher, gebogener Form und machen auf den ersten Blick den Eindruck von stark erweiterten kapillaren Venen der Pulpa.

Die weiteren Mitteilungen werden zeigen, daß es sich in der Tat um Erweiterungen der kapillaren Venen handelt. Ihr Durchmesser wechselt, die breiteren erreichen einen solchen von 80 μ und mehr, die kleineren sind etwa halb so weit, doch wiegen die größeren im großen und ganzen vor und können selbst 150 μ erreichen.

Ihre Wand wird von einem dunkelroten feinen Saum gebildet, in welchem längliche, schmale und dunkle Kerne eingeschaltet sind; hie und da bieten sich dieselben in der Tiefe des Lumens, wo dasselbe umbiegt, auch von der Fläche dar, sie erscheinen dann oval etwa 3—4 fach länger als breit und hell, deutlich bläschenförmig; sie haben also die gleiche Form wie die gewöhnlichen Endothelkerne und unterscheiden sich dadurch sehr wesentlich von den normalen Endothelien der kapillaren Venen, welche bekanntlich lange schmale gebogene Spindeln darstellen, in deren Konkavität die dicken Kerne stark vorspringen. Hier dagegen treten die Kerne gar nicht in das Lumen vor und sind auch in weitaus dem größten Teil der Neubildung viel weniger zahlreich. Normal stehen bekanntlich die Kerne der Endothelien sehr dicht und umgeben an einer quergeschnittenen kapillaren Vene das Lumen mit einem kontinuierlichen Ring von scheinbar runden Kernen. Das ist hier nicht der Fall: denn von diesen ovalen abgeplatteten Kernen finden sich nur sehr wenige vor. An den runden Querschnitten einiger kapillaren Venen fehlen die Kerne ganz, oder es sind nur ein bis zwei Kerne vorhanden. Dann und wann sieht man auch an quergeschnittenen kapillaren Venen drei bis vier Kerne, die bei Anwendung der Mikrometerschraube allmählich ganz verschwinden, oder es treten auch neue auf. Aber sehr häufig sind die Kerne in Abständen hintereinander gelagert, welche die Länge eines Kernes drei bis viermal übertreffen. Aus solchen Bildern können wir schließen, daß entweder ein Schwund der Kerne vorliegt, oder daß eine starke Verlängerung der kapillaren Venen stattgefunden hat, daß die Kerne auf große Abstände auseinandergezerrt wurden.

Für die erste Möglichkeit läßt sich aus dem mikroskopischen Bilde nichts anführen, man sieht keine Bilder, welche irgendwie auf Schwund der Kerne hindeuten, auch namentlich keine Bilder, welche eine Degeneration der Kerne andeuten würden. Dagegen deuten die verschiedenen Formen und Durchmesser der Gefäßlumina, hauptsächlich das Vorwiegen der Quer- und Schrägschnitte auf einen stark gewundenen Verlauf dieser Gefäße hin, was in Übereinstimmung mit der Annahme einer Verlängerung desselben steht.

Die Pulpabalken zwischen den kapillaren Venen weichen stark vom Normalen ab; hier und da, sowohl zwischen sehr weiten wie auch zwischen schmalen Gefäßen sind sie ganz geschwunden, so daß die Gefäßwandungen mit ihren Außenflächen einander nicht anliegen; oder sie sind stark komprimiert, einige mehr, andere weniger. Das Verhalten des Retikulums ist dabei ein verschiedenes. In den breiteren Pulpabalken ist in ihrer Mitte das Retikulum noch ziemlich normal; seine einzelnen Fasern erscheinen fein und die von ihm begrenzten Maschen sind von rundlicher, meist eckiger Form, an dem Rande dagegen, d. h. also nach den Gefäßwandungen hin werden die Fasern zum Teil dicker, und die Maschen nehmen eine längliche, schmale Form an und sind den Gefäßwänden parallel gestellt. Die dickeren Fasern erscheinen vielfach etwas längsgestreift. Bei den schmäleren Pulpabalken ist die retikuläre Grundsubstanz weniger deutlich, man sieht Maschen, die aber alle längliche Form haben und den Gefäßen parallel verlaufen. Endlich zwischen den dicht aneinander liegenden Wandungen der kapillaren Venen sind die Maschen geschwunden; es ist bloß eine Längsfaserung zu erkennen, die parallel den Gefäßlumina verläuft und scheinbar die Wandungen der Gefäße mitbilden hilft. Auch dieses ist auf die starke Erweiterung der Gefäße zurückzuführen.

Der Inhalt aller Maschen hat sehr abgenommen: Lymphozyten treffen wir sehr wenige und bloß in den breiteren Maschen; ebenso sind die Pulpazellen an Zahl reduziert; dagegen treten in den engen Maschen rote Blutkörperchen auf, von denen eins bis zwei eine Masche ganz ausfüllen. Viele der größeren Maschen und namentlich die schmalen sind ganz leer. Ferner finden sich in den Maschen, hauptsächlich in den stark komprimierten, stark abgeplattete größere Kerne, welche ich für Kerne von Pulpazellen halten möchte, die infolge der Kompression ihre Form verändert haben. Die verminderte Zahl der eingelagerten Zellen läßt sich gut durch die Kompression erklären, da ja die Maschen des Retikulums nicht gegen einander abgeschlossen sind, sondern in ausgedehntem

Zusammenhang stehen; so können die rundlichen Elemente die in ihnen liegen, sehr leicht weggedrückt werden.

Die meisten kapillaren Venen sind, wenn auch nicht vollständig — denn hin und wieder finden sich große Vakuolen — mit roten Blutkörperchen ausgefüllt, welche sich mit Eosin intensiv rot oder rot mit einem leicht gelblichen Ton färben. Sie haben ihr Hämoglobin nicht abgegeben, sondern stellen noch solide glänzende Gebilde dar. Andere Lumina enthalten eine mehr rosa gefärbte Masse; in beiden Fällen finden sich hin und wieder Kerne von Lymphozyten in wechselnder Zahl vor, welche vorwiegend der Innenfläche der Gefäßwand anliegen, oder aber in den oben erwähnten Vakuolen gelegen sind. In einigen Kapillaren finden sich Pulpazellen, die sich durch ihren größeren Kern und die feingekörnte Protoplasmamasse leicht unterscheiden lassen.

Für die Auffassung dieser sehr weiten Gefäße, deren Endothel von dem normalen der kapillaren Venen bedeutend abweicht, ist es natürlich von großer Bedeutung, nachzuweisen, ob die Ringfasern, welche normalerweise an den letzteren sich finden, auch in diesen weiten Gefäßen vorkommen. Über die Auffassung der normalen Ringfasern gehen bekanntlich die Ansichten der Forscher in einer Richtung noch auseinander: nämlich in der Frage nach ihrer leimgebenden oder elastischen Natur. Die meisten Forscher erklären sie für leimgebendes Gewebe, andere, wie namentlich in den letzten Jahren von E b n e r und von S c h u m a c h e r, für elastisches. Diese Frage hat für meine Arbeit eigentlich nur eine sekundäre Bedeutung, die Existenz der Ringfasern ist das Wichtigste.

An der normalen Milz erhielt ich mit den verschiedenen Färbemethoden folgende Resultate. Bei der Färbung nach v a n G i e s o n erhielt ich ein negatives Resultat, während ja die Bindegewebsfibrillen sich intensiv rot färben. Nach der neuen Färbung von H a n s e n für Bindegewebsfibrillen, welche die leimgebenden Bindegewebsfibrillen rot färbt, erhielt ich ebenfalls ein negatives Resultat; während das Bindegewebe der Trabekel sowie in der Umgebung der Gefäße sich schön rot färbte, und das Retikulum des lymphadenoiden Gewebes eine blaßrote Farbe angenommen hatte, war von den Ringfasern absolut nichts zu sehen. Das saure Orzein nach U n n a und T ä n z e r färbt die Ringfasern dunkelbraunrot und läßt sie mit gleicher Deutlichkeit erkennen wie die elastischen Fasern an den Arterien. Die W e i g e r t sche Färbung dagegen gibt mit Entfärbung durch salzsäurehaltigen Alkohol negatives Resultat; trotz vielfacher Wiederholung erhielt ich niemals auch nur eine Andeutung der Ringfasern; nur bei Entfärbung mit reinem Alkohol waren dieselben etwas gefärbt, aber nur ganz blaßblau.

Die Schlußfolgerung würde also sein, daß die Ringfasern jedenfalls nicht den leimgebenden Bindegewebsfibrillen an die

Seite zu stellen sind. Andererseits aber unterscheiden sie sich von den eigentlichen elastischen Fasern dadurch, daß nur die eine Methode mit saurem Orzein positive Resultate gibt, die W e i g e r t sche dagegen in ihrer strengen Ausführung völlig negative; man würde daher die Ringfasern nicht ohne weiteres mit den elastischen Fasern identifizieren dürfen, aber doch stehen sie denselben näher als den eigentlichen Bindegewebsfibrillen.

Was nun die erweiterten Gefäße unseres Tumors anlangt, so sind Ringfasern an denselben nicht mit Sicherheit nachzuweisen.

An Orzein-Präparaten wird die Gefäßwand von einem ziemlich breiten dunkelbraunen Saum gebildet, der dem fuchsinroten Saum der v a n G i e s o n - Präparate entspricht und der mit dem in gleicher Weise, aber heller gefärbten Retikulum zusammenhängt; aber nirgends sieht man in der Tiefe des Querschnittes, da wo das Lumen umbiegt, die querverlaufenden Fasern und ebensowenig kann man dieselben an Längsschnitten erkennen.

Ferner sind auch an den letzteren die sonst sehr leicht sichtbaren punktförmigen Durchschnitte der Ringfasern nicht zu sehen. Alles Bisherige gilt für die dunkel-orangeroten Felder wie auch die hellroten Streifen zwischen denselben.

Was nun den Inhalt der Gefäße anlangt, so sind dieselben in den dunkelroten Partien, wie schon erwähnt, mit roten Blutkörpern angefüllt, viele davon geradezu vollgestopft; in wenigen dagegen finden sich hie und da zwischen den roten Blutkörpern noch rundliche Vakuolen. Die roten Blutkörper sind in Formol sehr gut konserviert, haben den eigentümlichen Glanz, wie er den nicht ausgelaugten Blutkörpern zukommt. Nach v a n G i e s o n sind sie gelb gefärbt, mit Hämalaun-Eosin teils rötlich, manche leicht gelblich.

Ich komme nunmehr zu dem eigentümlichen k o l l o i d - ä h n l i c h e n I n h a l t d e r G e f ä ß e in den hellroten Streifen. Dieses Hyalin selbst ist meist völlig strukturlos, nur in wenigen Gefäßen läßt sich mit Öl-Immersion eine sehr feine Granulierung erkennen; von morphologischen Elementen sind in dasselbe eingeschaltet sparsame runde Kerne von Lymphozyten mit in groben Körnern zusammengeballtem Chromatin, ferner Gruppen von roten Blutkörpern, besonders im Zentrum gelegen, auf die ich noch zurückkomme.

In dem Hyalin finden sich ferner konstant Vakuolen und zwar am Rande; die Vakuolen sind alle von runder Form und können recht verschiedene Durchmesser haben, letzterer richtet sich zum Teil nach der Weite der Lumina; die größeren Vakuolen haben einen Durchmesser, der hie und da halb so groß ist wie derjenige des Lumens, meistens ist er allerdings kleiner und mißt nur ein Drittel bis ein Sechstel des Lumens und noch weniger. Die Vakuolen liegen dicht aneinander, die sie trennenden Streifen des Hyalins sind daher sehr schmal und bieten meistens direkt am Endothel eine trichterförmige Verbreiterung dar, so daß die Vakuole infolgedessen eine kreisrunde Gestalt hat.

Die Strukturlosigkeit, der Glanz dieser Substanz, die zahlreichen Vakuolen zeigen die größte Ähnlichkeit, wie schon früher hervorgehoben, mit dem Kolloid der Schilddrüse; zugleich legt die Anwesenheit der roten Blutkörper in denselben den Gedanken nahe, daß diese bei der Bildung dieses Hyalins beteiligt sind. Um diese beiden Fragen der Entscheidung näher zu bringen, habe ich verschiedene Färbungen angewandt, und zwar: G. H e i d e n - h e i n - Eisenhämatoxylin mit Fuchsin-Nachfärbung, v a n G i e - s o n und R u s s e l. Bevor ich die Resultate der verschiedenen Färbungen mitteile, muß ich noch erwähnen, daß hyaline Gerinnungen in Blutgefäßen unter sehr verschiedenen Verhältnissen vorkommen und von manchen als geradezu normal angesehen werden, indessen habe ich meine Untersuchung nicht nach dieser Richtung hin ausgedehnt.

Ich erörtere zunächst die Beziehungen des Hyalins zu den roten Blutkörpern.

Die besten Differenzierungen gibt die M. H e i d e n h e i n sche Eisenhämatoxylinmethode mit Fuchsin-Nachfärbung. Nach dieser Methode färben sich die normalen roten Blutkörper schwarzgrün, das Kolloid dagegen hellbraungelb, beide Farben sind scharf voneinander geschieden; schon bei schwacher Vergrößerung fallen sofort die mit roten Blutkörperchen vollgestopften kapillaren Venen durch ihre fast schwarze Färbung auf. Nun finden sich in den bluthaltigen Gefäßen, die den hyalinhaltigen Gefäßen zunächst liegen, neben den roten Blutkörpern von normaler Färbung auch solche, die eine gelbe bis braune Farbe haben, also die gleiche Farbe wie das Hyalin, nur etwas dunkler, ferner auch solche, welche einen ganz schmalen dunkelbraunen Rand haben, während das große Innere hellgelbbraun ist. Es nehmen also die roten Blutkörperchen die gleiche Farbe an wie das Hyalin. Zuerst wird die schwarzgrüne Farbe heller, geht dann in etwas schmutzig Gelb über und wird später intensiver braungelb. Und zwar beginnt diese chemische Umwandlung am Rande der roten Blutkörper und schreitet nach ihrem Zentrum hin fort. Manchmal findet man Gefäße, in welchen direkt nebeneinander braungelbes Hyalin und noch deutlich abgrenzbare rote Blutkörper von braungelber Farbe in verschiedener Intensität sich finden, und ferner auch noch vereinzelte mit einem grünen, leicht schwärzlichen Ton. Das Hyalin findet sich dabei an der Peripherie, die roten Blutkörper mehr im Zentrum des Lumens.

Nach van Gieson färben sich die normalen roten Blutkörper strohgelb und das Hyalin hellbraun mit rotem Ton. Es finden sich nun viele erweiterte kapillare · Venen bloß mit gelbgefärbten roten Blutkörpern angefüllt, während daneben auch Gefäße vorkommen, die bräunlich bis direkt rotbraun gefärbte rote Blutkörper neben den normalen gelbgefärbten enthalten. Man kann in ein und derselben kapillaren Vene gut abgrenzbare rote Blutkörper sehen, die teils blaß braungelb, teils rot mit einem leichten braunen Ton gefärbt sind. Es erfolgt also die Umwandlung von Gelb in Rotbraun durch Auftreten und allmähliches Stärkerwerden eines braunen Tones, der schließlich ins Rotbraune übergeht. Dann finden sich erweiterte kapillare Venen, welche neben dem braunrot gefärbten Hyalin im Zentrum noch deutlich abgrenzbare, peripherisch gelagerte, glänzende, rote Blutkörper von brauner und rotbrauner Farbe sowie auch normal gelbgefärbte enthalten.

Die Methode nach Russel gibt keine besonders schöne Differenzierung zwischen intakten roten Blutkörpern und Hyalin. In der Vorschrift, wie sie Schmorl gibt, sind weite Grenzen gelassen für die Zeit, welche der Schnitt zum Färben, Auswaschen usw. braucht. Dr. Wiget hat bei den Untersuchungen des Kautschuk-Kolloids in den Strumen, welches aus den Blutkörpern hervorgeht, mit großem Erfolg folgende Modifikation der Vorschrift angewandt:

1. Färben in Diamant-Fuchsin 10 bis 15 Minuten,
2. Auswaschen in Wasser 10 Minuten,
3. Abspülen in absolutem Alkohol 3 bis 5 Minuten,
4. Differenzieren und Nachfärben in Karboljodgrün 3 Minuten,
5. Entwässern in absolutem Alkohol, bis keine Farbenwolken mehr abgehen (ungefähr 5 bis 10 Minuten),
6. Einbetten in Xylol-Balsam.

Hierbei erhielt ich eine bessere Differenzierung des Hyalins, es kommt dabei besonders auf die Entfärbung im Alkohol an, für welche Schmorl angibt, daß dieselbe sehr rasch vorgenommen werden soll; ich fand, daß die Schnitte bei sehr kurzem Aufenthalt im Alkohol fast ganz blau sind; erst 5 bis 10 Minuten führen zu einer guten Differenzierung. Das Hyalin ist fast rein hellblau, nur hie und da mit sehr geringem rötlichen Ton, die roten Blutkörper dagegen deutlich grün, doch finden sich auch solche mit blauem Ton, der manchmal das Grüne fast verschwinden läßt.

Da nun diese abweichenden „Färbungen" der roten Blutkörper bei den verschiedenen Methoden mit den Färbungen des

Hyalins übereinstimmen, so kann man mit Bestimmtheit annehmen, daß die roten Blutkörper in Hyalin sich umwandeln.

Was nun in meinem Fall die tinktoriellen Beziehungen des Hyalins zu dem Kolloid der Schilddrüse betrifft, so kann ich Folgendes angeben:

Bei Färbung nach M. H e i d e n h e i n s Eisenhämatoxylin färbt sich das Kolloid der Schilddrüse hellgelbbraun, aber nicht in allen Alveolen gleich, in einigen etwas heller, in anderen etwas dunkler, das Hyalin der vorliegenden Milz färbt sich ganz gleich mit etwas hellerem Ton; die Intensität der Färbung in den einzelnen erweiterten Gefäßen wechselt ebenfalls. Nach v a n G i e s o n färbt sich das Kolloid der Schilddrüse rotbraun, fast in allen Alveolen in gleicher Intensität. Das Hyalin der Milz hat ganz denselben rotbraunen Farbenton, obwohl seine Intensität sehr stark schwankt, in einigen erweiterten kapillaren Venen ist es ganz dunkel, in andern ganz hell. Nach der Methode von R u s s e l färbt sich das Kolloid der Schilddrüse in den meisten Alveolen rot, in einigen aber ist es dunkelblau, dann auch rot mit blauen Feldern und blau mit roten Feldern. In der Milz färbt sich das Hyalin nach der oben angeführten Modifikation von Dr. W i g e t hellblau, hier und da mit einem geringen rötlichen Ton; nie war aber das Hyalin leuchtend rot gefärbt.

Folglich haben wir es in der Milz mit einem dem Kolloid der Schilddrüse in mikrochemischer Beziehung beinahe gleichen Körper zu tun, was namentlich durch die Färbungen nach v a n G i e s o n und M. H e i d e n h e i n klar wird. Aus den verschiedenen Resultaten nach R u s s e l geht vielleicht hervor, daß in dem Hyalin der Milz noch irgendein anderes Molekül enthalten ist, welches in dem Kolloid der Schilddrüse fehlt. Damit will ich nun durchaus nicht ein Urteil abgeben über die chemische Zusammensetzung der beiden oben verglichenen Substanzen. An der Identität derselben ist ja bei der großen physiologischen Bedeutung des Schilddrüsenkolloids nicht zu denken.

Im Geschwulstgewebe finden sich zahlreiche Verkalkungen und Pigmentierungen. Doch bevor ich darauf eingehe, habe ich noch vorauszuschicken, daß zerstreute und in weiten Abständen auch Durchschnitte durch die Trabekel sich finden. Die Abstände können allerdings sehr variieren, aber meistens betragen dieselben $\frac{1}{2}$ bis 1 cm, sie sind also auch ganz erheblich auseinandergerückt; ferner finden sich in manchen zahlreiche Lücken etwas kleiner wie die Kapillaren des Geschwulstgewebes, oval, den Trabekeln parallel verlaufend, in manchen läßt sich ein Endothel nachweisen aber doch durchaus nicht in allen. Das Bindegewebe ist dabei

ziemlich reich an ovalen bindegewebigen Kernen und enthält auch
viele Kerne von Lymphozyten. Es läßt sich nicht entscheiden,
ob diese Lücken etwa den kapillaren Venen entsprechen oder Maschen
des Retikulums der Pulpa; jedenfalls erhält man den Eindruck,
daß die Trabekel durch Umwandlungen des Pulpagewebes verdickt, vielleicht auch neu entstanden sind. Und für letzteres spricht
namentlich noch das Vorhandensein von Lymphkörperchen in
diesen scheinbaren Trabekeln.

Außerdem sind im Tumorgewebe, wenn auch in geringer Zahl,
Lymphknötchen vorhanden. Schon bei Lupenvergrößerung erkennt man, daß dieselben in größere Abstände voneinandergerückt
sind und meistens in den orangeroten Partien, hin und wieder in
den heller gefärbten Streifen liegen, am häufigsten den verdickten
Trabekeln parallel. Ihre Form variiert sehr, die wenigsten sind
rund, meistens haben sie eine ovale oder längliche verzogene Gestalt;
im großen und ganzen sind sie kleiner als normal. In sehr wenigen
Follikeln lassen sich Keimzentren erkennen.

Bei starker trockener Vergrößerung erkennt man an der Peripherie einiger größerer Knötchen erweiterte Gefäße, welche meistens
mit Lymphozyten ganz angefüllt sind, zwischen welchen sich hin
und wieder rote Blutkörper vorfinden.

Die Verkalkungen und Pigmentierungen finden sich vorzugsweise an diesen Stellen. Schon an ungefärbten Präparaten kann
man den Kalk bei schwacher Vergrößerung wahrnehmen, da er
durch sein starkes Lichtbrechungsvermögen auf den ersten Blick
erkennbar ist. Außerdem ist er an den Stellen, wo zugleich Pigment
vorhanden, gelb gefärbt, allerdings nur sehr blaß gelb. Er färbt
sich an der Peripherie mit Ferrozyankalium und Salzsäure blau,
mit Schwefelammon schwarzgrün, es ist also dem Kalk eine Eisen-
oxydverbindung beigemischt. Der Kalk findet sich fast überall
im Tumorgewebe, teils in den erweiterten Gefäßen, teils der äußeren
Wandung derselben sich anschließend, oder auch zwischen denselben
im komprimierten Retikulum gelegen. Ferner findet er sich aber
auch in den oben beschriebenen verbreiterten Trabekeln. Die
Form der Kalkmassen variiert sehr, am meisten bilden sie lange
Stäbchen, die gradlinig oder geschlängelt und am einen Ende
häufig zugespitzt sind. Diese Stäbe liegen teilweise dicht nebeneinander, oder sie verflechten sich zu Netzen, in deren Maschen

die erweiterten kapillaren Venen gelagert sind. Außer diesen Formen trifft man unregelmäßige knollige und verästelte Schollen, von welchen die meisten stark an Korallenstöcke erinnern. Länge und Breite der Schollen variieren sehr; die größeren können 0,4—0,8 mm lang und 0,2—0,23 mm breit sein, die kleineren 0,23—0,32 mm lang und 0,08—0,046 mm breit sein, von hier gibt es alle Übergänge bis zu noch kleineren Körnern und Konglomeraten von solchen.

Ich wandte meistens die zum Nachweis phosphorsauren Kalks angegebene Methode von K o s s a an; dieselbe färbt die Kalkphosphate schwarz; dieses rührt aber nach K o s s a nur davon her, daß in den pathologischen Verkalkungen noch eine organische Grundlage (Albuminat?) sich findet, während der reine phosphorsaure Kalk sich mehr gelb färbt. In meinem Falle färbt sich nur ein Teil der Verkalkung schwarz, sehr zahlreiche größere Kalkmassen waren nur gelb, etwas dunkler als die Farbe die sie vorher hatten. Es war also diese letztere Farbenreaktion nicht sehr charakteristisch, indessen da diese größeren nur gelb gefärbten Massen auch bei Zusatz von Salzsäure verschwanden, so darf ich wohl behaupten, daß auch sie wirklich aus Kalk bestanden.

Über das gelbe Pigment kann ich mit wenigen Worten hinweggehen — es ist eisenhaltig, wie es aus der Schwefelammon-Reaktion, wie auch aus den Reaktionen mit Berlinerblau hervorgeht. Hier und da findet es sich in Form von feinen Körnern zwischen den weiten Gefäßen, die nicht in Zellen liegen, meistens aber handelt es sich um Imprägnierungen von Bindegewebsbündeln sowie des komprimierten Retikulums mit einem diffusen Farbstoff von bedeutender Intensität. — Es findet sich meist in Verbindungen mit Verkalkungen, welche besonders in den zentralen Partien der gelben Flecke liegen.

Die Begrenzung des Tumors gegen das komprimierte Milzgewebe ist, wie am Beginn der Beschreibung hervorgehoben, eine scharfe. Schon makroskopisch kann man das different gefärbte Tumorgewebe an vielen Stellen zapfenförmig in das komprimierte Milzgewebe vorspringen sehen, was bei Anwendung der Lupe und schwacher mikroskopischer Vergrößerung noch deutlicher wird. Beide Gewebe stoßen direkt aneinander an. Man trifft an vielen Stellen erweiterte Gefäße des Tumors direkt im angrenzenden

Milzgewebe liegen, ferner auch etwas entfernt vom Tumor mitten im Pulpagewebe Inseln von Tumorgewebe, aber man findet nirgends direkte Übergänge der Tumorgefäße in die kapillaren Venen des Milzgewebes.

Fassen wir das Gesagte zusammen. Wir haben in der Milz einen großen Erkrankungsherd, der die Mitte derselben einnimmt, im ganzen etwa drei Viertel des Organs, und nur am oberen und unteren Pol je einen halbmondförmigen Streifen von Milzgewebe freiläßt. Der Tumor ist als Angiom aufzufassen, die kapillaren Venen sind bedeutend erweitert; ihr Durchmesser kann auf 0,1 mm hinaufgehen, sie sind fast nur auf Quer- und kurzen Schrägschnitten zu sehen, sie verlaufen also sehr gewunden, d. h. sie sind auch bedeutend verlängert. Ihre Wand ist sehr dünn, wie die von gewöhnlichen Kapillaren, die Kerne derselben platt gedrückt, in weite Distanzen gestellt, die normalen Endothelien also stark gedehnt. Zwischen diesen Gefäßen findet sich die Pulpa bald mehr bald weniger komprimiert und in derselben noch zahlreiche Follikel, allerdings in größeren Entfernungen als normal, und Trabekel vielleicht in vermehrter Zahl. Wie ist diese Veränderung aufzufassen? Ich denke, an dem angiomatösen Charakter derselben kann kein Zweifel sein. Wir stellen sie wohl am besten zu den kavernösen Tumoren. Für die Teleangiektasie wird als charakteristisch angesehen neben der Erweiterung der Kapillaren noch das Vorhandensein einer fibrösen Adventitia, ihre Gefäße sind also keine Kapillaren, sondern Übergangsgefäße. Bei dem Tumor cavernosus dagegen ist an den sehr stark erweiterten Gefäßen eine Adventitia nicht vorhanden, sie werden nur von Endothel begrenzt. Allerdings was die Weite der Gefäße anlangt, so halten sich diejenigen unseres Tumors gegenüber den typischen Kavernomen noch in sehr bescheidenen Grenzen, in dieser Beziehung steht er mehr an seiten der Teleangiektasien. Indessen dürfte doch der Beschaffenheit der Gefäßwand eine größere Bedeutung zukommen.

Angiome sind in der Milz sehr selten, in Z i e g l e r und K a u f - m a n n ist nur der von L a n g h a n s beschriebene Fall erwähnt, der in der Geschichte der Angiome geradezu einzig dasteht: ein pulsierendes Angiom der Milz mit Metastasen in der Leber. Bei einem 30 jährigen Manne entsteht nach einer sehr starken körperlichen Anstrengung, eine Anschwellung der Milz, welche später pulsierend wurde und einen den Plazentargeräuschen ähnlichen Ton hören ließ.

In der außerordentlich vergrößerten Milz fand sich ein hämorrhagisch erscheinender Herd, welchen L a n g h a n s als ein Angiom auffaßte das hauptsächlich durch die Proliferation der Gefäßendothelien entstanden war. Sie dringen in das bindegewebig umgewandelte Milzgewebe ein, das die Neubildung umgibt, zerklüften und zerspalten die einzelnen Bündel, die nunmehr von Blut umspült und von angeschwollenen Endothelien bedeckt werden. — In der Leber war eine große Zahl von ähnlichen Geschwülsten, kleineren und größeren, welche L a n g h a n s ebenfalls auf Wucherungen der Gefäßendothelien zurückführte. Die Untersuchung stammt aus den siebziger Jahren.

Herr Professor L a n g h a n s teilte mir mit, daß er später nach Einführung der Mikrotome, der neueren Einbettungs- und Färbemethoden, die Untersuchungen des noch vorhandenen Präparates wieder aufzunehmen versucht hat; dasselbe hatte aber lange Zeit in M ü l l e r scher Flüssigkeit gelegen, und infolge dessen war die Färbefähigkeit verloren gegangen.

Über die Genese der Angiome wissen wir tatsächlich nichts Sicheres. Man begnügte sich früher mit der Anschauung, daß die an Ort und Stelle vorhandenen Kapillaren in die Gefäße des Tumors sich umwandeln. Nur für die Leberkavernome wurde die Frage diskutiert, ob ihre Gefäße direkt aus den Gefäßen des Azinus, oder denen der G l i s s o n schen Scheide, oder denen der meist vorhandenen eigenen bindegewebigen Kapsel des Tumors entstanden sind.

R i b b e r t hat nun in den letzten Jahren die Frage noch etwas anders formuliert und etwas verschieden für die Teleangiektasie und kavernöse Geschwulst. Bei den Teleangiektasien soll sich an der Stelle derselben ein kleiner Gefäßbezirk mit zuführender Arterie und abführender Vene aus der Umgebung losgelöst haben und selbständig weiter gewachsen sein. Diese Loslösung aus normalem Zusammenhang ist für ihn das Wichtigste und wird gerade zu der Ursache der abnormen weiteren Entwicklung.

Für die kavernösen Geschwülste, speziell der Leber, nimmt er dagegen an, daß in der fötalen Periode in einem ganzen Bezirk des Lebergewebes die Zellen im Wachstum zurückbleiben, während die Gefäße unregelmäßig werden, sich ausbuchten und erweitern. Je mehr der Bezirk an Umfang zunimmt, um so mehr bleiben die Zellen zurück, während die Gefäße weiter werden. Zuerst hängen die letzteren noch mit den Kapillaren der Umgebung zusammen, später aber gehen diese Kapillarverbindungen verloren, und so gewinnt der Tumor eine immer größere Selbständigkeit, so daß er nur durch größere Gefäße mit der Umgebung zusammenhängt.

Für meinen Tumor habe ich schon oben erwähnt, daß ein direkter Zusammenhang seiner Gefäße mit denen des erhaltenen Milzgewebes sich nicht nachweisen läßt. Indessen wird man auch zugeben, daß der Nachweis eines solchen bei der starken Kompression des letzteren kaum zu erwarten ist, man kann daher auf das negative Resultat kein besonders großes Gewicht legen. Weiter aber erhebt sich auf Grund der älteren Ansichten die Frage: Sind Übergangsbilder von den Gefäßen der Geschwulst zu denen der normalen kapillaren Venen vorhanden? Trotz der großen Ausdehnung des Grenzgebietes zwischen Geschwulstgewebe und dem noch vorhandenen Milzgewebe und trotz der zahlreichen Fortsätze des Tumors in das nur komprimierte Milzgewebe und trotz der isolierten vorgeschobenen Inseln des Geschwulstgewebes gelang es mir nicht, an diesen Stellen solche Übergänge aufzufinden. Die Gefäße der Geschwulst haben überall auch an der Peripherie die gleiche dünne Wand, die sehr stark abgeplatteten Kerne in weiten gegenseitigen Abständen. Jedenfalls ist der Prozeß der Umwandlung der normalen kapillaren Venen hier zum Stillstand gekommen.

Dagegen fand ich solche Übergangsbilder zu den kapillaren Venen an mehreren Stellen der Peripherie des Tumors, welche direkt an die Milzkapsel anstößt — Übergangsbilder in dem Sinne, daß die Wand der weiten Tumorgefäße derjenigen der kapillaren Venen gleicht, hinsichtlich der Beschaffenheit und Zahl der Kerne. Die Kerne sind hier dicker und ragen in das Lumen vor und sind zahlreicher. Ringfasern allerdings konnte ich auch hier mit keiner der betreffenden Methoden nachweisen; ob sie vielleicht überhaupt niemals ausgebildet waren? Liegt vielleicht darin ein Grund zu ihrer Erweiterung? Aber wohl kaum zu ihrer Verlängerung.

Wir können von unserem Tumor in wenigen Worten sagen, daß sein Wesen in der Erweiterung und Verlängerung der kapillaren

Venen beruht. Jedenfalls können wir die Ribbertsche Anschauung über die Teleangiektasie nicht auf unseren Tumor anwenden. Es handelt sich nicht um eine Loslösung eines Gefäß-
bezirkes allein aus dem Zusammenhang mit den anderen Gefäßen.
Denn wir haben zwischen den weiten Gefäßen desselben noch reichliche komprimierte Pulpa mit Follikeln. Mit dem Gefäßbezirk
müßte auch die innerhalb derselben gelegene Pulpa samt Follikel
sich losgelöst und wenigstens die Gefäße desselben selbständig
weiter entwickelt haben. Völlig rätselhaft ist das Hyalin. Wann
ist diese eigentümliche Gerinnung des Blutes entstanden? Doch
wohl erst kurz vor dem Tode. Denn eine längere Dauer dieser
hyalinen Thromben hätte doch zu Nekrose des angrenzenden
Gewebes führen müssen.

Literatur.

v. Ebner, Kölliker Bd. III, S. 267.

v. Schumacher, S., Anat. Anz. Bd. XVIII, 1900.

Henle, Anat. Anz. Bd. II, 1866.

Fischer, B., dieses Archiv Bd. 175.

Thomé, R., Anat. Anz. Bd. XIX, 1901.

Noehl, Anat. Anz. Bd. XVIII, 1900.

Weidenreich, I.

Langhans, Th., Kasuistische Beiträge zur Lehre von den Gefäßgeschwülsten.

Kaufmann, Sp. Pathologie, 1901.

Ribbert, Lehrbuch.

Ziegler, Sp. Pathologie.

Erklärung der Abbildungen auf Taf. XIII.

Fig. 1. Durchschnitt des Milztumors. a Milz, normal, graubräunlich,; b gelbrote Partien sind die erweiterten kapillaren Venen, die mit Blut angefüllt sind; c die hellgrauweißen Partien sind ebenfalls Gefäßlumina,
die mit Hyalin ausgefüllt sind.

Fig. 2. Allgemeiner Überblick. a Blaulila: Reste von Follikeln; b erweiterte
Pulpabalken.

Fig. 3. Übergangsgefäße: a dichtstehende Kerne derselben; b hyaliner Inhalt:
c verdickte retikuläre Fasern; d Milzkapsel.

Fig. 4. Stark erweiterte kapillare Venen der Pulpa: a Epithelkerne, die stark
abgeplattet sind und in großen Abständen stehen; b hyaliner Inhalt.

XXVI.
Zur Frage der Schleimbildung im Darm.

(Aus der experimentell-biologischen Abteilung des Pathologischen Instituts
der Universität Berlin.)

Von

A. K a a b a k - Warschau und A. R o s e n s c h e i n - Moskau.

Während wir wissen, daß bei Erkrankungen verschiedener
Organe ein hervorstechendes Symptom die gesteigerte Schleim-
bildung ist, wurde doch über den Mechanismus dieser pathologischen
Schleimsekretion bisher wenig bekannt.

Wenn man die hier in Frage kommenden pathologischen
Zustände an den verschiedenen schleimbildenden Organen miteinander vergleicht, hat man durchaus den Eindruck, daß es sich
um prinzipiell die nämlichen Erscheinungen handelt. Ob der
Schleim in Flocken oder in zusammenhängenden Fetzen oder
endlich in der Form von Ausgüssen einzelner Hohlorgane zur
Beobachtung kommt, das alles können wir nicht als wesentlich
genug ansehen, um darauf die Unterscheidung von Krankheits-
bildern zu gründen, denn die Form des ausgeschiedenen Schleims
wird durch sekundäre Momente bestimmt und hat nichts mit der
eigentlichen Sekretionsstörung als solcher zu tun.

Nach dieser Auffassung würden zu einer Gruppe von Krankheiten, bei denen die Pathologie der Schleimbildung im Mittelpunkt des Symptomenkomplexes steht, gehören die zuerst von
D a u b e r[1] beschrieben und von K u t t n e r[2] mit dem Namen
Myxorrhoea gastrica belegte Krankheitsform, ferner die Enteritis
membranacea bzw. Colica mucosa, die Ureteritis membranacea,
das Asthma bronchiale, die essentielle Bronchitis fibrinosa chronica
im Sinne P o s s e l t s[3], bei der es sich ebenfalls nach den Untersuchungen von G r a n d y[4] um Schleimsupersekretion handeln soll.

Bei der Diskussion über die Pathogenese aller dieser Krank-
heitsbilder steht zur Entscheidung die Frage, ob es sich bei der
Schleimbildung um eine primäre Störung der schleimbildenden
Zellen, respektive ihrer nervösen Apparate handelt, oder ob die
Schleimbildung ein Prozeß ist, der sekundär durch andere Ursachen

ausgelöst wird und der gewissermaßen die ˙Reaktion der Schleimhaut auf den auf sie einwirkenden Reiz darstellt.

Da nun alles Pathologische ein heterotropes, heterochrones oder heterometrisches Physiologisches ist, so muß uns die normale Physiologie Beispiele an die Hand geben, ob eine Schleimbildung nach beiden der oben genannten Arten möglich ist. Das Beispiel des Erregungsmechanismus der Speicheldrüse zeigt uns, daß Schleimbildung durch Nervenreizung vorkommt. Andererseits wissen wir aber auch, daß, nach den Versuchen von P e w s n e r [5], sich die Schleimdrüsen des Magens ganz anders verhalten, wie die saftbildenden Zellen. Letztere können sehr leicht vom Nerven aus erregt werden (Vagus), bei ersteren ist das bislang nicht nachgewiesen, es sei denn, daß wir es mit streng lokalisierten Reflexen zu tun hätten, bei denen, als Übertragungsorgan der Wandsympathikus, und zwar nur im Bereich der gereizten Stelle, in Frage käme.

Jedenfalls lehrt die Physiologie, daß auf der großen Fläche der Schleimhäute sich die Schleimbildung in der Norm im Gegensatz zu der Bildung der spezifischen Sekrete im höchsten Grade unabhängig vom zentralen Nervensystem und dem großen Sympathikus vollzieht. Es könnten nun unter physiologischen Verhältnissen sich abnorme Reizzustände oder abnorme Bahnungen innerhalb gewisser mit den schleimbildenden Zellen in Verbindung stehender nervöser Apparate vollziehen, und so könnte, was in der Norm nur ausnahmsweise vorkommt, unter diesen besonderen Verhältnissen häufiger und an ungewöhnlichem Ort einmal auftreten und so zu der Entstehung der oben genannten Krankheitsbilder hinführen.

In der Literatur werden diese Fragen vielfach ventiliert.

Trotz der Fülle der Arbeiten, die diesen Gegenstand behandeln, herrscht bisher eine große Meinungsverschiedenheit über die Ätiologie und Pathogenese dieser krankhaften Prozesse.

Wenn wir die Literatur [1]) der Enteritis membranacea, die der medizinischen Welt schon seit P a u l u s A e g i n e t a [8] bekannt ist und deren erste klinische Beschreibung mit dem Namen M a s o n G o o d [9] verknüpft ist, überblicken, so sehen wir, daß sich die

---

[1]) Ausführliche Literatur bis 1891 bei K i t a g a w a [6], bis 1896 bei A k e r - l u n d [7].

Ansichten über das Wesen dieser Krankheit in folgende Gruppen teilen lassen:

1. Die Enteritis membranacea ist eine durch anatomische Veränderungen der Darmschleimhaut bedingte Krankheit. Auf diesem Standpunkt stehen z. B. Litten[10], Brunner[11], Germain Sée[12], Åkerlund[7], Dobrovics[13], de Langenhagen[14], von Beck[15], P. Cohnheim[16], Elsner[17], Cheinisse[18].

2. Viel größer ist die Zahl der Autoren, die den Mittelweg eingeschlagen haben; diese Autoren unterscheiden zwei Formen: eine katarrhalische Enteritis s. Colitis mucosa und eine durch nervöse Einflüsse bedingte Form (Colica mucosa). Hierher gehören u. a. Nothnagel[19], Rosenheim[20], Mannaberg[21], Schütz[22], Ewald[23].

3. Eine rein nervöse Sekretionsstörung bei gesundem Darm, also eine sogenannte Sekretionsneurose, nehmen an: Siredey[24], Da Costa[25], Edwards[26], Leyden[27], Kilbourne[28], Vanni[29], Loos[30], Lyon[31], Wolff[32], Rothmann[33], Engelhardt[34], Mendelson[35], Robison[36], Westphalen[37], Hertzberger[38], Noorden und Dapper[39], Glénard[40].

Manche Autoren betrachten den Vorgang als reflektorische Sekretionsstörung: Letscheff[41], Reyenès[42], Soupault et Jouault[43], Vinay[44].

Besondere Stellung nehmen folgende Autoren zu der Frage an:

Blondel[45] betrachtet den Vorgang als Trophoneurose, Flint[46] meint, daß wir es hier mit einer Angioneurose zu tun haben, und Harrison[47] ist der Meinung, daß außer einer Angioneurose hier noch eine motorische Neurose im Spiele ist. Vouzelle[48] spricht von neuroarthritischer Diathese, auf Arthritismus und Überernährung, namentlich bei Kindern, weist Comby[49] hin. Während Mathieu und Siredey[49] einen Zusammenhang mit Perityphlitis finden, leugnet Bottentuit[50] jeden Zusammenhang ab.

Wie weit manchmal die Ansichten auseinandergehen, ist ersichtlich aus der Auffassung Robins[51] einerseits und Einhorns[8] andererseits: während der erstere einen Zusammenhang zwischen Hyperazidität und Enteritis membranacea sieht, ist Einhorn, der zuerst Mageninhaltsprüfungen bei Enteritis membranacea vorgenommen hat, der Ansicht, daß die Enteritis membranacea in engem Zusammenhang mit der Achylia gastrica steht und daß beide Prozesse Folgen eines bisher unbekannten einheitlichen nervösen Einflusses sind.

Foster[52] hält es für wahrscheinlich, daß die übermäßige Schleimsekretion unter dem Einflusse einer noch unbekannten Veränderung der Nerven zustande kommt.

Mathieu[53] findet einen Zusammenhang der Enteritis membranacea mit Nephroptose, Bernard[54] mit Morbus Basedowii, Dalché[55] mit der Menstruation.

Roger[56] meint, daß die von ihm entdeckte Muzinase, ein Ferment der Dünndarmschleimhaut, dazu beiträgt, daß bei der Enteritis membranacea der Schleim in Form von festen Massen ausgeschieden wird.

Ähnliche Vorgänge, wie bei der Enteritis membranacea, finden wir bekanntlich auch in anderen Organen.

So z. B. das Asthma bronchiale. Das anfallsweise Auftreten, die Abscheidung eines eigenartigen schleimigen Sekretes in beiden krankhaften Prozessen bedeuten ganz analoge Vorgänge. Zu dieser Analogie trägt noch bei der Umstand, daß van Emden [57] auch bei der Enteritis membranacea eosinophile Zellen gefunden hat, die bekanntlich bei dem Asthma bronchiale fast nie vermißt werden. Auch einer der besten Kenner des Asthma bronchiale, A. Fränkel [58], findet eine Analogie zwischen beiden Prozessen, indem er meint, daß, wie wir es bei dem Asthma mit entzündlichen Erscheinungen an der Bronchialwand zu tun haben, ebenso das nämliche hätten bei der Colitis, bzw. Colica mucosa, die er im Gegensatz zu Nothnagel nicht unterscheidet.

Einen ganz ähnlichen Vorgang sehen wir in dem Symptomenkomplex, der unter dem Namen chronischer Bronchialcroup, Bronchitis fibrinosa chronica bekannt ist. Unter diesem Namen ist eine eigentümliche Erkrankung der Bronchien zu verstehen, ein chronischer Prozeß von relativer Gutartigkeit, bei dem von Zeit zu Zeit weiße, zähe Massen entleert werden, die sich durch ihre baumförmige Verzweigung und Gestalt als Abgüsse der Bronchien präsentieren. Der Symptomatologie nach ist also der ganze Prozeß der Enteritis membranacea an die Seite zu stellen, wie Neelsen [59] bereits mit vollem Recht hervorgehoben hat. Die Analogie zwischen diesen beiden Prozessen geht noch weiter, wenn man sich vergegenwärtigt, daß man über die Natur dieser beiden Prozesse sehr wenig weiß, daß man in diesen beiden Prozessen bisher nicht imstande ist, endgültig die Virchowsche [60] Frage: Ubi morbus? zu beantworten. Auch hier dreht sich das Interesse um die Entscheidung: Ist das eine primäre Erkrankung oder eine sekundäre, komplikatorische, von Tuberkulose oder anderen Krankheiten abhängige? Auch bei der Bronchitis fibrinosa, ebenso wie bei der Enteritis membranacea, ist die Ätiologie in Dunkel gehüllt. Die klassischen Monographien von Biermer [61] und Riegel [62], die sehr schöne Dissertation von Lucas-Championnière [63], die Arbeiten von Beschorner [64], Posselt [65], Hochhaus [66], Grandy [4], Fabian [67], Liebermeister [68], die vor kurzem erschienene Arbeit von S c h w a r z [69], die umfassende Monographie von H o f f - m a n n [70] klären alle diese Fragen nicht auf, und so ein ausgezeichneter Forscher auf diesem Gebiet, wie S o k o l o w s k i [71] nennt diese Krankheit „rätselhaft" und rechnet sie zu den in ätiologischer Beziehung beinahe dunklen Affektionen der Respirationsorgane.

Auch bei Erkrankungen des uropoetischen Systems wird eine Ausscheidung eigentümlicher gerinnselartiger Bildungen beobachtet, wenn auch viel seltener, als bei Erkrankungen des Darm- und Respirationstraktus. Uns interessieren hier lediglich Fälle von Abgang mit dem Urin der genannten Gebilde, ohne daß etwa eine primäre Erkrankung, wie z. B. Tuberkulose der harnableitenden Wege und ähnliches zugrunde liegt. Solche Affektionen sind erst in den letzten Jahren bekannt geworden, von J a k s c h [72] zum erstenmal beschrieben und analog der Enteritis membranacea mit dem Namen Ureteritis membranacea bezeichnet. Die Berechtigung für diesen Namen findet J a k s c h nicht nur in der Symptomatologie des genannten Prozesses, sondern auch „aus dem identischen chemischen Verhalten und an der ähnlichen mikroskopischen Struktur". Im Anschluß eines von ihm mitgeteilten Falles meint auch F r a n k [73], daß die Ausscheidungen „eine große Ähnlichkeit mit den Gerinnseln, welche bei der Colitis pseudomembranacea, beim Asthma bronchiale, sowie bei einigen Formen der Bronchitis fibrinosa zeigten."

Ganz im allgemeinen muß eine gesteigerte Schleimbildung durch einen oder mehrere der nachstehend genannten Veränderungen immer zustande kommen:

1. Abnorme Reize wirken auf die Rezeptoren der gesunden Organe ein.

2. Die reizempfangenden und übertragenden Teile sind in ihrer Erregbarkeit gesteigert, und so löst eine normale Reizung eine gesteigerte Reaktion aus.

3. Es findet eine pathologische Reizung innerhalb der sekretorischen Apparate (Nerv- und Drüsenzelle) statt, und so wird ohne Rücksicht auf die Reizung der Rezeptoren (Reizempfänger) Schleim gebildet etwa in der Weise, wie bei einer kontinuierlichen Reizung zentrifuger Vagusfasern das Herz langsamer schlägt.

Es können sich selbstredend mehrere dieser Faktoren kombinieren.

Welche Veränderungen nun in den einzelnen Fällen vorliegen und wie weit diese Annahmen in der Pathologie verifiziert sind, kann nur die klinisch-experimentelle Untersuchung lehren. Die klinische Beobachtung hat bisher diese Fragen, wie wir sahen, nicht völlig zu klären vermocht. Wie weit das Experiment hier helfend mitgewirkt hat, lehrt folgende Literaturübersicht.

Die interessantesten Experimente, die sich auf diese Frage beziehen und die wir aus der vorliegenden Literatur sammeln konnten, sind folgende:

R o u x e t R i v a [74] stellten fest am Tier, dem eine Jejunumfistel angelegt wurde, daß Schleim, der von einer künstlichen Enteritis des Dünndarms herrührte, in den Fäzes erschien, innig gemischt mit dem Kot, in hyaliner Form ähnlich dem Dickdarm.

G o u g e t [75] konnte durch Harninjektionen bei einem Kaninchen Enteritis membranacea hervorrufen; Harnstoffinjektionen hatten diese Wirkung nicht.

S o u p a u l t e t J o u a u l t [76] spritzten einem Kaninchen in die Gallenblase eine Wismuthemulsion ein, hierauf Enteritis membranacea.

Dieselben Autoren [77] vermochten durch aseptische Reizung der Baucheingeweide, also reflektorisch, eine Enteritis membranacea zustande zu bringen.

T r é m o l l i è r e s [78] studierte am Kaninchen die Ursachen der mit Supersekretion von Schleim einhergehenden Enteritis; er fand, daß es beim Kaninchen unter sehr mannigfachen Einflüssen zur Absonderung großer Quantitäten von Schleim kommen kann: mechanische Reizung der Darmschleimhaut, subkutane Injektionen toxischer Substanzen, Einführung pathogener Mikroben in den Darm und elektrische Vagusreizung.

B e r n a r d [79] hat bei Tierversuchen nach Ligatur oder Resektion des Mesenterialplexus schleimige Darmentleerungen auftreten sehen und schließt daraus, daß die Enteritis membranacea ein Symptom darstellt, welches infolge funktioneller Störungen des großen sympathischen Nervengeflechtes des Abdomens entsteht, und zwar entweder auf zentralem Wege (Neurasthenie und verschiedene Neurosen) oder als Komplikation abdomineller Erkrankungen mannigfacher Art.

Fast in den Bereich des Experiments gehört auch die zuerst von B o a s [80] gemachte klinische Beobachtung — Abgang von Schleim manchmal in tubulärer Form — Colitis membranacea arteficialis) nach Applikationen von Tannin, Alaun, Glyzerin und Höllensteinlösungen.

Wenn die Beobachtungen richtig sind, so könnte eine reflektorische Schleimbildung entweder über das zentrale Nervensystem oder den großen Sympatikus zustande kommen. Wenn eine solche Schleimbildung im Darm durch Reizung anderer Abdominalorgane möglich ist, dann müßte sie erst recht auftreten, wenn man den Darm selbst reizt. Es müßte also nach zirkumskripter Reizung eines bestimmten Darmabschnittes in den Nachbarorten oder auch in entfernteren Darmabschnitten gesteigerte Schleimbildung manifest werden. Zur Entscheidung dieser Frage stellten wir folgende Versuche an:

Versuch 1. Dem Hunde, einem kleinen Terrier, wurde an dem unteren Ende des Dünndarms ein Anus praeternaturalis angelegt. Der Dickdarm wurde in der Mitte quer durchschnitten, die beiden Schnittenden zugenäht und versenkt. Das obere Dickdarmende, also dasjenige, das an den Dünndarm angrenzte, wurde in die Bauchwand eingenäht. Wir konnten nun, nachdem die Wunde gut geheilt war, bei dem Hunde Reizungen des einen Dickdarmteiles vornehmen und am andern mit diesem nicht in Kontinuität stehenden Dickdarmteil eventuelle Zustandsveränderungen beobachten.

Die Quantität der abgeschiedenen Schleimmengen wurde vor der Reizung und Zustandekommen eines Katarrhs und $\frac{1}{4}$ bis 1 Stunde nach dem Zustandekommen des Katarrhs durch Trocknung auf dem Filter und Wägung bestimmt. Der Schleim wurde durch Spülung des isolierten, nicht gereizten Dickdarmstückes mit Wasser gewonnen.

		Muzin	
Reizung der Darmfistel	vor der Reizung	nach der Reizung	
T-a Jodi		$\frac{1}{4}$ St.	1 St.
Alkohol aa 10,0	0,0506	0,0496	0,0642
20 ccm		$\frac{1}{4}$ St.	
2 % Arg. nitr.	0,3634	0,3658	
20 ccm			
Alkohol absol.	0,0879	0,098.	

Aus diesem Versuche ergibt sich also, daß nach Reizung eines isolierten Darmabschnittes nur in diesem und nicht auch in entfernteren eine vermehrte Schleimbildung auftritt. Es ist also unwahrscheinlich, daß bei normalem Nervensystem eine reflektorische Schleimbildung auf dem Wege über das zentrale Nervensystem oder den großen Sympathikus vom Darm selbst möglich ist.

Nun war bei dieser Versuchsanordnung das Sympathikusgeflecht, das in der Darmwand selbst liegt, durchschnitten worden. Dieses Geflecht hätte aber an sich sehr wohl eine reflektorische Schleimbildung vermitteln können.

Aus diesem Grunde haben wir unter Erhaltung dieses Geflechts die Versuche der Gruppe II gemacht.

Versuch 2. Nach einer ausgiebigen und vollständigen Entleerung des Darms, was schon am Tage vor dem Versuche geschah, und nach einem

Reinigungsklystier (Seifenwasser), das dem Tier unmittelbar vor dem Versuche gemacht wurde, wird dem seit 24 Stunden nüchternen Hunde 30 ccm einer 4 prozentigen Höllensteinlösung in das Rektum eingespritzt. Die Einspritzung wird unter hohem Druck gemacht. Das Tier bekommt sehr heftige Tenesmen und entleert von Zeit zu Zeit etwas Schleim. Eine halbe Stunde später wird das Tier getötet, der Darm herausgenommen und nachgesehen. Es stellt sich heraus, daß der ganze Dickdarm bis zur Valvula Bauhini mit einem dicken Schorf bedeckt ist, welcher an der Klappe scharf endet. Jenseits der Klappe vollständig gesund aussehende, nicht hyperämische, geschweige mit Schorf oder abnormen Schleimmassen bedeckte Mukosa.

Bei Wiederholung dieses Versuches an einem anderen Hunde, wobei der Versuch unter denselben Kautelen angestellt wird, wird dem Tier 20 ccm einer 4 prozentigen Lösung von Argentum nitricum per rectum einverleibt, diesmal bei ziemlich niedrigem Druck. Nach Tötung des Tieres stellt sich heraus, daß sich ein ebenso intensiver Schorf wie früher gebildet hat, der 6 bis 7 cm vom Anus scharf endet. Alles, was höher von dieser Demarkationslinie liegt, sieht vollständig gesund, nicht hyperämisch, nicht mit Schleim bedeckt aus [1]).

Unsere Versuche der Gruppe II hatten also auch ein negatives Resultat. Auch der Wandsympathikus kann keine reflektorische Schleimbildung in dem oben genannten Sinne zustande bringen.

Wir glauben auf diese Weise die Bestätigung der Tatsachen geliefert zu haben, welche wir den klassischen Untersuchungen der P a w l o w schen Schule und den Arbeiten, die aus dem B i c k e l schem Laboratorium stammen, verdanken.

Bekanntlich hat B i c k e l [81] zu der von P a w l o w an Magenblindsackhunden festgestellten Schleimbildung nach Ätzung mit Silbernitrat seine Beobachtung hinzugefügt, daß diese Schleimbildung sich lediglich an den Teilen der Magenwand vollzieht, die von dem Ätzmittel betroffen werden.

Dasselbe konnten auch F r e u n d [82] und P e w s n e r [5] durch ihre Versuche bestätigen.

Auch durch unsere Versuche, die sich auf den Darm beziehen, können wir denselben Satz, den B i c k e l [81] für die Magen-

[1]) Dasselbe ergab sich bei folgenden von Dr. H. U r y , welchem wir für die liebenswürdige Mitteilung zu Dank verpflichtet sind, angestellten Versuche: 100 ccm einer 5 prozentigen Kochsalzlösung wurden in eine abgeschnürte Ileumschlinge eingespritzt; es trat starke katarrhalische Reizung mit Schleimbildung in der auf diese Weise behandelten Darmschlinge auf, dagegen fehlte in den übrigen Darmschlingen jedes Zeichen von Entzündung. Herr Dr. U r y wird über diese im chemischen Laboratorium des Pathologischen Instituts angestellten Versuche demnächst im Archiv für Verdauungskrankheiten berichten.

schleimhaut ausgesprochen hat, aufrechterhalten: die nach Reizung der Schleimhaut auftretende Schleimbildung stellt sich dar als „lokale Reaktion auf einen lokalen Reiz".

Hiermit kommen wir zur Ansicht, die die Bedeutung des Schleims als Schutzorgan gegen verschiedene schädliche Einwirkungen hervorhebt, wie das z. B. gegen bakterielle Invasion von Müller[82] und Walthard[83], gegen mechanische Einwirkungen von Sawriew[84], gegen thermische und chemische Einflüsse von Zweig[85] nachgewiesen worden ist.

Durch unsere Versuche, glauben wir, erfährt, wenn wir jetzt wieder auf die Pathologie der Kolitis bzw. Colica mucosa zurückkommen, diejenige Ansicht eine wesentliche Stütze, welche die Schleimbildung hierbei als ausgelöst durch krankhaften Reiz in der Darmschleimhaut ansieht. Die anderen oben diskutierten Möglichkeiten werden darum nicht in Abrede gestellt, aber wir meinen, daß gerade im Hinblick auf unsere Versuche man in allen Fällen vermehrter Schleimbildung im Darm vor allen Dingen gewissenhaft nach Schädlichkeiten forschen soll, durch die eine Reizung der Darmschleimhaut herbeigeführt zu werden vermag. Damit werden wir durch diesen Nachweis ohne weiteres zur ätiologischen Therapie hingeführt.

Literatur.

1. Dauber, Üb. kontinuierl. Magenschleimsekr. Arch. f. Verdkr. Bd. II.
2. Kuttner, Üb. Magenschleimfluß. Berl. klin. Woch. 1905, Nr. 44 a.
3. Posselt, Z. vergleich. Pathol. d. Bronchitis fibrin. u. d. Asthma bronch. Wien 1900. (Ziemlich vollständige Zusammenstellung der Literatur bis 1899.)
4. Grandy, Üb. sog. chron. Bronchialcroup. Ztbl. f. allg. Path. u. path. Anat., 1897, Bd. VIII, Nr. 13, S. 513.
5. Pewsner, Z. Frage d. Schleimabsond. im Magen. Berl. klin. Woch. 1907, Nr. 2 u. 3.
6. Kitagawa, O., Beitr. z. Kenntn. d. Enteritis membran. Zeitschr. f. klin. Med. 1891, Bd. XVIII, S. 9.
7. Åkerlund, Studien üb. Enteritis membran. Arch. f. Verdkr. Bd. I, S. 396.
8. Zit. nach Einhorn, M., D. membran. Enteritis u. ihre Behandl. Arch. f. Verdkr. 1898, Bd. IV, S. 455.
9. Mason Good, Tubular-Diarrhoea. Philadelphia 1825, S. 162.
10. Litten, Demonstr. mehrerer Präp. von Enteritis (Colitis) membran. i. d. Charité-Ges. Berl. klin. Woch. 1888, Nr. 29, S. 592.

11. B r u n n e r . Gazeta Lekarska 1892, Nr. 28 und Medizinskoje Obosrenie 1893. Nr. 19.

12. S é e , Germain, De l'entérite mucino-membran. et de son traitement. Bull. méd. 1893, S. 1167.

13. D o b r o w i c s . Beitr. z. Kenntnis d. Colica mucosa u. Enterit. membran. Pester med.-chir. Presse 1899, Nr. 35.

14. de L a n g e n h a g e n , Colitis muco-membran., Lancet 1904, Nr. 4209. auch L'entérocolite muco membran., enquête sur certains points controverses de son histoire, Presse méd. 1888, p. 592; s. auch: L'entérocolite muco-membran.; symptomes, étiol. et trait. Sem. méd. 1898, p. 1—7.

15. v. B e c k , Behandl. d. Colitis chron. 33. Congr. d. D. Ges. f. Chir., 6. bis 9. Apr. 1904.

16. C o h n h e i m , P., Üb. Enterit. membran. u. Ewalds Myxoneur. intestin., New-Yorker med. Monatsschr. 1905, S. 469.

17. E l s n e r , H., Üb. Colitis mucosa (Enterit. membran.) u. Colica muc. D. med. Woch. 1905, Nr. 38.

18. C h e i n i s s e . Colica muc. Sem. med. 1908, Nr. 22.

19. N o t h n a g e l . D. Erkrank. d. Darms u. Peritonäums. In Handb. d. spez. Path. u. Ther.

20. R o s e n h e i m , Pathol. u. Ther. d. Krankh. d. Verdauungsapp. Wien 1896, T. 1.

21. M a n n a b e r g , Symptomatol. u. Diagn. d. Colitis membran. Ref., erstattet in d. inn. Sekt. d. XIII. inter. med. Kongr. zu Paris, 3. III, 1900.

22. S c h ü t z . R., Schleimkolik u. membran. Dickdarmkat. Münch. med. Woch. 1900, Nr. 17, S. 573.

23. E w a l d , Myxoneurosis intest. nebst einig. Bemerkungen üb. d. Technik d. Rektoskopie. Ther. d. Gegenw. 1907. H. IX.

24. S i r e d e y , Union méd. 1869, Vol. 7—9.

25. D a C o s t a , Membran. Enteritis, Amer. Journ. of the Med. Sc., 1871.

26. E d w a r d s , Membran. Enteritis. Ibid. 1888. p. 329.

27. v. L e y d e n , Verh. d. Ver. f. inn. Med. in Berlin. Deutsch. med. Woch. 1882, Nr. 16, 17.

28. K i l b o u r n e , H. S., A case of chron. membran. enterit. with periodical exacerbat. New-York med. Record 1888, p. 199 u. 664.

29. V a n n i , L., L'enteria muco-membran. Riv. clin. 1888, 4.

30. L o o s , J., Ein Fall v. Colitis muc. Prag. med. Woch. 1889, Nr. 50, S. 579.

31. L y o n , Gaston, Colitis membran. Le Bullet. méd. 1904, p. 986. L'entérite muco-membran. Gaz. des Hôp. 1889, p. 494.

32. W o l f f , L., Klin. Beitr. z. Pathol. des Darmkan. Upsala 1891, zit. nach R. T h i e r f e l d . Enterit. membran. bei einem 9jähr. Knaben. Prag. med. Woch. 1904, Nr. 16.

33. R o t h m a n n , M., Üb. Enterit. membran. D. med. Woch. 1893, Nr. 41, S. 999.

34. v. E n g e l h a r d t . R., Darmkat. u. Darmneurose. Pet. med. Woch. 1895, Nr. 48, S. 411.

35. M e n d e l s o n , W., Mucous colitis, a functional neurosis. New York med. Record 1897, Jan.

36. R o b i s o n , J o h n A., Membran. colitis. Medicine 1901, Jan.

37. W e s t p h a l e n , H., Üb. d. sog. Enterit. membran. Berl. klin. Woch. 1901, Nr. 14—16; Üb. Enterit. membran. Pet. med. Woch. 1895, S. 252.

38. H e r t z b e r g e r , L., Die Pathogen. d. Colica muc. 1902 (holländ.). Ref. in Münch. med. Woch. 1902, Nr. 15, S. 624.

39. N o o r d e n und D a p p e r , Üb. d. Schleimkolik d. Darms (Colica muc.) und ihre Behandl. Berlin 1903. Vgl. auch N o o r d e n , Üb. d. Behandlung d. Colica muc. Zeitschr. f. prakt. Ärzte 1898, Nr. 1.

40. G l é n a r d , Colite muco-membran. Acad. de méd. Séance 20. IV. 07.

41. L e t c h e f f , De la colite muco-membran. chez les utérines. Étude anat., clin. et pathol. Paris 1895. Thèse.

42. R e y e n è s , H e n r y , De l'entero-colite muco-membran. Presse méd. 1901, Nr. 49.

43. S o u p a u l t et J o u a u l t , Pathogénie de l'entérite muco-membran. Séance de la Soc. méd. des Hôpit. 1904, 4 mars.

44. V i n a y , De l'entérite muco-membran. d'origine traumat. Lyon méd. 1904, Nr. 4.

45. B l o n d e l , M., Traitement de la colite muco-membran. Bull. de Thérap. 1897, 23. XI.

46. F l i n t , W. H., Tubular diarrhoea or membranous colic. California Journ. 1905, Nr. 8.

47. H a r r i s o n , Mucous colitis. 1907. Lancet. Nr. 4386.

48. V o u z e l l e , La colite muco-membran. Paris 1899. Thèse. — Étude étiol. et clin. de la colite muco-membran. Gaz. hebd. de Méd. et de Chir. 1899, Nr. 65, p. 769—775. — Vgl. auch Gaz. hebd. 1899, Nr. 69.

49. C o m b y , M a t h i e u und S i r e d e y in der Sitzung der Soc. méd. des hôp. à Paris v. 12. III, 1897.

50. B o t t e n t u i t , Etiology, treatment of muco-membran. colitis. Brit. med. Journ. 1903. Vgl. ibidem 1892.

51. R o b i n , A., La pathogénie et le traitement de l'entéro-colite muco-membran. Bull. thérap. 1903, 15. Nov.

52. F o s t e r , P., Membranous colitis. Edinbourgh. med. Journ. 1902, II.

53. M a t h i e u , A., Sur les rapports de la nephroptose et de l'entérite muco-membran. Bull. de Thérap. 1897, p. 345.

54. B e r n a r d , F., Goître exophtalmique et interocolite muco-membran. Presse méd. 1903, no. 48, p. 447.

55. D a l c h è , L'entérite muco-membran., ses repports avec les affect. génit. de la femme, Bull. méd. 1904, no. 36, p. 419.

56. R o g e r , La mucinase. Soc. de Biol. 1905.

57. v a n E m d e n , J. G., Üb. eosinophile Zellen im Darminhalt, bes. bei Enterit. membran. u. Colica mucosa u. üb. d. Analogie zwischen Col. muc. u. Asthma nerv. 1902 (holländisch). Ref. in Münch. med. Woch. 1902, Nr. 15, S. 625.

58. Fraenkel, A., Disk. üb. d. Vortrag von H. Elsner[17] im Ver. f. inn. Med. in Berlin, 5. Juni 1905, 59.

59. Neelsen, zit. nach Grandy[4].

60. Virchow, Der anatomische Gedanke in der Med. XI. internat. Kongr. 1894.

61. Biermer, Die Krankh. d. Bronchien. In Virch. Handb. d. spez. Path. u. Ther. 1865, Bd. V.

62. Riegel, Die Krankh. d. Bronchien. In v. Ziemssens Handb. d. spez. Path. u. Ther. 1875, Bd. IV.

63. Lucas-Champiennière, De la bronchite pseudomembran. chron. Paris 1876.

64. Beschorner, O., Üb. essentielle Bronchitis fibrin. Volkm. klin. Vortr. 1893, Nr. 73 (sorgfältiges Literaturverzeichnis bis 1893).

65. Posselt, Zur vergleich. Pathol. d. Bronch it. fibrin. u. d. Asthma bronch. Wien 1900 (ziemlich vollständige Zusammenstellung der Literatur bis 1899).

66. Hochhaus, Z. Pathol. d. Bronchitis fibrin. D. Arch. f. klin. Med. 1902, Bd. 74, S. 11.

67. Fabian, Erich, Echte Blutgerinnsel, als Ausgüsse d. Trachea u. d. Bronchien in einem Falle v. allgem. hämorrhag. Diathese b. chron. Ikterus, zugl. e. Beitrag z. Lehre v. d. Bronchialgerinnseln. D. Arch. f. klin. Med. 1903, Bd. 77, S. 194.

68. Liebermeister, G., Üb. Bronchitis fibrin. Ibid. 1904, Bd. 80, S. 550.

69. Schwarz, Z. Pathol. d. fibrin. Bronchitis. Wien. med. Woch. 1908, Nr. 21—23.

70. Hoffmann, F. A., Die Krankh. d. Bronchien. In Nothnagels spez. Path. u. Therapie 1897, Bd. XIII.

71. Sokolowski, A., Üb. d. idiopath. fibrin. Bronchitis (Bronchit. fibrin. idiopath.). D. Arch. f. klin. Med. 1896, Bd. 56, S. 476.

72. v. Jaksch, Z. Kenntn. d. Ausscheidung muzinartiger und fibrinartiger geformter Massen a. d. uropoet. System. Zeitschr. f. klin. Med. 1893, Bd. 22, S. 551.

73. Frank, Üb. Muzingerinnsel i. Harn. Ibid. 1899, S. 479.

74. Roux, Jean Ch., et Riva, A., Origine de mucus, trouvé dans les fèces au cours des entérites. Soc. de Biol. 1906, Vol. 60, p. 563. Le mucus dans le contenu de l'intestin grêle et du gros intestin à l'état normal. Ibid. p. 69. — Sur la non-digestibilité du mucus intest. Ibid. p. 537.

75. Gouget, Entérite muqueuse expérim. par élimination. Soc. de Biol. 1903, Vol. 55, p. 548.

76. Soupault et Jounault, Hypersecretion glaireuse intest. provoquée expérimental. chez trois lapins. Soc. Biol. 1903, p. 524.

77. Dieselben, Compt. rend. Soc. Biol. 1903, p. 525.

78. Trémollières, Note sur l'anat. path. de l'entérocolite muco-membran. Soc. de Biol. 1906.

79. B e r n a r d , F., XIV. intern. med. Kongr. in Madrid 1903, April.

80. B o a s , J., Symptomatol. u. Diagn. der Colitis membran. D. med. Woch. 1900, Nr. 33.

81. B i c k e l , A., Z. pathol. Physiol. d. Magenkat. Arch. f. klin. Med. 1907. Bd. 89, S. 34.

82. M ü l l e r , F r., Sitzungsber. d. Ges. z. Beförd. d. ges. Naturwiss. zu Marburg, 1896, Nr. 6.

83. W a l t h a r d , Üb. antibakterielle Schutzwirkung d. Muzins. Ztbl. f. Bakt. u. Parasitenk. 1895, S. 311.

84. S a w r i e w , E., Material z. Physiol. u. Pathol. d. Magendrüsen d. Hundes. 1901. St. Petersb. Inaug.-Diss.

85. Z w e i g , D. physiolog. Bedeut. d. Schleimes. Arch. f. Verdkr. 1906, Bd. XII, S. 364.

XXVII.
Über „lipoide Degeneration".

(Aus dem Kgl. Pathologischen Institut zu Berlin.)

Von

Dr. F r i t z M u n k.

(Mit 4 Textfiguren.)

In den Gewebszellen des menschlichen Körpers tritt unter gewissen Bedingungen Fett als feine Tröpfchen in Erscheinung. V i r c h o w , der die morphologischen Verhältnisse der fetthaltigen Zellen zuerst genauer beschrieb, gibt dreierlei Möglichkeiten für das Auftreten von Fett an.

1. Das Fett wird aus dem Säftestrom dem Zellkörper infiltriert: fettige Infiltration.

2. Das Fett, das vorher in der Zelle in unsichtbarem Zustand vorhanden war, tritt in Erscheinung: fettige Metamorphose.

3. Das Fett entsteht durch Spaltung aus dem Zelleiweiß: fettige Degeneration, als deren morphologisches Charakteristikum galten die kleinen zahlreichen feinverteilten Tröpfchen in der Zelle.

Ein klassisches Beispiel der ersten Art stellt die Leber dar, die damals neben dem Fettgewebe noch als die einzige berufene Herberge von Fett im menschlichen Körper betrachtet wurde, daneben war noch das ständige Vorhandensein von Fett in der Rinde der Nebenniere wohl bekannt.

Durch Virchow wurden eine große Zahl Untersuchungen auf diesem Gebiete der Pathologie angeregt, die teils auf chemisch-biologischem, teils auf färberisch-morphologischem Wege Aufschluß bringen sollten. Zunächst verdanken wir diesen Bemühungen die Kenntnis, daß das Fett in morphologisch wahrnehmbarem Zustande auch physiologisch in den Organen vielmehr verbreitet ist, als man früher annahm.

Herxheimer[1] hat eine Zusammenstellung aller Organe gegeben, die im Verlaufe der bisherigen Untersuchungen als fetthaltig erkannt wurden.

Es gehören dazu die meisten Drüsen des menschlichen Körpers. So hat Sata[2] Fett in den Speicheldrüsen gefunden. Stangl[3] entdeckte Fett im Pankreas, von dem er annimmt: „daß es sich bei diesen Fettropfen um normale Produkte des Stoffwechsels der Zellen handelt, von denen wahrscheinlich erst das Übermaß, wie es im hohen Alter in den großen, zahlreichen Fettropfen zur Erscheinung kommt, als Ausdruck einer gesunkenen vitalen Energie der Zelle aufzufassen ist."

In der Niere, wo das physiologische Vorkommen von Fett bei Tieren als erwiesen gilt, fand Rosenstein[4] auch in der menschlichen Niere unter normalen Umständen Fett. v. Hansemann[5] hält das diffuse Fett in der Niere als eine Fettinfiltration, gegenüber dem herdweisen Auftreten von Fett bei Entzündungen, für physiologisch, zumal man kaum jemals eine Niere frei von Fett finde. Ribbert[6] allerdings nimmt im Gegensatz hierzu beim Auftreten von Fett in der Niere stets eine Schädigung der Zelle an, deren Ursache im leichtesten Fall auf einer gesteigerten funktionellen Leistung beruhen kann.

Das Auftreten von Fettröpfchen in den Epithelien der Hodenkanälchen will v. Hansemann ebenfalls nicht als eine Metamorphose im pathologischen Sinne auffassen, da es nach seinen Untersuchungen unter ganz physiologischen Verhältnissen in den Zellen gefunden werde. Die Fettkörnchen sollen hier zur Natur der Zelle gehören, wie etwa bei der Nebennierenrinde. Lubarsch[7] erscheint das Untersuchungsmaterial v. Hansemanns (Hoden von Kranken und Gefangenen) zu einer Entscheidung der Frage nicht für geeignet, er hält darum an einem regressiven Vorgange in diesem Falle fest. Herxheimer

konnte aber in der Festschrift für O r t h seine Beobachtungen
an 52 Menschenhoden veröffentlichen, aus denen mit Sicherheit
hervorgeht, daß es sich im Hoden um einen physiologischen Fettgehalt handelt. Aus der Lokalisierung der Fettröpfchen kommt
H e r x h e i m e r zu folgender Auffassung: „Die Hoden der
Menschen enthalten physiologisch eine beträchtliche Menge Fett.
Bei noch nicht reifen Individuen liegt dies vorzugsweise im interstitiellen Gewebe und ist als Reservematerial für den wachsenden
Hoden bestimmt. Bei geschlechtsreifen Individuen dagegen liegt
dasselbe vornehmlich in den Hodenkanälchen und dient als Reservematerial bei der Bildung von Spermatozoen".

Für das O v a r i u m beschreibt P f l ü g e r[8] ähnliche
Verhältnisse. Die bindegewebige Hülle der Primärfollikel fand er
stark mit Fett infiltriert, er ist nicht geneigt, das Auftreten des
Fettes als einen Degenerationsvorgang zur Lösung der Follikel
aufzufassen, vielmehr nimmt er an, daß hier das Fett abgelagert
ist, um zur Bildung der Fettmenge zu dienen, die bei der Bereitung
der Keime benötigt wird. H i s[9] weist die Annahme einer fettigen
Degeneration ebenfalls entschieden zurück, da doch hier gerade
die das Fett enthaltenden Zellen in üppigster Ernährung stehen.
Ferner weist er auf den Zusammenhang der fetthaltigen Zellen
zu den Kapillarien hin. Auch H e r x h e i m e r kommt bei
seinen Untersuchungen zur gleichen Überzeugung, da die Kerne
der fetthaltigen Zellen keinerlei Veränderungen aufweisen.

In der T h y r e o i d e a wies vor allen E r d h e i m[10] das
physiologische Vorkommen von Fett nach.

Die menschliche H a u t wurde besonders von U n n a[11]
histologisch auf ihren Fettgehalt untersucht. Er fand sowohl die
Schweiß- und Knäueldrüsen regelmäßig fetthaltig, ebenso sah
er die Gefäßwände, die Lymphspalten und Lymphgefäße mit
Fett durchsetzt. Die letzte, sehr genaue Arbeit über das Fett der
Haut stammt von C l a r i b e l C o n e[12]. Er entdeckte in der
Haut speziell im Korium weit verzweigte Bindegewebszellen, die
vollkommen mit Fett beladen sind. A l b r e c h t hat für diese spezifischen Fettzellen den Namen „Lipophoren" vorgeschlagen. Außerdem bestätigt C o n e das Vorkommen von Fett in den Blutgefäßen.

In der T r ä n e n d r ü s e wurde das ständige Vorhandensein von Fett durch S a t a festgestellt.

Leicht erklärlich ist ferner das Vorkommen von Fett in der Mamma und den Talgdrüsen.

In der Thymus hat Herxheimer[1] stets Fett vorgefunden, und zwar in höherem Grade vor der regressiven Veränderung der Drüse. Auf seinen Einwand gegen Kaiserling und Orgler möchte ich im zweiten Teil dieser Arbeit näher eingehen.

Während Rindfleisch[13] das Fett in der Muskulatur stets auf einen pathologischen Ursprung zurückführte, konnte von Wahlbaum[14] in den Zellen der Körpermuskulatur, die im übrigen keine Veränderung zeigten, Fett in reichlicher Menge als feine, in Längsreihen angeordnete Tröpfchen nachgewiesen werden. Die Verfettung betrifft meist ganze Muskelfasergruppen, oder auch nur Bruchstücke derselben und wurde in 50 % der Fälle konstatiert. Besonders reich an Fettkörnchen erwies sich der Levator palpebrae. Der Fettgehalt war vom Ernährungszustand oder der Krankheit des Individuums nicht beeinflußt, wohl aber von den Leistungsanforderungen an den Muskel, z. B. hat „der Levator palpebrae, der am beständigsten tätige Muskel, auch den stärksten Stoffwechsel und zeigt durchweg die stärkste Verfettung".

Das im Uterus bei seiner Rückbildung post partum auftretende Fett kann, weil durch einen physiologischen Vorgang bedingt, ebenfalls physiologisch bezeichnet werden.

Aschoff[57] weist darauf hin, daß auch das von Hausmann in den Epithelien der Niere und der Leber, sowie in den Herzmuskelzellen Neugeborener gefundene feinkörnige Fett eine physiologische Erscheinung sei. Er selbst fand es bei Neugeborenen noch in den basalen Epithelien und Bindegewebszellen der Haut, in den Epithelien und der glatten Muskulatur des Darms und der Gefäße, vereinzelt auch in den Ependym- und Ganglienzellen. Während diese Funde in ihrer Intensität wechselten, fand er konstant Fettröpfchen in den gelapptkörnigen Leukozyten. Vorgänge während der Geburt oder des Absterbens können nicht dafür verantwortlich sein, denn Aschoff fand die Fettbildungen auch bei Föten, schon bei einem von 25 cm, sowie bei Mäuseembryonen.

Cohnheim[58] sah eine ständige Fettanhäufung in den Zellen der Organe, die in physiologischem oder auch in pathologischem raschem Wachstum begriffen sind, z. B. in den Knorpelzellen der

Kinder und jungen Tiere, sowie in rasch wachsenden Geschwülsten. Er faßt das Fett hier einzig und allein als ein Nebenprodukt gerade eines sehr energischen Stoffwechsels auf und meint: Wer könnte zweifeln, daß hier behufs der fortwährenden Gewebsneubildung die Zufuhr von Material eine sehr lebhafte ist.

Die Verfettung im Nervensystem will Cohnheim der Verfettung in unserm bisherigen Sinne nicht zur Seite stellen, weil die Nervenfasern oder Ganglienzellen selbst niemals mit Fett oder Fettröpfchen gefüllt sind. Dagegen konnte Jastrowitz[59] Fettröpfchen in den Ganglienzellen bei Föten und Neugeborenen, in einem Falle bis zum 7. Monat feststellen, was er als ein Übergangsstadium in der Zellentwicklung, dagegen alle Fettkörnchenzellen, die sich in späterm Alter finden, als Anzeichen eines pathologischen Vorgangs auffaßt.

Unter v. Hansemanns Leitung stellte Utschider[15] neuerdings Untersuchungen nach Fett im Gehirn, im Rückenmark und den peripherischen Nervenfasern an, die ihn zu dem Resultat kommen ließen, daß sich hier auch unter normalen Bedingungen stets Fett in den Ganglienzellen und Nervenfasern vorfinde, das nicht auf einen Zerfall dieser Gebilde zurückzuführen sei.

Schließlich seien noch die Arbeiten von Perls[16] über das Vorkommen von Fettröpfchen in den Endothelien der Gefäße, von Hochheim[17] über diese Verhältnisse in den Epithelien der Lungenalveolen erwähnt.

Der Fettgehalt des Blutes ist durch zahlreiche Untersuchungen ebenfalls als physiologisch nachgewiesen.

Dagegen vermißte ich diesbezügliche Studien über die Verhältnisse der Prostata der Darm- und Blasenmuskulatur.

Gehen wir über zu den Erfahrungen bei pathologisch veränderten Organen, so kann sich das Auftreten des Fettes äußern: entweder als ein Auftreten in reichlicherer Menge, als wir es gewohnt sind, oder es tritt in Erscheinung, wo es unter normalen Verhältnissen vielleicht chemisch, nicht aber morphologisch nachweisbar ist. Die Organe, denen die meisten in dieser Hinsicht unternommenen Untersuchungen galten, sind die Niere und das Herz.

Gibt man v. Hansemann das Vorkommen von geringer Menge Fett in Nierenzellen ohne weitere Veränderungen auch zu, so ist doch das Auftreten größerer Mengen Fetts stets von Störungen des Zellebens und morphologisch wahrnehmbaren Schädigungen der Zelle begleitet. Was das zeitliche Auftreten und die Lokalisation der Fettröpfchen anbelangt, sah Ribbert[18] zuerst die Epithelien der Tubuli contorti zweiter Ordnung, dann die der ersten Ordnung, dann die Zwischensubstanz befallen, was er mit den schlechten Ernährungsbedingungen der Kanälchen erklärt, da die sie umgebenden Kapillarien schon ziemlich stark venöses Blut führen. Während Ribbert dieser Erfahrung seine Untersuchungen am menschlichen Material zugrunde legte, sah Fischler[19] bei seinen dahin gerichteten experimentellen Untersuchungen das Fett zuerst im Schleifenepithel, erst später in den gewundenen Harnkanälchen, dann in den Ausführungsgängen und erst zuletzt im Zwischengewebe auftreten. Über die topographische Anordnung des Fettes in den Zellen der Nieren gibt die Dissertationsarbeit von v. Freeden Aufschluß, wonach die Lagerung des Fettes am meisten an der Zellbasis, nahe der Membrana propria stattfindet, was übrigens mit den allgemeinen Befunden sämtlicher Forscher übereinstimmt.

Im Herzmuskel tritt das Fett bei der sogenannten fettigen Degeneration in kleineren oder größeren Tröpfchen in den Muskelzellen auf. Die Kerne sind in den befallenen Zellen meist erhalten und gut färbbar. Makroskopisch zeigt der Muskel, besonders die Papillarmuskeln, infolge der Anordnung des Fetts ein fleckiges, sogenanntes „getigertes" Aussehen. Ribbert stellte Experimente an, aus denen er eine Abhängigkeit der Fettverteilung von den Zirkulationsverhältnissen schließen konnte. Er injizierte eine Flüssigkeit von der Art. coronaria aus in den Herzmuskel und fand, daß die am schwierigsten injizierbaren Teile des Muskels mit den Abschnitten identisch sind, die bei der getigerten Fettzeichnung der Herzen das Fett enthalten. So, nimmt er an, werden auch die Zellbezirke, denen unter normalen Verhältnissen das Blut nicht so leicht zugänglich ist als den anderen, zuerst auf eine Verzögerung der Nahrungszufuhr mit Verfettung reagieren. Umgekehrt sind bei der Verfettung, die durch eine Vergiftung hervorgerufen wird, die andern, dem Gifte zuerst ausgesetzten Teile verfettet. Perl[60] hat durch eine große Reihe von Versuchen an Hunden nachgewiesen, daß die Verfettung der Herz-

muskelzellen mit einer bestehenden Anämie des Tieres in Zusammenhang zu bringen ist. Er konnte durch intermittiertes
Verblutenlassen der Hunde künstlich die Herzmuskelzellen ver-
fetten lassen. Er nimmt darum auch beim Menschen an, daß die
fettige Degeneration nicht allein bei der perniziösen Anämie und
der Leukämie, sondern allgemein eine Erklärung in einer vorausgegangenen Anämie oder aber doch in einem Siechtum finden könne.
Die „fettige Degeneration" des Herzmuskels nimmt insofern eine
Sonderstellung ein, als bei ihr der Untergang von Zellen bisher
nicht einwandsfrei beobachtet wurde.

Der Verfettung atrophischer Muskeln widmeten R i c k e r
und E l l e n b e c k [21] ihre Aufmerksamkeit. Am 17. bis 18. Tage
nach künstlicher Durchtrennung des Nerven sahen sie im Muskel
Fettröpfchen auftreten, deren Menge bis etwa zum 33. Tage zu-
nahm, bis zum 69. Tage konstant blieb und etwa am 125. Tage
beinahe vollständig verschwunden war. Die beiden Autoren
kamen zu der Ansicht, daß das Fett als Infiltrationsfett aus dem
Blute stamme und solange auftrete, als die Kapillarien besonders
durchgängig seien. Da dies in der zweiten Häfte der Versuche
abnehme, verringere sich auch die Menge des Fetts.

Eine große Bedeutung kommt dem Auftreten von Fett bei
den anämischen Infarkten und dem diesen zu vergleichenden
Zerfall von Tumoren zu. Man findet hier das Fett stets rand-
ständig um den anämischen bzw. nekrotischen Herd. Ich greife
schon etwas in das nächste Kapitel vor, wenn ich hier auf den mut-
maßlichen Grund dieser auffallenden Lokalisierung und die Erklärungen, die verschiedene Autoren dafür gegeben haben, etwas
näher eingehe. Von den meisten Forschern wird angenommen,
daß die am Rande im Gegensatz zu der inneren Partie noch erhaltene Zirkulation das Auftreten von Fett hier erkläre. Das ist
an sich ganz unzweifelhaft richtig in dem Sinne, daß das Fett da
ist, w e i l die Zirkulation v e r m i n d e r t ist; denn die weiter
peripherischen Bezirke weisen trotz ungestörter Zirkulation kein
Fett auf. v. R e c k l i n g h a u s e n [22] nimmt an, daß es sich um
eine Fettinfiltration von außen durch Diffusion handle, ebenso
kommt F i s c h l e r [23] zu der Ansicht: „Zum Auftreten freien
Fettes kommt es anscheinend nur bei Vorhandensein einer gewissen
Saftströmung, deren häufigste die Blutzirkulation selbst ist, da-

neben nicht minder aber auch von Lymph- und Diffusionsströmen.‟ Ich hoffe, es werde mir gelingen, im nächsten Kapitel eine einfachere Erklärung, die der Diffusionstheorie gegenüber entschieden den Vorzug der Natürlichkeit hat, durch die Annahme einer Schädigung der betreffenden verfetteten Zellen geben zu können.

Nach diesem kursorischen Referat über die wesentlichsten Arbeiten, die sich mit dem Vorkommen des Fetts in den Organzellen des menschlichen Körpers beschäftigt haben, wenden wir uns der Theorie der Entstehung des pathologisch auftretenden Fetts zu.

Die eingangs erwähnten, von Virchow aufgestellten Grundsätze für die fettige Degeneration hatten zwar lange Zeit allgemeine Anerkennung gefunden, gerieten aber doch im letzten Jahrzehnt namentlich auch durch die Resultate der chemischen Untersuchungen ins Schwanken. Zunächst wurde die allgemeine Frage: Ist es möglich, daß im menschlichen Körper aus Eiweiß Fett abgespalten werden kann? von den Chemikern nicht bedingungslos im positiven Sinne beantwortet, und man ist heute weit entfernt, einen solchen Vorgang im Umfange des bei der fettigen Degeneration auftretenden Fettes anzunehmen. Abgesehen von dieser Materienfrage der Entstehung des Fetts, gehen die Ansichten über ihre Lokalisation auseinander. Je nach dem Weg, den die Forscher bei ihren Untersuchungen gingen, gelangten sie zu verschiedenen Auffassungen. Während die chemisch-biologischen Untersuchungen mehr für eine Entstehung in der Zelle sprachen, ließen sich die Histologen nicht von der Theorie einer Fettinfiltration in die Zelle abbringen. Auf der Versammlung der Pathologischen Gesellschaft zu Kassel 1903 fand im Anschluß an Referate von Kraus und Ribbert über die Frage der fettigen Degeneration und an eine Reihe von Vorträgen über die Ergebnisse dies bezüglicher Untersuchungen eine ausgiebige Diskussion statt. Indem ich die damals vertretenen Ansichten in kurzem anführe, bleibt es mir erübrigt, auf die frühere Literatur über den Gegenstand näher einzugehen.

Das Problem des pathologischen Auftretens von Fett in den Zellen läßt sich in die zwei Fragen fassen:

1. Wo und welcher Art ist die Quelle des in der Zelle auftretenden, pathologisch sichtbar gewordenen Fettes?

2. Welche Bedeutung kommt ihm für den Lebensvorgang der Zelle zu?

Von K r a u s wird unsere erste Frage folgendermaßen präzisiert: „Ob jede, nicht mehr ausschließlich chemisch nachweisbare, sondern abnorm reichlich in den Zellen sichtbar werdende Fettansammlung von an derselben Stelle oder sonstwo im Organismus präexistentem Fett (fettähnlichen Verbindungen) herrührt, oder ob infolge veränderter (bzw. auch der gewöhnlichen) Bedingungen der Erzeugung bestimmter Stoffwechselprodukte irgendwo, vor allem aber lokal, aus anderweitigen normalen Zellbestandteilen erst Trialiphat entstanden ist (zelluläre Lipogenese)?" Er weist darauf hin, daß sowohl unter physiologischen als unter pathologischen Verhältnissen das Fett in zwei Formen in den Zellen vorkommt:

1. in ganz feiner Verteilung (vielleicht Verbindung), so daß das Zytoplasma hell oder gleichmäßig trüb aussieht;

2. in der Form sichtbarer Tröpfchen.

Darnach kann der mikroskopische Befund von Fett nicht maßgebend sein für den absoluten Fettgehalt. K r a u s spricht daher der morphologischen Untersuchungsmethode das Urteil über Zu- oder Abnahme von Fett in den Zellen ab und beruft sich auf die Beobachtung R o s e n f e l d s, der in gesunden sowohl wie in kranken Nieren, die mikroskopisch kein Fett erkennen ließen und im übrigen ein normales Aussehen zeigten, dennoch bis zu 23 % Fettgehalt feststellte. Er fand den durchschnittlichen Fettgehalt (17,9—18,2) mikroskopisch fettfreier Nieren gleich dem von Nieren mit morphologisch sichtbarem Fett, ja selbst bei auffallend geringem Fettgehalt (16 %) sah er Nieren stark pathologisch verfettet. K r a u s stellt sich daher vor, daß es sich bei der sogenannten fettigen Degeneration weder um lokale Bildung noch um Aufnahme von Fett, also überhaupt um gar keine Fettanreicherung handle; es könne einfach eine molekulare-physikalische Dekonstitution einer ursprünglich fetthaltigen Zelle vorliegen.

Die Möglichkeit der Entstehung von Fett aus Eiweiß im Stoffwechsel des menschlichen Organismus will K r a u s nicht von der Hand weisen, obgleich er den Beweis durch die Deutung der V o i t - schen Stoffwechselversuche nicht als erbracht ansieht. Jedenfalls würde seiner Ansicht nach nicht alles Fett bei der fettigen Degeneration durch einen solchen Vorgang geschaffen werden können. Neben dieser Erklärung des Sichtbarwerdens von Fett in den Zellen gibt K r a u s , gestützt auf die Resultate von F u n k e [26] und M i s c h e r - R ü s c h s [27] bei Untersuchungen laichender Fische und auf die Erfahrungen bei Phosphorvergiftungen eine Fettwanderung nach den pathologisch veränderten Organen zu.

R i b b e r t [29] erblickt in der fettigen Degeneration in der Hauptsache eine Infiltration von Fett in die Zelle. Er begründet seine Auffassung vornehmlich mit seinen morphologischen Wahrnehmungen bezüglich der Größe der Tropfen, mit dem vermehrten Fettinhalt der Zelle. Die Tropfen „übertreffen an Umfang bei weitem das noch vorhandene Plasma, das erheblich reduziert ist. Es ist durch degenerativen Zerfall an Masse geringer geworden, manchmal nur noch spärlich vorhanden. Kann nun bei dem Zerfall des jetzt fehlenden Protoplasmas soviel Fett entstanden sein, wie wir in der Zelle vorfinden? Das darf ruhig verneint werden. Bedenken wir doch, daß an Stelle der Fettropfen früher nicht nur Protoplasma, sondern auch reichliche interzelluläre Flüssigkeit existierte, die für die Fettbildung durch Zellzerfall nicht in Betracht kommt (? !). Bedenken wir aber ferner, daß aus dem an sich quantitativ schon nicht entfernt genügenden lebenden Eiweiß nun doch auch nur eine kleine Menge Fett hervorgehen könnte. Denn das Eiweißmolekül würde zweifellos nur zum kleinen Teile Fett liefern können. Aber diese Überlegungen werden noch klarer, wenn wir berücksichtigen, daß die Fettropfen nicht nur an Stelle großer Zellvolumina getreten sind, sondern daß sie nicht selten auch noch darüber hinausgehen. Bei hochgradiger Fetteinlagerung werden auch bei der Degeneration die Zellen oft wesentlich größer. Unter diesen Umständen ist natürlich noch weniger an eine Entstehung des Fettes aus Zellbestandteilen zu denken." Ein weiterer Beleg für eine Spannung in der verfetteten Zelle durch Überfüllung sind für R i b b e r t die konkaven Eindrücke an dem im übrigen gut erhaltenen Kern, wie sie nach der Entfettung mittels Xylol am gefärbten Kern wahrzunehmen sind. Die Beobachtungen R o s e n f e l d s von der annähernden Gleichheit des chemisch nachweisbaren Fettgehalts bei verfetteten und normalen Nieren wollen ihm nichts bedeuten für die einzelne Zelle, die histologisch das Bild starker Verfettung zeigt, denn das Plus in dieser Zelle

könne sehr wohl durch einen eingetretenen Ausfall in anderen Zellgruppen des Organs ausgeglichen werden. Des weiteren begründet
Ribbert seine Hypothese der Infiltration von Fett mit den
Versuchen Rosenfelds [30], die von diesem an Hunden angestellt
wurden. Hierbei stellte sich heraus, daß fremdes Fett (Hammelfett),
das in den Fettdepots der Hunde niedergelegt wurde, nach Vergiftung der Tiere mittels Phosphor in der Leber der Tiere nachgewiesen werden konnte, also ein Transport des Fettes durch den
Blutstrom zustande gekommen sein mußte. Schwalbe [31]
wiederholte diese Versuche, nahm statt Hammelfett Jodipin und
kam zum gleichen Resultat. Für einen Teil des auftretenden Fettes
gibt Ribbert zu, daß es wohl schon in der Zelle präexistierte,
aber er mißt dieser Fettquelle eine geringe Rolle bei.

Nun ist aber der ständige Fettgehalt der Zellen an sich ja schon
durch die natürliche Bestimmung des Fettes als Nährstoff einerseits,
der Zelle als Stätte des Stoffwechsels andererseits bedingt. Fett
wird, wie Eiweiß und Kohlenhydrat dem Organismus sowohl als
der einzelnen Zelle zum Stoffwechsel zugeführt.

Der Stoffwechsel der Zelle besteht in Stoffaufnahme, Stoff-
umwandlung und Stoffabgabe. Die der tierischen Zelle in der Nahrung sich darbietenden Stoffe müssen in ihrer chemischen Zusammensetzung nahe übereinstimmen mit den Stoffen, aus denen die Zelle
besteht.

Genaue Untersuchungen über den Stoffwechsel, speziell über
die Nahrungsaufnahme der Epithelzellen sind von M. Czermak
an dem Splanchopleuraepithel von Forellenembryonen angestellt
worden. Er unterscheidet (außer der Aufnahme durch Proto-
plasmafortsätze) drei Arten von Nahrungsaufnahme von außen:

    1. passive Art der Diffusion und Osmose;

    2. aktive Art der Phagozytose und

    3. aktive Art des Einsaugens (Zytomyrosis),

auf der Fähigkeit des Protoplasma beruhend, kolloidale Flüssigkeiten und feste Partikelchen in sich einzusaugen.

Geht man nun von den beiden Grundsätzen aus:

    1. Fett ist zum Stoffwechsel der Zelle gehörig und in dieser
vorhanden, auch wenn es morphologisch nicht sichtbar ist.

    2. Wenn es sichtbar ist, so gilt es als Ausdruck einer der Zelle
widerfahrenen Schädigung, ausgenommen: Fettgewebe, Leber,

Nebenniere und die oben angeführten Organe unter gewissen Bedingungen.

Bedenkt man weiter, daß die Zelle immerhin schon ein hoch-komplizierter Organismus ist, bei dem wir wohl eine Q u a l i t ä t s - d i f f e r e n z   s e i n e r   F u n k t i o n e n annehmen dürfen.

Legt man ferner an die Ergebnisse obiger chemischer und morphologischer Untersuchungen der Organe, wie sie für das Organ im Augenblick der Untersuchung quantitativ und räumlich zu-treffen, einen   z e i t l i c h e n   M a ß s t a b   an, so lassen sich folgende Möglichkeiten konstruieren.

In den unter normalen Verhältnissen ununterbrochenen Kreis-lauf von: Zufuhr von Fett in die Zelle (ob als reines Fett, Fettsäure-glyzerinester, oder als eine Vorstufe desselben, bleibt vorläufig gleichgültig), Assimilisation des Fettes in den unsichtbaren Zustand, (Umwandlung), und von Verbrauch des Fettes zum Stoffwechsel seitens der Zelle tritt plötzlich eine Störung ein. Davon kann betroffen werden:

1. nur die Funktion der Aufnahme, der Verbrauch geht noch weiter vor sich;

2. nur die Funktion der Assimilisation, die Aufnahme geht noch vor sich (in diesem Falle wäre der Verbrauch, d. h. die Stoff-abgabe ebenfalls unmöglich, denn wir wissen, daß die Zelle im Nor-malen nur assimiliertes Fett verbraucht);

3. nur die Funktion der Stoffabgabe, die Aufnahme und Assimi-lisation geht noch weiter vor sich;

4. die Aufnahme und Abgabe finden noch statt, die Assimi-lisation ist gestört.

In allen diesen Fällen kann die Schädigung noch graduell verschieden sein, auch kann man noch eine weitere Funktion der Zelle annehmen, um das im Zytoplasma assimilierte Fett in dem unsichtbaren, offenbar dem Stoffwechsel der Zelle zweckdienlichen Zustand zu halten, ihr Versagen würde der „molekulär-physikali-schen Dekonstitution" gleichkommen.

Für das Fett scheint nun die Aufnahme und die Umwandlung zusammenzufallen, indem das Fett gleich bei der Aufnahme in den mikroskopisch unsichtbaren Zustand übergeführt wird. Wir dürfen daher für die nächsten Überlegungen diese beiden Funktionen zusammenfassen.

Demnach können wir der fettigen Degeneration nach Möglichkeiten folgende Vorgänge zugrunde legen:

1. Die Aufnahme, bzw. Assimilisation ist gestört, der Verbrauch geht weiter, die Zelle würde zugrunde gehen durch Verhungern.

Dieser Fall würde für die Erklärung der Verfettung der Zelle nicht zutreffen, wir unterlassen daher jede Überlegung über sein praktisches Vorkommen. Es scheint jedoch, daß die Funktion des Verbrauches die empfindlichere ist und den Schädigungen zuerst erliegt, daß weit mehr

2. der Verbrauch zuerst gestört wird, die Aufnahme noch erhalten bleibt.

Mit dieser Annahme haben wir eine in allen Stücken auch mit unsern Beobachtungen übereinstimmende Erklärung des Bildes der fettigen Degeneration.

Tritt eine Schädigung der Zelle ein, so wird sie, einem Grundgesetz der Biologie entsprechend, zunächst mit einer erhöhten Energie des Stoffwechsels reagieren, sie wird der Nährstoffe in höherem Grade bedürftig werden, auf ihr Verlangen wird die Fettzufuhr (auch die der andern Nährstoffe) gesteigert werden. Schreitet die Schädigung weiter fort, so wird die Zelle außerstande gesetzt, den Stoffwechsel zu bewältigen. Das Fett kann nicht mehr verbraucht, nicht mehr assimiliert werden, es wird sichtbar. Dabei ist die Zufuhr des Fettes gerade im besten Gange. Die Schädigung ist auch noch nicht so weit vorgeschritten, daß die Aufnahme des Fettes nicht mehr erfolgen könnte: das Fett häuft sich in der Zelle an, es resultiert das morphologische Bild der fettigen Degeneration. Nach kürzerer oder längerer Zeit wird vielleicht auch noch das schon in den unsichtbaren Zustand umgewandelte, aber von der Zelle noch nicht verbrauchte Fett ausfallen, „aufrahmen" und sich zu dem zugewanderten Fett gesellen. Zu dem resultierenden, in der Zelle sichtbaren Fett kann natürlich jeweils entweder die eine oder die andere Entstehungsart den größeren Faktor stellen. Je nachdem würden also bei der fettigen Degeneration die von K r a u s vertretenen Erklärungen oder die von R i b b e r t verfochtenen Theorien für den Vorgang zutreffen.

R o s e n f e l d fand den absoluten Fettgehalt eines Organs mit exquisiter Verfettung nicht höher als den des normalen, was unserer Hypothese nicht widerspricht, wenn wir einen mit der erhöhten Zufuhr auch gleichzeitig stattfindenden erhöhten Verbrauch an Fett annehmen, der bedingt sein kann: .

1. durch einen Vorgang, wie wir ihn oben als ein „Verhungern der Zelle in Erwägung gezogen haben, oder aber

2. daß der Verbrauch an Fett vor dem Aufhören dieser Funktion die Zufuhr eine Zeitlang überschritten hat, und darum jetzt eigentlich absolut nicht mehr Fett im Organ ist.

Mit dem Aufhören der Aufnahme- bzw. Assimilisationsfunktion wird die Fettzufuhr beendet sein.

Im allgemeinen vollzieht sich bei den meisten fettigen Degenerationen der Prozeß der Verfettung wohl langsam. Ein drastisches Beispiel des Vorgangs bieten uns dagegen die Vergiftungserscheinungen bei Phosphor, Arsen, Phloridzin u. a. Hier werden mit einem Schlage sämtliche Zellen des Organismus geschädigt, der Verbrauch der Zelle zur Abwehr der Schädigung ist ein enormer, einem Hilferuf gleich wird ein Reflex der Fettdepots ausgelöst, die im Kreislauf angeschwemmt kommen. Aber die Hilfstruppen kommen zu spät: die Zelle kann das ankommende Fett nicht mehr assimilieren, wie es zu seiner Verwertung erforderlich ist, wir haben das Bild exquisiter Verfettung. Für die Phosphorvergiftung ist unsere Vorstellung des Vorgangs schon durch die bisherigen Untersuchungen und Beobachtungen vorzüglich belegt.

Denn 1. fand K r a u s , daß im Organismus mit Phosphor gefütterter Mäuse eine beträchtliche Fettzersetzung stattfindet. A t h a n a s i u [33] stellte fest, daß in den Lebern der Phosphortiere auch die Eiweißkörper abgebaut werden und das Glykogen beträchtlich abnimmt;

2. wurde das Blut der Tiere bei fri cher Phosphorvergiftung fettreicher gefunden von M é h u , R o s e n f e l d und D a d d i ;

3. Nach den oben erwähnten Versuchen R o s e n f e l d s wandert das Fett bei der Phosphorvergiftung von den Depots nach den Organen.

Von der fettigen Degeneration bei Phosphorvergiftung unterscheidet sich die gewöhnliche fettige Degeneration einzelner Organe also nur durch das Tempo ihres Entstehens und das mehr partielle Auftreten des Fetts, nur in den Organen, die eine Schädigung erfahren haben.

Fischler[23] und andere Autoren kommen nach ihren Erfahrungen zu der Auffassung, daß als Grundbedingung für die
Verfettung ein noch vorhandenes Leben und ein noch stattfindender
Zellumsatz der Zelle vorausgesetzt werden muß. Diese rein empi-
risch wahrgenommene Tatsache bestätigt einesteils unsere Theorie
und findet andererseits in ihr eine natürliche Erklärung. Die
gegenteilige Ansicht Hagemeisters[37], der beim Auftreten
von Fett, namentlich bei Infarkten, an eine Transudatströmuug
glaubt, will ich nur der Vollständigkeit halber erwähnen, er steht
damit wohl vereinzelt da.

Ribbert[29] gibt in der Widerlegung der Möglichkeit des
zellursprünglichen Fettes eine Ausführung, die als ein, unserer
Theorie zuvorkommender Einwand gegen dieselbe aufgefaßt werden
kann. Er behauptet: „Unter diesen Umständen (die verfetteten
Zellen der Aortenintima sind größer als die normalen) ist natürlich
noch weniger an eine Entstehung des Fettes aus Zellbestandteilen
zu denken. Man kann dagegen auch nicht etwa einwenden, daß
das Protoplasma während seines Zerfalls immer neues Material
assimiliere und immer wieder unter Fettbildung zersetze. Denn
es ist nicht denkbar, daß die Zellbestandteile, während sie auf der
einen Seite in abnormer Weise umgesetzt werden, auf der andern
Seite noch tätig wären, zugeführtes Nährmaterial in normaler
Weise zu verarbeiten."

Eine Begründung dieser Behauptung gibt Ribbert nicht.
Denken wir aber an die mannigfaltigen Äußerungen der pflanz-
lichen Zellen, denen eine Reihe spezifischer, innerer Eigenschaften
der Zelle zugrunde liegen, an den Geo-, Helio-, Hydro-, Chemo- und
Thermotropismus; denken wir an die Funktionen einzelliger Pflanzen
und Tiere, so wird es uns nicht schwer fallen, eine Differenzierung
in den Fähigkeiten der Resistenz gegen pathologische Vorgänge
für einzelne Funktionssysteme in der menschlichen Zelle anzunehmen.

Die wunderbaren Ergebnisse der von Altmann[38] mit
genauester sorgfältiger Technik ausgeführten vergleichend-anato-
misch-histologischen Untersuchungen gestatten uns einen Einblick
in das Leben der Zelle. Altmann unterscheidet in der Zelle
am Protoplasma die „Granula" und die Intergranularsubstanz.
Erstere gelten ihm als die Träger der Assimilations- und Sekre-

tionsvorgänge gemäß seinen Beobachtungen bei den funktionellen Vorgängen in den Drüsenepithelien. Der Assimilisationsvorgang scheint ihm so zu sein, daß „wenn nicht immer, so doch häufig sich aus den primären Granulis des intakten Protoplasmas zunächst Fädchen bilden, diese durch Zerfall kleine Körner geben, welche durch Wachstum und Assimilisation sich zu Sekretkörnern umwandeln". Außerdem fand er einzelne „vegetative Fäden", die der Erzeugung einer größeren Anzahl neuer Granula in kürzerer Zeit dienen. Die Sekretkörner können als solche ausgestoßen werden und es kann dann deren Verflüssigung und Vermischung zum Sekret außerhalb der Drüsenzellen erfolgen, oder es kann die Verflüssigung der Sekretkörner noch innerhalb der Zelle stattfinden." Also höchst komplizierte chemische und physikalische Funktionen der Zelle. Über die Beziehungen der Granula zur Fettbildung hat neuerdings A r n o l d [39], durch experimentelle Zufuhr von Fett in die Zellen, die schon von A l t m a n n angenommene Bildungsart der Fettröpfchen aus den Granulis bestätigen können. Er sah, wie das von der Zelle aufgenommene Fett in oder um die Granula abgelagert wird und darum in entsprechend feinkörniger Anordnung erscheint, die Tröpfchen legen sich in die Reihen der kettenförmig verbundenen Körner ein, während andere Granula sich eben erst mit Osmium zu schwärzen beginnen, also demnach den Beginn einer Fettablagerung in sie andeuten. Ähnliche Beobachtungen über die Beziehung der Granula zum Fettstoffwechsel der Zelle machte L u b a r s c h bei verfetteten Nieren durch Phosphor vergifteter Frösche, F r i s c h l e r an den verfetteten Zellen in der Randzone von Niereninfarkten. Während diese Forscher, besonders auch M e t z n e r [40] durch die Erfahrungen bei ihren Untersuchungen zu der Ansicht kommen, daß den Granula bei der Fettanhäufung in der normalen Zelle eine physiologische Rolle beizumessen sei, steht R i b b e r t, der seine diesbezüglichen Untersuchungen besonders an in die Bauchhöhle implantierten Nierenstückchen angestellt hatte, auch in dieser Frage im Widerspruch: Es ist ihm auch hier wieder „undenkbar, daß die Granula, die von Fett umgeben oder durchtränkt sind, normal funktionieren sollten, auch abgesehen von den äußeren Bedingungen, unter denen die Zellen Fett in sich ablagern, ist auch die Form der Abscheidung an sich ein Zeichen der Zelläsion". Für uns genügt es jedoch, durch die A l t m a n n schen Demonstrationen die Überzeugung gewonnen zu haben, daß die Zelle in der Tat über komplizierte und äußerst verschiedene Funktionsapparate verfügt und es somit wohl denkbar ist, daß z. B. ein Stoff von der Zelle noch aufgenommen werden kann, während ihr der normale Verbrauch desselben nicht mehr möglich ist.

A l b r e c h t [41] lehrt uns, wie die Zelle auf pathologische Einflüsse graduell entsprechend reagieren kann. Je nach dem Grad der Schädigung der Zelle kommt er zu einer „Dreiteilung der unter dem Namen der trüben Schwellung zusammengefaßten Prozesse. 1. Die tropfige Entmischung, welche in manchen Fällen vielleicht auch intravitam sich realisiert; 2. die bei der Hyperfunktion auftretende Vermehrung der physiologischen Tropfenbildung und Liposomen innerhalb der Zellen; 3. diesen beiden, bei welchen der Aggregatzustand der Zellen sich nicht verändert, stehen gegenüber jene Formen, bei welchen die trübe Schwellung unter Koagulation und beginnender Bildung von Myelin entsteht. Die ersten beiden Formen gehören vermutlich mehr ins Bereich des Physiologischen als des Pathologischen; die letzteren sind sowohl nach den Umständen, ihrer Entstehung, als nach der tiefgreifenden Art der Zellveränderungen und ihren Beziehungen zu kadaverös erzeugbaren Vorgängen als tiefere degenerative Störungen des Zellebens, vielleicht schon als die Anfänge von Zellnekrose — vielleicht partielle Nekrosen der Zellen? — aufzufassen." Wenn wir damit den Beweis für die adäquate Äußerung der Zelle auf einen Reiz (Schädigung) haben, so wird uns doch nahegelegt, jeweils für eine solche Äußerung die Schädigung eines bestimmten Funktionssystems verantwortlich zu machen.

Mögen diese Ausführungen vorläufig zur Stütze unserer Erklärung der fettigen Degeneration genügen, so kommen wir zu einer weiteren Frage: Was ist das Fett in seiner chemischen Eigenschaft?

Soweit bisher die Rede vom Fett im allgemeinen war, stellt es ein Gemisch von drei Glyzerinäthern dar:

1. der Palmitinsäureglyzerinäther, $C_{16} H_{32} O_2 -$ $\left.\begin{array}{l} C H_2 \\ - C H \\ C H_2 \end{array}\right.$
2. der Stearin- „ „ $C_{18} H_{36} O_2 -$
3. der Olein- „ „ $C_{18} H_{34} O_2 -$

Neben diesem Neutralfett findet sich jedoch in der Zelle noch eine Reihe fettartiger Substanzen, die teils bei der sogenannten fettigen Degeneration eine große Rolle spielen, teils aber infolge der Schädigung der Zelle für sich eine Veränderung erleiden. Da diese Substanzen, wie wir nachher sehen werden, sehr oft mit dem Fett vermischt sind, auch gemeinsam tinktorische Eigenschaften mit dem Fett haben, so ist es nicht erstaunlich, daß sie beim Studium der Fettverhältnisse der Zelle meist keine Berücksichtigung fanden, bzw. dem Fett zugerechnet wurden.

Es sind dies: 1. Lezithine, Verbindungen der Fettsäuren mit Glyzerinphosphorsäure und einer Ammoniumbase, deren allgemeine Formel ist:

$$C_3 H_5 \begin{array}{c} \diagup\ O \cdot R \\ -O \cdot R \\ \diagdown\ O \cdot POOH \cdot O \cdot CH_2\text{-}CH_2 \end{array} \begin{array}{c} OH \\ \diagdown N (CH_3)_2 \\ \diagup \end{array}$$

2. Das Protagon, eine komplizierte N- und P-haltige Verbindung.

Der Abbau dieser Verbindungen geschieht unter Ausspaltung des Phosphors als Glyzerinphosphorsäure und freiwerdender Fettsäuren.

3. Das Cholesterin, $C_{26} H_{43} (OH)$ in seinen Verbindungen als Ester mit den Fettsäuren.

Diese drei Verbindungen wurden vom Fett zuerst durch ihr molekülar-physikalisches Verhalten bei der mikroskopischen Untersuchung differenziert, wo sie ein charakteristisches dunkleres Aussehen zeigen, die sogenannten Myelinformen bilden.

––––––––

Zuerst fiel ein Unterschied dieser fettartigen Substanzen gegenüber dem Fett bei ihrem tröpfchenförmigen Auftreten in der Nebenniere auf. V i r c h o w [42] äußert sich darüber in einer Arbeit über „Die Chemie der Nebennieren" folgendermaßen: „Außer dem Fett findet sich und zwar sehr reichlich auch in der Marksubstanz der von mir als Markstoff (Myelin) bezeichnete Körper, wobei ich besonders bemerke, daß die Menge in gar keinem Verhältnis zu den vorhandenen dunkelrandigen Nervenfasern steht." Später hob M o e r s [43] in seiner Arbeit „Über den feineren Bau der Nebenniere" besonders hervor, er sähe in der Rinde neben zahlreichen, nach der Mitte zu abnehmenden Fettröpfchen feine gelbe Moleküle, die in Alkohol und Äther löslich, gegen Alkalien resistent seien. A r n o l d [44] ist der starke Glanz, das starke Lichtbrechungsvermögen der Körnchen aufgefallen. R a b l [45] endlich geht auf das chemische und färberische Verhalten der Körnchen näher ein. Er konstatiert ihre Löslichkeit in Äther, Alkohol, Chloroform, mit Osmium gefärbt erscheinen sie ihm schwarz, mit Alkanna rot. Im Gegensatz zu mit Osmiumsäure behandeltem Fett, das in Chloroform und Bergamottöl unlöslich ist, konnte er die osmierten Myelinkörnchen in diesen Flüssigkeiten zur Lösung bringen. A l e x a n d e r [46] unterscheidet die Körnchen vom Fett außerdem durch den Grad der angenommenen Färbung in Osmiumsäure, die gegenüber dem tiefschwarzen osmierten Fett vielmehr die Bezeichnung bräunlich zulasse.

Eine bequeme und sichere Unterscheidung der Myelinkörnchen vom Fett gelang erst K a i s e r l i n g , der anläßlich seiner Studien über die Einwirkung der Fixierungsmittel auf das Gewebe die Entdeckung machte, daß die von den früheren Autoren beschriebenen Körnchen bei der Dunkelfeldbeleuchtung mit dem Polarisationsmikroskop das Licht doppelt brechen, während das Fett isotrope Eigenschaft besitzt. Sie erscheinen bei gekreuzten N i k o l schen Prismen als hellglänzende Tröpfchen mit schwarzem Achsenkreuz. O r g l e r [46], der daraufhin die Polarisation bei seiner Arbeit über die Physiologie der Nebenniere zu den Untersuchungen in Anwendung brachte, gibt zunächst eine Anleitung zur Technik der Untersuchungen und beschreibt die Körnchen wie folgt: „Betrachtet man ein Abstrichpräparat einer Nebenniere im gewöhnlichen Licht, so sieht man zahlreiche, teils einzeln, teils in Gruppen bis zu 40 zusammenliegende, starkglänzende Körner. Ihre Größe beträgt 0,4 bis 11,2 μ, selten darüber, durchschnittlich 4 bis 6 μ. Sie zeigen bei gekreuzten Nikols sämtlich ein schwarzes Kreuz, dessen Arme zu den Polarisationsebenen parallel liegen und vier helle Felder; dieses Kreuz ist mehr oder minder breit; ich habe oft Körnchen gesehen, in denen es so breit war, daß nur ganz schmale Randpartien aufleuchteten, die Kreuzfigur war dann nur noch undeutlich zu erkennen." Des weiteren möchte ich, was die Technik anbelangt, auf die „Anleitung zur Benutzung des Polarisationsmikroskops bei histologischen Untersuchungen" von A m b r o n n [47] verweisen, dem ich nur noch hinzufügen möchte, daß die Untersuchungen sehr erleichtert werden, wenn vom Präparat das Oberlicht ferngehalten wird, was am bequemsten durch die vorgehaltene Hand geschehen kann.

Virchow nannte die Körnchen Myelin (Markstoff), weil er von ihnen nahe Beziehungen zum Markstoff der Nervensubstanz vermutete, chemisch wurden darunter die Stoffe Lezithin, Protagon, Cholesterin verstanden, morphologisch war die Bildung sogenannter „Myelinformen" das Hauptmerkmal, während ihre färberischen Eigenschaften sie vom Fett nicht auszeichneten. Da der Name „Myelin" begrifflich also auch noch andere Vorstellungen enthält, als sie eigentlich unsern Körnchen zukommen, hat Kaiserling für die doppeltbrechende Substanz den Namen „Lipoide" το λίπος = das Fett, εἴδομαι = ähnlich sein) vorgeschlagen. Mit diesem Namen ist natürlich keineswegs das Wesen des Körpers im Sinne eines chemischen Individuums ausgesprochen, vielmehr ist letzterer nur durch die Haupteigenschaft der Doppelbrechung gegeben, die wie wir später sehen werden, zugleich auch maßgebend für einen Schluß auf die Ätiologie der Lipoide ist. Ich möchte mir darum erlauben, mich im weiteren Verlauf dieser Arbeit dieses Namens zu bedienen, zumal ich die Bezeichnung bereits in den Protokollen des Pathologischen Instituts der Charité finde, wo des öftern von einer „lipoiden Degeneration" der Aortenintima die Rede ist.

Die Untersuchung der anisotropen Substanz gestaltet sich bei der großen Labilität der Körnchen mitunter äußerst schwierig. Die Konservierungsflüssigkeiten beeinträchtigen die Doppelbrechung nicht unerheblich, so daß die genaueren Untersuchungen nur an ganz frischem Material geschehen können. Zur raschen Orientierung bei massenhaftem Vorkommen von Lipoiden genügt ein Zupfpräparat der befallenen Organteile, zur genaueren Untersuchung eignen sich Gefrierschnitte von je 10 bis 15 μ. Bei Anwesenheit von zahlreichen Lipoiden mit starker Lichtintensität, wie sie z. B. die Zellen der Aortenintima mitunter aufweisen, ist das Bestehen der Lipoide im Präparat auch von einiger Dauer. So konnte ich z. B. an einem Präparat, das zwölf Stunden lang in Orthscher Flüssigkeit fixiert und dessen Gefrierschnitt in Glyzerin eingebettet war, noch nach sechs Wochen deutliche Tröpfchenform mit Achsenkreuz, allerdings in wesentlich verminderter Anzahl beobachten. In andern Präparaten z. B. der Niere oder des Uterus, wo die Lipoide nur vereinzelt oder in kleineren Gruppen, auch meist nicht mit so starker Lichtintensität auftreten, waren nach etlichen Tagen meist überhaupt keine doppeltbrechenden Körnchen mehr zu sehen.

Leider verlieren die Lipoide beim Färben ihre anisotrope Eigenschaft. Hat man daher das Bedürfnis, die Lipoide mit Rücksicht auf andere Zellgebilde zu betrachten, so kann dies nur geschehen indem man von zwei aufeinanderfolgenden Schnitten den einen frisch, den anderen gefärbt daneben betrachtet. Es muß hier bemerkt werden, daß stets da, wo Lipoide vorkommen, sich auch isotropes Fett daneben findet, sogar in einer einzelnen Zelle können anisotrope und isotrope Tröpfchen nebeneinander beobachtet werden. Wir haben schon oben gesehen, daß die für das Fett üblichen Farben, Sudan, Scharlach, Ponceau, auch für die Lipoide in Betracht kommen, nur glaube ich eine etwas größere Resistenz der Lipoide gegen diese Farben beobachtet zu haben, als dies beim Fett der Fall ist. So kann man es manchmal erreichen, daß bei schneller Färbung in einem gefärbten Präparat noch doppeltbrechende Körnchen erhalten bleiben, bei denen nur die Randzone gefärbt erscheint. Dies ist jedoch nur bei intensiv anisotropen Lipoiden der Fall.

Das Verhalten gegen Osmiumsäure, wie es Alexander angegeben hat, kann ich nach meinen Beobachtungen bestätigen. Die Lipoide sind grauschwarz gegenüber dem tiefschwarzen Fett, lösen sich im Gegensatz zu diesem in Chloroform, Bergamottöl, Terpentinöl und Alkohol. Doch ist diese Differenzierung ja nur für die größeren Tropfen zu verwerten.

Abgesehen von der Verschiedenheit der Größe können wir an den Lipoiden dreierlei Formen des Vorkommens beobachten:

1. Die Tröpfchenform mit deutlichem schwarzen Achsenkreuz und starkem Lichtglanz.

2. Die Tröpfchenform mit sehr verbreitetem Achsenkreuz, so daß nur noch vier jeweils gegenüberliegende Segmente in etwas matterem Glanz erleuchtet scheinen.

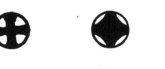

Fig. 1.   Fig. 2.   Fig. 3.

3. Die kristallinische oder Schollenform. Die Kristalle halten sich hierbei nicht immer an ein bestimmtes System, doch wo wir

ein solches annähernd bestimmen können, nähert es sich dem Rhombus.

In diesen drei Formen können die Lipoide nebeneinander vorkommen, doch spricht die Anwesenheit von Kristallen offenbar für einen älteren Prozeß. In der frischen Nebenniere konnte ich Kristalle nie beobachten. Die Tröpfchen liegen meist zu mehreren zusammen, die Kristalle sind teils einzeln und zerstreut, teils bilden sie Ketten, besonders oft sind sie an Fettröpfchen angelagert (siehe Fig. 3). Beobachtet man ein Präparat mit Lipoiden längere Zeit, d. h. über Tage und Wochen hinweg, so kann man bemerken, wie manchmal die eine Form in die andere übergeht, und zwar in der Reihenfolge der obigen Aufzählung. Schon in den ersten Tagen bemerkt man, wie die zweite Form auf Kosten der ersten zunimmt. Schließlich verlieren sich auch diese vollkommen und man sieht schließlich nur noch Kristallformen. Den gleichen Effekt kann man in kurzer Zeit künstlich erreichen, wenn man die Präparate mit Formalin fixiert.

K a i s e r l i n g und O r g l e r betrachten das Vorkommen der Lipoide in der Nebenniere als physiologisch, da sie die anisotropen Körnchen stets an dieser Stelle vorfanden, abgesehen von einzelnen Fällen von chronischer Phthisis mit starker Abzehrung. Die mit lipoiden Tröpfchen erfüllten Zellen bleiben hier erhalten, der Kern meist unbeschadet und gut färbbar. Ebenso regelmäßig wie in der Nebenniere fanden sie Lipoide bei den physiologisch-regressiven Prozessen in der Thymusdrüse der Kinder und im Corpus luteum der Ovarien. O r g l e r meint, daß bei der Rückbildung der Thymus „das in den Thymuszellen präexistierende, aber nicht sichtbare Fett bzw. das Myelin durch irgendwelche Veränderungen in der Zelle optisch wahrnehmbar geworden ist". H e r x h e i m e r fand im Gegensatz hierzu, „daß die Thymusdrüse stets, d. i. insbesondere vor ihrer Rückbildung, optisch sichtbares auf die gewöhnliche Weise nachweisbares Fett enthält, wobei ich es zunächst unentschieden lasse, ob es sich hier um eigentliches Fett oder um „Myelin" handelt, doch ist mir ersteres das bei weitem wahrscheinlichere. Und zwar handelt es sich bei dem Fette, welches ich hier im Auge habe, um eine physiologische Fettinfiltration". Der Gegensatz findet seine Aufklärung dadurch, daß mit dem Eintritt der Rückbildung Zellen zum Untergang kommen, aus deren

Kernen dabei, wie wir später sehen werden, fettartige Substanz frei wird, sich dem vorhandenen Fett beimischt, das sich nunmehr als doppeltbrechend (Myelin) erweist, so daß O r g l e r s Befunde erklärlich sind. Auch hier ist das Auftreten von Lipoiden, weil einem physiologischen Vorgang zugehörig, als physiologisch aufzufassen.

Daneben kennen wir eine große Anzahl pathologischer Fundstellen. So wurden Lipoide von S c h m i d t [49] und M ü l l e r [48] im Sputum bei fibrinöser und Bronchopneumonie und bei tuberkulösen Prozessen der Lunge gefunden. S c h m i d t ist der Ansicht, daß sie nur im Bereiche der Luftröhren- und Bronchialschleimhaut, d. h. im Sekrete derselben vorkommen. „Daß das Myelin wirklich als solches von der Schleimhaut des Bronchialbaumes abgesondert wird, dafür liegen außer den erwähnten verschollten Epithelienzellen, von denen erst nachgewiesen werden muß, daß sie mit Myelin imbibiert sind, keine greifbaren Anhaltspunkte vor. Es ist wohl denkbar, daß Myelintropfen erst im Sekret selbst gebildet werden." K a i s e r l i n g [50] faßt die Lipoide hier als die Reste zerfallener Epithelzellen auf. Ferner führt K a i s e r l i n g in seiner Arbeit noch eine Reihe anderer Fundstellen an:

1. Die N i e r e , bei chronischer Entzündung erweisen sich die hier bisher als Fett angesprochenen Tropfen z. T. anisotropisch.

2. I n t i m a d e r A o r t a , hier erkannte er bei der Verfettung der Zellen einen Teil der Tropfen als doppelbrechend.

3. In der L u n g e finden sich öfters Lipoide in den Epithelien der Bronchien und Alveolen.

4. Die beim Zerfall von T u m o r e n und deren Metastasen in allen Organen auftretenden Tröpfchen haben zum Teil anisotropes Vermögen.

A s c h o f f fand ferner doppeltbrechende Substanzen in den Epithelien der Gallenblase, die er physiologischerweise schon in den Epithelien voraussetzt, die aber erst bei einer pathologischen Stauung der Galle in Erscheinung treten. Er berichtet darüber: „Ich habe mich nun bemüht, in den Epithelien der tierischen und menschlichen Gallenblase, sowie in den fettführenden Lymphgefäßendothelien doppeltbrechende Substanzen nachzuweisen. Zunächst gelang das nicht. Aber bald fanden sich Fälle, insbesondere solche, wo infolge leichter Gallenstauung die Lymphbahnen stark mit Fett überladen waren, welche an fast allen Tröpfchen das zierliche Kreuz im Polarisationsmikroskop auftreten ließen. Damit war bewiesen, daß in diesen Fällen cholesterinhaltige Gemische von Neutralfetten resorbiert worden waren, und ferner sehr wahrscheinlich gemacht, daß auch in allen anderen Fällen in der Gallenblasenwand schon physiologischerweise eine Resorption cholesterinführender Fettlösungen vor sich geht. Nur ist der Cholesteringehalt meist so gering, daß er sich nicht durch Doppeltbrechung kundgibt, wächst aber bei Gallenstauung so an, daß er nun auch physikalisch sichtbar wird."

In der Leber selbst sind Lipoide nie gefunden worden.

In einer Preisarbeit der Dr. P. S c h u l t z e - Stiftung 1906 wurde mir die Untersuchung einer möglichst großen Anzahl Herzmuskeln bei den verschiedensten Krankheiten auf das Vorkommen von Lipoiden in diesem Organ zur Aufgabe gestellt. An etwa 60 damals untersuchten Myokardia konnte ich Lipoide nie nachweisen. Da die Fälle sowohl den verschiedensten Krankheitsfällen als auch den verschiedensten Veränderungen entzündlicher und degenerativer Art angehörten, so konnte ich das Vorkommen der Lipoide im Herzmuskel selbst mit großer Sicherheit ausschließen.

Meine damaligen Untersuchungen dehnte ich jeweils auch noch auf andere Organe der betreffenden Fälle aus. Dabei gelang es mir, die anisotropen Tröpfchen an einem Organ nachzuweisen, wo ihr Vorkommen bisher noch nicht bekannt war, in dem in der Rückbildung begriffenen Uterus.

In 32 bisher untersuchten Fällen, die vom 1. bis 22. Tage post partum zur Sektion kamen, konnte ich Lipoide in 23 Fällen feststellen. Von den Fällen, in denen ich diese vermißte, sind 4 am Tage der Geburt, 3 Fälle am 2. und 3. Tage nach der Geburt, 1 Fall durch eine Frühgeburt wegen schwerer Phthise am 8. Tage nach der Operation ad exitum gekommen. Der weitere Fall zeigte eine allgemeine Verfettung der Organe, deren Ursache aus dem Protokoll nicht zu ersehen war, der Tod trat hier am 11. Tage nach der Geburt ein. Das Material erhielt ich zum größten Teil aus dem Pathol. Institut der Charité, einzelne Fälle aus der Königlichen Universitäts-Frauenklinik.

Die Lipoide befinden sich im Uterus hauptsächlich im Endometrium, bzw. in den zahlreichen Gefäßwänden der zurückgebliebenen Decidua serotina. Meist ist eine etwa 2 bis 5 mm Schicht auf dem Durchschnitt der Uteruswand durch eine lehmgelbe Farbe ausgezeichnet. Bringt man davon ein Zupfpräparat unter das Polarisationsmikroskop, so kann man ohne Mühe erkennen, wie beinahe die ganze Masse aus den doppeltbrechenden Tröpfchen besteht.

Aber auch in der Uteruswand treten Lipoide auf, in der Muskularis, auch hier hauptsächlich um die Gefäße angeordnet.

Ähnlich wie in der regressiven Thymus und in den Corpora lutea dürfen wir auch hier das Vorkommen der Lipoide, weil einem physiologischen Vorgang entsprechend, als physiologisch auffassen.

Diese Quartiere der Lipoide verraten uns aber ihre Vorliebe für degenerative Prozesse. Die makroskopisch wahrnehmbare Tatsache der Abnahme bekundet uns, daß das Auftreten der Lipoide gebunden ist an ein Wenigerwerden, an einen Untergang von Gewebe bzw. von Zellen.

Wir haben schon oben gesehen, daß überall, wo wir den doppeltbrechenden Tröpfchen und Kristallen begegnen, auch einfachbrechende Tröpfchen von Fett vorhanden sind, mit Ausnahme der Rinde der Nebenniere und in besonderen Bezirken bei Infarkten und zerfallenden Tumoren, sind letztere sogar stets in der Überzahl. Es unterliegt daher keinem Zweifel, daß das Auftreten der Lipoide in einem gewissen Zusammenhang mit der fettigen Degeneration steht.

Dieser könnte in folgenden Möglichkeiten bestehen:

1. Lipoide und Fett sind vollständig verschiedene Individuen und treten unabhängig nebeneinander auf, gemeinsam ist ihnen nur ihre Existenzbedingung; (d. h. für das mikroskopisch Sichtbarwerden) eine Schädigung der Zelle.

2. Die doppeltbrechenden Tröpfchen stellen ein Übergangsstadium dar, ein Zwischenprodukt der zelligen Metamorphose, deren Ausgangspunkt der Zellinhalt, dessen Endpunkt Neutralfett bildet.

3. Die anisotropen Tröpfchen sind ein Gemisch von Fett und einer anderen, wohl fettartigen Substanz, an welche die Eigenschaft der Doppelbrechung gebunden ist.

Gegen die erste Möglichkeit kann das Bild zweier benachbarter und gleichartiger Zellen geltend gemacht werden, von denen die eine mit anisotropen, die andere mit isotropen Tröpfchen angefüllt ist. Es läßt sich nicht leicht denken, daß die eine nur Lipoide konsumierte oder präexistierend in sich hatte, während die andere ausschließlich Fett aufgenommen oder beherbergt hatte. Ebensowenig ist anzunehmen, daß eine Schädigung, die doch offenbar nur eine gleichartige für beide Zellen gewesen sein kann, in der einen Zelle nur Lipoide zur Ausscheidung oder zur Aufnahme gelangt sind, in der anderen nur Fett. In der Tat sieht man aber des öfteren, wie von zwei benachbarten Nierenepithelien das eine Lipoide, das andere Fett enthält. Man könnte sich auch nicht erklären, woher die große Menge fettartiger Substanz käme, wenn die oft die ganze Zelle ausfüllenden Tropfen ausschließlich aus solcher bestehen würden. Ferner wissen wir, daß die lipoide Substanz, deren chemischen Charakter wir gleich kennen lernen werden, in Fett löslich ist, schon darum wäre eine Vereinigung der Tröpfchen mitunter unvermeidlich.

Für die zweite Möglichkeit könnte folgende Beobachtung sprechen. Wie schon oben erwähnt, verlieren beim längeren Aufbewahren der Präparate die Körnchen ihre doppeltbrechenden Eigenschaften immer mehr, nach einer Zeit sind die Tröpfchen von Fettröpfchen durch nichts mehr zu unterscheiden. Selbst die Osmiumfärbung, die ich mit solch erloschenen Präparaten anstellte, ließ keinen Unterschied der Farbenintensität erkennen, die eine Vermutung zugelassen hätte, welche von den Tropfen vorher doppelt gebrochen hatten. Allerdings ist diese Untersuchung, die ja an frischen Präparaten vorgenommen werden muß, äußerst schwierig und auch nicht ganz zuverlässig.

Die positiven Tatsachen, die für die dritte Möglichkeit sprechen, sind dagegen so gewinnend, daß wir weitere Überlegungen beinahe ausschließen können.

Betrachten wir in einem Präparat mit zahlreichen Lipoiden die einzelnen Tröpfchen, so beobachtet man, besonders bei starker Vergrößerung, einen deutlichen Unterschied im Grad ihrer Lichtstärke, woraus man auf einen mehr oder weniger großen Gehalt an doppeltbrechender Substanz schließen kann, am wenigsten davon würde wohl die oben beschriebene Form enthalten, bei der nur die Segmente doppelt brechen. Dagegen sind die Kristalle, die vermutlich die doppeltbrechende Substanz in ungelöstem Zustande darstellen, von besonders starkem Glanz. Diese subjektive Beobachtung findet auch ihre Bestätigung, wenn wir unsere Untersuchung durch die Erzeugung von Interferenzfarben möglichst objektiv gestalten. Zu diesem Zwecke bringt man, um die Wirkung des anisotropen Körpers zu erhöhen, ein doppeltbrechendes Gipsplättchen in das Gesichtsfeld, so daß seine Achse mit den Ebenen des Nikol einen Winkel von 45° bildet. Durch den Gangunterschied der polarisierten Strahlen entstehen dann Interferenzfarben in Gestalt der N e w t o n schen Farbenskala. Die Farbenbezirke sind von rot zu rot in Ordnungen eingeteilt. Der Gangunterschied ist nun um so größer, je dichter die Schicht des anisotropen Körpers ist; ist die anisotrope Schicht dichter, so erscheint der Körper in einer Farbe höherer, wenn dünner, in einer Farbe niederer Ordnung. Vergleicht man das Verhalten unserer Kügelchen in dieser Hinsicht, so kann man bemerken, daß, entsprechend unserer Beobachtung im einfach polarisierten Lichte, gleichgroße Kügelchen mitunter wesentliche Gangunterschiede aufweisen, d. h. mehr oder weniger höheren Farbordnungen angehören, also Gemische von verschiedener Konzentration darstellen.

A d a m i und A s c h o f f [51] kommen ebenfalls zu der Annahme, daß es sich bei den doppeltbrechenden Substanzen meist um Gemische von Neutralfett und Cholesterinfettsäureestern handle. Die Doppeltbrechung zeige nur an, daß in den Tropfen neben Neutralfetten auch Cholesterin- oder Cholinester vorhanden seien. Diese können aber auch vorhanden sein, ohne daß Doppeltbrechung eintritt, wenn eben der Schmelzpunkt infolge der Mischung bis unter die Körpertemperatur erniedrigt sei. Wir werden später sehen, welche Bedeutung der Temperatur für das Entstehen der Lipoide zukommt.

Sind wir somit zu der Wahrscheinlichkeit gelangt, in den Lipoiden ein Gemisch von Neutralfett mit einem doppeltbrechenden Körper vor uns zu haben, so steht es noch aus, über die Art der anisotropen Substanz Näheres kennen zu lernen. Beide, Fett und anisotrope Substanz, werden wohl einer Metamorphose der Zelle ihre Existenz verdanken, nur ist, wie wir später sehen werden, die Quelle und die Zeitfolge des Auftretens des isotropen Fetts und der anisotropen Substanz eine verschiedene.

Was ist die doppeltbrechende Substanz in chemischer Hinsicht?

F. Müller und Schmidt[46] haben aus dem Sputum, in dem sie die doppeltbrechende Substanz beobachteten, Protagon herstellen können. Durch dieses Ergebnis wurden die Lipoide bisher häufig kurzweg als Protagon aufgefaßt und Stoerk[52], der eine zusammenfassende Arbeit über das Vorkommen von Lipoiden in der Niere veröffentlichte, gab dieser sogar den Titel „Über Protagon." Selbst wenn man auch nicht annehmen will, daß der P-Gehalt des von F. Müller untersuchten Sputums auf einen andern Bestand zurückzuführen wäre, so muß es doch entschieden abgelehnt werden, daß Protagon auch nur häufig die doppeltbrechende Substanz der Lipoide darstellt. E. Meyer[53] fand das in dem sich verflüssigenden pneumonischen Exsudat vorkommende Fett phosphorfrei. Die doppeltbrechende Substanz kann also hier nicht Protagon sein. Bossart[54] hat ferner in Müllers Laboratorium nachgewiesen, daß sich aus tuberkulösem Käse, in dem ebenfalls Lipoide stets vorhanden sind, nicht geringe Mengen von ätherlöslichen, fettartigen Substanzen gewinnen lassen, die er als Cholesterin erkannte. Stoerk[52] kommt am Schlusse seiner Arbeit durch chemische Untersuchungen ebenfalls zu dem Schluß, daß es sich bei den in der Niere vorkommenden Lipoiden wahrscheinlich um Ester des Cholesterins mit Fettsäure handelt, während er in der Nebenniere Phosphorgehalt feststellte, der aber bei den nahen Beziehungen dieses Organs zum Nervensystem sich für die Lipoide nicht in Anspruch nehmen läßt. Aschoff, der, wie oben gesagt, gleichfalls Cholesterin als den doppeltbrechenden Faktor der Lipoide anspricht, konnte Lipoide künstlich aus Cholesterinfettsäureestern in Neutralfett herstellen. Eine Methode dafür hat er nicht angegeben. Mir ist es mit folgenden, nach Temperatur, Menge- und Zeitverhältnis oft geänderten Versuchen nicht gelungen. Ich löste in ausgelassenem Fett der menschlichen Bauchdecke reines Cholesterin auf. Diese Lösung emulgierte ich mit frischem Blutserum, doch wies diese Emulsion nie die Tröpfchenlipoide auf. Die gleichen Versuche stellte ich mit Protagon an, ebenfalls ohne Erfolg. Auf chemischem Wege ließen mich die Versuche mit Schwefelsäure und Jod an den Kristallen in

Präparaten von Aortenintima ebenfalls nie eine sichere Blaufärbung der Kristalle als einwandsfreie Cholesterinreaktion erkennen. Die organischen Elemente des Präparats beeinträchtigen hier das Bild zu sehr. Es kommt schließlich noch die Untersuchung im Polarisationsapparat in Betracht, da Cholesterin die Polarisationsebene nach links dreht, aD = — 31,6; dieser Methode konnte ich bisher noch nicht die gebührende Aufmerksamkeit zuwenden. Gleichwohl möchte ich, wenn auch nur einstweilen als Arbeitshypothese, die Wahrscheinlichkeit aussprechen, daß wir die Doppelbrechung der Tröpfchen dem Gehalt an Cholesterin zuzuschreiben haben, denn auch mit Bezug auf den optischen Effekt (Lichtfarbe) sowohl als auch auf die Gestalt, kommen die in den pathologischen Präparaten gefundenen doppeltbrechenden Kristalle am nächsten den rhombischen Blättchen des Cholesterins. Da jedoch Protagon ebenfalls doppeltbrechend ist, wäre es wohl möglich, daß Lipoide auch als Protagongemische mit Fett vorkommen. Vielleicht werden Untersuchungen am Nervensystem darüber eine Aufklärung gestatten.

Unter dem Namen „Myelin" wurden von D i e t r i c h und H e g l e r [54] gelegentlich ihrer Untersuchungen über „Morphologische Veränderungen aseptisch aufbewahrter Organe in ihren Beziehungen zur Autolyse und fettigen Degeneration" im Muskel der Autolyse überlassener Herzen vorkommende „glänzende Schollen und Myelinfiguren" beschrieben. Es hat sich aber gezeigt, daß die bei der Autolyse auftretenden Kügelchen mit unsern Lipoiden nicht identisch sind. K a i s e r l i n g, der ebenfalls der Autolyse überlassene Herzmuskel mit dem Polarisationsmikroskop untersuchte, konnte nie die charakteristischen Achsenkreuzchen entdecken. Ich stellte dieselben Untersuchungen an drei Uteri von Mädchen im Alter von 8, 10 und 12 Jahren an, ebenfalls mit negativem Erfolg. Dem jugendlichen Material gab ich wegen der Keimfreiheit den Vorzug. Es bildeten sich hier bei der Autolyse wohl nach fünf Tagen schon Tröpfchen und anisotrope Körnchen, die aber keine Ähnlichkeit mit Lipoiden hatten. Einer weiteren Untersuchung unterzog ich das Material damals nicht.

Wir können daher zu dem Schluß kommen, d a ß s i c h L i p o i d e in unserm obigen Sinne n u r i m l e b e n d e n K ö r p e r b i l d e n k ö n n e n, eine Eigenschaft, die ihrem

Vorkommen daher einen weiteren diagnostischen Wert verleiht. Da die Autolyse im Blutschrank bei Körpertemperatur vor sich gegangen war, kann die Temperatur als bedingendes Moment nicht in Betracht kommen. Inwiefern der mangelnde Säftestrom an dem Ausfall beteiligt ist, bleibt unbestimmt.

Als eine weitere Bedingung zur Entstehung der Lipoide lernen wir das zeitliche Moment kennen. Nur bei länger andauernden, allmählich stärker werdenden Störungen in der Zelle treten Lipoide auf, eine Fortsetzung des Lebens nach eingetretener Störung muß noch bestanden haben, sonst werden wir die Lipoide vermissen. Diese Voraussetzung erwies sich mir am überzeugendsten bei meinen Untersuchungen am Nierenmaterial. Unter den etwa 60 untersuchten Nieren befinden sich solche mit starker Verfettung, z. B. bei: perniziöser Anämie, Lysolvergiftung, Status epilepticus, Lues cerebri, Scharlach, Lebertumor, Pneumonie, Miliartuberkulose, die trotzdem keine Lipoide aufweisen. Dagegen vermißte ich solche nie bei chronischer Nephritis, bei der Schrumpfniere und der arteriosklerotischen Niere, bei letzterer konnte man dieselben meist schon makroskopisch an den lehmgelben Flecken auf der Oberfläche erkennen.

Bei experimenteller Phosphorvergiftung wurde das Fett nicht als doppeltbrechend erkannt.

Es brauchen also die Lipoide zu ihrer Entwicklung eine gewisse Zeit, die ihnen bei den oben angeführten Fällen mit rascher Schädigung der Zellen, die teilweise zu dem Tode des Individuums geführt hatten, nicht gelassen war.

Betrachten wir nun die morphologischen Verhältnisse beim Auftreten von Lipoiden in bezug auf die Veränderungen in der einzelnen Zelle, so muß der Nebenniere eine Ausnahmestellung eingeräumt werden, während in den andern Organen die befallenen Zellen übereinstimmende Veränderungen zeigen.

In der Nebenniere sind fast alle Zellen der Rinde mit größeren und kleineren Lipoidtröpfchen angefüllt. Manchmal besteht eine Zelle nur aus einem einzigen großen Lipoidtropfen, so daß von der Zelle kaum mehr etwas zu erkennen ist. Am frischen Präparat sind die Kerne in den Zellen in den meisten Fällen nicht zu entdecken, doch wo man einen Kern zu Gesicht bekommt, zeigt er auch bei stärkster Vergrößerung mit der Immersionslinse weder Trübung noch Zerfall. Die in Formol fixierten und entfetteten Schnitte weisen eine gute Färbung der Kerne mit Hämalaun auf, ein solches Präparat macht sogar durch die Lebhaftigkeit der Kernfärbung und deren Kontrast zu den Lücken der ausgeschwemmten Lipoide einen besonders frischen Eindruck. Übrigens wurde auch schon von den Autoren, die unsere Lipoide noch als reines Fett angesehen hatten, konstatiert, daß die Einlagerung von Fett in die Zellen der Nebenniere ohne Schädigung des Kerns stattfindet. Diese Tatsache und das regelmäßige, zahlreiche Vorkommen von Lipoiden in der Nebenniere legen uns den Gedanken nahe, daß es mit deren Auftreten in diesem Organ eine physiologische Bewandtnis haben muß. Worin die Aufgabe der Nebenniere ihnen gegenüber besteht, können erst weitere Untersuchungen in dieser Richtung entscheiden, es läßt sich einerseits vermuten, daß die Nebenniere eine Fabrik der doppeltbrechenden Substanz darstellt, andererseits können ihr die in anderen Organen des Körpers entstandenen Lipoide zur weiteren Spaltung zugeführt worden sein. Es dürfte angebracht sein, an dieser Stelle auf die Beziehungen der Lipoide zu den Gefäßen hinzuweisen, in deren Wände selbst oder deren unmittelbarer Nähe wir die Lipoide besonders häufig auftreten sehen. Vgl. Aortenintima, Uterus, Niere.

Die Anordnung der Tröpfchen in der Zelle ist ganz regellos, im Kern selbst konnte ich sie allerdings nie beobachten. Neben den intrazellulären Lipoiden finden wir auch freie Tröpfchen, doch ist nicht erwiesen, ob sich solche auch im lebenden Körper in der Nebenniere finden, oder ob sie durch mechanische Verletzung der Zellen erst ausgetreten sind.

Während also in der Nebenniere die lipoidhaltigen Zellen keinerlei Schädigung aufweisen, lassen diese Zellen in anderen Organen eine solche wohl erkennen.

Es ist nun ungemein schwierig, die Schädigung des Zellkerns beim Auftreten von Lipoiden nachzuweisen oder gar zu demonstrieren, wenngleich jedem Beobachter, der sich einige Zeit mit der Untersuchung auf Lipoide beschäftigt hat, Veränderungen der behafteten Zellen auffallen müssen, die sich nicht allein mit den mechanischen Störungen erklären lassen. Die größte Schwierigkeit der Demonstration bietet das unmittelbar Nebeneinandervorkommen von Zellen mit Lipoiden und Zellen mit isotropem

Fett, selbst in derselben Zelle können wir aniso- und isotrope Kügelchen unterscheiden. Man ist darum an der einzelnen Zelle nur auf die Untersuchung am ungefärbten Material angewiesen, und auch hier sind die zur diesbezüglichen Beobachtung geeigneten Zellen nicht immer leicht zu finden. Am besten gelingt dies noch in der sorgfältig abgetragenen degenerierten Aortenintima. Hier sieht man mit der Immersionslinse, wie doch in den befallenen Zellen, besonders wenn nur kleine Tröpfchen vorhanden sind, der Kern von feinen Pünktchen getrübt, der Rand selbst mehr oder weniger verschwommen ist. Der Kern kann sogar nur noch teilweise oder in der ganzen Zelle überhaupt nicht mehr vorhanden sein. Dann ist auch die protoplasmatische Substanz kaum mehr zu unterscheiden, oder auf einige der organisierten Fädchenreste beschränkt. Auch hier finden sich zahlreiche freie Lipoide. Das Vorkommen solcher freier Lipoide im Sputum und im Urin von Nephritikern deutet darauf hin, daß die Tröpfchen auch schon im lebenden Körper den Rahmen der Zelle verlassen. Ganz besonders aber zeigen uns die Kristallformen, die meist extrazellulär liegen, daß die Lipoide infolge Zelluntergang und Zertrümmerung frei werden.

Weitere Beweise für die durch das Auftreten von Lipoiden angezeigte Schädigung des Kerns bzw. Untergang von Zellen geben uns 'außer der Betrachtung der einzelnen Zelle auch die mikroskopischen Bilder von Organen, die Lipoide enthalten.

In der Niere fand ich Lipoide sowohl in der Rinde als im Mark. Sie bevorzugen anscheinend die Zellen der B o w m a n n schen Kapsel, die Epithelien der Tubuli contorti und die der aufsteigenden Kanälchen. Besonders deutlich kann man oft beobachten, wie einzelne Epithelien der Kanälchen mit Lipoiden geladen sich von ihrer Unterlage losgetrennt haben und im Lumen des Kanälchens liegen. Außerdem aber finden sich die Lipoide auch im Zwischengewebe, wo sie oft reihenweise, entweder als kleine Kristalle, oder in Zellen eingeschlossen, angeordnet sind. S t o e r k [52], der eine zusammenfassende Arbeit über das Vorkommen von Lipoiden in der Niere veröffentlichte, stellt weitgehende Überlegungen an, ob die Lipoide in den Epithelien oder im Zwischengewebe zuerst entstehen, und ob sie von einem Entstehungsort durch Passage der Membrana propria nach der andern Stelle gelangt seien. Ich erachte diese Überlegungen für überflüssig, denn sowohl die Epithelien wie die Zellen des Zwischengewebes können lipoidhaltig werden. Wir sehen ja auch die Zellen der B o w m a n n schen Kapsel und andere Zellen, z. B. Endothelien der Kapillarien mit Lipoiden behaftet, es kommen somit in der Niere keiner Zellgattung die Alleinproduktion der Lipoide zu, die dann erst in das übrige Nierengewebe eindringen müßten. Die strangförmige Anordnung führt L ö h l e i n wohl mit Recht auf Beziehungen der lipoid-beladenen Zellen zum Lymphstrom zurück. Da in der Niere die Lipoide besonders häufig in Kristallform vorkommen, und die Tröpfchenform oft ganz fehlen kann, ist besondere Vorsicht vor Verwechslung mit andern doppeltbrechenden Substanzen, z. B. Harnsäure, Harnstoff oder Bakterien, geboten. Oft gelingt es nur, diese Stoffe lediglich durch ihre Gestalt, ihre Lichtnuance oder ihre Lokalisation in den Kanälchen zu unterscheiden. So fand ich in einem Fall von Diphtherie diffus über den ganzen Schnitt zerstreut kleine, feine doppeltbrechende Nadeln, die sich mit Sudan lila färbten und im Polarisationsmikroskop einen etwas bläulichen Glanz zeigten, im Gegensatz zu dem crêmeweißen Atlasglanz der Lipoide. Ich hielt sie ihrer Form nach für Bakterien.

Überall neben den Lipoiden findet sich auch isotropes Fett in den Epithelien.

Ein lehrreiches Bild für die Bedeutung der Lipoide gestattet uns ein Schnitt durch eine stark arteriosklerotische Nierenrinde, bei der die Lipoide in großen Massen beisammen liegen und schon makroskopisch als hell-lehmgelbe Flecken erkennbar sind. Im mikroskopischen Bild kann man bemerken, daß der Flecken jeweils dem Bezirk einer obliterierten Arteriola interlobularis entspricht und einzelne oder mehrere untergegangene Glomeruli enthält. Dieser Bezirk ist dann oft von Lipoiden ganz besetzt. Im gefärbten Paraffinschnitt wiederum stellen sich diese Bezirke als gegenüber ihrer Umgebung helle Stellen dar, die teils auf die von den ausge-waschenen Lipoiden herrührenden Lücken, teils auf die geringe Färbbarkeit der vorhandenen Kerne, endlich auf einen Kern-mangel an diesen Stellen zurückzuführen sind. Wir sehen also auch hier Kernschädigung, Zelluntergang begleitet vom Auftreten der Lipoide.

Ganz ähnliche Verhältnisse bieten die weißen, geschrumpften Niereninfarkte dar. Die Zellen sind in diesem älteren Infarkte fast ausschließlich mit Lipoiden gefüllt, während allerdings in den frischeren Infarkten manchmal gar keine oder nur vereinzelte, nicht bestimmt lokalisierte Lipoide beobachtet werden. Um die weißen Infarkte herum sind auch in ferner abliegenden Zellen Fett sowohl wie Lipoide zu finden.

Im Uterus finden sich die Lipoide in großer Masse, hauptsächlich in dem Teil der Decidua serotina, der bei der Ablösung der Plazenta zurückgeblieben ist, sie treten hier weitaus mehr in Tröpfchenform auf. Im Innern der Muskulatur sind wohl auch einzelne Stellen, bssonders um die Gefäße, welche Lipoide in größerer Zahl aufweisen, doch stehen diese Stellen zu sehr zerstreut, auch ist bei dem vielen gleichzeitig vorhandenen neutralen Fett einerseits und dem großen Zellreichtum des Gewebes andererseits hier eine genaue Beobachtung der Veränderungen nicht leicht möglich. Ich habe jedoch schon Präparate bekommen, wo die zurückgebliebene Decidua makroskopisch bis zu $1/2$ cm breit war und durch ihre gelbe Farbe den Lipoidgehalt anzeigte. Wird ein solcher Uterusquerschnitt in Paraffin eingebettet, so zeigt wie bei der Niere auch hier der kerngefärbte, mit Xylol ausgewaschene Schnitt eine Aufhellung des Gewebes gegen das Endometrium zu, ähnlich den hellen Stellen der arteriosklerotischen Niere. Meist sind auch hier Reste von untergegangenen Zellen und Kernreste zu erkennen.

Diesen beiden Demonstrationen der Beziehung der Lipoide zum Zelluntergang, die durch die Seltenheit des Materials sowie durch die für eine Untersuchung auf Lipoide notwendigen Bedingungen beschränkt bleiben, habe ich eine dritte, willkürliche, jederzeit mit Leichtigkeit zu wiederholende Darstellung der Verhältnisse hinzugefügt.

Es eignen sich dazu vorzüglich kleine, etwa haselnußgroße Myome, wie sie als subseröse Myome besonders häufig sind. Bei deren fettigem Zerfall bestehen die Tröpfchen, wie uns das Polarisationsmikroskop zeigt, nur zum kleineren Teil aus reinem Fett, zum größeren Teil aus Lipoiden. Wir können hier eine gewisse etappenmäßige Anordnung beobachten. In der Mitte des Myoms, der ersten Etappe, finden wir schon kernloses, nekrotisches Gewebe; dieses wird umgeben von einem Ring, der zweiten Etappe, in der die Kerne noch erhalten aber geschädigt sind. Hier haben die Lipoide gegenüber den Fettröpfchen an Zahl bei weitem die Übermacht, während in der äußersten, dritten Etappe umgekehrt die Fetttröpfchen vorwiegend sind. Stellt man sich dieses Bild zeitlich vor, so wird wohl der Zerfall im Zentrum beginnen. Unter Bildung von Lipoiden geht das Gewebe zugrunde. In der Mitte ist sowohl das gebildete Fett als auch die Lipoide vom Blutstrom schon weggebracht worden. Der Prozeß schreitet peripherwärts weiter vor. Am Rande des Myoms, wo die Ernährungsverhältnisse noch besser sind, wo die Schädigung, die im Zentrum schon zum Unter-

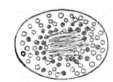

Fig. 4. Schematische Darstellung der Verhältnisse des zerfallenden Myoms.

gang der Zellen geführt hat, nicht so mächtig ist, hat sie bisher nur eine fettige Degeneration hervorgerufen, die sich unabhängig von dem Vorgang im Innern abspielt. Auf diese Weise dürfte sich auch die im ersten Teil besprochene auffallende Tatsache des randständigen Fettes bei Infarkten erklären.

So haben wir denn dreierlei Anhaltspunkte dafür, daß das Auftreten von doppeltbrechender Substanz in den Zellen auf einen Untergang des Zellkerns und somit der ganzen Zelle schließen läßt:

1. Das Auftreten bei physiologisch regressiven Prozessen im menschlichen Körper:

      a) Thymus,

      b) Uterus puerperal,

      c) Corpora lutea.

2. Das Auftreten in pathologischen Prozessen, wo ein Zellzerfall zur Evidenz feststeht:

      a) zerfallende Tumoren,

      b) arteriosklerotische Niere und Niereninfarkte,

      c) Aortenintima.

3. Den morphologischen Befund der einzelnen, mit Lipoiden behafteten Zelle.

Die Vermutung Kaiserlings, daß es sich beim Auftreten von Lipoiden um eine „Nekrobiose" handelt, glaube ich mit obigen Untersuchungen bewiesen zu haben: Neben der fettigen Degeneration, die eine Schädigung der Zelle ankündigt, gibt es eine „lipoide Degeneration" = einen Untergang von Zellen im lebenden Körper, der durch Lipoide ange-

z e i g t   w i r d , wobei es zunächst morphologisch ganz gleichgültig ist, was für einen Körper diese doppeltbrechende Substanz
chemisch darstellt und in welcher Beziehung er zu Fett steht.
Zur Diagnose des Zelluntergangs genügt das Auffinden von Lipoiden
im Polarisationsmikroskop als der bisher einzig zuverlässigen
Methode der sicheren Erkennung dieser Indikatoren.

Fragen wir schließlich noch, woher kommen die fettartigen
Substanzen? Nehmen wir an, daß die Doppeltbrechung dadurch
zustande kommt, daß zu dem in der Zelle vorhandenen Fett (fettige
Degeneration) noch eine fettartige Substanz und zwar erst nach
Läsion des Kerns getreten ist, diese also vom Kern her kommen
muß, so erhalten wir die Antwort auf unsere Frage in wunderbarer
Weise durch die Untersuchungen A l b r e c h t s [54]. Zufälliger-
weise hat A l b r e c h t sogar, wohl unabhängig von K a i s e r -
l i n g , der fettartigen Substanz, die er im physiologischen Zustand
der Zelle im Kern beobachtet hatte, den gleichen Namen gegeben,
indem er ebenfalls von einer „lipoiden Substanz" im Kern spricht,
während er unsere Körperchen stets als „Myelin" bezeichnete.

A l b r e c h t fand bei seinen Untersuchungen über die physikalische Organisation der Zelle eine unvermutet große Menge fettartiger Substanzen im Zelleibe. Diese fettartige Substanz war
ihm auch bei der postmortalen Veränderung der Zelle in Form
von massenhaftem Myelin begegnet. Darum brachte auch er die
myelinige Degeneration in Zusammenhang mit der fettigen Degeneration. Einen prinzipiellen Unterschied zwischen beiden wollte
er zwar nicht annehmen, sondern ließ die Frage nach der Art ihrer
Beziehungen offen: „sei es nun, daß sie in direktem genetischen
Zusammenhange zueinander stehen (primäre Myelin — sekundäre
Fettbildung und umgekehrt?) oder daß je nach den Umständen
aus dem Zellbestande Myelin oder Fett sich bildet."

Während A l b r e c h t [55] selbst also in dieser Frage keine
Entscheidung zu treffen vermag, erfahren wir in seiner neueren
Arbeit [56], wie die fettartigen Substanzen in der physiologischen
Zelle verteilt und welche Rolle ihnen bei den verschiedenen Vor-
gängen (speziell bei der „tropfigen Entmischung") zugedacht ist.
A l b r e c h t schreibt, nachdem er vorausgehend die Notwendig-
keit der Anwesenheit einer fettigen Substanz zur Erklärung des
Emulsionszustandes, wie er bei der „tropfigen Entmischung" der

Zelle vorliegt, in längeren Ausführungen nachgewiesen hatte: „Mit dem Myelin war gewissermaßen das Material gegeben, aus welchem sehr wohl, wenn es sich um in der Zelle präformierte oder ganz leicht abspaltbare Lipoide handelte, die mit der Grundflüssigkeit und der umgebenden Kochsalzlösung nicht mischbaren Tröpfchenoberflächen gebildet werden konnten. Der direkte Beweis, daß es sich in der Tat um die Wirksamkeit solcher lipoider Substanzen bei der Zelltropfenbildung handelt, ward durch den Nachweis der in allen Zellen vorhandenen kleinsten fettartigen Körnchen bzw. Tröpfchen (Liposomen) und deren Beziehung zu der Oberfläche der Tröpfchen erbracht. Man kann nämlich, besonders gut bei Neutralrotfärbung, beobachten, daß diese kleinsten Gebilde bei der tropfigen Entmischung der Kochsalzlösung in einem Teil der Tröpfchen in der Oberfläche sich ausbreiten (also mit ihr mischbar sind) und das Tröpfchen allmählich mit einer Schicht umschließen. Damit war wiederum auch für diejenigen Tröpfchen, bei denen diese Färbung nicht oder kaum erkennbar war, der Wahrscheinlichkeitsbeweis (wenn auch nicht volle Sicherheit) erbracht, daß auch ihre Oberfläche eine mit Fett mischbare, in unserem Falle also fettartige Substanz enthalten muß." Ferner hat A l b r e c h t Beweise erbracht für das Vorhandensein einer lipoiden (myelinogenen) Substanz in der Oberfläche des Kerns und des Nukleolus. Er gibt darüber an, „daß sich an beiden, am letzteren mit besonderer Leichtigkeit, am Kern wenigstens gelegentlich, mit der Oberfläche im kontinuierlichen Zusammenhang stehende und bleibende Myelinfiguren erzeugen lassen, daß das Kernkörperchen nicht selten in die Kernoberfläche einfließt, während es gegenüber dem Kernsafte sich für gewöhnlich unmischbar erweist; ferner, daß sowohl beim Absterben des Kerns in Körpertemperatur, als z. B. bei der Einwirkung von verdünnter Chlorcalciumlösung aus dessen Oberfläche Myelinfiguren sich entwickeln, welche wieder (im ersteren Falle) mit den Liposomen des Zelleibs sich mischen können. D e r N a c h w e i s f e t t a r t i g e r H ü l l s c h i c h t e n v o n K e r n u n d K e r n k ö r p e r c h e n , w e l c h e r e i n e M e n g e v o n F o r m e n u n d V e r ä n d e r u n g e n b e i d e r o h n e w e i t e r e s e r k l ä r t , i s t d a m i t e r b r a c h t ."

Tritt aber dieses fettartige Substanz, die an den Kern gebunden ist, nach dessen Schädigung zu dem Fettröpfchen, die sich eben-

falls infolge des Zellschadens auf die früher beschriebenen Arten
gebildet haben, so mischt sie sich mit diesen, macht sie dadurch
doppeltbrechend, wir haben die lipoide Degeneration,
die der Hauptsache nach dem Kern zukommt.

Zusammenfassung.

Die fettige Degeneration ist der Ausdruck einer Funktionsstörung der Zelle.

Das morphologisch wahrnehmbare Fett kann dabei stammen,
teils aus dem, von der schon geschädigten Zelle aus dem Säftestrom noch aufgenommenen Fett, teils bei fortgeschrittener Schädigung aus einer molekular-physikalischen Dekonstitution des prä-
existierenden Fettes.

Die lipoide Degeneration ist der Ausdruck einer höhergradigen
Schädigung der Zelle, des Untergangs derselben.

Die doppeltbrechende Substanz deutet die Auflösung des
Kerns an.

Nur bei. allmählichem Absterben der Zelle im menschlichen
Körper werden Lipoide gebildet.

Der die Doppeltbrechung bewirkende Körper ist wahrscheinlich Cholesterinester, der sich den Fettröpfchen zugemischt hat.

Bemerken möchte ich noch, daß eine Bearbeitung des Nerven-
systems im Sinne der vorliegenden Untersuchungen im Gange ist.

Literatur.

1. Herxheimer, Lubarschs Ergebn. Bd. 8.
2. Sata, Zieglers Beitr. Bd. 27.
3. Stangl, Wien. klin. Woch. 1901.
4. Rosenstein, Nierenkrankh., 1886, 3. Aufl., S. 399.
5. v. Hansemann, dieses Arch. Bd. 142 u. Bd. 148.
6. Ribbert, dieses Arch. Bd. 155, S. 201.
7. Lubarsch, dieses Arch. Bd. 146.
8. Pflüger, D. Eierstöcke d. Säuget. u. d. Mensch. Leipzig 1863.
9. His, Arch. f. mikrosk. Anat. 1865, Bd. 1.
10. Erdheim, Zieglers Beitr. 1903, Bd. 31, S. 158.
11. Unna, Monatsschr. f. prakt. Dermatol. Bd. 26, 1898.
12. Claribel Cone, Frankf. Monatshefte 1907, Bd. 1.
13. Rindfleisch, Lehrbuch.
14. Wahlbaum, dieses Arch. Bd. 158, 1899.
15. Utschida, Arch. f. Psych. 1901, Bd. 35, S. 205.
16. Perls, Lehrb. d. allg. Path.

17. H o c h h e i m , Orths Festschrift 1903, S. 421.
18 .R i b b e r t , dieses Arch. Bd. 147, S. 193.
19. F i s c h l e r , dieses Arch. Bd. 170, H. 1, S. 100.
20. v. F r e e d e n , Diss., Bonn 1902.
21. R i c k e r und E l l e n b e c k , dieses Arch. Bd. 158, S. 199.
22. v. R e c k l i n g h a u s e n , Allg. Pathol. 1883.
23. F i s c h l e r , wie 19.
24. K r a u s , Verhandlg. d. D. Path. Ges., Kassel 1903.
25. R o s e n f e l d , Münch. med. Woch. 1902.
26. F u n k e , zitiert bei K r a u s .
27. M i e s c h e r - R ü s c h , ebenda.
29. R i b b e r t , Verhandlg. d. D. Pathol. Ges., Kassel 1903.
30. R o s e n f e l d , ebenda.
31. S c h w a l b e , ebenda.
32. K r a u s , ebenda.
33. A t h a n a s i u , Pflügers Arch. Bd. 74, S. 511.
34. M é h u , zitiert bei K r a u s .
35. R o s e n f e l d , wie oben.
36. D a d d i , Archiv. ital. de Biolog. 1897.
37. H a g e m e i s t e r , dieses Arch. Bd. 172, H. 1.
38. A l t m a n n , D. Elementarorgan., Leipzig 1894.
39. A r n o l d , dieses Arch. Bd. 171, H. 2.
40. M u t e n e r , Arch. f. Anat. u. Phys. 1890.
41. A l b r e c h t , Verhandlg. d. D. Pathol. Ges., Kassel 1903.
42. V i r c h o w , dieses Arch. Bd. 12.
43. M o e r s , dieses Archiv Bd. 29.
44. A r n o l d , dieses Arch. Bd. 35.
45. R a b l , Arch. f. mikr. Anat. Bd. 38.
46. O r g l e r , Diss., Berlin 1898.
47. A m b r o n n , Anleitung zur Benutzung des Pol. Mikroskops.
48. M ü l l e r , F r . , Berl. klin. Woch. 1897, Nr. 4.
49. S c h m i d t , ebenda.
50. K a i s e r l i n g und O r g l e r , dieses Arch. Bd. 167, 1902.
51. A d a m i und A s c h o f f , Proc. of the Royal Soc. B., Vol. 78, 1906.
52. S t o e r k , Üb. Protagon u. üb. d. große weiße Niere. Wien 1906.
53. M e y e r , E . , von K r a u s zit. Verhandlg. d. D. Path. Ges., Kassel 1903,
    S. 39.
54. D i e t r i c h und H e g l e r , Arb. aus d. Pathol. Inst. Tübingen Bd. 4, 1904.
55. A l b r e c h t , II. Vortrag auf dem D. Pathologentag, Kassel 1903.
56. D e r s e l b e , Die physikal. Organis. d. Zelle. Frankf. Monatshefte 1907 I, 1.
57. A s c h o f f , Verhandlgn. d. D. Naturf. u. Ärzte. Braunschweig 1897.
58. C o h n h e i m , Lehrb. d. allg. Pathol. Kap. „Verfettung".
59. J a s t r o w i t z , Arch. f. Psychiatrie u. Nervenkr. Bd. 2 u. 3.
60. P e r l , dieses Arch. Bd. 59.

Kleine Mitteilungen.

Erwiderung auf E. O. Hultgrens Bemerkungen usw.

Von

Olaf Scheel.

In seinen Bemerkungen zu meiner Arbeit: „Über Nebennieren-Sekretkörnchen - Ödem - Gewicht" in diesem Archiv Bd. 193 H. 3 hat mir Hultgren den Vorwurf gemacht, daß ich Sekretkörnchen in der Nebenniere beschrieben habe, ohne die von ihm und Andersson schon vor 10 Jahren beschriebenen zu erwähnen. Da ich in meiner kurzen Arbeit keine historische oder kritische Übersicht über die verschiedenen früher bekannten Granula und Sekretkörner in den Nebennieren geben wollte, sondern nur wünschte, die Aufmerksamkeit auf gewisse Punkte zu lenken, die bisher unbeachtet waren, hatte ich keinen Anlass, auf die Hultgren- und Anderssonschen Sekretkörner einzugehen; diese sind nämlich meines Erachtens etwas anderes als die von mir beschriebenen „Sekretkörnchen". Durch seine Bemerkungen gibt mir Hultgren den Anlaß, meinen Standpunkt gegenüber seinen und Anderssons Sekretkörnern näher zu präzisieren.

Die H. und A.schen Sekretkörner sind meistens ganz klein, zum geringeren Teil größer, von wechselnder Form; bei den letzteren ist ihr Ursprung aus mehreren kleineren oft deutlich zu erkennen, bei anderen ist man geneigt, sie als durch Zuwachs kleinerer Körner entstanden zu betrachten. Meine Sekretkörnchen sind von regelmäßiger Form, meistens rund, zuweilen eiförmig oder oval, haben niemals eine unregelmäßige Kontur.

Während die H. und A.schen Körner meistens sehr klein sind, so daß die größten nach den Zeichnungen zu urteilen bei weitem nicht die Größe eines roten Blutkörperchens erlangen, sind meine Körnchen durchgehends viel größer; zwar sieht man ganz feine Körnchen, sehr gewöhnlich haben sie aber den Diameter eines roten Blutkörperchens, bisweilen ist der Diameter von doppelter Größe.

Die H. und A.schen Körner kommen meistens isoliert vor und sind im ganzen in den Zellen ziemlich diffus verteilt; nur die größeren treten am zahlreichsten in den an die Gefäße grenzenden Teilen der Zellen auf — meine Körnchen kommen selten vereinzelt vor, am häufigsten sind sie in größeren oder kleineren Häufchen geordnet.

Die H. und A.schen Körner werden in das Lumen der Gefäße ausgestoßen; dabei wird die sezernierende Medullarzelle erhalten, um aufs neue denselben sekretorischen Prozeß durchzumachen. — Meine Körnchen nehmen auf Kosten der Medullarzelle an Zahl und Größe zu; sowohl das Protoplasma als der Kern fällt hin, bis die Zelle ganz in ein Häufchen von Sekretkörnchen umgebildet ist.

In meinen Präparaten von Nebennieren bei Tieren habe ich die H. und A.schen Körner durch den ganzen Querschnitt der Medullaris hindurch gefunden (H. und A. besprechen nicht näher die Ausbreitung der Körner in der Medullarsubstanz); — meine Körner treten dagegen nur in der Nähe der Kortikalsubstanz auf, während sie in den zentralen Teilen der kompakten Medullarsubstanz vermißt werden.

H. und A. sehen ihre Körner als den morphologischen Ausdruck der Sekretion brenzkatechinähnlicher Substanz an, die wir jetzt mit der Adrenalinbildung in nahe Verbindung setzen; — meine Körnchen haben offenbar nichts mit der Adrenalinbildung zu tun, da sie in Paraganglien und in Nebennieren bei kleinen Kindern und bei Tieren vermißt werden: verschiedene Tatsachen, die in meiner Arbeit näher erörtert sind, sprechen im Gegenteil dafür, daß die Bildung dieser Sekretkörnchen eine Doppelfunktion von Medullaris und Kortikalis ist.

Wenn diese beiden Arten von Körnern in so vielen Charakteren voneinander abweichen, ist es nicht leicht einzusehen, wie Hultgren sie ohne weiteres identifizieren kann. Im Gegenteil, alles spricht dafür, daß sie ganz verschiedener Natur sind, und ich habe auch in meiner Arbeit ausdrücklich ausgesprochen, daß meine Sekretkörnchen sich von den sogenannten Granulationen der chromaffinen Zellen unterscheiden.

Den Vorwurf, daß ich infolge mangelnder Literaturstudien falsche Angaben gemacht habe, hätte Hultgren daher lieber bis zu einer besseren Gelegenheit liegen lassen können.

–––––––

Wahrscheinlich sind die von mir beschriebenen Bildungen auch früher wahrgenommen worden; eine treffende Beschreibung, die sie derart charakterisiert, daß man sie daraus wiedererkennen kann, ist meines Wissens nicht früher gegeben, wenn man nicht z. B. die von Manasse[1]) erwähnten hyalinen Kügelchen in den Nebennierenvenen oder die von A. G. Auld[2]) gesehenen sphärischen Körperchen von kolloider Substanz in Medullarzellen und Blutgefäßen der Nebennieren heranziehen will.

[1]) Virchows Archiv Bd. 135.
[2]) British med. Journal 1896 II.

–––––––

Berichtigung.

S. 302 Z. 13, 11, 8 v. u. sowie S. 305 Z. 1 v. o. muß es statt Kernzellen heißen Kernzeilen.

Im 193. Bande S. 548 Z. 7 v. o. muß es heißen 0,25 statt 25,0.

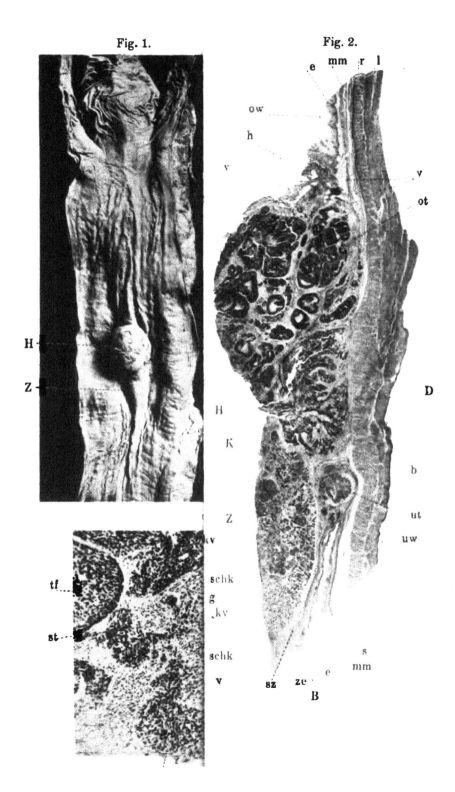

Fig. 1.

Fig. 2.

Fig. 1.

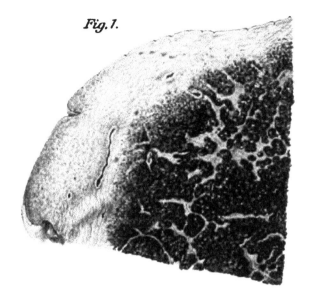

Fig. 2.

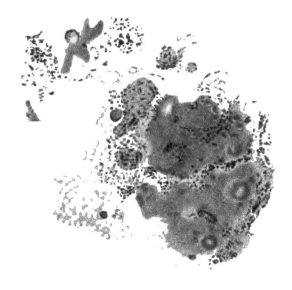

Lightning Source UK Ltd.
Milton Keynes UK
UKHW010633180119
335699UK00006B/731/P

9 780364 319451